André Hoffmann

Systematische Erforschung und Analyse der Zahnfarbe und dentaloptischer Phänomene

Neue wissenschaftliche Erkenntnisse und neuartige Methoden zur Zahnfarbentstehung, -wahrnehmung, -messung und -bestimmung

André Hoffmann

Systematische Erforschung und Analyse der Zahnfarbe und dentaloptischer Phänomene

Neue wissenschaftliche Erkenntnisse und neuartige Methoden zur Zahnfarbentstehung, -wahrnehmung, -messung und -bestimmung

ATHENEMEDIA

André Hoffmann

Systematische Erforschung und Analyse der Zahnfarbe und dentaloptischer Phänomene

Neue wissenschaftliche Erkenntnisse und neuartige Methoden zur Zahnfarbentstehung, -wahrnehmung, -messung und -bestimmung

ISBN 978-3-86992-039-9

Bibliografische Information der Deutschen Bibliothek
Die Deutsche Bibliothek verzeichnet diese Publikation in der Deutschen Nationalbibliografie, detaillierte bibliografische Daten sind im Internet über http://dnb.ddb.de abrufbar

Dentale Farbenlehre, Farbmetrik und optische Technologie
1. Auflage 2004
2. Auflage 2010
3. Auflage 2013

www.athene-media.de

Um den Textfluss nicht zu stören, wurde stets die grammatikalisch männliche Form gewählt. Selbstverständlich sind in diesen Fällen immer Frauen und Männer gemeint.

Die Erkenntnisse in Medizin bzw. Zahnmedizin unterliegen einem laufenden Fortschritt durch Forschung und Erfahrungen. Autor und Verlag dieses Werkes haben große Sorgfalt walten lassen, dass die in diesem Werk gemachten therapeutischen Angaben (insbesondere hinsichtlich Indikation, Dosierung und unerwünschte Wirkungen) dem derzeitigen Wissensstand entsprechen. Das entbindet den Leser bzw. Nutzer dieses Buches aber nicht von der Verpflichtung, anhand der Beipackzettel zu verschreibende Präparate eigenverantwortlich zu überprüfen, ob die dort gemachten Angaben von denen in diesem Buch abweichen und eigenverantwortlich seine Verordnung zu treffen. Die Entscheidung für oder gegen eine bestimmte Therapie liegt alleine in der Verantwortlichkeit des Behandlers.

Alle aktuellen Informationen finden Sie im Internet unter der Adresse:

http://www.athene-media.de

Forschung ist der Weg zu neuem Wissen,
Kreativität der Schlüssel zur Innovation
und Konzeption das Tor zur Zukunft.

Vorwort

Was ist das Wesen der Zahnfarbe? Welche Bedeutung kann die Zahnfarbe und ihre systematische Erforschung für die Naturwissenschaften haben? Die Beantwortung schon allein der ersten Frage ist gar nicht so einfach, wie man zunächst glauben mag. Sicherlich – Sie könnten diese Frage mit allgemein bekannten physikalischen Grundlagen theoretisch zu beantworten versuchen. Und mit einigen physikalischen Erklärungsansätzen würden Sie im Grunde auch nicht völlig falsch liegen. Doch die Farbe von Zähnen ist in der Entstehung komplexer als die Farbe fast aller anderen Materialien. Schon am Anfang meiner ersten Studien zu diesem Thema, 1998, habe ich schnell feststellen müssen, dass die Farbe und die Farbentstehung von Zähnen sehr speziell ist.

Viele Effekte, Phänomene und Besonderheiten wirken sich komplex auf die Zahnfarbe und Farbentstehung aus. Ich kam zu dem Schluss, dass ausschließlich über eine systematische und analytische Erkundung der vielen Einflussfaktoren, biologischen, chemischen und physikalischen Wirkeffekte und Phänomene das Wesen der Zahnfarbe im Ganzen zu erfassen und zu beschreiben ist und dass neben der Anwendung subjektiv-visueller Methoden nur eine systematische farb- und spektralphotometrische Erkundung mit Systemen höchster Präzision und Reproduktionsgenauigkeit (Hochpräzisionssysteme) zum Ziel führen kann.

Mit dem Wissen, dass jedes Messsystem je nach Komposition und Abstimmung seiner Systembestandteile am Zahn anders misst, sind ganz bestimmte Maßnahnahmen für eine Systematik notwendig. Aus diesem Grunde wurden beispielsweise u. a. auch im Wesentlichen baugleiche Systeme von einem und demselben Hersteller verwendet, die sich lediglich in der Messgeometrie unterschieden. Andere Systeme unterschieden sich im Messmodus, besaßen aber dieselbe Messgeometrie. Weiterhin konnten bestimmte Einflussfaktoren innerhalb ein und derselben Systeme variiert werden, wie beispielsweise verschiedene Normlichtarten oder Beobachtungswinkel. Auf diese Weise wurde eine isolierte Quantifizierung der einzelnen Einflussfaktoren größtenteils überlagerungsfrei gewährleistet.

Nicht zuletzt ist die Trocknung des Zahnes ein weiterer Schlüssel zur Analyse der Zahnfarbe und der die Zahnfarbe ausmachenden Phänomene, Wirkeffekte und Einflussfaktoren. Beim Betrachten eines trocknenden Zahnes versteht man, was gemeint ist: Die Zahntrocknung beginnt zunächst an der Oberfläche und setzt sich von oberflächennahen Schichten bis in die Tiefe fort. Zu jeder Zeit innerhalb der Trocknungschronologie und mit jedem Trocknungsgrad wirken die diversen Phänomene, Wirkeffekte und Einflussfaktoren in einer anderen Weise (Einflüsse im Einfluss), ganz so, wie die einzelnen Musiker eines Orchesters in einem Konzert der Farbentstehung von ihrem Einsatz, Intro, über das Crescendo bis zu ihrem stärksten Auftreten, Fortissimo, ihrem Abschwächen, dem Decrescendo, und ihrem Vergehen zu unterschiedlichen Zeiten innerhalb der Prozesse. Durch diese phasenartigen Veränderungen konnten ebenfalls einzelne Phänomene, Wirkeffekte und Einflussfaktoren über die Zeitachse hinweg begreifbar gemacht werden.

Eine Überlegung war mit Blick auf die eigenen experimentellen Studien dann, dass eine Vernetzung der vielen Erkenntnisse miteinander und untereinander darüber hinaus weitere Erkenntnisebenen und Erkenntnisdimensionen ermöglicht und dies nur durch Zusammenschau von Daten innerhalb eines Werks und einer Buchreihe gelingen kann.

Dieses Werk zeugt auszugsweise von meinen Forschungen und soll einen ersten Eindruck meiner wissenschaftlichen Arbeit auf dem Gebiet der optischen Technologien und der Medizin vermitteln – leicht verständlich für alle, wie ich hoffe, und vernetzend. Und ich bin mir sicher, Sie werden die Zahnfarbe mit neuen Augen sehen.

Ich würde mich jedenfalls freuen, wenn Sie dieses weitgefächerte Themengebiet ebenso wie mich packt und sich die zweite, eingangs gestellte Frage durch das Lesen von selbst beantwortet. In diesem Zusammenhang wünsche ich Ihnen viele aufschlussreiche, interessante und spannungsvolle Momente mit vielen Aha-Effekten.

Andre Hoffmann — Dinslaken, 2010

Inhalt

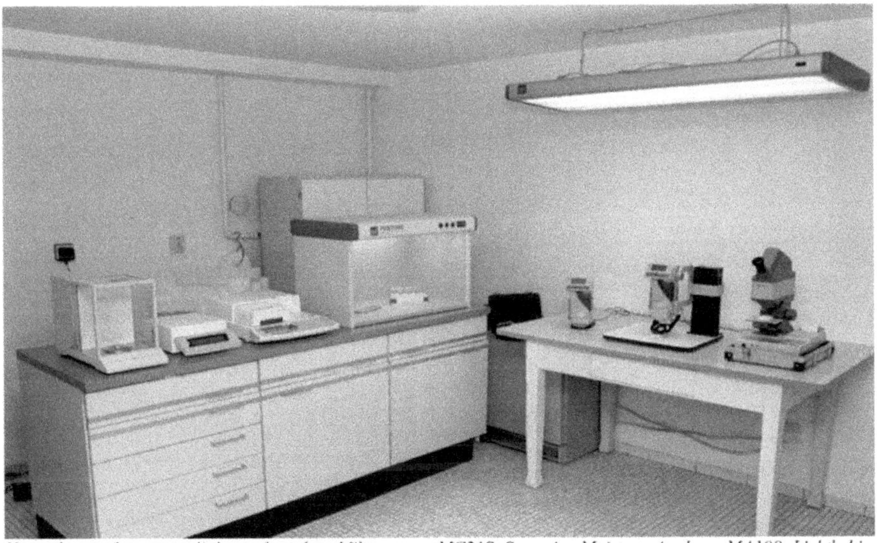

Versuchsanordnung von links nach rechts: Mikrowaage MC21S, Sartorius Moisture Analyzer MA100, Lichtkabine, Farbprüfleuchte (oben), Spektralphotometer CM503i, Spektralphotometer CM503c und mikroskopisches Chromameter CR-241.

1. Einleitung

Was ist Zahnfarbe? Welche Bedeutung kann der Zahnfarbe und ihrer systematischen Erforschung für die Ingenieurs- und Naturwissenschaften, wie etwa Physik, Chemie, Biologie, Physiologie, Medizin und Zahnmedizin, zukommen? Die Beantwortung schon der ersten Frage ist nicht so einfach, wie man zunächst glauben mag. Sicherlich könnte der Versuch unternommen werden, sie mit allgemein bekannten physikalischen Grundlagen theoretisch zu beantworten. Und mit einigen physikalischen Erklärungsansätzen würde man im Grunde auch nicht völlig falsch liegen. Dennoch ergeben sich daraus weitere grundlegende Fragen, denen der Autor dieses vorliegenden Buchs nachgegangen war: Was ist das eigentliche Wesen der Zahnfarbe? Wie entsteht sie? Was bewirkt Zahnfarbe? Wie wird sie wahrgenommen und wie kann sie in all ihren Facetten wahrgenommen werden? Wie kann sie leicht, zuverlässig und naturnah bestimmt werden? Wozu kann die Messung an Zähnen sonst noch dienen? Wie und warum können die diesem Buch zugrunde liegenden Studien Wissenschaft und wissenschaftliches Denken verschiedenster Fachrichtungen verändern?

Das Wesen der Zahnfarbe ist in jedem Falle unglaublich komplex. Diese Komplexität drückt sich in der Vielzahl der Faktoren aus, die Zahnfarbe ausmachen und beeinflussen. Deshalb sollte zunächst geklärt werden, welche Faktoren welchen Anteil an der Farbentstehung haben und ob sich diese Faktoren überhaupt eindeutig isolieren lassen. Und wie können die Analyse der Zahnfarbe und eine eindeutige Isolierung der einzelnen Einflussfaktoren auf dentale Farbentstehung gelingen? Auch die Fragen, in welcher Weise und in welchem Ausmaß diese Faktoren konkret zusammen- und wechselwirken und welche naturwissenschaftlichen Phänomene darüber hinaus Einfluss haben, sind in diesem Zusammenhang von Bedeutung. Und schließlich geht es um die spezifische Anwendung der erarbeiteten Erkenntnisse: Lässt sich das Wissen um diese Faktoren tatsächlich zur Erstellung eines farbästhetischen, naturnahen Zahnsubstanzersatzes oder zur Konzeption eines neuartigen Messsystems nutzen? Wozu und in welchen Bereichen (auch jenseits der Zahnmedizin) kann die Zahnfarbe sonst noch genutzt werden?

Sowohl Farbe als auch Wirkung eines Zahnes werden durch sehr viele Faktoren beeinflusst. So verändert beispielsweise eine zahnärztliche Behandlung die Zahnfarbe. Dieses Phänomen kann man nicht nur an extrahierten und trocken gelagerten Zähnen erkennen, sondern auch beobachten, wenn ein Zahn absolut mithilfe von Kofferdam[1] (s. Kofferdam-Applikation – vgl. [481]) oder relativ durch Verwenden von Watterollen trockengelegt ist. In beiden Fällen wird der Zahn wohl sukzessive trocknen – in jedem Fall aber hellt er auf. Nach Kofferdam- bzw. Watterollenentnahme findet das dentale Gewebe augenscheinlich wieder zu seiner ursprünglich dunkleren Farbe zurück. Doch der wissenschaftliche Beleg eines Zusammenhanges zwischen dentaler Flüssigkeit und Farbe fehlt hier, denn ein Beweis des Zusam-

[1] Gummituch, das in der Zahnmedizin eingesetzt wird, um das Arbeitsfeld vom Mund-Rachenraum zu isolieren und damit den zu behandelnden Zahn vor Einflüssen des Mundmilieus zu schützen sowie den Patienten vor Aspiration (Einatmen) oder Verschlucken von endodontischen Kleininstrumenten zu bewahren.

menhangs zwischen Flüssigkeitsgehalt und Zahnfarbe bzw. Flüssigkeitsgehaltsänderung und Zahnfarbänderung kann nur durch eine zeitgleiche oder zeitnahe Anwendung von Spektralphotometern bzw. Farbmesssystemen *und* einem direkten Verfahren zur Erfassung von Flüssigkeit gelingen. Die einzigen direkten und zugleich brauchbaren Systeme zur Flüssigkeitsgehaltserfassung sind Thermogravimetrie[2] und Gravimetrie[3]. Auch müssen für einen solchen Nachweis zunächst andere Ursachen für die Farbänderung ausgeschlossen werden. Bleibt also die Frage: Existiert ein Zusammenhang zwischen Flüssigkeitsgehalt und Zahnfarbe und wenn er existiert, wie sieht er aus, wodurch wird er beeinflusst und überlagert? Und damit verbunden: Welche Strukturen bis in welche Tiefe des Zahnes können von Trocknung betroffen sein und welche Wirkungen entfalten diese vor, während und nach den Vorgängen im Zahn? Und wie laufen diese Vorgänge selber ab? Was ist deren Wesen?

Zusammenhänge zwischen Zahnfarbe und Flüssigkeitsgehalt sowie Zahnfarbänderung und Flüssigkeitsabgabe und -aufnahme in Verbindung mit dem Zeitfaktor konnten durch eigene Studien unmittelbar – unter zeitnaher bzw. nahezu zeitgleicher Farbmessung *und* Gewichtsmessung bzw. Gewichtsmessung unter thermischem Einfluss – erstmals vom Autor des gegenwärtigen Werks bewiesen werden. Eine Beziehung zwischen dentaler Farbe und dentalem Flüssigkeitsgehalt zu explorieren und diese in eine Chronologie des Flüssigkeitsaufnahme- sowie Flüssigkeitsabgabeprozesses einzubinden, war ein Forschungsfeld dieser Studien sowie Ausgangspunkt und Lösungsweg zu den eigentlichen Analysen. Die Grundlage dürfte u. a. in der Wandlung der Absorption, der Transmission, des Brechungsindexes und der daraus resultierenden Änderung der Remission und Reflexion des auf das dentale Gewebe einstrahlenden Lichtes in Abhängigkeit von seinem Flüssigkeitsgehalt zu suchen sein.

Doch was ist das Neue und Unerwartete? Die hier offenbarte und für viele Life Sciences[4] und klassischen Naturwissenschaften[5] vielleicht nicht unbedeutende Grundlagenforschung, die für die ebenfalls vorgestellte anwendungsorientierte Forschung und für eine gelungene Zahnfarbästhetik in der Praxis von existenzieller Bedeutung ist, beschäftigte sich mit dem Identifizieren, Analysieren, eindeutigen Isolieren und Quantifizieren diverser Phänomene, Wirkeffekte und Einflussfaktoren, welche die Zahnfarbe im Wesen ausmachen. Dies betrifft sowohl die natürlich feuchte als auch trocknende, trockene und wieder Flüssigkeit aufnehmende Zahnkrone. Mithilfe von farberfassenden Hochpräzisionssystemen und über subjektive Bewertung mittels Zahnfarbringpaletten, kombiniert mit thermogravimetrischen und gravimetrischen Apparaturen, wurden diese Ziele erreicht.

Farberfassende Apparaturen und visuelle Farbabgleiche besitzen eine Reihe denkbarer Einflussfaktoren wie beispielsweise Umgebungslicht, durch die Apparatur verwendetes Normlicht, Metamerie-Effekt, Art der Messapparatur, Messgeometrie, Messmodus, Zahnfarbringpalette, Anwender, Beobachtungswinkel, Mess-

[2] Wiegen unter thermischem Einfluss/Messungen des Gewichts unter Wärmeeinfluss/Wägetechnologie
[3] Wiegen/Messung des Gewichts/Wägetechnologie
[4] Lebenswissenschaften: Biologie, Physiologie, Biochemie, Medizin, Zahnmedizin etc.
[5] Physik, Chemie, Biologie, Geowissenschaften etc.

öffnung, Messfläche, individuelle Kronenkrümmung, Glanzwirkung, Wirkung des Flüssigkeitsgehaltes, Beobachter und Bewertender, Strukturen des Zahnes, Krümmung der Zahnkrone, Oberflächenwirkung oder Flüssigkeitsgehalt. Diese und weitere Einflussfaktoren sowie deren Ursachen und Grundlagen wurden im Rahmen der Studien des Autors des gegenwärtigen Werks neben ebenfalls auftretenden Phänomenen, Effekten und Wechselwirkungen an menschlichen Zähnen identifiziert und erstmalig systematisch erkundet, analysiert, eindeutig isoliert und quantifiziert. Jeder dieser Einflussfaktoren wurde über die hier neu entwickelten und auf den unterschiedlichsten Fragestellungen basierenden Methoden in seiner Wirkung und seinem Ausmaß auf die Ergebnisse einer isolierten Betrachtung aus den verschiedensten Perspektiven unterzogen.

Nicht zuletzt spielt die Nutzung der Trocknung des Zahnes und der anschließenden Flüssigkeitsaufnahme eine wichtige Rolle bei den Analysen der Zahnfarbe. Beim Betrachten eines trocknenden bzw. flüssigkeitsaufnehmenden Zahnes wird das schnell deutlich: Der Zahn trocknet zunächst an der Oberfläche, von oberflächennahen Schichten nachfließend bis in die Tiefe. Zu jeder Zeit innerhalb der Trocknungs- und Flüssigkeitsaufnahmechronologie und in jedem Trocknungsgrad wirken die diversen Phänomene, Wirkeffekte und Einflussfaktoren in einer anderen Weise und unterschiedlich stark, ganz so wie die Orchestermusiker in einem Konzert, dem Konzert der Farbentstehung, von ihrem Einsatz, über das Anwachsen der Tonstärke, dem Crescendo, bis zu ihrem stärksten Auftreten, ihrem Abnehmen und Schwächerwerden, Diminuendo bzw. Decrescendo, und ggf. bis zum Nichts vergehen, al niente, zu unterschiedlichen Zeiten innerhalb der Prozesse. Durch diese phasenartigen Veränderungen können auch einzelne Phänomene, Wirkeffekte und Einflussfaktoren innerhalb dieser neuartigen Analyseverfahren isoliert bzw. dargestellt und damit begreifbar gemacht werden. Auf diese Weise können über den Weg der Trocknung und Rehydrierung viele Einflussfaktoren (**„Einflüsse im Einfluss“**) und Phänomene, die je nach Prozesszeitpunkt und Hydrierungsgrad unterschiedlich stark wirken, dargestellt und damit begreifbar gemacht werden. Die Einflüsse wirken sich zeit- und flüssigkeitsabhängig recht komplex auf alle Farbmesswerte (L*, a*, b*, C*, h; Definition s. Kap. 2.2) aus.

Die Änderung der Farbwirkung und Farbwerte in Korrelation zur Flüssigkeitsabnahme und Flüssigkeitsaufnahme sind höchst aufschlussreich. Durch die Änderungen der Farbmesswerte und die Änderung der Gewichtswerte konnte dieser Sachverhalt endgültig aufgrund der Werteentwicklungen und aufgrund beschriebener Besonderheiten innerhalb der Prozesse bewiesen werden. Dieses Nebenergebnis war Ausgangspunkt und beinhaltet den Weg zu diversen weiteren Erkenntnisebenen.

Die Voruntersuchungen dienten dazu, das systematische Vorgehen und die Analysen zunächst zu optimieren. So traten in den Voruntersuchungen messtechnische Schwierigkeiten aufgrund der Beschaffenheit der Messapparaturen und des Messprinzips auf – Schwierigkeiten, die bei allen vorausgegangenen Studien in diesem farbwissenschaftlichen Bereich auch (unbemerkt) aufgetreten sein müssten. Bislang in der Wissenschaft auftretende systematische und nicht-systematische Fehler konnten vermieden, aufgezeigt oder berücksichtigt werden. Hierauf aufbauend wurden andere, präzisere Systeme für die weiteren Vorstudien und die folgenden Hauptstudien und Nachuntersuchungen eingesetzt. So werden erstmalig derartig detaillierte Prozesse in dieser Präzision, Reproduktionsgenauigkeit und über lange Zeiträume (Tage und Wochen) hinweg farbmetrisch über die Entwicklung der verschiedenen Farbmess- sowie Spektralwerte und gravimetrisch erfasst: Solche Messentwicklungen sind erst aufgrund der hohen Präzision, Anzeigengenauigkeit und besonderen Beschaffenheit der Messsysteme der Studien detektierbar.

Die Messsysteme wurden nach Spezifikation bzw. technischen Daten und Eignung (z. B. Vorrichtung zur Anbringung eines Hochpräzisionspositionierungssystems, das deutlich der angestrebten Messgenauigkeit entgegenkommt und dessen Anwendung sich als ausgesprochener Vorteil erwies) ausgewählt und letztendlich aufgrund der Prüfungen in den Vorstudien als für dentalwissenschaftliche Zwecke besonders geeignet eingestuft. Viele bisher genutzte Systeme, u. a mit Lampen-/Beleuchtungsdrift oder geringerer Präzision, kamen deshalb nicht infrage.

Bei den Messsystemen handelte es sich um Systeme mit hoher Präzision (mitunter ein bis drei Zehnerpotenzen genauer als bisher) und hoher Reproduktionsgenauigkeit sowie mit systemintegrierter Vormessung mit Beleuchtungskontrolle und Beleuchtungskorrektur. Darüber hinaus waren zwei dieser in den Hauptstudien verwendeten Apparaturen nahezu baugleich und wichen in der Messgeometrie voneinander ab. Die zwei Apparaturen mit gleicher Messgeometrie, eine davon die eine der zuvor genannten Apparaturen, differierten insbesondere im Messmodus (Kontakt/Nonkontakt). Dies barg methodisch die Möglichkeit, die Analyse mehrdimensional und vielschichtig zu gestalten sowie den Einfluss der Messgeometrie und der Strahlengänge eindeutig zu isolieren. Zusätzlich konnten die Systeme unter Berechnung unterschiedlicher Normbeobachtungswinkel, Normlichtarten etc. messen, sodass diverse weitere Einflussfaktoren auf technologischer Seite relativ eindeutig isoliert und quantifiziert werden konnten.

Mehrere neuartige Methoden für die Durchführung der Studien sowie auf Basis der Ergebnisse anwendungsorientierte Verfahren werden in diesem Buch vorgestellt: Zu Letzeren sind u. a. beispielsweise die Identifikation (1) von Personen anhand von Spektraldaten (auch unterschiedlicher Hydrierungsgrade – theoretisch universell von lebenden Personen und Toten), ein Behandungsmonitoring (2) zur Vermeidung von behandlungs- bzw. trocknungsbedingten Pulpenschädigungen, ein Verfahren zur Todeszeitbestimmung (3) und eine forensische Methode zur Ermittlung des Zeitpunkts des Zahnverlustes (4) zu nennen, die aufgrund der Datenlage beschrieben und diskutiert sind. Auch wenn es sich beispielsweise bei der vom Autor beschriebenen Todeszeitbestimmung noch um eine theoretische Methode handelt, die an Leichen und in Feldversuchen verifiziert und optimiert werden muss, so sind die Daten in vitro eindeutig. Das Verfahren verfolgt ein in den Naturwissenschaften wohl völlig neues Konzept: die Referenzunabhängigkeit – ohne Nutzung von Referenzwerten oder -daten[6] aus vorausgegangenen Studien mit

[6] *Referre*: „auf etwas zurückführen", „sich auf etwas beziehen", hier: Daten vorausgegangener Studien, die herangezogen werden, um einen aktuellen noch unbekannten Zustand oder Prozess anhand von aktuell erhobenen Daten zu beschreiben oder einzuschätzen bzw. messtechnisch zu

allen Vorteilen, die mit einer Vermeidung der Einflusswirkung interindividueller Unterschiede und hierauf basierender Ergebnisungenauigkeiten verbunden sind. Alle bis dahin in den Naturwissenschaften und Life Sciences verwandten Methoden sind referenzabhängig, d. h., dass jede physikalische Messung, jede chemische Analyse, jede Erkenntnisgewinnung, jede medizinische Diagnostik und Therapie sowie auch die rechtsmedizinische Todeszeitbestimmung und selbst jede Kenntnis und Erfahrung eines jeden auf dieser Erde lebenden Menschen bis zu diesem Zeitpunkt Referenzdaten, Referenzvergleichsmuster, Referenzwerte, Referenzerfahrungen o. Ä. benötigt. Dieses sind Daten, Werte und Erfahrungen, die in zeitlich vorangegangenen Studien oder Erfahrungsprozessen an Vergleichsobjekten, Vergleichssituationen, Vergleichszuständen, Vergleichsvorgängen oder Vergleichspatienten (z. B. Probanden bei Arzneimittelstudien) zunächst erfasst werden müssten, um für Aussagen im Anwendungsfalle zu Vergleichszwecken oder für Messungen bzw. Einschätzungen eines Zustandes oder Vorgangs herangezogen zu werden. Bisher existiert also kein Messergebnis, keine Einschätzung, keine Diagnostik, keine Prognose ohne Referenz.

Erstmals wurde vom Autor dieses Werkes anhand der Datenlage ein plausibler Weg aufgezeigt, der keine Vergleichsobjekte, Referenzwerte oder Referenzerfahrungen bzw. Referenz benötigt. Alle Werte werden zusätzlich im neben dem referenzabhängigen Verfahrensansatz ausgeführten referenzunabhängigen Verfahrensansatz unmittelbar am Untersuchungsobjekt gewonnen. Interindividuelle Streuungsprobleme und damit interindividuelle Ungenauigkeiten, wie sie in den Life Sciences und insbesondere mitunter schicksalhaft in der Medizin aufgrund der methodenimmanenten Streuungsproblematik (Nutzung der Daten von Probanden/Versuchsobjekten vorausgegangener Studien) allgegenwärtig sind, können theoretisch durch diesen neuen Denkansatz bei reversiblen Vorgängen im konkreten Fall vermieden bzw. ausgeschlossen werden. Prozessreversibilität und -wiederholbarkeit ermöglichen aufgrund der Durchführung an ein und demselben (nicht dem gleichen) Untersuchungsobjekt folglich aussagekräftige referenzunabhängige Ergebnisse. Außerdem besitzen sie das Potenzial, als Basis für neue Konzepte zu dienen. Diese können Ausgangspunkt einer neuen allgemeinwissenschaftlichen Denkweise sein: Reversibilität und Wiederholbarkeit schaffen Unabhängigkeit und Präzision.

Da jedes Messsystem an inhomogenen, derart komplexen Geweben wie einem Zahn höchst unterschiedlich misst, ist es von enormem Vorteil, dass in allen hier beschriebenen Studien und Untersuchungen mit ein und denselben Systemen gemessen wurde, sodass Ergebnisse jeweils untereinander und miteinander quantitativ und qualitativ vergleichbar und damit Daten und Informationen vernetzbar wurden. Aufgrund dieser Vernetzung der Ergebnisse und Daten haben sich viele neue Erkenntnisse auf weiteren Erkenntnisebenen ergeben. Mit Wissen um das Wesen und Ausmaß dieser Phänomene, Wirkeffekte und Einflussfaktoren können

---

bestimmen. Konkreter Nutzen von Referenzwerten im Sinne dieses Buches: Messwerte erhalten einen Informationsgehalt dadurch, dass sie mit mit Zuständen assozierten Referenzwerten abgeglichen werden.

nun die metrische Farberfassung und visuelle Farbbewertung optimiert, Messergebnisse und Zahnfarbe versierter interpretiert und der Weg zu genaueren, standardisierten Messungen und Probenauswahlen vollzogen werden. Auch die Ergebnisfindung wird dadurch verfeinert und Maßnahmen für eine exaktere Prozessbewältigung können ergriffen werden.

Durch gezielte Veränderungen von Einflussfaktoren – messtechnisch und auch im zahnärztlichen oder zahntechnischen Alltag – sowie durch die Wahrnehmung des Wesens der Zahnfarbe wird es möglich, eine bessere Übereinstimmung zwischen subjektiver und objektiver Erfassung der Zahnfarbe praxisgerecht zu ermöglichen, und mit Kenntnis um die Entstehung derartiger und weiterer Wirkeffekte können günstige verstärkt und ungünstige reduziert oder vermieden werden.

Durch die Vermeidung von ergebnisverzerrenden Einflüssen, beispielsweise durch differierende Messflächen, Messflächenverschiebungen sowie Relations-/Winkelveränderungen zwischen Apparatur und Messobjekt, wurde für die Erfassungen ein Präzisionsgewinn erreicht, und andere Einflussfaktoren konnten weiter isoliert werden. Die isolierte Betrachtung der Auswirkungen der einzelnen Bestandteile jenes Positionierungssystems – getrennt voneinander – auf die Resultate sollte deren Einfluss auf die Messergebnisse transparent gestalten. Außerdem soll dem Leser dieses Buches und dem Anwender von farberfassenden Apparaturen verdeutlicht werden, mit welch einer Präzision gemessen werden kann, und er soll ein Gefühl dafür bekommen, mit welch hoher Aussagekraft die durch jene Apparaturen gewonnenen Ergebnisse versehen sind oder sein können.

Schließlich sollen auf Basis der Erkenntnisse der diesem Buch zugrunde liegenden Studien neue Verfahren und Möglichkeiten des Einsatzes derartiger Farbskalen, Farbmessapparaturen und Technologien aufgezeigt, bewertet und abgeschätzt werden. Hierzu zählen beispielsweise Verfahren zum Erlangen einer gelungenen Farbästhetik, zur Identifikation von Lebewesen (Lebenden und Toten; dentaler Fingerabdruck), Methoden zur Todeszeitbestimmung, zur Zeitmessung an Zähnen (dentale Uhr) und zum vitalitätsprotektiven Behandlungsmonitoring.

Und welche neuen Erkenntnisse dieses Buch für die Wissenschaft sonst noch bereithält, erfährt der Leser ab Kapitel 3. Doch zunächst ein paar Worte im Kapitel 2 zum Stand des Wissens bezüglich Flüssigkeit von Zähnen und zu den Grundlagen der allgemeinen und speziellen Farbenlehre, Farbmetrik und optischen Technologien.

Was herausgefunden wurde	Wie bzw. warum es herausgefunden wurde
Beweis des Zusammenhanges zwischen Zahnfarbe und dentalem Flüssigkeitsgehalt.	Zeitnahe/zeitgleiche Anwendung von Spektralphotometern sowie Farbmesssystemen und des einzigen direkten Verfahrens zur Flüssigkeitsgehaltserfassung.[7,8,9]
Beweis der Zusammenhänge zwischen Zahnfarbänderung und Flüssigkeitsabgabe sowie Flüssigkeitsaufnahme.	Zeitnahe/zeitgleiche Anwendung von Spektralphotometern sowie Farbmesssystemen und des einzigen direkten Verfahrens zur Flüssigkeitsgehaltserfassung entlang der Flüssigkeitsabgabe und Flüssigkeitsaufnahme in Verbindung mit dem Zeitfaktor.[1,2,3]
• Einflussfaktoren, Phänomene und Effekte werden bezüglich der Zahnfarbentstehung und -messung systematisch erkundet und analysiert, eindeutig isoliert und quantifiziert. • Diverse Phänomene und ein Paradoxon werden zwischen den subjektiv-visuell bestimmten und objektiviert gemessenen Trocknungs-/Flüssigkeitsaufnahmeentwicklungen beschrieben bzw. eindeutig isoliert.	Methodik[1,2,3] • Neuartige Trocknungsanalyse – engmaschige Erfassungen der Einflussfaktoren während der Trocknung und Rehydrierung (**„Einflüsse im Einfluss"**). • Erstmals wurden derart detaillierte, in derartiger Präzision apparativ/messtechnisch/methodisch und über derartig lange Zeiträume farbmetrisch (Entwicklung der verschiedenen Farbmesswerte) und gravimetrisch erfasst. • Derartige Messentwicklungen wurden erst aufgrund der hohen Präzision, Anzeigengenauigkeit und besonderen Beschaffenheit der Messsysteme überhaupt detektierbar. • Aufgrund der für dentalwissenschaftliche Zwecke besonders geeigneten Messsysteme: Bei den Messsystemen handelte es sich um Systeme mit hoher Präzision (1–3 Zehnerpotenzen genauer) und hoher Reproduktionsgenauigkeit sowie systemintegrierter Vormessung mit Beleuchtungskontrolle und -korrektur (zur Vermeidung einer Beleuchtungs- bzw. Lampendrift) sowie Vorrichtung zur Anbringung eines Präzisionspositionierungssystems. • Darüber hinaus waren zwei Apparaturen nahezu baugleich und wichen insbesondere in der Messgeometrie voneinander ab. Die anderen zwei mit gleicher Messgeometrie wichen insbesondere im Messmodus (Kontakt/Nonkontakt) voneinander ab. Zusätzlich konnten die Systeme unter der Berechnung unterschiedlicher Normbeobachtungswinkel, Normlichtarten etc. messen.
Bislang auftretende systematische und nichtsystematische Fehler wurden vermieden, aufgezeigt oder berücksichtigt.	Vermeidung von messtechnischen Schwierigkeiten, die bei allen vorausgegangenen Studien in diesem farbwissenschaftlichen Bereich auch (unbemerkt) aufgetreten sein müssten, durch apparativen Aufwand und Methodik.[1,2,3]
Referenzunabhängiger Verfahrensansatz mit Relevanz für Wissenschaft und naturwissenschaftliche Fachbereiche.	Erstbeschreibung aufgrund der Datenlage: Reversibilität und Wiederholbarkeit der untersuchten Prozesse an ein und demselben Untersuchungsobjekt als Basis für neue Konzepte.[1,2,3]
Bestimmung der Zeit des Zahnverlustes.	Erstbeschreibung aufgrund der neuen Erkenntnisse und Datenlage.[1,2,3]
Verfahren zur Todeszeitbestimmung.	
Behandungsmonitoring zur Vermeidung von behandlungs-/trocknungsbedingten Pulpenschadigungen.	
Dentale Identifikation (opto-dentaler Fingerabdruck) universell von Personen und Tieren anhand von farbmetrischen Spektraldaten.	
Dentale Identifikation (opto-dentaler Fingerabdruck) universell von Personen und Tieren anhand von farbmetrischen Werten und Spektraldaten unterschiedlicher Hydrierungsgrade – also universell von Lebenden und Toten.	
Diverse neue Erkenntnisebenen und -dimensionen	Aufgrund Methodik[1,2,3]: • Neuartige Trocknungsanalyse – engmaschige Erfassungen der Einflussfaktoren während der Trocknung und Rehydrierung (**„Einflüsse im Einfluss"**). • Erstmals wurden Prozesse derart detailliert, in derartiger Präzision und über derartig lange Zeiträume farbmetrisch (Entwicklung der verschiedenen Farbmesswerte) und gravimetrisch erfasst. • Derartige Messentwicklungen wurden erst aufgrund der hohen Präzision, Anzeigengenauigkeit und besonderen Beschaffenheit der Messsysteme der Studien überhaupt detektierbar. • Aufgrund der für dentalwissenschaftliche Zwecke besonders geeigneten Messsysteme: Bei den Messsystemen handelte es sich um Systeme mit hoher Präzision (1–3 Zehnerpotenzen genauer) und hoher Reproduktionsgenauigkeit sowie systemintegrierter Vormessung mit Beleuchtungskontrolle und -korrektur (zur Vermeidung einer Beleuchtungs- bzw. Lampendrift) sowie Vorrichtung zur Anbringung einer Positionierung. • Darüber hinaus waren zwei Apparaturen nahezu baugleich und wichen insbesondere in der Messgeometrie voneinander ab. Die anderen zwei mit gleicher Messgeometrie wichen insbesondere im Messmodus (Kontakt/Nonkontakt) voneinander ab. Zusätzlich konnten die Systeme unter der Berechnung unterschiedlicher Normbeobachtungswinkel, Normlichtarten etc. messen.

Tab. 1.-1 *Studien und neue wissenschaftliche Erkenntnisse des Verfassers.*

[7] Dentale Farbenlehre, Farbmetrik und optische Technologie Farbgebung extrahierter menschlicher Zähne in Relation zu ihrem Flüssigkeitsgehalt, ihrer Austrocknungs- sowie Flüssigkeitsaufnahmechronologie, ISBN 978-3-86992-053-5, 2004.
[8] Über das Wesen der Zahnfarbe, Zahnfarbmessung und dentaloptischer Phänomene – Neue Theorien, wissenschaftliche Erkenntnisse und neuartige Methoden, ISBN 978-3-86992-048-1, 2010.
[9] Systematische Erforschung und Analyse der Zahnfarbe, Zahnfarbmessung und dentaloptischer Phänomene, ISBN 978-3-86992-039-9

2. Literatur

2.1 Flüssigkeit und Zähne

Für einen Teil der Zahnfarbanalysen sind dentale Prozesse ein bedeutender Schlüssel. Entlang beispielsweise eines Trocknungsprozesses oder Flüssigkeitsaufnahmeprozesses wirken nicht alle der vielen farbverursachenden und -beeinflussenden Faktoren, Effekte und Phänomene gleichzeitig und gleich stark. Für das Verständnis des Teils der Analysen, der sich dieser Prozesse bedient, scheint es an dieser Stelle sinnvoll zu sein, zunächst zu klären, was am Zahn physikalisch und chemisch im Zusammenhang mit Flüssigkeit und Feuchte geschieht.

In einer Vielzahl von Untersuchungen, in denen man sich der Chemie des Zahnes widmete, bezogen sich die Ergebnisse mit den Angaben zum Mineralsalzgehalt [54, 65, 66, 323, 324, 325, 382, 461, 479, 578] und insbesondere zum Kalzium-, Phosphor- [14, 15, 65, 75, 82, 280, 324, 325, 349, 411, 462, 577], Fluorid- [75, 77, 347, 411], Natrium-, Kalium-, Chlor- [65, 75, 84, 225, 411, 462, 521, 534, 561, 562] und CO_2-Anteil [14, 17, 65, 75, 280, 323, 341, 343, 345, 346, 411, 493, 561, 562] sowie zu Anteilen verschiedener Metalle und Spurenelemente [14, 17, 26, 65, 72, 73, 77, 82, 280, 324, 325, 345, 346, 350, 405, 461, 462, 519, 519, 520, 561, 562, 578] auf das Frisch- [65, 66, 75, 104, 156, 411] und Trockengewicht nach Dehydrierung [14, 15, 17, 65, 72, 73, 74, 75, 82, 84, 225, 280, 324, 325, 345, 346, 347, 350, 385, 411, 443, 462, 479, 493, 519, 520, 534, 561, 562, 572, 577, 576, 578] sowie auf das Aschegewicht nach Entzug aller Wasserarten [54, 65, 66, 74, 104, 280, 405, 443, 461] (zu den Wasserarten s. u.).

Und auch das Wasser selbst, sein Gehalt, seine Aufgabe in der Zahnsubstanz rückte in den Mittelpunkt des wissenschaftlichen Interesses. Zahlreiche Studien beschäftigten sich mit dem Wasser der Zähne [68, 237, 311, 539]. Es wurde der Wassergehalt von Zähnen [82], des anorganischen Teils fetaler Zähne [324, 325], der Milchzähne [54] und permanenter Zähne [280, 323] quantifiziert sowie der Art des Wassers [339, 344, 363], seiner Rolle [19, 60, 121, 345, 346] und Bewegung [41, 44, 68, 237, 311, 539] im Zahngewebe nachgegangen. Zur Bestimmung des Wassergehaltes bediente man sich thermogravimetrischer und gravimetrischer Analysemethodiken, welche schon im Zusammenhang mit der Erfassung des Wassergehaltes einer anderen körpereigenen mineralischen Substanz herangezogen wurden. Bereits 1894 berichtet *Gabriel* [181] von 2,46 % Kristallwasser menschlicher Knochen, welches in Temperaturbereichen zwischen 300–350 °C verloren gehen soll [181]. *Job* und *Swanson* [279] trockneten fetale Knochen bei 105 °C und fanden 44,8 % extrazelluläres und 8,3 % intrazelluläres Wasser. *Eastoe* und *Eastoe* [157] erhitzten bei 105 °C über 24 Stunden zermahlene Knochen bis zur Gleichgewichtskonstanz und bezifferten den Anteil auf 8 %. *Robinson* und *Elliott* [469] wählten den Temperaturbereich der Trocknung, in welchem sie Kortikalis enthaltende Knochen jüngerer und älterer Hunde erhitzten, in vergleichbarer Höhe (100–105 °C). Das Ergebnis der Messungen ergab 73 Vol.-% bzw. 54 Gew.-% für junge und 21 Vol.-% bzw. 10 Gew.-% für ältere Individuen.

Die erste überhaupt beschriebene Gewichtsmessung an Zähnen wurde von *Bolk* [63, 122] an über 20.000 Proben durchgeführt: Das Gewicht, aufgeteilt nach Kiefer und Zahnsorte, lag zwischen 0,517 g (mittlere Unterkieferfrontzähne) und 2,285 g (obere Sechsjahrmolaren), die mittleren Oberkieferinzisivi wogen im Durchschnitt 0,988 g. In einer vergleichbaren Studie von *Cremer* [112] fiel das Zahngewicht in den Bereich von 0,299 g (mittlerer Unterkieferschneidezahn) bis 3,18 g (Sechsjahrmolar) und lag insbesondere bei den mittleren Oberkieferfrontzähnen zwischen 0,87–1,62 g.

Gewichtsmessung unter thermischem Einfluss bildet die Basis zur Bestimmung des Wasseranteils an Zähnen. So beträgt der Anteil des Wassers frisch extrahierter pulpenloser menschlicher Zähne, welche von *Burnett und Zenewitz* [82] bei einer Temperatur von 100 °C sowie bei 197 °C unter Vakuum getrocknet wurden, 8,53 ± 0,33 bzw. 9,32 ± 0,37, der Wasseranteil des Schmelzes 2,02 % ± 0,04 % [280], 2,3 % (1–5 %), des Dentins 13,2 % (10,8–15,7 %) [323] und des Dentins aller Zähne 10,0 % ± 0,55 (bei 100 °C / vakuumerhitzt) sowie 12,16 % ± 0,8 (bei 197 °C / vakuumerhitzt) [82]. 12 Stunden bis zur Gewichtskonstanz auf 105 °C erhitzter Schmelz soll nach *Cremer* [112] allerdings nur 0,2 Gew.-%, Dentin 10 Gew.-% Wasser enthalten. Andere Studien und Publikationen quantifizierten den Wassergehalt des ganzen Zahnes auf 8,79–11,0 Gew.-% [324, 325], den des Schmelzes auf 2,8 Gew.-% [54], 4 Gew.-% bzw. 12 Vol.-% [8, 34, 75, 79, 496, 555], den des Dentins auf 11,1 Gew.-% [54], 10 Gew.-% oder 25 Vol.-%, und den des Zementes auf 12 Gew.-% bzw. 36 Vol.-% [8, 34, 75, 79, 496, 555] und den Wassergehalt der Pulpa auf 90 % [124, 608]. *Burnett und Zenewitz* [82] betrachteten darüber hinaus den Wassergehalt einzelner Zahnsorten (Schneidezähne, Molaren) sowie von pulverisierter Zahnsubstanz (Schmelz und Dentin) in Abhängigkeit von ihrer Partikelgröße, erhitzten sie unter atmosphärischem Druck sowohl auf 100 °C und auf 61 °C als auch unter Vakuum auf 100 °C und 197 °C bis zu dem Punkt, bei dem der Gewichtsverlust gegen Null tendiert und somit eine Gewichtskonstanz erreicht ist: Die Schneidezähne enthalten 6,4 % (100 °C) bzw. 6,5 % (61 °C) Wasser ihres Äquilibrierungsgewichtes, die Molaren 5,8 % (100 °C) bzw. 6,0 (61 °C), pulverisierter Schmelz mit Partikelgrößen < 0,14 mm 0,45 % (100 °C), mit Partikelgrößen von 0,24–0,15 mm 0,17 % (100 °C) und pulverisiertes Dentin mit Partikelgrößen < 0,14 mm 6,3 % (100 °C) sowie einer Partikelgröße von 0,24–0,15 mm 6,1 % (100 °C) Wasser. Unter Vakuum verliert der Schneidezahn maximal 6,7 % (100 °C) bis 8,8 % (197 °C), die Molaren 6,3 % (100 °C) bis 7,6 % (197 °C), pulverisierter Schmelz mit einer Partikelgröße < 0,14 mm 0,52 % (100 °C) bis 0,81 % (197 °C) bzw. einer Partikelgröße von 0,24–0,15 mm 0,3 % (100 °C) bis 0,39 % (197 °C), pulverisiertes Dentin mit einer Partikelgröße von < 0,14 mm 7,3 % (100 °C) bis 8,7 % (197 °C) und Partikelgrößen von 0,24–0,15 mm 6,7 % (100 °C) bis 8,2 % (100 °C) Wasser bis zum änderungsfreien Endgewicht. Die Gleichgewichtskonstanz soll bei Trocknung mit 100 °C und unter Vakuum für ganze Zähne, pulverisierten Schmelz und pulverisiertes Dentin nach 24 Stunden erreicht sein. Die Aufbewahrung des Zahnmaterials unter atmosphärischem Druck, bei 28 °C und einer relativen Luftfeuchtigkeit von 36–49 % erhöht die Trocknungszeit für ganze Zähne als auch für pulverisierten Schmelz auf 7 Tage und für pulverisiertes Dentin auf mehr als 18 Tage erheblich [82]. Zudem konnte herausgefunden werden, dass frisch extrahierte Zähne bis zu 1,3 % mehr Wasser enthalten als bei Zimmertemperatur im nassen Milieu aufbewahrte [82] und dass im Vergleich (vitaler vs. pulpenloser Zahn) [240, 434] pulpenhaltige Zähne nicht-signifikant mehr Flüssigkeit in sich tragen als endodontisch behandelte (12,35 % : 12,10 %) [434]. Festzuhalten bleibt jedenfalls, dass das Dentin mehr Wasser enthält als der Schmelz [335].

Auch wollte man neben der Ermittlung des Wassergehalts der Zahnsubstanz wissen, welchen Weg das Wasser nimmt und welche Aufgabe es erfüllt. Schon im Jahre 1929 wurde von *Bodecker* [60] der Wasserphase im menschlichen Zahn eine wichtige biologische Bedeutung zugesprochen. Durch die Wissenschaft der folgenden Jahrzehnte konnte die Rolle der Flüssigkeit in Schmelz, Dentin und Pulpa durch zahlreiche Messungen und Versuche quantifiziert, qualifiziert und konkretisiert werden.

Es wurde dem dentalen Wasser eine wichtige Rolle bei der Entwicklung des Zahnschmelzes [121] ebenso wie dem vollständig entwickelten Zahn [19, 60] zugesprochen. Der Wassergehalt beträgt bei jungen Schmelzschichten während der Amelogenese etwa 50 % und nimmt dann während der Schmelzreife proportional mit der organischen Matrix kontinuierlich ab [125, 468]. Der größte Anteil des Wassers des ausgereiften Schmelzes ist an Apatitkristallen in Form einer Hydratationshülle zu finden, und nur etwa ¼ des Wassergehaltes ist frei in der organischen Matrix verfügbar. Mikroskopischen Beobachtungen zufolge trat nur ein kleiner Anteil des Wassers durch Schmelzsprünge und Lamellen, während die Hauptmenge der Flüssigkeit jedoch breitflächig aus dem Schmelz heraustritt [41]. Die Schmelzflüssigkeit wird als ein Transportmedium für Ionen und Moleküle verstanden, die in ihrer Bewegung studiert werden sollte [42, 43].

Bergman und Siljestrand verbanden Wurzeln kariesfreier junger Prämolare über Glaskapillare, welche sie mit Kochsalzlösung füllten und über Latexröhrchen abdichteten. Der Wasserverlust über den Schmelz konnte so über die Bewegung der Lösung in der Kapillare beobachtet werden. Sie errechneten die Fließgeschwindigkeit mit 0,1 mm pro Stunde, hatten feststellen können, dass das Vorhandensein der Pulpa keinen Einfluss auf die Bewegungsgeschwindigkeit hatte und dass eine beachtliche Menge von Flüssigkeit (4 Kubikmillimeter pro Quadratzentimeter Schmelz innerhalb von 24 Stunden) durch den intakten ausgereiften Zahnschmelz hindurchtreten konnte, für deren Transport der Schmelz nach Schätzungen von *Little et al.* [344] und *Carlström* [85, 86] Größenordnungen von 2 % seines Volumens bereithält. Die mikroskopischen Betrachtungen von *Spreter von Kreudenstein und Stuben* [528], *Brännström* [68] und *Heikinheimo* [237] und ihre Beschränkung auf Dentinflüssigkeiten sowie die Beobachtung und Errechnung der Fließgeschwindigkeit ließen keine Informationen über die Pfade des Wassers erkennen.

Bergman [41] versuchte mithilfe frischgezogener Zähne, die in unterschiedlichen Winkeln zu den Schmelzprismen geschliffen wurden und teilweise eine Isolation von Schmelz und Dentin durch Bohrungen an deren gemeinsamer Grenze erhielten, an Erkenntnisse über den dentalen Flüssigkeitsstrom durch den Zahn zu gelangen. Zu diesem Zweck beschichtete er die Zähne mit Öl und sockelte diese unter einer Vergrößerungslinse. Zunehmend in Zahl und Größe entwickelten sich Tropfen auf der Schmelzoberfläche, welche in Sprüngen und an Lamellen jedoch vor allen Dingen „weitschweifig" verteilt, allerdings mit Ausnahme der Bereiche, die eine Schmelz-Dentin-Isolation erfahren hatten, erschienen. *Bergman* [41] konnte so zwar ebenfalls die wichtige Beziehung des Flüssigkeitstransportes zwischen Schmelz und Dentin, jedoch nicht dessen genauen Weg bestimmen. Seiner Meinung nach handele es sich bei dem Transportweg nicht ausschließlich um einen Fluss entlang der Lamellen und Prismen, sondern ebenfalls, fußend auf seinen Beobachtungen, um einen jenseits dieser Strukturen von interkristalliner und sogar kristalliner Art. Die Permeabilität nimmt mit abnehmender Dentindicke und Molekülgröße zu [437, 438, 439] und eine mit einer Diamantscheibe und Bohrern bearbeitete Dentinoberfläche war bedeutend weniger durchlässig als eine mit Säure angeätzte Fläche [438, 439]. Das Dentin wies eine höhere Permeabilität als der Schmelz auf [241].

Neben der Bewegung des Wassers wird die Frage nach seiner Bestimmung und dessen Einbindung an und in der Kristallstruktur gestellt. *Little et al.* [339, 344] schrieben dem Wasser, das bei einem Verbrennungsprozess der Zahnsubstanz frei wird, die Aufgabe einer Brücke zwischen Protein und mineralischer Phase zu, die es zusammenhält und an die es gebunden ist („gebundenes Wasser"). Basierend auf Untersuchungen an verändertem und nicht verändertem Zahnmaterial hatte er versucht, dieser Frage nachzugehen: Substanzbereiche mit braunen und weißen Flecken und kariös veränderten Schmelzes enthalten mehr Stickstoff, besitzen aber auch eine geringere Dichte [47], Radioopazität [12] und einen niedrigeren CO_2-Gehalt [111]. Ebenfalls flossen Erkenntnisse, welche über altersabhängige Änderung des Stickstoffgehaltes des Schmelzes [490] und des CO_2 und ihr Ausbleiben bei der Relation des Ca- und P-Gehaltes [342, 348] berichteten, in die Suche nach der Rolle des Wassers ein. Der Verlust dieser chemischen Komponenten hat nicht eine sofortige Destruktion zur Folge, sodass *Little et al.* eine Kompensation in einem Ersatz jener durch „verlorenes Wasser" als Möglichkeit ins Auge fassten. Die von ihnen verwendeten, frisch extrahierten Zähne von jüngeren (<30 Jahre) und älteren Patienten (>30 Jahre) ohne und mit bernsteinfarbige(n) Flecken, Braun- oder Weißverfärbungen wurden bei 68 °C vakuumgetrocknet, bei 500 °C erhitzt [73, 77, 340, 342, 348] und bei 900 °C [339, 344] verbrannt. Der Betrag des „total organic and bound water" [121] konnte von ihm durch den Gewichtsverlust zwischen 68 °C Vakuum und 900 °C abzüglich des fliehenden CO_2-Anteils errechnet werden. Zerkleinerte, feucht gelagerte und der Luft ausgesetzt Proben verlieren schnell in einem Ausmaß von 6–30 % an Gewicht und erleiden weitere Gewichtseinbußen, werden sie bei 68 °C vakuumgetrocknet. Der durchschnittliche Verlust von freiem gebundenen („loosely bound") Wasser liegt bei Proben mit Flecken in der Größenordnung von 14 %, mit weißen Flecken in der von 20 % und braunen Flecken in der von 12 % und ist bei gesundem Schmelz am höchsten. Den gesamten Verbrennungsprozess hindurch ist das Verhältnis zwischen Ca und P erstaunlich gleichbleibend (zwischen 68 °C Vakuum und 900 °C) [312, 339, 344] während jedoch festes Wasser („tightly water"), welches Ca [nach 339, 344] im Gitter des Hydroxylapatits ersetzen kann, verloren geht. Der Verlust des Gewichtes begründet sich nicht auf dem des Stickstoffs des Proteins oder dem des CO_2 des Schmelzes, sondern vor allem auf dem des „tightly bound water", das sich, verbunden mit der Mineralphase des Kristalles, von ihr lösen und zu ihr zurückfinden kann [339, 344]. Auf diese Weise wäre es möglich, die Schmelzverbindung zwischen „N-tightly-bound-water" einerseits und „mineral-tightly bound water" mit Auswirkungen auf die Wasserbindung [444], zu erklären. Auf die Wassermenge im Schmelz sowie die Position und Aufgabe wurde über den Einsatz indirekter Methoden geschlussfolgert [85, 339, 344, 375, 561, 562].

Verschiedene Arten von Wasser können im Folgenden differenziert werden: „bound water" steht im direkten Zusammenhang zur Ca:P-Relation (OH^-) [339, 344]. An dieser Stelle wurde ein möglicher Ersatz von Ca durch H_3O^+ Gruppen in Betracht gezogen. Ein unbekannter, nicht zu beseitigender Rest, der sich im Verhältnis zu der Ca:P-Relation befindet, wird in dem nichtentfernbaren OH^- des Apatits gesehen und soll bei 1,59 mol liegen [561, 562]. Mit der direkten Messung von Wasser und Protonen mithilfe von kernmagnetischer Resonanzspektrometrie [67, 363, 451] und chemischer Analytik in Verbindung mit thermogravimetrischer Hochtemperaturanalyse [363] konnten nun auch unmittelbar drei Arten von Wasserstoffprotonen unterschieden werden:

1. Der Wasserverlust bei 100 °C, austauschbar mit D_2O, beträgt 0,6–1 % und ist freies und ungebundenes Wasser.
2. Die Menge gebundenen [339, 344], „gefangenen" Wassers in frei beweglicher Fraktion [345, 346, 363], welches mit dem Ca:P-Verhältnis in Beziehung steht, nicht gegen D_2O (Deuteriumoxid, „schweres Wasser") austauschbar ist, bei 0,8 mol (1,5 % des Schmelzes) liegt und durch Temperaturen von 100 °C bis 900 °C entfernbar ist, kann Hydroniumion zum Ersatz der Ca- sowie der P-Position spenden [339, 344].
3. Der Wasseranteil, der dem Äquivalent von 2 mol entspricht, bei 900–1.400 °C entfernbar ist und bei 900 °C als freie Wasserfraktion in Größenordnungen von 3,5–3,6 % detektiert werden kann, einmal aus der Zahnsubstanz entfernt, lässt sich unter normalen Bedingungen nicht mehr zu einer Rehydratation heranziehen.

Little et al. sahen nach ihren Untersuchungen des Jahres 1966 im Gegensatz zu vorausgegangenen Publikationen von *Trautz* [561, 562], *McConnel* (1963, 1965), *Hendricks und Hill* [243] und früherer Vermutung [339, 344] das H_2O, anstatt des H_3O^+ in der Position des CO_2 und anstatt OH^- in der Ecke der Kristallzelle. In thermogravimetrischen Analysen konnte der gesamten Gewichtsverlust von isoliertem pulverisierten Zahnschmelz auf > 4,5 % bzw. 7,5 % des Gesamtzahngewichtes bei 100 °C bestimmt werden [345, 346].
Den drei Wasserarten von *Little und Casciani* [345] stellten *LeGeros et al.* [326], als Ergebnis ihrer Studien, zwei Wasserfraktionen entgegen: Bei der einen Fraktion (I) handelt es sich um von der Zahnsubstanz absorbiertes, lose gebundenes Wasser, welches beim Erhitzen bis 200 °C ohne Veränderung der Kristallgitterkonstanten entfernbar ist, sodass jederzeit eine reversible Rehydrierung herbeigeführt werden kann, und bei der anderen (II) um Kristallwasser, welches zwischen 200 °C und 400 °C irreversibel ausgetrieben wird. Durch eine Erhitzung über 200 °C kommt es hierbei zu einer Kontraktion der a-Achse des Kristallgitters. Der Ursprung jenes Kristallgitterwassers ist nicht geklärt, wird aber sowohl in einem H_2O-OH als auch in einem HPO_4^{2-}-PO_4^{3-}-Austausch gesehen.

Demgegenüber unterscheidet beispielsweise die Mineralogie die im Kristall befindliche Flüssigkeit in (1) eingeschlossene Flüssigkeit („fluid inclusions"), in (2) an Gitterplätzen über Van-der-Waals-Kräfte nur schwach gebundenes molekulares Kristallwasser, welches bei Erhitzen relativ leicht herausgetrieben wird, in (3) negativ geladene Hydroxylgruppen mit einem festen

Platz im Kristallgitter, welche erst bei einigen hundert Grad Celsius in Form von sogenanntem Konstitutionswasser entweichen und in (4) freies Wasser, welches sich in Hohlräumen sammelt (Zeolithwasser), in Spalten und Poren durch Kräfte der Oberflächenspannung festgehalten wird und durch leichtes Erhitzen bei 100–120 °C entfernbar (Kapillarwasser) ist sowie an der Oberfläche durch schwache Bindungskräfte unabhängig von der Kristallstruktur (Kolloidwasser) anhaftet.

Der größte Teil des Wassers im ausgereiften Schmelz ist an Apatitkristalle gebunden (Hydratationsschale) und nur etwa ¼ in der organischen Substanz frei verfügbar [8, 125, 468]. Die die Kristalle umgebende Hydratationsschalen sind wiederum bedeckt von Proteinen und Lipiden. Der lose gebundene Anteil des Wassers ist hauptsächlich mit organischer Materie assoziiert [241]. Der Schmelz ist befähigt Wasser aufzunehmen, er dient wohl als Molekularsieb, welches einen Ionenaustausch erlauben dürfte. Jene Ionen können nun mit dem Flüssigkeitsstrom in den und aus dem Schmelz transportiert werden [241].

2.2 Historische und wissenschaftliche Grundlagen der allgemeinen Farbenlehre und höheren Farbmetrik

Was ist Farbe? Dieser Frage nähert sich beispielsweise die Deutsche Industrienorm mit folgendem Satz: „Farbe ist diejenige Gesichtsempfindung eines dem Auge strukturlos erscheinenden Teiles des Gesichtsfeldes, durch die sich dieser Teil bei einäugiger Beobachtung mit unbewegtem Auge von einem gleichzeitig gesehenen, ebenfalls strukturlosen, angrenzenden Bezirk allein unterscheiden kann" [128] und *Johann Wolfgang von Goethe* formulierte es so: „Farben sind Taten des Lichtes".

Jedenfalls sei an dieser Stelle gesagt, dass ohne biologische Voraussetzungen Farben nicht existieren. Die Farbe als solche wird erst durch die Existenz eines zur Empfindung fähigen lebenden Organismus zur Wirklichkeit. Es bedarf also einer funktionsfähigen Sinneswahrnehmung in Form einer Reizung der Rezeptoren, jener 6 Millionen Zäpfchen der Macula lutea und 120 Millionen Stäbchen der Netzhaut des Auges, durch sichtbare elektromagnetische Strahlung von Wellenlängen zwischen 360 und 760 nm, welche sinnesphysiologisch entgegengenommen und über kaskadische biochemische Prozesse in Nervenimpulse transduziert wird.

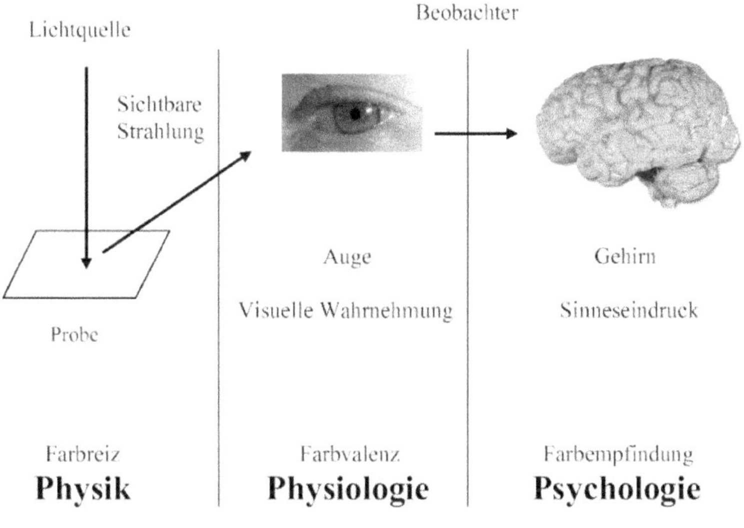

Abb. 2.2.-1 Der Weg zur Existenz von Farbe. Die Wahrnehmung und Verarbeitung von elektromagnetischer Strahlung ist eine unbedingte Grundvoraussetzung für das Vorhandensein des Farbbegriffes. Zum Begriff der sichtbaren Strahlung s. Abb. 2.2.-3.

Dies geschieht über den mehrstufigen Zerfall des Sehfarbstoffes zu Metaboliten, welche über die G-Protein-cGMP-Achse eine Abnahme des Natriumleitwertes und dadurch eine Hyperpolarisation verursachen. Im nachgeschalteten Nervensystem, wie dem Nervus opticus, Chiasma opticum, Traktus opticus sowie im Gehirn und seinen subkortikalen visuellen Zentren (Corpus genikulatum laterale, visueller Kortex) werden die Impulse zur subjektiven Wahrnehmung aufbereitet und verarbeitet [205]. Farbe ist also ein Sinneseindruck, der im Gehirn umgesetzt wird. Er entsteht (nur), wenn Licht bzw. das vom Objekt reflektierte Licht das Auge oder besser die Netzhaut trifft (vgl. [27]). Betrachtet man einen Gegenstand, so gilt seine Farbe noch vor seiner Form als das wichtigste Merkmal zu seiner Charakterisierung [313]. Farben in ihrem Charakter zu fühlen, zu erleben, zu erfahren, zu verstehen und sie zu beschreiben, sie begreifbar zu machen, zu katalogisieren, zu normieren, zu messen und sie so reproduzierbar zu gestalten, war zu allen Zeiten der Wunsch und das Streben einer Reihe von bekannten Persönlichkeiten der Geschichte und ist auch heute noch Gegenstand mehr und weniger wissenschaftlicher Zielsetzungen.

2.2.1 Geschichte der Farben, deren Beschreibung und Bestimmung

Bereits *Platon* (427–348 v. Chr.) schrieb in der „Erklärung der Farben" im 30. Kapitel von „Timaios" über die Entstehung des Farbeindrucks, welcher durch die Wechselwirkung des vom Auge ausgesendeten Sehstrahls mit den vom Objekt ausgesandten Teilchen entsteht, erklärt weiterhin das Weiße, das Schwarze, das Rote (Feuer) und das Glänzende (Tränen) zu den Grundfarben. *Aristoteles* (384–322 v. Chr.) hingegen sah in seiner Schrift „De sensu et sensato" in der linearen Anordnung von Weiß nach Schwarz, verknüpft über sieben Zwischenfarben eine Farbreihe, die er auch im Tagesverlauf beobachten konnte; aber erst *Pythagoras* (580–500 v. Chr.) entwickelte mit seiner Harmonielehre das vermutlich älteste Farbsystem, welches eine Beziehung zwischen der Tonleiter und der Position der Fixsterne herstellt: Einem Halbkreis mit Planetenzeichnungen hatte er hierbei eine entsprechende Farbfolge hinzugefügt [13, 446]. Grundsätzlich beinhaltet ein Farbsystem, wie wir es heute kennen, im Allgemeinen eine mehr oder weniger systematische Anordnung von Farben an verschiedenen Örtlichkeiten einer geometrischen Figur. Ein derartiges System wird gebraucht zur Definierung, Beschreibung, Systematisierung, Einordnung und ggf. Bestimmung von Farben.

In der islamischen Tradition hingegen wird die Farbe in einer Dualität von Licht und Dunkelheit gesehen. Aus ihrer metaphysischen Sichtweise entstammt die Zahl Sieben, die sich aus zwei zusammengehörigen Systemen ergibt: aus den drei Farben Schwarz, Weiß und erdverwandten Farben des Sandelholzes und aus den vier Farben Rot, Gelb, Grün, Blau.

Ebenfalls sieben Grundfarben zwischen Weiß („lux clara") und Schwarz („lux obscura") beschrieb *Robert Grosseteste* (1168 bzw. 1175–1253), Philosoph, Theologe und erster Kanzler der Universität Oxford in seinem Buch „De colore" aus dem 13. Jahrhundert. Ihm war aufgefallen, dass Farben neben ihrer Farbigkeit oder Buntheit ein Weißsein oder eine Helligkeit besitzen, sodass „prima materia" zur körperlichen Form des Lichtes wird. Indem Grosseteste die Achse Schwarz (nigredo)–Weiß (albedo) um den rechten Winkel dreht und gleichberechtigte Grundfarben hinzufügte, schaffte er eine zweite Dimension – von lux clara „steigen" die Farben „herab" („Nachlassen", „Remission") und von lux obscura „auf" („Bestreben", „Intention"). 1510 fand sich bei *Leonardo da Vinci* (1452–1519) ebenfalls eine mit der von Aristoteles vergleichbare lineare Anordnung, allerdings von nur sechs „colori simplici", eine Reihenfolge von Buntfarben: giallo (Gelb), verde (Grün), azurro (Blau), rosso (Rot). Als Leonardo da Vinci sich mit der Farbenlehre beschäftigte, war ihm *Leon Battista Albertis* (1404–1472) Anordnung von Gelb, Grün, Blau und Rot an den Ecken eines Rechtecks, das die Grundfläche eines doppelten Kegels bildet und an dessen Spitzen jeweils die unbunten Extrema angesiedelt sind, seit dem Jahre 1435 bekannt. Für ein Abweichen von der antiken Siebenfarbentheorie stand neben Alberti und da Vinci auch der Dominikaner *Diedrich von Freiberg* bereits im Jahre 1310.

„Wenn man aber den Ursprung und die Beziehung der Farben richtig betrachten will, dann muss man von fünf grundlegenden Mittelfarben ausgehen, die Rot, Blau, Grün, Gelb, Grau, aus Weiß und Schwarz sind, und man muss ihre Abstufung beachten, wenn sie entweder durch ihre Blässe näher an das Weiße rücken oder durch ihre Dunkelheit näher an das Schwarze" brachte *Aron Sigfride Forsius* in „Physica" seine Überlegungen zu Papier. Der in Finnland geborene Astronom, Priester und Neoplatoniker (gestorben 1637) veröffentlichte im Jahre 1611 in seinem Manuskript das erste dreidimensionale kugelförmige Farbdiagramm, in dem auch er hier in Anlehnung an da Vinci Schwarz und Weiß als Primärfarben ansieht, Mittelfarben (vier Buntfarben) hinzufügt und ihnen Graustufen zuordnet [182]. „Man sieht seinem Werke die Ruhe des Klosters an, die bei der Arbeit bis ins einzelnste zu gehen weiß" konnte Goethe (1749–1832) in seiner „Geschichte der Farbenlehre" von 1810 (Neuauflage 1963) über das von dem Brüsseler Jesuiten *Franciscus Aguilonius* (1567–1617) erschaffene Farbsystem von 1613 berichten – Rot, Gelb und Blau („colores medii") werden hierbei in linearer Einteilung zwischen den „colores extremi" („albus", „niger") angesiedelt, deren Mischung sich über den Bogen erkennen lässt (Rundbögen des Farbsystems) [4].

Ein Farbenkreis aus fünf Farben, darunter zwei Gelbtöne, Schwarz und Weiß lässt auch bei *Robert Fludd* den Einfluss der Antike und insbesondere des Aristoteles auf das erste gedruckte Farbsystem in seinem medizinischen Werk aus den Jahren 1629–1631 erkennen. Der Engländer ging – ebenso wie die islamische Tradition es tat – von der metaphysischen Dualität Licht und Dunkelheit aus, auf die er durch seinen Farbkreis („Colorum Annulus") jede Farbe zurückführen wollte und er stellte fest, dass Farben nicht bloße Zufälle seien – wie es die alten Philosophen sagen –, sondern es sich hierbei um Essenzen handelt, die der Schöpfer seinen Kreaturen eingegeben hat. Die Farben der Dinge wären folglich Teile ihrer elementaren Konstitution [178, 194, 195].

Ein trichromatisches lineares Farbsystem mit den Grundfarben Rot, Gelb, Blau und möglichen Mischungen über halbe Kreisbögen lässt sich bei *Athanasius Kircher* (1601–1680) in seinem Werk über Astronomie und Optik (Rom, 1646) finden [297, 298], während eine Ergänzung der Grundfarben um die Farbe Grün und deren Positionierung an den Ecken eines Quadrates in *Richard Wallers* „Catalogue of Simple and Mixed Colours", einem Farbsystem von 1686, bekannt geworden ist, bei dem die Mischung der Farben über die Quadratdiagonalen realisiert wird [573].

Die Betrachtung, der zufolge Farben als Modifikation des weißen Lichtes durch Beimengung von Dunkelheit entsteht, wird nun zugunsten einer rein physikalischen Denkweise nach *Newton* (1643–1727), der sich seit 1670 mit optischen Experimenten [27] (s. Abb. 2.2.-2) befasste, verworfen. Er zerlegte weißes Licht mithilfe eines Prismas in seine Spektralfarben und setzte die Spektralfarben mithilfe eines weiteren Prismas wieder zu weißem Licht zusammen. In Sir Isaak Newtons zentralem Werk „Opticks" von 1704 wurden die Farben Rot, Orange, Gelb, Grün, Cyanblau, Ultramarinblau und Violettblau in einem Kreis angeordnet und der Schritt zu einer zweidimensionalen Farbordnung vollzogen [239, 581]. Newtons Versuche belegen, dass die Farben nicht erst an der Oberfläche der bestrahlten Objektfläche entstehen, sondern bereits im Licht enthalten sind [453, 454].

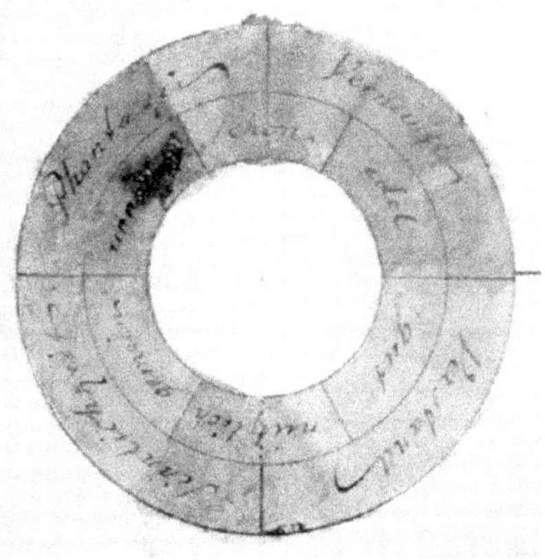

Abb. 2.2.-2 *Farbkreis nach Goethe.*

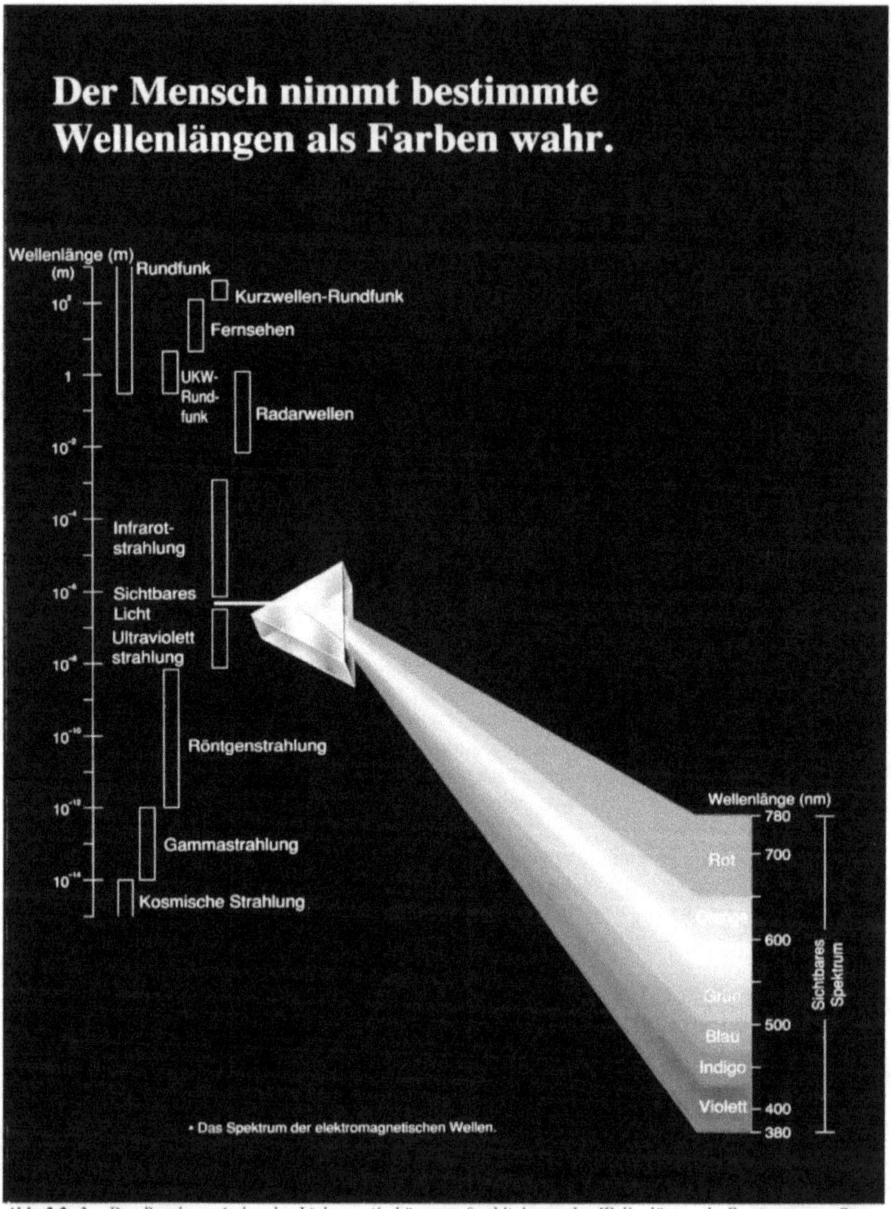

Abb. 2.2.-3 *Der Brechungsindex der Lichtanteile hängt maßgeblich von der Wellenlänge ab. Er nimmt vom Roten zum Blauen hin zu, sodass beispielsweise rotes Licht stärker als blaues Licht gebrochen wird. Die Darstellung dieser sogenannten Dispersion nimmt Bezug auf die Dualität, also sowohl auf den Strahlungs- als auch auf den Wellencharakter des Lichtes. Sichtbares Licht erstreckt sich lediglich auf einen beschränkten Bereich der elektromagnetischen Strahlung, und zwar auf den durch Menschen wahrnehmbaren Bereich zwischen den Wellenlängen 380–780 nm. Ein schwingender Dipol gibt eine solche elektromagnetische Welle, deren beiden Feldstärken senkrecht zueinander und quer zur Ausbreitungsrichtung zum Liegen kommen, ab. Es wird eine Kombination aus elektrischem und magnetischem Wechselfeld gleicher Frequenz abgestrahlt. (Fotoquelle: Minolta 1996 [389]).*

1758 versuchte der deutsche Mathematiker *Tobias Mayer* (1723–1762) die Zahl der Farben zu bestimmen, die das Auge exakt unterscheiden kann. Sein Farbdreieck wurde erst 1775, nach seinem Tode auf Anregung von *Johann Heinrich Lambert* (1728–1777) durch den Göttinger Physiker *Georg Christoph Lichtenberg* (1742–1799) veröffentlicht [374]. Dieses Farbdreieck enthält die basalen Farben Zinnober, Königsgelb und Bergblau. Schwarz und Weiß bilden Licht und Finsternis, hellen die Farben auf oder verdunkeln sie.

Im gleichen Zeitraum entstanden Farbsysteme, u. a. das in „Natürliches System der Farben" beschriebene des Kupferstechers und Entomologen *Moses Harris* (1731–1785), welches aus einem prismatischen Kreis („prismatic"), aus Primärfarben (rot, gelb, blau) und einem Mischfarbenkreis („compound") besteht, in dessen Zentrum *Harris* das demonstriert, was wir heute die subtraktive Mischung der Farben nennen: Überlappung der drei Grundfarben Rot, Gelb, Blau zu Schwarz und zu allen anderen Farbtönen nach der Enddeckung *Jakob Christoph Le Blons* (1667–1741). Von *Ignaz Schiffermüller* (Wien 1772) stammt ein in 12 Segmente unterteilter, mit der zusätzlichen Grundfarbe Grün versehener Kreis (Orange und Violett fehlen hier aufgrund der Tatsache, dass Schiffermüller diese Farben zu schwach erschienen), und auf den Astronomen *Johann Heinrich Lambert* (1728–1777) geht das erste, an *Tobias Mayer* (1723–1762) orientierte dreidimensionale Farbsystem (1772) zurück: Eine dreieckige Pyramide, welche im Zentrum des Basisdreiecks Schwarz, an den Eckpunkten die Grundfarben trägt und in sieben Etagen nach oben bis zur weißen Spitze heller wird [316].

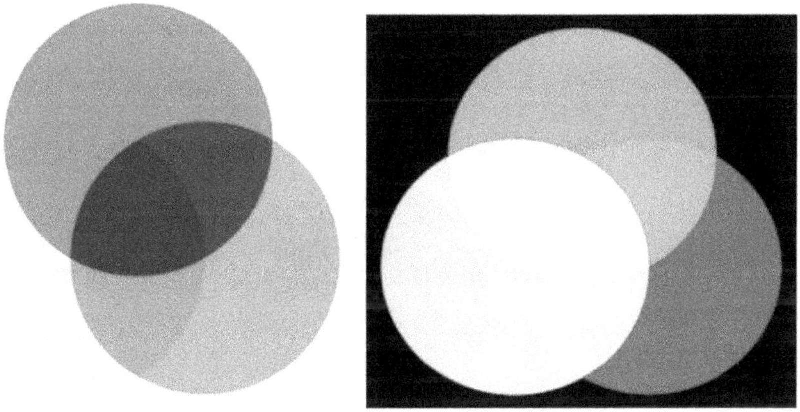

Abb. 2.2.-4 *Subtraktive Farbmischung (links) als physikalischer Mechanismus der Farbenentstehung: Beispielsweise fungieren gläserne Farbscheiben als Filter. Das weiße Licht wird durch die unterschiedlich eingefärbten Gläser in den bestimmten spektralen Bereichen absorbiert, andere spektrale Bereiche werden hindurchgelassen. Der Gelbfilter lässt so oranges, gelbes und grünes Licht, ein Blaufilter grünes, blaues und violettes Licht und der Rotfilter die Rottöne des Lichtes hindurch. Bei blauem und gelbem Filter tritt lediglich grünes, bei rotem, gelbem und blauem Filter tritt kein nennenswertes Licht mehr hindurch. Dieser Effekt ist ebenfalls bei der Farbmischung relevant. Hierbei fungieren die Pigmente der Malfarben als Farbfilter, und die spektrale Reflexion ergibt sich aus den nicht absorbierten spektralen Anteilen des zuvor auf die Farbprobe einfallenden Lichtes.*

Additive Farbmischung (rechts) als physiologischer Mechanismus. Trifft auf eine Netzhautstelle Licht verschiedener Wellenlängen, entsteht additive Farbmischung. Ist dieses Licht monochromatisch, also ist der Wellenbereich stark eingeschränkt und dieses Licht einer Farbe zuzuordnen, lassen sich durch ihre Mischung Farbtöne erzeugen, welche in der Wirkung Farbtönen eines anderen Wellenlängenbereiches entsprechen. Auch bei der Betrachtung pointillistischer Bilder mit entsprechender Beobachtungsdistanz kommt dieser Effekt zum Tragen.

Der elsässische Mathematiker und Naturforscher Lambert gilt unter Physikern als der Begründer der Lehre von der Lichtmessung, die damals noch als „Photometria“ bezeichnet wurde, stellte 1760 die heute nach ihm benannten Entfernungsgesetze der Beleuchtungsstärke auf und behandelte das Reflexionsvermögen und die Durchlässigkeit von Oberflächen.

Später, 1809, widmete *James Sowerby* sein Werk Sir Isaak Newton: „Eine neue Erläuterung der Farben, ursprüngliche, prismatische und materielle; Nachweis ihrer Konkordanz in den drei Primärfarben Gelb, Rot, und Blau; und die Wege, sie zu produzieren, zu messen und zu mischen; mit einigen Beobachtungen über die Genauigkeit von Sir Isaak Newton“. Zur gleichen Zeit präsentierte der englische Arzt und Physiker *Thomas Young* (1773–1829) seine heute bestätigte „Theorie of trichromatic Vision“, der zufolge das Auge durch die Wahrnehmung von nur drei Wellenlängen alle Farben kombinieren kann. Sehphysiologisch basiert sie auf den additiven Primärfarben Rot, Grün, Blau. Und es beschrieb Johann Wolfgang von Goethe in seiner Schrift „Zur Farbenlehre“ (1810) ein kreisförmiges Diagramm ebenfalls mit den drei Primärfarben Gelb, Blau, Rot (Purpur), ergänzt durch und in Abwechslung mit den drei Sekundärfarben Orange, Violett und Grün. Der grün-gelb-rote Halbkreis wird als „Plusseite“, das Gegenstück als „Minusseite“ bezeichnet. Goethe versuchte das zerlegende newtonsche System zu überwinden und über die Einsicht in die sinnlich-sittliche Wirkung der Farben die ästhetische Seite aus dem Durcheinander in eine Ordnung und zum Ganzen zu führen. Er begreift das Kolorit in Kategorien des Mächtigen, des Sanften und des Glänzenden [518]. Er erkannte bereits, dass warme Farben wie Rot oder Gelb emotional den kalten wie Blau oder Grün vorgezogen werden [*467*]. Im selben Jahr 1810, als Goethes Schrift studiert werden konnte, war es dem Maler *Philipp Otto Runge* (1777–1810) noch in seinem Todesjahr möglich, das Werk über eine „Farbkugel“ der Fachwelt vorzustellen:

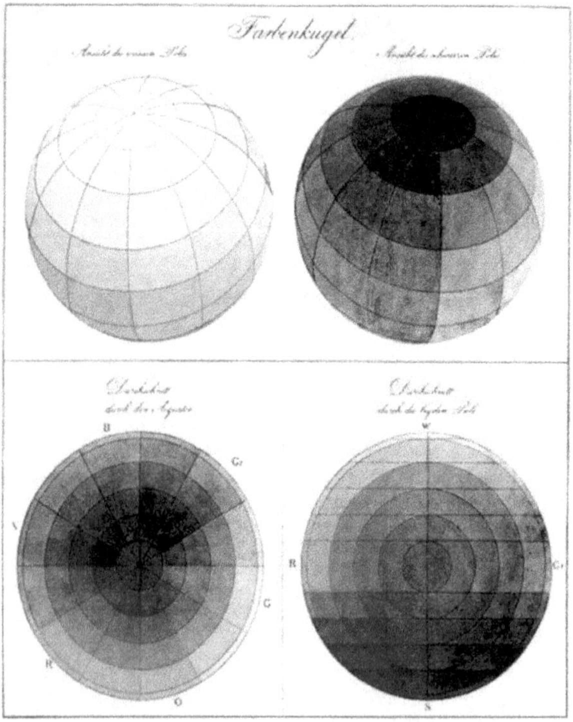

Abb. 2.2.-5a *Farbraum nach Philipp Otto Runge. [364, 467]*

Abb. 2.2.-5b *Beispiel für Farbkontrast. Im Gelbbereich fällt dieser stärker auf als im Rotbereich, obwohl die Abstufung physikalisch in beiden Fällen gleich groß ist.*

Entlang ihres Äquators trägt die Kugel reine Farben. Ausgangspunkt sind dabei die der subtraktiven Primärfarben Rot, Gelb und Blau, die in gleichen Abständen voneinander gezeichnet sind, in denen jeweils drei Mischfarben erscheinen. Die Pole werden hierbei durch Schwarz und Weiß gebildet. *Runge* suchte und fand einen idealen Farbkörper in der Kugel, um die Harmonie von Farben zu veranschaulichen und eine Ordnung in die Gesamtheit der möglichen Farben zu bringen [364]. Ausgehend von der Theorie Thomas Youngs und Überlegungen von *Philipp Otto Runge*, bei denen sich alle Farben aus den Grundfarben mischen lassen, unterscheidet hingegen *Charles Hayter* in seinem scheibenförmigen Kompendium des Jahres 1926 nicht zwischen additiven Mischungen und subtraktiven Mischungen von Pigmenten.

Schon Leonardo da Vinci hatte bemerkt, dass Farben sich gegeneinander beeinflussen, wenn man sie nebeneinander betrachtet. Goethe war es, der auf diese Farbkontraste aufmerksam machte und der französische Chemiker und Direktor der berühmten Gobelin Teppichmanufaktur *Michel Eugene Chevreul* (1786–1889) hatte, um ihre Gesetzmäßigkeiten zu erkennen, einen 72-teiligen Farbenkreis konstruiert, dessen Radien drei Primärfarben (Rot, Gelb, Blau), drei primäre und sechs sekundäre Mischfarben enthalten. Die Radien werden in zwanzig Abschnitte, die Sektoren, sowie weiterhin in fünf Zonen unterteilt. Der auf 1839 datierte Farbkreis sollte helfen, der Ästhetik eine systematische Grundlage zu verleihen. Sein auf Probleme der Färberei bezogenes Werk „De la loi du contrast simultane des couleurs" behandelt den sogenannten Simultankontrast und erfasst aus heutiger Sicht die aktive Rolle des Gehirns bei der Entstehung von Farben.

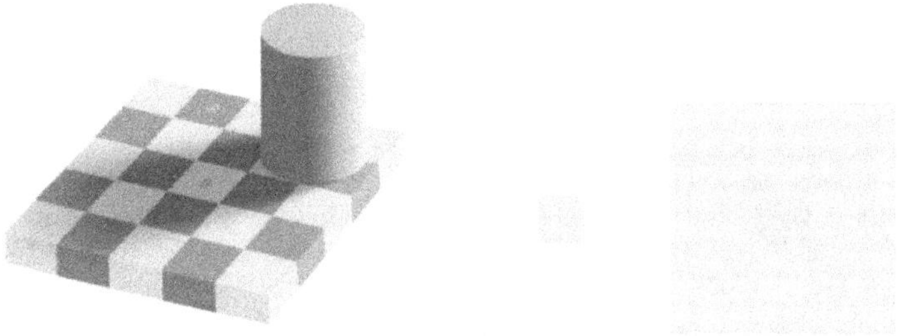

Abb. 2.2-6
Simultankontrast.
Foto: M Bauer

Ein Ein Farbkreis, so wie der von *Chevreul*, ist auch Inhalt des Buches von *George Field* (1846). In „Chromatics" schließt er scheinbar an die Arbeiten von Jakob Christof le Blon an, erklärte allerdings auch Orange, Grün und Purpur zu den Primärfarben. Sekundärfarben und Tertiärfarben entstehen durch ihre kontinuierliche Mischung [174]. Um die Begreifbarkeit der Farben bemüht, verband der englische Chemiker *Field* (1777–1854) Farben mit Bedeutungen: Heiß und kalt sowie das Vorrücken und Zurückziehen stehen sich als Gegensätze unversöhnlich gegenüber; Zusammenhänge, die er zwischen Farben und Tönen sah, erläuterte er in seinem Frühwerk, einem Essay über die „Analogie und Harmonie der Farben" aus dem Jahre 1817. 1835 folgte eine zweite Abhandlung über „Farben und Pigmente" („Chromography") und schließlich 1850 die „Grammatik der Farbgebung" („A Grammar of Colouring").

Den Grundstein der Farbmetrik (Colorimetrie) und des subjektiven Farbvergleichs legte allerdings erst der schottische Physiker *James Clerk Maxwell* (1831–1879) in seiner „Theorie des Farbensehens". Er zeigte, dass alle Farben durch Mischungen der drei Spektralfarben zustande kommen können, charakterisierte die Lichtausbreitung und weist auf die Existenz elektromagnetischer Wellen hin (s. Abb. 2.2.-3). Sein Farbdreieck, an den Ecken versehen mit den Spektralfarben Rot, Grün, Blau und im Zentrum Weiß, lässt die Mischungen zwischen den Extrema bestimmen oder vorhersagen. In einem Versuch zur Farbmessung (colour box) hatte Maxwell Probanden Farben mit Farbmischungen aus diesen Grundfarben vergleichen lassen („colour match") [372, 373]. Maxwells Fortschritt gegenüber Newton ist es, dass er eine geometrische Beziehung knüpfte, bei der die Abstände zwischen den Farben in seinem Dreieck eine auf psychophysikalischen Messungen basierende Bedeutung besitzen, und dass er zudem die Farbcharakteristika Farbton („hue"), die Farbsättigung („tint") und die Helligkeit („shade") einführte und charakterisierte [165]. In Anlehnung an Thomas Young vertrat auch der Naturwissenschaftler *Hermann von Helmholtz* (1821–1894) die Dreifarbentheorie, wich jedoch von *Maxwells* gleichseitigem Konstrukt aufgrund seiner Auffassung, dass die Spektralfarben unterschiedliche Abstände vom Weiß haben müssten (Zentrum des Farbdreiecks), ab. Er versuchte zunächst die Spektralfarben auf einer gebogenen Linie und später in Anlehnung an Newton und Young in ein Kreis-Dreiecksystem einzuordnen. In seinem berühmten „Handbuch der physiologischen Optik" von 1860 fanden ebenfalls die noch heute gültigen Variablen – Farbton, Sättigung und Helligkeit – Erwähnung. Farbton und Sättigung sind ein Ausdruck der Farbqualität, die Helligkeit steht für die quantitative Komponente.

Nicht zuletzt von Mayer, Runge und Chevreul beeinflusst sah der Architekt *William Benson* 1868 im 7. Kapitel seiner „Principles of the Science of Color" im Würfel das „Natürliche System der Farben". In einem Kubus sollen additive und subtraktive Farbmischung in einem Farbsystem vereinigt werden. Ein Farbkegel, dessen Grundkreis in 12 unterschiedlich große Segmente eingeteilt ist, wird 1874 in „Farblehre" mit Blick auf die Kunst und das Kunstgewerbe von dem Münchener Meteorologieprofessor *Wilhelm von Betzold* (1837–1907) vorgeschlagen, und *Ewald Hering* (1834–1918) ergänzte 1878 in der „Lehre vom Lichtsinn" die elementaren Farben der Dreifarbentheorie durch das Gelb, begründet die Vierfarben- und Opponententheorie, die er als „das natürliche System der Farbempfindung" bezeichnete, welches 1966 neurophysiologisch bestätigt wurde. Herings Konstrukt besteht aus vier überschneidenden, opponenten Elementarfarbringen, deren Farben sich an den kongruenten Stellen der Ringe mischen [274]. Auf den Gesetzen des Simultankontrasts von M. E. Chevreul und Vorstellungen der optischen Mischung nach *Eugene Delacroix* basieren die sechs in einem Kreis befindlichen Dreiecke (1879) des französischen Kunstschriftstellers *Charles Blanc* (1813–1882), in denen sich die additiven Primärfarben mit Sekundärfarben (Orange, Grün, Violett) abwechseln, um den Kontrast der Farben für den Künstler sichtbar werden zu lassen (1879). Hingegen verfolgte in „Modern Chromatics" von 1879 *Nicholas Odgen Rood* (1831–1902) neben einem aus eher künstlerischer Sicht begründeten Ansatz in Form eines Doppelkegels auch einen aus wissenschaftlich technischer, auf James C. Maxwells Aussagen und auf Farbscheibenversuchen (kreisförmiges Farbsystem) basierenden Ansatz.

Gegen Ende des 19. Jahrhunderts hielt die Psychologie in die Wissenschaft Einzug. Mit der „Physiologischen Psychologie" verbinden sich Namen wie *Wilhelm Wundt* (1832–1920) mit seiner Farbenkugel von 1874 und seinem Farbkegel von 1893 [593] als auch *Alois Höfer* (1853–1928), ein österreichischer Philosoph und Pädagoge, der, um eine Verbindung zwischen dem Sehen von Farben und ihrer psychologischen Wirkung zu erkennen, zwischen 1883 und 1897 zwei Doppelpyramiden schuf, die in viele Lehrbücher der Psychologie übernommen wurden. Eine vergleichbare Doppelpyramide des Psychologen *Hermann Ebbinghaus* gewann zu Beginn des 20. Jahrhunderts zunehmend an Anhängerschaft [158].

Ein sehr weit verbreitetes und heute noch insbesondere in angelsächsischen Ländern genutztes Farbsystem wurde zwischen 1905 und 1916 von dem amerikanischen Maler *Albert Henry Munsell* (1858–1918) entwickelt. Zunächst noch unter dem Einfluss von *N. O. Roods* veröffentlichte Munsell 1905 in „A Color Notation" eine Farbkugel, später, durch sein Bestreben jeder Farbabstand müsse mit jedem benachbarten gleich groß wirken, erschien 1915 in seinem „Color Atlas" der von ihm sogenannte „color tree" („Farbbaum"). Bei diesem Farbbaum wird der Stamm durch die verschiedenen Graustufen gebildet. Das von Munsell geschaffene System baut auf einem zehnteiligen Kreis auf, dessen Farben in gleichen Abständen angeordnet sind. Gegenüberliegende Paare lassen sich zu Unbunt mischen (Kompensativität). Die Parameter des „Baumes" werden von Munsell „Hue" (der Farbton), „Value" (der Index für die Helligkeit) und „Chroma" (die Stufen der Sättigung) bezeichnet. Die senkrechte Value-Skala enthält zwischen Schwarz und Weiß zehn Stufenschritte, die Munsell mit einem selbstkonstruierten Photometer, durch das er die Reflexion erfasste, festlegte. Munsell positionierte nun um den „Stamm" die Farbproben Rot (Red, R), Gelb (Yellow, Y), Grün (Green, G), Blau (Blue, B) und Purpur (Purple, P) von einem Grauton seines Wertes gleichweit entfernt und stellte fünf Mischungen hinzu (Gelbrot, Grüngelb, Blaugrün, Purpurblau, Rotpurpur). Allen 10 Hauptfarben wurde Chroma 5 in der nach oben offenen Chromaskala zugewiesen [402–404]. Nach Munsells Tod im Jahre 1929 erschien die heute noch gültige Fassung „Munsell Book of Color", die 1942 von der Organisation „American Standards" in ihrer Verwendung zur Farbspezifikation von Oberflächen empfohlen wurde [402].

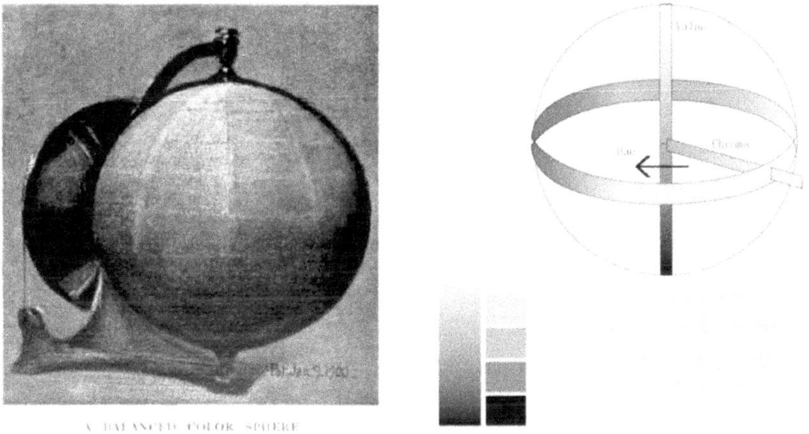

Abb. 2.2.-7 *Hue, Chroma und Value nach nach Munsells „The Munsell System of Color Notation"* [402].

Das System von Munsell fand in unzähligen Veröffentlichungen Erwähnung. Beispielsweise wird eine Farbkugel bei *J. W. McLean* [379] beschrieben und in Form eines Zylinders mit einer Vielzahl aufeinandergereihter Wagenräder von *R. C. Sproull* [529, 530] modifiziert. Der Farbton wäre hierbei um die Felgen angeordnet, die Sättigung verändert sich entlang der Speichen und die Achse bestimmt die Helligkeit.

Auf einer Reise 1905 durch die USA lernte der spätere Chemie-Nobelpreisträger und Professor an der Universität Leipzig *Wilhelm Ostwald* (1853–1932) Munsell kennen und ließ sich von dem Maler für die Farbenlehre begeistern. Er war davon überzeugt, dass Farbharmonie und die angenehme Empfindung bei einer Farbmischung immer im Zusammenhang mit einer Farbordnung stehen, und schlug 1916/17 in seiner Farbfibel eine Doppelpyramide vor. Ostwald wählte im Gegensatz zu Munsell die Farbparameter Farbgehalt, Weißgehalt und Schwarzgehalt und führte den Ausdruck „Vollfarbe" ein. Ostwald entwarf einen Farbenkreis mit 24 Vollfarben, jeweils durch Grautöne abgestuft, und formuliert seine Farbenlehre wie folgt: „Die allgemeinste Mischung ist die Mischung aus den Vollfarben Weiß und Schwarz und jede Pigmentfarbe lässt sich durch Angabe von Farbgehalt, Weißgehalt und Schwarzgehalt charakterisieren" [258, 427, 428, 429, 430]. Er unterscheidet zwischen bunten und unbunten Farben.

Demgegenüber zeichnete der kanadische Maler *Michel Jacobs* in „Die Farbe der Kunst" (1923) [277], und von *Wilhelm v. Bezold* des Jahres 1873 inspiriert, einen Farbkreis mit den Farben Rot, Grün und Blauviolett und die Physiker *R. Luther* und *N. D. Nyberg* versuchten das letzte subjektive Moment abzuschaffen, durch ein mathematisch objektives System zu ersetzen und publizierten in den Jahren 1927 und 1928 mit Blick auf die Frage gerichtet, welch ein Körper entsteht, wenn man Pigmentfarben in ein theoretisches Konstrukt („Farbenraum") einbringt, den sogenannten „Farbenbaum" [356, 417, 418].

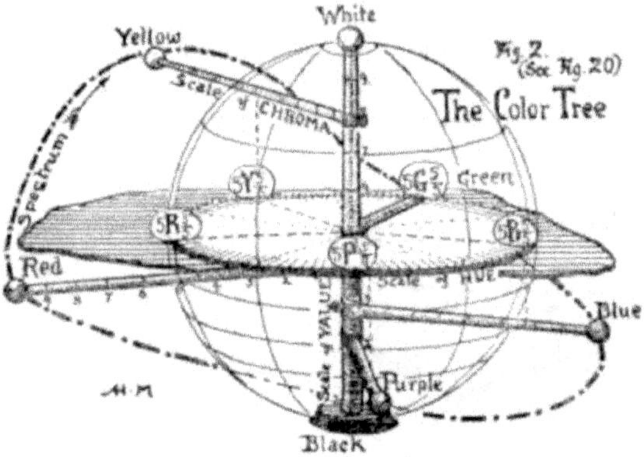

Abb. 2.2.-8 Buntton (Hue) und Buntheit (Chroma) und Value des Munsell-Farbsystems [402].

Indem Farben durch Zahlen gekennzeichnet, Farben zueinander in Beziehung gesetzt und so messbar wurden, begründeten sie die Farbmetrik im engeren Sinne. Luther und Nyberg bilden eine kreisförmige Ebene über die zwei Dimensionen, die sogenannten Farbmomente, und spannten den Farbraum mit der dritten Dimension, einer senkrecht zur Ebene verlaufenden Koordinatenachse auf, welche den Hellbezugswert L (Schwarz/Weiß) trägt. Die Farbmomente kennzeichnen technisch nachweisbar die unterschiedlichen Farbarten, der Hellbezugswert L charakterisiert die Helligkeit der Körper.

Aus den Jahren 1924 und 1929 stammen ein aus Dreiecken in Form eines Doppelkegels gebildeter Farbkörper von *Arthur Pope* (1880–1974), einem amerikanischen Farbentheoretiker, und ein aufgrund phänomenologischer Analysen entstandenes doppelpyramidiges System von *Edwin G. Boring* (1929) [64, 450]. Der amerikanische Psychologe Boring setze an die Spitzen der Pyramiden Schwarz und Weiß und versah die Eckpunkte des Pyramidenbodens mit den vier Urfarben. Optimalfarben sind theoretische Konstrukte: Lässt ein Körper bei vorgegebener Wellenlänge alles Licht hindurch oder hält alles Licht fest (Transmission) oder reflektiert alles Licht (Remission) besitzt er eine Optimalfarbe. Kein Pigment oder Farbstoff kann diese Optimalfarbe erreichen [64]. Der sogenannte „Farbenberg" des Physikers *S. Rösch* des Jahres 1928, welcher im „Inneren" der Grenzen die realisierbaren Farben enthält, entsteht, wenn man über den Farborten senkrecht der CIE-Normtafel die Hellbezugswerte der entsprechenden Optimalfarben aufträgt [472]. Man kann festhalten, dass Optimalfarben unter den Farbvalenzen jeweils der gleichen Farbart die hellsten Farben und unter den Farbvalenzen von jeweils gleicher Helligkeit die gesättigten Farben sind.

2.2.2 Die Farbmessung

Um nun auch die Farbe einer objektiveren Auswahl und Beschreibung zuführen zu können, verhalfen mehrere Entwicklungen: Bereits zum Ende des 19. Jahrhunderts konstruierte *Joseph Lovibond*, ein Bierbrauer aus England und Begründer der Fa. Tintometer 1885 (heute einer der führenden Hersteller von Farbmessgeräten) und der Lovibond®-Farbskala, den Tintometer, eine einfache Apparatur, basierend auf subtraktiver Farbmischung, bei der eine Vergleichsfarbe durch Hintereinanderschaltung von farbigen Gläsern unterschiedlicher Bunttöne und systematisch abgestufter Dichten einen subjektiven Vergleich mit einer Probe und damit eine Farbmessung ermöglicht. Nicht zuletzt Wilhelm Ostwald (s. o.) gab dem jungen *Carl Pulfrich* von Carl Zeiss Jena (1923) den Anstoß zu dem Stufenphotometer, welches urkundlich als Referenzgerät gilt, mit welchem 1927 in Deutschland die RAL-Farbkarte für Fahrzeuganstriche gemessen worden ist. Anfang der 30er Jahre des 20. Jahrhunderts kam ein Messgerät auf den Markt, mit dessen Hilfe man durch additive Mischung dreier Farbvalenzen der zu erfassenden Farbe subjektiv nahe kommen sollte (Dreifarbenmessgerät nach *Guild-Beckstein-Richter*) [32]. Die Apparaturen nach Lovibond und *Guild-Beckstein-Richter* sind dem Gleichheitsverfahren zuzuordnen, bei dem die zu bewertenden Proben mit Farbreferenzen visuell verglichen werden (vgl. Abgleich zwischen Standardfarbmuster und zu bewertender Farbprobe in Form der Farbringanwendung in der Zahnmedizin und Maxwells color-match).

Das erste und noch heute vielfach verwendete, registrierende Spektralphotometer, von *A. C. Hardy* (1929) entworfen [222, 223] und seinerzeit von General Electric vertrieben, war Ausgangspunkt zahlreicher späterer Entwicklungen bei Unternehmungen wie Bausch & Lomp (Rochester, N.Y.), Mess-Instumenten-Technik (München), Pretema (Birmensdorf bei Zürich), C. Zeiss (Oberkochen), Datacolor (Dietlikon bei Zürich), Lerès (Paris), Dr. Lange, Diano Corparation, Minolta (Tokio) und vielen anderen. Beispielsweise entwickelte E. Rohmer in der Schweiz (Patent 1959) das industrielle Farbmessgerät „Spektromat FS2" für die Fa. Pretema AG [465]. Hier muss allerdings zwischen dem Dreibereichsverfahren (Tristimulus-Methode), bei dem das von einer Probe reflektierte Licht über drei an die Augenempfindlichkeit angepasste Farbfilter in seine Rot-, Grün-, Blauanteile zerlegt und die jeweilige Intensität mit Photoelementen gemessen (Messsignal je nach Farbfilter X, Y, Z; Reflexionsgrade Rx, Ry, Rz) wird und dem Spektralverfahren, bei dem das zu registrierende Licht mittels Konkavgitters in seine spektralen Anteile zerlegt und der Reflexionsgrad der Probe im Wellenlängenbereich von 380 bis 720 nm je nach Auflösung des optischen Systems in 10 nm oder 20 nm schrittweise gemessen wird, unterschieden werden. Die ersten serienmäßigen Entwicklungen von Messinstrumenten, welche u. a. dem Dreibereichsverfahren zugeordnet werden können, sind der Colormaster von der Manufacturers Engineering and Equipment Corp. (Hatboro, Pa), Apparaturen von Gardner (Bethesda, Maryland/USA), von Neotec Instruments (Rockwell, Maryland/USA), von der Canadian Research Corporation (Ottawa, Ont. /Canada), Messgeräte wie der RFC 3 (C. Zeiss/Oberkochen), Color Eye (Kollmorgen I.D.L. Division, Attleboro, Mass./USA), Momcolor (Ung. Opt. Werke, Budapest/Ungarn), die Hunter-Apparatur [267, 465] (Hunter Associates Laboratory, Fairfax Virg. /USA).

$$X = a \bullet Rx + b \bullet Rz$$
$$Y = Ry$$
$$Z = c \bullet Rz$$

(2.2.-1) *Als Messsignal aus den Fotoelementen des Dreibereichverfahrens erhält man die Reflexionsgrade Rx, Ry und Rz. Hieraus lassen sich die Normfarbwerte errechnen.*

$$X = k * \int_{\lambda=380}^{720} S(\lambda) * \bar{x}(\lambda) * \beta(\lambda) * d\lambda \qquad Y = k * \int_{\lambda=380}^{720} S(\lambda) * \bar{y}(\lambda) * \beta(\lambda) * d\lambda$$

$$Z = k * \int_{\lambda=380}^{720} S(\lambda) * \bar{z}(\lambda) * \beta(\lambda) * d\lambda \qquad k = \frac{100}{\int_{\lambda=380}^{720} S(\lambda) * \bar{y}(\lambda) * d\lambda}$$

(2.2.-2) Beim Spektralverfahren lassen sich X, Y, Z aus der Normlichtart S, den Normspektralwertfunktionen x, y und z und den gemessenen Reflexionsgraden (Beta) errechnen. Der Faktor k dient der Normierung des Normfarbwertes Y für Idealweiß.

Allerdings sei an dieser Stelle angemerkt, dass das Spektralverfahren aufgrund der höheren Anzahl der Messpunkte (beispielsweise 35 Einzelreflexionswerte) im Vergleich zu den drei Werten (Rx, Ry, Rz) des Dreibereichsverfahrens und wegen der Möglichkeit zur Spektralanalyse und zur Verarbeitung der Ergebnisse unter verschiedenen Normlichtarten und Beobachtungswinkeln in der Fachwelt ein höheres Ansehen genießt [464].

2.2.3 Standards und neue Farbsysteme für die Farbmetrik

Farbsysteme, beispielsweise nach Albert Henry Munsell oder Wilhelm Ostwald, oder mathematische Konstrukte zeigten im Kontext mit der Farbmessung nun ihre Grenzen und als dann der Wunsch der Fachwelt in den ersten Jahrzehnten des 20. Jahrhunderts nach weitergehender und höherer Präzision und Objektivierbarkeit laut wurde, sollte ein Rahmen für Farbmessungen (Colorimetrie) diese Genauigkeit erzielen. Dies geschah, indem ein Farbdiagramm geschaffen wurde, das auf sinnesphysiologischen Messungen beruht. Eine solche „Normentafel" oder das sogenannte „Standard Valenz System" wurde 1931 auf internationaler Ebene von der *Commission Internationale de l'Eclairage (CIE)* vereinbart. Sie stellt eine Farbkennzeichnung auf Basis der additiven Lichtmischung dar und geht auf Maxwells Farbmessungen und seine Dreieckskonstruktion zurück. Grundlage des Systems war der indirekte subjektive Vergleich einer Farbe mit der Mischung dreier Elementarfarben (Dreifarbenwert – „tristimulus value") durch einen Probanden (colour match). Man fand heraus, welche Anteile des Lichtes bei einer bestimmten Wellenlänge wahrnehmbar sind. Versuche dieser Art wurden vor allem in England der 20er Jahre des letzten Jahrhunderts von *W. D. Wright und J. Guild*, in welchen man auf diese Weise Spektralwertkurven („colour matching functions") erstellte, durchgeführt, indem normalsichtige Personen monochromatisches Licht von immer der gleichen Energie einer Primärfarbe zuordnen sollten (vgl. [556]). Mittelwerte eines „Standardbeobachters" aus den sich ergebenden Dreifarbenwerten (R, G, B bzw. X, Y, Z), aufgetragen zu den Wellenlängen, ergaben so die Spektralkurven. Der Helligkeitswert Y gibt das Verhältnis zwischen zurückgeworfenem und einfallendem Licht in Prozent an (eine Weißplatte hat 100 % Reflexion) [588, 589]. Um nun eine leicht erfassbare Farbkarte zu erstellen, musste die *CIE* dem Farbraum die dritte Dimension nehmen: Die drei seinerzeit standardisiert mittels Lichtart C und Normbeobachter 2° gemessenen Werte X, Y, Z werden so zu x, y, z (*CIE* 1931), jede Zahl kann durch die Summe aus allen Parametern geteilt werden ($x = X / (X + Y + Z)$) und die Summe aller Farbgewichte ergibt Eins ($x + y + z = 1$). Die waagerechte Achse verleibt sich auf diese Weise die Werte für x ein, und die senkrechte Achse nimmt die Werte für y auf. Das Standarddiagramm entsteht durch die Linie, welche die Punkte der umgerechneten Dreifarbenwerte „tristimulus values" für die verschiedenen Wellenlängen verbindet (Spektrallinienzug des sichtbaren Lichtes zwischen den Endpunkten 770 nm und 450 nm).

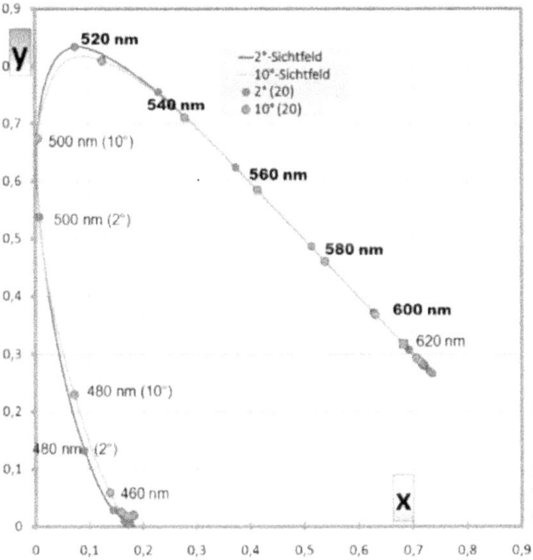

Abb. **2.2.-9** *Abhängigkeit der Farbwahrnehmung von dem Normbeobachtungswinkel und der daraus resultierenden Rezeptionsfläche.*

2°-Beobachtungswinkel bedeutet Rezeption im Sinne von photopischem und 10°-Beobachtung im Sinne von skotopischem Sehen. In den Normbeobachtungswinkeln begründete Variation der Spektralwerte und der Normfarbtafel. Die Normfarbtafel für den 2°-Normbeobachter ist durchgezogen, die des 10°-Normbeobachters gestrichelt gedruckt.

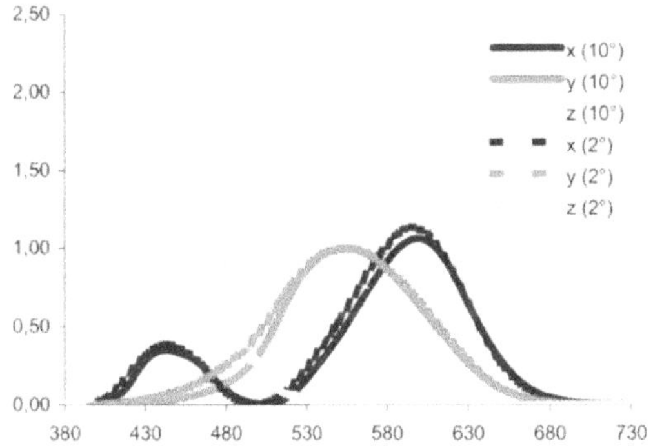

$$Y = \int_0^\infty I(\lambda)\,\bar{y}(\lambda)\,d\lambda \qquad X = \int_0^\infty I(\lambda)\,\bar{x}(\lambda)\,d\lambda \qquad Z = \int_0^\infty I(\lambda)\,\bar{z}(\lambda)\,d\lambda$$

$$x = \frac{X}{X+Y+Z} \qquad y = \frac{Y}{X+Y+Z} \qquad z = \frac{Z}{X+Y+Z} = 1 - x - y$$

$$X = \frac{Y}{y}x \qquad Z = \frac{Y}{y}(1 - x - y)$$

(2.2.-3) *Formeln als Grundlagen der Normfarbtafel CIE 1931.*

Mischt man das Licht der Endpunkte der Spektrallinie miteinander, so entsteht Purpur. Die Verbindung der Endpunkte wird auch als Purpurlinie bezeichnet [*2*].

Ein weiteres System, welches die vom Farbton abhängige subjektive Empfindung der Farbabstände zueinander berücksichtigt und dem später 1976 veröffentlichten *CIE*LAB-System ähnelt, entwickelte *Hunter* [267] bereits im Jahre 1948. Eine Unterscheidung von kalten und warmen Farben nahm der amerikanische Kunsthistoriker *Faber Birren* (1900–1988) in seinem Farbenkreis von 1934 vor und versah 1937 Farbendreiecke mit Zahlenpaaren [55, 56, 57]. Unterdessen erforschte der schwedische Physiker *Tryggve Johansson* die Sinneswahrnehmung und schuf einen Farbenkörper, der sich auf *E. Hering* bezog: ein modifizierter Zylinder mit den Grundfarben Gelb, Grün, Blau, Rot.

2.2.4 Gesichtsfeldgröße und Normbeobachtungswinkel

Die zu Zeiten von Herrmann von Helmholtz notwendige Gesichtsfeldgröße, welche ein rein foveales von den Stäbchenzellen, von den hell-/dunkelempfindlichen Rezeptoren der Netzhaut für das Sehen von Schwarz, Weiß und Grautönen des dunkeladaptierten Auges unbeeinflusstes Farbensehen ermöglichen sollte, wurde bei 2° (*CIE* 1931) festgelegt und war auch in den Apparaturen, die *Guild* und *Wright* 1931 zur Spektralwertbestimmung nutzen, fest eingebaut. Die Tatsache, dass wir einen Körper oder eine Fläche in der Praxis selten unter einem so kleinen Gesichtsfeld betrachten, war später von der *CIE* zum Anlass genommen worden, im Jahre 1964 ein zweites Normvalenzsystem vorzustellen, das auf Spektralmessungen von *W. S. Stiles* und *N. I. Speranskaja* beruht, die unter einem Gesichtsfeld von 10° („farbmetrischer Großfeld-Normalbeobachter 1964" – Großfeldvalenznormsystem) entstanden sind [464, 526].

In *DIN 5033 Teil 2* [129] ist die spektrale Empfindlichkeit der drei Zapfenarten (Rot-, Grün- und Blauempfindlichkeit) des helladaptierten Auges eines „farbmetrischen Normalbeobachters" definiert und kann in Normwertspektralfunktionen zahlenmäßig als X, Y und Z angegeben werden. Durch die Vergrößerung des Gesichtsfeldes und der damit vergrößerten Rezeptionsfläche werden neben den in der Fovea gehäuft auftretenden, für das photopische Sehen zuständigen Zapfenzellen (Rezeptoren des Farbsehens bei Tage eines helladaptierten Auges) in zunehmendem Maße peripher des Sehzentrums liegende Stäbchenzellen, also die Rezeptoren des skotopischen Sehens (Schwarz-/Weiß-, Nachtsehen, Sehen bei geringen Leuchtdichten) der Netzhaut, angesprochen. Dies führt zu einer Änderung der Normspektralwerte in Beziehung zu den Wellenlängen und ruft somit andere Farbmesswerte hervor. Der 2°-Normalbeobachter bewertet eine Farbfläche in der Größenordnung einer Münze in 50 cm Entfernung, während der 10°-Normalbeobachter in derselben Entfernung eine Postkartengröße einer farblichen Beurteilung zuführen kann (vgl. [464]). Somit ist davon auszugehen, dass ein einzelner Zahn bei seiner Größe unter einem Winkel von 2° und ein Gebiß oder die Zahnleiste unter einem Winkel von 10° physiologisch betrachtet und optimal beschrieben werden dürfte.

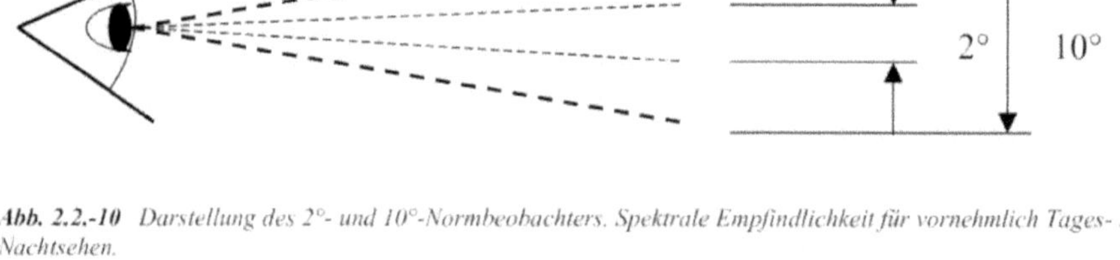

Abb. 2.2.-10 Darstellung des 2°- und 10°-Normbeobachters. Spektrale Empfindlichkeit für vornehmlich Tages- und Nachtsehen.

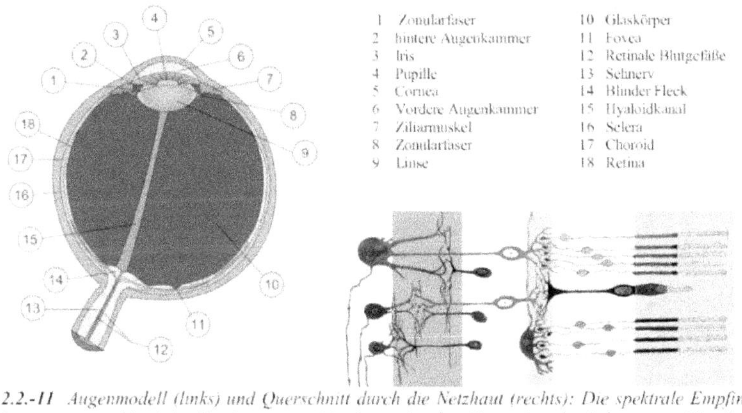

Abb. 2.2.-11 *Augenmodell (links) und Querschnitt durch die Netzhaut (rechts): Die spektrale Empfindlichkeit der Stäbchenrezeptoren (blau) der Netzhaut entspricht der spektralen Absorption des Sehpurpurs. Die Absolutempfindlichkeit der Stäbchen ist so hoch, dass bereits wenige einfallende Lichtquanten einen Reiz zu formulieren in der Lage sind. Die Zäpfchenzellen der Netzhaut hingegen besitzen eine weitaus geringere Empfindlichkeit und erlangen erst bei größerer Helligkeit reizaufnehmende Fähigkeiten. Entsprechend ihrer differierenden Sehfarbstoffe und der sich hieraus ergebenden spektralen Absorption entsprechender Energieanteile bzw. Wellenlängenbereiche des Lichtes, welche ihren Zerfall verursachen, lassen sich drei Zäpfchen mit entsprechenden Empfindlichkeiten für definierte Farbbereiche unterscheidenden. Rechts sind die neuronale Vernetzung und Ganglien im Anschluss an die Zäpfchen und Stäbchenzellen zu erkennen. Quelle: Bild links Rheastilhos und Bild rechts S. R. Y. Cajal. Histologie Du Système Nerveux De l'Homme et Des Vertébrés. Maloine. Paris. 1911.*

2.2.5 Metamerie

Jeder Farbton verändert sich, wird er bei unterschiedlichem Licht oder variierender Lichtintensität betrachtet (Farbverzerrung). So kann es sein, dass zwei in ihrer spektralen Reflexionskurve völlig verschiedene Körper aufgrund deren Integrale, die sich jeweils unter einer bestimmten Lichtart zu gleichen Werten aufaddieren, unter der einen Lichtart gleichfarbig und unter einer anderen aufgrund differenter Integralsummatation unterschiedlich in deren Farbe erscheinen (Metamerie). Metamerie wird durch den Metamerieindex (M, DIN 6172) repräsentiert, welcher den Farbabstand zwischen zwei Proben, der durch Lichtartenwechsel entsteht, beschreiben hilft. Je kleiner der Metamerieindex, desto besser ist die Farbübereinstimmung der Proben. Nach *CIE* sollen Farbproben so unter durchschnittlicher Tagesbeleuchtung (vgl. Normlicht C – 6774 Kelvin ohne ultraviolette Strahlung, bläuliche Farbe), künstlicher Lichtquelle (100-Watt-Glühbirne, Normlicht A – 2856 Kelvin, Glühlampe mit gelb-oranger Farbe, 380–770 nm), Sonnenlicht am Mittag (vgl. Normlicht B – 4870 Kelvin) oder bei mittlerem Tageslicht nach *DIN 6173 Teil 2* betrachtet werden. Heutzutage ist das Normlicht C (*CIE* 1931) zugunsten der Anwendung des Normlichts D65 („daylight" mit einer Farbtemperatur von 6504 Kelvin einschließlich der im nahen UV-Bereich, bei Wellenlängen von 300–400 nm und eine dem natürlichen Sonnenlicht entsprechende ultraviolette Strahlungsintensität 300–830 nm, *DIN 6173*) in Europa und des Normlichtes D75 in Amerika verdrängt worden [313]. Die Zahlen in Kelvin geben die Temperaturen an, die mit dem Licht, welches ein erhitzter schwarzer Körper abstrahlt, verknüpft sind. Niedrige Temperaturen wie z. B. 2400 K entsprechen dem Rot, höhere Temperaturen wie 3000 K dem Gelben und 9300 K entsprechen dem Blau. Die Temperatur von neutralem Weiß liegt bei 6504 K (entsprechend Normlicht D65). *Preston* erkannte hier die Gegensätzlichkeit zwischen der Lichttemperatur und der Farbemotion, welche eher die Farben Rot und Gelb mit wärmeren Temperaturen aufgrund jahrtausendelanger Erfahrungen (Feuer – angenehme Wärme) und die Farbe Blau mit Eis und Kälte assoziieren lässt (vgl. [453, 454]).

2.2.6 Farbsysteme und Farbwahrnehmung

In seiner 1944 erschienenen „Uniform Chromaticity Scale" (UCS), basierend auf dem *CIE*-Normsystem, versuchte der damalige Vorsitzende der „Optical Society of America" *D. L. Mac Adam*, welcher sich schon früher um die Effizienz der menschlichen Farbwahrnehmung bemühte (1935), die Farbenvalenzen so zu verteilen, dass ihr Abstand zueinander dem Empfindungsunterschied proportional ist und Farbunterschiede, die als gleich empfunden werden, auch durch gleiche Abstände voneinander repräsentiert sind, und machte so Farbunterschiede graphisch sichtbar [71, 359, 360, 361, 362, 607]. Das „Linienelement" (1946) von *Walter S. Stiles* hilft dabei, jenen Farbempfindungsunterschied, den zwei beliebige Elemente aus der dreidimensionalen Farbmannigfaltigkeit im Auge des Betrachters hervorrufen, zu beschreiben (*535, 536*).

Der Farbtheoretiker *Aemilius Müller* entwarf 1951 einen Dreifarbenwürfel und schuf durch den Einfluss seines Vorbildes Wilhelm Ostwald in seinem Buch „Eine Ästhetik der Farbe in natürlichen Harmonien" neben 200 Farbtafeln auch ein Farbsystem in Form eines Doppelkegels (1965), um den bisher üblichen Farbskalen die ihnen innenwohnende Monotonie zu nehmen und die fundamentale Verwandtschaft zwischen den Farben zu veranschaulichen [527].

1953 konkretisierte der Schwede *Sven Hesselgren* in seinem „Farbatlas" den Farbkörper von Tryggve Johansson. Dem System, einem 24-teiligen Farbenkreis, liegt zugrunde, dass jeder Farbeindruck durch sechs elementare Empfindungen zustande kommt: Weiß, Schwarz und die vier Grundfarben Gelb, Rot, Grün und Blau. Eine zusätzliche Ordnung wird durch den Farbton, Sättigung, Helligkeit, Intensität (Farbstärke) und Klarheit (Verhüllung) erzielt [250, 251, 252].

Das System nach Wilhelm Ostwald, das seit dem Ersten Weltkrieg im Gebrauch war, wurde vom Deutschen Institut für Normung (DIN) schon in den 30er Jahren des letzten Jahrhunderts als nicht praktikabel erachtet. Aber erst 1953 lagen dem Institut Ergebnisse zu einem neuen Farbsystem vor. Farbton (DIN-Farbton-T), Sättigung (DIN-Sättigungsstufe-S) und Helligkeit (DIN-Dunkelstufe-D) stellen die Koordinaten, die Halbebenen repräsentieren Flächen konstanter T-Werte; Flächen gleicher S-Werte sind durch den Kegel und gleicher D-Werte durch die Kugel veranschaulicht in DIN 5033 Teil 2 [128] bzw. DIN 6176 [143]. Der Schnittpunkt aller drei Flächen bestimmt die Farbe. 1960–62 wurde zudem eine DIN-Farbkarte 6164 nach *Manfred Richter* mit 600 Farbmustern festgelegt [463, 464, 465, 466]. Für die objektive Farbmessung an glatten Flächen gilt zudem seit 1933 die Vorschrift nach DIN 5033 (AOCS Cc 13a-43, FAC Standard color) [128]. An transparenten Flüssigkeiten ist neuerdings die EN 15557 (Europäische Norm) vorgesehen. Das Deutsche Institut für Normung beschreibt in seinen Vorschriften die Grundbegriffe der Farbmetrik (DIN 5033 Teil 1), Normvalenzsysteme (DIN 5033 Teil 2), Farbmaßzahlen (DIN 5033 Teil 3), das Spektralverfahren (DIN 5033 Teil 4), das Gleichheitsverfahren (DIN 5033 Teil 5), das Dreibereichsverfahren (DIN 5033 Teil 6), die Messbedingungen für Körperfarben (DIN 5033 Teil 7), die Messbedingungen für Lichtquellen (DIN 5033 Teil 8) und den Weißstandard für Farbmessungen und Photometrie (DIN 5033 Teil 9) (129), eine Farbveränderung (Vergilbung) von nahezu weißen oder farblosen Materialien (DIN 6167), die Farbwiedergabe (DIN 6169), den Metamerieindex von Probepaaren bei Lichtartwechsel (DIN 6172), die allgemeinen Farbabmusterungsbedingungen (DIN 6173 Teil 1), die Beleuchtungsbedingungen für künstliches mittleres Tageslicht (DIN 6173, Teil 2), die farbmetrische Bestimmung von Körperfarben nach der CIELAB-Formel (DIN 6174), die Farbtoleranzen (DIN 6175), einen Entwurf zur farbmetrischen Bestimmung von Farbabständen bei Körperfarben nach der DIN 99-Formel (DIN 6176), eine Forderung an die Qualitätssicherung von Messmitteln (DIN ISO 10012), eine Prüfung von Farbmitteln, Mess- und Auswertbedingungen zur Bestimmung von Farbunterschieden (DIN 53236) und eine Bestimmung der Signifikanz von Farbabständen bei Körperfarben nach der CIELAB-Formel (DIN 55600) [129–145].

1955 hat auf Anregung des National Bureau of Standards (NBS) das Inter-Society-Color-Council (ISCC) Farbnamen vorgeschlagen. Farbnamen sollen selbst eine Ordnung darstellen. Das Ziel des Farbsystems besteht darin, das Munsellsystem in kleine Blöcke zu zerlegen. So werden die Blöcke mit Adjektiven wie vivid (lebhaft), brillant, strong (stark), deep (tief), light (hell), dark (dunkel) und pale (blaß) bezeichnet. Die Amerikaner *K. L. Kelly* und *Deane B. Judd* haben sich dieser Aufgabe der Zerlegung der Farben in immer kleinere Blöcke gewidmet. Die Farbblöcke wurden in Hue, Value und Chroma definiert. Es fällt hierbei auf, dass Hell und Dunkel nur nahe der Schwarz-Weißachse und nicht in Bereichen stärkerer Sättigung zu finden sind. [283, 291, 292, 517]. Dieses generische System fand aufgrund der unkalkulierbaren Größen der äußeren Bedingungen des Betrachters, dessen Erfahrungen und der daraus entstehenden Subjektivität wenig Akzeptanz. Hingegen geht das amerikanische OSA-System der Optical Society of Amerika (OSA) von 1960 auf *Günther Wyszecki* zurück, der die empfindungsgemäße Gleichabständigkeit zugunsten eines regelmäßigen Rhomboeder-Farbsystems verwirft, indem er das Raumgitter in einen Farbenraum einbettet, der nach Farbton, Helligkeit und Sättigung geordnet ist [594, 595, 596]. Hue (Farbton, H), im speziellen Falle Luminance (L) bzw. Intensity (Helligkeit, I) und Saturation (Sättigung, S) sind auch beim dementsprechend nach diesen Parametern abgekürzten HLS- bzw. HIS-System zu finden. Das System bietet die Möglichkeit, die durch Fernsehbildschirme erzeugten Farben zu bewerten. Der Farbton wird als Winkel (0–360°), die Intensität (Luminance) und Sättigung in einer durch 100 Einheiten unterteilte Scala von Schwarz nach Weiß und von Grau bis zur vollen Farbe vermess- und ablesbar. Auch an dieser Stelle findet sich die Problematik einer Vermittlung zwischen der metrischen und der psychologischen Scala. [160, 560].

Ein weiteres System, welches sich den Bildschirmfarben widmet, ist das RGB-System. Hierbei ist es notwendig zu wissen, dass Farben von Bildschirmen durch eine Spezialform der additiven Lichtmischung, eine sog. partitive Mischung, entstehen. Kleinste Bildpunkte von nicht mehr als 0,2 mm, erfüllt mit phosphoreszierenden Molekülen, welche nach Anregung durch Elektronenstrahlen, also nach Energieaufnahme, rotes, grünes und blaues Licht aussenden, können durch die Limitierung des Auflösungsvermögens des Auges nicht mehr einzeln wahrgenommen werden. Triaden aus roten, grünen und blauen Flecken werden also nur noch im Verband und so in einer entsprechenden Mischung erfasst. Die Helligkeit wird hierbei durch die Intensität der die Phosphoreszenz auslösenden Elektronenstrahlen geregelt. Das würfelförmige Farbsystem trägt 16-fach geteilte und von 1–15 nummerierte Skalierung an seinen Kanten, und die Eckpunkte enthalten neben Rot, Grün und Blau auch die subtraktiven Farben Magenta (M), Gelb (Y, Yellow) und Cyan (C) sowie die unbunten Farben Weiß (W) und Schwarz (BK). Zwei Untergruppen sind zu unterscheiden: Die eine enthält die Farben, welche um das Weiße, die andere diejenigen, welche um das Schwarze kreisen. Das Schwarze enthält alle Kantenausgangwerte (0, 0, 0), das Weiße alle höchsten Werte (15, 15, 15) [160, 560].

Ohne Farbmuster und Farbvergleich will das 1968/69 von den Schweden *Anders Hard* und *Lars Sivik* vorgestellte NCS, „System der natürlichen Farben" („Natural Colour System") auskommen. Der dreidimensionale Raum, gebildet durch einen Doppelkegel, wird durch elementare Farbempfindung definiert [218, 219, 220, 221, 558]. Es lehnt sich an die Primärfarben von da Vinci und die Opponenten-Theorie Ewald Herings an.

Ein modifizierter Zylinder, begründet auf „psychometrische Skalen", das sogenannte Farbsystem „Coloroid", wurde seit 1962 an der Technischen Universität von Budapest unter der Leitung von *Antal Nemcsics* entwickelt und 1974 zum ersten Mal vorgestellt: Ein 48-teiliger Farbtonkreis bildet die Basis des Zylinders, dessen Höhe die Helligkeit bildet [412, 413]. Eine Beziehung zum *CIE*-System kann über Umrechnungsfaktoren realisiert werden. Um eine Ordnung nach Gesetzen der Farbempfindung bemühte sich auch der Holländer *J. Frans Gerritsen* (1975), der auf der Vorstellung der phylogenetischen (stammesgeschichtlichen) Entstehung der Farbempfindlichkeit und den Überlegungen des Physikers *Erwin Schrödingers* („Über den Ursprung der Empfindlichkeitskurven des Auges" (1924) ein Farbsystem in Form eines modifizierten Zylinders verwirklichte [188].

2.2.7 Empfindungsgemäß gleichabständige Farbsysteme und Toleranz in der Wahrnehmung

Das bereits erwähnte *CIE*-System sieht es nicht vor, den Betrachter Farbunterschiede (Buntheitsdifferenzen) als Abstände im Schaubild erkennen zu lassen. Die berechtigte Kritik der Fachwelt an jenem System, es sei die Farbe Grün überrepräsentiert und rote, violette und blaue Farbtöne der Ecken nicht ausreichend gewürdigt, hat die *Commission Internationale d'Eclairage* bewogen, ein neues System, das *CIE*LAB – *CIE*L*a*b* *(DIN 5033, DIN 6174)* zu beschließen, welches 1976 eingeführt wurde. Es handelt sich bei dieser mithilfe der Adams-Nickerson-Kubikwurzel-Formel (s. 2.2.-4) errechneten und empfindungsgemäß gleichabständigen Darstellung – einem auf der Gegenfarbtheorie basierenden „Psychometrischen Farbdiagramm" – um eine modifizierte Kubus-Kugel, die über eine transversale Achse (+a*/-a; Rot/Grün), sagittale Achse (+b*/–b*; Gelb/Blau) und Vertikalachse („psychometrische Helligkeit", „Leichtigkeit", „lightness" – von idealem Schwarz/Nero/0 nach idealem Weiß/Bianco/100 aufsteigend – L*) aufgespannt wird. Die Umrechnung vom alten CIE-System ist problemlos möglich [378, 464]. Ebenfalls auf der Gegenfarben-Theorie, welche besagt, eine Farbe könne niemals gleichzeitig Rot oder Grün und niemals gleichzeitig Gelb oder Blau sein, fußt das *CIELCH 1976* (L*C*h)-System der *CIE* aus dem gleichen Jahre: Den Farborten, kreisförmig um die L*-Achse angeordnet, sind die gleiche Buntheit C* (Chroma) jedoch unterschiedliche Bunttöne h zu eigen. Farborte, die auf einem von der L*-Achse ausgehenden Radiusstrahl liegen, besitzen den gleichen Bunttonwinkel h, jedoch steigende Buntheit. Der Farbabstand ΔE gibt die Farbdifferenz zwischen zwei Proben in einer Zahl an und berechnet sich aus den Differenzen der L*-, a*-, b*-Werte [139, 140, 131, 464]. Ziel dieses einheitlichen Farbenraumes („uniform color space"), dessen psychologische Grundfarben der Opponententheorie Edwald Herings entlehnt wurden, war es, Farbunterschiede numerisch bestimmen zu können, um so die Farbmessung genauer werden und Farbton, Helligkeit und Sättigung entsprechend einfließen zu lassen.

In der Farbenlehre charakterisiert der Farbton eine bestimmte Wellenform der Strahlungsenergie und bezeichnet die Farbsorte (z. B. Rot, Grün, Blau, Gelb usw.), beschreibt die Sättigung, die Reinheit oder Stärke eines Farbtones: Und es gibt die Helligkeit Auskunft über den Schwarzanteil und so auch über die Reflexionsfähigkeit der Farbe [379, 453, 454]. Die Anwendung des CIELAB-Systems in der Farbmessung hat sich in Deutschland im Gegensatz zu den Vereinigten Staaten von Amerika, in denen das Munsellsystem sowie das Hunter-Lab-System (1960), welches ebenfalls wie das CIELAB-System auf den Normfarbwerten X, Y, Z, jedoch auf einer anderen Berechnungsgleichung basiert, Verwendung findet, durchgesetzt. Das gleiche Diagramm des CIELAB-Systems liegt dem L*C*f*-Farbsystem zugrunde, bei dem C* die Buntheit, die mit zentrifugal größer werdendem Abstand, ausgehend vom 0-Zentrum des Koordinatensystems an Einheiten gewinnt und h, den Bunttonwinkel in Grad, der in Werten von +a* seinen Ursprung nimmt, repräsentiert.

Ebenfalls im Jahre 1976 wird von der *CIE* ein für additive Farbmischung Verwendung findender L*u*v*-Farbraum (*CIELUV*-Farbsystem) als auch eine *UCS*-Farbtafel festgelegt, die helfen sollten, empfindungsgemäße Gleichabständigkeit für Farben ähnlicher Leuchtdichte zu erreichen [607]. Zwei Jahre darauf konnte ein System, das in Beziehung mit den *DIN*-, *NCS*- und *CIELAB*-Farbräumen steht, von der holländischen *Sikkens Gmbh* entwickelt werden: ein als „Acoat Color Codifikation-ACC" bezeichneter Zylinder [150].

Aufgrund des Phänomens, dass Farben sich ändern, heller oder dunkler werden können, nahm sich das italienische *CMN-86*-System (ein mit Tetraedern gefüllter Raum von 1986) [515] vor, eben diese Effekte, welche auf Reflexion und Transparenz beruhen, zu erfassen.

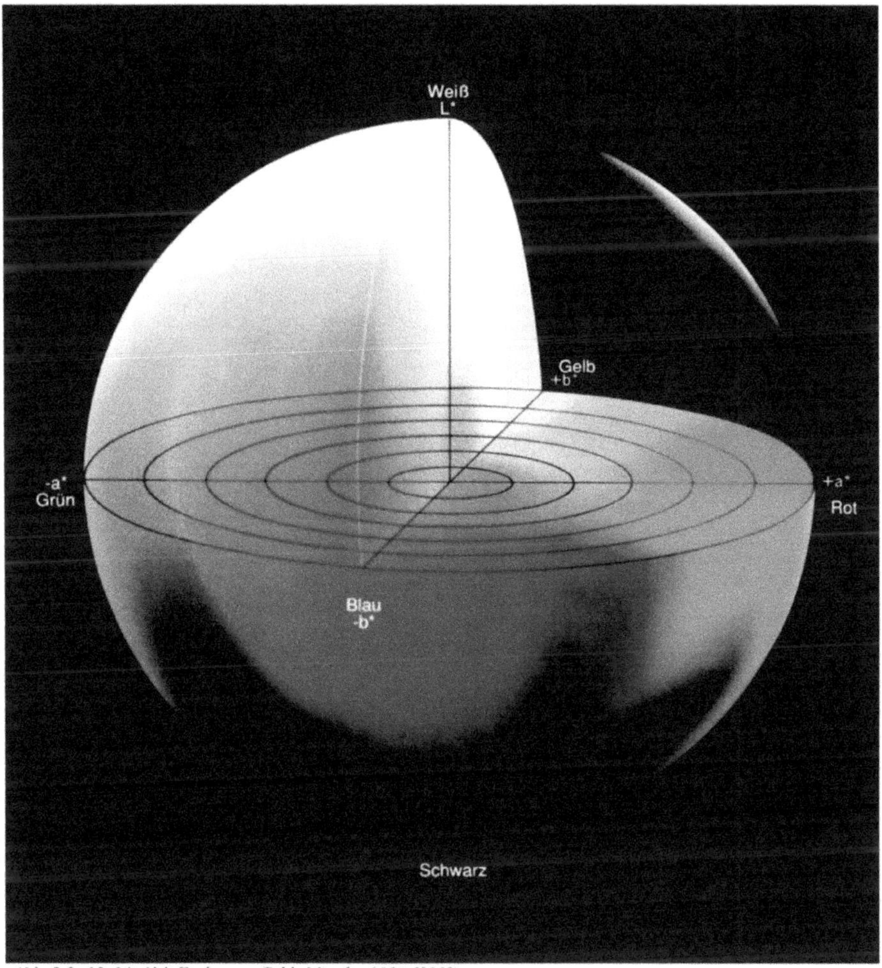

Abb. 2.2.-12 *L*a*b*-Farbraum (Bild: Minolta 1996 [389]).*

$$L^* = 116 \bullet \sqrt[3]{\frac{Y}{Y_n}} - 16$$

$$a^* = 500 \bullet \left\{ \sqrt[3]{\frac{X}{X_n}} - \sqrt{\frac{Y}{Y_n}} \right\}$$

$$b^* = 200 \bullet \left\{ \sqrt[3]{\frac{Y}{Y_n}} - \sqrt[3]{\frac{Z}{Z_n}} \right\}$$

$$C^* = \sqrt{a^{*2} + b^{*2}}$$

$$h_{ab}^* = \arctan \frac{b^*}{a^*}$$

(2.2.-4) *Formeln zur Errechnung von L*, a*, b*, C*, h° [154].*

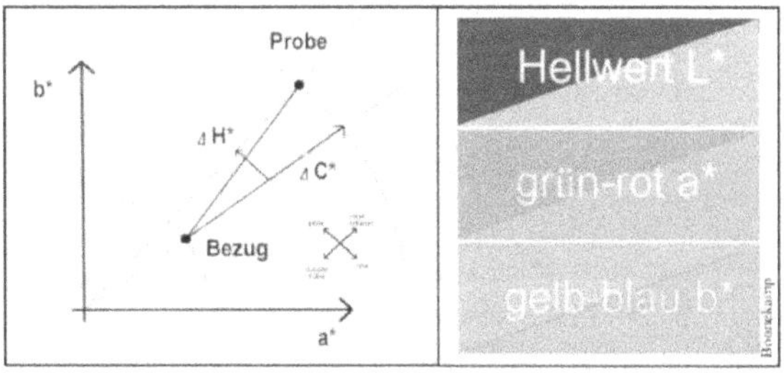

Abb. 2.2-13 *Darstellung von C* und H* (Bildquelle (li.): [389]).*

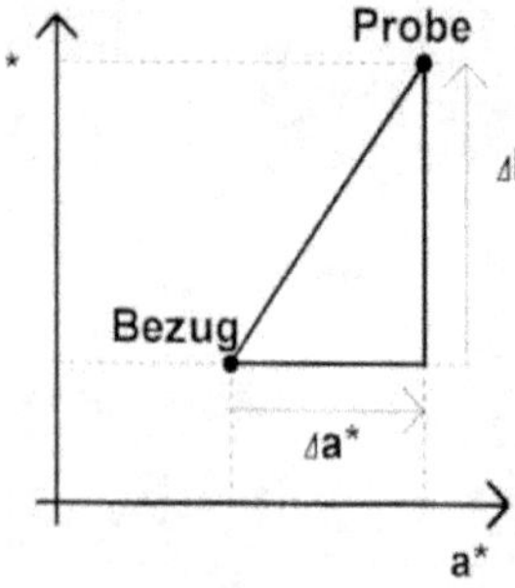

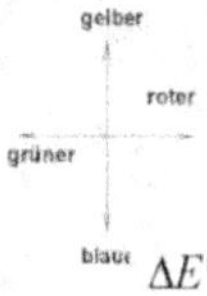

Abb. 2.2.-14 Farbmaßabstand zwischen Probenfarbmaßzahlen und Farbwerten der Bezugsmessung (Bildquelle (li.): [154]).

$$\Delta E^* = \sqrt{(\Delta L^*)^2 + (\Delta a^*)^2 + (\Delta b^*)^2}$$

$$\Delta L^* = L_P^* - L_B^*$$
$$\Delta a^* = a_P^* - a_B^*$$
$$\Delta b^* = b_P^* - b_P^*$$

(2.2.-5) Der Farbabstand (ΔE) und die Differenzen von Helligkeit (L), von a* und b* (DIN6174).*

$$\Delta E^*_{ab} = \sqrt{(\Delta L^*)^2 + (\Delta C^*_{ab})^2 + (\Delta H^*_{ab})^2}$$

$$\Delta C^*_{ab} = C^*_{ab,P} - C^*_{ab,B} = \sqrt{a^{*2}_P + b^{*2}_B} - \sqrt{a^{*2}_B + b^{*2}_P}$$

$$\Delta H^*_{ab} = s \bullet \sqrt{(\Delta E^*_{ab})^2 - (\Delta L^*)^2 - (\Delta C^*_{ab})^2}$$

(2.2.-6) Für bunte Farben definiert DIN 6174 eine Aufspaltung des Gesamtfarbabstandes nach Helligkeits- (ΔL), Buntheits- (ΔC*) und Bunttonunterschied (Δ H*) [154].*

$$\Delta E^*_{94} = \sqrt{\left(\Delta L^* / S_L k_L\right)^2 + \left(\Delta C^*_{ab} / S_C k_C\right)^2 + \left(\Delta H^*_{ab} / S_H k_H\right)^2}$$

(2.2.-7) CIE 1994 empfiehlt, die Komponenten ΔC^*_{ab}, ΔH^*_{ab} und ΔL^*_{ab} der CIELAB-Formel durch Zusatzfaktoren zu modifizieren. S ist die Konstante für die ausgleichende Gewichtung der inneren Ungleichförmigkeit der CIELAB-Formel. Treten bei der Sehaufgabe Parameter auf, welche die Erkennbarkeit von Farbunterschieden beeinträchtigen, helfen ausgleichende Konstanten k. Hierbei ist $S_L = 1$, $S_C = 1+0{,}045C^*_{ab}$, $S_H = 1+0{,}015C^*_{ab}$, $kL = k_C = k_H$ (für die Standardbedingungen). Für spezielle Anwendungen beispielsweise in der Textilindustrie wird $k_L = 2$ und $k_C = k_H = 1$ empfohlen [154].

Farbgedächtnis, Augenermüdung, Farbtüchtigkeit bzw. -fehlsichtigkeit und die Umgebungsbedingungen können die Wahrnehmung und Beurteilung von Farben beeinträchtigen. Das menschliche Auge empfindet Farbabstände in Farbton (Rot, Gelb, Grün, Blau usw.), Buntheit oder Helligkeit nicht gleichermaßen. In der Regel wird der Beobachter zuerst Abweichungen im Farbton, dann Buntheitsdifferenzen und zuletzt Differenzen in der Helligkeit wahrnehmen. Um eine bessere Übereinstimmung der visuell bewerteten Farben mit den gemessenen Farbwerten zu erreichen, wurde in Großbritannien das *CMC*-Farbtoleranzsystem von dem *Color Measurement Committee of the Society of Dyers and Colourists* 1988 veröffentlicht. Hierbei handelt es sich um eine mathematische Berechnung einer Ellipse, welche den Farbstandard umgibt und deren Achsen Farbton, Buntheit und Helligkeit entsprechen. Die Ellipse steht für die akzeptierten Farbmuster und verändert sich je nach Position des Farbstandards innerhalb des Farbraumes in Form und Größe.

Eine ähnliche Geometrie, wie es für das CMC-System festgelegt wurde, errechnete schließlich auch die *CIE* in ihrer Toleranzmethode: die Ellipsenform (*CIE 94*). Bei diesem Toleranzsystem von 1994 muss der Anwender sowohl dem Verhältnis zwischen Helligkeit (kL) und Buntheit (kC) als auch ebenso dem Pass-Fail-Limit (cf) Beachtung schenken.

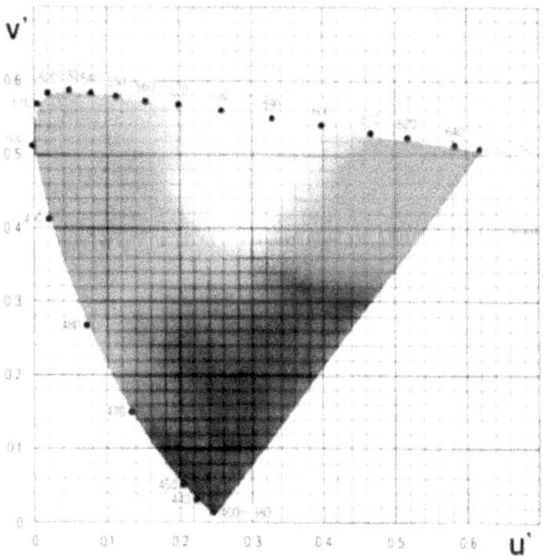

$$u' = \frac{4X}{X + 15Y + 3Z} = \frac{4x}{-2x + 12y + 3}$$

$$v' = \frac{9Y}{X + 15Y + 3Z} = \frac{9y}{-2x + 12y + 3}$$

(2.2.-8) *Errechnung von u' und v' als Grundlage für die UCS-Farbtafel 1976. X, Y, Z sind die oben beschriebenen Normfarbwerte und x-y die Normfarbwerteanteile [389]*

Abb. 2.2.-15 *UCS-Farbtafel (CIE 1976). Bildquelle: Minolta 1996 [389].*

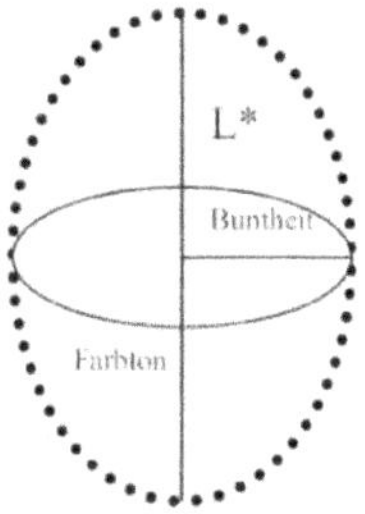

Abb. 2.2.-16 *Der Farbraum nach CIE94 bestehet aus vielen kleinen, elliptisch geformten Toleranzfarbraumelementen. Die Toleranzellipsen ähnlich dieser hier gezeigten Ellipse liegen im orangefarbenen Bereich des CIELAB Farbenraumes eng beieinander und sind in der grünen Region größer [597].*

2.2.8 Farbbestimmung

Die Auswahl des richtigen Farbsystems sollte nun nach den von *F. W. Billmeyer* aufgestellten Regeln erfolgen. Er proklamiert [50, 51, 52, 53]:

1. Wählen Sie eine einzige Methode aus und nutzen Sie diese konsequent.
2. Spezifizieren Sie exakt, wie die Berechnungen durchgeführt wurden.
3. Versuchen Sie niemals mithilfe von Umrechnungsfaktoren Werte in verschiedene Toleranzsysteme zu konvertieren.
4. Benutzen Sie berechnete Farbtoleranzen nur als ersten Anhaltspunkt bis sie durch eine visuelle Beurteilung verifiziert werden können.
5. Vergessen Sie niemals, dass Farben nicht aufgrund von Zahlen akzeptiert oder abgelehnt werden – es zählt, was wir sehen.

2.3 Farbenlehre, Farbmetrik und Zahnmedizin

2.3.1 Zahnfarbe – bisher

Grundsätzlich sind Zähne ganz charakteristisch in ihrer Farbgebung. Anatomische Struktur und Schichtung der Zahnhartgewebe über dem Pulpengewebe im jeweils auffallenden Licht müssen hierfür verantwortlich sein und es dürften an dieser Stelle die allgemeinen Grundregeln der farboptischen Lehre gelten. Hiernach würden selektive Absorption und Remission von Frequenzanteilen des Lichtspektrums in der Tiefe des Dentinkernes sowie Interferenzen an oberflächennahen Schichtanteilen des Schmelzes, Lichtbrechung, -reflexion und -transmission im Bereich aller Schichten die Zahnkörperfarbe und die Transluzenz hervorrufen.

Der große Hydroxylapatitanteil des Zahnes wäre ursächlich für die dentale Trübung. An den prismatischen Kristallen entstünden regelmäßig gerichtete Spiegelreflexionen, welche den Lichtausfallswinkel dem Einfallwinkel entsprechen lassen (vgl. [77]). Schon an der Schmelzschicht dürfte eine diffuse nach allen Seiten wandernde Reflexion infolge einer Lichtstreuung entstehen, und wenig tiefer an der Schmelz-Dentingrenzschicht beginnt die erste größere Teilabsorption des Lichtes. Faktoren wie die Schichtstärke der einzelnen Zahnhartgewebe, der labial-orale Kronendurchmesser, die Ausdehnung des Pulpenkavums und die Vitalität des Zahnes bzw. ihr Fehlen besitzen wahrscheinlich ebenfalls einen Einfluss auf die Zahnfarbe (vgl. [308, 332]). Bestimmend für die Zahnfarbe allerdings ist die Farbe des Dentins, welche durch den relativ farblosen und transparenten Schmelz hindurchschimmert. Die Dicke jener Schmelzschicht ist verantwortlich für die Schwächung der Intensität der Dentinfarbe. Ein Zahn wird so polychromatisch. 70 % des Lichtes gelangen durch ein 1 mm dickes Schmelzstück. Diese relativ große Lichtdurchlässigkeit ist das Resultat der Ordnung in Form eines geschichteten Kristallaufbaues, welcher eine lichtleiterähnliche Ausbreitung der elektromagnetischen Strahlung bewirkt. Eine Aufhellung fällt inzisal und approximal aufgrund fehlender Dentinunterlagerung auf [70, 379, 400].

Dem Schmelz kann so wohl am ehesten die Helligkeit zugeordnet werden (vgl. [400]). Einen weiteren Effekt erzielen die Perikymatien. Sie bilden hochglänzende Lamellen im Sinne von endenden Prismenschichten zirkulär um die Zahnkrone herum und streuen auf sie auffallendes Licht in unterschiedlichen Richtungen. Zahntypische Form und Strukturmerkmale bilden ein Reflexionsmuster [70, 314], hochglanzpolierte Flächen wirken aufgrund der Reflexion eines Großteils des Lichtes in Richtung des Beobachters heller als die das Licht in alle Richtungen streuende aufgeraute Oberfläche [510].

Die Lichtdurchlässigkeit des Dentins, welches aus nur noch 70 % anorganischem Material besteht, ist bedeutend geringer. Lediglich etwa 30 % des Lichtes gelangen durch einen 1 mm starken Dentinanteil. Diese geringe Lichtdurchlässigkeit bewirkt ein Transluzenzverlust bzw. ein Mehr an Opazität im Vergleich zum Schmelzbereich und führt zu einer Verstärkung der gelb-orange-roten Oberflächenreflexion [70, 379]. Die Zusammensetzung des Dentins bestimmt also in irgendeiner Weise Farbton und Sättigung (vgl. [400, 401]). So ist die interprismatische Kittsubstanz des Schmelzes bei dem ausgewachsenen Zahn vollkommen verkalkt, erscheint in der äußersten Schmelzschicht eines Erwachsenen zurückgebildet und ist im Dentin reichhaltiger. Die feuchte Zahnkrone imponiert allgemeinen Beobachtungen zu Folge in gelblich-weißer Farbe und gewinnt mit zunehmender Zwischensubstanz an Intensität. Die Farbe des trockenen, extrahierten Zahnes ist daher bedeutend heller und weißer (vgl. [441]).

2.3.2 Subjektiver visueller Farbabgleich – der konventionelle Weg zur Farbbestimmung

Das Vorgehen des subjektiven Abgleichs der Zahnfarbe mit entsprechenden Proben ist in seiner Anwendung schon eine recht alte Technik. Bereits *Mühlreiter* wies 1868 darauf hin, dass künstliche Zähne ebenso gefärbt sein sollten wie die von der Natur vorgeschriebenen, und hofft in seinem Werk „Die Anatomie des menschlichen Gebisses“ aus dem Jahre 1891 auf dessen Verwirklichung in der Schaffung künstlichen Ersatzes [399]. Eine der ersten Bemühungen, künstliche Zähne in natürlichen Farben zu erschaffen, fabrikmäßig herzustellen, diese mithilfe systematischer Farbtafeln über den visuellen Farbvergleich dem Patientenzahn farblich anzupassen, geht auf die Jahre um 1920 zurück und ist eng mit dem Namen *Dr. Hiltebrandt* [255], Begründer der Dr. Hiltebrandt Zahnfabrik A.-G. Essen, verbunden. Das später in VITA-Zahnfabrik Bad Säckingen umbenannte Unternehmen brachte u. a. die VITA-Farbenskala (1929), die VITA-Lumin-Farbtafel (1939), den Selecta Farbenring (1954), die VITANORM für Keramikzähne (1955), die Lumin-Acryl-V-Farbenskala (1965), die VITA-Lumin-Vacuum-Farbskala für Porzellan (1959), den VITAPAN-classical-Farbring (1982) (VITA Lumin Vacuum), die VITA-OMEGA-METALLKERAMIK-Farbtafel (90er Jahre) und schließlich den VITAPAN-3D-MASTER-Toothguide (1998) hervor. Andere wie beispielsweise die Firma Dentsply folgten 1931. Heutzutage beziehen sich die Hersteller von Kunststoffzähnen, Keramikzähnen und -massen auf jene VITA-Farbskala oder richteten sich mit der Farbgestaltung von Restaurationsmaterialien nach ihren eigenen Farbringen wie beispielsweise dem SR Vivodent®PE, Vivoperl (tn)PE® und Chromascop®-Farbring von IVOCLAR (FL-Schaan-Lichtenstein/Neuenstadt, Deutschland), dem Biodent®-, Bioform®-, Trublend-SLM®(1992)-Farbring (True-byte/DeTrey Dentsply, D-Dreiech; York/USA – DeTrey war bis in die 70er Jahre mit seinem Farbringsystem führend), dem CandulorCT®PysioSet (CANDULOR Dental, Rielasing-Woblingen/Deutschland), Orbis®-Farbring (VITA-Entwicklung) oder dem individuellen Authentic®-Farbring (Ceramay®/Mikrostar®). Um individuelle Charakteristika zu bestimmen und in dentale Keramiken umsetzen zu können, werden mittlerweile spezielle Farbringe für Intensivmassen ergänzend angewandt. Ein Beispiel hierfür ist das Creativ-Color-System der Firma Ducera (Rosbach/D) [233].

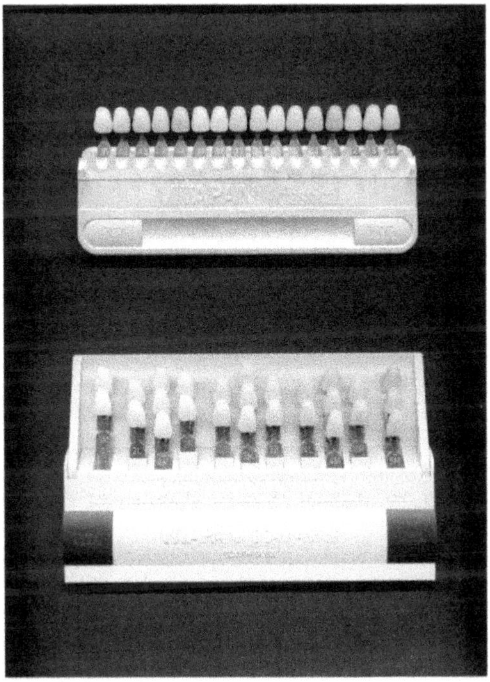

Abb. 2.3.-1 *Die visuell-subjektive Zahnfarbbestimmung gelingt über Farbmuster (hier VITAPAN classical und 3D-MASTER der Fa. Vita).*

2.3.3 Farbmessung – wissenschaftlicher Weg zur Farbbestimmung

Demgegenüber steht die objektive Farbbewertung mithilfe eines Farbmessgerätes. In der dentalen Wissenschaft begann man mit der Nutzung von elektrisch-elektronischen farbmetrischen und spektralphotometrischen Apparaturen bereits Anfang 1970, jedoch mehr als 10 Jahre nach dem enormen Aufschwung an Akzeptanz in Industrie und nichtdentaler Forschung. Eine objektiv-apparative Bewertung von Zahnfarben in praxi im Patientenmund, obwohl erstmalig bereits Ende der 70er Jahre angedacht und 1980 [228] beschrieben, ist erst seit Beginn der 90er Jahre mittels eigens für die Aufgabe des dentalen Farbabgleichs entwickelter Farbmessgeräte und als eine Alternative zur Farbringbenutzung möglich geworden.

In zahlreichen Studien bediente sich die Forschung der Anwendung von Farbmessgeräten, mit deren Hilfe sie die werkstoffkundlichen als auch farbästhetischen Fragestellungen insbesondere an Materialien zu klären versuchte sowie die Wirkungen von Agenzien und den Einfluss des Alterns auf die Farbe natürlicher und künstlicher Zähne betrachtete, Vergleiche zwischen subjektiven sowie objektiven Methodiken anstellte und zur Entwicklung neuer, dentaler Farbskalen und Farberkennungsgeräten beitrug.

So widmete man sich innerhalb der ersten Studien mit colorimetrischen Messungen sowohl Zahnersatzmaterialien, Frontzahnrestaurationen als auch der Gingiva von Parodontalpatienten [336, 486, 600]. Es wurde versucht die Beständigkeit bzw. Veränderungen von Implantaten in vitro als auch in vivo zu erfassen [189], und in ihrer Studie an verfärbten Restaurationen setzten sich *Jorgenson und Goodkind* [282] mit Porzellanzahnfarbringen auseinander, welche sie hinsichtlich der Farbkontinuität der Keramikprobenzähne in Abhängigkeit von der Schichtdicke und Farbänderung nach wiederholtem Brand untersuchten. Es folgten weitere Untersuchungen, welche den Einfluss der Schichtdicke auf Farbe und den Farbabgleich von Keramiken [22, 28, 29, 151, 398, 419, 423, 568], von Compositen [286] sowie von Zementen [568] behandelten. Sowohl materialstärkeabhängige Farbreproduktion und deren Übereinstimmung zu den entsprechenden Farbringen [204, 307] als auch die Auswirkung der Temperatur [398, 419, 423], des Brandes [183, 184, 353, 475] und speziell des Glanzbrandes [28, 29, 319, 592] auf Keramiken und deren Farbwechsel wurden diskutiert.

Neben der Wirkung des Erhitzens [475, 592] rückte auch die Wirkung der Kondensationsmethode von keramischen Massen [164, 475] auf die Farbgebung ins Blickfeld des Interesses, es wurde der Bedeutung der Zusammensetzung [457, 587], des Anteils von Metalloxiden der Keramikmassen [355], insbesondere des Palladiumanteils [533], der P-, $AgNO_3$- und $FeCl_3$-Fraktion [10] der Dentalkeramiken auf ihren Farbeindruck sowie der Wirkung von Restmonomer in Kunststoffen auf ihr Kolorit [601] nachgegangen, als auch der Farbeffekt und die Einordnung von Porzellan (Cosmotech) in eine Farbskala sowie deren Differenzen in den Farbproben über colorimetrische Messungen einer Untersuchung zugeführt. Es wurden die Farbdifferenzen verschiedener Porzellansysteme [499], die Wirkung von Transluzenz [500, 502] und Opazität [117, 118] auf die Farbgebung visuell mithilfe eines Farbrings und objektiv mittels Colorimeter analysiert [500, 502]. Und man betrachtete Spektralkurven von natürlichen und künstlichen Zähnen [202] als auch von Compositresins [203].

Mithilfe von In-vivo-Untersuchungen [477, 478, 508, 509] und im Laborversuch [126, 328, 483, 503] eingesetzten Farbmessgeräten konnte die Farbstabilität beziehungsweise Farbänderung quantifiziert werden. So wurden photothermal behandelte Keramikveneers [253], über 24 Wochen in 37 °C wassergelagerte Compositzemente [45], thermal und photochemikal gelagerte Dimethacrylate [9, 109, 110, 152], in einer Alterungskammer mit Wasser besprühte, bei 90 % Luftfeuchtigkeit aufbewahrte Liner [512], beschleunigt gealterte Kunststoffzähne [337], einer Lichtapplikation ausgesetzte Füllungs- und Verblendkomposite [337], kurzzeitig UV-bestrahlte (künstlich beschleunigte Alterung) [477, 478, 503], UV-langzeitexponierte [148, 330, 537] und xenonlichtbestrahlte [458] Composite, die Farbveränderungen von Veneerporzellan [33], von provisorischen Kunststoffen [602], lichthärtenden Kunststoffen und Reliner [448], von Zementen [416], von Porzellan- sowie Acrylatprothesenzähnen [406], Kompomeren [295, 503] und Polymeren/Prothesenkunststoffen [83, 295, 503, 565] und unter Langzeitkontakt mit Nahrungsagentien (Kaffee, Tee, Colagetränk, Zigarrettenrauch) gebrachte Zähne [317] farbmetrisch begleitet. Man schenkte der Wirkung von Nahrungsfarbstoffen [248, 249] und Sterilisation auf dentale Kunststoffe [447], auf rostfreie Stahlkronen [584], auf Zahnersatz [172], von Chlorhexidin [172] auf Restaurationen, von verschiedenen Desinfektionsmitteln auf prothetische Materialien [357, 358, 447], der Wirkung antiseptischer Mittel in vivo [3], von Monomer [337] und Mundwässern, des künstlichen Alterns in vitro [320] auf Restauration und Zähne sowie von Substanzen (deionisiertes Wasser, Ethanol, Säure, Wasserstoffperoxid) auf Glasionomerzement [338] und von Wasserstoffperoxid auf Compomere [315] Beachtung.

Auch wurden die farblichen Veränderungen durch Polymerisation [435, 436, 501], insbesondere durch Lichtpolymerisation [263, 501] von Compositen bewertet, Hitze-, Monomer- und Lichtapplikation an Kunststoffzähnen sowohl durch visuelle Inspektion als auch durch optoelektronische Messungen [337] erfasst und die Wirkung der Politur von Compositen [92] erforscht. Es wurde weiterhin der Versuch unternommen, mit Farbmessgeräten eine mögliche Beziehung zwischen Zahn- und Hautfarbe [278, 610] zu erkennen; und man unterzog farbmetrisch die Auswirkung von Mundhygienebewusstsein, des Alltagsverhaltens und Konsums von Säften, Kaffee, Tee auf die Zahnfarbe [424] einer Einschätzung.

Es gab nicht nur die Hoffnung mithilfe farbmetrischer Apparaturen eine Optimierung von Gesichtsepithesen im Sinne einer verbesserten, objektiven Farbabstimmung zur Haut und damit ein ästhetisches Therapieresultat zu erzielen [431], sondern auch der Zahnmedizin diagnostische Mittel an die Hand zu geben: So wird die Farbveränderung der Gingiva durch künstliche Kronen [549] und nach Kronenzementierung erfasst [548]. Mit metrischen Vergleichen zwischen den Farbgebungen normaler physiologischer und veränderter Mukosa (Leukoplakie, Lichen rubor planus, karzinogenen Veränderungen bzw. Gingivitisrötung) sollte eine Verfeinerung von Diagnostikmethoden angestrebt werden [599]. Hämoglobin- und melaninpigmentierte Haut wurde farblich quantifiziert [557]. Durch die Einfärbung von Kariesläsionen mit Methylenblau [421] ist versucht worden, Zahnfäule und die eintretende Farbveränderung von Füllungsmaterialien zu detektieren [590] und ebenso die Dichtigkeit von Wurzelfüllungen wurzelresezierter Zähne zu prüfen [270] (Perfusionsversuche). Interessante Aspekte, wie die der inversen Relation von Lebensalter und Helligkeit der Zahnfarbe [278, 610] als auch der Zunahme von a* und b* und einer Abnahme der Transluzenz mit dem Alter, wurden metrisch erfasst [227]. Ein Zusammenhang zwischen Zahnfarbe, Geschlecht und Teint sind als klinisch unbedeutend eingestuft worden [610]. Weiterhin wurden mit Farbmessungen an neuartigen sich mit dem Kauakt umfärbenden Kaugummis die mastikatorische Funktion und Leistung der Probandenmuskulatur bzw. von osteointegrierten Implantaten untersucht [229, 370, 371]; und von *Raab et al.* wird der Differenzreflektometrie eine mögliche Rolle im Einsatz von Lasern eingeräumt, bei dem sie zur Kontrolle dieses Prozesses ihren Einsatz und ihre Aufgabe finden soll [457].

In einer Reihe von wissenschaftlichen Arbeiten sind zusätzlich zu der rein physikalischen Farbmetrik neben den nichtdentalen auch dentale Bezugssysteme (konfektionierte oder individuelle Zahnfarbringe aus dem Hause verschiedener Hersteller dentaler Produkte, Normfarbtafeln und Vergleichsobjekte) mit einbezogen und das subjektive Moment des Betrachters in indirekter Weise oder unmittelbar aufgegriffen worden: So konnten in einer Studie [545] Dentin- und Schmelzkomposite verschiedener Hersteller, welche sich an der VITA-Zahnfarbpalette orientieren, mithilfe eines Flachbettscanners und einem nachgeschalteten Bildbearbeitungspogramm anhand trichromatischer Farbmaßzahlen RGB (Rot-Grün-Blau) und -werte (Hue-Lightness-Saturation) einer objektivierten Farbbestimmung im Vergleich zur VITA-Farbpalette zugeführt und das Ausmaß farblicher Abweichungen der Materialien vom Farbring ermittelt werden.

Mit spektralen Reflexionsmessungen (Zeiss MCS) an Füllungsmaterialen und den dazugehörigen Farbringen im Sinne einer Qualitätsüberwachung wurde gezeigt, dass zwischen einzelnen Proben sowie zwischen den Farbringen gleichbezeichneter Proben und zwischen Farbring und Probe unterschiedliche Reflexionsspektren zu finden sind [495]. Farbliche Variationen gleichbezeichneter Materialien hatte schon *Seghi et al.* ausmachen können [499]. Farbunterschiede zwischen Farbringmuster und entsprechenden Kunststoffproben [296, 319, 351, 543] sowie den verschiedenen Keramikproben desselben Herstellers (VITA Lumin/VITA VMK68/VITAPAN 3D-MASTER und VITA Omega900) [183, 184, 580] und den verschiedenen gleich bezeichneten Proben gleichbezeichneter Produkte ein und desselben Herstellers als auch verschiedener Hersteller [204, 321], farbliche Diskrepanzen zwischen Shade Guides (VITA) und Keramiken [204, 546, 580], zwischen Farbringen (VITA luminvacuum, VITAPAN 3D-MASTER, Omega900) und selbst hergestellten Porzellanfarbringen [580], Compomer und Glasionomerzement (GIZ) [603], zwischen lichthärtenden Kunststoffen [262] einerseits und zwischen Compositen und Farbringen (VITA, Chromascop) [321] andererseits und die Variation verschiedener Farbringe [606] sind in messtechnisch unterstützten Vergleichsstudien erkannt und quantifiziert worden. Probleme werden in der Farbmusteranordnung gesehen [435, 436]: Eine Gegenüberstellung zweier nebeneinanderliegender Farbringzähne [281] und Porzellanfarbproben [159] mittels objektivierter und subjektiver Zahnfarbbestimmung sollten Aufschluss über den Unterschied zwischen visueller Erscheinung und der objektiver Messung [159, 262, 281, 421, 579] geben. Des Weiteren wurden Farbringe von VITA [217, 499, 591] und Bioform [419, 423, 499] spektrometrisch erfasst und verschiedene Farbringe [217, 289, 351, 419, 423, 435, 436, 543] in Übereinstimmung zu natürlichen Zähnen gebracht, um nicht zuletzt die Genauigkeit der dentalen objektiven Farberfassungsmethodik mittels Farbmessgeräten im Verhältnis zu der Genauigkeit des visuellen Vorgehens mittels Farbringen (VITAPAN lumin vaccum, VITAPAN 3D-MASTER, Omega) einer Prüfung zu unterziehen [579]. Fluoreszenz- sowie die Metamerieeffekte von Farbringen beeinflussen hier die Farbwahrnehmung nachhaltig [392, 393].

Farbmessgeräte werden nicht nur bei werkstoffkundlichen Fragestellungen eingesetzt, sondern finden auch ihre Anwendung an natürlichen Zähnen [415, 547]. Durch den Vergleich natürlicher Zähne, Shade Guides und Kunststoffresinproben traf man eine Farbauswahl [351, 497]. *Goodkind et al.* sowie *Schwabacher und Goodkind* [199, 201, 497] führten eine objektive Farberfassung in spektrophotometrischen Untersuchungen an 100 natürlichen menschlichen Zähnen durch und befassten sich in einer weiteren Studie mit Versuchen in vivo an 2.832 humanen Frontzähnen, die sie durch Zuhilfenahme eines Farbmessgeräts mit Glaskabelverlängerung messtechnisch registrierten. Sie hatte so einen metrischen Zahnfarbraum erstellen können, welchen sie in einem zylindrischen Farbraum aufhingen. Diesen verglich er mit dem Farbraum der Farbringe von Bioform und VITA [497]. Der Zahnfarbraum, bezogen auf das Munsellsystem, liegt zwischen 6 und 8 der Vertikalskalierung und nimmt gerade einmal 4,5 % des Gesamtraumes ein [234]. Ganz ähnliche Farbräume [213–215, 421, 422] sind in der Literatur beschrieben und werden im Zusammenhang mit der Entwicklung des VITAPAN 3-D-MASTERS an entsprechender Stelle nochmals Erwähnung finden.

Eine farbmetrische Quantifizierung an natürlichen menschlichen Zähnen ermöglicht weiterhin einen Vergleich von Bleichmethoden [21] und eine Wirkungsbetrachtung von dentalen Bleichmitteln [334, 473, 482, 541] wie Wasserstoffperoxid [58, 186, 187, 391], Carbamidperoxid (home bleaching) [58, 93, 103, 186, 442, 456, 474], Natriumperkarbonat [287] und Natriumbikarbonat [301, 302]. Zahnbleichmittel wurden einander gegenübergestellt [310], $NaHCO_3$, Carbamidperoxid, Natriumperborat [442], Carbamidperoxid und Wasserstoffperoxid [58, 174, 391, 186, 187] farbmetrisch verglichen. In Abhängigkeit des Wirkungsausmaßes von den Bleichmittelkonzentrationen (334, 367), von dem Vorhandensein eines Trägerreservoires [366, 368] als auch des Farbeffekts von weißender Zahnpasta nach professionellem Bleaching [365, 369] und nach wiederholtem Bleichen mit Carbamidperoxidgel [333] konnten farbmetrische Relevanzen eingeschätzt werden. Betrachtet wurde der Effekt des Weißens an entbänderten Zähnen und der Bleachingdauer sowie von Zahnpastas [185, 271, 305, 365, 369] und der Politur (positive Relation zwischen Ra und Farbe) [92]. Die Art sowie das Ausmaß der Farbveränderungen des Zahnbleichens hatte man durch visuellen Farbabgleich als auch farbmetrisch in vitro an pulpenhaltigen und -losen [257, 287, 305, 333, 334, 365, 369, 409, 442, 583] und in vivo an normalfarbigen Zähnen [93, 186, 187, 310, 365–369, 456, 473, 474, 482], an farblich veränderten Zähnen als auch an Patienten mit tetracyklinverfärbten Zähnen vor, während und nach umfangreichen definierten Bleichperioden gemessen [408] und die Anwendung von Natriumbikarbonat und H_2O_2-Zahnpasta in vitro an plan geschliffenen Schmelzflächen subjektiv und mittels eines Farbmessgerätes objektiv verfolgt [301, 302]. Die Studien beschreiben hier einvernehmlich eine Helligkeitszunahme, also ein Anwachsen des L*-Wertes mit zunehmender Einwirkzeit o. g. Agenzien, eine signifikante Abnahme des Gelbwertes und eine Wanderung von +b* nach –b* in Richtung der Blaufarbwerte.

Schließlich setzten *Russel et al.* [481] ein Spektralphotometer (Model 6800 Controller, mit 4 mm starker Fiberglasoptik und einem Aufsatz von 8 mm Durchmesser) ein, um die Farbveränderung an durch Kofferdam von dem Mundmilieu von Probanden separierten, trockengelegten Zähnen zu erfassen. Innerhalb eines Zeitrahmens von 15 Minuten Kofferdamapplikation und während weiterer 30 Minuten nach Kofferdamentnahme bis zu einem quasi reversiblen Farbzustand wurden insgesamt fünf Messungen durchgeführt: eine Anfangsmessung nach Anlegung des Kofferdams, eine Messung nach 15 Minuten vor und weitere drei Messungen nach Abnahme des Separiergummies. Es wurde das CIELAB (1976)-Normsystem verwendet. L*-, a*-, b*-, C*-, h-Werte wurden erfasst. Hierbei war eine Zunahme des Helligkeitswertes (L*) und a*-Wertes sowie die Abnahme der Farbsättigung und des b-Wertes zu erkennen. Nach der Entledigung des Kofferdams begaben sich die Werte innerhalb einer halben Stunde nahezu zum Ausgangkolorit des nassen Zahnes zurück [481].

Nicht zuletzt waren die Farbmessgeräte selbst Objekt wissenschaftlicher Untersuchungen: Einflüsse von Messparametern auf die metrische Farbbestimmung [329], Fehlerquellen [506, 507], die Genauigkeit der Farbzuordnung waren Forschungsgrundlage. Insbesondere das Zahnfarbmessgerät Castor [169, 579], ein Ende der 1980er Jahre von der Fa. Nordmediatech (Flensburg/Deutschland) entwickeltes und seit 1992 von der Fa. Sigma dental vertriebenes, auf der Basis des CIELAB-Systems arbeitendes dentales Farbmessgerät, war intensives Forschungsobjekt. So verglich man die visuelle Farberfassung von in der Farbbestimmung ungeübten Zahnmedizinstudenten der ersten Semester und die visuelle Farberfassung von im Farbabgleich mit Farbringen (Fa. VITA, Bad Säckingen) routinierten Keramikern mit der metrischen Farbdiskriminierung. Die Abhängigkeit der Ergebnisse vom Farbmessgerät wurden beurteilt [167, 168]. Weitere Vergleiche zwischen subjektiver und objektiver Farberkennung findet sich bei einer Reihe von Autoren [210, 259, 276, 281, 351, 426, 440, 516, 579, 604].

Ein weiteres dentales Farbmessgerät (Dreibereichsmessgerät), das Shade eye der Fa. Shofu konnte in seiner Leistungsfähigkeit im Verhältnis zu der visuellen Farbbestimmung mit VITAPAN lumin Vacuum, VITAPAN 3D-MASTER, VITAOmega einer Einschätzung unterzogen [579] werden. Versuche widmeten sich der Farberkennungsreproduktion und Wiederholbarkeit [426 1998] und der subjektiv-objektiven Diskrepanz [183, 184, 210, 281]. Und neue Instrumente [256] und computergestützte Verfahren [272], als auch deren Reproduzierbarkeit [198] und Genauigkeit von verschiedenen Farbmessgeräten [500, 502] wurden getestet. Farbmetrische Messungen an Farbringen, Kompositen und natürlichen Zähnen unter den verschiedenen Messbedingungen offenbarten, dass Freihandmessungen an planen Probekörpern im Gegensatz zu Messungen an Zähnen reproduzierbare Ergebnisse erbrachten und dass der Aufsetzwinkel des Messkopfes auf das Objekt, die Oberflächenbeschaffenheit des zu messenden Objektes, die Umgebungsbeleuchtung und die Tatsache, ob der zu messende Körper mit Feuchtigkeit benetzt ist oder nicht, das Messergebnis beeinflusst [329]: Die Freihandmessung von Farbringzähnen bei möglichst exakt senkrechtem Aufsetzen des Messkopfes zentral auf der Mitte der Labialfläche ergab Differenzen beim L-Wert von bis zu 4,06, beim a*-Wert von bis zu 0,53, beim b*-Wert von bis zu 3,33 und bei ΔE*(Abstand der Farben im Farbenraum) bis zu 4,12 Einheiten [329]. Die ΔE Werte der Wiederholungsmessungen in vitro am selben Tage erbrachten < 0,4, nach drei Tagen sowie nach acht Tagen > 0,4 und in vivo 1,1–3,21 [198], während Messungen mit Nonkontakt-Spektralphotometer nur innerhalb kürzester Zeiträume Farbunterschiede von ΔE < 0,15 und damit eine gewisse Reproduzierbarkeit gewährleisten [275]. Die Werteschwankungen konnten mit Repositionierungsbehelfen aus Tiefziehfolien halbiert bzw. mit Positionierungsschiene verringert werden [329, 482]. Die Wiederholbarkeit in vivo intraindividuell sowie interindividuell mit Spannvorrichtung (Positionierungsjig) ist bei Farbunterschieden von bis zu 0,34 (ΔE) mit exakter Genauigkeit vollziehbar [153]. Durch Neigung des Messkopfes an einem planen Körper soll es zum Anstieg der Helligkeitswerte kommen, ebenso wie das Benetzen eines trockenen Körpers mit Kunstspeichel zu einer Verschiebung zum Blauen und eine Winkeländerung bis 4° zu nur geringen E-Wertunterschieden (<1) führen soll. Messungen mit zunehmender Neigung des Sensorkopfes an Zähnen des Farbrings besitzen hingegen keine Tendenz der L*a*b*-Werte und ergaben bereits bei 2° Abweichung ΔE Werte > 1. Einen nur geringen Einfluss hat die Hintergrundfarbe [28, 29, 329]: Nur unter Extrembeleuchtung wie beispielsweise Rotlicht und bei völliger Dunkelheit wichen die Messergebnisse im Vergleich zum Tageslicht stark ab, wohingegen die Messwerte der Farbuntersuchungen unter einer Leuchtstofflampe (Laborlampe) oder unter der Beleuchtung einer Behandlungseinheit keine wesentlichen Streuungen erfuhren [329]. Das dentale Farbmessgerät Castor erbrachte zu Beginn einer 10-minütigen Dauermessung Schwankungen der L*-Werte von 0,8, der a* -Werte von 0,2 und der b*-Werte von 0,6 Einheiten, die sich nach vier Minuten auf weniger als 0,2 reduzierten [329]. Intraindividuelle sowie interindividuelle Wertdifferenzen der Messergebnisse in CIELAB-Einheiten von 0,34 bzw. 0,13 und 0,61 für ΔE* hielten sich in annehmbaren Grenzen [153].

Die Unterschiede zwischen subjektiver und objektiver Farberfassung befanden sich zwar mit ΔE*≥3 im wahrnehmbaren Bereich, können allerdings durch einen mathematischen Korrekturfaktor als überwunden gelten [604] und werden in Transluzenz und Beeinflussung von Umgebungsstimulationen gesehen [281]. Allerdings resultieren aus anderen Studien Werte bis zu 74 % Unterschied zwischen subjektiver und objektiver Farbbestimmung [210].

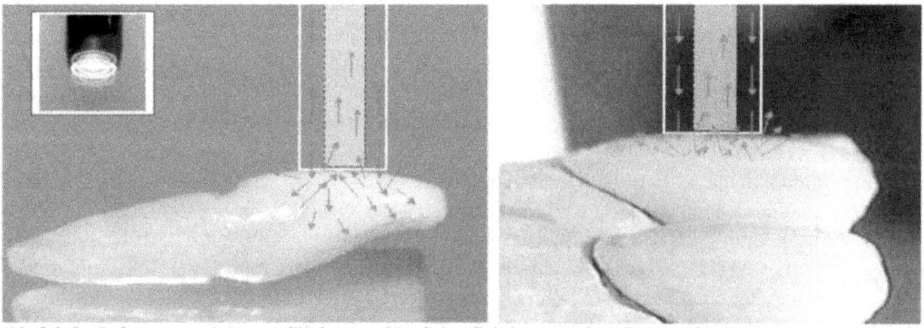

Abb. 2.3.-2 *Reflexion an gekrümmter Fläche einer künstlichen Zahnkrone (rechts). Das vom Messgerät emittierte und in die oberflächlichen Schichten eindringende Licht wird durch die Oberflächenkrümmung und der Materialstruktur und -dichte gefiltert und komplex zurückgeworfen. Eine vollkommene Randabdichtung ist nicht möglich. Reflexionsmuster an einem natürlichen Zahn (links). Das vom Messinstrument für eine Messung notwendige ausgesandte Licht wird absorbiert und komplex reflektiert. Nur ein Teil des Refelxats (reflektiertes Lichtmuster nach Hoffmann) des reflektierten Lichtes steht für eine sensorische Wahrnehmung zur Verfügung. Diese Ergebnisse müssen different zu denjenigen aus Messungen an für den subjektiven Beobachter als gleichfarbig erscheinenden planen Körpern sein. Im Gegensatz zu der Adaption des Messgerätes am planen Körper geht an gebogenen Flächen Messlicht aufgrund mangelnder Abdichtung im Randbereich des Kontaktes verloren. Zusätzlich sind Transluzenz und die strukturbedingt komplexe Reflexion Gründe für eine weitere Reduktion des von den Sensoren erwarteten reflektierten Lichtes.*

Neben dem Einfluss der Methodik, der Umgebungsbedingungen und der Beschaffenheit des zu messenden Objektes standen zunehmend die Spektralphotometer [256], ihre Messgeometrien [28, 29, 167, 168, 259] und Messoptiken sowie die Größe der Messöffnung (größere Messfenster hatten genauere einheitliche Werte zur Folge) [81] und der Einsatz von Glasfaserkabelverbindungen [81] im Mittelpunkt der Betrachtung: Man verglich das dentale Farbmessgerät Castor (Sigma-Dental, Jarplund-Weding) mit dem nichtdentalen farbmetrischen Spektrometer MCS 500 (Carl Zeiss Jena, Jena), Color-pen und Luci 100 (Dr. Lange, Berlin) in ihren Messeigenschaften [167, 168]. Den drei zuerst genannten Messgeräten ist eine 45/0°-Messgeometrie, bei der Licht gerichtet unter einem Einfallswinkel von 45° auf die Messfläche einfällt und deren Reflexion unter 0° gemessen wird, zu eigen, während bei dem Luci[R] von Dr. Lange eine d/8°-Messgeometrie, eine sogenannte Ulbrichtkugel, welche mithilfe ihrer hochreflektierenden und diffus (d) streuenden Innenseite den Lichtmessraum umschließt und unter einem 8°-Winkel zur Messflächennormalen detektiert (Herstellerangaben), zu finden ist. Die drei nichtdentalen Spektralphotometer wiesen im Gegensatz zum dentalen Castor, der zudem Farben deutlich dunkler bewertete [28, 29, 167, 168] und für glatte Farbflächenbeurteilung ungeeignet ist [28, 29], nur geringe Standardabweichungen und Streuungen der Ergebnisse bei Vergleichsmessungen an Dentalkeramikproben auf. Berührende kontakt- sowie berührungslose Nonkontakt-Apparaturen erbrachten aufgrund der Verschiedenartigkeit der Messprinzipien völlig unterschiedliche Absolutwerte, welche sich allerdings in ähnlicher Relation zueinander anordneten [598]. Die Gegenüberstellung von Farbmessgeräten offenbart somit eine Abhängigkeit der Messung vom angewandten Instrument.

Bei den in den Studien verwendeten dentalen (Castor/Sigma-Dental, Jarplund-Weding; CS-100/Minolta; Shade eye/Shofu; Colortron II; DSG 4 System/Rieth) sowie nicht dentalen (CM-3500/Minolta, CS-100/Minolta, CR-121/Minolta, CR-221/Minolta, CR-321/Minolta; CMS-500, CS-5; PR 650, Gardner XL 20/ Gardner Lab. Inc., Bathesda, Maryland/USA; Color-pen, Luci100, Dr. Lange, Berlin/Deutschland; MCS 500/Carl Zeiss Jena/Deutschland; Hunter Tristimulus Colorimeter/Hunter Associates Laboratory, Inc, Reston, VA Beckman-Spektrometer, SP78) Farbmessgeräten handelt es sich um Spektralphotometer (CM-3500/Minolta, CS-5, PR 650, Luci100/Dr. Lange, Color-pen/Dr. Lange, MCS Carl Zeiss Jena, CMS-500, Beckman Spektrometer) sowie um Dreibereichsmessgeräte (CS-100/Minolta, Shade Eye/Shofu, CR-321/Minolta, CR-121/ Minolta, CR221/Minolta, Hunter Tristimulus Colorimeter) der verschiedenen Hersteller.

In Untersuchungen der Vergangenheit wurden Spektralphotometer [9, 81, 109, 110, 159, 167, 168, 173, 198, 229, 262, 270, 273, 282, 301, 302, 305, 310, 321, 330, 410, 419–421, 423, 424, 425, 440, 448, 477, 478, 549, 550, 557, 568, 583, 587, 590, 591] sowie Dreibereichsmessgeräte [45, 58, 67, 118, 119, 151, 164, 168, 189, 256, 259, 274, 275, 296, 307, 319, 321, 322, 406, 408, 422, 426, 431, 440, 476, 481, 482, 500–502, 516, 543, 546, 551, 579, 580, 602] einerseits mit der 45/0° [28, 29, 151, 167, 168, 169, 275, 281, 307, 475, 476, 506, 507, 546, 551, 579, 580, 602] sowie andererseits mit der d/8°-Messgeometrie [167, 168, 259, 409, 419–421, 423, 477, 478, 495] im Kontakt- und im Nonkontaktmodus (non-kontakt vgl. [275]) favorisiert.

Es kamen standardisierte (CM-C3500 Minolta, CR-321/Minolta, CR-121/Minolta, CR-221/Minolta, CMS-500 Castor, Colorscan Shade eye/Shofu, PR 650, Gardner XL 20, Color-pen, Luci100, MCS 500 Carl Zeiss Jena, Hunter Tristimulus Colorimeter, Beckman-Spektrometer, Colortron II, SP78) als auch ungenormte (Chromascan) Farbmessinstrumente zum Einsatz. Die genormten Messungen erfolgten nach Munsell [117, 118, 282, 352, 497, 421], dem Hunter Lab System [45, 386], CIE 1931 [393, 410, 422], CIE 1964 (U*V*W*) [286] und CIE 1976 (CIE-LAB) [10, 29, 58, 62, 67, 69, 81, 87, 118, 148, 149, 151, 152, 153, 168, 169, 172, 185, 187, 198, 217, 227, 229, 253, 257, 259, 271, 281, 287, 296, 301, 302, 305, 307, 310, 315, 319, 320, 321, 330, 333, 337, 353, 357, 358, 365, 367, 406, 408, 409, 419, 420–424, 426, 431, 435, 436, 448, 474–478, 481, 482, 495, 500–502, 507, 508, 516, 533, 537, 543, 546, 549, 551, 579, 583, 601,

602, 604–606]. Zur Farbmessung bediente man sich einer Reihe von Messgeräten: So hielten Castor [28, 29, 58, 167, 168, 169, 506, 507, 537], CS-100/Minolta [198], CR-321/Minolta [151], CR-121/Minolta [475, 476], CR-221/Minolta [482], CMS-500 [262], CS-5 [591], Beckman-Spektrometer [204, 419–421, 423], Colortron II [426], Colorscan [69], SVS [541], PR650 [583], SP78 [259], Gardner XL 20 [406], Color-pen/Dr. Lange, Luci100/Dr. Lange, MCS 500 [167, 168], MCS 300 Carl Zeiss Jena [495], Chromascan [199], Hunter Tristimulus Colorimeter [45, 386], Shade eye (307, 551, 579, 580) und DSG der Fa. Rieth (306) insbesondere unter der Lichtart D65 und nur in Ausnahmefällen unter der Lichtart C (vgl. [422, 435, 436]), D50 (vgl. [10]) Einzug in die zahnmedizinische Wissenschaft.

Das in der zahnmedizinischen Fachliteratur am häufigsten zitierte und in den meisten Farbringen angelsächsischer Prägung realisierte Farbkonzept von *Munsell* (1936) wird heute zunehmend in der Forschung durch das neuere CIELAB-System von 1976 verdrängt.

Die Anwendung von Farbmessgeräten, welche bereits Jahrzehnte in der Industrie und dentalen Forschung Anwendung erfuhren, werden wie bereits erwähnt, erstmalig Anfang der neunziger Jahre des letzten Jahrhunderts auch für die objektive Farbbestimmung in praxi am Patienten entwickelt und eingesetzt. Die Entwicklung von speziell für den dentalen Farbabgleich einsetzbaren Spektralphotometern und digitalen Farbringen brachte eine Reihe von Prototypen hervor, welche aus Weiterentwicklungen nichtdentaler Farbmessgeräte und deren Software entstanden. Neben dem Castor, von der Fa. NORDMEDIATECH (Wees/Deutschland) entwickelt und seit 1992 von der Fa. Sigma dental vertrieben, wurde im Jahre 1993 das M-1863d, ein Prototyp von der Fa. Minolta, vorgestellt. Mit diesem System führte der japanische Zahntechnikermeister *Makoto Yamamoto* [598] die praktischen Anwendungstests fort, auf deren Basis sowie auf der von Modifikationen der technischen Daten die heute von der Firma Shofu vertriebenen Farbmessgeräte hervorgingen. Bei dem stationären Shade Eye Ex® von 1998 sowie dem portablen Shade eye NCC® von 2002 (Fa. Shofu, Kyoto/Japan) handelt es sich um nun dentale Dreibereichschromameter mit 45/0°-Messgeometrie. Nach Messung mit diesen Geräten möglichst am Zahnhals oder am cervicalen Drittel des Zahnes (Herstellerangaben) werden über die Software die VITA-Klassifikation, die Farbparameter Shade, Value, Hue sowie die Keramikrezeptur und in Anlehnung an den CAS-ID (Prototyp der Universität Iwate/Japan, der je nach Keramik deren Mischungsverhältnis und die entsprechende Farbposition analysiert) die Opaquer, Körper- und Schmelzmasse des VINTAGE HALO-Porzellan-System angegeben und ausdruckt. Andere dentale Farbmessanlagen wie beispielsweise CHROMASCAN oder COLOR TUTOR hingegen zeigen lediglich Farbmusternummern an. Schon früher hatte die Fa. Shofu einen Prototypen einer dentalen Farbmessanlage veröffentlicht. Bei dem sogenannten CCM-E handelte es sich um ein berührungsloses Spektralphotometer mit der Messgeometrie 45/0°, welches Kantenverluste durch Messfehler und Schwächen an halbtransluzierenden Objekten nicht aufkommen lassen und eine gute Übereinstimmung mit visuellen Bewertungen unabhängig von der Umgebungssituation erzielen soll. Den Ausschlag für die Entscheidung zum berührenden und gegen das berührungslose Messverfahren hat die bessere Handhabung und Wiederholbarkeit der berührenden Messung bei ansonsten vergleichbaren Eigenschaften gegeben [598]. Ein Charakteristikum von berührungslosen Farbmessapparaturen ist es, dass ihre Messergebnisse eine stärkere Abhängigkeit als diejenigen der unter Kontakt arbeitenden Instrumente von der Raumbeleuchtung und dem Einfallswinkel des Lichtstrahles auf den Zahn besitzen. Aus diesem Grunde ist hier eine Fixierung des Kopfes und eine Erfüllung der Umgebung mit Normlicht bzw. eine Abdunkelung des Raumes unumgänglich.

In der Bundesrepublik Deutschland stellte die Fa. Rieth (Schwäbisch Gmünd, heute Schorndorf/Deutschland) 1999 auf der IDS (Köln) einen PC-gekoppelten digitalen Farbring (DSG 4 System), seinerzeit von der HoMeBa GmbH (Birenbach/Deutschland) vertrieben, vor, der nach Messung an drei bis neun Abtastpunkten am Zahn über ein Glasfaserkabel, entsprechend der Auswahl des Farbsystems der Keramikhersteller, die Zahnfarbe mit den in ihm wohnenden Farbdatensätzen vergleicht, benennt und die Zahnfläche mit einem Computerprogramm individuell variieren, Schmelzrisse, Kreideflecken, Breite von Hals-, Dentin- und Schneidefläche festlegen lässt. Im März 2001 kam eine weitere Entwicklung der Fa. MHT (Niederhasli/Schweiz) in Zusammenarbeit mit der Züricher Universität auf den Markt. Bei dem SpectroShade TM® handelt es sich um ein an ein Computersystem angeschlossenes Spektralphotometer in Kombination mit dualen Digitalkameras und Fiberglasoptik.

Die neusten Entwicklungen der letzten 10 Jahre sind der Shade Scan TM® (Dreibereichsmessgerät mit optionalem Computeranschluss, kompatibel mit VITAPAN classical, 3D-MASTER, Ivoclar Chromascop, Noritake, Shofu, Dentsply Esthetix, Degussa Duceragold) der Fa. Cynovad Inc. (Montreál, Québeck/Kanada), der Shade Vision® Colorimeter (selbstkalibrierendes Dreibereichsmessgerät mit Ergebnissen in VITAPAN classical, 3D-MASTER, Ivoclar Chromascop, Noritake, Shofu Vintage Halo, Dentsply Estethix, Trubyte Bioformangaben) der Fa. X-Rite (Grandville, Michigan/USA) und der VITA Easyshade® Spektralphotometer der Fa. Vident (Brea, Kanada) mit Resultaten in VITAPAN classical und 3D-MASTER (Fa. VITA Bad Säckingen/Deutschland). Ein mit der Apparatur der Fa. Rieth vergleichbares System wird von der Fa. Smart Technology (Hood River, Oregon/USA) vertrieben. Hierbei handelt es sich um eine Digitalkamera, deren Bilder via Shade-Analysissoftware computergestützt verarbeitet und in Normungen von VITAPAN classical, 3D-MASTER oder Chromascope transferiert werden können. Die Forschung an und Vermarktung von Systemen zur objektiven messtechnisch durchgeführten dentalen Farbnahme erlebt in diesen Jahren einen massiven Aufschwung.

Der wesentliche Vorteil von objektiven Farbmesssystemen am Patienten wird in der Abschaffung des subjektiven Momentes in der Wahrnehmung des Betrachters gesehen. Solche Systeme sollen weiterhin die Wirkungen von Umgebungslicht, -farben in Grenzen halten, Zeit sparen und sowohl über computergestützte Planung als auch in der Zahnarzt-Zahntechnikerkommunikation wesentliche Verbesserungen herbeiführen helfen.

Die Zukunft dentaler Spektralphotometer liegt in der Entwicklung neuartiger, hochexakter, tragbarer, einfach zu handhabender Messinstrumente sowie in dem digitalen Farbabgleich [264]. Der Durchbruch wird nach *Hoffmann (2004)*[10] wahrscheinlich aber erst durch die Nutzbarmachung eines neuronalen Netzes erzielt werden.

So unumstritten Spektralphotometer in der Materialforschung an planen Proben zum Einsatz gelangen, so kontrovers wurde und wird zum Teil auch noch heute die Anwendung in vivo und die Fähigkeiten von chromametrischen Geräten an Zähnen insbesondere als eine mögliche Alternative zu dentalen Farbringen diskutiert.

Probleme werden in der Neigung des Messkopfes im exakten Winkel zur Zahnkrone, der Positionierung und Repositionierung am optimalen Messort der Zahnkrone aufgrund der unregelmäßig gewölbten Zahnoberfläche und der kleinen Messfläche im Verhältnis zur farblichen Inhomogenität des Zahnes gesehen.

Hier können Differenzen des Farbabstandes ΔE* von mehr als 4 Einheiten [329] bzw. ΔE≥3 [604] entstehen. Der Farbabstand, der durch ein menschliches Auge noch unterscheidbar ist, wird in der Literatur mit ΔE* = 4 [458], ΔE = 1,5 [500, 502], 1,5 [553, 554, 598], 1,69 bei 50 % Erkennung [546] und dem National Bureau of Standards/NBS), 1 = L*a*b*-Unterschied [289], b*-Unterschied = 1,5 Einheiten [337], ΔE* = 1 [537], ΔE* = 0,4 [506, 507] und gar ΔE* = 3 [604] angegeben. Klinisch unakzeptable sind ΔE*-Werte von 3,7 [281], > 3,3 [537]. Erst ein Unterschreiten dieser Werte lässt eine objektive Farberfassung sinnvoll erscheinen.

[10] Dentale Farbenlehre, Farbmetrik und optische Technologien, 2000-2004

2.3.4 Zahnfarbe und Messung – Praxis

Für zu komplex hielten noch 1989 *Johnston* und *Kao* [281] die natürliche Zahnfarbe, um jene spektrophotometrisch zu erfassen. Das zentrale Kronendrittel wirkt auf den Betrachter aufgrund der sich hier am dünnsten gestaltenden Schmelzschicht dunkler als die inzisalen und approximalen Anteile, sodass das darunterliegende Dentin in größerem Maße hindurchscheint. Ohne Schmelzüberzug gestaltet sich der Zahnhalsbereich und bildet so die dunkelste Zone. Es ist der Bereich, an dem der Farbton des Schmelzes am besten erkannt wird [70, 400, 401].

Die Zahnfarbe lässt nicht nur visuell [269], sondern auch messtechnisch in drei Zahnregionen, das gingivale, mittlere und inzisale Drittel, unterscheiden [422, 227]. Die Farbe von der Inzisalkante nach cervical nimmt im Rot wie in den Gelbtönen zu und die Transluzenz ab [227]. Jedenfalls waren *Johnston* und *Kao* [281] der Auffassung, dass es der mittlere Anteil der Zahnkrone ist, der die Farbe am besten wiedergibt. Ebenfalls wollte *S. R. Okubo et al.* [426] im mittleren Kronendrittel die farbmetrische Erfassung wissen. Im Gegensatz dazu wird bei einer Reihe von Autoren wie auch der Industrie die Messabnahme im cervicalen Drittel [262, 598] favorisiert, bei der man ihrer Ansicht nach die stabilsten Messergebnisse erhielte.

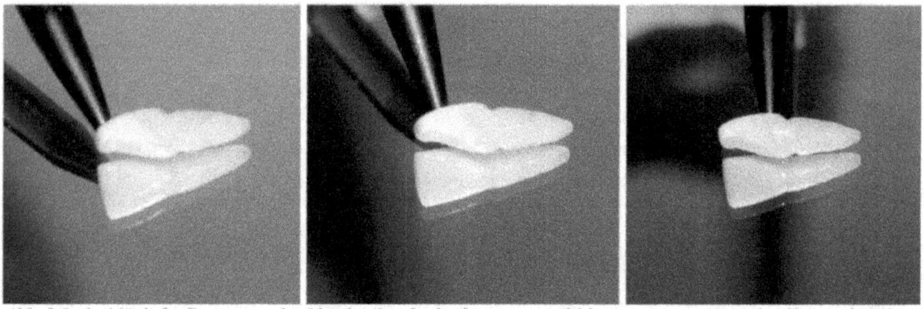

Abb. 2.3.-3 *Mögliche Positionen des Messkopfes: In der Literatur sind Messungen am cervicalen Kronendrittel mit Tendenz nach cervical (rechts) bzw. in Richtung der Zahnmitte wie auch im mittleren Drittel der Zahnkrone (Mitte) beschrieben worden. Die Position des Messkopfes im cervicalen Drittel (rechts) wird favorisiert. Sowohl im Bereich des cervicalen als auch in dem des mittleren Kronendrittels sind die vorgeschlagenen Positionen für den Messkopf eines Farbmessgerätes zu finden. Es sollte jedoch für eine Farbmessung niemals das inzisale Kronendrittel aufgesucht werden.*

Es kann jedoch festgehalten werden, dass eine einhellige Meinung dazu besteht, dass das inzisale Drittel für Messungen dieser Art als ungeeignet erscheint [201, 262, 426, 598]. Der Grund hierfür dürfte in der hohen Transluzenz und den dadurch verminderten Reflexionen des vom Messgerät emittierten Lichtes und der damit verbundenen Verschiebung der Farbwerte zu einem verfälschten dunkleren und bedeckten Farbzustand zu sehen sein.

Die Bewertung von Dreibereichsmessgeräten, Spektralphotometern und digitalem Farbabgleich zur Nutzung und Objektivierung der Farbbestimmung am Patienten wurde durchaus von anderen Autoren unterschiedlich beurteilt. Zum einen wird diese Technik als eine interessante Innovation [29], exzellent in der Reproduktion [275], bezeichnet, welche sich zum ersten Mal in einem vernünftigen ökonomischen Rahmen (zu Castor) befinde, äußerst genau arbeite und der visuellen Farbbestimmung überlegen sei [440], so ein wertvolles Instrument zur Farbbestimmung [259, 264] insbesondere an Porzellanzähnen darstelle [274, 500, 502], zur verbesserten Zahnarzt-Zahntechnikerkommunikation [274, 275, 276] und in der Anwendung zur Beurteilung des Bleicherfolges [259] seinen Einsatz finden könne.

Des Weiteren schien die Ausstattung von Spektralphotometern mit Glasfaseroptik eine vielversprechende, ausbaufähige jedoch technisch verbesserungswürdige Möglichkeit der Zahnfarbbestimmung zu sein [81], allerdings müssten die Unterschiede zwischen menschlicher und apparativer Wahrnehmung durch einen Korrekturfaktor beseitigt werden [604]. Schwierigkeiten wie die optimale Messkopfadaption, die gekrümmte Zahnoberfläche, die Erfassung der Farbtiefenwirkung des Zahnes, die Ausschaltung von Reflexionsphänomenen, die Erzeugung von normiertem Tageslicht und die Farberfassung bezüglich relativ kleiner Flächen von nur wenigen Quadratmillimetern könnten größtenteils beseitigt werden [506, 507].

Auf der anderen Seite maßen Studien der objektiven Farbbewertung in Relation zur subjektiven Farberfassung eine klare Unterlegenheit [199] oder jedenfalls keinen wesentlichen Vorteil in Wiederholbarkeit sowie realistischer Farberfassung bei [109, 110, 281, 426]. Die von Zahnfarbmessgeräten ermittelten Ergebnisse stimmten nicht unbedingt mit der visuellen Farbmusterung überein. Die in der Industrie in der Regel an homogenen Werkstoffen angewandten Farbmessgeräte treffen bei dem Zahn auf eine sehr vielfältig geschichtete Struktur und finden hier ihre Grenzen [169]. Die Reproduzierbarkeit der Messergebnisse ist hoch [259], allerdings nicht gleichbedeutend mit einer guten Übereinstimmung von visuellem Wahrnehmen und objektivem Messen der Farbe. Colorimetrische Apparaturen wurden als dem Laienauge überlegene, dem professionellen Auge unterlegene Alternative angesehen [167, 168, 169], welche sich noch in der Erprobungsphase befindet und verbesserungsfähig, -würdig und entwickelbar sind [28, 29, 289, 506, 507]. In der In-vitro-Wissenschaft können durch Fixierung bessere Ergebnisse nicht zuletzt auch durch die Anwendung eines Positionierungsbehelfes, welcher den Sensor in Position halten soll, erzielt werden [329]. Nach Verfassermeinung ist die dentale Farbmetrik noch in den Kinderschuhen, jedoch auf einem vielversprechenden Weg und es können noch enorme Verbesserungspotenziale genutzt werden.

2.3.5 Probleme der konventionellen visuellen dentalen Farbbestimmungsmethode

Die Befürworter der objektiven gerätegestützten farberfassenden Methode hingegen können auf jüngste Ergebnisse [116], Veröffentlichungen und Studien verweisen, welche die Mängel und Schwierigkeiten bei der visuellen Farbauswahl [6, 30, 197, 394, 455, 522–524, 538, 586], Farberfassung [40, 96, 97, 99, 183, 184, 266, 293, 379, 453–455, 529, 530, 609, 610] und Farbdiskriminierung [24, 183, 184, 298, 299, 609] und Farbbewertung sowohl durch falsche [453, 454, 455, 504], unzureichende Ausrüstung [96, 99, 455, 504], durch mangelhafte Ausbildung [266, 453, 454, 522, 523, 531], als auch durch die Farbringe selbst [113, 114, 183, 184, 200, 204, 213–215, 379, 383, 455, 497, 529, 530, 531, 532, 598] und ihr Design [25] in Abhängigkeit von der Farberkennung, -wahrnehmung und -tüchtigkeit [11, 24, 113, 114, 120, 167–169, 298, 299, 380, 394, 455, 609], durch die Individualität, durch die Empfindlichkeit des Auges [191–193, 234, 542], durch das Geschlecht [70, 147, 167–169, 394, 514, 575] (die Häufigkeit der Farbfehlsichtigkeit bei Frauen beträgt 0.5–1 % und die bei Männern 8 %; andere Studien konnten dies nicht bestätigen: 10, 147), durch die Stimmung, den Hormonstatus [61] und durch das Alter und der hiermit verbundenen Abnahme der Farbwahrnehmung durch Linsentrübung [234], durch die Erfahrung [7, 298, 299, 313, 380, 453, 454, 460, 516] und des Berufsstandes des Betrachters [7, 167, 168, 380] (wobei die allein klinische Erfahrung als nicht ausreicht bewertet wird [10]) in Abhängigkeit vom Licht [11, 27, 109, 110, 147, 169, 234, 303, 380, 488, 489, 540, 563], insbesondere von der Metamerie [27, 303, 309, 563], der Umgebungsfarbe und -bedingungen [11, 169, 234, 380, 489] aufzeigen. In Studien von *Culpepper* [113], *Nakagawa* [407], *Donahue et al.* [147], *Kishima* [299], *Hammad* [216] wiesen die Probanden starke inter- und intraindividuelle Unterschiede in der visuellen Farbauswahl auf: Die Farbbestimmung anhand der VITA-Farbenpalette konnte beispielsweise von 20 Personen nur in 30 % der Fälle in Übereinstimmung gebracht werden, eine Kongruenz des Farbabgleichs derselben Zähne nach einer Woche wurde von denselben Probanden zu 56 % identisch erreicht [598] und der Farbvergleich in vitro eines künstlichen und unmittelbar benachbarten natürlichen Frontzahnes wurde von drei Zahnärzten in 34.3 % identisch bestimmt [407].

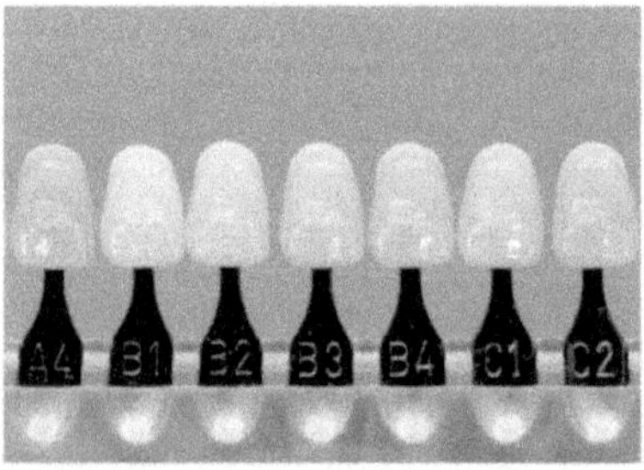

Abb. 2.3.-4 Der Einfluss verschiedener Lichtarten auf die Farbentstehung.

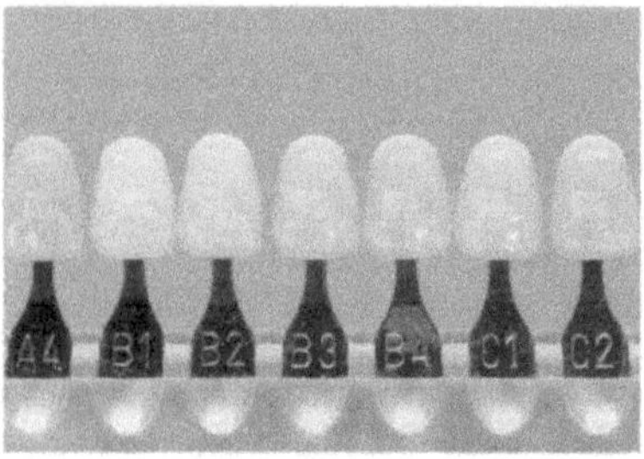

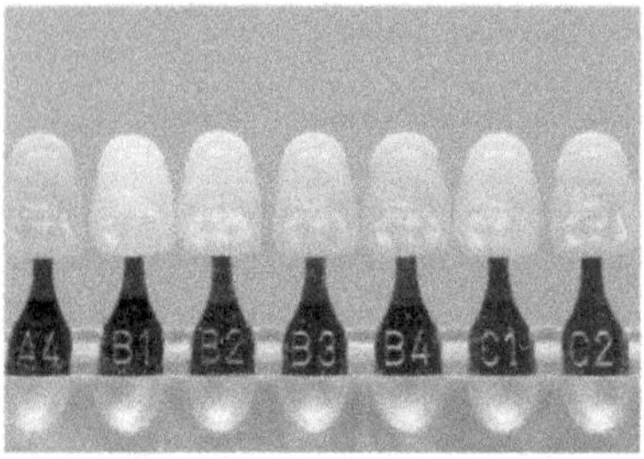

Abb. 2.3.-5 Der Einfluss verschiedener Lichtintensitäten auf die Farbentstehung.

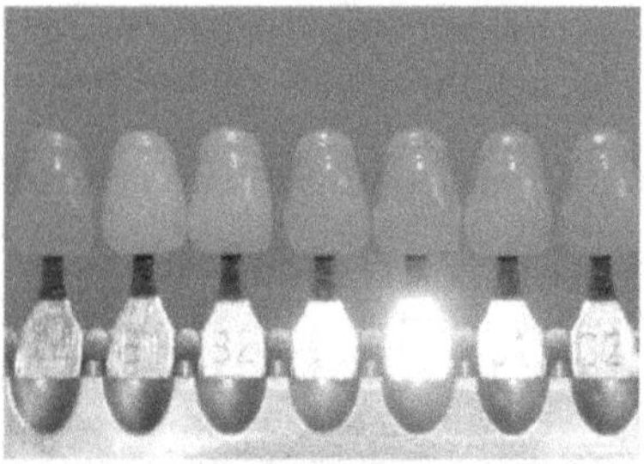

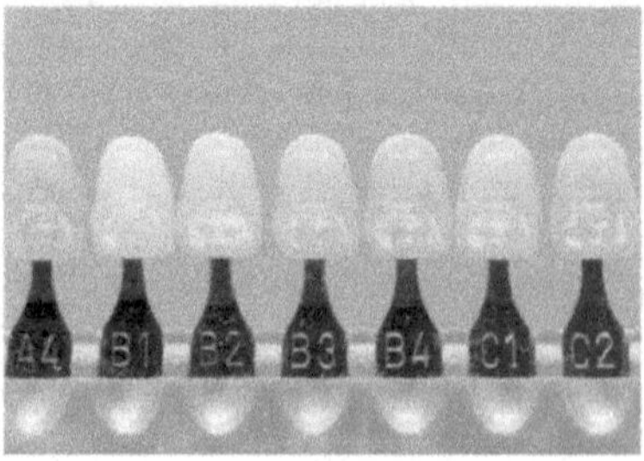

Anhand von Wahrnehmungstests mit 37 praktizierenden Zahnärzten an unterschiedlichen Mustern und unter unterschiedlichem Lichteinfluss musste feststellt werden, dass reproduzierbare Ergebnisse im Sinne einer Übereinstimmung weder innerhalb der Probandengruppe noch bei Variationen der Lichtquellen zu finden waren, und einige Versuchspersonen gar zu verschiedenen Zeitpunkten für ein und denselben Zahn verschiedene Farbmusterproben wählten [115].

Es wird weiter darauf hingewiesen, dass keine international allgemeingültigen Standards für die subjektive Farbbewertung existieren und man so nicht zuletzt allein von seiner Erfahrung ausgehen muss [169, 313]. Der dunkle Rachenhintergrund lässt Helligkeits- und Farbkontrasteffekte entstehen [313, 464], welche die Farbabstimmung beeinflussen. Anpassungsphänomen, Ermüdung der Augen [147, 453, 454, 598] und das umgebende Licht [169, 351] verfälschen den Farbabgleich. Es finden sich Differenzen der Helligkeit sowie der Farbe zwischen natürlichen Zähnen und den Farbringen der verschiedenen Hersteller [201, 213–215, 331, 419, 423, 455, 497, 529, 530, 531, 532]. Hierfür ist die unterschiedliche Struktur von natürlichen und künstlichen Kronen verantwortlich [455]. Die Farbringe sind in ihrer Auswahl der möglichen Farbmuster eingeschränkt, enthalten Defizite bei den gelbroten Farbtönen (Hue), bei den höheren Helligkeiten (Value) und der Sättigung (Buntheit, Chroma) [497] und sind in ihren a*-Werten limitiert [262]. Nicht jede natürlich vorkommende Zahnfarbe wird so repräsentiert [96, 99, 213–215, 331, 382, 384, 440, 497, 529–532]. Die einzelnen Proben sind farbarm [538], insbesondere die Helligkeit natürlicher Zähne ist nicht ausreichend vertreten [201, 497, 529, 530].

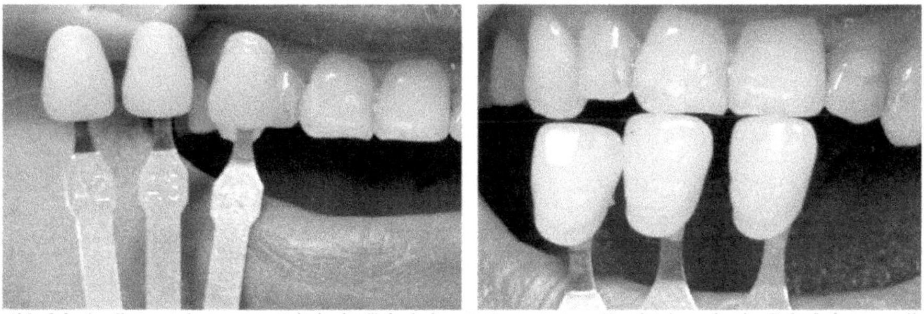

Abb. 2.3.-6 Es ist nicht immer möglich, die Zahnfarbe mit einer einzigen Vergleichsprobe des Zahnfarbrings vollständig zu bestimmen. Nicht jede Zahnfarbe ist von den Farbmustern vollständig repräsentiert. Vielmehr müssen mehrere Zahnfarbproben für die entsprechenden Zahnkronenregionen ausgewählt werden. Die Farbproben sollten bei der Zahnfarbbestimmung allerdings an dem Zahn positioniert werden.

Es ist bekannt, dass die Zahnfarbe des Farbrings selten genau mit der des Werkstoffs übereinstimmt [23, 29, 159, 183, 184, 204, 217, 262, 293, 354, 390, 452–455, 459, 460, 495, 546, 603]: Farbmuster bestehen im Gegensatz zu Füllungsmaterialien oft aus nur ungefüllten Kunststoffen [190] und die recht hohen Temperaturen zur Erstellung von Keramikfarbringproben und die niedrigeren Brenntemperaturen der zahntechnisch erstellten Keramikschichtungen eines Werkstücks erzeugen ebenfalls Varianzen in der Farbgebung [529, 530]. Schichtung, Schichtstärken, Gerüst und Opaker verändern darüber hinaus die Farbe der Verblendung am Werkstoff [455, 506, 507]. Des Weiteren ruft die räumliche Anordnung der Farbproben, ihre Nuancierung [379, 445, 435, 436, 529, 530], das für sie verwendete unterschiedliche Material [455] sowie die Unterschiede zwischen den Mustern desselben Herstellers [455, 522, 523] und jene von verschiedenen Farbringen gleicher und unterschiedlicher Hersteller [183, 184, 420, 455, 563, 606] sowie die Varianzen der Reflexionen bei unterschiedlichen Lichtarten (Unterschiede in Reflexion und Metamerie der verschiedenen Farbringe) Kritik hervor. Es wird auf die Komplexität des Farbcharakters von Zähnen verwiesen, deren Erfassung einer Wissenschaft bedarf.

Natürlich gegebene Einflussfaktoren auf die Zahnfarbe wie das Alter [70, 255] des Patienten insbesondere im 4. Lebensjahrzehnt [238, 255, 381, 494], die Zahnstellung, das Abrasionsausmaß, die Abnahme der transluzent und hell wirkenden Schmelzschicht bei relativer Zunahme der Dentinschicht, Schmelzsprünge, Verfärbungen durch von außen einwirkende Farbstoffe [70, 80, 234, 381, 494] und Füllungen, die Vitalität des Zahnes, die Farbe der Nachbarzähne als auch des Gesichtes, die Beläge, die Art, Intensität und der Einfallswinkel des Lichtes bzw. der Lichtquelle haben nicht nur eine Wirkung auf die Zahnfarbe, sondern erschweren zusätzlich ihre Bestimmung (vgl. auch [290]). Selbst bei Farbbestimmung für zukünftige Prothesen sind subjektive Kriterien zu beachten.

Der Zusammenhang von Zahnfarbe und Farbe der Augen, des Gesichtes, der Haare oder der Lippen wird von Autoren sowohl gesehen [62, 176, 238, 265, 432, 433] als auch strikt abgelehnt [318] und bedeutet, will man diese Faktoren beachten, ein Mehr an Subjektivität.

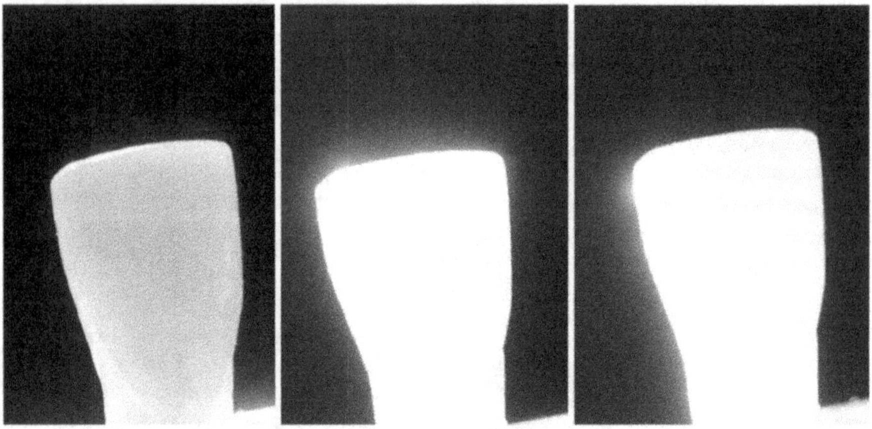

Abb. 2.3.-7 *Strahlungsrichtung und Intensität des Lichtes haben Einfluss auf die farbliche Erscheinung eines Zahnes.*

Schon *Pierre Fauchard* schrieb 1733: „Es ist fast unmöglich, zum wenigsten hält es doch sehr schwer, eine unter den oben angezeigten Materialien, die zur Verfertigung der Kunstkiefer tüchtig sind, zu finden, aus welcher man ganze Stücke bekommen könnte, die in ihrem gantzen Umfange mit natürlichem Schmeltze versehen, und deren Farbe mit der Farbe der natürlichen Zähnen bey denen übereinkäme, bey welchen man sie in der Stelle der mangelden Zähne setzen muß" (171). Und *Tanzer* [552] schreibt weiter: „Zusammenfassend ist zu konstatieren, dass die Schwierigkeit hauptsächlich in der Anpassung künstlicher Zähne an ihre natürlichen Nachbarn besteht. Diese Nachbarschaft lässt die Grenzen technischer Möglichkeiten erkennen".

2.3.6 Verbesserungen und Regeln zur visuellen Zahnfarbbestimmung

Um diesen Problematiken und Einschränkungen im visuellen Abgleich der Zahnfarbe effektvoll entgegenzutreten, kann neben Schulung und ständigem Training des Farbbewertenden [11, 87, 169, 380] die Kommunikation [88, 232, 235, 382, 384, 453, 454, 522, 523, 524] zwischen Zahnarzt und Labor durch schriftliche Anweisungen, Diagramme und klinische Fotografien [36, 37, 38, 39, 123, 293, 304, 309, 445, 449], Videobilder [102], Computersimulationen sowie durch die Abstimmung der Farbmuster und Lichtquellen in Form von Standards (ASR7/3, DIN 67505) [161] den Farbabgleich mit dem Farbring verbessern helfen oder adäquat unterstützen. Jener Farbabgleich sollte bei neutralem grautönigem Hintergrund und entferntem Make-up [234], nicht nach längerer Behandlungszeit und Trocknung, in Augenhöhe des stehenden Patienten aus verschiedenen Distanzen [234, 455], im mittleren Zahndrittel [20] oder individuell an jedem Zahnsektor (9 Sektoren der Zahnkrone), am feuchten Zahn, vor der Präparation erfolgen [236, 269, 453, 454, 569].

Muia [400, 401] allerdings stellt eine interessante Alternative vor, nach der die Grundfarben erst nach Präparation bestimmt werden. Der Vorteil: eine schmelz- und damit überlagerungsfreie Dentinpräsentation.

Allgemein gilt jedoch: Erst nach Reinigung und Politur der Zähne wird bei retraktierten Lippen, an feuchten Zähnen und mithilfe ebenfalls befeuchteter Farbringmuster der Zahnfarbabgleich durchgeführt [236, 269, 309, 453–455].

Der Zahnfarbabgleich soll unter künstlichem sowie unter natürlichem Licht mit der Lichttemperatur des helllichten Tages bei leicht bewölktem Himmel zwischen 10 und 11 bzw. 14 und 15 Uhr [70, 455], zwischen 11 Uhr und 15 Uhr [269, 303, 309] bzw. unter Vormittagslicht bei leicht bewölktem Himmel am nördlich ausgerichteten Fenster oder Balkon [308, 569] unter Meidung der direkten Sonneneinstrahlung [70, 308, 569] und unter diffusem Normlicht mit einer Beleuchtungsstärke in Lux von 1.000–2.000 lx [40] (unter < 1.000 lx Normlicht dominiert die Grauwertunterscheidung und unter > 8.000 lx der Blendeffekt, bei dem die Zäpfchenrezeptoren auf der Netzhaut überreizt werden) und bei idealer Farbtemperatur von 5.000 + 1.000/-759° Kelvin mit Leuchtstoffröhren der internationalen Farbbezeichnung xx950 [569] wie beispielsweise Osram LUMILUX DELUXE Tageslicht [244–246] oder D65 (Xenonlampe) nach DIN 6173 [138] erfolgen.

Alternativ wird auch Normlicht C [598] bei entsprechend räumlicher Verteilung der Lichtquellen [109, 110] als ideal angesehen. Die Farbbestimmung unter Tageslicht kann durch den Abgleich unter künstlichem Tageslicht mit UV-Anteilen und Warmlicht mit Rotanteilen [309] ergänzt werden. Hierbei sollte sowohl unter künstlichem Licht als auch unter natürlichem Licht die ausgewählte Farbprobe mit dem Zahn möglichst große Übereinstimmungen besitzen [190, 453, 454].

Innerhalb eines kurzen Zeitintervalls (5 Sekunden [455]; 5–7 Sekunden [569]; 10 Sekunden [244, 245, 246]) sollte eine Entscheidung getroffen werden. Der erste Eindruck gilt als der optimale [91, 147, 238]. Ein folgendes Verweilen des Blickes in Fernsicht eröffnet die Möglichkeit nach dem ersten Farbeindruck und nach Rhodopsinregeneration mit der Farbbestimmung fortzufahren [244, 245, 246].

Die Ausrichtung der Farbringzähne in die Ebene der natürlichen Zähne [455] im Abstand einer Armlänge bzw. eines Meters [569] ermöglicht das foveale Sehen. Die Bestimmung sollte bei Aufsicht sowie bei Vorbeisicht erfolgen [269]. Des Weiteren wäre anzuraten, den Hintergrund neutralfarbig, besser leicht dunkler als das zu messende Objekt zu gestalten [138], bzw. das Umfeld möglichst farblich dezent [569] oder grünfarbig [309] zu halten. Das Prüfmuster berührt den Prüfkörper und wird in der gleichen Richtung ausgerichtet. Ein 45°-Winkel zwischen Lichteinfall und Reflexion wird als ideal angesehen.

Die farbbewertende Person sollte nach DIN 6173 [138] über uneingeschränkten Farbsinn verfügen. Aus diesem Grund muss in jedem Falle vermieden werden, dass der Betrachter durch getönte Brillengläser einer verfälschten Farbwahrnehmung unterliegt [569].

Es scheint nun in der Zahnmedizin ein großer Bedarf nach Verbesserung bestehender Farbskalen und nach Entwicklungen von gänzlich neuen Farbringen mit dem Anspruch zur Systematik vorhanden zu sein [169, 200]. In der Vergangenheit existierten viele Bestrebungen der Wissenschaft zu Verbesserungen der bestehenden Farbringe, zur Individualisierung, zu neuen Farbsystemen [18, 170, 303, 453, 454, 470, 529, 530] sowie zu optimierten Systematiken [31, 96, 98, 99, 100, 268, 387, 522, 523, 544, 574, 586]. Eine Grundlage hierfür bildet die allgemein bekannte Tatsache, dass das menschliche Auge keine unabhängige Probe isoliert bewerten kann, gleichwohl einen Ausgangspunkt des Vergleiches (Nulldetektion) benötigt [283]. Eine weitere Basis stellte die positive Einschätzung und Beschreibungen von Farbatlanten dar, deren Farben in den dentalen Ringproben wie in einem systematischen Farbraum angeordnet sein sollten [50, 51, 101, 213–215, 497, 610]. Vergleichbar mit dem von *Clark* [96, 99] in Farbanalysen aus 6.532 Zahnfarben bestimmten Farbraum entstand ein neues unten beschriebenes Farbsystem, ein Farbring, welcher für die natürlichen vorkommenden Zahnfarben steht. Farben dürfen hierbei weder über- noch unterrepräsentiert sein, der optische Farbabstand keinesfalls nur unzureichend gewährleistet werden [283, 420]. Der Zahnfarbraum wurde über instrumentelle Messungen [213–215] mittels OFC 10001 DP-Colorimeters (Nippon Densshoku Koggo Co Ltd./ Tokio, Japan) als auch durch visuellen Abgleich an natürlichen Zähnen eingerichtet. *Hall et al.* stellten so den Raum natürlich vorkommender Zahnfarben nahe der Gaußschen Verteilung dar. Dieser metrisch erfasste Raum ermöglicht die Herstellung und Mischung von neuen Farbringproben. Ein Farbabstand zwischen benachbarten Proben von weniger als den vom Auge gerade noch unterscheidbaren 3,3 CIELAB Einheiten wird an dieser Stelle gefordert [213–215, 483].

Die ausgeführten Grundlagen und Studien zum Zahnfarbraum und dessen möglicher Realisierung innerhalb der Farbgebung der Farbringproben, der Forderung nach und dem Vorschlag zu einer sinnvollen, logischen und praktikablen Anordnung [213–215, 332, 445] als auch der Beobachtung eines Trends innerhalb der Industrie, demzufolge eine zunehmende Abstimmung von Kompositmaterial auf das CIELAB-System zu verzeichnen ist [213, 214, 215], hatten die Firma VITA bewogen, einen neuen Farbring, den VITAPAN 3D-MASTER, ein Shadesystem, basierend auf eben diesem Zahnfarbraum, welcher als rotgelbweißlicher, aufrechtstehender, ovoider, dreidimensionaler Körper innerhalb des helleren Bereichs des farbäquidistanten CIELAB Systems imponiert (s. Abb. 2.3.- 9), nach dem europäischen Patent (1993) von *Hall* zu entwickeln und 1998 auf den Markt zu bringen. Bei dem Farbvergleich mittels dieses Farbrings, welcher die am häufigsten vorkommenden natürlichen Zahnfarben in den Mittelpunkt stellt [288, 435, 436, 569, 570] und eine Verbesserung sowie eine treffsichere und wirtschaftliche Vereinfachung [207, 208, 244–246, 288, 435, 436, 570] bietet, widmet man sich zunächst der Helligkeitskomponente („Value"-Gruppe 1–5), folgend wird die Farbintensität („Chroma" – anhand der mittleren Farbton-(M)-Gruppe) und schließlich ausgehend von der nun erreichten topographischen Position der Farbton („Hue" – gelblicher „L" nach links oder rötlicher „R" nach rechts) bestimmt (VITAPAN 3D-MASTER, 1998). Auf diese Weise wird eine genauere, praktikable und exakte Farbbestimmung ermöglicht [288, 569, 570].

3. Material und Methode

Auf der nächsten Seite ist die Darstellung des Ablaufes von Messungen und Erfassungen innerhalb eines Erfassungszeitraumes (Erfassungsprozedur) von einer Reihe von Erfassungszeiträumen entlang des Flüssigkeitsabgabe- und/oder Flüssigkeitsaufnahmeprozesses zu sehen. Für jeden Zahn existieren je nach Studie 8 bis 17 derartiger Erfassungsprozeduren und je nach Studie werden zwischen 20 und 40 Zähne verwendet. Ebenso werden derartige Erfassungsprozeduren oder Teile hiervon in den Vor- und Nachuntersuchungen durchgeführt. Der Inhalt dieses Diagramms stellt die Basis zur Knüpfung der Beziehung zwischen Flüssigkeitsgehalt und Farbgebung auch in Zusammenhang mit dem Zeitfaktor der Flüssigkeitsauf- und Flüssigkeitsabnahmechronologie dar. Zum weiteren Vorgehen s. Kapitel 5.1.1, 5.2.1 und 5.2.1.

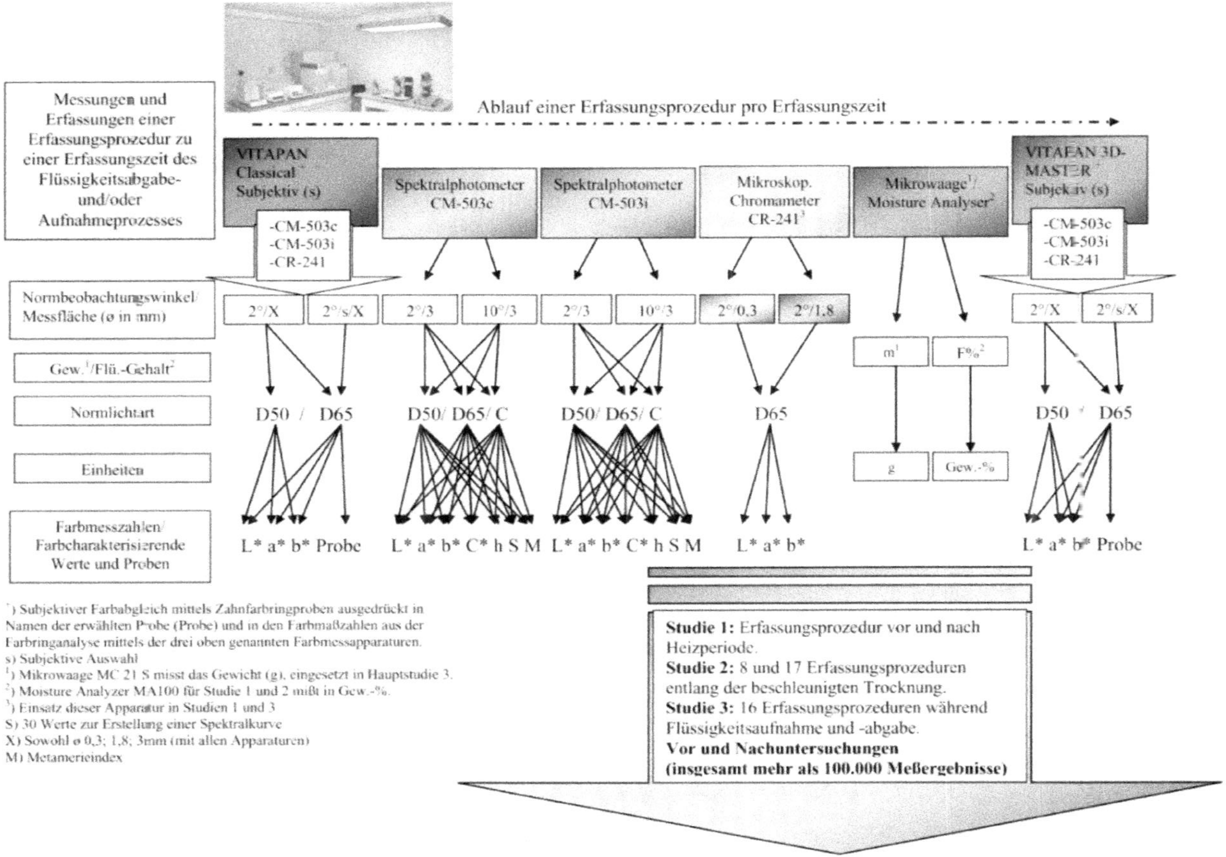

*) Subjektiver Farbabgleich mittels Zahnfarbringproben ausgedrückt in Namen der erwählten Probe (Probe) und in den Farbmaßzahlen aus der Farbringanalyse mittels der drei oben genannten Farbmessapparaturen.
s) Subjektive Auswahl
¹) Mikrowaage MC 21 S misst das Gewicht (g), eingesetzt in Hauptstudie 3.
²) Moisture Analyzer MA100 für Studie 1 und 2 mißt in Gew.-%.
³) Einsatz dieser Apparatur in Studien 1 und 3
S) 30 Werte zur Erstellung einer Spektralkurve
X) Sowohl ø 0,3; 1,8; 3mm (mit allen Apparaturen)
M) Metamerieindex

3.1 Verwendete Zähne

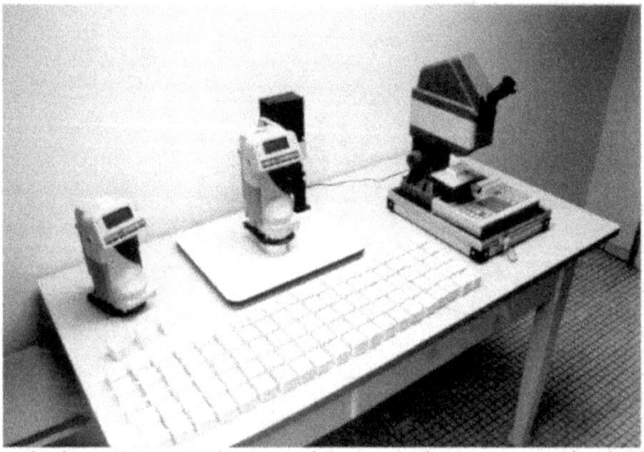

Abb. 3.1-1 In den verschiedenen Voruntersuchungen und Studien fanden insgesamt mehr als 170 extrahierte, von Wurzelhaut, Konkrementen, Zahnstein und Belägen befreite, endodontisch unbehandelte, menschliche, obere mittlere Frontzähne Verwendung.

3.2 Instrumente und Apparaturen

3.2.1 Surveymaster/Protimeter Moisture Measurement System (Protimeter, Bowthorpe)

3.2.2 Elektronisches Hygro-Thermometer (FA. Thies Clima)

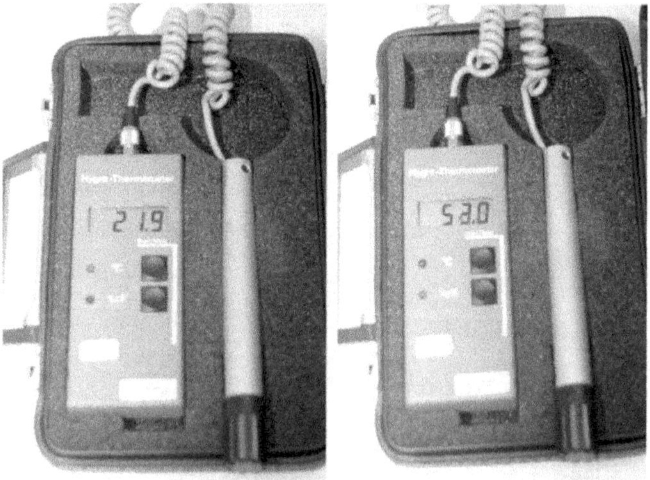

Abb. 3.2.-1 Elektronisches Hygro-Thermometer (Fa. Thies Clima, Göttingen/Deutschland) zur Raumüberwachung der Temperatur in Celsius (links) und Luftfeuchtigkeit in % (rechts).

3.2.3 Spektro-pen® (Dr. LANGE)

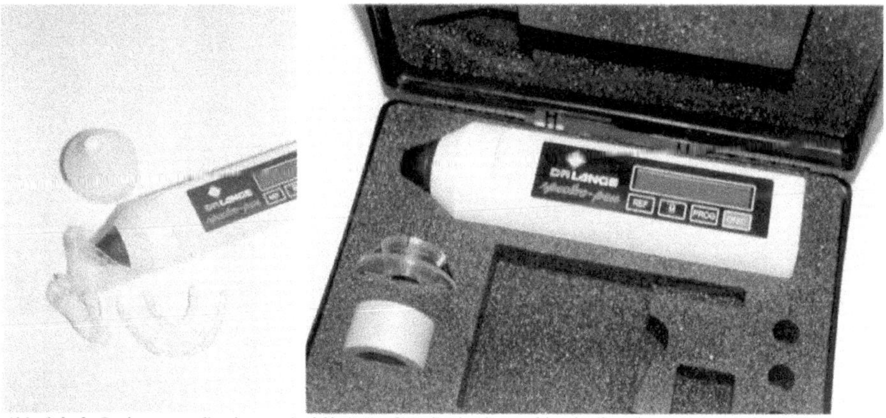

Abb. 3.2.-2 *Spektro-pen (Dr. Lange GmbH & Co. KG, Berlin/Deutschland). Zu sehen ist ein für dieses Gerät individuell erstellter Repositionierungsbehelf aus einem konfektionierten Abformlöffel im Verbund mit einer den Messkopf aufnehmenden starren Tiefziehfolie. Das Gipspositiv oben auf dem Bild entspricht dem Messkopf, welcher zuvor abgeformt und diese Abformung ihrerseits mit Gips ausgefüllt wurde. Das Gipspositiv dient zur Erstellung der Tiefziehfolie. Der Löffel trägt die Abformmasse mit dem Einbiss des Probanden. Messapparatur stammt von der Fa. Dr. Lange.*

3.2.4 Spektraldensitometer 528 (X-Rite)

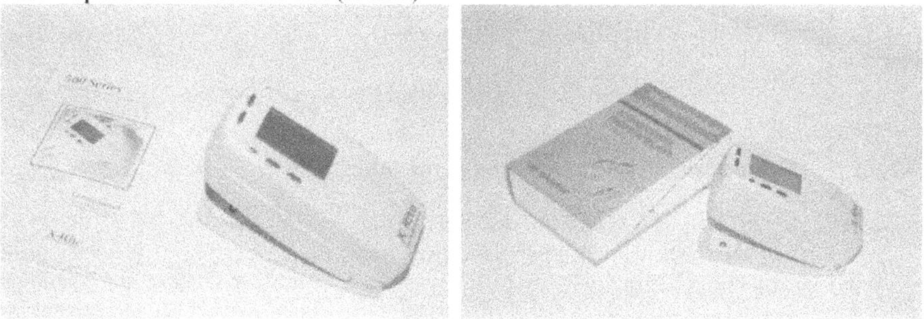

Abb. 3.2.-3 *Spektraldensitometer 528* (Grandville, Michigan/USA)

3.2.5 Chroma-Meter CR-300 (Minolta, Tokio/Japan)

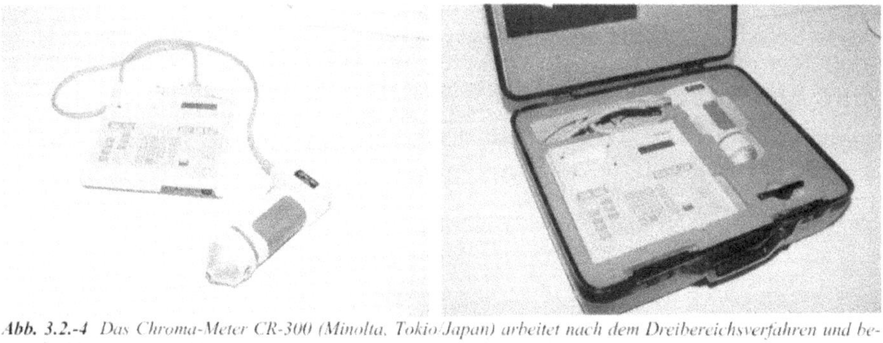

Abb. 3.2.-4 *Das Chroma-Meter CR-300 (Minolta, Tokio/Japan) arbeitet nach dem Dreibereichsverfahren und besitzt die Messgeometrie d/0°.*

3.2.5.1 **Weißreflektor CR-A43 für das Chroma-Meter CR-300** (Minolta, Tokio/Japan)

S. Abb. 3.-9

3.2.6 **Spektralphotometer CM-503c** (Minolta, Tokio/Japan)

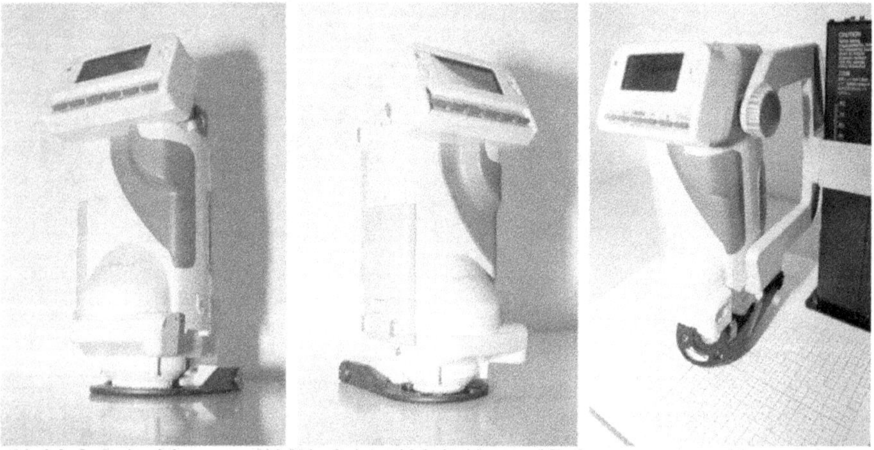

Abb. 3.2.-5 *Spektralphotometer CM-503c (links), CM-503i (Mitte) und Farbmessapparatur an Messgerätehalterung (rechts).*

3.2.6.1 Messprinzip, Beleuchtungs- und Betrachtungssystem

Das Beleuchtungs-/Betrachtungssystem des Spektralphotometers CM-503c wird als 45/0°-Messgeometrie bezeichnet und entspricht den Spezifikationen der ISO 7724/1, der *DIN 5033*, der *CIE*-Empfehlung 15,2 sowie der ASTM E 1164: Bei diesem Messverfahren wird die Probe unter 45° beleuchtet und senkrecht unter 0° betrachtet. Der Öffnungswinkel des Empfängers beträgt hierbei 7,4°.

Als Lichtquelle dient eine Xenon-Blitzlampe, deren abgestrahltes Licht über 12 Lichtleiterkabel die zu messende Probe zirkular unter einem Winkel von 45° beleuchtet. Das nach dem Prinzip des Zweistrahlverfahrens arbeitende Spektralphotometer besitzt einen in zwei Segmente aufgeteilten Monochromator. Das von der Probe reflektierte Messlicht gelangt unmittelbar zum Segment 1 und zeitgleich zum Zweck der Beleuchtungskontrolle aus der Mischkammer zum Segment 2. Hierdurch werden auch geringste Schwankungen in der spektralen Zusammensetzung und der Intensität des von der Xenonlampe abgestrahlten Lichtes erkannt und automatisch kompensiert.

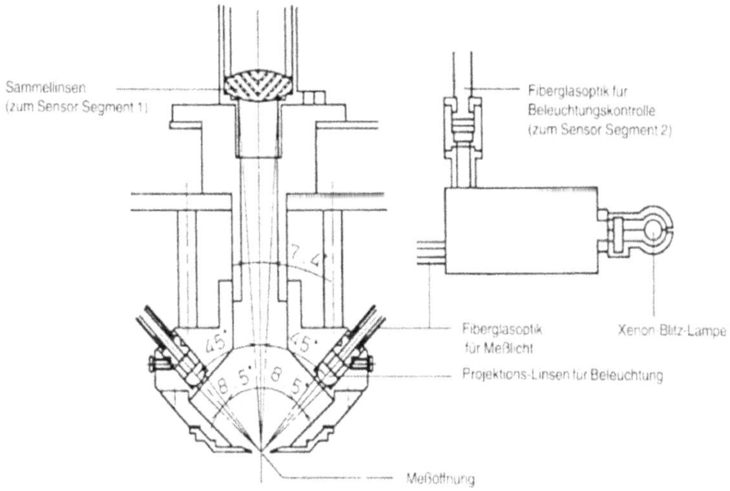

Abb. 3.2.-6 *Messgeometrie 45/0° des Spektralphotometers CM-503c (Quelle: Bedienungsanleitung von Minolta). Hierbei wird Licht im 45°-Winkel von der Apparaturachse emittiert und das vom Objekt veränderte und reflektierte Licht unter 0° von den Sensoren des Spektralphotometers detektiert (Quelle der Abbildung: Bedienungsanleitung von Minolta).*

3.2.6.2 Blockdiagramm – Messung

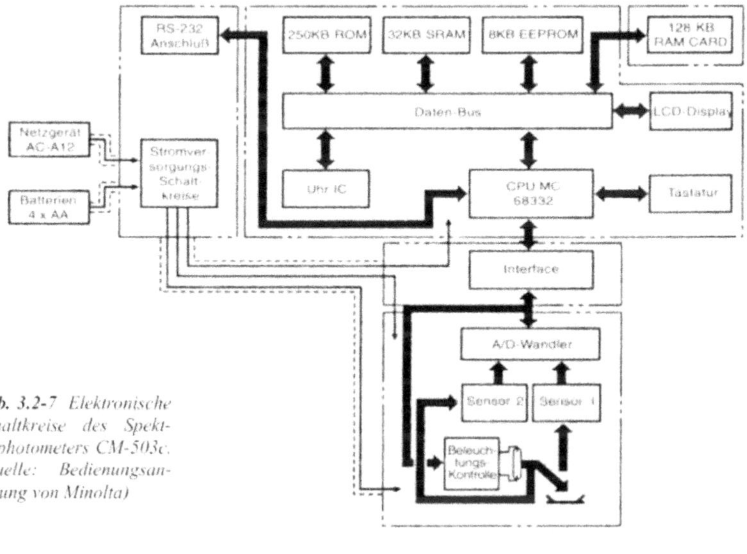

Abb. 3.2-7 *Elektronische Schaltkreise des Spektralphotometers CM-503c. (Quelle: Bedienungsanleitung von Minolta)*

3.2.6.3 Ablauf einer Messung

Eine Messung läuft nach der Minolta-Bedienungsanleitung wie folgt ab:

1. Über die Messtaste wird eine Vormessung zur Berechnung der erforderlichen Lichtintensität für die eigentliche Messung ausgelöst.

2. Die Xenonblitzlampe, deren Intensität mithilfe des unter 1. berechneten Ergebnisses gesteuert wird, zündet. Das Abstrahlungslicht streut diffus in der Mischkammer und beleuchtet zirkular über 12 Lichtleiterkabel unter einem Winkel von 45° die zu messende Probe.

3. Zeitgleich gelangen das von der Probe unter einem Winkel von 0° reflektierte Licht via Glasfaserkabel direkt zum Segment 1 und das Licht zur Beleuchtungskontrolle aus dem Inneren der Mischkammer über eine zweite Fiberglasoptik zum Segment 2 des Monochromators.

4. Innerhalb des Wellenlängenbereichs 400 bis 700 nm wird das vom Sensor detektierte Licht im Monochromator in 20 nm Abstände aufgeteilt, gelangt zur Siliziumfotodiodenzeile und wird in zur Lichtintensität proportionale, elektrische Stromsignale umgewandelt, die ihrerseits zu den Analogschaltungen weitergeführt werden.

5. Innerhalb der Analogschaltungen werden diese elektrischen Ströme in proportionale, analoge Spannungen umgewandelt und im A/D-Wandler in digitale Signale umgesetzt.

6. In der CPU werden aus Digitalsignalen spektrale Reflexionswerte berechnet und im internen RAM-Speicher bzw. auf der Memory Card gespeichert.

7. Aus den Reflexionswerten werden farbmetrische Werte berechnet und im LCD-Display angezeigt.

3.2.6.4 Vormessungen (Herstellerangaben)

Das CM-503c-Spektralphotometer verfügt über eine sogenannte Vorblitzfunktion. In Abhängigkeit von der spektralen Reflexion der zu messenden Probe wird die Leistung für die eigentliche Messung berechnet und gesteuert. Bei Messauslösung wird ein Vorblitz mit ca. 2 % der maximal verfügbaren Energie gezündet. Aus dem von der Oberfläche reflektierten Licht berechnet das Messgerät die spektralen Reflexionseigenschaften (maximaler Reflexionsgrad, die Wellenlänge mit der maximalen Reflexion) der Probe, kalkuliert die notwendige Energie für die Hauptmessung und zündet anschließend die Blitzlampe erneut. Auf diese Weise wird nur die für die Messung effektiv erforderliche Lichtleistung verwendet und die Wiederholgenauigkeit bei Proben mit geringem Reflexionsvermögen erhöht.

3.2.6.5 **Kalibrierstandard CM-A82** (Minolta, Tokio/Japan)

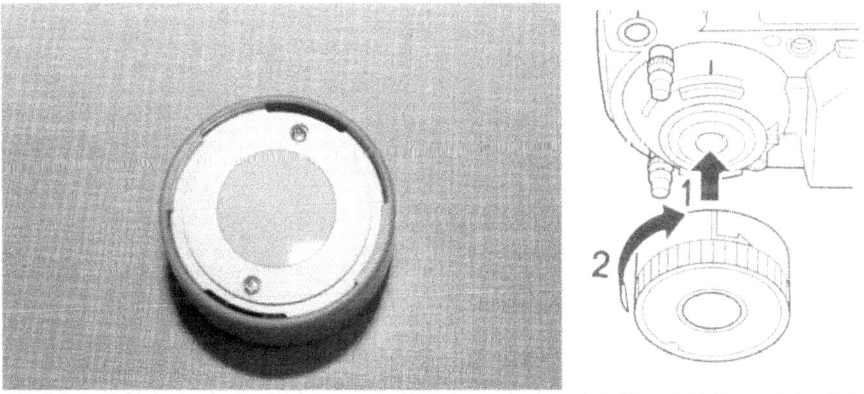

Abb. 3.2.-8 Kalibrierstandard und Anbringung des Kalibrierstandards (rechts); Foto: A. Hoffmann; linke Abbildung: Bedienungsanleitung von Minolta.

3.2.7 **Spektralphotometer CM-503i** (Minolta, Tokio/Japan)

3.2.7.1 Messprinzip, Beleuchtungs- und Betrachtungssystem (Herstellerangaben)

Das Beleuchtungs-/Betrachtungssystem des Spektralphotometers CM-503i von Minolta: Bei diesem Messverfahren mit einer d/8-(diffus/8°-)Messgeometrie wird die Probe diffus beleuchtet, unter 8° versetzt zur Senkrechten betrachtet, und der Öffnungswinkel des Empfängers beträgt 7,4° gemäß der Spezifikationen der ISO7724/1[1], der *DIN5033 Teil 7*[1] für die d/8-Messgeometrie, der *CIE*-Empfehlung 15,2[2] für die d/0-Geometrie sowie der ASTME1164[3] für die t/0-Geometrie (total/normal, wobei die Bezeichnung „total" diffuse Beleuchtung mit Glanzeinschluss bedeutet).

1. Gemäß ISO 7724/1 und *DIN 5033 Teil 7* soll bei der d/8-Geometrie der Betrachtungswinkel bezogen auf die Senkrechte zur Probenfläche gleich 8°±2° betragen und der Öffnungswinkel des Empfängers nicht mehr als zweimal 5° überschreiten.
2. Bei der d/0-Messgeometrie wird ein maximal zulässiger Betrachtungswinkel von 10° zur Senkrechten angegeben, wobei der Öffnungswinkel des Empfängers nicht zweimal 5° überschreiten darf.
3. ASTME 1164 besagt, dass für die t/0-Messgeometrie der maximal zulässige Betrachtungswinkel 10° zur Senkrechten beträgt und der Öffnungswinkel des Empfängers mehr als zweimal 5° nicht überschreiten darf.

Als Lichtquelle wird eine Xenonblitzlampe verwendet, deren abgestrahltes Licht von der weißen Innenwand der Photometerkugel diffus streut und die zu messende Probe gleichmäßig aus allen Raumwinkeln beleuchtet. Das CM-503i arbeitet nach dem Prinzip des Zweistrahlverfahrens, nachdem der Monochromator aus zwei Segmenten besteht und bei dem das von der Probe reflektierte Messlicht direkt zum Segment 1 und zeitgleich das Licht zur Beleuchtungskontrolle aus dem Innern der Kugel zum Segment 2 gelangt. Hierdurch werden auch geringste Schwankungen in der spektralen Zusammensetzung und der Intensität des Abstrahlungslichtes erkannt und automatisch kompensiert.

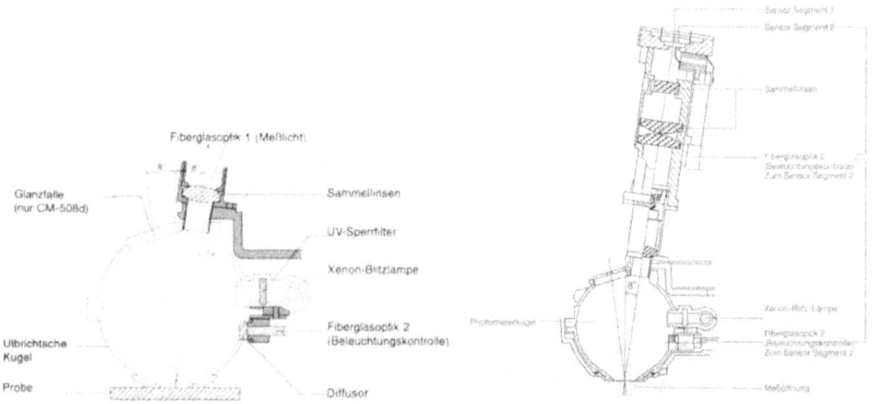

Abb. 3.2-9 *Messgeometrie d/8° des Spektralphotometers CM-503i. Hierbei wird das vom Objekt reflektierte Licht unter einem Winkel von 8° zur Apparaturachse detektiert, welches zuvor diffus via Ulbrichtkugel gestrahlt zum Objekt gelangte (Quelle: Bedienungsanleitung von Minolta).*

3.2.7.2 Blockdiagramm – Messung

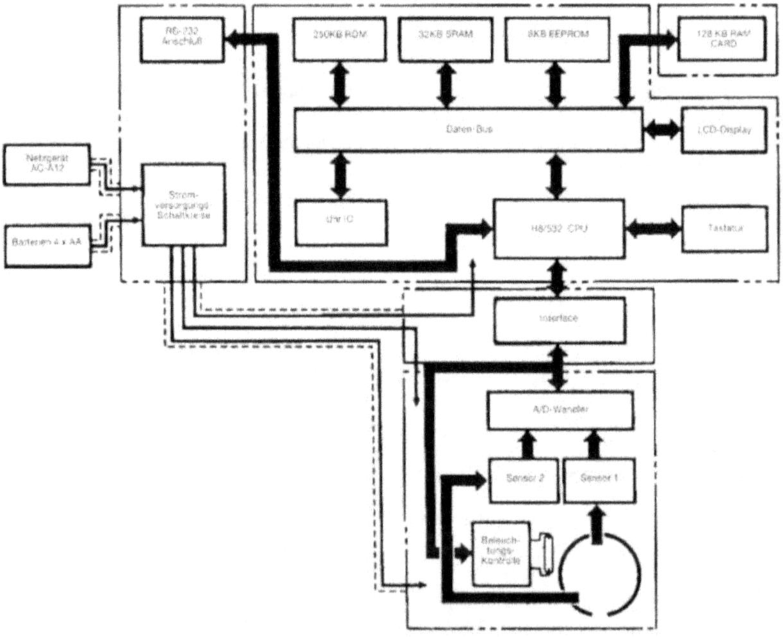

Abb. 3.2-10 *Elektronische Schaltkreise des Spektralphotometers CM-503i (Quelle: Bedienungsanleitung von Minolta).*

3.2.7.3 Ablauf einer Messung (nach Herstellerangaben)

Eine Messung läuft wie folgt ab:

1. Über die Messtaste wird eine Vormessung zur Berechnung der erforderlichen Lichtintensität für die eigentliche Messung ausgelöst.

2. Die Xenonblitzlampe, deren Intensität mithilfe des unter 1. berechneten Ergebnisses gesteuert wird, zündet. Abstrahlungslicht streut diffus an der weißen Innenwand der Kugel diffus und beleuchtet die zu messende Probe gleichmäßig aus allen Raumwinkeln.

3. Zeitgleich gelangen das von der Probe unter einem Winkel von 8° zur Senkrechten reflektierte Licht via Glasfaserkabel direkt zum Segment 1 und das Licht zur Beleuchtungskontrolle aus dem Inneren der Kugel über eine zweite Fiberglasoptik zum Segment 2 des Monochromators.

4. Innerhalb des Wellenlängenbereichs 400 bis 700 nm wird das vom Sensor detektierte Licht im Monochromator in 20 nm Abstände aufgeteilt, gelangt zur Siliziumfotodiodenzeile und wird in zur Lichtintensität proportionale, elektrische Stromsignale umgewandelt, die ihrerseits zu den Analogschaltungen weitergeführt werden.

5. Innerhalb der Analogschaltungen werden diese elektrischen Ströme in proportionale, analoge Spannungen umgewandelt und im A/D-Wandler in digitale Signale umgesetzt.

6. In der CPU werden aus Digitalsignalen spektrale Reflexionswerte berechnet und im internen RAM-Speicher bzw. auf der Memory Card gespeichert.

7. Aus den Reflexionswerten werden farbmetrische Werte berechnet und im LCD-Display angezeigt.

3.2.7.4. Vormessung (nach Herstellerangaben)

Das Spektralphotometer CM-503i von Minolta (Tokio/Japan) verfügt über eine Vorblitzfunktion, mit deren Hilfe in Abhängigkeit von der spektralen Reflexion der zu messenden Probe die Leistung für die eigentliche Messung berechnet und gesteuert wird. Bei Messauslösung wird ein Vorblitz mit ca. 2 % der maximal verfügbaren Energie gezündet. Aus dem von der Oberfläche reflektierten Licht berechnet das Messgerät die spektralen Reflexionseigenschaften (maximaler Reflexionsgrad, die Wellenlänge mit der maximalen Reflexion) der Probe, kalkuliert die notwendige Energie für die Hauptmessung und zündet anschließend die Blitzlampe erneut. Auf diese Weise wird nur die für die Messung effektiv erforderliche Lichtleistung verwendet und die Wiederholgenauigkeit bei Proben mit geringem Reflexionsvermögen erhöht.

3.2.7.5 Kalibrierstandard CM-A21 (Minolta, Tokio/Japan)

3.2.7.6 Messgerätehalterung CM-A3 (Minolta, Tokio/Japan)

Messgerätehalterung CM-A3 (Minolta, Tokio/Japan): Diese Halterung ist konzipiert sowohl für das Spektralphotometer CM-503c als auch für das Spektralphotometer CM-503i (s. Abb. 3.6).

3.2.8 **Mikroskopisches Chromameter CR-241** (Minolta, Tokio/Japan)

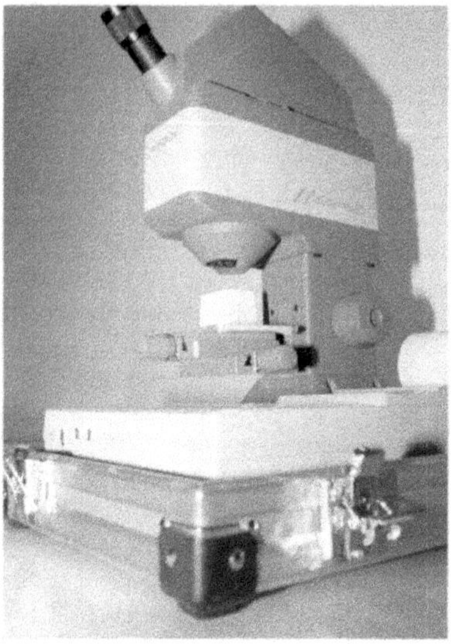

Abb. 3.2.-11 *Mikroskopisches Chromameter CR-241 von Minolta (Tokio/Japan). Die Messungen erfolgen nachdem die zu messende Fläche unter mikroskopischer Betrachtung scharf zu erkennen ist. Darstellung der messbereiten Apparatur nach Positionierung der Probe. Kalibrierplatte des mikroskopischen Chromameters CR-241 (unten): Zentral ist die Kalibrierplatte weiß gefärbt (Weißreflektor CR-A43, Minolta, Tokio/Japan). Mit Hilfe dieser Platte wird so eine Weißkalibrierung an dieser Stelle der Platte durchgeführt. Die kaum mit unbewaffnetem Auge zu erkennenden schwarzen Punkte auf dem Weiß der Platte dienen der Scharfstellung des mikroskopischen Chromameters. Sind die Punkte peripher der durch das Linsensystem sichtbaren Randmarkierung des Messfeldes scharf zu erkennen, kann die Kalibrierung durchgeführt werden. Hierbei, das Zentrum der weißen Mitte anvisiert, werden drei Kalibriermessungen durchgeführt.*

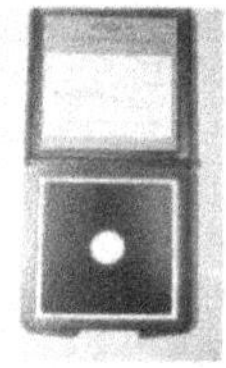

3.2.9 **Farbringe** (VITA, Bad-Säckingen/Deutschland)

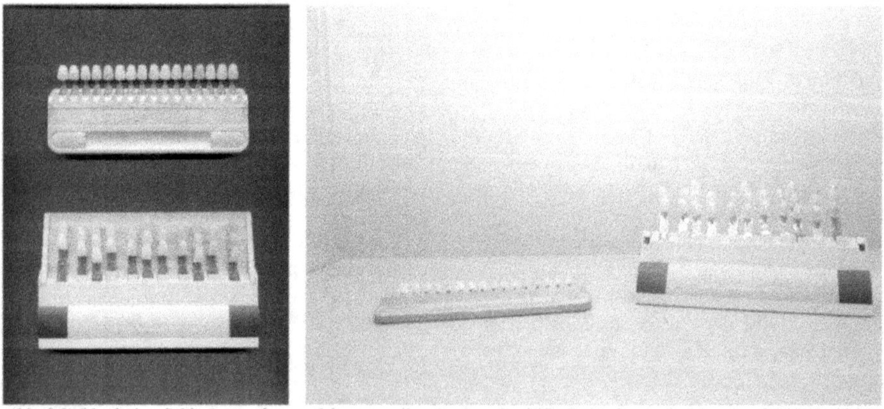

Abb. 3.2.-12 *(linkes Bild) Anwendung erfuhren in allen Studien der VITAPAN-classical- (oben) und VITAPAN-3D-MASTER-Farbring (unten). Rechtes Bild: Farbringe VITAPAN classical (links) und VITAPAN 3D-MASTER (rechts). Die Farbringe befinden sich in der Lichtkabine der Fa. NORMLICHT in der auch die subjektiven Farbabgleiche stattfanden.*

3.2.10 Flüssigkeitsmessgerät/Sartorius Moisture Analyzer MA100 (Sartorius, Göttingen/Deustchland)

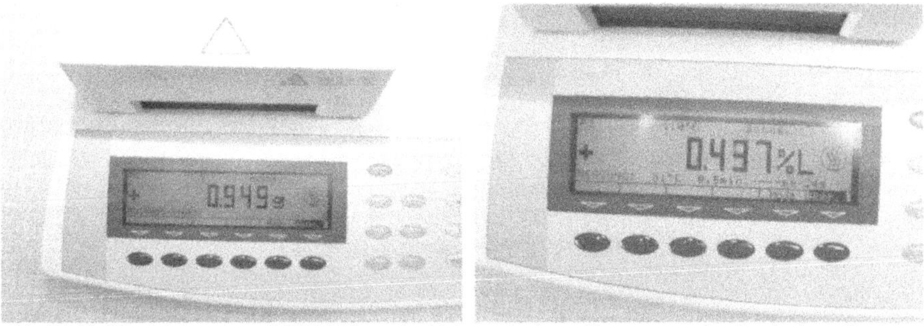

Abb. 3.2-13 Flüssigkeitsmessgerät MA100/Sartorius Moisture Analyzer. Gemessen werden die absoluten Gewichte (links) und der Flüssigkeitsverlust (rechts).

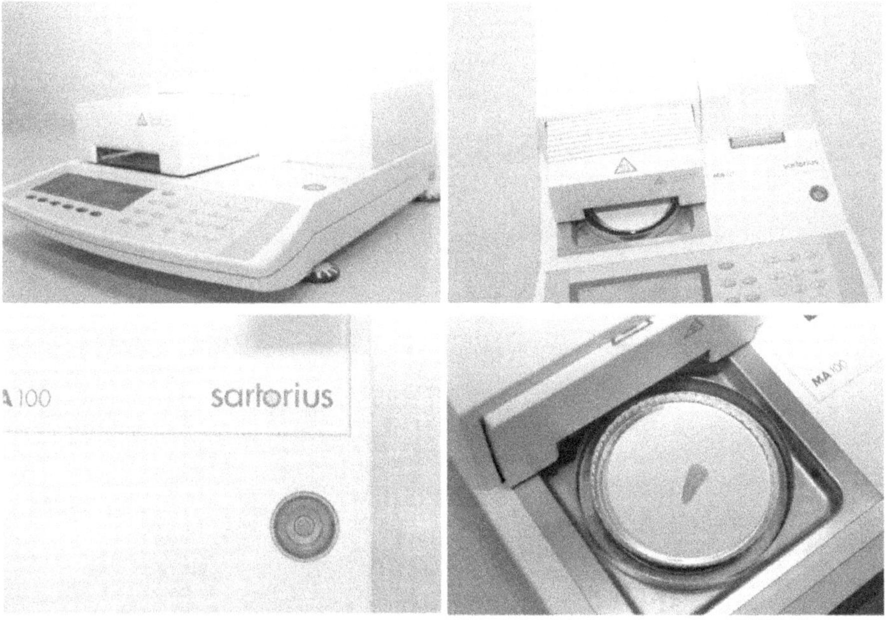

Abb. 3.2.-14 Flüssigkeitsmessgerät MA100/Sartorius Moisture Analyzer im geschlossenen Zustand (oben links) und sich automatisch öffnend (oben rechts). Die thermogravimetrische Messapparatur muss optimal waagerecht ausgerichtet sein. Diese Ausrichtung ist unter Zuhilfenahme der dem Gerät innewohnenden Wasserwaage gewährleistet (unten links). Das untere rechte Bild zeigt eine Probe am geöffneten Gerät.

3.2.10.1 Technische Daten (Herstellerangaben)

Trocknerfunktion, Heizelement: keramischer Flächenstrahler, Temperaturbereich: 30 °C–200 °C Temperaturschritt: einstellbar in 1-Gradschritten, Temperaturabgleich mit Temperaturabgleichset YTMo3MA, Wägefunktion, Wägebereich: 100 Ablesbarkeit: 1 mg/0,1 mg, 0,01 %/ 0,001 % Feuchte, Messgenauigkeit des Wägesystems 0,1 mg, Reproduzierbarkeit, typisch ab 1 g Probe: 0,1 %, ab 5 g Probe: 0.02 %, externer Justiergewichtswert 50 g (E2) (mind. Genauigkeitsklasse) Probeschalenabmessung: Durchmesser 90 mm, Trocknungsparameter Abschaltkriterien: Vollautomatik, Halbautomatik, Zeit(-vorwahl), Zeitabschaltung, manuell asap® zur Parameterfindung, Speicher für Parameter Einstellungen 30, Ergebnisanzeige: Feucht (%), Trockenmasse (%), Atro, Gewichtsverlust, Rückstand (mg, g oder g/kg), Gerät (Hardware): Abmessungen (BxTxH) 350x453x156 mm, Nettogewicht 8 kg, Netzspannung 230 V oder 115 V schaltbar durch Auswechseln der Heizeinheit, Netzfrequenz 48–60 Hz, Einsatztemperaturbereich: +10 – +30 °C, Klapphaube motorisch bewegbar.

3.2.11 Mikrowaage MC21S (Sartorius, Göttingen/Deustchland)

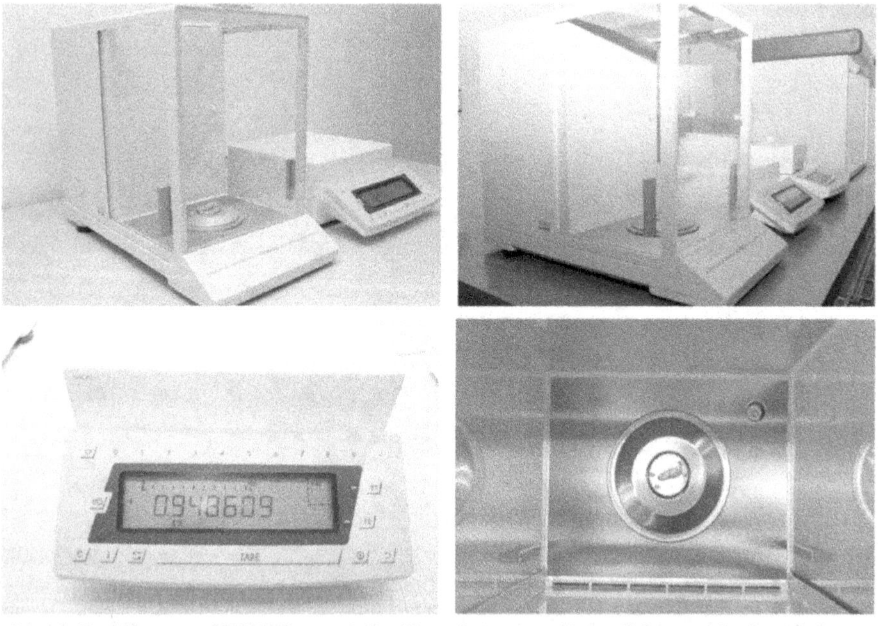

Abb. 3.2-15 *Mikrowaage MC21S (Sartorius). Die Waage besitzt eine gläserne Kabine, welche die Aufgabe eines Windschutzes erfüllt. Hierdurch werden die Einflüsse von Luftströmung und thermischen Luftbewegungen ausgeschlossen. Die Wiegeeinheit (Wägezelle und Wägeraum) ist von der elektronischen Bedien- und Displayeinheit körperlich getrennt, um hier bedienungsmechanische Auswirkungen auf die gravimetrischen Ergebnisse zu vermeiden (oben). Mikrowaage MC21S (Sartorius). Blick von oben auf die Wägeeinheit, Probe und die Wasserwaage (rechts unten). Das Bild unten links zeigt die Dimension (1:1.000.000 g), in der gemessen wurde.*

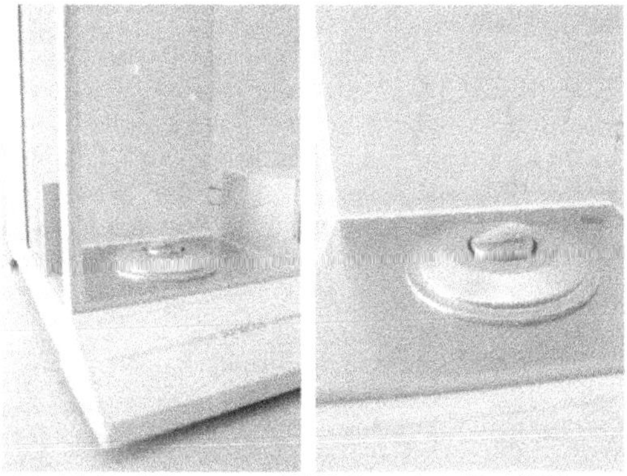

Abb. 3.2-16 *Mikrowaage MC21S (Sartorius). Die Abbildung zeigt eine Zahnprobe in der Wägeeinheit positioniert auf dem Wiegeteller. Im Hintergrund ist auch hier eine verglaste Fensteröffnung der Wasserwaage zu erkennen. Die Wasserwaage gewährt eine waagerechte Ausrichtung und somit eine optimal exakte Leistung der Wägeeinheit.*

3.2.11.1 Technische Daten (Herstellerangabe)

Wägebereich gesamt 21 g, Wägebereich elektronisch 21 g, Ablesbarkeit 0,001 mg, Tarierbereich (subtraktiv): 21 g, Reproduzierbarkeit: 0,002 mg, Wägebereiche: Max. Linearitätsabweichung: ± 0,015 mg, Einschwingzeit (typ.) 10 s; Justiergewicht: intern, Zul. Umgebungstemperatur: +5 – 40 °C, Waagschale: 30 mm, Abmessungen (BxTxH): 219 x 408 x 318 mm (Wägezelle), 213x306x106,5 mm (Elektronik), 159 x 155 x 260 mm (Wägeraum), Nettogewicht (Wägezelle/Elektronik) 11,1/3,1 kg.

3.2.12 Mikrowaage MC5 (Sartorius, Göttingen/Deustchland)

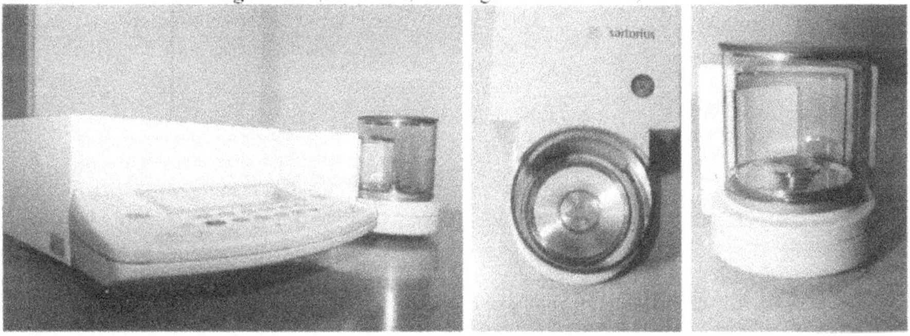

Abb. 3.2-17 *Der Zahn ist positioniert zum Wiegen. Im Hintergrund ist eine verglaste Fensteröffnung der Wasserwaage zu erkennen. Die Wasserwaage gewährt eine waagerechte Ausrichtung und somit eine optimal exakte Leistung der Wägeeinheit. Die Glashaube wird durch einen elektrischen Motor automatisch durch Knopfdruck an der körperlich von dem Wägesystem getrennten Bedienungseinheit geöffnet und geschlossen. Die Waage besitzt eine gläserne Haube, welche die Aufgabe eines Windschutzes erfüllt. Hierdurch werden die Einflüsse von Luftströmung und thermischer Luftbewegungen ausgeschlossen. Die Wiegeeinheit (Wägezelle und Wägeraum) ist von der elektronischen Bedien- und Displayeinheit körperlich getrennt, um hier bedienungsmechanische Auswirkungen auf die gravimetrischen Ergebnisse zu vermeiden. Die gläserne Haube besitzt an einer Seite ein Fenster. Öffnung und Schließung erfolgen durch Rotation der Glashaube.*

3.2.12.1 Technische Daten (Herstellerangaben)

Wägebereich gesamt: 5,1 g, Wägebereich elektronisch: 5,1 g, Ablesbarkeit: 0,001 mg Tarierbereich (subtraktiv): 5,1 g, Reproduzierbarkeit: 0,001 mg, Wägebereiche: Max Linearitätsabweichung ± 0,004 mg, Einschwingzeit (typisch): 10 s, Justiergewicht intern Anpassung an die Aufstellbedingungen: 4 optimierte Filterstufen, Zul. Umgebungstemperatur +5/-40 °C Waagschale 30 mm, Abmessungen (BxTxH): 122x315x121 mm (Wägezelle), 213x306x106,5 mm (Elektronik), 80x77 Durchmesser (Wägeraum), Nettogewicht Wägezelle/Elektronik:

3.2.13 PJC/CVL 3 Pantone® Lichtkabine (JUST NORMLICHT, Weilheim/Germany)

3.2.13.1 Technische Daten (Herstellerangaben)

D65 Normlicht (6.500 K): Leuchtstofflampe Philips TL-D 18/965 (nördliches Tageslicht, entsprechend den internationalen Normen für visuelle Farbmusterung-CIE D65), Farbwiedergabewert 98 Ra, 2x18 Watt D50 Normlicht (5.000 K): Leuchtstofflampe JUST Color Control Daylight 98 (Tageslicht zur Farbbestimmung in der grafischen Industrie – Beurteilung von Vorlage und Reproduktion – *CIE* D50), ANSI PH 2.30, ISO 3664 Farbwiedergabewert 98 Ra, 2x18 Watt, Normlicht A (2.700 K): Farbwiedergabewert 100 Ra Glühlampe, 2x60 Watt.

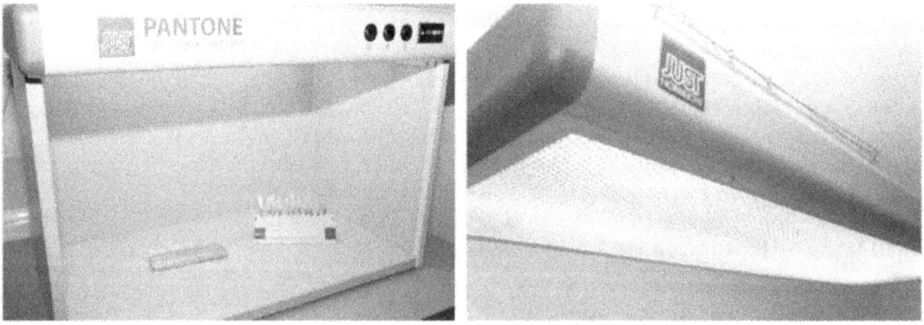

Abb. 3.2-18 *PJC/CVL 3 Pantone® Lichtkabine (links). Zu sehen sind weiterhin die VITAPAN-classical- und 3D-MASTER-Farbringe, welche hier zur Anwendung gelangten. CC/FS 2-SY-2/36 Farbprüfleuchte (rechts) als Lichtquelle zur Ausleuchtung des Arbeitsbereiches.*

3.2.14 CC/FS 2-SY-2/36 Farbprüfleuchte (JUST NORMLICHT, Weilheim/Germany)

3.2.14.1 Technische Daten (Herstellerangaben)

D65 Normlicht (6.500 K): Leuchtstofflampe Philips (nördliches Tageslicht, entsprechend den internationalen Normen für visuelle Farbmusterung – CIE D65) Farbwiedergabewert 98 Ra, 230 V, 50 Hz, 2 x 36 Watt, BxTxH (42 x 125 x 7,5 cm), beleuchtete Fläche: 40 x 100 cm.

3.3 Messvorrichtung und Versuchsaufbau

Bei der spektrophotometrischen Erfassung insbesondere von Zähnen entstehen die bisher größten Probleme vor allen Dingen an gekrümmten Flächen (vgl. [329]) insbesondere durch Verschiebung und Rotation der Messfläche (Verlagerung der Proben zum Messgerät) (vgl. auch [198, 275, 329]) und in Folge durch die entsprechenden Strahlengänge und die daraus resultierenden Werteschwankungen und Fehlmessungen an Objekten.

Jene Ergebnisverzerrung kann in vivo eine mitunter deutliche Reduktion erfahren, indem Positionierungsbehelfe (Justierhilfen, Tiefziehschiene) zur Anwendung gelangen.

Es muss sich das Objekt in einer immer reproduzierbaren starren örtlichen Bezüglichkeit zum Messgerät befindet. Diese kann mit der erstmals vom Autor dieses gegenwärtigen Werks entwickelten und beschriebenen Methodik erreicht werden, indem das Messgerät an eine entsprechende Halterung in eine feste Relation zum Objekttisch gesetzt und jener seinerseits mit einer Vorrichtung zur exakten Fixierung, Positionierung und Reponierung für Präzisionsmessungen fest fixiert wird. Jene Vorrichtung besteht aus einer Basisplatte im Verbund mit einem kleinen Rahmen (Basisrahmenplatte), welche auf das Objekttischchen unverschieblich in Form von einer Klebung angebracht wird. Ein auf diese Basisrahmenplatte aufsteckbarer größerer höherer Formrahmen mit entsprechender Dimensionierung wird nun auf jene aufgesetzt und beide bilden zusammen ein konfektioniertes Stecksystem. Sind Formrahmen und Basisrahmenplatte im Sinne eines Schlüssel-Schloss-Prinzips aufeinander gesteckt, wird nun eine plastische, visköse, später festwerdende Fixiermasse (Silaplast, DETAX, Ettlingen/Deutschland) in dieses System eingebracht werden, in welche der zu untersuchende Zahn gelegt und für eine Projektion der Messfläche in Höhe des Übergangs vom cervicalen (vgl. auch [260, 261, 598]) zum mittleren (vgl. [201, 426]) Drittel der Zahnkrone unter der Messapparatur ausgerichtet wird.

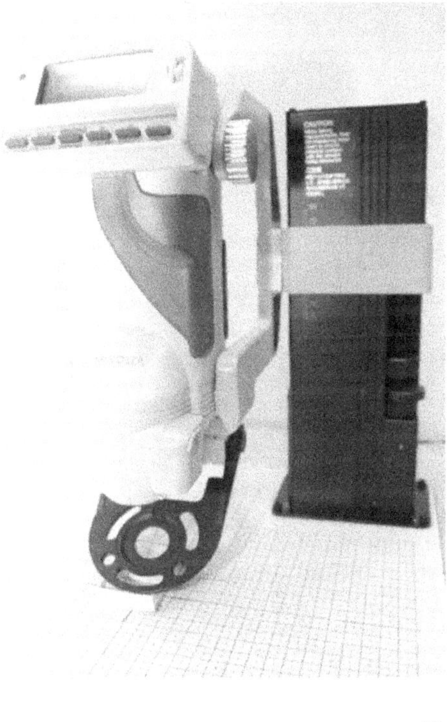

Abb. 3.3-1 *Messgerätehalterung CM-A3 (Minolta) für die Spektralphotometer CM-503c und CM-503i. Die Messgerätehalterung besteht aus Befestigungsgestänge, Führungsarm und Messtisch.*

Der Zahn sowie die Basisrahmenplatte jenes Systems hinterlassen so ihre Impressionen in der nun hart gewordenen Fixiermasse, sodass das Objekt in die Masse positioniert, nachdem sich die Masse verfestigt hat, entnommen und wieder reponiert werden kann. Des Weiteren ist eine Entfernung des Formrahmens von dem nun festgewordenen Fixiermassenblock (Silaplast) und der Basisrahmenplatte möglich und der nun feste Fixiermassenblock seinerseits kann von der Basisrahmenplatte abgehoben und wieder zurückgesetzt werden. Entfernt man den Zahn von dem festen Fixiermassenblock und jenen von der Basisrahmenplatte, so lassen sich am Fixiermassenblock Impressionen von Objekt, Formrahmen und ebenso vom Relief der Basisrahmenplatte erkennen. Jene Impressionsabformungen stellen also kongruente Negative der Positivanteile – Objekt (Zahn) und Basisrahmenplattenrelief – dar. Nach Art des Schlüssel-Schloss-Prinzips kann so der Fixiermassenblock auf die Basisplatte zurückgesetzt und der Zahn in den Fixiermassenblock präzise wieder eingelegt werden. Objekte werden auf diese Weise immer an derselben Stelle, an immer exakt gleicher Messfläche gemessen. Bei planen farblich inhomogenen als auch bei Messungen an gekrümmten Flächen werden Messfehler aufgrund sonst möglicher ungewollter Verlagerung des Objektes oder des Messinstrumentes und der damit verbundenen Verschiebung und Rotation der Messfläche ausgeschlossen. So besteht insbesondere die Möglichkeit einen Zahn, eingelegt in der Fixiermasse, farbmetrisch zu erfassen, ihn aus dem Fixiermassenblock zu entnehmen, beispielsweise der Waage oder dem gravimetrischen und dem thermogravimetrischen Messverfahren zuzuführen, in Flüssigkeit zu legen und nach exakter Repositionierung im Fixiermassenblock erneut spektrophoto- bzw. farbmetrisch zu erfassen.

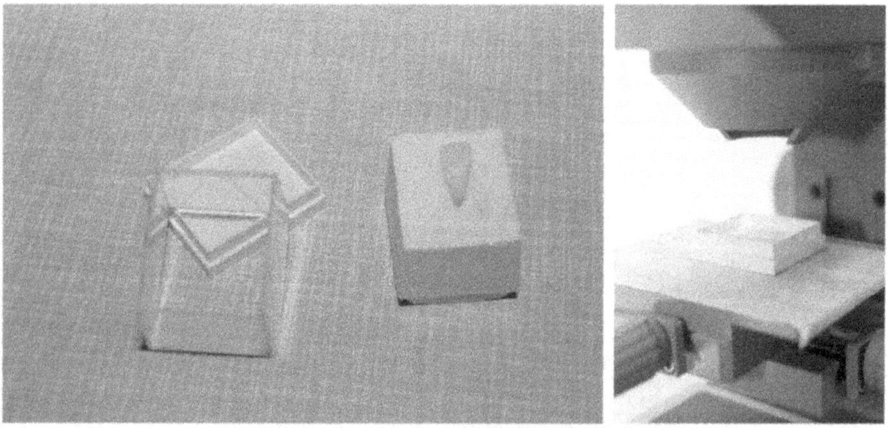

Abb. 3.3.-2 *Basisrahmenplatte (weiß) und Formrahmen (transparenter Kunststoff) bilden das konfektionierte Kästchenstecksystem. Die visköse, mit der Zeit härtende, Fixiermasse wird in das Stecksystem eingebracht. Rechts zu sehen ist der in der hart gewordenen Fixiermasse (Silaplast, DETAX, Ettlingen/Deutschland) integrierte Zahn. Der Fixiermassenblock besitzt an seiner Unterseite die Impression der Rahmenbasisplatte, lässt sich auf diese vergleichbar mit einem Schlüssel-Schloss-System exakt aufsetzen und trägt an seiner oberen Fläche die durch den Zahn hervorgerufene Impression. Mikroskopisches Chromameter (rechts) mit Basisrahmenplatte. Die Basisrahmenplatte wurde via Klebung auf ein aufgebrachtes Isolationsklebeband auf dem Messtisch mit der Apparatur verbunden.*

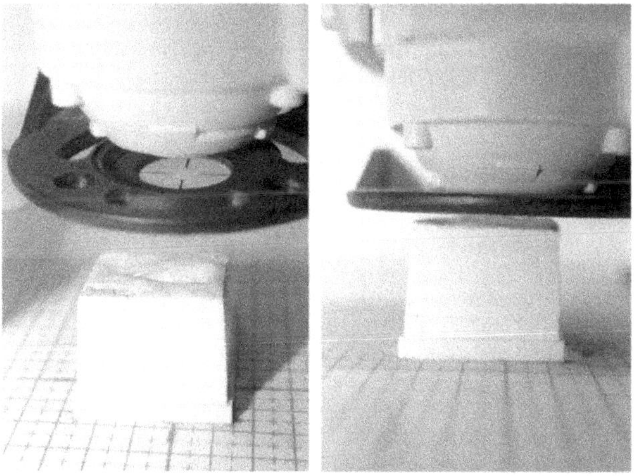

Abb. 3.3.-3 *Die Basisrahmenplatte (weiß) ist über Klebeverbund mit dem Messtisch verbunden, der Fixiermassenblock exakt und spaltfrei positioniert und der Zahn integriert im Fixiermassenblock. Die Messapparatur und Messgerätehalterung sind über Nut und Schraube fest verbunden. Die Messapparatur hängt über der Probe. Zur Durchführung einer Messung wird die Messapparatur an der Halterung exakt und präzise zur Zahnkrone geführt. Zu erkennen ist an dieser Stelle auch die Kleinfeldmaske, welche die genaue Positionierung des Zahnes vor Hartwerden der Fixiermasse unter dem Gerät gewährleisten hilft. Position des Spektralphotometers während einer Messung (rechtes Bild).*

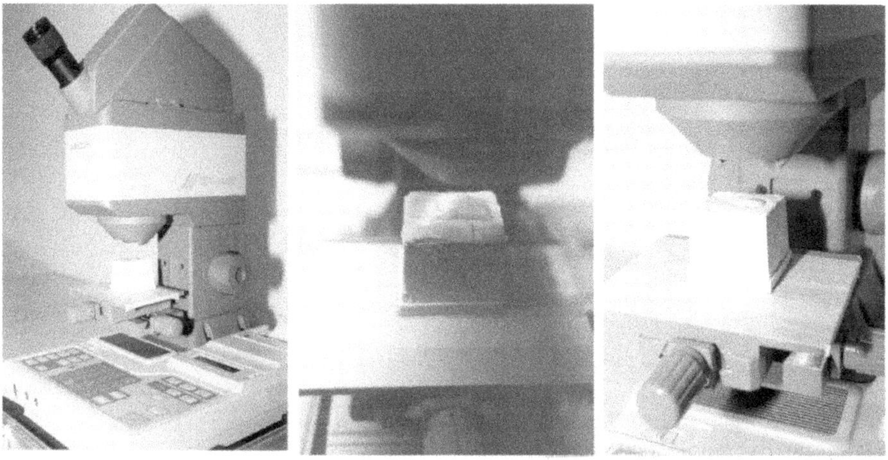

Abb. 3.3-4 *Die Positionierung und Ausrichtung der Zahnkrone unter der Messapparatur (Mitte). Messeinheit und das Positionierungssystem bestehen aus dem mikroskopischen Chromameter mit Messtischchen, Basisrahmenplatte (weiß) und dem Fixiermassenblock. In der dargestellten Situation ist die Apparatur messbereit. Es wird im Nonkontakt-Modus gemessen. Der Fixiermassenblock (Silaplast®) ist nach dem Schlüssel-Schloss-Prinzip auf der Basisrahmenplatte adaptiert, welche ihrerseits am Messtischchen der Messapparatur durch Klebung verbunden ist.*

3.4 Umgebungsbedingungen

Alle Voruntersuchungen und die gesamten Studien wurden in einem völlig vom natürlichen Außenlicht unabhängigen und über räumliches (vgl. [109, 110]) Normlicht (DIN 5033 Teil 8, DIN 6173 Teil 2, DIN 6169 (vgl. [129, 135, 136, 138, 569, 455]) CIE D65 der Fa. JUST NORM-LICHT-GmbH gespeisten, in Temperatur (21,9 °C ± 0,1 °C) und in Luftfeuchtigkeit (53,1 ± 1 %) kontrollierten, klimatisierten, untergeschössigen Raum durchgeführt. Auf diese Weise war gewährleistet, dass alle Zähne unter immer derselben standardisierten Beleuchtungssituation als auch bei nahezu gleichbleibenden klimatischen Verhältnissen einer visuellen sowie einer farbmetrischen Untersuchung zugeführt werden konnten.

3.5 Messgrößen, Normlicht, Weißabgleich, Farbringanwendung

Es sollen die Zähne in ihrer Helligkeit (L*), in den Farbtönen (a*, b*) (CIELAB, 1978, DIN 5033, DIN 6174, vgl. [95, 129, 139, 140, 141]), dem Metamerieindex (M) (vgl. DIN 6172, [137]), der Buntheit C* (L*C*h-System) in unbenannten Einheiten sowie dem Farbtonwinkel h (L*C*h-System) in Grad erfasst, jene Farbmaßzahlen und die Spektralkurven sowohl unter Normlicht D65 (6.500 Kelvin) als auch unter D50 (5.000 Kelvin nach DIN 6173, 138) und der Lichtart C unter einem Beobachtungswinkel von 2° (Normalbeobachter in Anlehnung an CIE 1931) und von 10° (farbmetrischer Großfeldnormalbeobachter nach CIE 1964, [94, 95]) gemessen und den Farbanalysen zugeführt werden.

$$L^* = 116 \bullet \sqrt[3]{\frac{Y}{Y_n}} - 16$$

$$a^* = 500 \bullet \left\{ \sqrt[3]{\frac{X}{X_n}} - \sqrt{\frac{Y}{Y_n}} \right\}$$

$$b^* = 200 \bullet \left\{ \sqrt[3]{\frac{Y}{Y_n}} - \sqrt[3]{\frac{Z}{Z_n}} \right\}$$

$$C^* = \sqrt{a^{*2} + b^{*2}}$$

$$h_{ab}^* = \arctan \frac{b^*}{a^*}$$

(3.5.-1) Zum Metamerieindex (*DIN6172, 137*):

$$M_T^2 = (L^*_{1T} - L^*_{2T} + K_L)^2 + (a^*_{1T} - a^*_{2T} + K_a)^2 + (b^*_{1T} - b^*_{2T} + K_b)^2$$

Mit den Korrekturdifferenzen $Kl = L^*_{2B} - L^*_{1B}$
$Ka = a^*_{2B} - a^*_{1B}$
$Kb = b^*_{2B} - b^*_{1B}$

Für Probe 1 L^*_{1B} a^*_{1B} b^*_{1B} (unter Bezugslichtart); L^*_{1T} a^*_{1T} b^*_{1T} (unter Testlichtart)

Für Probe 2 L^*_{2B} a^*_{2B} b^*_{2B} (unter Bezugslichtart); L^*_{2T} a^*_{2T} b^*_{2T} (unter Testlichtart)

(5.3.-2) Formeln für L*, a*, b*, C*, h.

Ein Weißabgleich (DIN 5033 Teil 9, vgl. [129]), d. h. die Kalibrierung des Gerätes an einer standardisierten weißen Tafel (100 % Remission), ist für jede volle Stunde vorgesehen, um so eine geräte- als auch anwendungsbedingte Messwerteabweichung mit zunehmender Benutzungszeit innerhalb des vom Hersteller eingeräumten Toleranzbereiches von ≤ 0,06 ΔE zu halten. Jede Zahnkrone wird mit den Farbringproben VITAPAN classical und 3D-MASTER nach den Empfehlungen u. a. von *Körber* [309], *Preston* [455], *Bergen* [40], *Knispel* [303], *Henning* [244, 245, 246] und der Firma VITA [569] unter dem Normlicht *CIE* D65 der Pantone® Lichtkabine (Fa. NORMLICHT) visuell abgeglichen. Das Gewicht wird in Gramm und der Flüssigkeitsgehalt sowie dessen Verlust in % angegeben.

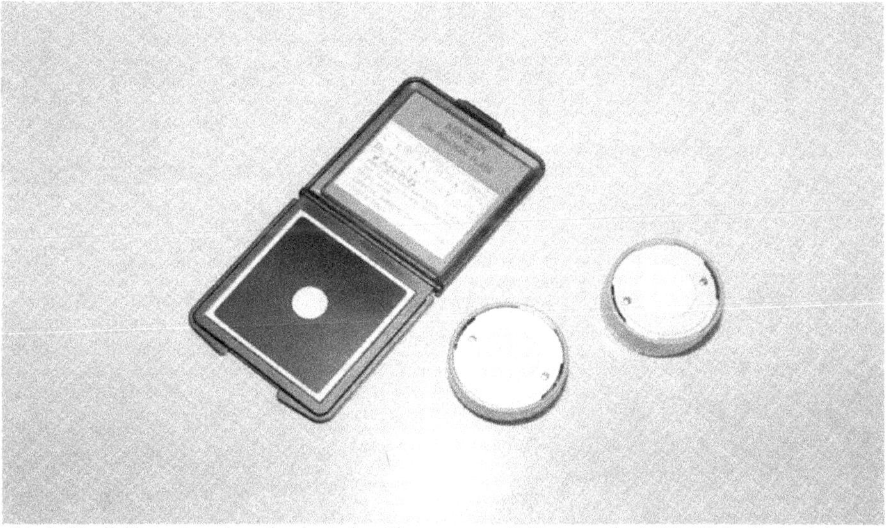

Abb. 3.-24 *Kalibrierplatte des mikroskopischen Chromameters, Kalibrierstandard CM-A82 des Spektralphotometers CM-503c und der CM-A21 des CM-503i (von links nach rechts).*

3.6 Statistik

Die für den verteilungsunabhängigen Vergleich von *M. Friedmann* [180] entwickelte Rangvarianzanalyse, eine zweifache Varianzanalyse mit Rangzahlen, wurde in allen Studien eingesetzt. Es werden hierbei die n Individuen, Stichprobengruppen bzw. Blöcke unter k Bedingungen (C) untersucht. Zur Prüfung der Nullhypothese wurde von Friedman folgende Prüfgröße angegeben (s. Gleichung 5.3.-3)

$$\chi_R^2 = \left[\frac{12}{nk(k+1)}\sum_{i=1}^{k} R_i^2\right] - 3n(k+1) \qquad \textbf{(3.6.-1)}$$

n = Anzahl der Zeilen (die voneinander unabhangig, aber untereinander nicht homogen zu sein brauchen): Blöcke, Individuen, Wiederholungen, Stichprobengruppen

k = Anzahl der Spalten (mit zufälliger Zuordnung der): Bedingungen, Behandlungen, Sorten, Faktoren (zu den Versuchseinheiten)

$\sum_{i=1}^{k} R_i^2$ = Summe der Quadrate der Spaltenrangsummen für die k zu vergleichenden Behandlungen oder Bedingungen.

Welche Bedingungen oder Behandlungen untereinander statistisch signifikante Unterschiede aufweisen, ist über Testungen in Abhängigkeit von der Anzahl der Messungen pro Variable (n) (= Blöcke, Stichprobengruppen, Wiederholungen bzw. Individuen) und der Variablenanzahl (k) (= Anzahl der Behandlungen bzw. Bedingungen) zu ermitteln. Als diesem Homogenitätstest nachgeschaltete nichtparametrische Testungen kamen je nach Anzahl der Variablen und Individuen die multiplen Vergleiche nach *Wilcoxon-Wilcox* bei $n \leq 25$ und $k \leq 10$ [585] sowie nach *Schaich-Hamerle* bei $n > 25$ und $k > 10$ [491, 484, 485] als auch die Paarvergleiche nach *Wilcoxon* (Wilcoxon matched pairs) zum Einsatz [78, 484, 485].

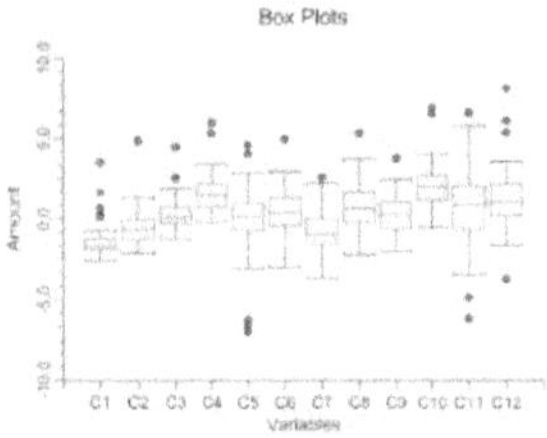

Abb. 3.-25 *Das Boxplot-Diagramm als statistische Darstellung lässt den Medianwert als einen roten waagerechten Balken innerhalb der das obere Perzentil (75 %) und untere Perzentil (25 %) begrenzenden Box erkennen. Die blauen Ausläufer grenzen die höchsten und die niedrigsten Werte innerhalb der zweifachen Quadratdifferenz oberhalb des 75 %-Perzentils bzw. unterhalb des 25 %-Perzentils ein und die Ausreißer außerhalb der Ausläufer werden durch blaue Punkte markiert. Die Aufschlüsselung der einzelnen nummerierten Variablen (C) findet sich in den jeweils beistehenden Tabellen.*

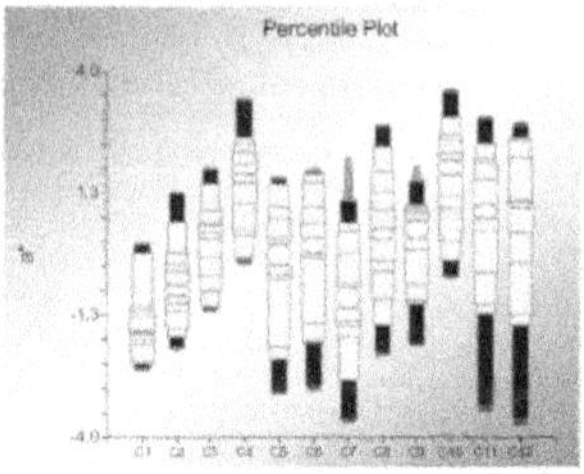

Das Percentile-Plott-Diagramm als eine statistische Darstellung gewährt Aufschluss über die Werteverteilung, welches zwischen zentralen 45/55 %- (weiß), im oberen 55/65 %-, 65/75 %-, 75/85 %-, 85/90 %- (gelb), 90/95 %- (dunkelblau), 95/98 %- (hellblau) und im 99/100 %- (rot) als auch im unteren 35/45 %-, 25/35 %-, 15/25 %-, 10/15 %- (gelb), 5/10 %- (dunkelblau), 2/5 %- (hellblau), 0/2 %-Perzentil (rot) differenziert. Die Aufschlüsselung der einzelnen nummerierten Variablen (C) ist in den jeweils beistehenden Tabellen eingehend definiert.

3.7 Legende der Farbcodierungen

1. **2.** **3.** **4.** **5.** **6.**

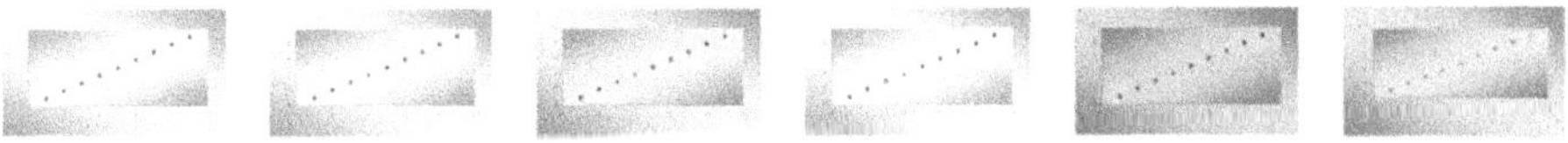

1. Messungen mit dem Spektralphotometer CM-503c (45/0°-Messgeometrie)
2. Messungen mit dem Spektralphotometer CM-503i (d/8°-Messgeometrie)
3. Messungen mit dem mikroskopischen Chromameter (45/0°-Messgeometrie) auf einer Messfläche von 0,3 mm Durchmesser
4. Messungen mit dem mikroskopischen Chromameter CR-241 (45/0°-Messgeometrie) auf einer Messfläche von 1,8 mm Durchmesser.
5. Subjektiver Farbvergleich mit dem VITAPAN-classical-Farbring
6. Subjektiver Farbvergleich mit dem VITAPAN-3D-MASTER-Farbring

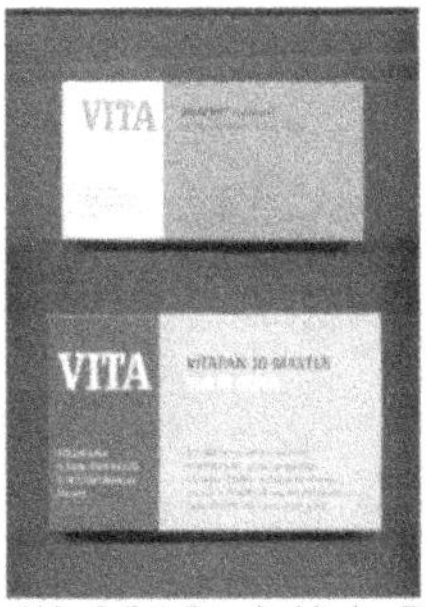

Abb. 3.7-1 *Die farbliche Diagrammcodierung der subjektiven Zahnfarbbestimmungen orientiert sich an der farblichen Gestaltung der Verpackungen jener verwendeten Farbringe. Der visuelle Abgleich mit dem VITAPAN-classical-Farbring wird in Rot, der mit dem VITAPAN 3D-MASTER in Blau dargestellt. (Foto: A. Hoffmann)*

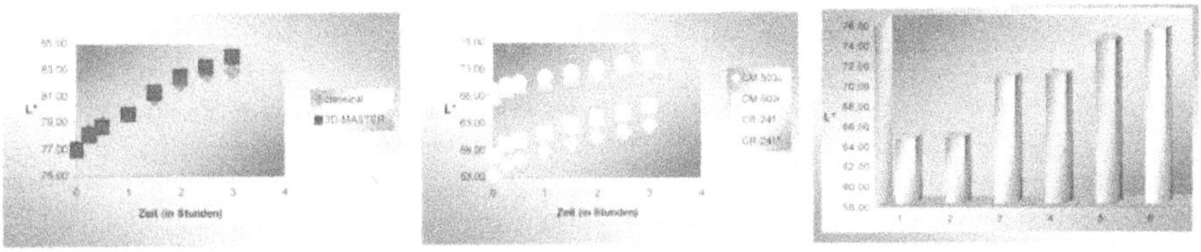

Abb. 3.7.-2 *Subjektiver Farbvergleich mit dem VITAPAN-classica-l- (rote Kurve) und mit dem VITAPAN-3D-MASTER-Zahnfarbring (blaue Kurve). Die Farbcodierung (Mitte) der Kurven ist identisch mit derjenigen des Diagrammhintergrundes (s. o.). Ebenso werden die Histogramme (rechtes Bild) farbcodiert. Das helle Blau steht stellvertretend für die Messungen mit dem Spektralphotometer CM-503c unter Nutzung der Normlichtart D65, das Türkis für Messungen mit derselben Messapparatur unter Nutzung der Normlichtart D50. Mit Hellgrün bzw. Grasgrün versehen sind die Ergebnisdarstellungen des Spektralphotometers CM-503i (D65) bzw. (D50), mit Rotbraun die des mikroskopischen Chromameters (0,3 mm Messfläche), und Gelb steht stellvertretend für die derselben Apparatur, erhoben auf einer Messfläche von 1,8 mm.*

4. Voruntersuchungen

4.1 Einleitung zu den Voruntersuchungen: In-vivo- und In-vitro-Testung von Spektrometern verschiedener Hersteller und eines Feuchtigkeitsmessgerätes

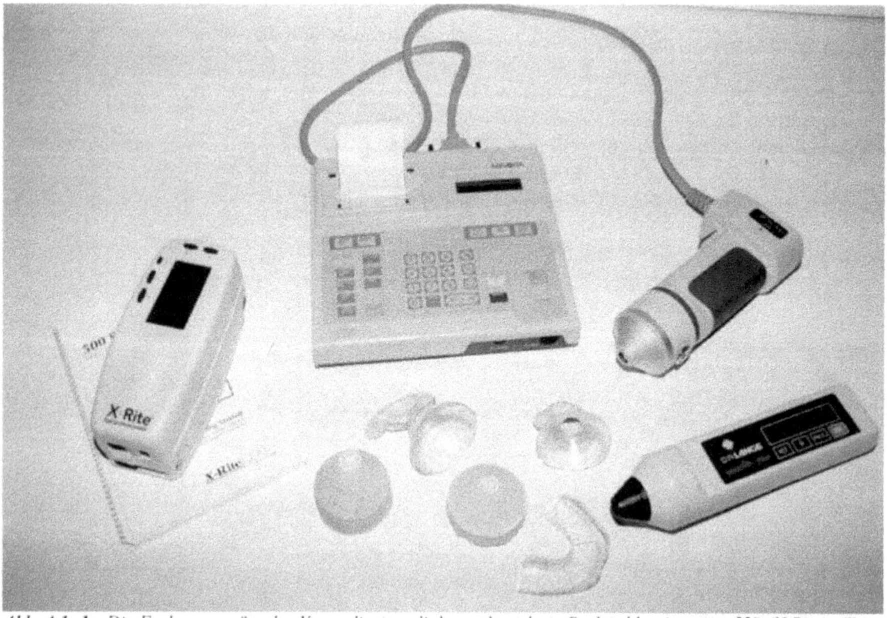

Abb. 4.1.-1 *Die Farbmessgeräte der Vorstudie (von links nach rechts): Spektraldensitometer 528 (X-Rite), Chroma-Meter CR-300 (Minolta), Spektro-pen® (Dr. LANGE). Zentral sind die Gipsmodelle aus den Messkopfabformungen und die auf diesen gearbeiteten Tiefziehfolien im Verbund mit konfektionierten Abformlöffeln zu sehen. Die Tiefziehfolien sind extrastark und besonders verwindungsstabil. Diese Repositionierungsbehelfe werden intraoral durch Abformmasse gehalten und positionierbar. Die Tiefziehfolien nehmen den Messkopf des Farbmessgerätes auf. (Foto: A. Hoffmann)*

Auf der Suche nach für Farbmessungen, zur Erfassung des Flüssigkeitsgehalts befähigten und für die vorliegenden Studien möglichst geeigneten Messgeräten sind an diversen Zähnen und Materialproben Messungen jeweils, u. a. mit dem Spektro-pen® (Dr Lange), dem Spektraldensitometer 528 (X-Rite), dem Chroma-Meter CR-300 (*Minolta*), Spektralphotometer CM-503c (3 mm Messöffnung), CM-503i und dem mikroskopischen Chromameter CR-241 im Spektral- bzw. Dreibereichsverfahren *(vgl. DIN 5033 Teil 4 und 6, DIN nachlesbar unter* [129]*)* durchgeführt worden.

Diese Farbmessgeräte, zunächst an durch Applikation von zahnfleischfarbenem Kofferdam vom Mundmilieu getrennten, oberen mittleren Frontzähnen von insgesamt fünf Probanden eingesetzt, erwiesen sich in ihrer Dimensionierung und Handhabung als praktikabel und teils für die Studien besonders geeignet. Es konnte die durch visuelle Betrachtung beobachtete und erwartete Erhöhung der Helligkeit in Form eines signifikant-gerichteten Anstiegs des Helligkeitswertes L* und eine Veränderung der Farbparameter (a*, b*) messtechnisch mit den Apparaturen von Dr. Lange, X-Rite und *Minolta* nachvollzogen werden.

Auf Problematiken bezüglich Positionierung verweisen im Ansatz einige Ausführungen (vgl. [28, 29, 198, 275, 329, 482]). Jedoch waren diese Studiendaten der verschiedenen Wissenschaftler aufgrund der Anwendung unterschiedlicher Apparaturen, von unterschiedlichen Herstellern, mit unterschiedlichen Messmodi etc. nicht vergleichbar und konnte der Einflussfaktor Messfläche nicht eindeutig isoliert werden. Repositionierungsbehelfe aus an den Messkopf adaptierte und die diesen nun aufnehmende Tiefziehfolie im Verbund mit einem Plastiklöffel, in Kombination mit Silaplast erbrachten deutliche Verbesserungen. Der Anwendung von Farbmessgeräten mit kleinerer Messöffnung (0,3–3 mm) sowie die Anwendung einer eigens für diese Arbeit entwickelten Repositionierungsmethodik bestehend aus Gerätehalterung, Fixierbehelfen und -masse erbrachten schließlich den Durchbruch zu einer relativ exakten Farberfassungsmethodik.

Innerhalb der Voruntersuchungen (s. auch Kap. 3.4) an 12 Zähnen wurden die Helligkeit (L*), die Parameter a*, b*, (*CIELAB 1946, DIN 6174, (vgl. Normen [139, 140, 141]*) und der Metamerieindex mittels der Spektralphotometer CM-503c und CM-503i im Spektralverfahren *(DIN 5033 Teil 4, vgl. Spezifikation [129])* als auch mithilfe des mikroskopischen Chromameters CR-241 (*Minolta*) im Dreibereichsverfahren *(DIN 5033 Teil 6, 129)* vor und nach einem Heizintervall in dem Flüssigkeitsmessgerät MA 100 (Sartorius) bis zur absoluten Feuchtigkeitsabgabekonstanz (Trockenzeit) gemessen. Auffällig war, dass die Helligkeitswerte gravierend in Relation zu den Ausgangswerten zunahmen, sich a* dramatisch zu niedrigeren und b* zu höheren Werten verschoben zeigten. Diese recht erfolgsversprechenden Resultate sollten allerdings nur als ein erster Eindruck gewertet werden, den es in weiterführenden Voruntersuchungen und innerhalb der Hauptstudien zu bestätigen und zu untermauern gilt.

Die sich nun anschließenden Voruntersuchungen beschäftigen sich zunächst mit dem wiegetechnischen Vorgang (Mikrowaage MC21 von Sartorius), dem Einfluss der Zahnkrümmung, der Auswirkung einer Messflächenverschiebung auf die Farberfassung, weiterhin werden das Stativmesstischsystem, das Silikonbehelf-Stecksystem und das Instrument einer Leistungsbewertung unterzogen werden. Messungen der Zahnfarbe ohne sowie nach mehrfacher (Re)-Positionierung werden durchgeführt, um jenseits dieser Unsicherheitsfaktoren in den darauffolgenden Hauptstudien eine eindeutige Aussage zu treffen, welche Zahnfarbe und deren Änderung ausschließlich durch den Flüssigkeitsgehalt und dessen Zu- als auch Abnahme bedingt ist.

Darüber hinaus wurden die VITAPAN-classical- und VITAPAN-3D-MASTER-Farbringe farbmetrisch mit den Spektralphotometern CM-503c und CM-503i als auch mit dem mikroskopischen Chromameter CR-241 analysiert. Diese Analysen finden ihren Nutzen in der Codierung und Übersetzung der in den Hauptstudien subjektiv abgeglichenen und als mit dem natürlichen, in bestimmten Hydratationsgraden befindlichen Zähnen übereinstimmend erkannten Farbringproben in objektive Farbmaßzahlen der jeweiligen, einzelnen Farbmessgeräte.

Weiterhin ist über die konfektionierten Farbringproben der Einfluss von Struktur und Krümmung der natürlichen Zahnkrone beseitigt und es kann die Auseinandersetzung der unterschiedlichen Farbmessapparaturen und ihrer Messgeometrien mit der Kronenkrümmung und die Auswirkung auf die Ergebnisse kontrollierter einer Beobachtung unterzogen werden.

4.2 Art der Voruntersuchungen

Freihandmessungen an planem Körper als auch am wie in Kapitel 3.3. vorbereiteten, in Silikon eingebetteten Zahn, sollten Aufschluss gewähren, inwiefern sich Messungen nach Repositionierung des Messgerätes ohne Repositionierungsbehelf reproduzierbar verhalten, welche Auswirkungen die gebogene Zahnkronenfläche auf die Ergebnisse der Farbmessung hat; Reihenmessungen am in das Fixier-Stativsystem (Kap. 3.3.) in fester Relation zum Instrument gebrachten Zahn (1) als auch an einer planen Fläche (2) sollen Auskunft über die Genauigkeit des Messgerätes geben und Messungen an Zähnen vor (3) und nach (4) wiederholten Reponierungen des Zahnes im Silikonklotz (a), vor und nach wiederholten Reponierungen des Silikonklotzes in das Basisrahmenstecksystem (b) und vor und nach wiederholten Reponierungen des Gerätes innerhalb seiner Stativaufhängung auf der Zahnkrone (c) bieten hingegen isolierte Informationen über die

Leistungsfähigkeit jener Anteile des Repositionierungssystems, deren Einfluss auf die Ergebnisse von Wiederholungsmessungen und den Einfluss jener Systembestandteile auf die Reproduzierbarkeit. Um farbliche Verfälschungen durch Trocknungsprozesse ausschließen zu können, fanden an dieser Stelle ausschließlich vollständig dehydrierte Zähne Verwendung. Es wurde der Übergang vom cervicalen zum mittleren Kronendrittel als Messpunkt für alle Untersuchungen und Studien bestimmt, mittels Spektralphotometer CM-503c (3 mm Messöffnung), CM-503i (3 mm Messöffnung) die L*a*b*C*h-Werte (CIELAB 1976, CIELCH 1976) als auch mit dem mikroskopischen Chromameter CR-241 (1,8 und 0.3 mm Messöffnung) die L*a*b*-Werte (*CIE* 1976) unter einem Normbeobachtungswinkel eines 2°-Normalbeobachters (*CIE* 1931, vgl. [94, 95]) und unter Normlicht D65 als auch D50 ermittelt.

Verschiebetests bestimmen das Ausmaß der Werteveränderung durch Variationen der Messflächenlokalisation. Die Durchführung erfolgte ebenfalls mit denselben farbmetrischen Apparaturen unter denselben Lichtbedingungen und demselben Normbetrachter wie bei den anderen Vorversuchen: Es wurde der Zahn – in seinem Fixierklotz eingebettet – zum einen zur Zahnachse parallelen Verschiebungen (a) als auch später in senkrecht zu diesem Verlauf gerichteten Verschiebungen (b) in millimeterdefinierten Verlagerungsschritten aus dem „Nullmesspunkt“ des Zentrums der oben definierten optimalen Messfläche am Übergang des cervicalen zum mittleren Drittel unterworfen.

Zusätzlich zu diesen Verschiebetests des Autors werden bei dem mikroskopischen Chromameter CR-241 auch die Auswirkungen von Abstandsveränderungen der Objekt-Objektivrelation aus der optimalsten Messeinstellung während der schärfsten Objektbetrachtung hin zu unschärferen Messsituationen auf die Ergebniswerte betrachtet, welche, in millimeterdefinierten Näherungen und Entfernungen des Objektes aus der Optimaleinstellung geführt, erfasst werden (Schärfetest nach Hoffmann).

Eine farbmetrische Analyse der konfektionierten, fabrikationsmäßig hergestellten Muster der VITAPAN-classical- und VITAPAN-3D-MASTER-Farbringe soll einen Eindruck über die Abhängigkeit der Variablen Messgeometrie (45/0°, d/8°) bzw. Gerätetypus (Spektralphotometer oder Dreibereichsmessgerät) sowie Messflächengröße auf die Ergebnisse gewähren. Differenzen in den Farbmessergebnissen, welche über das Maß der produktionsbedingten Farbungenauigkeit jener Farbringproben hinausgeht, wären in diesem Falle messsystembegründet und von Gerätemodus, Messgeometrie, Lichtart, Messöffnungsgröße, vom Beobachtungswinkel abhängig bzw. basieren auf der Krümmung der künstlichen Kronenfläche. Jede Probe der beiden Zahnfarbringe wird nun mittels Spektralphotometer (CM-503c, CM-503i) und mikroskopischen Chromameters CR-241 (*DIN 5033 Teil 4 und 6, vgl. [129]*) im Übergang vom cervicalen zum mittleren Drittel unter D65 und D50 Normlicht und 2°-Normbeobachter fünfmal in den L*a*b*C*h- bzw. mit dem mikroskopischen Chromameter CR-241 in den L*a*b*-Werten gemessen, der scheinbare Durchschnittswert festgehalten (Schwankungsbreite etwa ± 0,02 Einheiten).

Nun war es von Interesse, welches Ausmaß der Farbveränderungen bei der beschleunigten Trocknung von Zähnen als auch der Lufttrocknung von Zähnen zu erwarten ist. Zu diesem Zweck wurden vor und nach Heizperioden insgesamt 12 Zähne mittels thermogravimetrischer Methodik im Gewicht als auch in den Farbparametern (L*, a*, b*) ermittelt. Das Flüssigkeitsmessgerät MA 100 (Sartorius) sowie zwei Spektralphotometer (CM-503c, CM-503i) und ein mikroskopisches Chromameter (CR-241) wurden hierfür eingesetzt, 20 Zähne einzeln vor und nach Dehydrierung bis zur Gewichtskonstanz sowie deren Rehydrierungsprozess farbmetrisch begleitet, die Rehydrierung 21 weiterer luftgetrockneter Zähne farblich über 58 Stunden erfasst. Des Weiteren wurden reine gravimetrische Messungen entlang von Lufttrocknungsprozeduren durchgeführt, um unabhängig von den Farbmessungen den Gewichtsverlauf am ruhenden Zahn zu betrachten.

4.3 Ergebnisse der Voruntersuchungen

4.3.1 Gewichtsentwicklung während des De- und Rehydrierungsprozesses

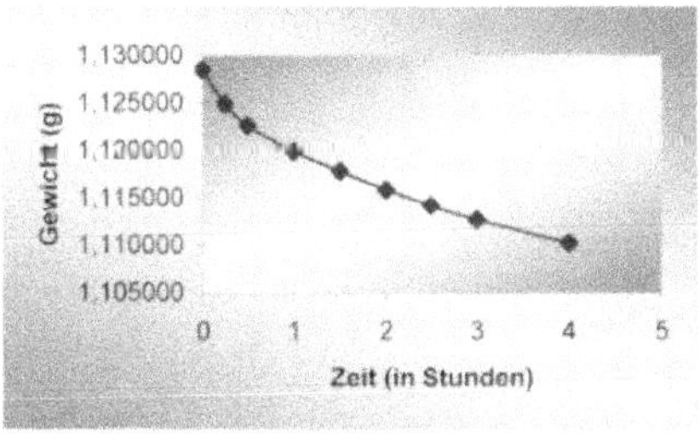

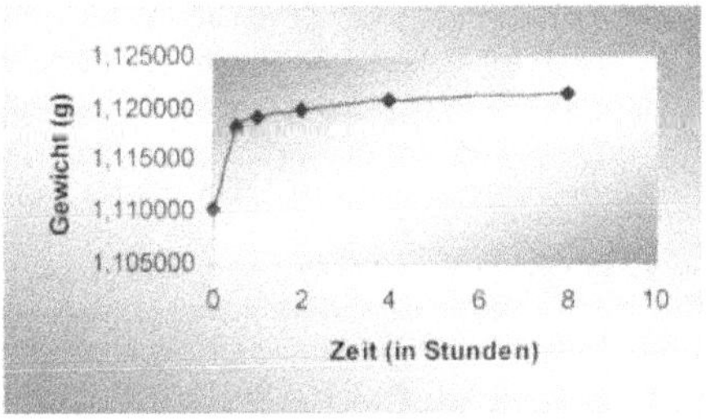

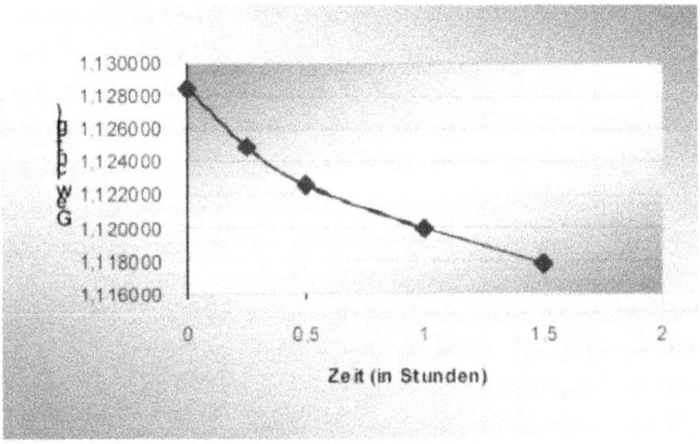

Abb. 4.3.-1 *Gewichtsentwicklung innerhalb des De- (links) und Rehydrierungsprozesses (rechts) gemessen an 15 Zähnen mit der Mikrowaage MC 5 von der Fa. Sartorius (Messung bis 1:1.000.000 g). Bild unten: Detaildarstellung zu Dehydrierungsbeginn.*

4.3.2 Messung der L*-, a*-, b*-Werte mit den Spektralphotometern CM-503c, CM-503i und dem mikroskopischen Chromameter an gekrümmter Zahnfläche – Messgerätevergeich

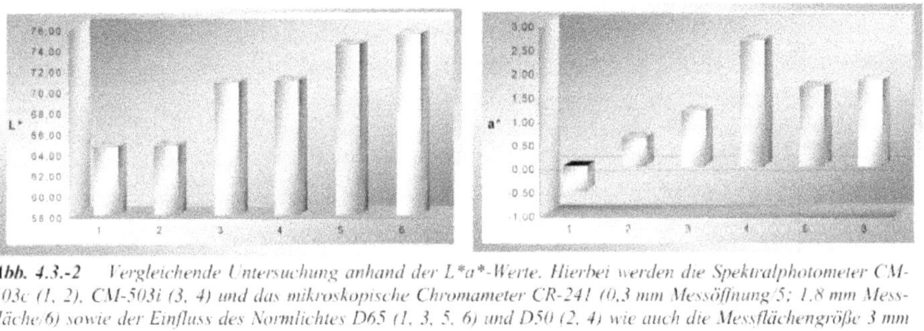

Abb. 4.3.-2 *Vergleichende Untersuchung anhand der L*a*-Werte. Hierbei werden die Spektralphotometer CM-503c (1, 2), CM-503i (3, 4) und das mikroskopische Chromameter CR-241 (0,3 mm Messöffnung/5; 1,8 mm Messfläche/6) sowie der Einfluss des Normlichtes D65 (1, 3, 5, 6) und D50 (2, 4) wie auch die Messflächengröße 3 mm (1–4), 0,3 mm (5) und 1,8 mm (6) einer Betrachtung unterzogen.*

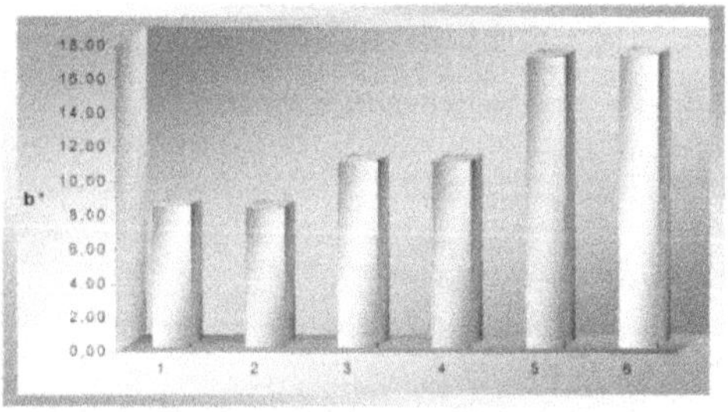

Abb. 4.3.-3 *Vergleichende Untersuchung anhand der b*-Werte. Hierbei werden die Spektralphotometer CM-503c (1, 2), CM-503i (3, 4) und das mikroskopische Chromameter CR-241 (4, 5) sowie der Einfluss des Normlichtes D65 (1, 3, 5, 6) und D50 (2, 4) als auch die Messflächengröße 3 mm (1–4), 0,3 mm (5) und 1,8 mm (6) einer Betrachtung unterzogen. Bei Betrachtung der Auswirkung auf die Messergebnisse der b*-Werte muss man feststellen, dass hier die Messgeräteart und die Messgeometrie ausschlaggebend für das Ergebnis der Messungen sind, dass die Lichtart sowie die Messfläche nur untergeordnet und hier in nur geringem nicht darstellbarem Ausmaß Einfluss nehmen. Festzuhalten ist, dass die Lichtart einen nur geringen, die Größe der Messfläche bereits einen deutlich erkennbaren und die Art des Messgerätes und seine Messgeometrie einen wesentlichen Einfluss auf die Messergebnisse der L*-Werte hat. Anders verhält es sich mit den a-*Werten. Hier haben sowohl die Messgeometrie und die Lichtart einen wesentlichen Anteil auf die Ergebnisse. Die Größe der Messfläche ist an dieser Stelle nur von untergeordneter Relevanz.*

Die apparativ bedingte Varianz der Messergebnisse des Spektralphotometers CM-503c (45/0°) kann innerhalb kurzzeitiger Wiederholungsmessungen der L*- auf ± 0,005, a*-Farbwerte auf ± 0,02 (D50), der b*-Farbwerte auf ± 0,025 (D65) bzw. ± 0,02 (D50) gehalten werden. Auch befindet sich die Streuung der Messergebnisse des Spektralphotometers CM-503i mit den L*-Farbwerten ± 0,005 (D65) bzw. 0,0075 (D50), den a*-Farbwerten ± 0,015 bzw. ± 0,002 in vergleichbarem Rahmen. In den L*- und b*-Farbwerten arbeitet das mikroskopische Chromameter CR-241 mindestens genauso präzise wie die Spektralphotometer, allerdings sind die a*-Farbwerte stärker gestreut: ± 0,035 (0,3 mm Messflächendurchmesser) bzw. 0,03 (auf 1,8 mm Messflächendurchmesser). Es fällt bei dem mikroskopischen Chromameter die Fähigkeit auf, über mehrere Messungen stabilere und einheitlichere L*-Werteergebnisse zu produzieren, während hingegen die anderen Apparaturen von Messung zu Messung auch in den L*-Werten innerhalb der angegebenen Bandbreiten schwanken.

4.3.3 Auswirkung einer definierten und gerichteten Verschiebung des Objektes unter der Messapparatur

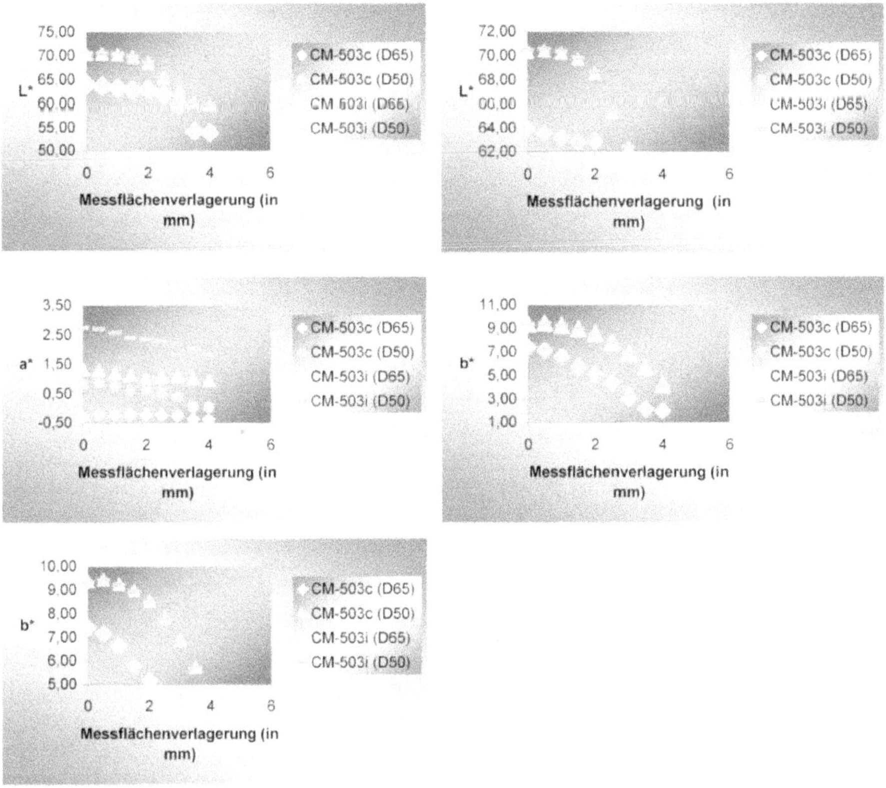

Abb. 4.3.-4 *Verschiebetests: Verschiebung (mm) der im mittleren Drittel befindlichen Messfläche auf der unter der Messapparatur befindlichen Zahnkrone in definierten Schritten aus der Nullstellung in der Mitte der Zahnkrone in Richtung cervical auf die Wurzel (unten Detaildarstellung für b*). Ein deutlich konstanteres Verhalten innerhalb der Translation von 1–2 mm und demnach eine geringere Abhängigkeit von der exakten Positionierung bei entsprechend niedrigerer Fehlerquote (L*-Werte) ist bei dem CM-503i zu verzeichnen. Der Einfluss einer Verschiebung des Messpunktes ist an dieser Stelle geringer als bei den L*-Werten. Allerdings sind hier die Messergebnisse unter der Lichtart D50 konstanter einzustufen. Die b*-Wertergebnisse des CM-503i sind in ähnlicher Weise wie die der L*-Werte weniger stark von der Messfläche abhängig.*

4.3.4 Auswirkung definierter und gerichteter Verschiebungen des Objektes unter dem mikroskopischen Chromameter

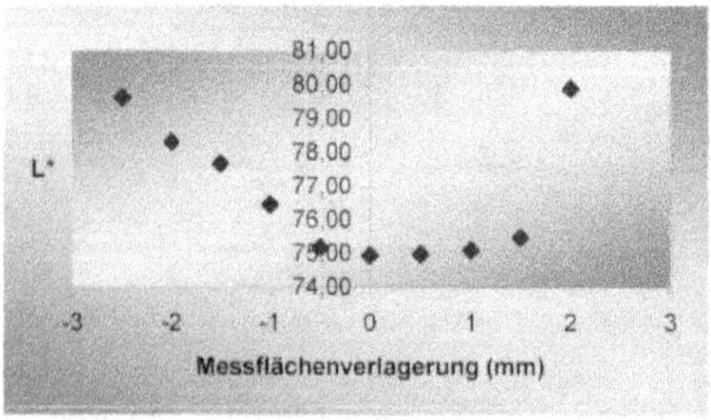

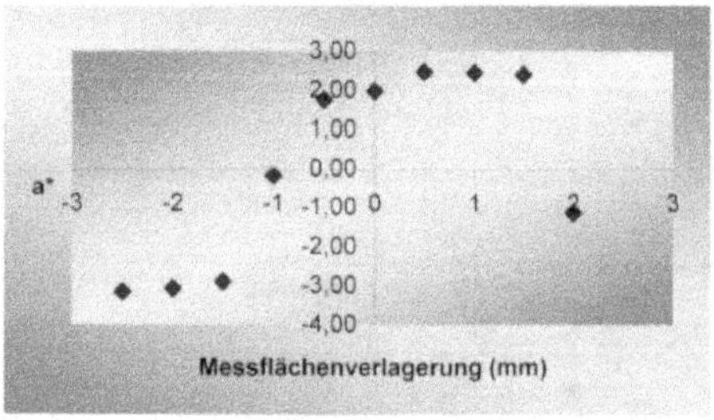

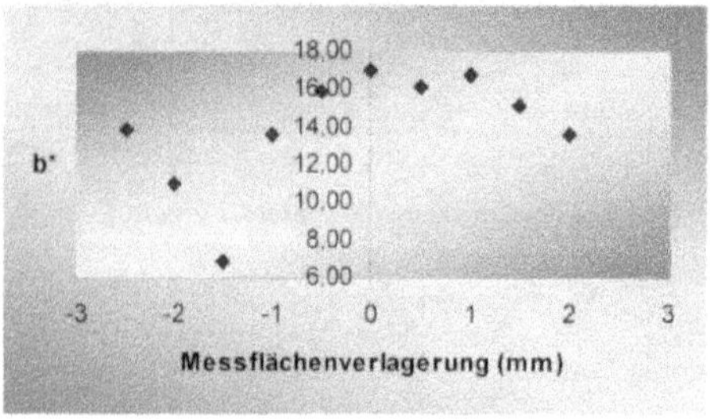

Abb. 4.3.-5 Auswirkung einer Verlagerung (mm) der Messfläche (0,3 mm Durchmesser) aus dem mittleren Drittel (0) längs der Zahnachse in Richtung cervical (–) und nach inzisal (+) auf die L-, a*- und b*-Werte. Nach jedem dieser in Millimeter und Halbmillimeter definierten Schritte der Messflächenverlagerung wurden Messungen durchgeführt.*

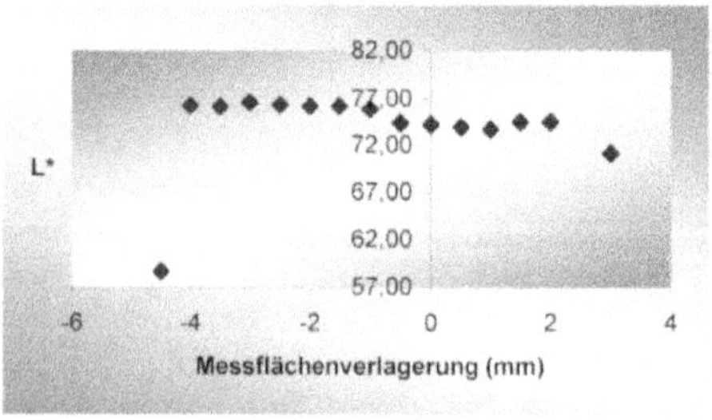

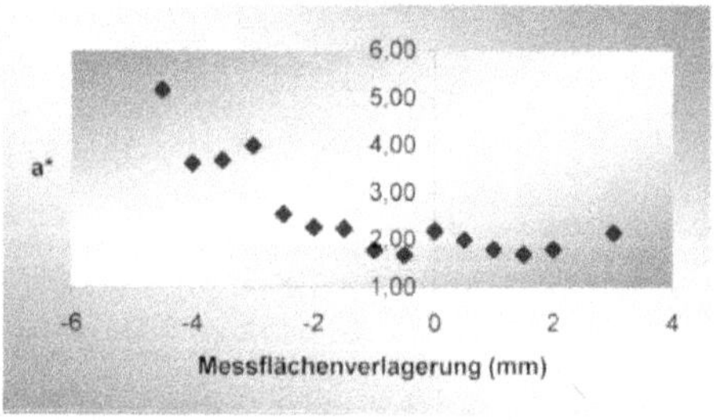

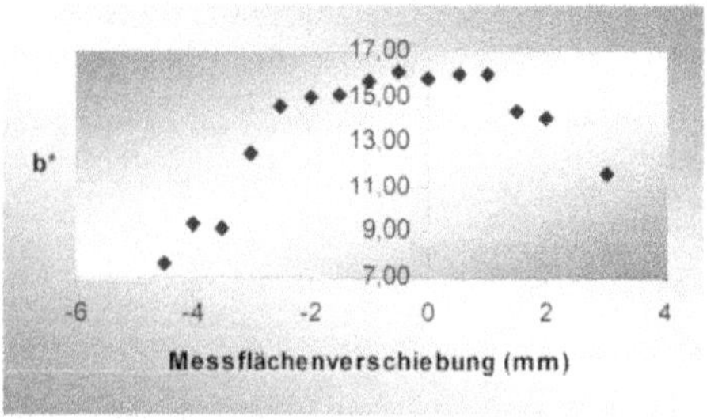

Abb. 4.3.-6 Auswirkung der Verlagerung der 1,8 mm im Durchmesser großen Messfläche aus dem mittleren Drittel (0) längs der Zahnachse in Richtung cervical (–) und inzisal (+) auf die L*-, a*-, b*-Werte. Der Einfluss der Verlagerung ist in Millimeter- und Halbmillimeterschritten erfasst worden.

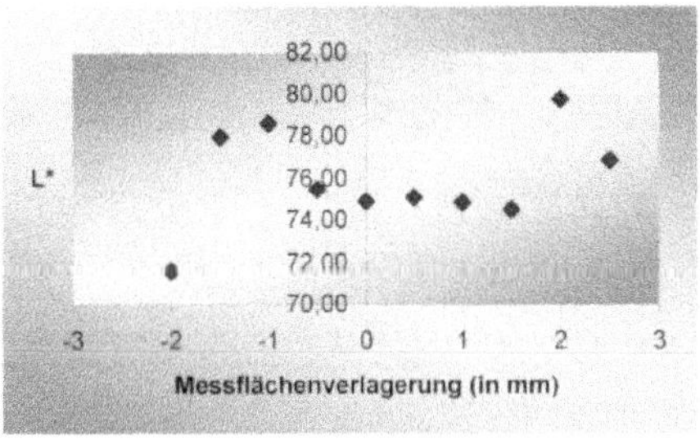

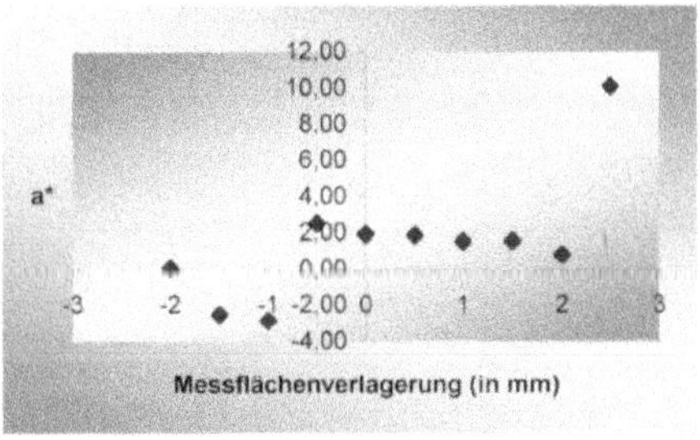

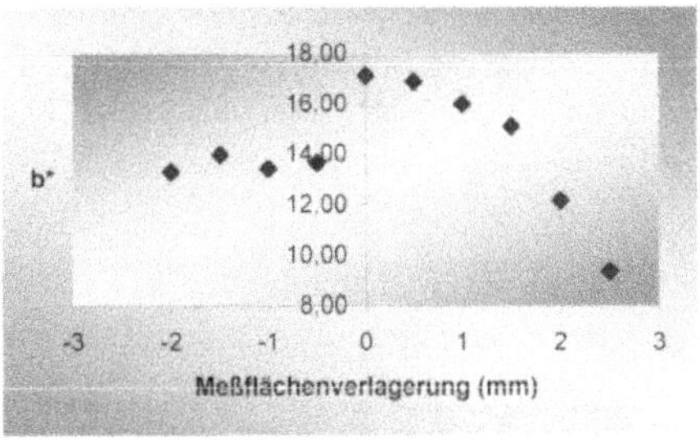

Abb. 4.3.-7 *Auswirkung der Messflächenverlagerung (Messfläche 1,8 mm Durchmesser) aus dem mittleren Drittel (0) der Zahnkrone senkrecht zur Zahnachse in Richtung distal (–) und mesial (+) auf die L*-, a*-, b*-Werte.*

4.3.5 Auswirkung einer definierten und gerichteten Verschiebung des Zahnes im Sinne einer Näherung (–) bzw. Entfernung (+) des Objektes aus der optimalen Objekt-Objektiveinstellung unter dem mikroskopischen Chromameter CR-241

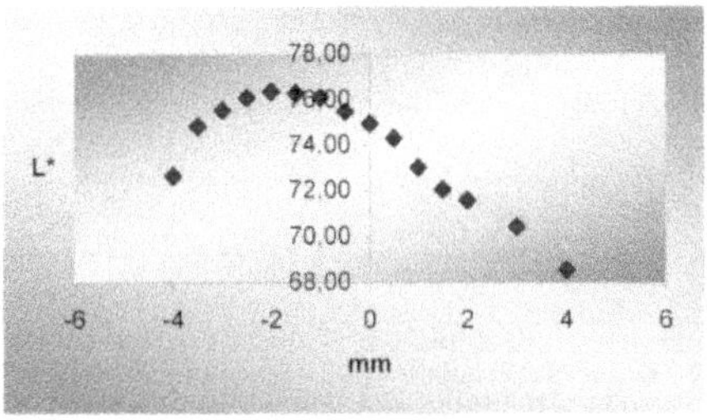

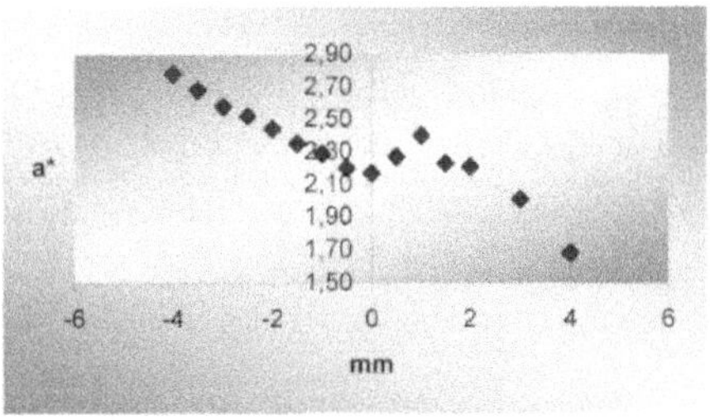

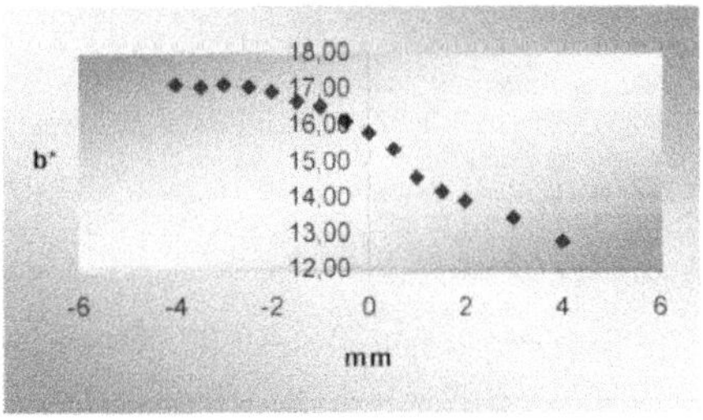

Abb. 4.3.-8 *Auswirkung des Objekt-Objektiv-Abstandes auf die vom mikroskopischen Chromameters erfassten L*a*b*-Werte. Der Nullpunkt bezeichnet die Optimaleinstellung bei schärfster Objektbetrachtung, die Minuswerte der Abszisse stellen die Annäherung (in mm) des Objektes an das Objektiv und die positiven Werte eine Vergrößerung des Objekt-Objektiv-Abstandes (in mm) ausgehend von der Optimaleinstellung dar.*

4.3.6 Reihenmessungen und Repositionierungsversuche

Reihenmessungen und Repositionsversuche (Legende für die L-, a*-, b*-Werte)*
1. Wiederholte Farbmessungen (Reihenmessung) auf einer planen Oberfläche; Prüfung der Reproduzierbarkeit der Messergebnisse des Spektralphotometers CM-503c.
2. Wiederholte Farbmessungen (Reihenmessung) auf einer planen Oberfläche; Prüfung der Reproduzierbarkeit der Messergebnisse des Spektralphotometers CM-503i.
3. Wiederholte Farbmessungen (Reihenmessung) auf einer planen Oberfläche; Prüfung der Reproduzierbarkeit der Messergebnisse des Spektralphotometers CR-241 (0,3 mm).
4. Wiederholte Farbmessungen (Reihenmessung) auf einer planen Oberfläche; Prüfung der Reproduzierbarkeit der Messergebnisse des Spektralphotometers CR-241 (1,8 mm).
5. Wiederholte Farbmessungen (Reihenmessung) auf einer Zahnoberfläche; Prüfung der Reproduzierbarkeit der Messergebnisse des Spektralphotometers CM-503c.
6. Wiederholte Farbmessungen (Reihenmessung) auf einer Zahnoberfläche; Prüfung der Reproduzierbarkeit der Messergebnisse des Spektralphotometers CM-503i
7. Wiederholte Farbmessungen (Reihenmessung) auf einer Zahnoberfläche; Prüfung der Reproduzierbarkeit der Messergebnisse des Spektralphotometers CM-503c
8. Wiederholte Farbmessungen (Reihenmessung) auf einer Zahnoberfläche; Prüfung der Reproduzierbarkeit der Messergebnisse des Spektralphotometers CR-241 (0,3 mm).
9. Messwiederholungen (Reihenmessung) auf einer Zahnoberfläche; Prüfung der Reproduzierbarkeit der Messergebnisse des Spektralphotometers CR-241 (1,8 mm).
10. Wiederholte Messungen nach Freihandreponierungen des Spektralphotometers auf einer planen Fläche mit dem CM-503c.
11. Wiederholte Messungen nach Freihandreponierungen des Spektralphotometers auf einer planen Fläche mit dem CM-503i.
12. Wiederholte Messungen nach Freihandreponierungen des Spektralphotometers auf einer planen Fläche mit dem CM-503c.
13. Wiederholte Messungen nach Freihandreponierungen des Spektralphotometers auf einer planen Fläche mit dem CM-503i.
14. Wiederholte Messungen mit dem CR-241 (0,3 mm) auf einer planen Fläche nach Reponierung.
15. Wiederholte Messungen mit dem CR-241 (1,8 mm) auf einer planen Fläche nach Reponierung.
16. Wiederholte Messungen nach Freihandreponierungen des Spektralphotometers CM-503c auf einer Zahnoberfläche.
17. Wiederholte Messungen nach Freihandreponierungen des Spektralphotometers CM-503i auf einer Zahnoberfläche (ohne Nutzung der Kleinfeldmaske).
18. Wiederholte Messungen nach Freihandreponierungen des Spektralphotometers CM-503i auf einer Zahnoberfläche (unter Nutzung der Kleinfeldmaske).
19. Wiederholte Messungen der Zahnfarbe mit dem CM-503c nach dessen Reponierung auf der Zahnoberfläche unter Nutzung des Stativs und des Repositionierungssystems.
20. Wiederholte Messungen der Zahnfarbe mit dem CM-503i nach dessen Reponierung auf der Zahnoberfläche unter Nutzung des Stativs und des Repositionierungssystems.
21. Wiederholte Messungen der Zahnfarbe mit dem CM-503c nach Reponierungen und Einbindung des Fixiermassenblockes in das Stativ – Repositionierungssystem.
22. Wiederholte Messungen der Zahnfarbe mit dem CM-503c nach Reponierungen und Einbindung des Fixiermassenblockes in das Stativ – Repositionierungssystem.
23. Wiederholte Messungen der Zahnfarbe mit dem CM-503c nach Reponierungen und Einbindung des Zahnes in den Fixiermassenblock und jenen seinerseits in das Stativ-Repositionierungssystem.
24. Wiederholte Messungen der Zahnfarbe mit dem CM-503i nach Reponierungen und Einbindung des Zahnes in den Fixiermassenblock und jenen seinerseits in das Repositionierungssystem.
25. Wiederholte Messungen der Zahnfarbe mit dem CM-503c nach Reponierungen und Einbindung des Zahnes in den Fixiermassenblock und jenen seinerseits in das Stativ-Repositionierungssystem.
26. Wiederholte Messungen der Zahnfarbe mit dem CM-503i nach Repositionierungen und Einbindung des Zahnes in den Fixiermassenblock und jenen seinerseits in das Repositionierungssystem.
27. Wiederholte Messungen der Zahnfarbe mit dem CR-241 (0,3 mm) nach Repositionierungen und Einbindung des Zahnes in den Fixiermassenblock und jenen seinerseits in das Repositionierungssystem.
28. Wiederholte Messungen der Zahnfarbe mit dem CR-241 (1,8 mm) nach Repositionierungen und Einbindung des Zahnes in den Fixiermassenblock und jenen seinerseits in das Repositionierungssystem.

Tab. 4.3.-1 *Legende zu den Variablen (1. = C1 bis 28. = C28) der Kapitel 4.3.6.1 bis 4.3.6.3*

Reihenmessungen und Repositionsversuche (Legende für die C- und h-Werte)*
1. Wiederholte Farbmessungen (Reihenmessung) auf einer planen Oberfläche: Prüfung der Reproduzierbarkeit der Messergebnisse des Spektralphotometers CM-503c.
2. Wiederholte Farbmessungen (Reihenmessung) auf einer planen Oberfläche; Prüfung der Reproduzierbarkeit der Messergebnisse des Spektralphotometers CM-503i.
3. Wiederholte Farbmessungen (Reihenmessung) auf einer Zahnoberfläche; Prüfung der Reproduzierbarkeit der Messergebnisse des Spektralphotometers CM-503c.
4. Wiederholte Farbmessungen (Reihenmessung) auf einer Zahnoberfläche; Prüfung der Reproduzierbarkeit der Messergebnisse des Spektralphotometers CM-503i.
5. Wiederholte Farbmessungen (Reihenmessung) auf einer Zahnoberfläche; Prüfung der Reproduzierbarkeit der Messergebnisse des Spektralphotometers CM-503c.
6. Wiederholte Messungen nach Freihandreponierungen des Spektralphotometers auf einer planen Fläche mit dem CM-503c.
7. Wiederholte Messungen nach Freihandreponierungen des Spektralphotometers auf einer planen Fläche mit dem CM-503i.
8. Wiederholte Messungen nach Freihandreponierungen des Spektralphotometers auf einer planen Fläche mit dem CM-503c.
9. Wiederholte Messungen nach Freihandreponierungen des Spektralphotometers auf einer planen Fläche mit dem CM-503i.
10. Wiederholte Messungen nach Freihandreponierungen des Spektralphotometers CM-503c auf einer Zahnoberfläche.
11. Wiederholte Messungen nach Freihandreponierungen des Spektralphotometers CM-503i auf einer Zahnoberfläche (ohne Nutzung der Kleinfeldmaske).
12. Wiederholte Messungen nach Freihandreponierungen des Spektralphotometers CM-503i auf einer Zahnoberfläche (unter Nutzung der Kleinfeldmaske).
13. Wiederholte Messungen der Zahnfarbe mit dem CM-503c nach dessen Reponierung auf der Zahnoberfläche unter Nutzung des Stativs und des Reponierungssystems.
14. Wiederholte Messungen der Zahnfarbe mit dem CM-503i nach dessen Reponierung auf der Zahnoberfläche unter Nutzung des Stativs und des Reponierungssystems.
15. Wiederholte Messungen der Zahnfarbe mit dem CM-503c nach Reponierungen und Einbindung des Fixiermassenblockes in das Stativ – Reponierungssystem.
16. Wiederholte Messungen der Zahnfarbe mit dem CM-503c nach Reponierungen und Einbindung des Fixiermassenblockes in das Stativ – Reponierungssystem.
17. Wiederholte Messungen der Zahnfarbe mit dem CM-503c nach Reponierungen und Einbindung des Zahnes in den Fixiermassenblock und jenen seinerseits in das Stativ-Reponierungssystem.
18. Wiederholte Messungen der Zahnfarbe mit dem CM-503i nach Reponierungen und Einbindung des Zahnes in den Fixiermassenblock und jenen seinerseits in das Reponierungssystem.
19. Wiederholte Messungen der Zahnfarbe mit dem CM-503c nach Reponierungen und Einbindung des Zahnes in den Fixiermassenblock und jenen seinerseits in das Stativ-Reponierungssystem.
20. Wiederholte Messungen der Zahnfarbe mit dem CM-503i nach Reponierungen und Einbindung des Zahnes in den Fixiermassenblock und jenen seinerseits in das Reponierungssystem.

Tab. 4.3.-2 *Legende zu den Variablen (1. = C1 bis 20. = C28) der Kapitel 4.3.6.4 bis 4.3.6.5*

4.3.6.1 L*-Wertereihenmessung mit und ohne Repositionierungen der Farbmessgeräte, des Fixiermassensystems und des Zahnes unter den Farbmessapparaturen

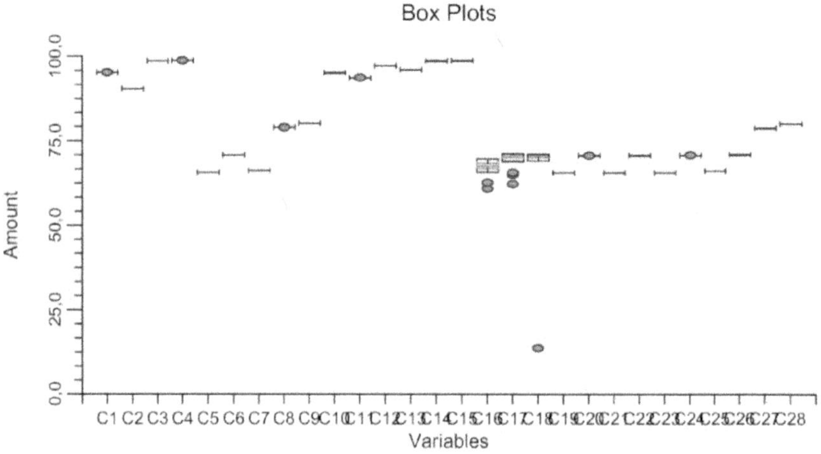

Abb. 4.3.-9 Die L-Farbwerte*

Nr.	*Messapparatur*	*Messfläche(mm)*	*Mittelw.*	*Median*	*Standardaw.*	*Min.*	*Max.*
1	CM-503c	3	95,2121	95,2124	0,0060	95,1972	95,2262
2	CM-503i	3	90,4287	90,4308	0,0067	90,4118	90,4365
3	CR-241	0,3	98,6360	98,6400	0,0050	98,6300	98,6400
4	CR-241	1,8	98,7690	98,7700	0,0031	98,7600	98,7700
5	CM-503c	3	65,6392	65,6391	0,0041	65,6306	65,6467
6	CM-503i	3	70,7606	70,7597	0,0043	70,7536	70,7684
7	CM-503c	3	66,1717	66,1717	0,0039	66,1644	66,1779
8	CR-241	0,3	78,9540	78,9600	0,0038	78,9600	78,9700
9	CR-241	1,8	80,1655	80,1700	0,0051	80,1600	80,1700
10	CM-503c	3	95,2070	95,1993	0,0310	95,1706	95,2636
11	CM-503i	3	93,6220	93,6203	0,0367	93,5626	93,7278
12	CM-503c	3	97,2364	97,2368	0,0063	97,2231	97,2474
13	CM-503i	3	96,0535	96,0535	0,0109	96,0271	96,0687
14	CR-241	0,3	98,7145	98,7150	0,0385	98,6400	98,7700
15	CR-241	1,8	98,8180	98,8200	0,0179	98,7900	98,8400
16	CM-503c	3	67,2533	67,8830	2,0868	60,8984	69,6992
17	CM-503i	3	69,3725	70,4252	2,3950	62,2639	71,2677
18	CM-503i	3	67,7130	70,7584	12,7119	13,7619	71,1168
19	CM-503c	3	65,6367	65,6356	0,0101	65,6142	65,6557
20	CM-503i	3	70,7401	70,7492	0,0260	70,6647	70,7785
21	CM-503c	3	65,6248	65,6293	0,0226	65,5767	65,6546
22	CM-503i	3	70,7459	70,7501	0,0227	70,6974	70,7933
23	CM-503c	3	65,6221	65,6235	0,0115	65,5936	65,6380
24	CM-503i	3	70,7728	70,7688	0,0193	70,7432	70,8239
25	CM-503c	3	66,1688	66,1691	0,0122	66,1424	66,1977
26	CM-503i	3	70,9948	71,0003	0,0459	70,9272	71,0900
27	CR-241	0,3	78,8165	78,8150	0,0166	78,7900	78,8400
28	CR-241	1,8	80,0795	80,0800	0,0143	80,0600	80,1100

Tab. 4.3.-3 Die L-Farbwerte.*

4.3.6.2 a*-Wertereihenmessung mit und ohne Repositionierungen der Farbmesseräte, des Fixiermassensystems und des Zahnes unter den Farbmessapparaturen

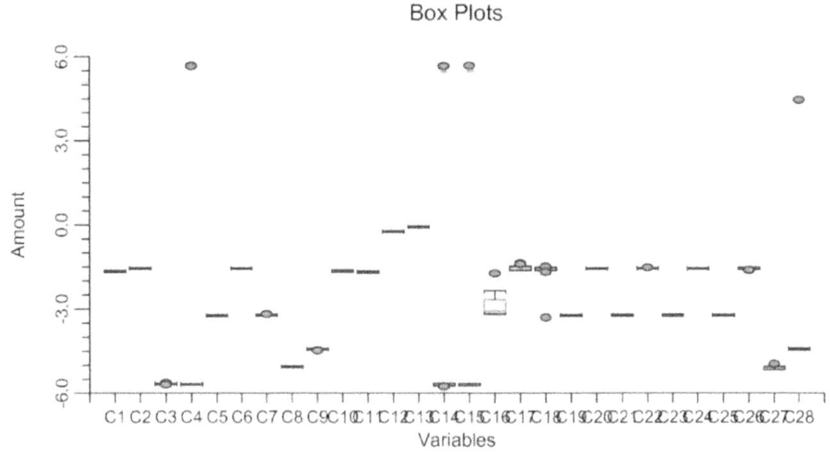

Abb. 4.3.-10 *Die a*-Farbwerte.*

Nr.	Messapparatur	Messfläche (mm)	Mittelw.	Median	Standardabw.	Min.	Max.
1	CM-503c	3	-1,6465	-1,6455	0,0167	-1,6905	-1,6216
2	CM-503i	3	-1,5538	-1,5518	0,0161	-1,5824	-1,5237
3	CR-241	0,3	-5,6580	-5,6600	0,0167	-5,6900	-5,6200
4	CR-241	1,8	-4,5400	-5,6700	3,4918	-5,6900	5,6800
5	CM-503c	3	-3,2319	-3,2300	0,0153	-3,2659	-3,2069
6	CM-503i	3	-1,5547	-1,5522	0,0111	-1,5731	-1,5352
7	CM-503c	3	-3,2138	-3,2134	0,0151	-3,2402	-3,1814
8	CR-241	0,3	-5,0500	-5,0500	0,0172	-5,0800	-5,0200
9	CR-241	1,8	-4,4250	-4,4200	0,0164	-4,4700	-4,4000
10	CM-503c	3	-1,6534	-1,6537	0,0177	-1,6785	-1,6061
11	CM-503i	3	-1,6850	-1,6895	0,0187	-1,7094	-1,6472
12	CM-503c	3	-0,2301	-0,2295	0,0134	-0,2603	-0,2075
13	CM-503i	3	-0,0693	-0,0658	0,0233	-0,1004	-0,0349
14	CR-241	0,3	-4,5660	-5,7000	3,4990	-5,7700	5,6700
15	CR-241	1,8	-5,1190	-5,6900	2,5419	-5,7400	5,6800
16	CM-503c	3	-2,8758	-3,0267	0,3761	-3,1909	-1,7336
17	CM-503i	3	-1,5474	-1,5751	0,0710	-1,6342	-1,3693
18	CM-503i	3	-1,6693	-1,5887	0,3867	-3,3027	-1,4887
19	CM-503c	3	-3,2276	-3,2282	0,0129	-3,2485	-3,1943
20	CM-503i	3	-1,5549	-1,5535	0,0148	-1,5821	-1,5354
21	CM-503c	3	-3,2236	-3,2256	0,0165	-3,2516	-3,1878
22	CM-503i	3	-1,5532	-1,5534	0,0093	-1,5708	-1,5278
23	CM-503c	3	-3,2264	-3,2305	0,0172	-3,2584	-3,1837
24	CM-503i	3	-1,5581	-1,5571	0,0097	-1,5763	-1,5446
25	CM-503c	3	-3,2146	-3,2120	0,0162	-3,2479	-3,1911
26	CM-503i	3	-1,5618	-1,5575	0,0247	-1,6197	-1,5181
27	CR-241	0,3	-5,0920	-5,1000	0,0426	-5,1600	-4,9500
28	CR-241	1,8	-3,9790	-4,4250	1,9841	-4,4500	4,4500

Tab. 4.3.-4 *Die a*-Farbwerte.*

4.3.6.3 b*-Wertereihenmessung mit und ohne Repositionierungen der Farbmessgeräte, des Fixiermassensystems und des Zahnes unter den Farbmessapparaturen

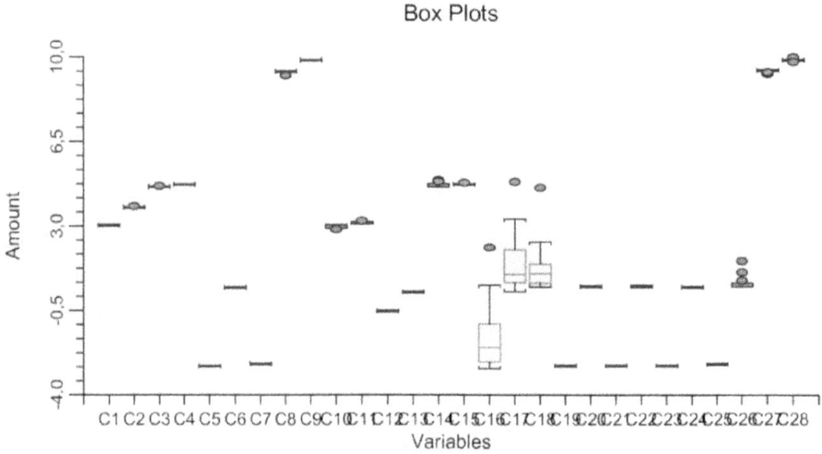

Abb. 4.3.-11 *Die b*-Farbwerte.*

Nr.	*Messapparatur*	*Messfläche (mm)*	*Mittelw.*	*Median*	*Standardabw.*	*Min.*	*Max.*
1	CM-503c	3	3,0355	3,0333	0,0169	3,0097	3,0671
2	CM-503i	3	3,7742	3,7693	0,0146	3,7590	3,8208
3	CR-241	0,3	4,6365	4,6400	0,0088	4,6200	4,6600
4	CR-241	1,8	4,7260	4,7300	0,0088	4,7100	4,7400
5	CM-503c	3	-2,7895	-2,7886	0,0145	-2,8180	-2,7666
6	CM-503i	3	0,4565	0,4533	0,0102	0,4439	0,4767
7	CM-503c	3	-2,7043	-2,7069	0,0107	-2,7193	-2,6813
8	CR-241	0,3	9,3970	9,4000	0,0387	9,2400	9,4300
9	CR-241	1,8	9,8740	9,8800	0,0082	9,8600	9,8800
10	CM-503c	3	2,9669	2,9726	0,0504	2,8608	3,0553
11	CM-503i	3	3,1408	3,1393	0,0267	3,0933	3,2134
12	CM-503c	3	-0,5203	-0,5221	0,0146	-0,5424	-0,4955
13	CM-503i	3	0,2635	0,2636	0,0160	0,2361	0,2950
14	CR-241	0,3	4,6915	4,6800	0,0713	4,6200	4,8900
15	CR-241	1,8	4,7285	4,7300	0,0190	4,7000	4,7900
16	CM-503c	3	-1,6170	-1,9779	1,2982	-2,8958	2,1096
17	CM-503i	3	1,4569	1,0287	1,1878	0,2831	4,8265
18	CM-503i	3	1,2390	1,0657	0,9554	0,4764	4,5914
19	CM-503c	3	-2,7797	-2,7831	0,0156	-2,8005	-2,7442
20	CM-503i	3	0,4989	0,4990	0,0138	0,4795	0,5302
21	CM-503c	3	-2,7760	-2,7766	0,0148	-2,8003	-2,7470
22	CM-503i	3	0,5081	0,4993	0,0266	0,4706	0,5527
23	CM-503c	3	-2,7725	-2,7732	0,0131	-2,7912	-2,7443
24	CM-503i	3	0,4783	0,4788	0,0107	0,4542	0,4976
25	CM-503c	3	-2,7087	-2,7065	0,0180	-2,7476	-2,6819
26	CM-503i	3	0,6398	0,5564	0,2482	0,4864	1,5448
27	CR-241	0,3	9,4320	9,4500	0,0483	9,3000	9,4800
28	CR-241	1,8	9,8770	9,8750	0,0339	9,8000	9,9900

Tab. 4.3.-5 *Die b*-Farbwerte.*

4.3.6.4 C*-Wertereihenmessung mit und ohne Repositionierungen der Farbmessgeräte, des Fixiermassensystems und des Zahnes unter den Farbmessapparaturen

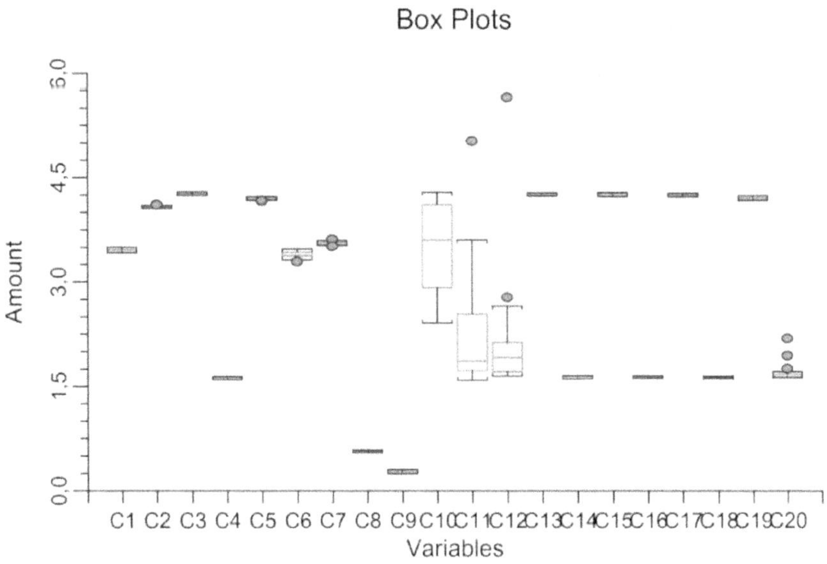

Abb. 4.3.-12 Die C*-Farbwerte.

Nr.	Messapparatur	Messfläche (mm)	Mittelw.	Median	Standardabw.	Min.	Max.
1	CM-503c	3	3,4533	3,4476	0,0205	3,4227	3,5021
2	CM-503i	3	4,0815	4,0783	0,0127	4,0667	4,1135
3	CM-503c	3	4,2692	4,2745	0,0151	4,2455	4,2957
4	CM-503i	3	1,6204	1,6178	0,0125	1,6005	1,6437
5	CM-503c	3	4,2002	4,2038	0,0149	4,1665	4,2281
6	CM-503c	3	3,3966	3,3987	0,0458	3,2934	3,4777
7	CM-503i	3	3,5643	3,5609	0,0228	3,5169	3,6161
8	CM-503c	3	0,5691	0,5696	0,0106	0,5524	0,5878
9	CM-503i	3	0,2732	0,2724	0,0189	0,2453	0,3092
10	CM-503c	3	3,4969	3,6229	0,6423	2,4126	4,2894
11	CM-503i	3	2,2667	1,8848	0,8733	1,5928	5,0252
12	CM-503i	3	2,1416	1,9356	0,8852	1,6506	5,6558
13	CM-503c	3	4,2596	4,2626	0,0152	4,2373	4,2836
14	CM-503i	3	1,6330	1,6287	0,0145	1,6109	1,6571
15	CM-503c	3	4,2542	4,2541	0,0165	4,2274	4,2872
16	CM-503i	3	1,6344	1,6327	0,0101	1,6180	1,6530
17	CM-503c	3	4,2540	4,2586	0,0157	4,2244	4,2772
18	CM-503i	3	1,6299	1,6296	0,0087	1,6165	1,6455
19	CM-503c	3	4,2037	4,2025	0,0189	4,1737	4,2434
20	CM-503i	3	1,7000	1,6535	0,1359	1,6244	2,1912

Tab. 4.3.-6 Die C*-Farbwerte.

4.3.6.5 h*-Wertereihenmessungen mit und ohne Repositionierungen der Farbmessgeräte, des Fixiermassensystems und des Zahnes unter den Farbmessapparaturen

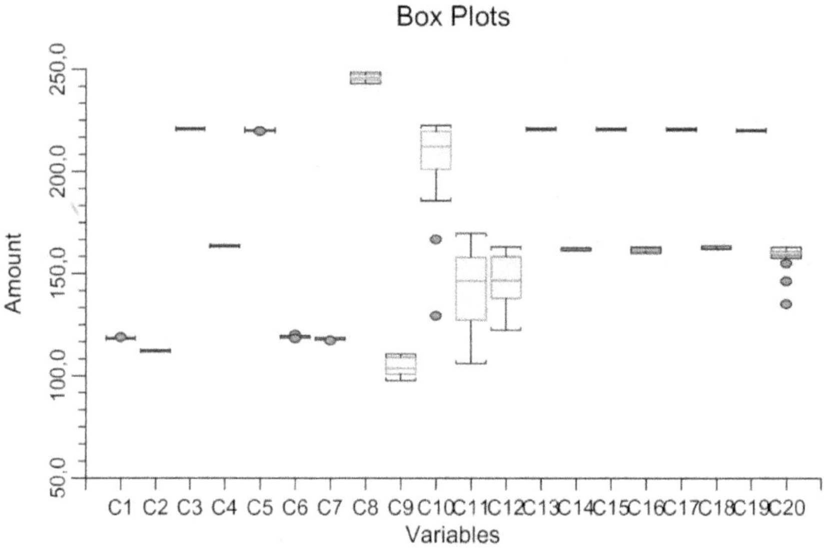

Abb. 4.3.-13 *Die h-Farbwerte*

Nr.	Messapparatur	Messfläche (mm)	Mittelw.	Median	Standardabw.	Min.	Max.
1	CM-503c	3	118,4760	118,4919	0,1992	118,0939	118,8624
2	CM-503i	3	112,3765	112,3603	0,2476	111,7417	112,7530
3	CM-503c	3	220,7980	220,8211	0,1974	220,3402	221,1034
4	CM-503i	3	163,6375	163,6677	0,2940	163,0003	163,9630
5	CM-503c	3	220,0801	220,1357	0,1475	219,6355	220,2390
6	CM-503c	3	119,1350	119,1673	0,4659	118,2994	120,2069
7	CM-503i	3	118,2135	118,2557	0,3739	117,2974	118,7219
8	CM-503c	3	246,1259	246,5075	1,6899	243,1209	248,5401
9	CM-503i	3	104,5857	104,3320	4,4161	97,7730	110,7848
10	CM-503c	3	205,1931	212,6894	22,9104	129,4116	222,4615
11	CM-503i	3	143,0664	146,9505	19,4203	106,1630	169,8045
12	CM-503i	3	146,9025	147,1405	13,3497	122,3862	163,2258
13	CM-503c	3	220,7364	220,6933	0,1803	220,3626	221,1489
14	CM-503i	3	162,2090	162,3078	0,4923	161,2919	162,7798
15	CM-503c	3	220,7333	220,6901	0,1979	220,3728	221,0629
16	CM-503i	3	161,8872	162,2580	0,9200	160,1236	163,0897
17	CM-503c	3	220,6728	220,6338	0,2007	220,2496	221,1147
18	CM-503i	3	162,9350	162,8926	0,4068	162,1708	163,9003
19	CM-503c	3	220,1183	220,1410	0,2057	219,6701	220,4461
20	CM-503i	3	158,1647	160,2042	6,4532	135,1695	163,0593

Tab. 4.3.-7 *Die h-Farbwerte.*

4.3.7 Analyse der VITAPAN-classical- und VITAPAN-3D-MASTER-Farbringe mithilfe der Spektralphotometer CM-503c, CM-503i und dem mikroskopischen Chroma-Meter CR241

4.3.7.1 Methodik zur Farbringanalyse

Die Anwendung von Farbmessinstrumenten an planen homogenen Flächen ist Standard in der wissenschaftlichen Forschung und der industriellen Produktüberwachung. Die Messung an gekrümmten Objekten und insbesondere an komplex geformten Zahnkronen hat eine Werteverzerrung zur Folge. Definierte Farben, an planen Flächen mit Farbmessgerät gemessene bzw. für Zahnringproben angegebene Werte ergeben an gekrümmten Objekten nicht zuletzt durch den unterschiedlichen Strahlengang und die differierende sensorische Erfassung unterschiedliche Resultate. Um diese Ergebnisse vergleichen zu können, wurden alle konfektionierten Farbringproben des VITAPAN classical und des VITAPAN 3D-MASTER mit den Spektralphotometern CM-503c (45/0°-Messgeometrie), CM-503i (d/8°-Messgeometrie) und dem mikroskopischen Chromameter (45/0°-Messgeometrie) ausgemessen, mit den Ergebnissen der VITA-Forschungsabteilung verglichen und in den nachfolgenden Diagrammen beschrieben. Die horizontale Achse der Diagramme codiert die Zahnringprobe von 1 (A1) bis 16 (D4) für den VITA PAN classical bzw. 1 (1M1) bis 26 (5M3) für den VITAPAN 3D-MASTER (s. nachstehende Legende).

Nr.	*VITAPAN-* classical	*VITAPAN-* 3D-MASTER	*Nr.*	*VITAPAN-* classical	*VITAPAN-* 3D-MASTER
1	A1	1M1	***14***	D2	3M3
2	A2	1M2	***15***	D3	3R15
3	A3	2L15	***16***	D4	3R25
4	A3,5	2L25	***17***		4L15
5	A4	2M1	***18***		4L25
6	B1	2M2	***19***		4M1
7	B2	2M3	***20***		4M2
8	B3	2R15	***21***		4M3
9	B4	2R25	***22***		4R15
10	C1	3L15	***23***		4R25
11	C2	3L25	***24***		5M1
12	C3	3M1	***25***		5M2
13	C4	3M2	***26***		5M3

Tab. 4.3.-8 *Diagrammschlüssel. Jeder Nummer ist ein VITAPAN-Zahnfarbringmuster zugeordnet.*

4.3.7.2 Ergebnisse der Analyse des VITAPAN classical-Farbringes

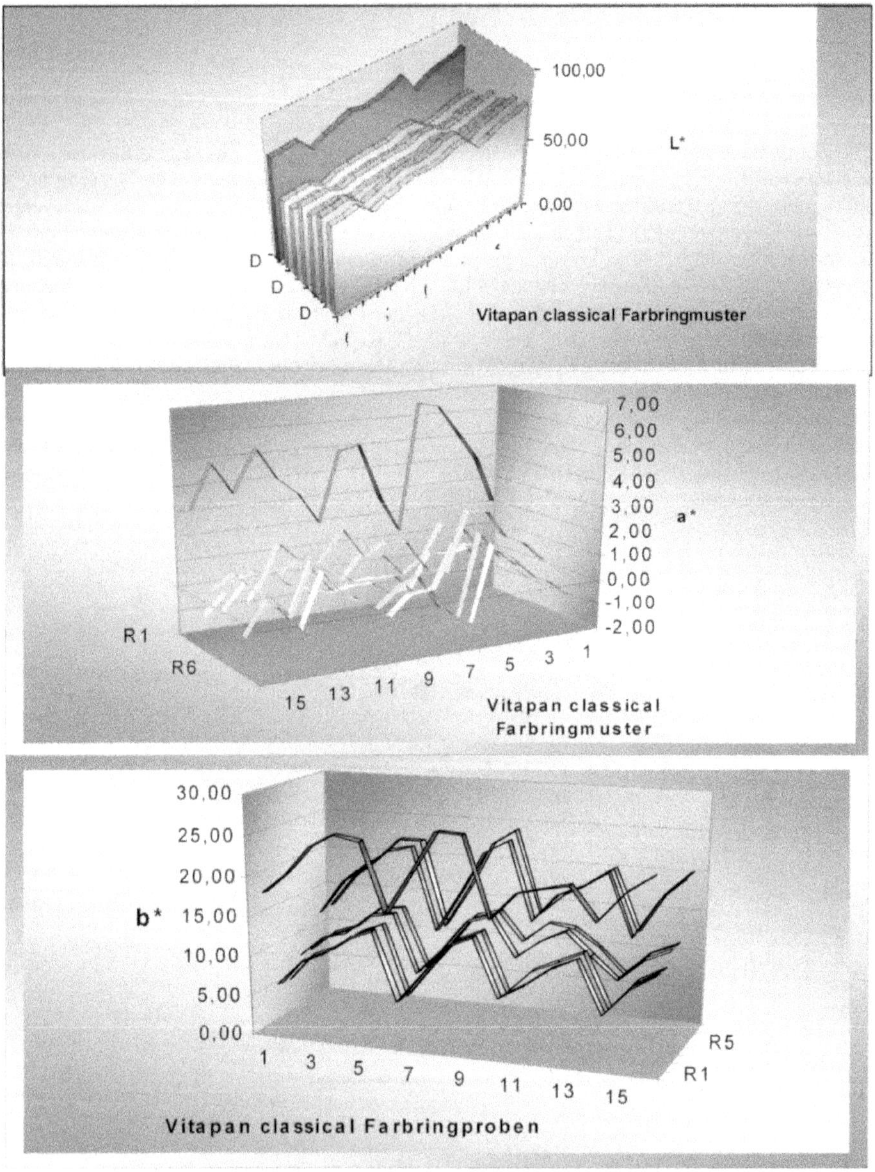

Abb. 4.3.-14 Darstellung der Analyse des VITAPAN-classical-Zahnfarbrings. Alle Zahnfarbproben wurden mit den Spektralphotometern CM-503c unter Normlicht D65 (R2) und D50 (R3), CM-503i unter Normlicht D65 (R4) und D50 (R5) auf einer Messfläche von 3 mm und dem mikroskopischen Chromameter CR-241 unter Normlicht D65 auf einer Messfläche von 0,3 mm (R6) als auch von 1,8 mm (R7) in ihren L*a*b*-Werten erfasst, welche mit den Angaben der Fa. VITA (R1) zu den identischen Farbproben verglichen wurden. Zu den Variablen s. Tab. 4.3.-8.

4.3.7.3 Ergebnisse der Analyse des VITAPAN-3D-MASTER-Farbrings

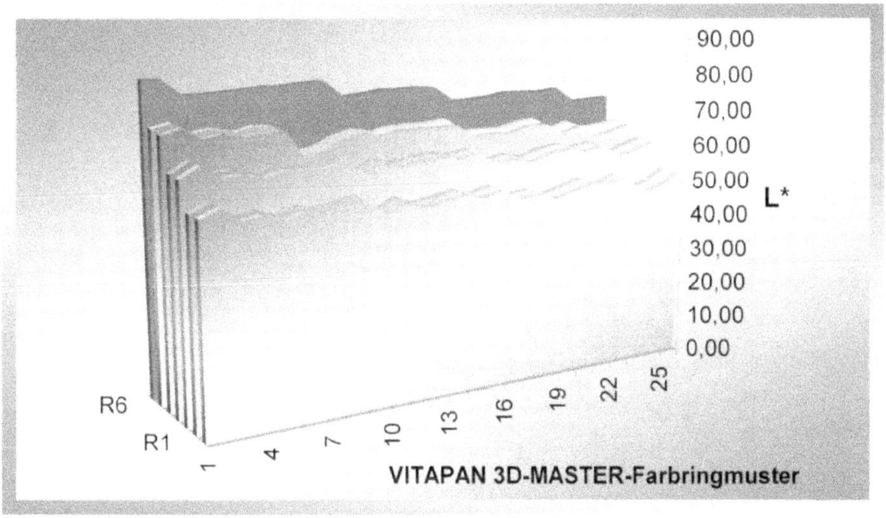

Abb. 4.3.-15 *Darstellung der Ausmessung des VITAPAN-3D-MASTER-Zahnfarbrings. Alle Zahnfarbproben wurden mit den Spektralphotometern CM-503c unter Normlicht D65 (R1) und D50 (R2), CM-503i unter Normlicht D65 (R3) und D50 (R4) und dem mikroskopischen Chromameter CR-241 auf einer Messfläche von 0,3 mm (R5) als auch von 1,8 mm (R6) in ihrem L*-Werten erfasst und diese mit den Angaben der Fa. VITA (R7). Zu den Variablen s. Tab. 4.3.-8.*

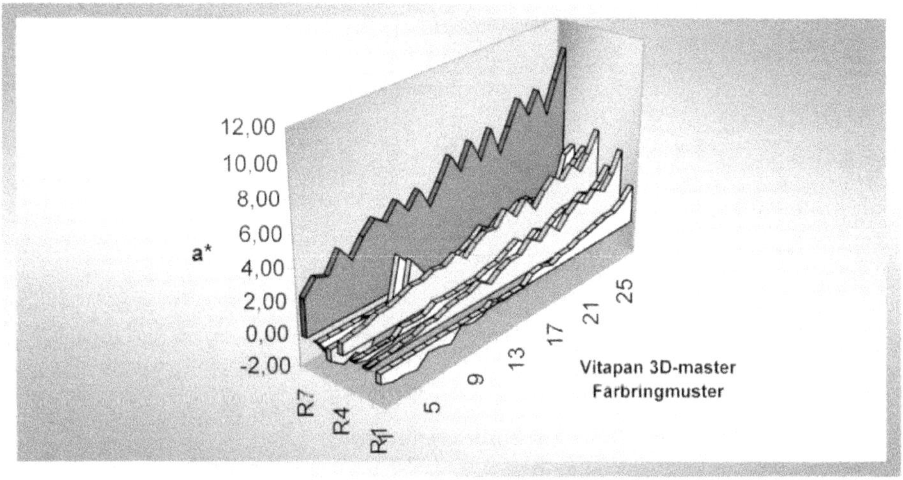

Abb. 4.3.-16 *Darstellung der Ausmessung des VITAPAN-3D-MASTER-Zahnfarbrings. Alle Zahnfarbproben wurden mit den Spektralphotometern CM-503c unter Normlicht D65 (R1) und D50 (R2), CM-503i unter Normlicht D65 (R3) und D50 (R4) und dem mikroskopischen Chromameter CR-241 auf einer Messfläche von 0,3 mm (R5) als auch von 1,8 mm (R6) in ihren a*-Werten erfasst, welche mit den Angaben der Fa. VITA (R7) verglichen werden. Zu den Variablen s. Tab. 4.3.-8.*

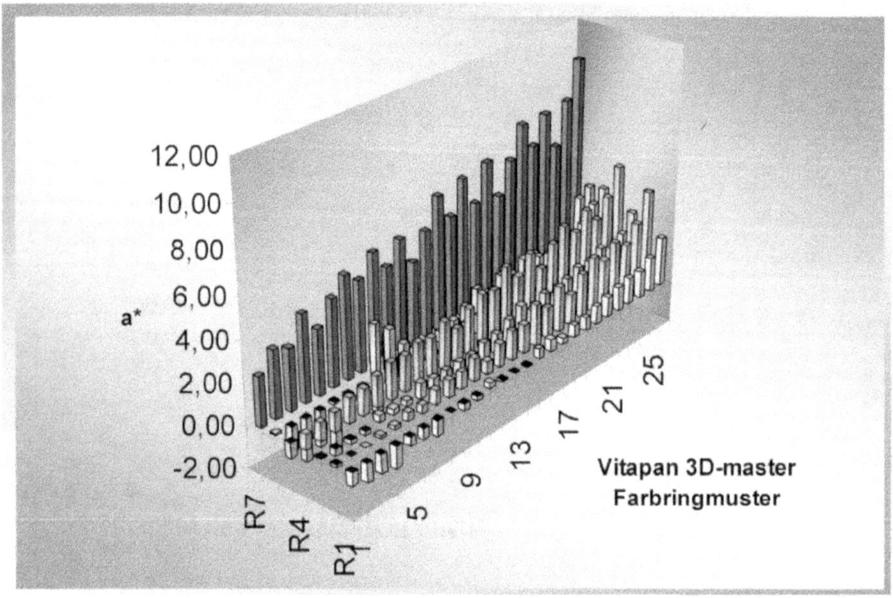

Abb. 4.3.-17 *Darstellung der Ausmessung des VITAPAN-3D-MASTER-Zahnfarbrings. Alle Zahnfarbproben wurden mit den Spektralphotometern CM-503c unter Normlicht D65 (R1) und D50 (R2), CM-503i unter Normlicht D65 (R3) und D50 (R4) sowie mit dem mikroskopischen Chromameter CR-241 auf einer Messfläche von 0,3 mm (R5) als auch von 1,8 mm (R6) in ihren a*-Werten erfasst. Vergleich zu den Angaben der Fa. VITA (R7). Zu den Variablen s. Tab. 4.3.-8.*

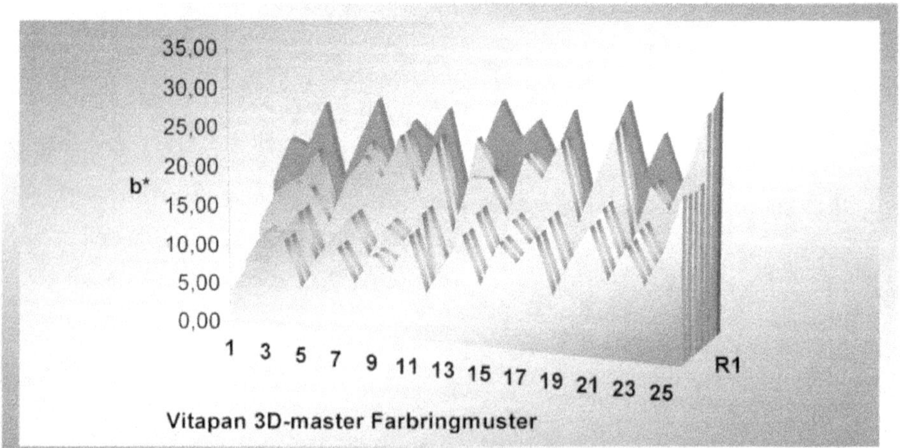

Abb. 4.3.-18 *Darstellung der Ausmessung des VITAPAN-classical-Zahnfarbrings. Alle Zahnfarbproben wurden mit den Spektralphotometern CM-503c unter Normlicht D65 (R1) und D50 (R2), CM-503i unter Normlicht D65 (R3) und D50 (R4) und dem mikroskopischen Chromameter auf einer Messfläche von 0,3 mm (R5) als auch von 1,8 mm (R6) in ihren b*-Werten erfasst, welche mit den Angaben der Fa. VITA (R7) verglichen wurden. Zu den Variablen s. Tab. 4.3.-8.*

4.3.8 Zahncharakteristische Spektralkurven

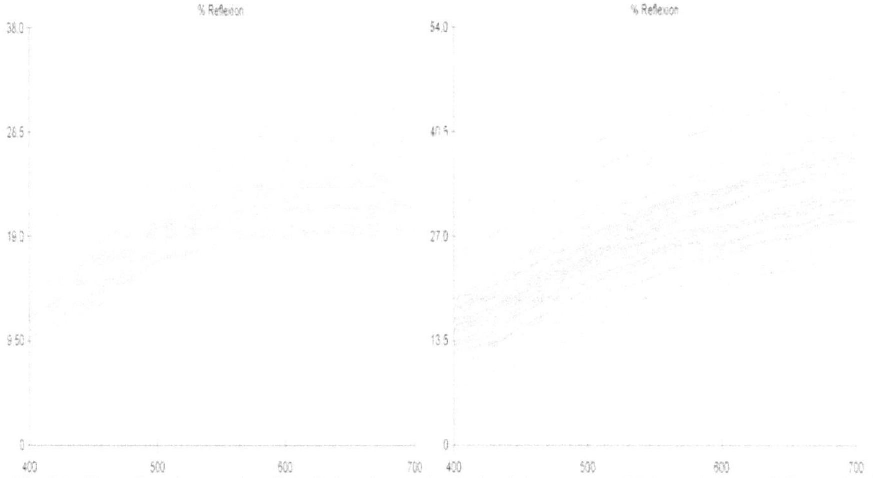

Abb. 4.3.-19 *Charakteristisches Zahnfarbspektrum des Spektralphotometers CM-503c (links) und des Spektralphotometers CM-503i (rechts). Die Darstellung zeigt die unter einem Normbeobachter von 10° und Nutzung des Normlichtes D65 entstandenen Spektralkurven. Die Ordinate trägt die Reflexion (%), die Abszisse die Wellenlänge (nm).*

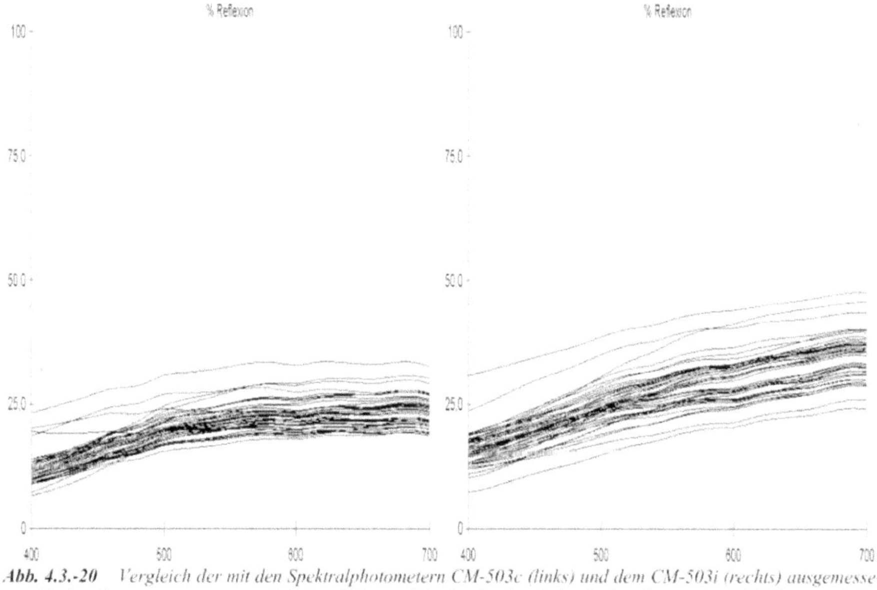

Abb. 4.3.-20 *Vergleich der mit den Spektralphotometern CM-503c (links) und dem CM-503i (rechts) ausgemessenen Farbspektren von nassen, natürlichen Zähnen. Die durchschnittliche Spektralkurve der 50 Zähne ist farbig gekennzeichnet. Die Darstellungen zeigen die unter einem Normbeobachter von 10° und Nutzung des Normlichtes D65 entstandenen Spektralkurven. Die Ordinate trägt die Reflexion (%), die Abszisse die Wellenlänge (nm).*

4.3.9 Farbmessungen vor und nach Dehydrierung

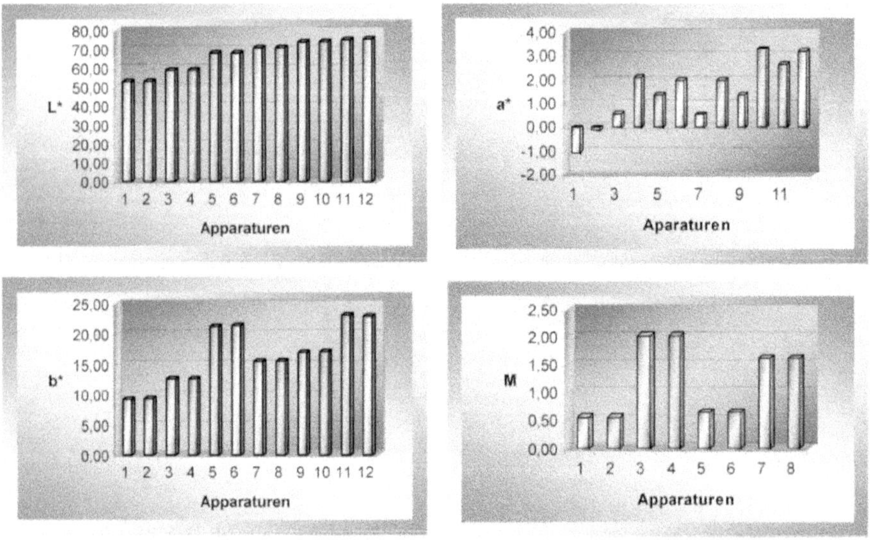

Abb. 4.3.-21 *L*- (oben links), a*-Werte (oben rechts) und b*-Werte (unten links) vor (C1–C6) und nach (C7–C12) forcierter Dehydrierung. Gemessen wurde mit den Spektralphotometern CM-503c unter einem Normlicht D65 (1, 7) und D50 (2, 8) als auch CM503i unter einem Normlicht von D65 (3, 9) und D50 (4, 10) sowie mit dem mikroskopischen Chromameter CR-241 (0,3 mm/5, 11; 1,8 mm/6, 12). Zu den Variablen der Abszisse s. Tab. 5.1.-1). Der Metamerieindex – unten rechts vor (1–4) und nach (5–8) forcierter Dehydrierung. Gemessen wurde mit den Spektralphotometern CM-503c unter einem Normlicht D65 (1, 5) und D50 (2, 6) als auch CM-503i unter einem Normlicht von D65 (3, 7) und D50 (4, 8). Zu den Variablen der Abszisse s. Tab. 5.1.-1).*

4.3.10 Rehydrierung völlig trockener Zähne

4.3.10.1 Material und Methode

20 Zähne wurden nach vorheriger Heiztrocknung (110 °C) bis zu Äquilibrierungsgewicht mit dem Spektralphotometer CM-503i in ihrer Flüssigkeitsaufnahme farbmetrisch begleitet. Gemessen wurden die L*-, a*- und b*-Farbmesswerte. Ein jeder Zahn wurde einzeln einer Heizprozedur unterzogen, seine Farbe vor Trocknung in seinem natürlich nassen Zustand sowie nach Heizprozedur gemessen. Die durchschnittliche Heizzeit lag bei 30 Minuten. Die Messreihen erfolgten hintereinander. Die Wasserlagerung in Fotofilmdöschen wurde zu definierten Zeitpunkten zum Zwecke der Farbmessungen unterbrochen, jeder der Zähne wurde nach farbmetrischer Erfassung umgehend in das Wasserbad reponiert. Die Farbmessungen erfolgten unter dem Normbeobachtungswinkel von 2° und unter Nutzung der Normlichtart D65.

4.3.10.2 Ergebnisse

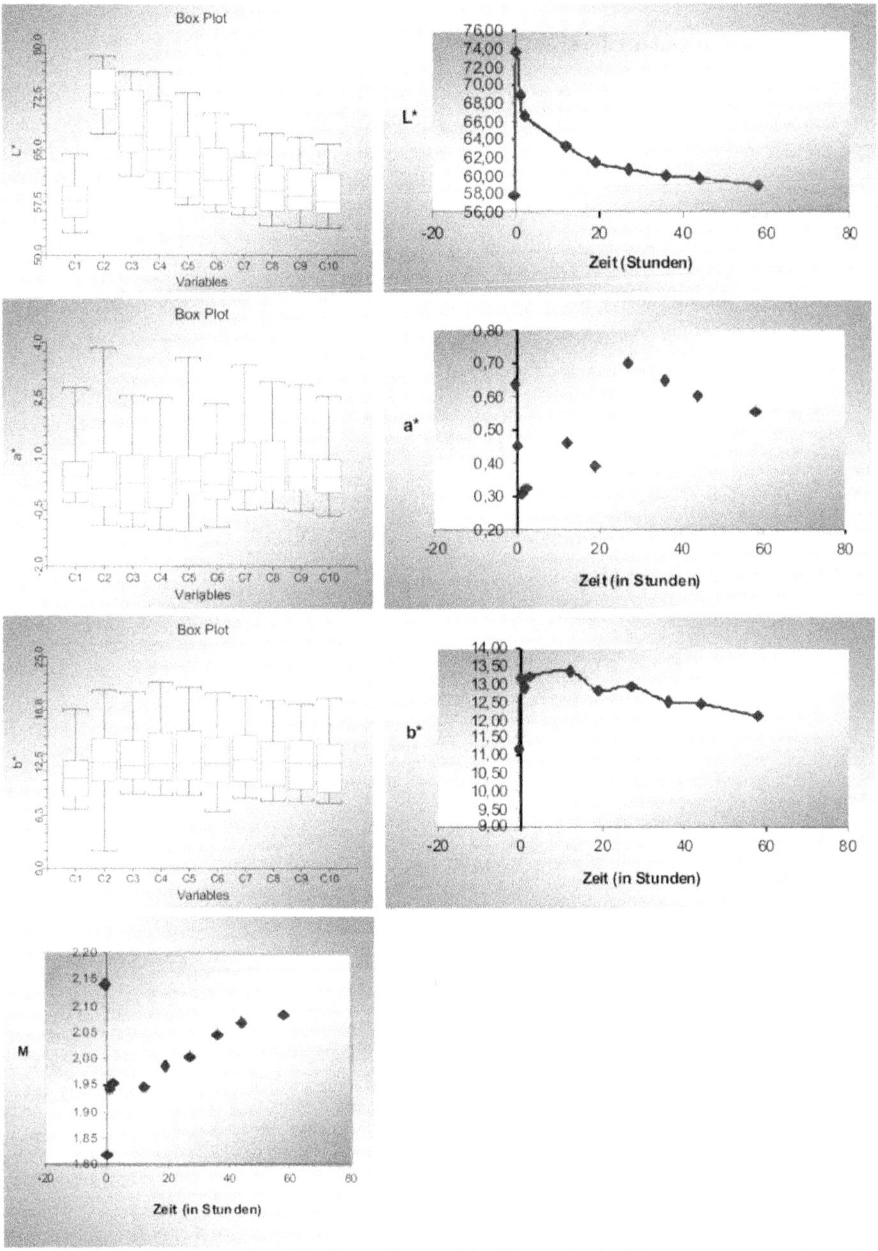

Abb. 4.3.-22 Die L*- (oben), a*- und b*-Werte (Mitte) und der Metamerieindex M (unten) vor und nach beschleunigter Dehydrierung (Minusbereich bis zum Nullpunkt der Abszisse). Die Rehydrierung erstreckte sich über 58 Stunden (Nullpunkt und Positivbereich der Abszisse). Die statistische Darstellung erfolgt durch ein Boxplot (links).

4.3.11 Rehydrierung völlig luftgetrockneter Zähne

4.3.11.1 Material und Methode

Für diese Untersuchung wurden 21 über 2 Monate trockengelagerte Zähne mit dem mikroskopischen Chromameter CR-241 in ihrem Wasseraufnahmeprozess begleitet. Das Vorgehen entspricht dem der Rehydrierungsprozedur aus Kap. 5.3.10.1. Ebenfalls wurde unter einem Normbeobachtungswinkel von 2° und dem Normlicht D65 gemessen.

4.3.11.2 Ergebnisse

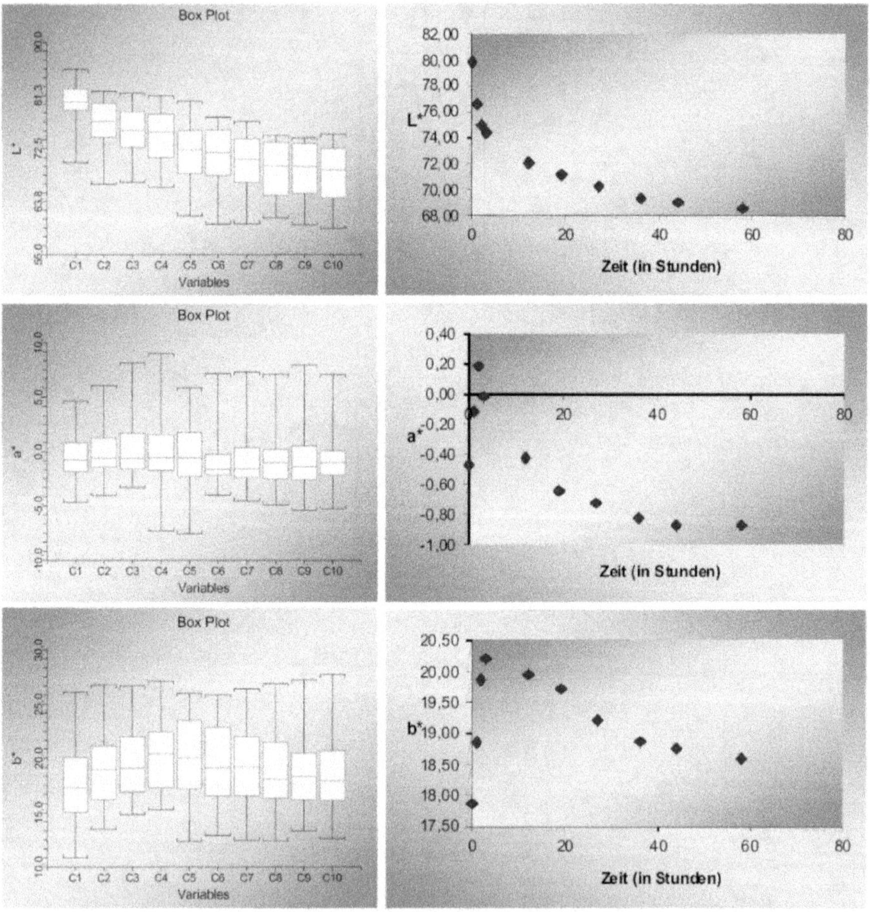

Abb. 4.3.-23 *Entwicklung der L*a*b*-Farbmaßzahl durch Flüssigkeitsaufnahme. Mit zunehmender Rehydrierung nimmt der L*-Wert ab. Die Messreihe pro Zahn wurde auf 58 Stunden festgelegt. Es wurde mit dem mikroskopischen Chromameter CR-241 unter einem Normbeobachtungswinkel von 2° und dem Normlicht D65 gemessen. Die statistische Darstellung erfolgt in Form eines Boxplot (unten).*

5. Hauptstudien

5.1 Erfassung der Farbdifferenz zwischen flüssigkeitsgesättigten und trockenen Zähnen in Relation zu ihrem Flüssigkeitsgehalt

5.1.1 Material und Methodik

40 von Wurzelhaut, Zahnstein und Belägen befreite, mittlere, obere Frontzähne wurden nach 2 Monaten Wasserlagerung (flüssigkeitsgesättigter Zustand des Zahnes) mithilfe einer Silaplast®-Fixiermasse in eine wie in Kapitel 3.3. beschriebe Messvorrichtung einbezogen. Zur Vermeidung vorzeitiger Verdunstung der dentalen Flüssigkeit während der Silaplastabbindezeit diente eine in Wasser getränkte Wattepadabdeckung über Zahn und die den Zahn lateral begrenzenden Fixiermassenanteile, sodass dieser, von einem flüssigkeitsgesättigten Mikroklima umgeben, weder der Austrocknung noch einer hiermit verbundenen Farbänderung preisgegeben ist. Nach Erhärtung der Fixiermasse und Entnahme des feuchten Wattepads erfolgten die Messungen mit den einzelnen Apparaturen in immer derselben Reihenfolge und Prozedur. Zunächst wurde die Zahnfarbe mit dem VITAPAN classical (max. 5 Sek.) noch am benetzten Zahn abgeglichen und es gelangt das Spektralphotometer CM-503c zum Einsatz, es folgt das Spektralphotometer CM-503i, schließlich das mikroskopische Chromameter CR-241 und der Farbvergleich mit dem VITAPAN 3D-MASTER (max. 5 Sek.). Für die Farbmessungen wird dem Zahn die Benetzung durch ein leicht feucht ausgewrungenes Wattepad genommen. Die Trennung der beiden subjektiven Methoden ist sinnvoll, um die einzelnen visuellen Bestimmungen aufgrund sinnesphysiologischer Gegebenheiten zeitlich auf 5 Sekunden zu begrenzen. Gemessen wurden mit allen drei Apparaturen jeweils die Helligkeit (L*), die Parameter a*, b* (CIELAB 1976) und der Metamerieindex unter dem Normlicht D65 und D50 mit den Spektralphotometern CM-503c (45/0°-Messgeometrie – 3 mm Messöffnung) und CM-503i (d/8°-Messgeometrie – 3 mm Messöffnung) sowie unter dem standardisierten Licht D65 mit dem mikroskopischen Chromameter CR-241 (45/0°-Messgeometrie – mit den Messöffnungen 0,3 und 1,8 mm). Diesen Messungen folgen eine Wiegung (in Gramm, Genauigkeit: 1/10.000 g) und eine Heizperiode (110 °C) mit dem Flüssigkeitsmessgerät MA100 (Sartorius). Die begleitenden Messungen des aktuellen Gewichtes und des Flüssigkeitsverlustes (in %, Genauigkeit: 1/1.000 %) alle fünf Minuten bis zur Gewichtskonstanz, dem Zeitpunkt, an dem das Gerät „merkt", dass der Zahn keine Flüssigkeit mehr abgibt, so im physikalischen Sinne als trocken gilt, werden apparaturintern durchgeführt. Nach automatischer Abschaltung erfolgt die Endmessung des Gewichts und des Flüssigkeitsverlustes. Unmittelbar schließen sich die Werteerfassungen mit den Spektralphotometern CM-503c, CM-503i und dem mikroskopischen Chromameter CR-241 in wieder der gleichen Reihenfolge der Anwendungen an. Jeder Zahn wird einzeln dieser gesamten Messprozedur unterworfen und alle Prozeduren wurden chronologisch hintereinander durchgeführt.

5.1.2 Ergebnisse

5.1.2.1 Ergebnisse der L*-Wertemessung vor und nach dem Dehydrierungsprozess

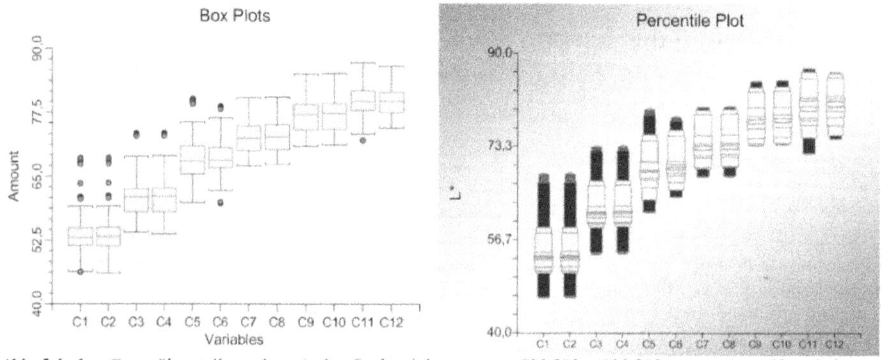

Abb. 5.1.-1 *Gegenüberstellung der mit den Spektralphotometern CM-503c, CM-503i unter einem Normlicht von D65 (C1, C3) bzw. D50 (C2, C4) und dem mikroskopischen Chromameter CR-241 auf einer Messfläche von 0,3 (C5) bzw. 1,8 mm (C6) Durchmesser vor (C1–C6) und nach (C7–C12) Dehydrierung gemessenen L*-Werte. Verteilung der L*-Werte. Vor der Dehydrierung ist eine deutlich größere Streuungsbreite der von allen drei Farbmessapparaturen gemessenen Werte erkennbar. Sowohl der Gerätetypus, die Messgeometrie als auch die Größe der Messfläche und die Wahl des Normlichtes haben Einfluss auf das Ausmaß der Ergebnisstreuung. (Zu den Variablen der Abszisse s. Tab. 5.1.-1).*

Mess-apparatur	**Lichtart/ Messfläche** Ø in mm	**Nr. C**	**Mittelw.**	**Median**	**Stan-dard-abw.**	**Min.**	**Max.**	**Signifikanz** (*nach E. Schaich A. Hamerle* 1984)
CM-503c	D 65/ 3	1	53,70	53,21	4,36	46,20	68,52	5,6,7,8,9,10,11,12
	D 50/3	2	53,75	53,33	4,42	46,02	68,61	5,6,7,8,9,10,11,12
CM-503i	D 65/3	3	61,04	61,07	4,25	54,05	73,41	7, 8, 9, 10, 11, 12
	D50/3	4	61,04	61,23	4,39	53,71	73,47	8, 9, 10, 11, 12
CR-241	D65/0,3	5	68,30	68,10	4,48	59,82	80,20	1, 2, 10, 11, 12
	D 65/1,8	6	68,60	68,23	3,80	59,70	78,71	1, 2, 10, 11, 12
CM-503c	D 65/ 3	7	72,59	72,56	3,36	67,00	80,41	1, 2, 3, 11, 12
	D 50/3	8	72,75	72,80	3,36	67,32	80,50	1, 2, 3, 4, 12
CM-503i	D 65/ 3	9	76,85	77,24	3,39	70,86	85,02	1, 2, 3, 4
	D 50/3	10	77,06	77,47	3,35	71,13	85,16	1, 2, 3, 4, 5, 6
CR-241	D65/0,3	11	79,71	79,88	3,48	72,02	87,30	1, 2, 3, 4, 5, 6, 7
	D 65/1,8	12	79,80	79,90	2,98	74,43	86,61	1, 2, 3, 4, 5, 6, 7, 8

Tab. 5.1-1 *L*-Werte vor (C1–C6) und nach (C7–C12) forcierter Dehydrierung. Die mit dem CR-241 vor dem Dehydrierungsprozess gemessenen L*-Werte sind signifikant höher als die Werte des CR-503c, die mit dem CR-241 nach dem Trockenprozess erfasst wurden, signifikant höher als die L*-Messergebnisse aller anderen Farbmessapparaturen vor dem und entsprechend höher als das CM-503c nach dem Trocknungsprozess. Messungen mit dem CM-503i nach Dehydrierung ergeben signifikant höhere L*-Werte als alle Messinstrumentarien vor Trocknungsintervall. Eine Ausnahme bilden hier die Ergebnisse des CM-503i unter Nutzung der Lichtart D65. Hier besteht mit dem CR-241 vor dem Intervall keine signifikante Differenz. Alle L*-Wertresultate sind nach der Heizperiode von derselben Messapparatur signifikant höher bewertet worden. Zusätzlich besteht Signifikanz zwischen dem CM-503c nach und dem CM-503i (D65) vor Heizperiode.*

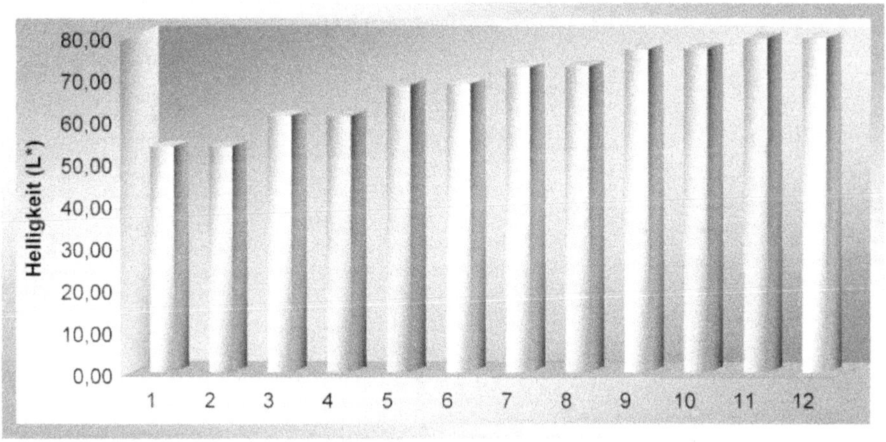

Abb. 5.1-2 L*-Werte vor (C1–C6) und nach (C7–C12) forcierter Dehydrierung: Gemessen wurde mit den Spektralphotometern CM-503c unter einem Normlicht D65 (C1/C7) und D50 (C2/C8) als auch CM503i unter einem Normlicht von D65 (C3/9) und D50 (C4/C10) sowie mit dem mikroskopischen Chromameter CR-241 (0,3 mm/C5/C11; 1,8 mm/C6/C12). Zu den Variablen der Abszisse s. Tab. 5.1.-1).

5.1.2.2 Ergebnisse der a*-Wertemessung vor und nach dem Dehydrierungsprozess

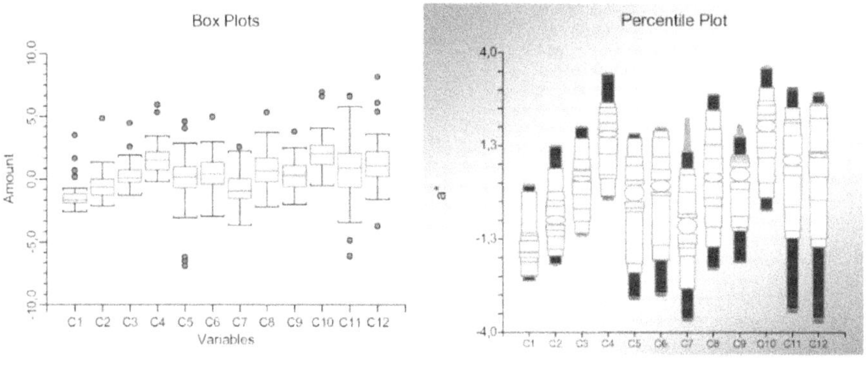

Abb. 5.1-3 Gegenüberstellung der mit den Spektralphotometern CM-503c, CM-503i unter einem Normlicht von D65 bzw. D50 (C1–C4) und dem mikroskopischen Chromameter CR-241 auf einer Messfläche von 0,3 bzw. 1,8 mm Durchmesser (C5, C6) vor und nach (C7–C12) Dehydrierung gemessenen a*-Werte. Die Streuung der a*-Werte und deren Konzentrierung auf das mittelwertige Zentrum ist nach dem Dehydrierungsprozess deutlich stärker ausgeprägt (zu den Variablen der Abszisse s. Tab. 5.1.-2).

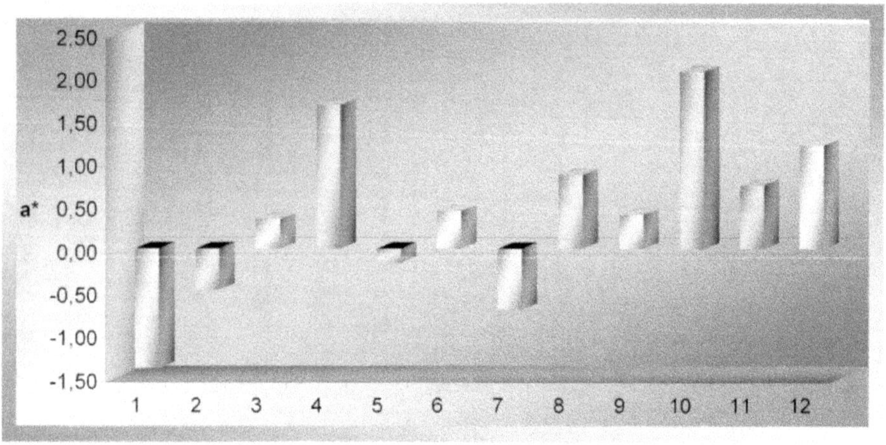

Abb. 5.1.-4 *a*-Werte vor (C1–C6) und nach (C7–C12) forcierter Dehydrierung: Das Diagramm zeigt die mit den verschiedenen Farbmessgeräten unter Normlicht D65 und D50 vor und nach Dehydrierung gemessenen a*-Werte (zu den Variablen der Abszisse s. Tab. 5.1.-2).*

Mess-apparatur	**Lichtart/ Messfläche** Ø in mm	**Nr.**	**Mittelw.**	**Median**	**Stan-dard-abw.**	**Min.**	**Max.**	**Signifikanz** (*nach E. Schaich A. Hamerle* 1984)
CM-503c	D 65/ 3	1	-1,40	-1,64	1,07	-2,61	3,48	3,4,5,6,8,9,10,11,12
	D 50/3	2	-0,48	-0,59	1,17	-2,13	4,83	4, 8, 10, 11, 12
CM-503i	D 65/3	3	0,34	0,14	1,03	-1,26	4,45	1, 4, 10
	D50/3	4	1,67	1,56	1,22	-0,22	5,95	1, 2, 3, 5, 6, 7, 9
CR-241	D65/0,3	5	-0,16	0,22	2,39	-6,96	4,59	1, 4, 10, 12
	D 65/1,8	6	0,44	0,44	1,54	-2,97	4,96	1, 4, 7, 10
CM-503c	D 65/ 3	7	-0,71	-0,90	1,26	-3,68	2,57	4, 6, 8, 10, 11, 12
	D 50/3	8	0,86	0,73	1,53	-2,21	5,33	1, 2, 7
CM-503i	D 65/ 3	9	0,39	0,35	1,16	-2,01	3,77	1, 4, 10
	D 50/3	10	2,07	2,08	1,43	-0,52	6,95	1, 2, 3, 5, 6, 7, 9
CR-241	D65/0,3	11	0,74	0,94	2,46	-6,18	6,64	1, 2, 7
	D 65/1,8	12	1,20	1,12	1,78	-3,74	8,14	1, 2, 7

Tab. 5.1.-2 *a*-Werte vor (1–6) und nach (7–12) forcierter Dehydrierung: Signifikante a*-Wertedifferenzen herrschen zwischen dem CM-503c (D65) und allen anderen Messinstrumenten vor und nach sowie für dasselbe unter Nutzung des D50 Normlichtes nach Heizperiode. Weiterhin herrscht Signifikanz zwischen dem CM-503c (D50) und dem CM-503i (D50) vor und den Ergebnissen derselben Apparaturen sowie dem CR-241 nach und zwischen D65 und D50 (CM-503i) vor Dehydrierung. Das Gleiche gilt für das a*-Ergebnis des CM-503i (D50) und dem derselben Apparatur (D65) und dem des CM-503c (D65). Auch besteht Signifikanz zwischen den Ergebnissen des CM-503i (D50) und dem CR-241 vor dem Heizen. Das CR-241 erfasst die a*-Werte zu Versuchsbeginn signifikant niedriger als es das CM-503i (D50) und das CR-241 unter gleicher Messfläche aber nach der Temperaturbehandlung erfasst. Bei einer Messfläche von 1.8 mm bestehen signifikante Differenzen zu den a*-Werten des CM-503c (D65) und dem CM-503i (D50). Das CM-503c (D65) nach Heizperiode misst signifikant niedrigere a*-Werte als alle unter dem Normlicht D50 zu gleicher Zeit durchgeführten Messungen. Das CM-503i erfasst signifikant höhere Werte unter dem Normlicht D50 im Vergleich zu dem D65.*

5.1.2.3 Ergebnisse der b*-Wertemessung vor und nach dem Dehydrierungsprozess

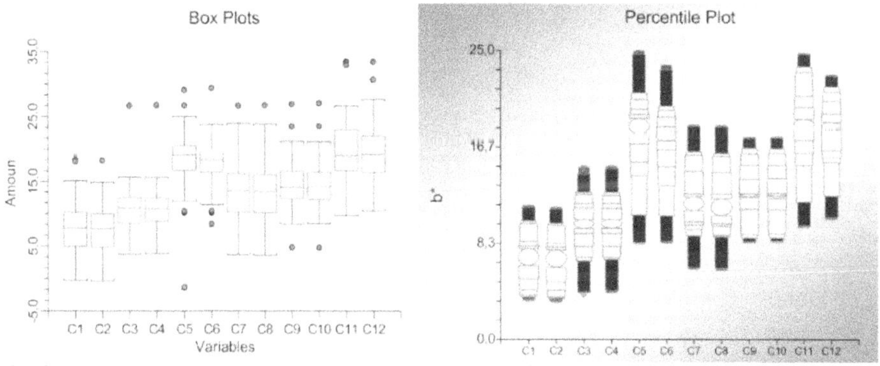

Abb. 5.1.-5 *Gegenüberstellung der mit den Spektralphotometern CM-503c, CM-503i unter einem Normlicht von D65 bzw. D50 (C1–C4) und dem mikroskopischen Chromameter CR-241 auf einer Messfläche von 0,3 bzw. 1,8 mm Durchmesser (C5, C6) vor und nach (C7–C12) Dehydrierung gemessenen b*-Werte. Das Ausmaß der Streuung der b*-Werte ist abhängig von dem Gerätetyp und seiner Messgeometrie wie auch von der Messfläche und nimmt mit dem Dehydrierungsprozess ab. Die Lichtart hat nur untergeordneten, jedoch die Größe der Messfläche wesentlichen Einfluss auf die Bandbreite und das Streuverhalten der b*-Werte. (Zu den Variablen der Abszisse s. Tab. 5.1.-3).*

Mess-apparatur	**Lichtart/ Messfläche** Ø in mm	**Nr.**	**Mittelw.**	**Median**	**Standard-abw.**	**Min.**	**Max.**	**Signifikanz** *(nach E. Schaich A. Hamerle 1984)*
CM-503c	D 65/ 3	1	7,85	7,94	3,60	-0,26	18,34	5,6,7,9,10,11,12
	D 50/3	2	7,72	7,78	3,60	-0,38	18,22	5,6,7,8,9,10,11,12
CM-503i	D 65/3	3	10,77	10,99	3,66	3,73	26,64	5, 6, 11, 12
	D50/3	4	10,82	10,93	3,66	3,86	26,72	5, 6, 11, 12
CR-241	D65/0,3	5	18,34	19,15	4,90	-1,38	29,07	1, 2, 3, 4, 8
	D 65/1,8	6	17,97	18,41	3,67	8,36	29,39	1, 2, 3, 4, 8
CM-503c	D 65/ 3	7	13,97	13,61	4,66	3,69	26,64	1, 2, 11, 12
	D 50/3	8	13,87	13,55	4,69	3,58	26,72	2, 5, 6, 11, 12
CM-503i	D 65/ 3	9	14,41	14,12	4,10	4,77	26,85	1, 2, 11, 12
	D 50/3	10	14,44	14,30	4,12	4,74	27,04	1, 2, 11, 12
CR-241	D65/0,3	11	19,98	19,08	5,38	9,71	33,45	1, 2, 3, 4, 7, 8, 9, 10
	D 65/1,8	12	19,64	19,27	4,76	10,43	33,42	1, 2, 3, 4, 7, 8, 9, 10

Tab. 5.1.-3 *b*-Werte vor (1–6) und nach (7–12) forcierter Dehydrierung: Die Farbmessapparaturen messen nach und bereits das CR-241 vor dem Dehydrierungsprozess signifikant höhere b*-Werte als das CM-503c. Eine Ausnahme bildet die Messung des CM-503c unter Nutzung der Normlichtart D65. Hier besteht keine Signifikanz zu den nach Dehydrierung mithilfe des Normlichtes D50 erfassten Ergebnissen desselben Farbmessgerätes. Das CR-241 besitzt stets signifikant höhere b*-Werte als das CM-503c und CM-503i. Eine Ausnahme stellt die Relation der Messungen CR-241 vor, zu den Apparaturen CM-503c (D65) und CM-503i nach Dehydrierungsprozess dar.*

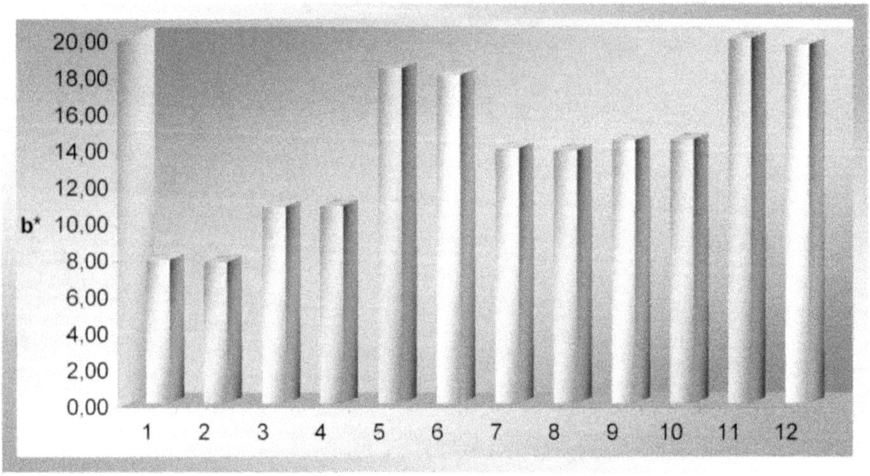

Abb. 5.1.-6 Das Histogramm zeigt die mit den verschiedenen Farbmessgeräten unter Normlicht D65 und D50 vor (C1–C6) und nach (C7–C12) Dehydrierung gemessenen b-Werte (zu den Variablen der Abszisse s. Tab. 5.1.-3).*

5.1.2.4 Ergebnisse der Metamerieindizes vor und nach dem Dehydrierungsprozess

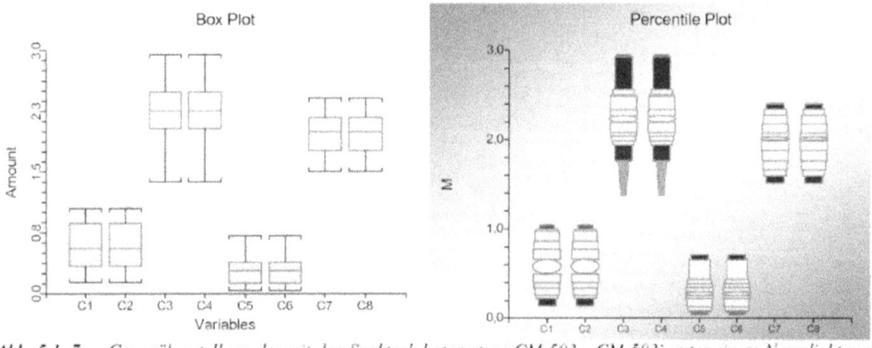

Abb. 5.1.-7 *Gegenüberstellung der mit den Spektralphotometern CM-503c, CM-503i unter einem Normlicht von D65 bzw. D50 (C1–C4) und dem mikroskopischen Chromameter CR-241 auf einer Messfläche von 0,3 bzw. 1,8 mm Durchmesser (C5, C6) vor und nach (C7–C12) Dehydrierung gemessenen Metamerieindizes. Das Spektralphotometer CM-503c bewertet den Metamerieindizes von 20 Zähnen einheitlicher als das CM-503i bzw. das CM-503i differenzierter als das CM-503c. (Zu den Variablen der Abszisse s. Tab. 5.1.-4).*

Mess- apparatur	Lichtart/ Messflä- che Ø in mm	Nr.	Mittelw.	Median	Stan- dard- abw.	Min.	Max.	Signifikanz (*nach E. Schaich A. Hamerle* 1984)
CM-503c	D 65/ 3	1	0,55	0,49	0,33	0,13	1,51	3, 4, 7, 8
	D 50/3	2	0,55	0,49	0,33	0,13	1,51	3, 4, 7, 8
CM-503i	D 65/3	3	2,19	2,13	0,32	1,35	2,93	1, 2, 5, 6, 7, 8
	D50/3	4	2,19	2,13	0,32	1,35	2,95	1, 2, 5, 6, 7, 8
CM-503c	D 65/ 3	5	0,41	0,29	0,32	0,04	1,35	3, 4, 7, 8
	D 50/3	6	0,41	0,29	0,32	0,04	1,36	3, 4, 7, 8
CM-503i	D 65/3	7	1,84	1,84	0,39	0,77	2,92	1, 2, 3, 4, 5, 6
	D50/3	8	1,84	1,84	0,39	0,77	2,92	1, 2, 3, 4, 5, 6

Tab. 5.1.-4 *Metamerie-Werte vor (1–4) und nach (5–8) forcierter Dehydrierung: Signifikante Differenzen existieren zwischen allen Farbmessapparaturen. Die Änderung der Metamerieindizes der Messungen vor und nach Dehydrierungsprozess sind als nicht signifikant eingestuft.*

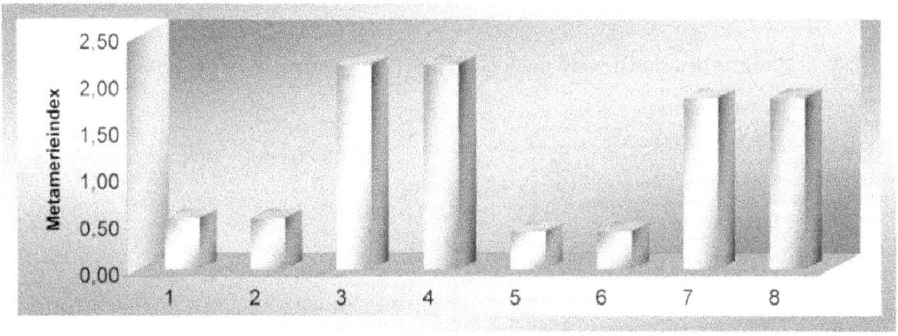

Abb. 5.1.-8 *Das Histogramm zeigt die mit den verschiedenen Farbmessgeräten unter Normlicht D65 (1, 3, 5, 7) und D50 (2, 4, 6, 8) vor (1–4) und nach (5–8) Dehydrierung gemessenen M-Werte (Metamerieindex) (zu den Variablen der Abszisse s. Tab. 5.1.-4).*

5.1.2.5 Zahnfarbraum vor und nach Dehydrierungsprozess gemessen mit dem CM-503c

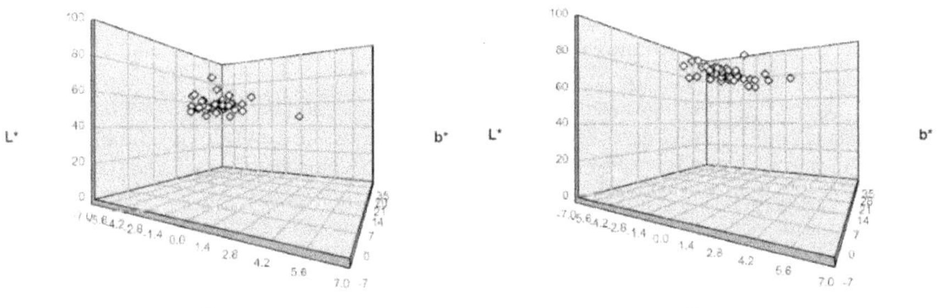

Abb. 5.1.-9 *Zahnfarbraum gemessen mit dem Spektralphotometer CM-503c an 40 Zähnen vor (oben) und nach (unten) Dehydrierung.*

5.1.2.6 Zahnfarbraum vor und nach Dehydrierungsprozess gemessen mit dem CM-503i

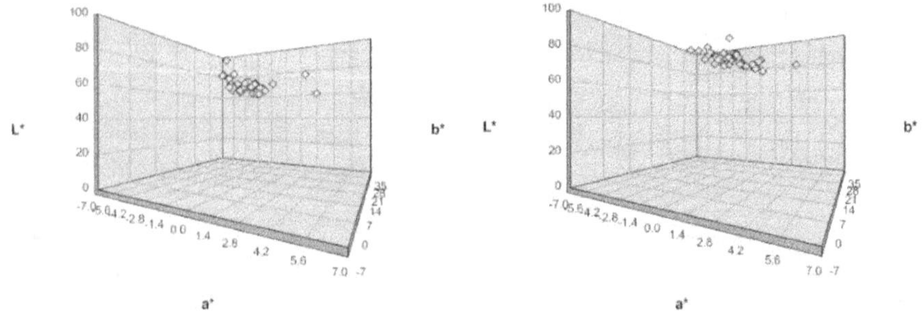

Abb. 5.1.-10 Zahnfarbraum gemessen mit dem Spektralphotometer CM-503i an 40 Zähnen vor (links) und nach (rechts) Dehydrierung.

5.1.2.7 Zahnfarbraum vor und nach Dehydrierungsprozess gemessen mit dem CR-241

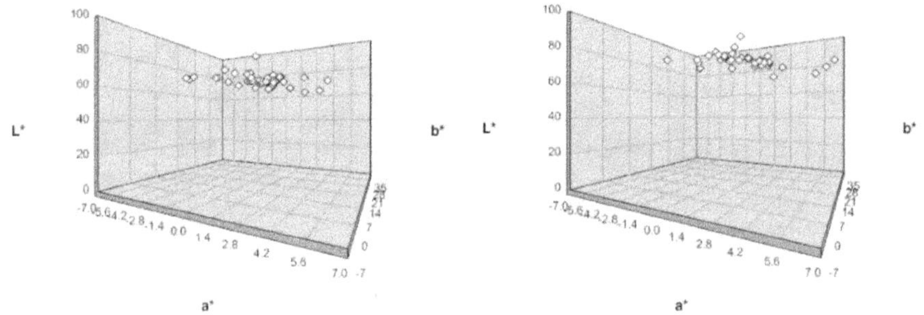

Abb. 5.1.-11 Zahnfarbraum gemessen mit dem mikroskopischen Chromameter CR-241 an 40 Zähnen vor (links) und nach (rechts) Dehydrierung.

5.1.2.8 Subjektive Bestimmung der Zahnfarbe vor und nach Dehydrierung – eine neue Methode zum Subjektiv-objektiv-Vergleich

Beim Betrachten der Farbringproben wird auffallen, dass beispielsweise das Farbmuster B1 heller wirkt als B2 oder A1 und die A-Reihe gelblicher erscheint als die D-Reihe. Die Farbringmuster A3, B3 oder A3,5 und B4 farblich einzuschätzen ist da schon schwieriger und schier unmöglich ist beim VITAPAN 3D-MASTER eine Einordnung einer ganzen Anzahl von Proben ohne das Wissen ihrer Bezeichnung in den Helligkeitswerten und Wissen um die örtliche Einbeziehung in den Farbraum. Um die subjektiven Methodiken der Farbbestimmungen (VITAPAN classical und VITAPAN 3D-MASTER) untereinander und mit den objektiven Messungen vergleichbar zu gestalten, müssen die subjektiv gewählten Proben mit objektiven und verwertbaren Zahlen versehen werden. Zu diesem Zweck wurden für die Farbringe VITAPAN classical und VITAPAN 3D-MASTER sowohl die Farbwerte von VITA als auch der Vorstudien (Hoffmann-Forschungslabor) mit den zwei Spektralphotometern und dem mikroskopischen Chromameter an gekrümmten Farbringmustern erhobenen im Rahmen der Farbringanalyse herangezogen. Das praktische Vorgehen gestaltet sich wie folgt: Die 40 Zähne dieser Studie wurden vor und nach

Dehydrierung visuell-subjektiv in ihrer Farbe bestimmt. Es folgt eine Übersetzung aller erwählten Zahnfarbmuster in L*-, a*-, b*-Farbwerte. Die Farbwerte entstammen zum einen den Messungen aus dem Hause VITA und zum anderen aus den Farbringanalysen der Voruntersuchungen (Hoffmann-Forschungslabor) (Kap. 4.3.7). Für die Farbringanalysen der Voruntersuchungen wurden ausschließlich unter einem Normbeobachtungswinkel von 2° und Nutzung der Normlichtart D65 mit den Spektralphotometern CM-503c und CM-503i sowie mit dem mikroskopischen Chromameter CR-241 durchgeführt. Schließlich wird für jede einzelne der Farbmaßzahlen der Mittelwert der einer Zeit zuzuordnenden Muster-Farbwertegesamtheit errechnet und jene Relation der Mittelwerte zum Zeitfaktor folgend via Diagramm dargestellt.

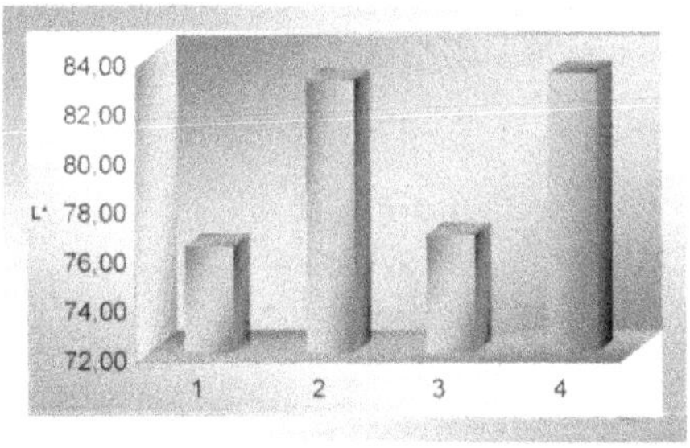

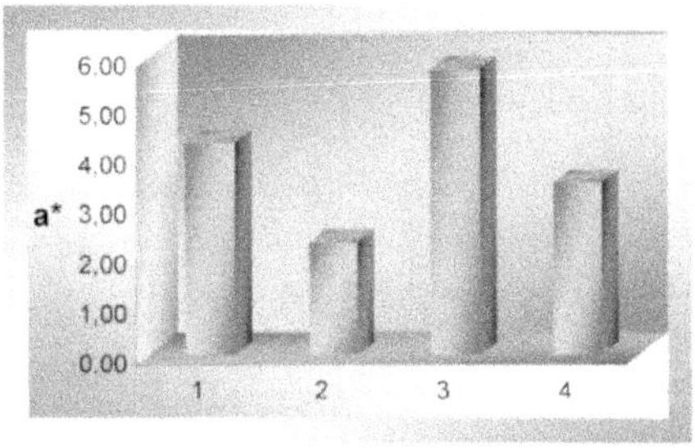

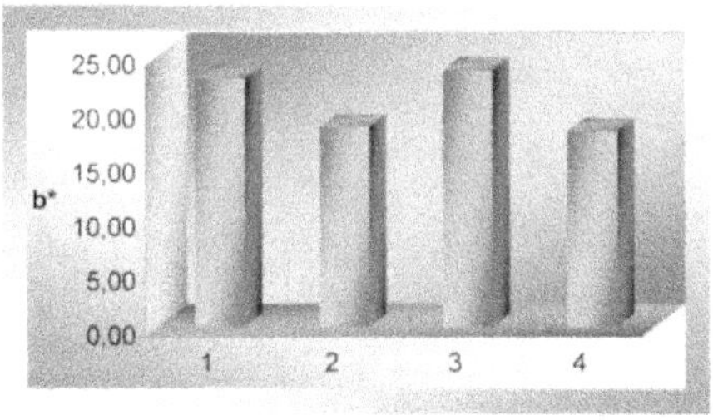

Abb. 5.1.-12 *Die subjektiv ermittelten Farbringmuster werden in den Farbmaßzahlen L*, a* (oben) und b* (unten) der Fa. VITA ausgedrückt. Es werden die Farbringmuster des VITAPAN-classical- (Variablen 1 und 2) mit denen des VITAPAN-3D-MASTER-Farbringes für 40 Zähne vor (Variablen 1 und 3) sowie nach (Variablen 2 und 4) beschleunigter Dehydrierung betrachtet.*

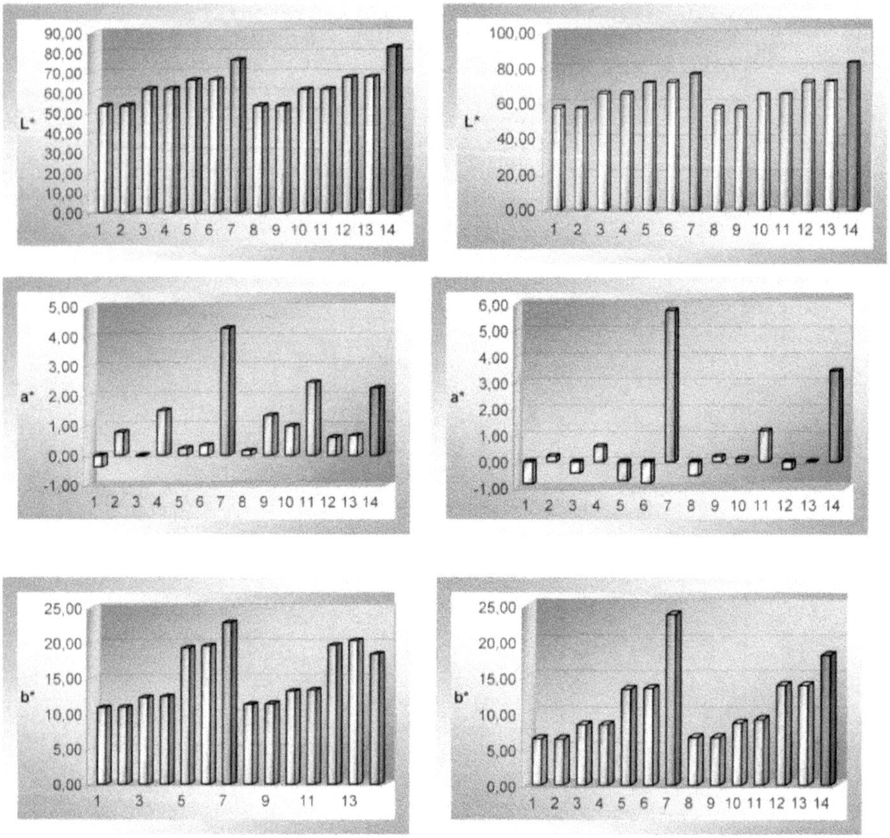

Abb. 5.1.-13 *Die Darstellung zeigt die gemittelten subjektiv bestimmten Farbringproben VITAPAN classical (1–7) und VITAPAN 3D-MASTER (8–14) in den L*-, a*- und b*-Werten der Farbringanalyse mit dem Spektralphotometer CM-503c unter dem Normlicht D65 (1, 8) und D50 (2, 9), mit dem Spektralphotometer CM-503i unter dem Normlicht D65 (3, 10) und D50 (4, 11) und dem mikroskopischen Chromameter CR-241 (0,3 mm/5, 12 bzw. 1,8 mm/6, 13) im Vergleich mit den L*-, a*- und b*-Werten der Fa. VITA für entsprechende Farbringproben. Die Farbbestimmung erfolgte vor (links) und nach (rechts) beschleunigter Dehydrierung.*

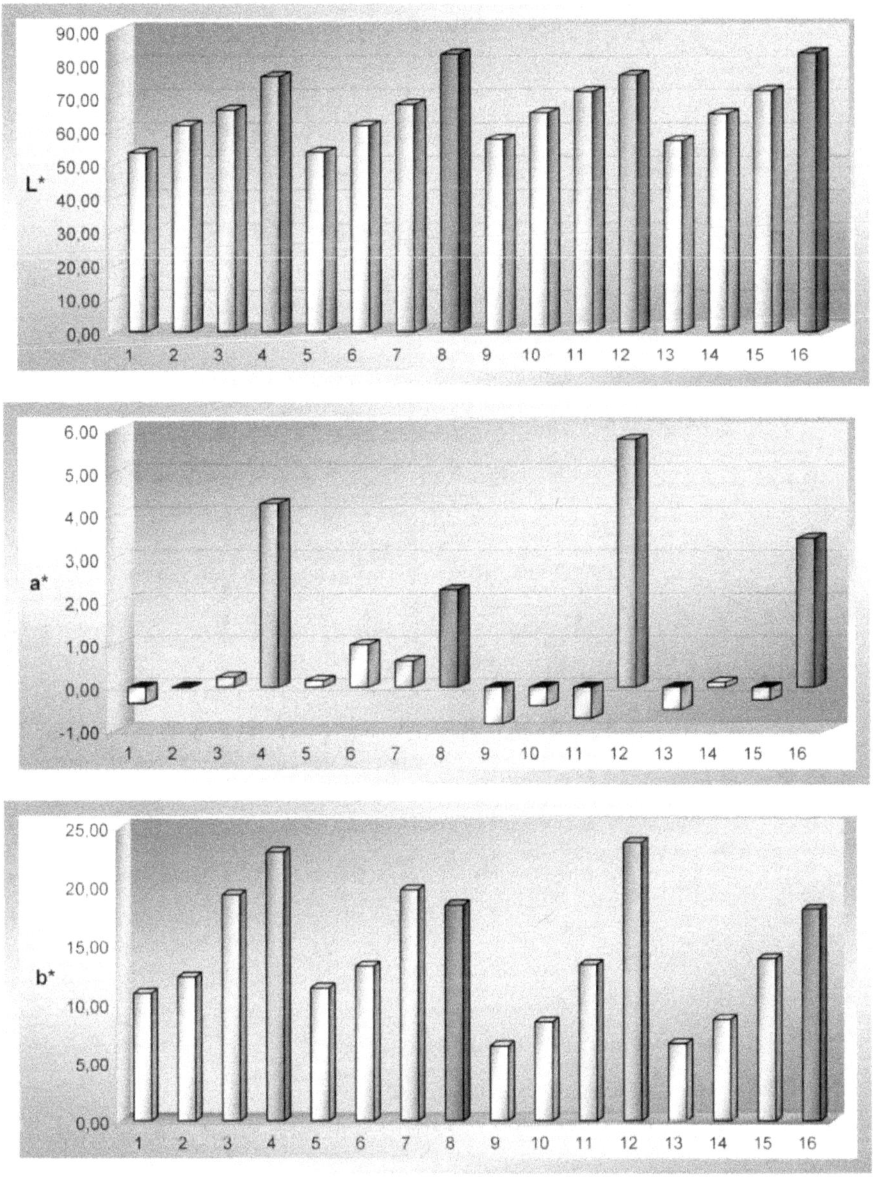

Abb. 5.1.-14 *Die Darstellung zeigt die gemittelten, subjektiv bestimmten Farbringproben VITAPAN classical (1–4, 9–12) und VITAPAN 3D-MASTER (5–8, 13–16) in den L*a*b*-Werten der Farbringanalyse mit dem Spektralphotometer CM-503c (1, 5, 9, 13), mit dem Spektralphotometer CM-503i (2, 6, 10, 14) und dem mikroskopischen Chromameter CR-241 (0,3 mm) (3, 7, 11, 15) im Vergleich mit den Werten der Fa. VITA für entsprechende Farbringproben (4, 8, 12, 16). Es wurde die Zahnfarbe vor (1–8) und nach (9–16) beschleunigter Dehydrierung visuell erfasst.*

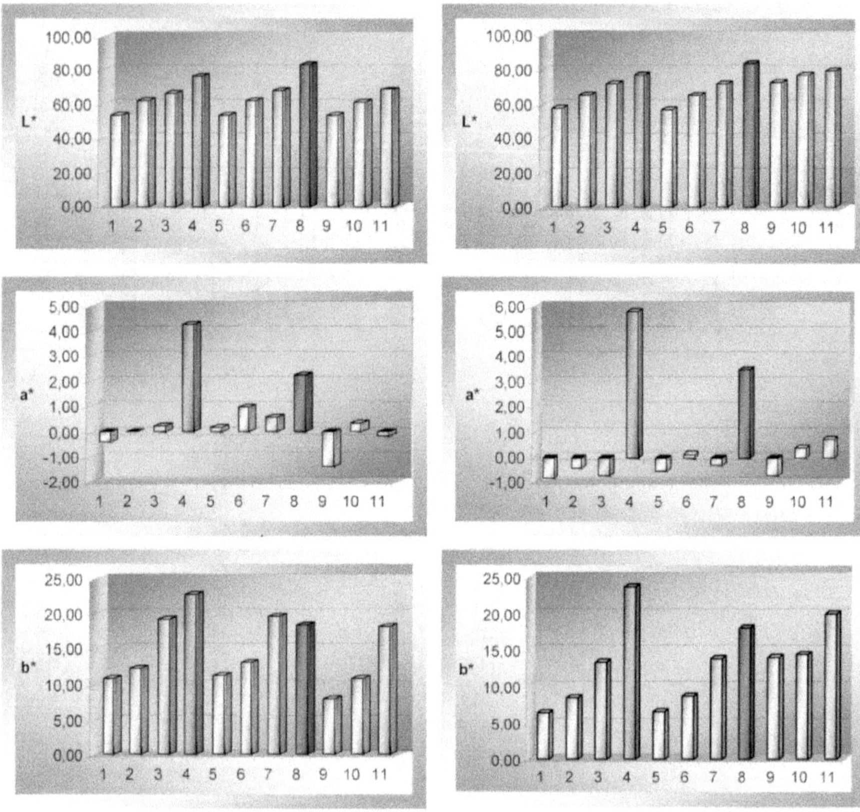

Abb. 5.1.-15 *An dieser Stelle werden die subjektiven Farbbestimmungen, ausgedrückt in den L*a*b*-Werten der identisch bezeichneten Farbringmuster aus den Farbringanalysen der Voruntersuchungen mit den Spektralphotometern CM-503c (1, 5), CM-503i (2, 6) und dem mikroskopischen Chromameter CR-241 (3, 7), verglichen mit den Angaben von der Fa. VITA (4, 8), den objektiven Messungen mit dem Spektralphotometern CM-503c (9), CM-503i (10) und dem mikroskopischen Chromameter CR- 241 (11). Die Erhebungen fanden vor (links) und nach (rechts) beschleunigter Dehydrierung statt.*

5.1.2.9 Gewichte vor und nach Dehydrierungsprozess.

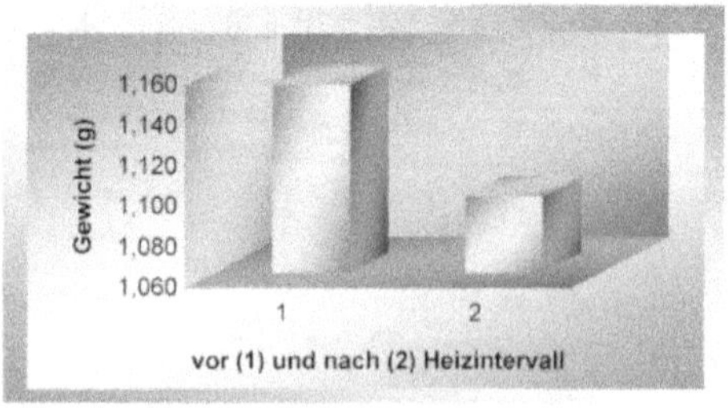

Abb. 5.1.-16 *Gewicht des Durchschnittzahnes vor und nach Dehydrierung.*

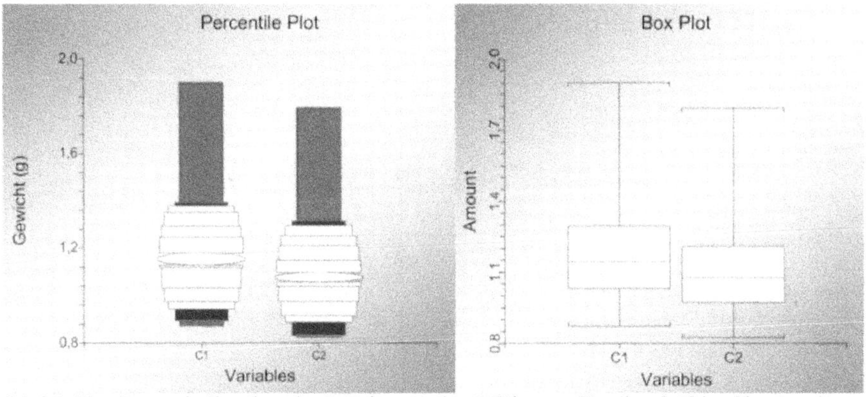

Abb. 5.1.-17 Statistische Verteilung der Gewichtswerte der 40 Zähne vor C1 und nach C2 beschleunigter Dehydrierung. Zu den Variablen der Abszisse s. Tab. 5.1.-5.

Heizintervall	Nr.	Mittelw.	Median	Standard-abw.	Min.	Max.	Signifikanz *nach F. Wilcoxon (matched Paires)*
vorher	1	1,1526	1,1558	0,1475	0,8724	1,3610	2
nachher	2	1,0749	1,0956	0,1322	0,8247	1,2501	1

Tab. 5.1.-5 Der Gewichtsverlust durch das fliehende Wasser ist durch die „matched pairs"-Vergleiche nach Wilcoxon erfasst und als signifikant bewertet worden.

5.1.2.10 Gewichtsverlust während des Dehydrierungsprozesses

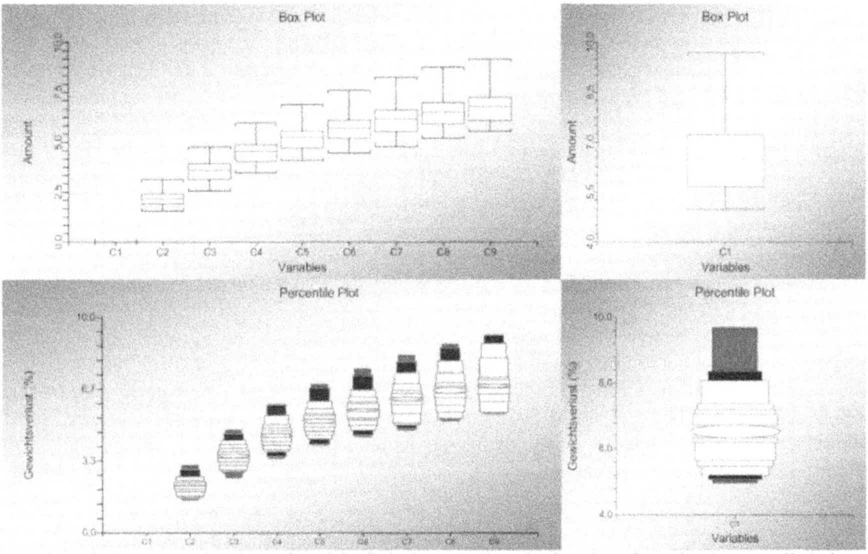

Abb. 5.1.-18 Gewichtsverlust (%) während der Dehydrierung. Der absolute Gewichtsverlust bis zur vollständigen Dehydrierung ist oben dargestellt.

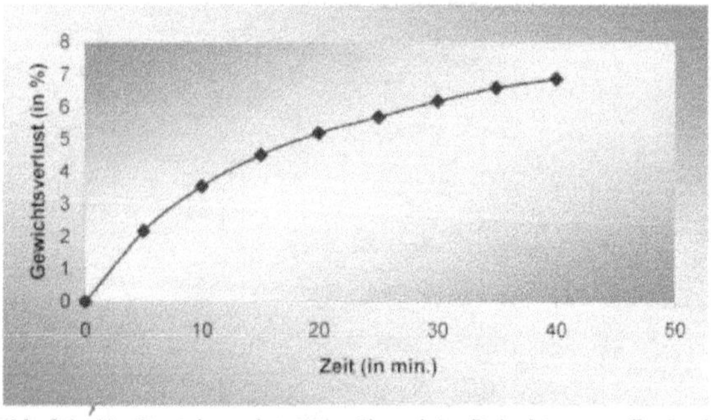

Abb. 5.1.-19 *Gewichtsverlust (%) während der Dehydrierung. (Zu den Variablen der Abszisse s. Tab. 5.1.-5).*

5.2 Farberfassung einer beschleunigten Trocknungschronologie

5.2.1 Material und Methode

20 von Wurzelhaut, Konkrement und Belag befreite, obere mittlere Schneidezähne wurden in identischer Weise wie im Kapitel 5.1.1. beschrieben unter die Apparaturen eingebunden, präpariert (Wattepad), allerdings nach Härtung des Fixiermassenblockes nochmals für 48 Stunden in Wasser eingelagert und schließlich in identischer Reihenfolge der Messinstrumentenanwendung in den L*-, a*, b*-, C*- und h-Werten (CIELAB 1976, CIELCH 1976) erfasst. Jedoch wurden 10 Zähne gleichzeitig in festgelegter Reihenfolge dem Verfahren unterzogen; und es erfolgen zusätzlich zu den Eingangsmessungen vor und zu den Endmessungen nach dem Heizintervall (110 °C) bis zum Äquilibrierungsgewicht gravimetrische und farbmetrische Messungen während der apparaturgestützten Trocknungsphase. So ist die Heizprozedur unterbrochen, das Flüssigkeitsmessgerät zu unten definierten Zeiten eröffnet und die Zähne der Reihe nach visuell (VITAPAN classical, VITAPAN 3D-MASTER) farblich erfasst worden. Nahezu zeitgleich zum subjektiven Farbabgleich (VITAPAN classical sowie VITAPAN 3D-MASTER) wurden die Gewichte und Feuchtegehalt (mit dem Flüssigkeitsmessgerät MA100), L*a*b*-Werte (CIELAB 1976) mit den Spektralphotometern CM-503c und CM-503i und dem mikroskopischen Chromameter CR-241 als auch die C*- und h-Werte sowie die Spektralkurven mit den Spektralphotometern CM-503c und CM-503i nach 0, 5, 10, 15, 20, 25, 30, 35, 40, 45, 50, 60, 70, 90, 110, 130, 159 Minuten (Zähne 1–10) bzw. nach 0, 5, 10, 20, 30, 50, 90, 163 Minuten (Zähne 11–20) gemessen. Mit dem mikroskopischen Chromameter CR-241 sind die Farbmaßzahlen unter einem Normbeobachtungswinkel von 2° und Nutzung des D65 Normlichtes gewonnen worden und mittels der Spektralphotometer CM-503c und CM-503i wurden die Farbmaßzahlen und Spektralkurven sowohl unter einem Normbeobachtungswinkel 2° als auch 10° und Nutzung der Normlichtarten D50, D65 und C gemessen.

5.2.2 Ergebnisse

5.2.2.1 Spektralkurven des Spektralphotometers CM-503c von nassen und trockenen Zähnen

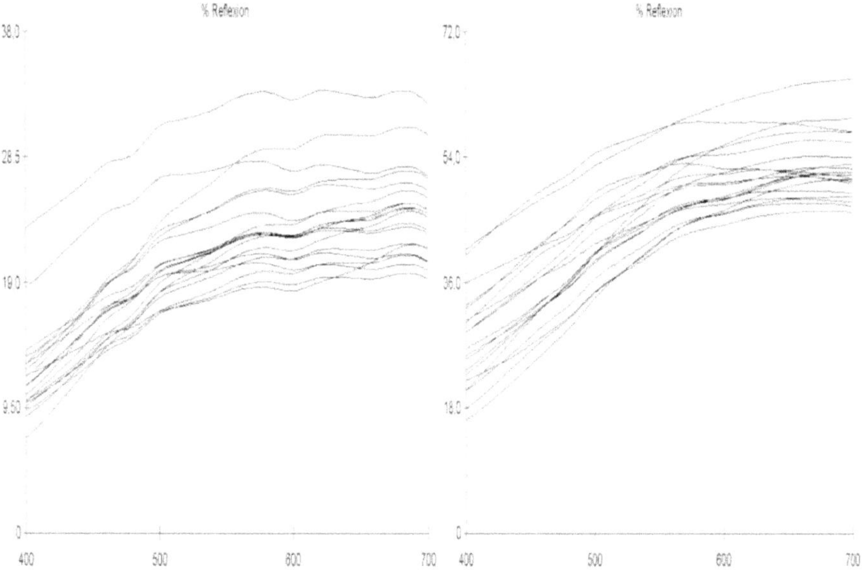

Abb. 5.2.-1 *Spektralkurven von feuchten (links) und trockenen (rechts) natürlichen Zähnen. Gemessen wurde mit dem Spektralphotometer CM-503c (2°/D65). Die blaue Kurve bildet die gemittelte Spektralkurve von 20 Zähnen. Die Abszisse enthält die Wellenlängen in nm und die Ordinate die Reflexion in %.*

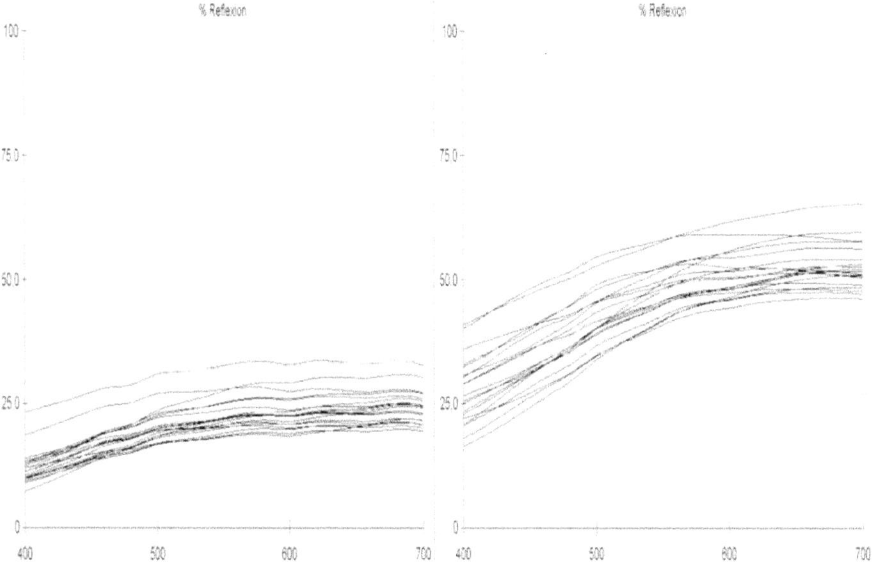

Abb. 5.2.-2 *Der direkte Vergleich der Spektralkurven der 20 Zähne vor (links) und nach (rechts) Wasserentzug. Die Ordinate enthält die Reflexion in % und die Abszisse die Wellenlängen (nm).*

5.2.2.2 Beschleunigte Dehydrierung – L*-Wertemessungen mit dem Spektralphotometer CM-503c

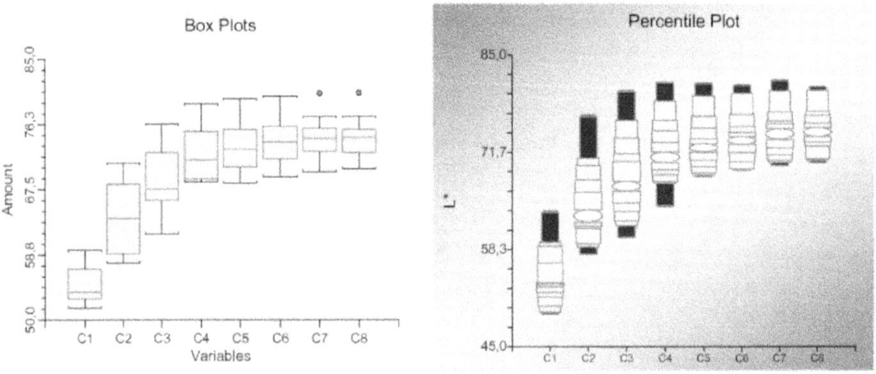

Abb. 5.2.-3 *Statistische Verteilung der zu den entsprechenden Zeitpunkten während des beschleunigten Dehydrierungsprozesses mit dem Spektralphotometer CM-503c unter einem Beobachtungswinkel von 2° und Nutzung der Normlichtart D65 gemessenen L*-Werte. Neben der Zunahme der L*-Werte mit der Heizzeit (C1–C8, s. Tab. 5.2.-1) ist auch ein Trend der Extrema in Richtung der Durchschnittswerte und somit eine Abnahme der Streuungsbreite zu verzeichnen.*

Nr. C	Zeit (min)	Mittelwerte	Median	Standardabw.	Min.	Max.	Signifikanz (*nach F. Wilcoxon R.A. Wilcox* 1964)
1	0	54,1508	53,6146	3,5391	49,4777	63,5932	4, 5, 6, 7, 8
2	5	64,3462	62,6451	4,8297	57,6825	76,8176	5, 6, 7, 8
3	10	67,8773	66,8957	5,3251	59,9955	80,1555	6, 7, 8
4	20	71,7037	70,4315	4,2242	64,1910	81,3236	1, 7, 8
5	30	72,7454	72,7129	3,6225	68,3372	81,1341	1, 2, 8
6	50	73,4303	73,7493	3,3596	69,1635	80,8864	1, 2, 3
7	90	74,2669	74,5254	3,2698	69,8649	81,6203	1, 2, 3, 4
8	161	74,5851	74,6536	2,9997	70,2597	80,6682	1, 2, 3, 4, 5

Tab. 5.2.-1 *Ab einer Heizperiode von 20 Minuten hat der L*-Wert soweit zugenommen, sodass bei statistischer Auswertung nach F. Wilcoxon und R. A. Wilcox von einer signifikanten Differenz gesprochen werden kann. Nach einer Heizperiode von 5 Minuten stellt die 30-Minutenmarke die Grenzlinie zu den folgend signifikant höheren L*-Werten dar und die Werte nach den ersten 10 Minuten sind ab der 50-Minutenmarke signifikant geringer. Den L*-Werten, welche nach 20 bzw. 30 Minuten gemessen wurden, halten die Zeitpunkte nach 90- bzw. 161-minütiger Heizperiode signifikant höhere Werte bereit.*

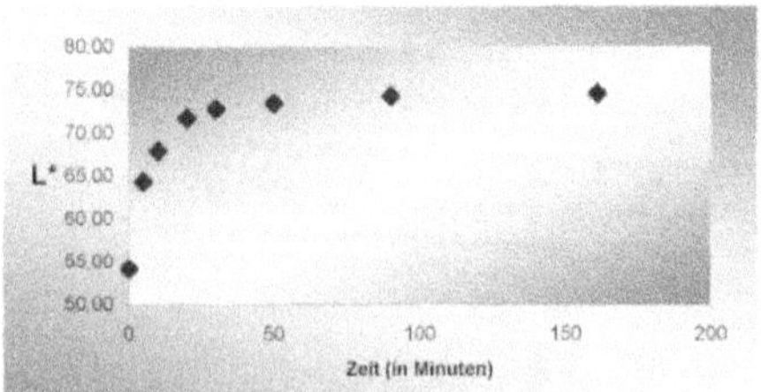

Abb. 5.2.-4 *Entwicklung des L*-Wertes während der beschleunigten Dehydrierung. Gemessen wurde mit dem Spektralphotometer CM-503c unter einem Beobachtungswinkel von 2° und dem Normlicht D65.*

5.2.2.3 Beschleunigte Dehydrierung – a*-Wertemessungen mit dem Spektralphotometer CM503c

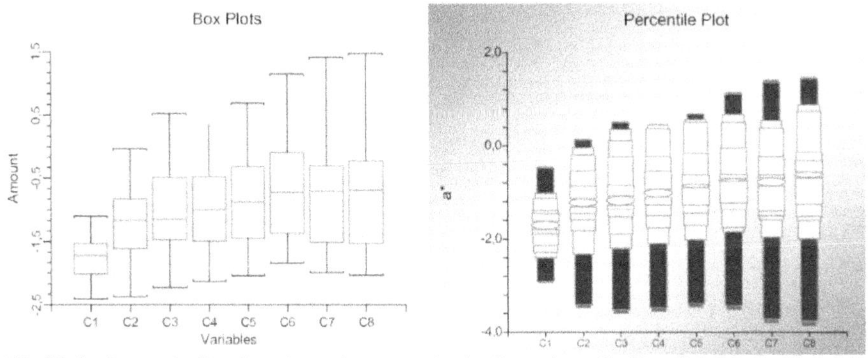

Abb. 5.2.-5 Statistische Verteilung der zu den entsprechenden Zeitpunkten (C1–C8, s. Tab. 5.2.-2) während des beschleunigten Dehydrierungsprozesses mit dem Spektralphotometer CM-503c unter einem Beobachtungswinkel von 2° und der Normlichtart D65 gemessenen a*-Werte. Mit der Heizzeit (C1–C8, s. Tab. 5.2.-2) nimmt an dieser Stelle die Streuungsbreite der an 20 Zähnen gemessenen a*-Werte entgegen dem Verhalten der L*-Werte zu.

Nr. C	Zeit in min	Mittelwerte	Median	Standardabw.	Min.	Max.	Signifikanz (nach F. Wilcoxon R.A. Wilcox 1964)
1	0	-1,7118	-1,7059	0,5597	-2,9437	-0,4504	4, 5, 6, 7, 8
2	5	-1,1882	-1,1937	0,8456	-3,4753	0,1373	5, 6, 8
3	10	-1,0664	-1,1780	0,9650	-3,5903	0,5222	5, 6, 8
4	20	-0,9411	-0,9927	0,9962	-3,5530	0,4664	1
5	30	-0,8546	-0,8680	1,0119	-3,4591	0,6882	1, 2, 3
6	50	-0,7696	-0,7542	1,0509	-3,5172	1,1459	1, 2, 3
7	90	-0,8479	-0,7744	1,1047	-3,8090	1,4113	1
8	161	-0,7272	-0,6208	1,1794	-3,8574	1,4745	1, 2, 3

Tab. 5.2.-2 Ab einem Heizintervall von 20 Minuten haben die a*-Werte zugenommen und sind nun signifikant höher als vor Heizbeginn und die Werte, welche nach 30, 50 und 161 Minuten erfasst wurden, liegen signifikant höher als jene, welche nach 5- bzw. 10-minütiger Temperierung gemessen wurden.

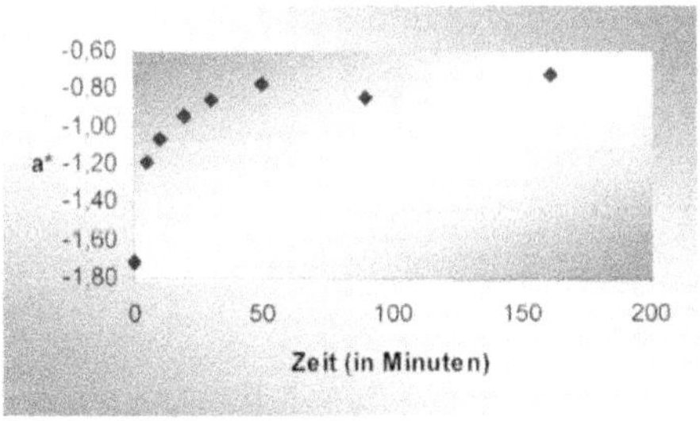

Abb. 5.2.-6 Entwicklung des a*-Wertes während der beschleunigten Dehydrierung. Gemessen wurde mit dem Spektralphotometer CM-503c unter einem Beobachtungswinkel von 2° und dem Normlicht D65.

5.2.2.4 Beschleunigte Dehydrierung – b*-Wertemessungen mit dem Spektralphotometer CM-503c

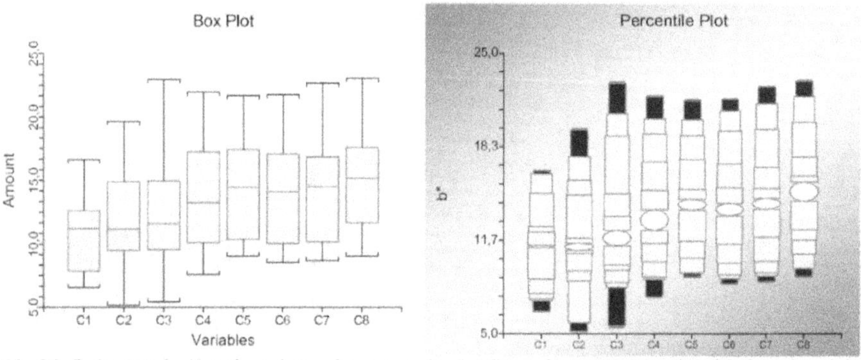

Abb. 5.2.-7 *Statistische Verteilung der zu den entsprechenden Zeitpunkten (C1–C8, s. Tab 5.2.-3) während des beschleunigten Dehydrierungsprozesses mit dem Spektralphotometer CM-503c unter einem Beobachtungswinkel von 2° und der Normlichtart D65 gemessenen b*-Werte. Mit zunehmender Heizzeit (C1–C8, s. Tab 5.2.-3) kommt es zu einer Konzentrierung der b*-Werte in Richtung deren Mittelwerte.*

Nr. C	Zeit in min	Mittelwerte	Median	Standardabw.	Min.	Max.	Signifikanz (*nach F. Wilcoxon R.A. Wilcox* 1964)
1	0	11,0032	11,2531	3,0787	6,5430	16,6265	4, 5, 6, 7, 8
2	5	11,8012	11,2285	3,7178	5,1626	19,6629	7, 8
3	10	12,7818	11,6543	4,5895	5,4372	22,9646	8
4	20	13,8116	13,3249	4,1909	7,5996	21,9825	1, 8
5	30	14,1148	14,5167	3,9280	9,0648	21,7175	1, 8
6	50	14,0060	14,1699	4,1034	8,5675	21,7783	1, 8
7	90	14,2600	14,5536	4,1736	8,7165	22,6799	1, 2
8	161	15,1032	15,2376	4,0872	9,0700	23,0697	1, 2, 3, 4, 5, 6

Tab. 5.2.-3 *Ebenfalls zur 20-Minutenmarke und folgend differieren die b*-Werte signifikant zu denen der Anfangsmessungen. Die zu der 5-Minutenmarke nächsthöher signifikant gemessenen Werte werden nach 90 Minuten erfasst. Die abschließenden Messungen nach einer Heizdauer von 161 Minuten besitzen signifikante Differenzen zu den zu allen Zeitpunkten mit Ausnahme der zur 90-Minutenmarke gemessenen, niedrigeren b*-Werten.*

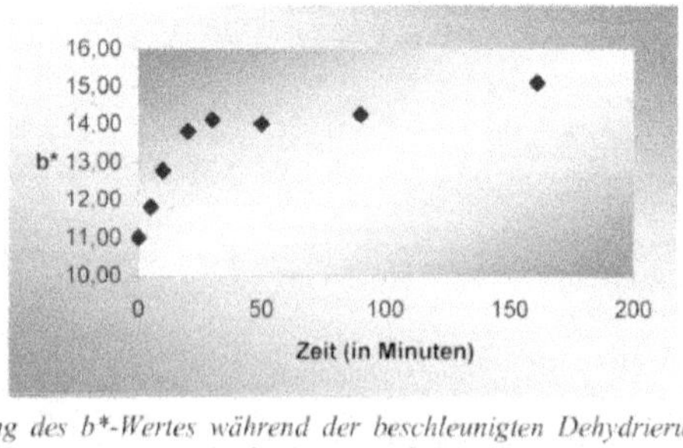

Abb. 5.2.-8 *Entwicklung des b*-Wertes während der beschleunigten Dehydrierung. Gemessen wurde mit dem Spektralphotometer CM-503c unter einem Beobachtungswinkel von 2° und dem Normlicht D65.*

5.2.2.5 Beschleunigte Dehydrierung – C*-Wertemessungen mit dem Spektralphotometer CM-503c

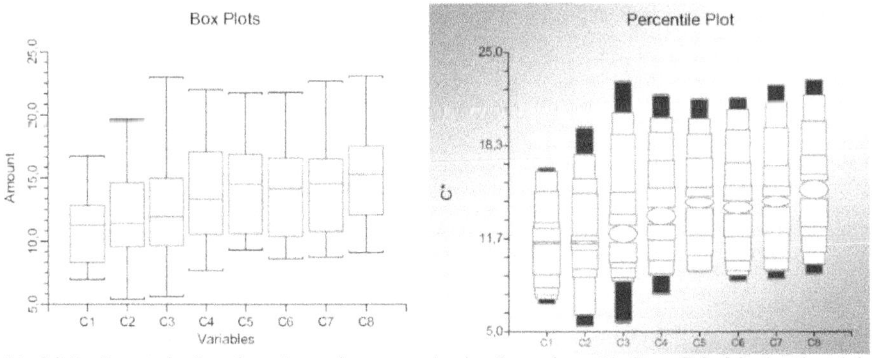

Abb. 5.2-9 *Statistische Verteilung der zu den entsprechenden Zeitpunkten (C1–C8, s. Tab. 5.2.-4) während des beschleunigten Dehydrierungsprozesses mit dem Spektralphotometer CM-503c unter einem Beobachtungswinkel von 2° und der Normlichtart D65 gemessenen C*-Werte. Das Verhalten der C*-Werte ist nicht einheitlich. Sowohl ein Trend der Werte in Richtung ihrer Mittelwerte als auch eine erste Zunahme der Bandbreite ist mit der Dehydrierung vergesellschaftet.*

Nr. C	Zeit in min	Mittelwerte	Median	Standardabw.	Min.	Max.	Signifikanz *(nach F. Wilcoxon R.A. Wilcox 1964)*
1	0	11,1633	11,3224	3,0233	6,9727	16,7231	4, 5, 6, 7, 8
2	5	11,9112	11,4572	3,6439	5,3824	19,6806	7, 8
3	10	12,8761	11,9652	4,5435	5,5967	22,9842	8
4	20	13,8891	13,3855	4,1509	7,6605	22,0062	1, 8
5	30	14,1850	14,5673	3,8899	9,2913	21,7325	1, 8
6	50	14,0746	14,1900	4,0668	8,5935	21,7917	1, 8
7	90	14,3371	14,6070	4,1323	8,7475	22,6883	1, 2
8	161	15,1756	15,3127	4,0430	9,0987	23,0745	1, 2, 3, 4, 5, 6

Tab. 5.2.-4 *C*-Werte. Auch hier ist es die 20-Minutenmarke, ab der in diesem Falle die C*-Werte signifikant zugenommen haben. Die Signifikanzverhältnisse sind mit denen der b*-Werte vergleichbar. Ebenfalls beginnt hier die Signifikanz in Relation zu der 5-Minutenmarke nach 90 Minuten und auch hier sind die Werte nach 161 Minuten unter Ausschluss der nach 90 Minuten gemessenen Werte signifikant höher als alle zuvor gemessenen.*

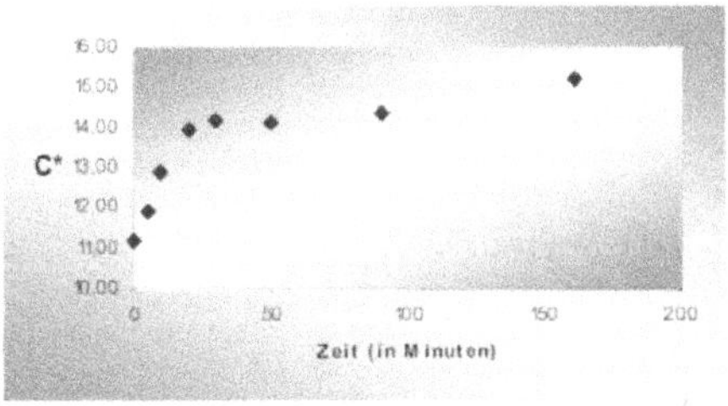

Abb. 5.2.-10 *Entwicklung des C*-Wertes während der beschleunigten Dehydrierung. Gemessen wurde mit dem Spektralphotometer CM-503c unter einem Beobachtungswinkel von 2° und dem Normlicht D65.*

5.2.2.6 Beschleunigte Dehydrierung – h-Wertemessungen mit dem Spektralphotometer CM-503c

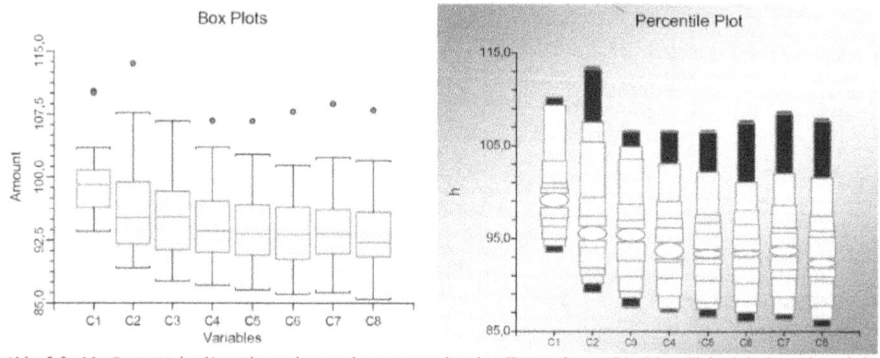

Abb. 5.2.-11 Statistische Verteilung der zu den entsprechenden Zeitpunkten (C1–C8, s Tab. 5.2.-5) während des beschleunigten Dehydrierungsprozesses mit dem Spektralphotometer CM-503c unter einem Beobachtungswinkel von 2° und der Normlichtart D65 gemessenen h-Werte. Die h-Werte tendieren im Verlauf des Flüssigkeitsabgabeprozesses zu einer Verbreiterung der Streuung.

Nr. C	Zeit in min	Mittelwerte	Median	Standardabw.	Min.	Max.	Signifikanz *(nach F. Wilcoxon R.A. Wilcox 1964)*
1	0	99,5146	99,1782	4,5503	93,5283	110,2204	4, 5, 6, 7, 8
2	5	96,8602	95,2730	6,2835	89,1885	113,5286	5, 6, 8
3	10	95,7066	95,3046	5,5556	87,5807	106,6700	6, 8
4	20	94,4365	93,6787	5,1212	87,0799	106,7121	1
5	30	93,9121	93,3272	4,9991	86,5364	106,6844	1, 2
6	50	93,7085	93,2684	5,1441	86,0149	107,7862	1, 2, 3
7	90	94,0262	93,3659	5,3006	86,2613	108,7323	1
8	161	93,3676	92,3423	5,3233	85,4218	107,9762	1, 2, 3

Tab. 5.2.-5 *h-Werte: Die magische Grenze, ab der Werte als signifikant unterschiedlich angesehen werden, ist ebenfalls nach 20 Minuten der Heizperiode erreicht. Nach dieser Zeit wurden entsprechend weniger hohe h-Werte gemessen. Signifikant sind weiterhin die Werte der Zeitpunkte nach 30, 50 und 90 Minuten, zu denen nach 5-minütiger Heizung und die Werte nach 10-minütiger Heizperiode signifikant höher sind als nach 50- bzw. 90-minütiger forcierter Temperierung.*

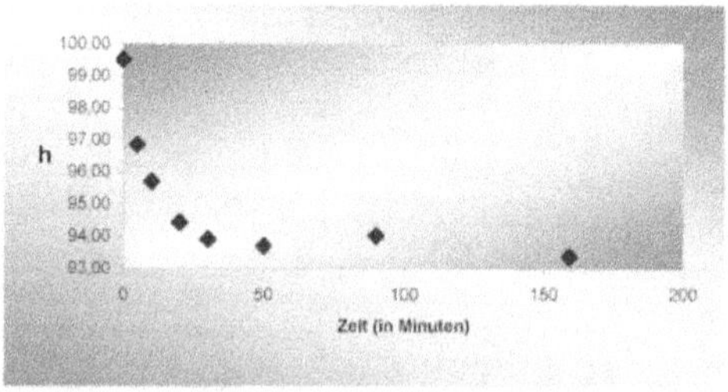

Abb. 5.2.-12 *Entwicklung des h-Wertes während der beschleunigten Dehydrierung. Gemessen wurde mit dem Spektralphotometer CM-503c unter einem Beobachtungswinkel von 2° und dem Normlicht D65.*

5.2.2.7 Spektralkurven des Spektralphotometer CM-503i von nassen und trockenen Zähnen

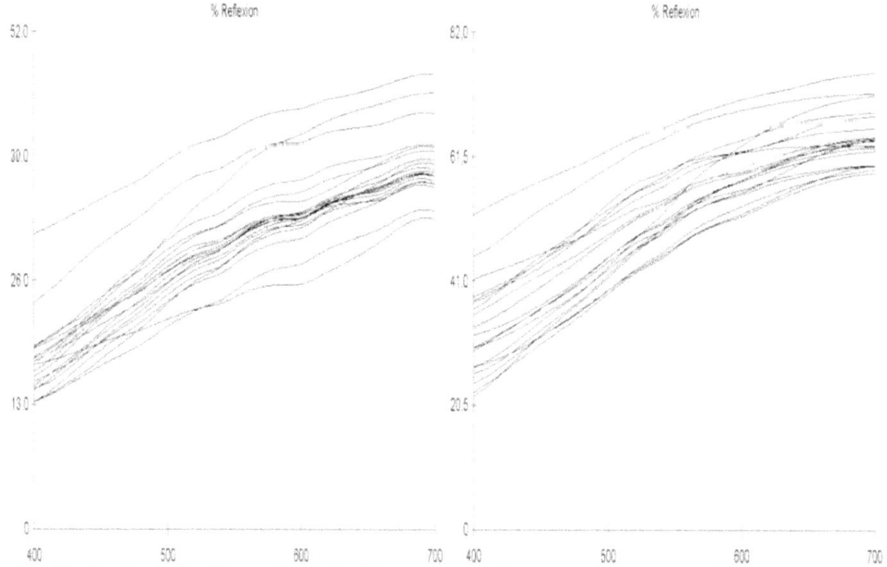

Abb. 5.2.-13 *Die Spektralkurven des Spektralphotometers CM-503i (2°/D65) von natürlich feuchten Zähnen. Die grüne Kurve bildet den spektralen Durchschnitt aller farbanalysierten Zähne. Die Ordinate enthält die Reflexion in %, die Abszisse die Wellenlängen in nm.*

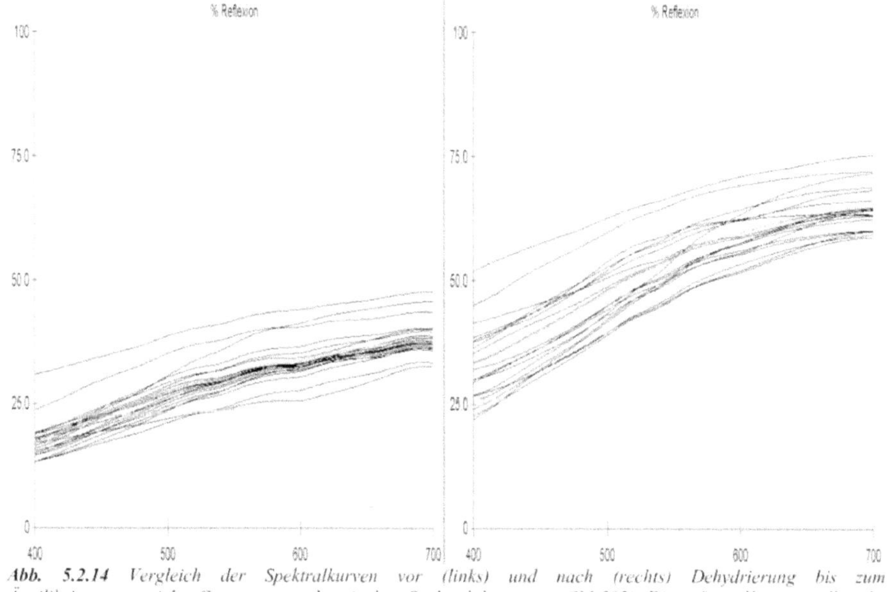

Abb. 5.2.14 *Vergleich der Spektralkurven vor (links) und nach (rechts) Dehydrierung bis zum Äquilibrierungsgewicht. Gemessen wurde mit dem Spektralphotometer CM-503i. Die grünen Kurven stellen die mittelwertigen Spektralkurven dar. Die Ordinate enthält die Reflexion in % und die Abszisse die Wellenlängen in nm.*

5.2.2.8 Beschleunigte Dehydrierung – L*-Wertemessungen mit dem Spektralphotometer CM-503i

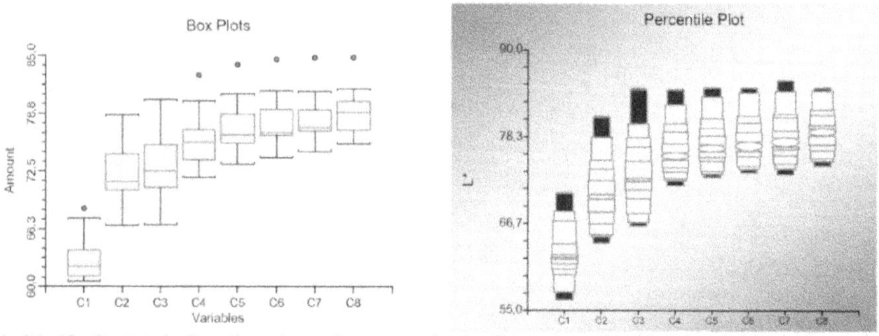

__Abb. 5.2.-15__ Statistische Verteilung der zu den entsprechenden Zeitpunkten (C1–C8, s. Tab. 5.2.-6) während des beschleunigten Dehydrierungsprozesses mit dem Spektralphotometer CM-503i unter einem Beobachtungswinkel von 2° und der Normlichtart D65 gemessenen L-Werte. Mit dem Dehydrierungsprozess ist eine Abnahme der Bandbreite und eine Orientierung aller L*-Werte in Richtung ihres Durchschnittswertes verbunden.*

Nr.	Zeit in min	Mittelwerte	Median	Standardabw.	Min.	Max.	Signifikanz (*nach F. Wilcoxon R.A. Wilcox* 1964)
1	0	62,4908	61,9807	3,4521	56,4673	70,8078	4, 5, 6, 7, 8
2	5	70,6051	70,4481	4,6387	64,0281	81,0310	5, 6, 7, 8
3	10	73,2935	72,5302	4,7752	66,3215	84,8380	6, 7, 8
4	20	76,3962	75,7116	3,5524	71,7495	84,6508	1, 7, 8
5	30	77,3856	76,5084	3,3464	72,8619	84,8934	1, 2, 8
6	50	77,8701	76,7330	3,2513	73,4482	84,8871	1, 2, 3
7	90	78,2370	77,2614	3,4062	73,2305	85,8112	1, 2, 3, 4
8	161	78,9503	78,9786	2,9927	74,4117	84,8839	1, 2, 3, 4, 5

__Tab. 5.2.-6__ L-Werte: Ab einer Heizperiode von 20 Minuten ist eine signifikante Zunahme der L*-Werte zu verzeichnen. Zwischen den Werten, welche nach 5 Minuten gemessen, und denen, welche nach 30 und mehr Minuten erfassten wurden, herrscht ebenfalls eine signifikante Differenz. Das Gleiche gilt für die L*-Wertedifferenzen zwischen dem Messzeitpunkt nach 10 Minuten und den Messungen nach 50, 90 und 161 Minuten. Signifikanz herrscht weiterhin zwischen den Werten des 20-Minutenzeitpunkts und sowohl den der 90- als auch 161-Minutenmarke. Die Werte der 161-Minutenmarke sind signifikant niedriger als alle bis zur 30-Minutenmarke gemessenen.*

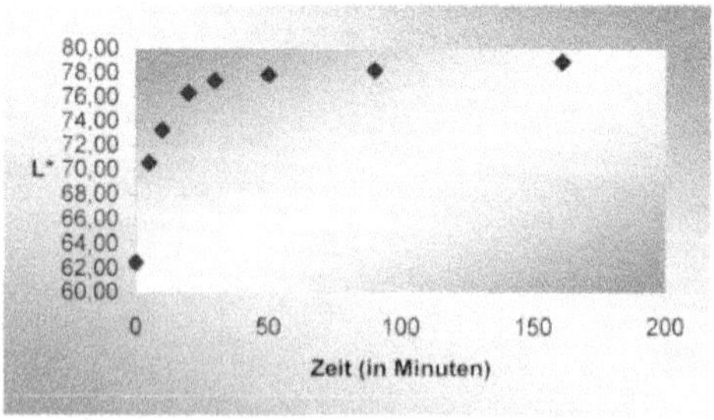

__Abb. 5.2.-16__ Entwicklung des L-Wertes während der beschleunigten Dehydrierung. Gemessen wurde mit dem Spektralphotometer CM-503i unter einem Beobachtungswinkel von 2° und dem Normlicht D65.*

5.2.2.9 Beschleunigte Dehydrierung – a*-Wertemessungen mit dem Spektralphotometer CM-503i

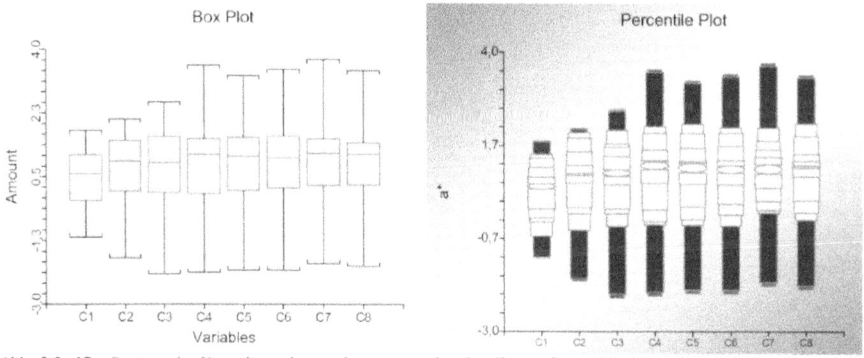

Abb. 5.2.-17 Statistische Verteilung der zu den entsprechenden Zeitpunkten (C1–C8, s. Tab. 5.2.-7) während des beschleunigten Dehydrierungsprozesses mit dem Spektralphotometer CM-503i unter einem Beobachtungswinkel von 2° und der Normlichtart D65 gemessenen a*-Werte. Mit zunehmender Flüssigkeitsabgabe ist eine sich deutlich von dem Mittelwert entfernende Drift der a*-Werte und eine Verbreiterung der Bandbreite zu verzeichnen.

Nr.	Zeit in min	Mittelwerte	Median	Standardabw.	Min.	Max.	Signifikanz (*nach F. Wilcoxon R.A. Wilcox* 1964)
1	0	0,4982	0,5964	0,7684	-1,1500	1,7785	4, 6, 7, 8
2	5	0,8060	0,9572	0,9288	-1,7236	2,0846	
3	10	0,8352	0,9240	1,0493	-2,1548	2,5611	
4	20	0,9276	1,1576	1,1764	-2,1080	3,5718	1
5	30	0,9205	1,0965	1,1261	-2,0474	3,2871	
6	50	0,9283	1,0544	1,1375	-2,0566	3,4549	1
7	90	0,9696	1,1741	1,1030	-1,8639	3,7308	1
8	161	0,9879	1,1548	1,0814	-1,9362	3,4205	1

Tab. 5.2.-7 Ab einer Heizdauer von 20 Minuten beginnen die erfassten Werte signifikant höher zu sein als jene vor dem Heizintervall gemessenen Werte. Allerdings stellt die fehlende Signifikanz der nach 30-minütiger Temperierung erfassten Werte eine Besonderheit dar.

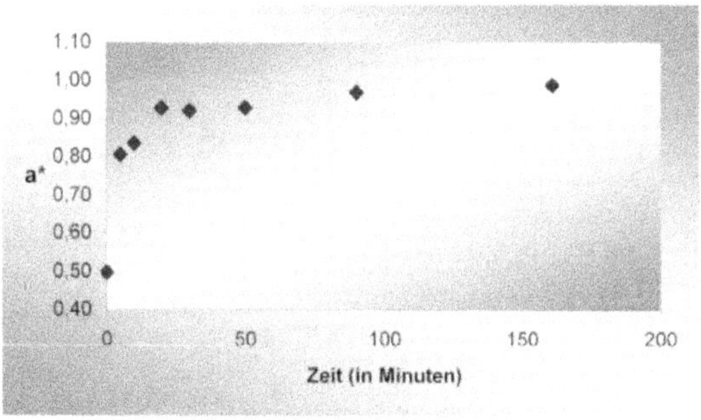

Abb. 5.2.-18 Entwicklung des a*-Wertes während der beschleunigten Dehydrierung. Gemessen wurde mit dem Spektralphotometer CM-503i unter einem Beobachtungswinkel von 2° und dem Normlicht D65.

5.2.2.10 Beschleunigte Dehydrierung – b*-Wertemessungen mit dem Spektralphotometer CM-503i

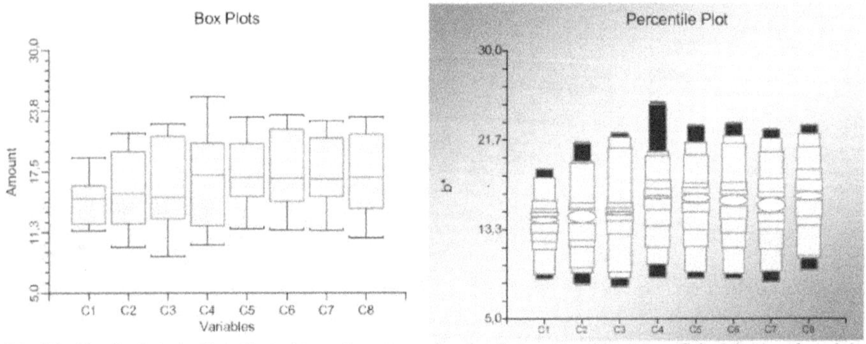

Abb. 5.2.-19 Statistische Verteilung der zu den entsprechenden Zeitpunkten (C1–C8, s. Tab. 5.2.-8) während des beschleunigten Dehydrierungsprozesses mit dem Spektralphotometer CM-503i unter einem Beobachtungswinkel von 2° und der Normlichtart D65 gemessenen b-Werte. Die b*-Werte zeigen die Tendenz einer Zunahme der Bandbreite mit dem Verlauf der Heizperiode.*

Nr.	Zeit in min	Mittelwerte	Median	Standardabw.	Min.	Max.	Signifikanz (*nach F. Wilcoxon R.A. Wilcox* 1964)
1	0	13,9142	14,3432	2,6043	8,7109	18,9760	4, 5, 6, 8
2	5	14,3478	14,7247	3,7052	8,1867	21,4750	8
3	10	14,9321	14,9390	4,0779	7,9784	22,3916	8
4	20	16,0570	16,4629	3,8427	8,8491	25,2655	1
5	30	15,9299	16,6789	3,7701	8,8188	23,1489	1, 8
6	50	15,8075	16,3717	3,9607	8,7968	23,3324	1
7	90	15,5802	15,5923	3,8267	8,4344	22,7306	8
8	161	16,2592	16,6786	3,8809	9,5331	23,1312	1, 2, 3, 5, 7

Tab. 5.2.-8 Die b-Werte sind auch hier nach der Heizprozedur signifikant höher als vor Heizbeginn. Die Werte der 90-Minutenmarke besitzen keine Signifikanz zu den Ausgangswerten. Zwischen den Werten einerseits der 5-/10-/30- und 90-Minutenmarken und den der 161-Minutenmarke existiert Signifikanz. Die höchsten b*-Werte sind am Ende der Messprozedur gemessen worden.*

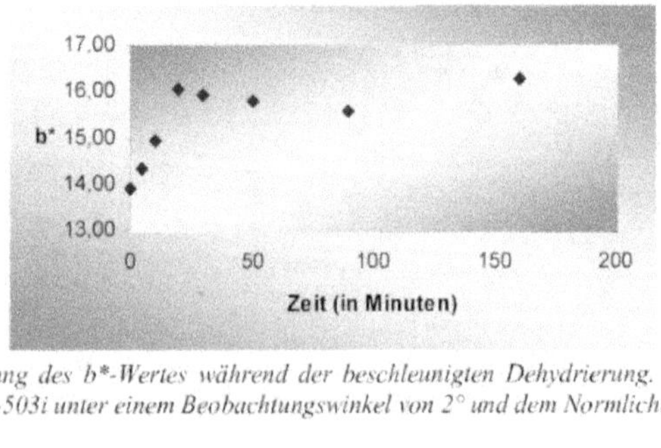

Abb. 5.2.-20 Entwicklung des b-Wertes während der beschleunigten Dehydrierung. Gemessen wurde mit dem Spektralphotometer CM-503i unter einem Beobachtungswinkel von 2° und dem Normlicht D65.*

5.2.2.11 Beschleunigte Dehydrierung – C*-Wertemessungen mit dem Spektralphotometer CM-503i

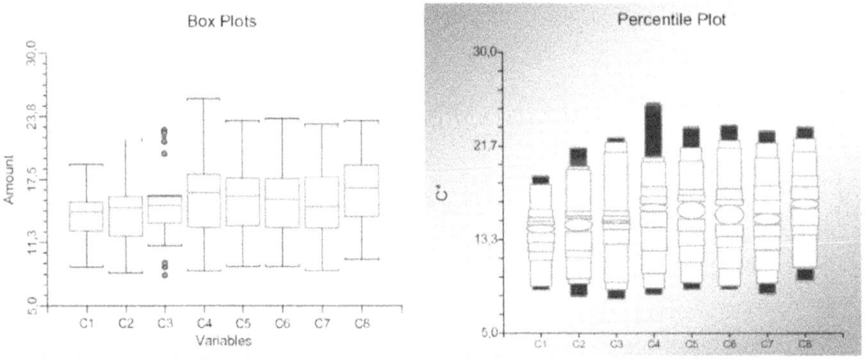

Abb. 5.2.-21 *Statistische Verteilung der zu den entsprechenden Zeitpunkten (C1–C8, s. Tab. 5.2.-9) während des beschleunigten Dehydrierungsprozesses mit dem Spektralphotometer CM-503i unter einem Beobachtungswinkel von 2° und der Normlichtart D65 gemessenen C*-Werte. Auch die C*-Werte lassen eine Zunahme der Bandbreite mit der Zeit des Dehydrierungsprozesses erkennen.*

Nr. C	Zeit in min	Mittelwerte	Median	Standardabw.	Min.	Max.	Signifikanz (*nach F. Wilcoxon R.A. Wilcox* 1964)
1	0	13,9439	14,3445	2,6007	8,8137	18,9951	4, 5, 8
2	5	14,3967	14,7874	3,7142	8,2136	21,4968	8
3	10	14,9883	14,9926	4,0857	8,0043	22,4122	8
4	20	15,7109	16,2694	4,2319	8,4208	25,5167	1
5	30	15,7141	15,9370	3,9284	8,8719	23,3811	1
6	50	15,5430	15,6066	4,1381	8,8875	23,5868	8
7	90	15,3308	14,8997	4,0220	8,4628	23,0347	8
8	161	16,3182	16,7042	3,9033	9,6158	23,3827	1, 2, 3, 6, 7

Tab. 5.2.-9 *Nach 20, 30 und 161 Minuten sind die Werte signifikant angestiegen. Zwischen den Werten, gemessen nach 5, 10, 50, 90 Minuten auf der einen Seite und denen am Ende der Messreihe nach 161 Minuten besteht Signifikanz. Am Ende der Prozedur sind die höchsten C*-Werte zu finden.*

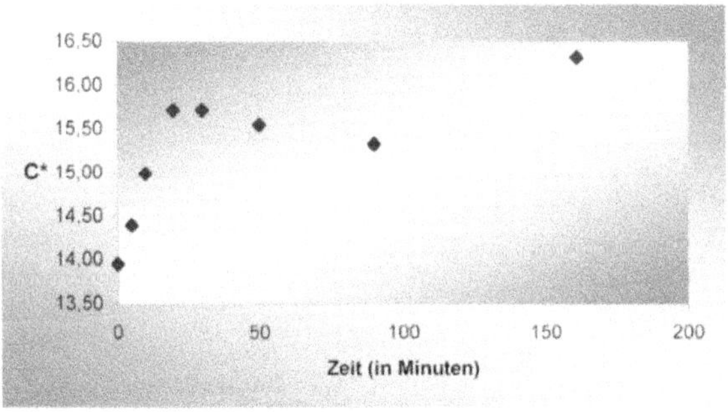

Abb. 5.2.-22 *Entwicklung des C*-Wertes während der beschleunigten Dehydrierung. Gemessen wurde mit dem Spektralphotometer CM-503i unter einem Beobachtungswinkel von 2° und dem Normlicht D65.*

5.2.2.12 Beschleunigte Dehydrierung – h°-Wertemessungen mit dem Spektralphotometer CM-503i

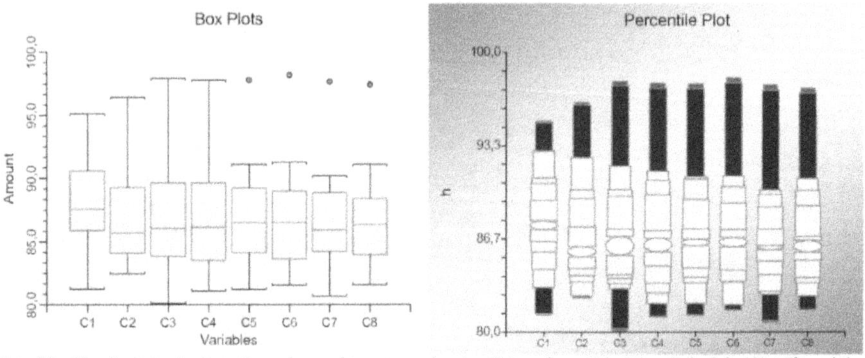

Abb. 5.2.-23 *Statistische Verteilung der zu den entsprechenden Zeitpunkten (C1–C8, s. Tab. 5.2.-10) während des beschleunigten Dehydrierungsprozesses mit dem Spektralphotometer CM-503i unter einem Beobachtungswinkel von 2° und der Normlichtart D65 gemessenen h-Werte. Entwicklung des h-Wertes während der beschleunigten Dehydrierung. Gemessen wurde mit dem Spektralphotometer CM-503i unter einem Beobachtungswinkel von 2° und dem Normlicht D65.*

Nr. C	Zeit In Min	Mittelwerte	Median	Standardabw.	Min.	Max.	Signifikanz (*nach F. Wilcoxon R.A. Wilcox* 1964)
1	0	87,9660	87,6507	3,3888	81,2441	95,1101	7
2	5	86,7973	85,7415	3,6186	82,4645	96,4320	
3	10	86,7527	86,1172	4,0055	80,0920	97,9087	
4	20	86,7711	86,2133	4,0320	81,0754	97,7788	
5	30	86,8332	86,5572	3,8566	81,1982	97,7647	
6	50	86,7721	86,5784	3,8999	81,5773	98,1660	
7	90	86,5900	85,9679	3,6940	80,6791	97,6567	1
8	161	86,6539	86,3938	3,6200	81,5884	97,4101	

Abb. 5.2.-10 *Farbwerte h. Nach 90-minütiger Heizperiode ist h signifikant höher als zum Beginn der Messreihe.*

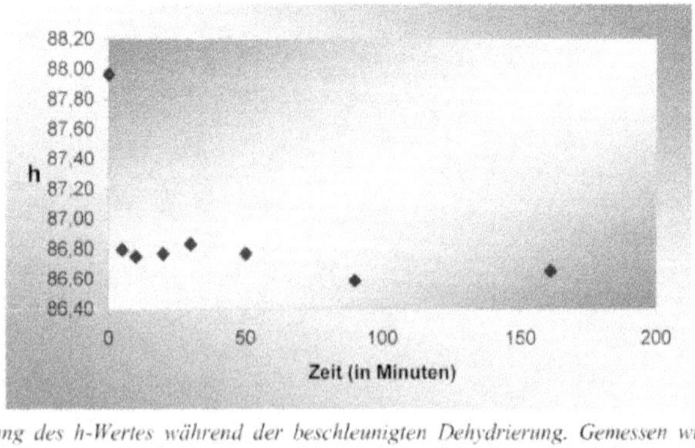

Abb. 5.2.-24 *Entwicklung des h-Wertes während der beschleunigten Dehydrierung. Gemessen wurde mit dem Spektralphotometer CM-503i unter einem Beobachtungswinkel von 2° und dem Normlicht D65.*

5.2.3.1 Ergebnisse der Thermogravimetrik

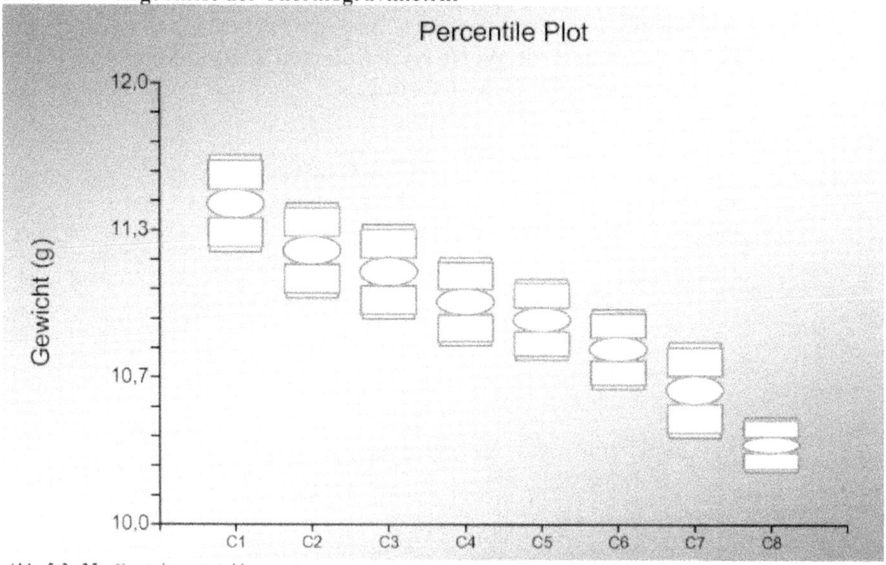

Abb. 5.2.-25 *Gewichtsentwicklung (g)*

Nr. C	Zeit in min	Mittelwerte	Median	Standardabw.	Min.	Max.	Signifikanz (*nach F. Wilcoxon R.A. Wilcox* 1964)
1	0	11,4536	11,4536	0,3093	11,2349	11,6723	
2	5	11,2416	11,2416	0,3036	11,0269	11,4562	
3	10	11,1450	11,1450	0,3009	10,9322	11,3578	
4	20	11,0090	11,0090	0,2801	10,8109	11,2070	
5	30	10,9284	10,9284	0,2592	10,7451	11,1117	
6	50	10,7952	10,7952	0,2549	10,6149	10,9754	
7	90	10,6102	10,6102	0,3021	10,3965	10,8238	
8	161	10,3638	10,3638	0,1727	10,2417	10,4859	

Tab. 5.2.-11 *Statistische Gewichtsentwicklung.*

Zeit in Minuten	**0**	**5**	**10**	**20**	**30**	**50**	**90**	**161**
Gewichtsverlust in %	0	1,85	2,69	3,88	4,61	5,75	7,36	9,52

Tab. 5.2.-12 *Gewichtsentwicklung während des beschleunigten Dehydrierungsprozesses (oben) und Gewichtsverlust in % (unten).*

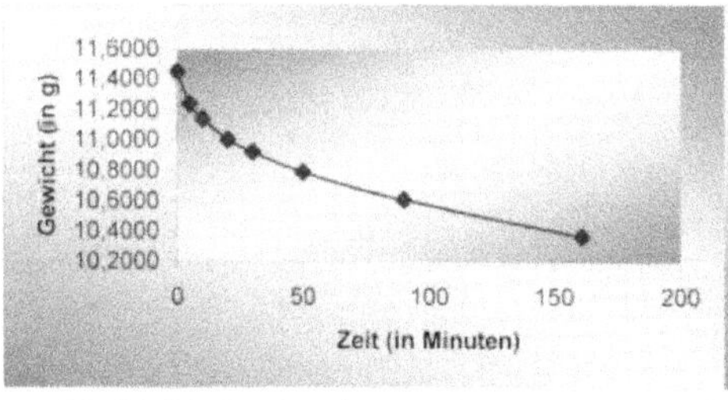

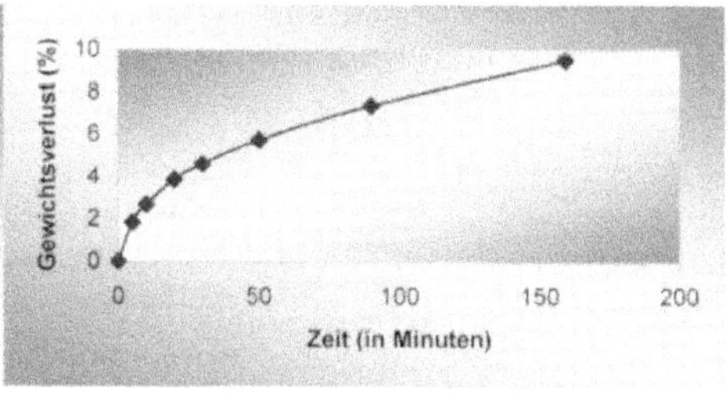

Abb. 5.2.-26 *Abnahme des Gewichts während der beschleunigten Dehydrierung in Gramm (l) und der Gewichtsverlust in % (re).*

5.2.4 Einfluss der Farbmessapparatur, ihrer Messgeometrie, des Normbeobachtungswinkels und der Lichtart auf die L*-a*b*C*h-Werte zu definierten Zeitpunkten der beschleunigten Dehydrierung

5.2.4.1 Einfluss der Farbmessapparatur, ihrer Messgeometrie, des Normbeobachtungswinkels und der Lichtart auf die L*-Werte zur Zeit 0 der beschleunigten Dehydrierung

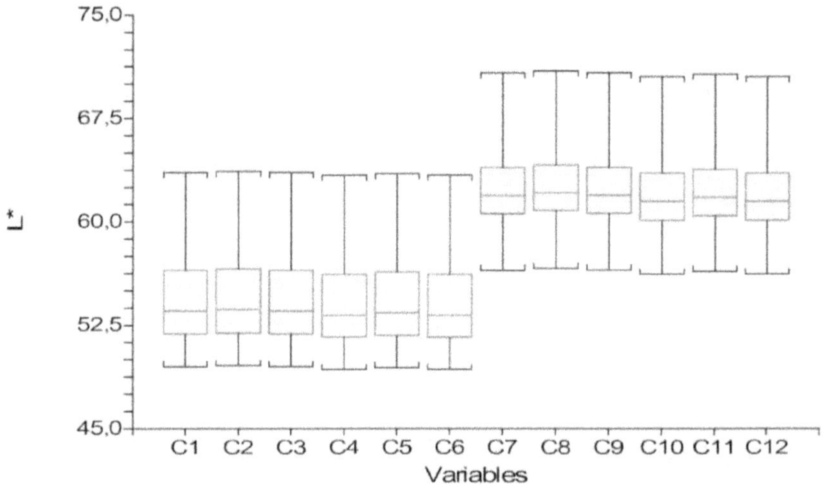

Abb. 5.2.-27 *Vergleich der statistischen Verteilung und des Niveaus der während des Nullzeitpunktes des beschleunigten Dehydrierungsprozesses mit den Spektralphotometern CM-503c und CM-503i gemessenen L*-Werte. Der Einfluss der apparatspezifischen Messgeometrie, des Beobachtungswinkels, der Lichtart zur Zeit 0 des Dehydrierungsprozesses wird hierbei erfasst.*

Mess-apparatur	Norm-beob.	Lichtart/ Messfläche ø in mm	Nr. C	Mittelw.	Median	Standard-abw.	Min.	Max.	Signifikanz (*nach E. Schaich A. Hamerle* 1984)
CM-503c	2°	D 65/ 3	1	54,1508	53,6146	3,5391	49,4777	63,5932	7, 8, 9
		D 50/3	2	54,2661	53,7245	3,5359	49,5744	63,6708	8
		C/3	3	54,1610	53,6251	3,5385	49,4916	63,6008	7, 8, 9
	10°	D 65/ 3	4	53,8668	53,3111	3,5425	49,2725	63,3889	7, 8, 9, 10, 11, 12
		D 50/3	5	54,0340	53,4921	3,5379	49,4045	63,5036	7, 8, 9, 11
		C/3	6	53,8578	53,3009	3,5420	49,2726	63,3829	7, 8, 9, 10, 11, 12
CM-503 i	2°	D 65/ 3	7	62,4908	61,9807	3,4521	56,4673	70,8078	1, 3, 4, 5, 6
		D 50/3	8	62,6938	62,1889	3,4388	56,6235	70,9436	1, 2, 3, 4, 5, 6
		C/3	9	62,5180	62,0097	3,4484	56,4943	70,8252	1, 3, 4, 5, 6
	10°	D 65/ 3	10	62,1029	61,5866	3,4641	56,2045	70,5443	4, 6
		D 50/3	11	62,3721	61,8616	3,4487	56,4028	70,7245	4, 5, 6
		C/3	12	62,1044	61,5896	3,4612	56,2139	70,5445	4, 6

Tab. 5.2.-13 *Vergleichende Untersuchung: Das CM-503i detektiert die L*-Werte zur Zeit 0 des Dehydrierungsprozesses signifikant höher als das CM-503c (10°, D65, C). Ebenso verhält es sich zwischen dem CM-503i (10°, D50) und dem CM-503c (10°, D50), dem CM-503i (2°) und dem CM-503c. Ausnahmen bilden hier der Messmodus 2° und D50 des CM-503c, dessen Ergebnisse mit denen des CM-503i (2°, D65, C) nicht-signifikant differieren.*

5.2.4.2 Einfluss der Farbmessapparatur, ihrer Messgeometrie, des Normbeobachtungswinkels und der Lichtart auf die a*-Werte zur Zeit 0 der beschleunigten Dehydrierung

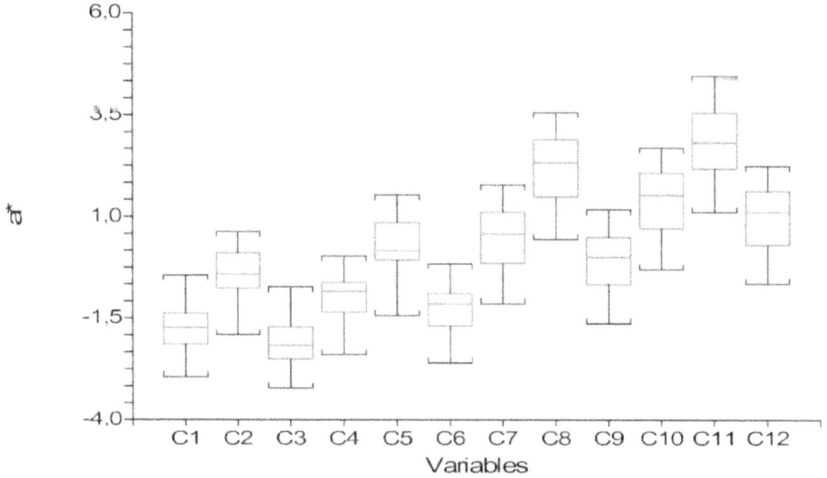

Abb. 5.2.-28 *Vergleich der statistischen Verteilung und des Niveaus der während des Nullzeitpunktes des beschleunigten Dehydrierungsprozesses mit den Spektralphotometern CM-503c und CM-503i gemessenen a*-Werte. Der Einfluss der apparatspezifischen Messgeometrie, des Beobachtungswinkels, der Lichtart zur Zeit 0 des Dehydrierungsprozesses wird hierbei erfasst.*

Mess-apparatur	Norm-beob.	Lichtart/ Messfläche ø in mm	Nr. C	Mittelw.	Median	Standard-abw.	Min.	Max.	Signifikanz (*nach E. Schaich A. Hamerle* 1984)
CM-503c		D 65/3	1	-1,7118	-1,7059	0,5597	-2,9437	-0,4504	5, 7, 8, 10, 11, 12
	2°	D 50/3	2	-0,3875	-0,3988	0,6680	-1,9061	0,6318	8, 11
		C/3	3	-2,1212	-2,1416	0,5520	-3,2169	-0,7313	5, 7, 8, 9, 10, 11, 12
		D 65/3	4	-0,9200	-0,8124	0,6253	-2,3941	0,0331	8, 10, 11
	10°	D 50/3	5	0,2585	0,1895	0,7714	-1,4373	1,5309	1, 3
		C/3	6	-1,2222	-1,1211	0,5895	-2,5964	-0,1693	8, 10, 11, 12
CM-503 i		D 65/3	7	0,4982	0,5964	0,7684	-1,1500	1,7785	1, 3
	2°	D 50/3	8	2,1772	2,3462	0,8613	0,4425	3,5601	1, 2, 3, 4, 6
		C/3	9	-0,0582	0,0202	0,7378	-1,6314	1,1725	3, 11
		D 65/3	10	1,4059	1,5502	0,8151	-0,3035	2,6868	1, 3, 4, 6
	10°	D 50/3	11	2,8679	2,8389	0,9193	1,1088	4,4623	1, 2, 3, 4, 6, 9
		C/3	12	0,9962	1,1308	0,7762	-0,6575	2,2402	1, 3, 6

Tab. 5.2.-14 *Das CM-503c (10°/D50) misst die a*-Werte zur Nullzeit signifikant höher als unter einem Beobachtungswinkel von 2° und einem Normlicht D65 oder C. Das CM-503i (10°, D65, D50 und 2°, D50) erfasst die Werte auf einem signifikant höheren Niveau als das CM-503c (2° und 10° bei D65, C). Die Werte des CM-503i (2° und 10°/D50) sind ebenfalls signifikant höher als die des CM-503c (2°, D50). Das CM-503i detektiert unter dem Modus 10° und D50 signifikant größere Werte, als es dies unter dem Gegebenheiten 2° und der Normlichtart C vollzieht. Das CM-503i (10°, C) besitzt weiterhin Signifikanz zu dem CM-503c (10°/C; 2°/D65/C) und weiterhin sind die Werte des CM-503i (2°, D65) entsprechend höher als die des CM-503c (2°/D65/C) und die des CM-503i (2°/C) als die der gleichen Apparatur (10°/D50) und die des CM-503c (2°/C).*

5.2.4.3 Einfluss der Farbmessapparatur, ihrer Messgeometrie, des Normbeobachtungswinkels und der Lichtart auf die b*-Werte zur Zeit 0 der beschleunigten Dehydrierung

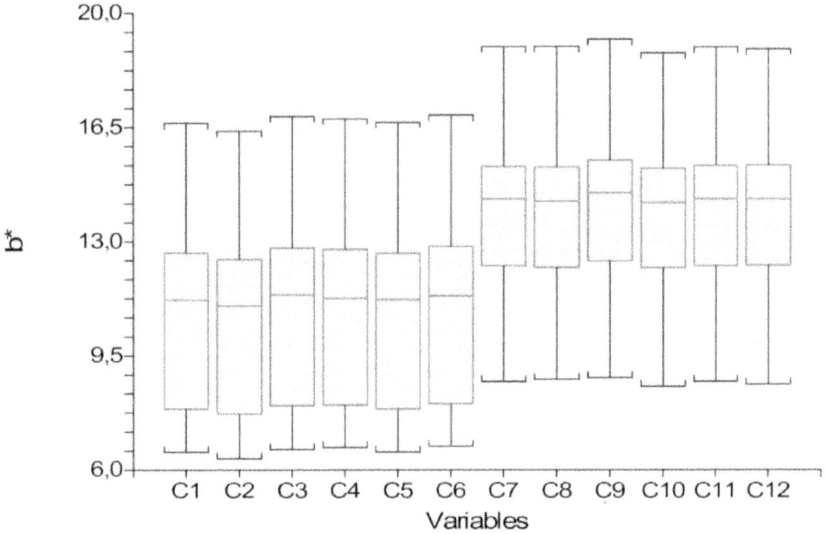

Abb. 5.2.-29 *Vergleich der statistischen Verteilung und des Niveaus der während des Nullzeitpunktes des beschleunigten Dehydrierungsprozesses mit den Spektralphotometern CM-503c und CM-503i gemessenen b*-Werte. Der Einfluss der apparatspezifischen Messgeometrie, des Beobachtungswinkels, der Lichtart zur Zeit 0 des Dehydrierungsprozesses wird hierbei erfasst.*

Mess-apparatur	**Norm-beob.**	**Lichtart/ Messflä-che** ø in mm	**Nr. C**	**Mittelw.**	**Median**	**Standard-abw.**	**Min.**	**Max.**	**Signifikanz** (*nach E. Schaich A. Hamerle* 1984)
CM-503c	2°	D 65/ 3	1	11,0032	11,2531	3,0787	6,543	16,6265	7, 8, 9, 11, 12
		D 50/3	2	10,8322	11,0651	3,0599	6,3476	16,3828	7, 8, 9, 10, 11, 12
		C/3	3	11,1479	11,3981	3,1186	6,6283	16,8434	9
	10°	D 65/ 3	4	11,0841	11,2950	3,0787	6,6852	16,7690	9, 11
		D 50/3	5	11,0065	11,2568	3,0846	6,5429	16,6598	7, 8, 9, 11, 12
		C/3	6	11,1577	11,3675	3,1011	6,7231	16,8803	9
CM-503 i	2°	D 65/ 3	7	13,9142	14,3432	2,6043	8,7109	18,9760	1, 2, 5
		D 50/3	8	13,8935	14,2749	2,6004	8,7804	18,9808	1, 2, 5
		C/3	9	14,0872	14,5252	2,6369	8,8277	19,2026	1, 2, 3, 4, 5, 6
	10°	D 65/ 3	10	13,8168	14,2330	2,5913	8,5622	18,7812	
		D 50/3	11	13,9220	14,3462	2,6085	8,7135	18,9610	1, 2, 4, 5
		C/3	12	13,9070	14,3347	2,6096	8,6279	18,8997	1, 2, 5

Tab. 5.2.-15 *Die b*-Werte des CM-503i (2°/C) sind signifikant höher als alle mit dem CM-503c gemessenen. Und alle mit dem CM-503i (2°/D65; 2°/D50; 2°/C, 10°/D50; 10°/C) gemessenen Werte sind entsprechend signifikant zu den Werten des CM-503c (10°/D50; 2°/D65; 2°/D50). Signifikanz herrscht weiterhin zwischen den Werten des CM-503i (10°/D65) bzw. (10°/D50) und den des CM-503c (2°/D50) bzw. (10°/D65).*

5.2.4.4 Einfluss der Farbmessapparatur, ihrer Messgeometrie, des Normbeobachtungswinkels und der Lichtart auf die C*-Werte zur Zeit 0 der beschleunigten Dehydrierung

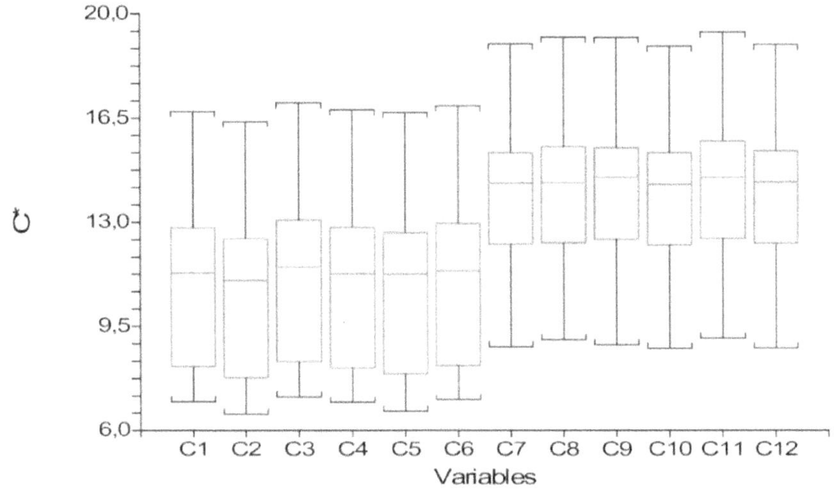

Abb. 5.2.-30 Vergleich der statistischen Verteilung und des Niveaus der während des Nullzeitpunktes des beschleunigten Dehydrierungsprozesses mit den Spektralphotometern CM-503c und CM-503i gemessenen C-Werte. Der Einfluss der apparatspezifischen Messgeometrie, des Beobachtungswinkels, der Lichtart zur Zeit 0 des Dehydrierungsprozesses wird hierbei erfasst.*

Mess-apparatur	Norm-beob.	Lichtart/ Messfläche ø in mm	Nr. C	Mittelw.	Median	Standard-abw.	Min.	Max.	Signifikanz (*nach E. Schaich A. Hamerle* 1984)
CM-503c	2°	D 65/ 3	1	11,1633	11,3224	3,0233	6,9727	16,7231	8, 9, 11
		D 50/3	2	10,8670	11,0726	3,0288	6,5440	16,3833	7, 8, 9, 10,11,12
		C/3	3	11,3742	11,5253	3,0661	7,1345	17,0133	11
	10°	D 65/ 3	4	11,1497	11,3042	3,0373	6,9506	16,7820	8, 9, 11, 12
		D 50/3	5	11,0356	11,2870	3,0832	6,6433	16,6921	7, 8, 9, 11,12
		C/3	6	11,2510	11,3921	3,0556	7,0342	16,9167	9, 11
CM-503 i	2°	D 65/ 3	7	13,9439	14,3445	2,6007	8,8137	18,9951	2, 5
		D 50/3	8	14,0824	14,3619	2,6330	9,0513	19,2147	1, 2, 4, 5
		C/3	9	14,1071	14,5435	2,6285	8,8813	19,2029	1, 2, 4, 5, 6
	10°	D 65/ 3	10	13,9083	14,3082	2,6057	8,7570	18,9097	2
		D 50/3	11	14,2322	14,5335	2,6672	9,1014	19,3863	1, 2, 3, 4,5,6
		C/3	12	13,9622	14,3871	2,6151	8,7697	18,9711	2, 4, 5, 2

***Tab. 5.2.-16** Auf signifikant höherem Niveau misst das CM-503i (10°/D65) im Vergleich zu dem CM-503c (2°/D50) und auch im Modus 10°/D50 misst das CM-503i höher als das CM-503c. Ebenso erfasst es die C*-Werte bei 10°/C und 2°/D50/C höher als das CM-503c (10°/D65/D50 und 2°/D50) und unter 2°/D65 entsprechend höher als das CM-503c (10°/D50; 2°/D50). Das CM-503i (2°/D50/C) detektiert weiterhin die Werte ebenso signifikant zu dem CM-503c (2°/D65) und die Werte unter 2°/C entsprechend höher als das CM-503c (10°/C).*

5.2.4.5 Einfluss der Farbmessapparatur, ihrer Messgeometrie, des Normbeobachtungswinkels und der Lichtart auf die h*-Werte zur Zeit 0 der beschleunigten Dehydrierung

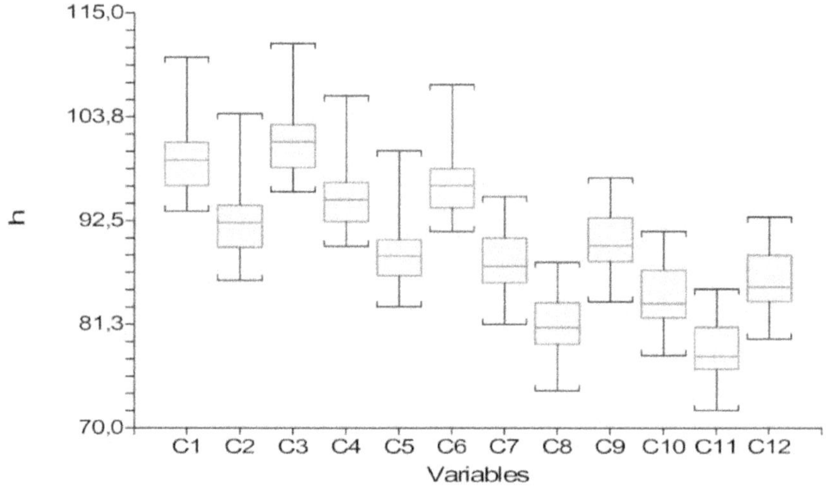

Abb. 5.2.-31 *Vergleich der statistischen Verteilung und des Niveaus der während des Nullzeitpunktes des beschleunigten Dehydrierungsprozesses mit den Spektralphotometern CM-503c und CM-503i gemessenen h-Werte. Der Einfluss der apparatspezifischen Messgeometrie, des Beobachtungswinkels, der Lichtart zur Zeit 0 des Dehydrierungsprozesses wird hierbei erfasst.*

Mess-apparatur	**Norm-beob.**	**Lichtart/ Messflä-che** ø in mm	**Nr. C**	**Mittelw.**	**Median**	**Standard-abw.**	**Min.**	**Max.**	**Signifikanz** (*nach E. Schaich A. Hamerle* 1984)
CM-503c	2°	D 65/ 3	1	99,5146	99,1782	4,5503	93,5283	110,2204	5,7,8,10,11,12
		D 50/3	2	92,7680	92,4013	4,7143	86,0202	104,0724	8, 11
		C/3	3	101,4197	101,1396	4,3800	95,6409	111,7137	5,7,8,9,10,11,12
	10°	D 65/ 3	4	95,3923	94,8907	4,5115	89,7398	106,0711	8, 10, 11
		D 50/3	5	89,3213	88,8077	4,4996	83,1616	100,0553	1, 3
		C/3	6	96,8813	96,4232	4,4035	91,3204	107,2517	8, 10, 11, 12
CM-503 i	2°	D 65/ 3	7	87,9660	87,6507	3,3888	81,2441	95,1101	1, 3
		D 50/3	8	81,1087	81,0348	3,2799	74,0924	88,0065	1, 2, 3, 4, 6
		C/3	9	90,2505	89,9233	3,2911	83,7033	97,1438	3, 11
	10°	D 65/ 3	10	84,2025	83,6281	3,3277	77,8910	91,3461	1, 3, 4, 6
		D 50/3	11	78,3682	77,9268	3,1292	71,9463	85,0793	1, 2, 3, 4, 6, 9
		C/3	12	85,9121	85,3902	3,2699	79,6802	92,8980	1, 3, 6

Tab. 5.2.-17 *Farbmaßzahl h: Die Variablen CM-503c /2°/D65 und C sind signifikant höher als die CM-503c 10°/D50. Die Variablen CM-503i (10°/D65/D50 und 2°/D50) sind entsprechend signifikant zu den Variablen (CM-503c 10°/D65; 10°/C; 2°/D65; 2°/C). Signifikanz herrscht weiterhin zwischen der Variablen CM-503i (10°/D50) und der CM-503c (2°/D50) als auch zwischen der CM-503i (10°/D50) und der CM-503i (2°/C). Sowohl die Variable CM-503i (10°/C) bzw. 2°/D65 sind signifikant größer als die CM-503c (10°/C; 2°/D65; 2°/C) bzw. (2°/D65; 2°/C) und die CM-503i (2°/D50) entsprechend größer als die CM-503c (2°/D50). Weiterhin signifikant ist die Differenz zwischen dem Modus CM-503i (2°/C) und den Variablen CM-503c (2°/C) und CM-503i (10°/D50).*

5.2.4.6 Einfluss der Farbmessapparatur, ihrer Messgeometrie, des Normbeobachtungswinkels und der Lichtart auf die L*-Werte nach 10 Minuten der beschleunigten Dehydrierung

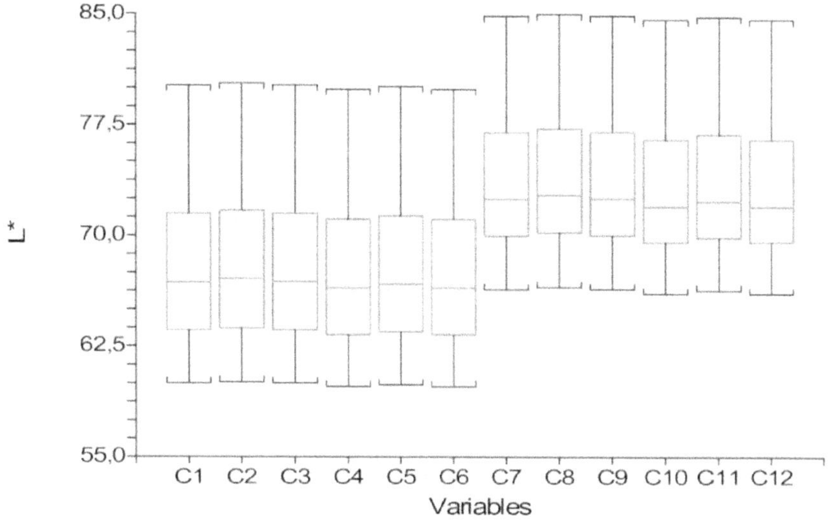

Abb. 5.2.-32 Vergleich der statistischen Verteilung und des Niveaus der nach 10 Minuten der beschleunigten Dehydrierung mit den Spektralphotometern CM-503c und CM-503i gemessenen L-Werte. Der Einfluss der apparaturspezifischen Messgeometrie, des Beobachtungswinkels, der Lichtart zu diesem Zeitpunkt des Dehydrierungsprozesses wird hierbei erfasst.*

Mess-apparatur	Norm-beob.	Lichtart/ Messfläche ø in mm	Nr. C	Mittelw.	Median	Standard-abw.	Min.	Max.	Signifikanz (nach E. Schaich A. Hamerle 1984)
CM-503c		D 65/ 3	1	67,8773	66,8957	5,3251	59,9955	80,1555	7, 8, 9
	2°	D 50/3	2	68,0321	67,1374	5,3336	60,0763	80,2951	6, 8
		C/3	3	67,8943	66,9215	5,3256	60,0009	80,1740	8, 9
		D 65/ 3	4	67,5292	66,5019	5,3115	59,7731	79,8871	7, 8, 9, 10, 11, 12
	10°	D 50/3	5	67,7454	66,7634	5,3208	59,8954	80,0719	7, 8, 9, 11
		C/3	6	67,5233	66,5019	5,3111	59,7632	79,8883	2, 7, 8, 9, 10, 11, 12
CM-503 i		D 65/ 3	7	73,2935	72,5302	4,7752	66,3215	84,8380	1, 4, 5, 6
	2°	D 50/3	8	73,5191	72,7949	4,7619	66,4892	84,9691	1, 2, 3, 4, 5, 6
		C/3	9	73,3235	72,5637	4,7708	66,3506	84,8538	1, 3, 4, 5, 6
		D 65/ 3	10	72,8667	72,0128	4,7868	66,0437	84,5950	4, 6
	10°	D 50/3	11	73,1642	72,3658	4,7710	66,2558	84,7664	4, 5, 6
		C/3	12	72,8688	72,0125	4,7831	66,0543	84,5953	4, 6

Tab. 5.2.-18 Die Signifikanzrelationen sind mit denjenigen L-Ergebnisse vom Beginn der Messreihe vergleichbar und in wesentlichen Teilen übereinstimmend. Allerdings besteht hier auch zwischen den Werten, gemessen mit dem CM-503c (10°/C) und dem gleichen Messgerät (2°/D50) und zwischen den 10°/C und 2°/D50 Messbedingungen signifikante Differenz. Auch fehlt die Signifikanz zwischen dem CM-503c (2°/C) und dem CM-503i (2°/D65).*

5.2.4.7 Einfluss der Farbmessapparatur, ihrer Messgeometrie, des Normbeobachtungswinkels und der Lichtart auf die a*-Werte nach 10 Minuten der beschleunigten Dehydrierung

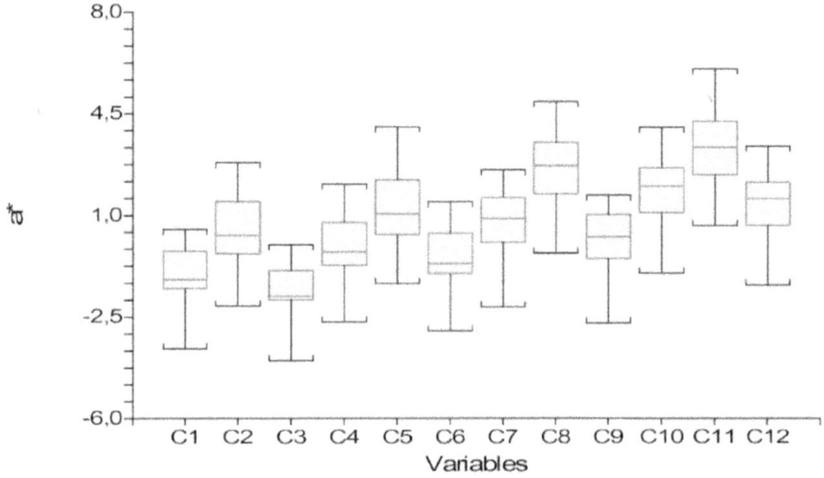

Abb. 5.2.-33 Vergleich der statistischen Verteilung und des Niveaus der nach 10 Minuten der beschleunigten Dehydrierung mit den Spektralphotometern CM-503c und CM-503i gemessenen a-Werte. Der Einfluss der apparaturspezifischen Messgeometrie, des Beobachtungswinkels, der Lichtart zu diesem Zeitpunkt des Dehydrierungsprozesses wird hierbei erfasst.*

Mess-apparatur	Norm-beob.	Lichtart/ Messfläche ø in mm	Nr. C	Mittelw.	Median	Standard-abw.	Min.	Max.	Signifikanz (*nach E. Schaich A. Hamerle* 1984)
CM-503c	2°	D 65/ 3	1	-1,0664	-1,1760	0,9650	-3,5903	0,5222	5, 8, 10, 11, 12
		D 50/3	2	0,4336	0,3461	1,1972	-2,1247	2,8114	11
		C/3	3	-1,5597	-1,7512	0,9071	-4,0016	-0,0104	5, 7, 8, 10, 11, 12
	10°	D 65/ 3	4	-0,1035	-0,2228	1,0916	-2,6746	2,0725	8, 10,11
		D 50/3	5	1,2105	1,0825	1,3504	-1,3528	4,0372	1, 3, 6
		C/3	6	-0,4664	-0,6199	1,0119	-2,9786	1,4647	5, 8, 10, 11, 12
CM-503 i	2°	D 65/ 3	7	0,8352	0,9240	1,0493	-2,1548	2,5611	3
		D 50/3	8	2,6103	2,7308	1,2179	-0,2982	4,9155	1, 3, 4, 6, 9
		C/3	9	0,2296	0,2822	0,9993	-2,7146	1,6862	9, 11
	10°	D 65/ 3	10	1,8613	2,0322	1,1270	-0,9920	4,0230	1, 3, 4, 6
		D 50/3	11	3,3949	3,3707	1,3224	0,6410	6,0302	1, 3, 4, 6
		C/3	12	1,4160	1,6034	1,0603	-1,4035	3,3755	1, 3, 6

Tab. 5.2.-19 *Die Signifikanzverhältnisse sind vergleichbar mit denen der a*-Werte, welche zu Beginn der Heizprozedur zur Nullzeit gemessen wurden. Allerdings sind auch Veränderungen der Signifikanzverhältnisse zu verzeichnen. Nun ist eine Signifikanz zwischen den Werten erfasst über die Normlichtarten D50 und C innerhalb desselben Messgerätes (CM-503c/2°) auszumachen. Bei ebenfalls diesem Farbmessgerät erscheint hier eine Signifikanz zwischen der Normlichtbetrachtung von D50 und C. Auf der einen Seite sind eine Reihe von Signifikanzen zwischen den a*-Werten des CM-503c (2°/D65) und des CM-503i (2°/D50), den des CM-503c (2°/D50) und des CM-503i (10°/D50), weiterhin zwischen den a*-Werten des CM-503i (2°/D50) und des CM-503c (2°/D50) als auch zwischen den des CM-503c (2°/C) und des CM-503i (2°/C), den des CM-503i (2°/D65) und des CM-503i (2°/D65) und zwischen den a*-Werten derselben Apparaturen unter demselben Beobachtungswinkel auf Basis der Normbeobachter C verloren gegangen. Hinzugekommen ist auf der anderen Seite die Signifikanz zwischen den Werten, welche durch Messungen unter Nutzung der Normlichtarten D50 und C von dem CM-503i (2°) erfasst wurden.*

5.2.4.8 Einfluss der Farbmessapparatur, ihrer Messgeometrie, des Normbeobachtungswinkels und der Lichtart auf die b*-Werte nach 10 Minuten der beschleunigten Dehydrierung

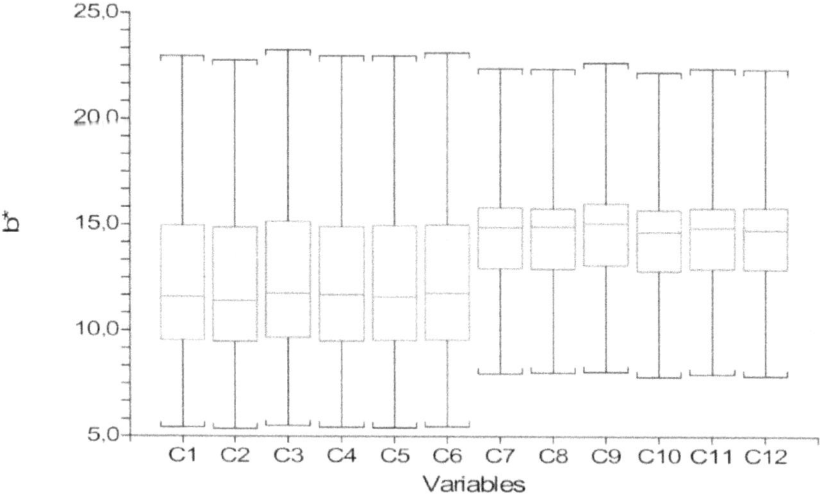

Abb. 5.2.-34 *Vergleich der statistischen Verteilung und des Niveaus der nach 10 Minuten der beschleunigten Dehydrierung mit den Spektralphotometern CM-503c und CM-503i gemessenen b*-Werte. Der Einfluss der apparaturspezifischen Messgeometrie, des Beobachtungswinkels, der Lichtart zu diesem Zeitpunkt des Dehydrierungsprozesses wird hierbei erfasst.*

Mess-apparatur	Norm-beob.	Lichtart/ Messfläche ø in mm	Nr. C	Mittelw.	Median	Standard-abw.	Min.	Max.	Signifikanz (*nach E. Schaich A. Hamerle* 1984)
CM-503c		D 65/ 3	1	12,7818	11,6543	4,5895	5,4372	22,9646	9
	2°	D 50/3	2	12,6788	11,4497	4,5853	5,3614	22,7726	7, 8, 9, 11
		C/3	3	12,9390	11,7970	4,6455	5,5071	23,2536	
		D 65/ 3	4	12,7500	11,7430	4,5575	5,4270	22,9720	7, 8, 9, 11
	10°	D 50/3	5	12,7634	11,6413	4,5924	5,4046	22,9775	7, 8, 9
		C/3	6	12,8294	11,8105	4,5884	5,4624	23,1252	9
CM-503 i		D 65/ 3	7	14,9321	14,9390	4,0779	7,9784	22,3916	2, 4, 5
	2°	D 50/3	8	14,9561	14,9652	4,0750	8,0243	22,3701	2, 4, 5
		C/3	9	15,1100	15,1182	4,1275	8,0631	22,6620	1, 2, 4, 5, 6, 10
		D 65/ 3	10	14,7553	14,7181	4,0491	7,8331	22,2086	9
	10°	D 50/3	11	14,9199	14,9245	4,0807	7,9589	22,3903	2, 4
		C/3	12	14,8474	14,8127	4,0763	7,8716	22,3518	

Tab. 5.2.-20 *Farbmaßzahl b*: Ein Vergleich mit den Signifikanzverhältnissen zu Beginn der Messreihe (0-Zeitpunkt) ergibt auch hier Verschiebungen. Zusätzlich sind die Ergebnisse des CM-503i (2°/D50/C) signifikant höher als die Ergebnisse des CM-503c (10°/D65). Hinzu kommen Signifikanzen zwischen den b*-Werten des CM-503i 82°/C und 10°/D65 desselben Instruments als auch zwischen denen einerseits des CM-503c (10°/D65) und andererseits des CM-503i (2°/D65/D50). Allerdings sind eine ganze Reihe von Signifikanzen verloren gegangen: So fehlen nun Signifikanzen zwischen den b*-Werten des CM-503c (2°/D65 und 10°/D50) und des CM-503i (10°/D50/C) und denen des CM-503 (2°/D65) und CM-503i (2°/D65), als auch zwischen denen des CM-503 (2°/D50) und denen des CM-503i (10°/D65) sowie denen des CM-503c (2°/D50) und denen des CM-503i (10°/C). Ebenso verliert sich die Signifikanz zwischen den Werten aus den Messungen der Modi 10°/D65 und 2°/C innerhalb des CM-503i.*

5.2.4.9 Einfluss der Farbmessapparatur, ihrer Messgeometrie, des Normbeobachtungswinkels und der Lichtart auf die C*-Werte nach 10 Minuten der beschleunigten Dehydrierung

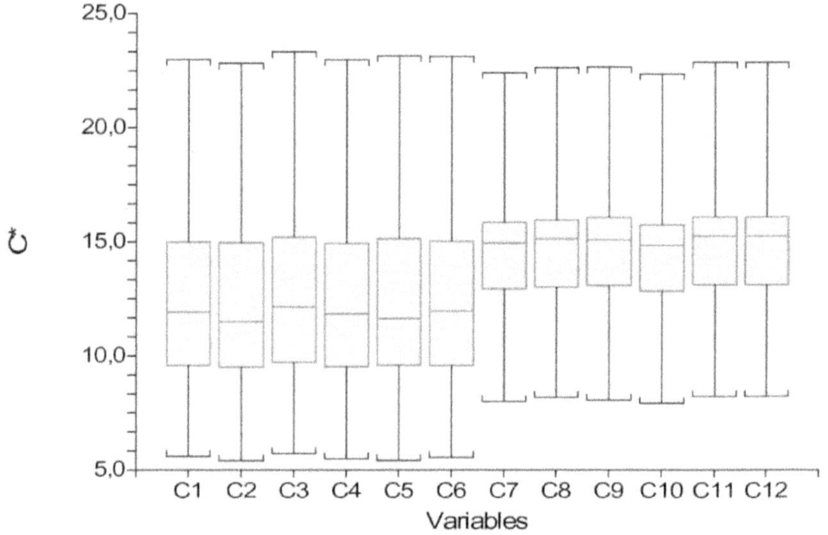

Abb. 5.2.-35 *Vergleich der statistischen Verteilung und des Niveaus der nach 10 Minuten der beschleunigten Dehydrierung mit den Spektralphotometern CM-503c und CM-503i gemessenen C*-Werte. Der Einfluss der apparatspezifischen Messgeometrie, des Beobachtungswinkels, der Lichtart zu diesem Zeitpunkt des Dehydrierungsprozesses wird hierbei erfasst.*

Mess-apparatur	**Norm-beob.**	**Lichtart/ Messflä-che** ø in mm	**Nr. C**	**Mittelw.**	**Median**	**Standard-abw.**	**Min.**	**Max.**	**Signifikanz** (*nach E. Schaich A. Hamerle* 1984)
CM-503c	2°	D 65/ 3	1	12,8762	11,96524	4,5435	5,5967	22,9842	11, 12
		D 50/3	2	12,7351	11,54563	4,5988	5,4038	22,8259	8, 9, 11, 12
		C/3	3	13,0800	12,19697	4,5935	5,7166	23,3229	11, 12
	10°	D 65/ 3	4	12,7983	11,8962	4,5485	5,491	22,982	8, 9, 11, 12
		D 50/3	5	12,8659	11,6888	4,6603	5,411	23,156	11, 12
		C/3	6	12,8842	12,0088	4,5656	5,550	23,125	11, 12
CM-503 i	2°	D 65/ 3	7	14,9886	14,9933	4,0862	8,004	22,412	
		D 50/3	8	15,2142	15,1869	4,1347	8,194	22,635	2, 4
		C/3	9	15,1437	15,1392	4,1282	8,069	22,662	2, 4
	10°	D 65/ 3	10	14,9032	14,9025	4,0868	7,926	22,350	
		D 50/3	11	15,3309	15,3143	4,1821	8,229	22,869	1, 2, 3, 4, 5, 6
		C/3	12	15,3307	15,3142	4,1826	8,229	22,869	1, 2, 3, 4, 5, 6

Tab. 5.2.-21 *Im Vergleich zu den Signifikanzverhältnissen der C*-Werte der zu Beginn der Messreihe erfassten Variablen sind die Differenzen zwischen den mit den zwei Messapparaturen und bei unterschiedlichen Messmodi erfassten Werten geschrumpft. Es zeigen sich wesentlich weniger signifikant differente Variablen. So fehlen nun Signifikanzen zwischen dem CM-503i (2°/D65/D50/C) und dem CM-503c (10°/D50), zwischen der Variablen CM-503i (2°/C) und der CM-503c (10°/D50/C; 2°/D65/D50) zwischen der CM-503i (10°/D65) und CM-503c (2°/D50). Hinzu kommen allerdings signifikant höher gemessene Variablen des CM-503i (10°/C) im Verhältnis zu denen des CM-503c (2°/C; 10°/C).*

5.2.4.10 Einfluss der Farbmessapparatur, ihrer Messgeometrie, des Normbeobachtungswinkels und der Lichtart auf die h-Werte nach 10 Minuten der beschleunigten Dehydrierung

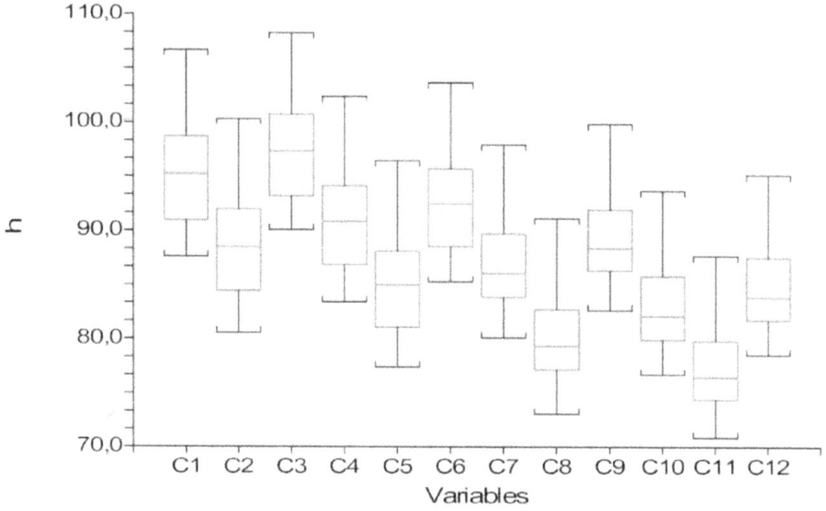

Abb. 5.2.-36 *Vergleich der statistischen Verteilung und des Niveaus der nach 10 Minuten der beschleunigten Dehydrierung mit den Spektralphotometern CM-503c und CM-503i gemessenen h*-Werte. Der Einfluss der apparaturspezifischen Messgeometrie, des Beobachtungswinkels, der Lichtart zu diesem Zeitpunkt des Dehydrierungsprozesses wird hierbei erfasst.*

Mess-apparatur	Norm-beob.	Lichtart/ Messfläche ø in mm	Nr. C	Mittelw.	Median	Standard-abw.	Min.	Max.	Signifikanz (*nach E. Schaich A. Hamerle* 1984)
CM-503c	2°	D 65/ 3	1	95,7066	95,3046	5,5556	87,5807	106,6701	7, 8, 10, 11, 12
		D 50/3	2	89,0096	88,5615	5,6288	80,5354	100,2960	3, 11, 8
		C/3	3	97,7815	97,4139	5,3602	90,0652	108,2466	2, 7, 8, 10, 11, 12
	10°	D 65/ 3	4	91,3715	90,9416	5,4016	83,3948	102,3872	8, 10, 11
		D 50/3	5	85,4770	85,0418	5,2880	77,3922	96,4389	1, 3
		C/3	6	92,9690	92,5791	5,2820	85,2420	103,6701	8, 10, 11, 12
CM-503 i	2°	D 65/ 3	7	86,7528	86,1172	4,0055	80,0920	97,9087	1, 3, 11
		D 50/3	8	80,0349	79,4084	3,9361	73,0384	91,1141	1, 2, 3, 4, 6, 9, 11
		C/3	9	89,0868	88,4649	3,8803	82,6012	99,8173	8, 11
	10°	D 65/ 3	10	82,7635	82,1782	3,8800	76,7031	93,6551	1, 3, 4, 6
		D 50/3	11	77,1124	76,5521	3,7088	70,8703	87,6307	1, 2, 3, 4, 6, 7, 9
		C/3	12	84,5058	83,9254	3,8072	78,5193	95,1372	1, 3, 6

Tab. 5.2.-22 *Farbmaßzahl h: Zusätzlich zu den Verhältnissen der Nullzeit sind die höheren Variablen CM-503c (2°/C) in Relation zu der CM-503c (2°/D50), CM-503i (2°/D65) in Relation zu der CM-503i (10°/D50), CM-503i (2°/D65) zu der CM-503i (10°/D50) und die höheren Variablen CM-503i (2°/C und 10°/D50) auf der einen Seite und der CM-503i (2°/D50) auf der anderen Seite signifikant. Ansonsten sind die übrigen Signifikanzverhältnisse mit denen der Auswertung zur Nullzeit gleich. Lediglich die Signifikanz zwischen der Variablen CM-503c (2°/C) und der Variablen (CM-503i (2°/C) ist durch die Annäherung der Ergebniswerte nicht mehr zu erkennen.*

5.2.4.11 Einfluss der Farbmessapparatur, ihrer Messgeometrie, des Normbeobachtungswinkels und der Lichtart auf die L*-Werte nach 20 Minuten der beschleunigten Dehydrierung

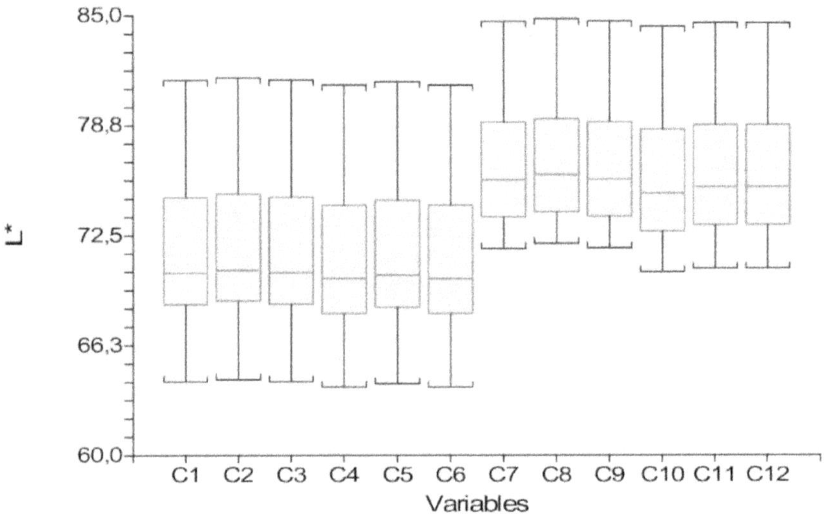

Abb. 5.2.-37 *Vergleich der statistischen Verteilung und des Niveaus der nach 20 Minuten der beschleunigten Dehydrierung mit den Spektralphotometern CM-503c und CM-503i gemessenen L*-Werte. Der Einfluss der apparaturspezifischen Messgeometrie, des Beobachtungswinkels, der Lichtart zu diesem Zeitpunkt des Dehydrierungsprozesses wird hierbei erfasst.*

Mess-apparatur	**Norm-beob.**	**Lichtart/ Messflä-che** ø in mm	**Nr. C**	**Mittelw.**	**Median**	**Standard-abw.**	**Min.**	**Max.**	**Signifikanz** *(nach E. Schaich A. Hamerle* 1984)
CM-503c		D 65/ 3	1	71,7037	70,4315	4,2242	64,1910	81,3236	7, 8, 9
	2°	D 50/3	2	71,8756	70,5711	4,2158	64,3118	81,4644	8
		C/3	3	71,7227	70,4443	4,2229	64,2013	81,3426	7, 8, 9
		D 65/ 3	4	71,3244	70,0976	4,2443	63,8921	81,0559	7, 8, 9, 10, 11, 12
	10°	D 50/3	5	71,5627	70,2965	4,2308	64,0673	81,2418	7, 8, 9, 11, 12
		C/3	6	71,3184	70,0884	4,2442	63,8823	81,0576	7, 8, 9, 10, 11, 12
CM-503 i		D 65/ 3	7	76,3962	75,7116	3,5524	71,7495	84,6508	1, 3, 4, 5, 6
	2°	D 50/3	8	76,6392	75,9990	3,5172	72,0552	84,8029	1, 2, 3, 4, 5, 6
		C/3	9	76,4284	75,7521	3,5457	71,7938	84,6711	1, 3, 4, 5, 6
		D 65/ 3	10	75,7076	74,9479	3,8092	70,4385	84,3793	4, 6
	10°	D 50/3	11	76,0197	75,3142	3,7765	70,6261	84,5759	4, 5, 6
		C/3	12	76,0197	75,3142	3,7765	70,6261	84,5759	4, 5, 6

Tab. 5.2.-23 *Die Signifikanzlokalisation ist bis auf eine zusätzliche zwischen den L*-Werten des CM-503c (10°/D50) und denen des CM-503i (10°/C) identisch mit der zur Nullzeit zu Beginn der Messreihe.*

5.2.4.12 Einfluss der Farbmessapparatur, ihrer Messgeometrie, des Normbeobachtungswinkels und der Lichtart auf die a*-Werte nach 20 Minuten der beschleunigten Dehydrierung

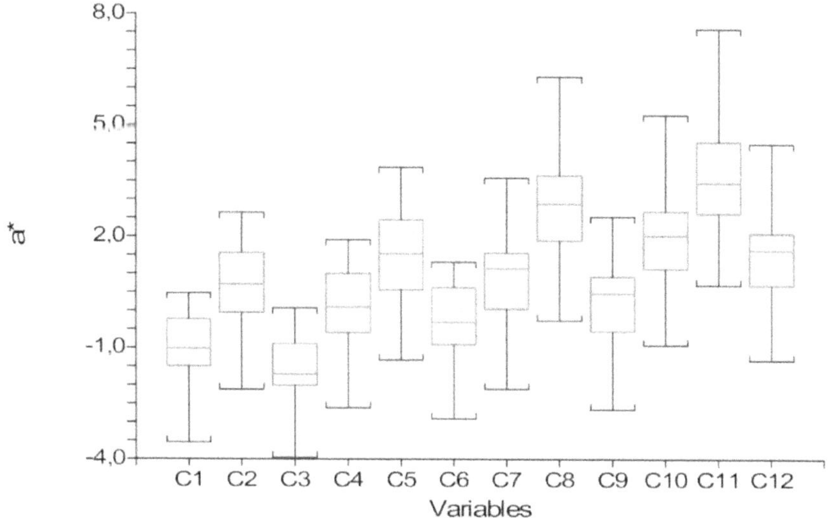

Abb. 5.2.-38 *Vergleich der statistischen Verteilung und des Niveaus der nach 20 Minuten der beschleunigten Dehydrierung mit den Spektralphotometern CM-503c und CM-503i gemessenen a*-Werte. Der Einfluss der apparaturspezifischen Messgeometrie, des Beobachtungswinkels, der Lichtart zu diesem Zeitpunkt des Dehydrierungsprozesses wird hierbei erfasst.*

Mess-apparatur	Norm-beob.	Lichtart/ Messfläche ø in mm	Nr. C	Mittelw.	Median	Standard-abw.	Min.	Max.	Signifikanz (*nach E. Schaich A. Hamerle* 1984)
CM-503c		D 65/ 3	1	-0,9411	-0,9927	0,9962	-3,553	0,4664	8, 10, 11, 12
	2°	D 50/3	2	0,6736	0,74625	1,1842	-2,1209	2,6373	3, 11
		C/3	3	-1,4768	-1.6818	0,9483	-3,9584	0,0644	2, 7, 8, 10, 11, 12
		D 65/ 3	4	0,1032	0,1241	1,0803	-2,6135	1,9080	8, 10, 11
	10°	D 50/3	5	1,5135	1,5672	1,2992	-1,3283	3,8562	1, 3, 6
		C/3	6	-0,2912	-0,2847	1,0122	-2,9125	1,3101	8, 10, 11, 12
CM-503 i		D 65/ 3	7	0,9276	1,1576	1,1764	-2,108	3,5718	3, 11
	2°	D 50/3	8	2,8231	2,9054	1,3953	-0,2686	6,3009	1, 3, 4, 6, 9
		C/3	9	0,2751	0,4895	1,0911	-2,6646	2,5292	8, 11
		D 65/ 3	10	1,9856	2,0554	1,2787	-0,9286	5,2631	1, 3, 4, 6
	10°	D 50/3	11	3,5790	3,4651	1,5079	0,6838	7,5857	1, 2, 3, 4, 6, 7, 9
		C/3	12	1,5179	1,6481	1,1937	-1,3371	4,4882	1, 3, 6

Tab. 5.2.24 *Im Vergleich zu den Signifikanzverhältnissen der gemessenen a*-Werte zum Zeitpunkt 10 Minuten nach Beginn der Heizprozedur ist wiederum eine Verschiebung jener Relationen zu erkennen. So entsteht eine Signifikanz zwischen den mit dem CM-503c gemessenen Werten unter Nutzung des Modus 2°/D50 und 2°/C und zwischen den hohen Werten des CM-503i (10°/D50) und den Werten des CM-503i 2°/D65). Aber auch hier schmelzen Signifikanzen ein.*

5.2.4.13 Einfluss der Farbmessapparatur, ihrer Messgeometrie, des Normbeobachtungswinkels und der Lichtart auf die b*-Werte nach 20 Minuten der beschleunigten Dehydrierung

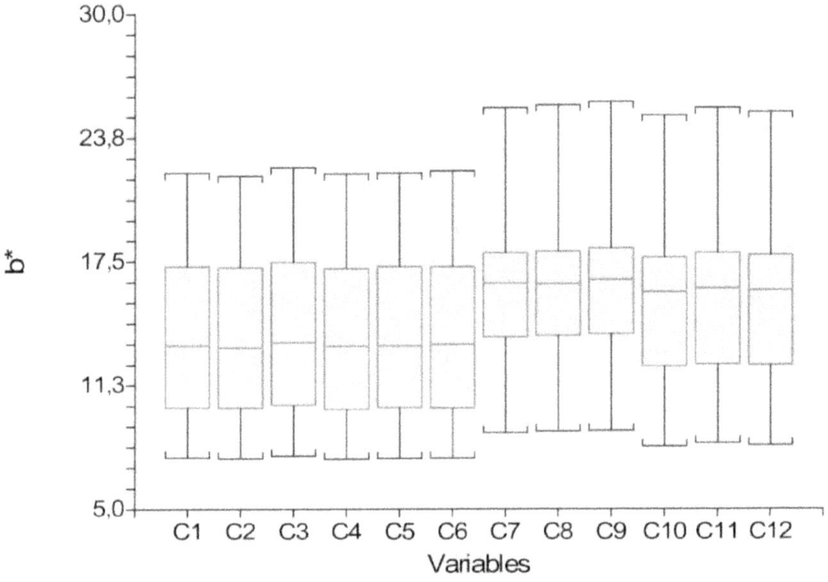

Abb. 5.3.-39 *Vergleich der statistischen Verteilung und des Niveaus der nach 20 Minuten der beschleunigten Dehydrierung mit den Spektralphotometern CM-503c und CM-503i gemessenen L*-Werte. Der Einfluss der apparaturspezifischen Messgeometrie, des Beobachtungswinkels, der Lichtart zu diesem Zeitpunkt des Dehydrierungsprozesses wird hierbei erfasst.*

Mess-apparatur	**Norm-beob.**	**Lichtart/ Messfläche** ø in mm	**Nr. C**	**Mittelw.**	**Median**	**Standard-abw.**	**Min.**	**Max.**	**Signifikanz** (*nach E. Schaich A. Hamerle* 1984)
CM-503c		D 65/ 3	1	13,8116	13,3249	4,1909	7,5996	21,9825	9
	2°	D 50/3	2	13,7195	13,2144	4,1881	7,5548	21,8258	7, 8, 9, 11, 12
		C/3	3	13,9777	13,4849	4,2418	7,6881	22,2515	
		D 65/ 3	4	13,7540	13,2979	4,1583	7,5284	21,9313	7, 8, 9, 11, 12
	10°	D 50/3	5	13,7889	13,3081	4,1916	7,5594	21,9700	7, 8, 9, 11
		C/3	6	13,8371	13,3757	4,1863	7,5711	22,0717	9
CM-503 i		D 65/ 3	7	16,0570	16,4629	3,8428	8,8491	25,2655	2, 4, 5
	2°	D 50/3	8	16,0785	16,4309	3,8597	8,9195	25,4113	2, 4, 5
		C/3	9	16,2831	16,6589	3,8988	8,9458	25,5727	1, 2, 4, 5, 6, 10
		D 65/ 3	10	15,4588	16,0200	4,1660	8,1605	24,8928	9
	10°	D 50/3	11	15,6350	16,2131	4,2123	8,3295	25,2694	2, 4, 5
		C/3	12	15,5541	16,1232	4,1955	8,2122	25,0611	2, 4

Tab. 5.2.-25 *Der Vergleich zu den Signifikanzrelationen zwischen den nach 10 Minuten Heizperiode erfassten b*-Werten zeigt zusätzlich signifikant höhere Werte des CM-503i (10°/C) im Verhältnis zu den Werten des CM-503c (10°/D65 und 2°/D50) und denen des CM-503c (10°/D50) und CM-503i (10°/D50).*

5.2.4.14 Einfluss der Farbmessapparatur, ihrer Messgeometrie, des Normbeobachtungswinkels und der Lichtart auf die C*-Werte nach 20 Minuten der beschleunigten Dehydrierung

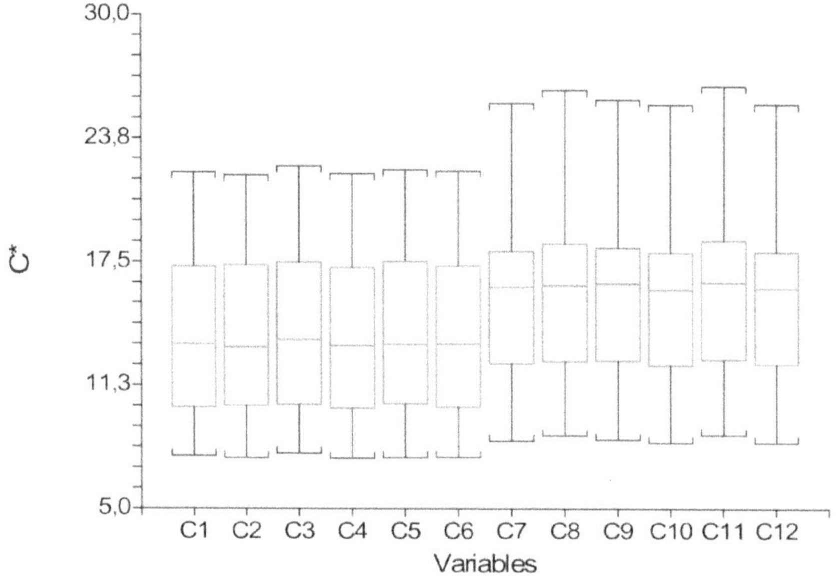

Abb. 5.2.40 *Vergleich der statistischen Verteilung und des Niveaus der nach 20-minütiger beschleunigter Dehydrierung mit den Spektralphotometern CM-503c und CM-503i gemessenen C*-Werten. Der Einfluss der apparaturspezifischen Messgeometrie, des Beobachtungswinkels, der Lichtart zu diesem Zeitpunkt des Dehydrierungsprozesses wird hierbei erfasst.*

Mess-apparatur	Norm-beob.	Lichtart/ Messfläche ø in mm	Nr. C	Mittelw.	Median	Standard-abw.	Min.	Max.	Signifikanz (*nach E. Schaich A. Hamerle* 1984)
CM-503c	2°	D 65/ 3	1	13,8891	13,3855	4,1509	7,6605	22,0062	8, 9, 11
		D 50/3	2	13,7812	13,2299	4,1993	7,5550	21,8698	7, 8, 9, 11
		C/3	3	14,0985	13,5979	4,1973	7,7914	22,3275	
	10°	D 65/ 3	4	13,7969	13,3070	4,1503	7,5347	21,9397	7, 8, 9, 11, 12
		D 50/3	5	13,9120	13,3710	4,2521	7,5749	22,1344	8, 9, 11
		C/3	6	13,8812	13,3949	4,1657	7,5893	22,0717	8, 9, 11
CM-503 i	2°	D 65/ 3	7	15,7109	16,2694	4,2319	8,4208	25,5167	2, 4
		D 50/3	8	15,9498	16,3553	4,3164	8,6991	26,1808	1, 2, 4, 5, 6
		C/3	9	15,8705	16,4455	4,2679	8,4807	25,6974	1, 2, 4, 5, 6
	10°	D 65/ 3	10	15,6183	16,1407	4,2334	8,3266	25,4431	
		D 50/3	11	16,0686	16,4909	4,3624	8,7137	26,3835	1, 2, 4, 5, 6
		C/3	12	15,6595	16,1929	4,2414	8,3291	25,4598	4

Tab. 5.2.-26 *C*-Werte – Der Vergleich mit den Signifikanzrelationen nach 10-minütiger Heizperiode ergibt eine zusätzliche Signifikanz zwischen den Variablen (CM-503c/10°/D65) und der (CM-503i/2°/D65) und zwischen der Variable CM-503c (10°/C, 2°/D65/D50) und der Variable CM-503i (2°/D50/C). Weggefallen hingegen sind die Signifikanzen zwischen den Variablen CM-503c (10°/D50/C; 2°/D65) und der CM-503i (10°/C) und zwischen der CM-503c (2°/C) und der CM-503i (10°/D50/C).*

5.2.4.15 Einfluss der Farbmessapparatur, ihrer Messgeometrie, des Normbeobachtungswinkels und der Lichtart auf die h-Werte nach 20 Minuten der beschleunigten Dehydrierung

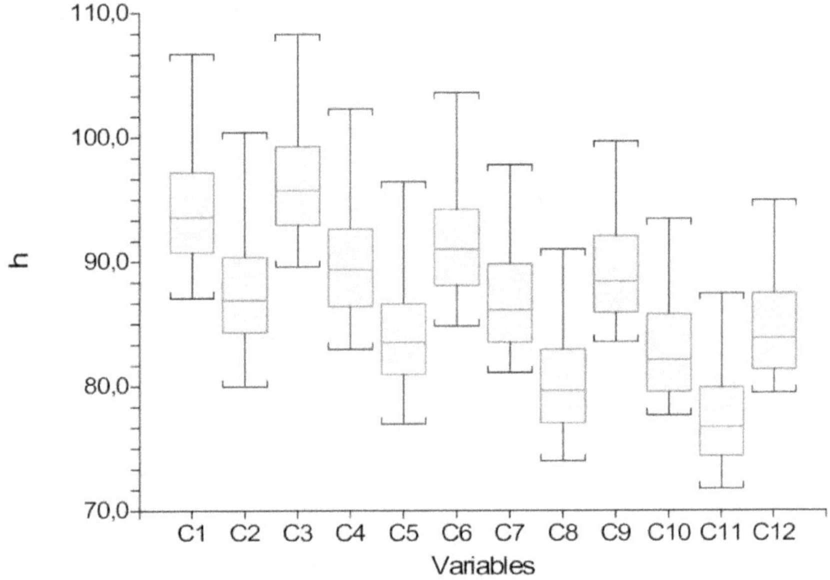

Abb. 5.2.-41 *Vergleich der statistischen Verteilung und des Niveaus der nach 20 Minuten der beschleunigten Dehydrierung mit den Spektralphotometern CM-503c und CM-503i gemessenen h-Werte. Der Einfluss der apparaturspezifischen Messgeometrie, des Beobachtungswinkels, der Lichtart zu diesem Zeitpunkt des Dehydrierungsprozesses wird hierbei erfasst.*

Mess-apparatur	Norm-beob.	Lichtart/ Messfläche ø in mm	Nr. C	Mittelw.	Median	Standard-abw.	Min.	Max.	Signifikanz (*nach E. Schaich A. Hamerle* 1984)
CM-503c		D 65/ 3	1	94,4365	93,6787	5,1212	87,0799	106,7121	5, 8, 10, 11, 12
	2°	D 50/3	2	87,7483	87,0044	5,2043	79,9733	100,3948	3, 11
		C/3	3	96,5546	95,8264	4,9354	89,5942	108,2899	2,5,7,8,10,11,12
		D 65/ 3	4	90,0931	89,4471	4,9526	82,9672	102,3027	8, 10, 11
	10°	D 50/3	5	84,2512	83,6048	4,8713	76,9467	96,4135	1, 3
		C/3	6	91,7181	91,0956	4,8401	84,8352	103,5877	8, 10, 11
CM-503 i		D 65/ 3	7	86,7711	86,2133	4,0320	81,0754	97,7788	3, 11
	2°	D 50/3	8	80,1020	79,7365	3,9415	73,9691	91,0078	1, 3, 4, 6, 9
		C/3	9	89,1057	88,5198	3,9065	83,5547	99,6907	8, 11
		D 65/ 3	10	82,7313	82,2251	3,9033	77,6580	93,4462	1, 3, 4, 6
	10°	D 50/3	11	77,1276	76,8175	3,7142	71,7518	87,4581	1, 2, 3, 4, 6, 7, 9
		C/3	12	84,4748	83,9477	3,8307	79,4596	94,9299	1, 3

Tab. 5.2.-27 *Farbmaßzahl h: Eine Annäherung der Ergebnisse der Variablen CM-503c (10°/C) an die CM-503i (10°/C), der Variablen CM-503c (2°/D65) an die CM-503i (2°/D50) lassen diese Differenzen nicht mehr als signifikant bewerten (Signifikanzen vgl. Vorzeit).*

5.2.4.16 Einfluss der Farbmessapparatur, ihrer Messgeometrie, des Normbeobachtungswinkels und der Lichtart auf die L*-Werte nach 90 Minuten der beschleunigten Dehydrierung

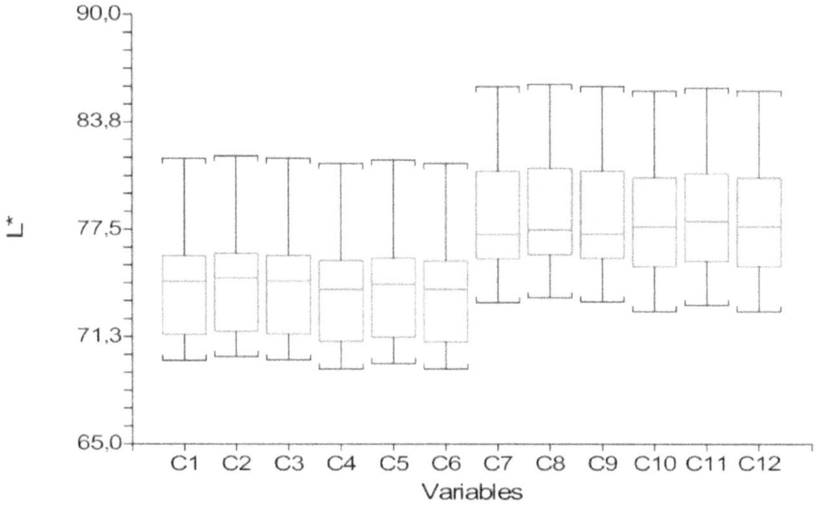

Abb. 5.2.-42 *Einfluss der apparaturspezifischen Messgeometrie, des Beobachtungswinkels und der Normlichtart auf die L*-Messergebnisse nach 90 Minuten der Heizperiode.*

Mess-apparatur	Norm-beob.	Lichtart/ Messfläche ø in mm	Nr. C	Mittelw.	Median	Standard-abw.	Min.	Max.	Signifikanz (*nach E. Schaich A. Hamerle* 1984)
CM-503c	2°	D 65/ 3	1	74,2669	74,5254	3,2698	69,8649	81,6203	7, 8, 9, 11
		D 50/3	2	74,4472	74,7315	3,2382	70,0976	81,7718	8
		C/3	3	74,2866	74,5477	3,2653	69,8932	81,6401	8, 9
	10°	D 65/ 3	4	73,8713	74,0704	3,3329	69,3788	81,3348	7, 8, 9, 10, 11, 12
		D 50/3	5	74,1206	74,3560	3,2891	69,6949	81,5343	7, 8, 9, 11
		C/3	6	73,8652	74,0632	3,3323	69,3757	81,3362	7, 8, 9, 10, 11, 12
CM-503 i	2°	D 65/ 3	7	78,2370	77,2614	3,4062	73,2305	85,8112	1, 4, 5, 6
		D 50/3	8	78,4751	77,5383	3,3719	73,5071	85,9496	1, 2, 3, 4, 5, 6
		C/3	9	78,2689	77,2976	3,3999	73,2678	85,8284	1, 3, 4, 5, 6
	10°	D 65/ 3	10	77,9216	77,7183	3,4630	72,7120	85,5567	4, 6
		D 50/3	11	78,2295	78,0291	3,4173	73,0762	85,7375	1, 4, 5, 6
		C/3	12	77,9243	77,7195	3,4603	72,7156	85,5575	4, 6

Tab. 5.2.-28 *Bis auf die fehlenden signifikanten Wertedifferenzen zwischen den mit dem CM-503i (2°/C) und dem CM-503i (2°/D65) und zwischen den mit dem CM-503c (2°/D65) und dem CM-503i (10°/D50) gemessenen L*-Werten – [das CM-503i (10°/D50) misst signifikant höhere Werte als das CM-503c (2°/D65)] – haben sich die Signifikanzverhältnisse zu denen zuvor bestehenden für die L*-Werte (s. Messungen nach 20 Minuten der Dehydrierung) nicht verändert.*

5.2.4.17 Einfluss der Farbmessapparatur, ihrer Messgeometrie, des Normbeobachtungswinkels und der Lichtart auf die a*-Werte nach 90 Minuten der beschleunigten Dehydrierung

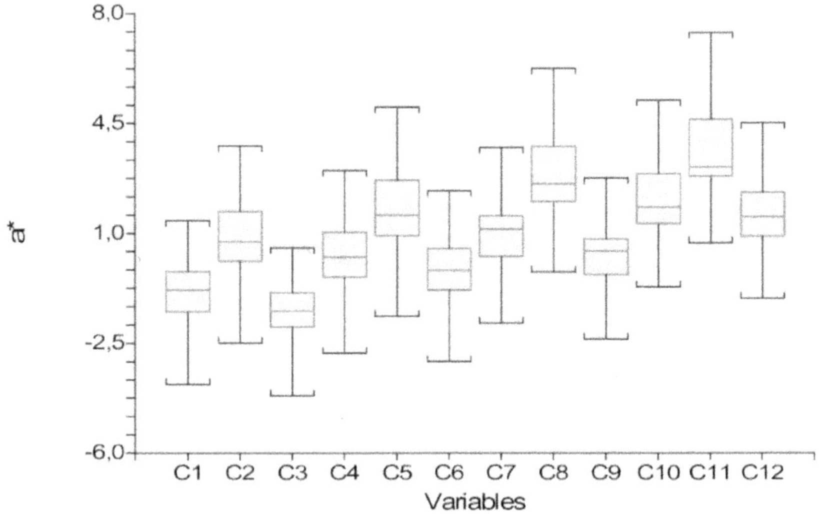

Abb. 5.2.-43 *Einfluss der apparaturspezifischen Messgeometrie, des Beobachtungswinkels und der Normlichtart auf die a*-Messergebnisse nach 90 Minuten der Heizperiode.*

Mess-apparatur	**Norm-beob.**	**Lichtart/ Messfläche** ø in mm	**Nr. C**	**Mittelw.**	**Median**	**Standard-abw.**	**Min.**	**Max.**	**Signifikanz** (*nach E. Schaich A. Hamerle* 1984)
CM-503c	2°	D 65/ 3	1	-0,8479	-0,7744	1,1047	-3,809	1,4113	8, 10, 11, 12
		D 50/3	2	0,8049	0,7745	1,3340	-2,4885	3,7796	3, 10
		C/3	3	-1,4015	-1,4386	1,0304	-4,1776	0,5395	2,5,7,8,10,11,12
	10°	D 65/ 3	4	0,2501	0,2714	1,2057	-2,8130	2,9967	8, 10, 11
		D 50/3	5	1,6891	1,6157	1,4485	-1,6390	5,0224	1, 3, 6
		C/3	6	-0,1568	-0,1494	1,1234	-3,0818	2,3518	5, 8, 10, 11
CM-503 i	2°	D 65/ 3	7	0,9696	1,1741	1,1030	-1,8639	3,7308	3, 11
		D 50/3	8	2,8086	2,6133	1,3635	-0,2381	6,2548	1, 3, 4, 6, 9
		C/3	9	0,3315	0,4715	1,0039	-2,3671	2,7603	8, 10, 11
	10°	D 65/ 3	10	2,0317	1,8767	1,2201	-0,7071	5,2445	1, 3, 4, 6, 9
		D 50/3	11	3,5889	3,1434	1,4720	0,7027	7,3932	1, 2, 3, 4, 6, 7, 9
		C/3	12	1,5706	1,5643	1,1275	-1,0736	4,5238	1, 3

Tab. 5.2.-29 *Farbmaßzahl a* – Die signifikanten Differenzverhältnisse der nach 90-minütiger Heizperiode gemessenen Werte sind mit denen, welche nach einer Zeit von 20 Minuten erhoben wurden, vergleichbar. Allerdings ist eine zusätzliche Signifikanz zwischen den Werten des CM-503c gemessen mit 10°/D50 und 2°/C und zwischen den des CM-503i 10°/D65 und 2°/C entstanden. Auch hier schmilzt die Differenz zwischen den Messwerten des CM-503c (10°/C) und des CM-503i (10°/C) auf eine nicht signifikante Größe.*

5.2.4.18 Einfluss der Farbmessapparatur, ihrer Messgeometrie, des Normbeobachtungswinkels und der Lichtart auf die b*-Werte nach 90 Minuten der beschleunigten Dehydrierung

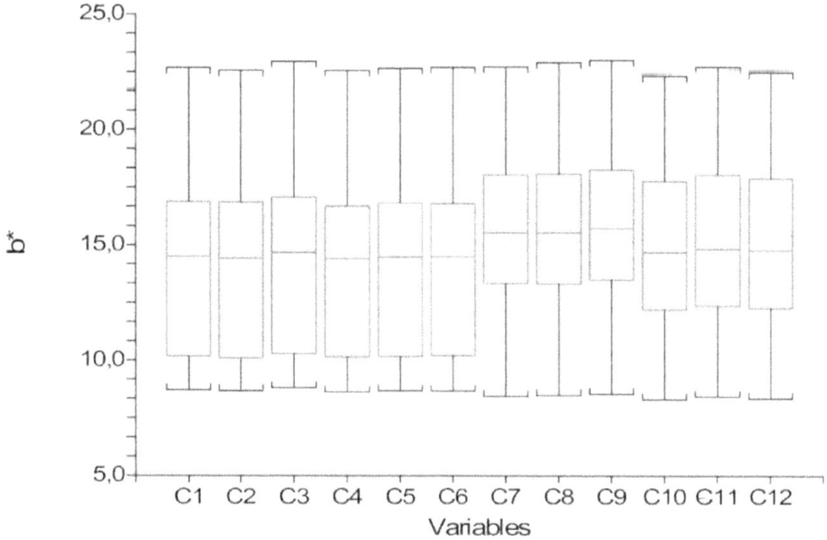

Abb. 5.2.-44 *Einfluss der apparaturspezifischen Messgeometrie, der Normlichtart und der Größe des Messfleckes auf die b*-Messergebnisse nach 90 Minuten der Heizperiode.*

Mess-apparatur	Norm-beob.	Lichtart/ Messflä-che ø in mm	Nr. C	Mittelw.	Median	Standard-abw.	Min.	Max.	Signifikanz (nach E. Schaich A. Hamerle 1984)
CM-503c		D 65/ 3	1	14,2600	14,5536	4,1736	8,7165	22,6799	
	2°	D 50/3	2	14,1825	14,4618	4,1823	8,6865	22,5679	9
		C/3	3	14,4252	14,7189	4,2245	8,8124	22,9462	
		D 65/ 3	4	14,1751	14,4432	4,1305	8,6174	22,5608	8, 9
	10°	D 50/3	5	14,2303	14,5097	4,1752	8,6738	22,6543	9
		C/3	6	14,2554	14,5251	4,1588	8,6613	22,6966	
CM-503 i		D 65/ 3	7	15,5802	15,5923	3,8267	8,4344	22,7306	
	2°	D 50/3	8	15,6192	15,5872	3,8496	8,4765	22,9147	4
		C/3	9	15,7626	15,7731	3,8757	8,5269	23,0091	2, 4, 5
		D 65/ 3	10	15,0685	14,7217	3,9424	8,2951	22,3305	
	10°	D 50/3	11	15,2524	14,8703	3,9945	8,4202	22,7265	
		C/3	12	15,1598	14,8070	3,9714	8,3381	22,4845	

Tab. 5.2.-30 *Nach 90-minütiger Heizperiode kommt es zu einer dramatischen Abnahme der signifikant eingestuften Differenzen zwischen den Variablen. Nur noch das CM-503i (2°/50) misst auf einem signifikant höheren Niveau als das CM-503c (10°/D65) und ebenfalls das CM-503i (2°/C) erfasst die b*-Farbwerte entsprechend höher als das CM-503c (10°/D65/D50; 2°/D50).*

5.2.4.19 Einfluss der Farbmessapparatur, ihrer Messgeometrie, des Normbeobachtungswinkels und der Lichtart auf die C*-Werte nach 90 Minuten der beschleunigten Dehydrierung

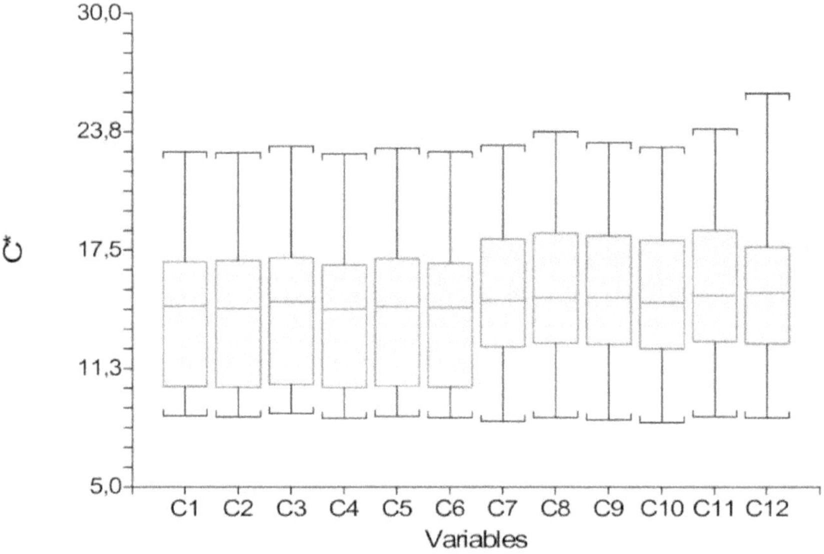

Abb. 5.2.-45 Einfluss der apparaturspezifischen Messgeometrie, des Normbeobachtungswinkels und der Normlichtart auf die C-Messergebnisse nach 90 Minuten der Heizperiode.*

Mess-apparatur	Norm-beob.	Lichtart/ Messfläche ø in mm	Nr. C	Mittelw.	Median	Standard-abw.	Min.	Max.	Signifikanz (nach E. Schaich A. Hamerle 1984)
CM-503c	2°	D 65/ 3	1	14,3371	14,6070	4,1323	8,7475	22,6883	
		D 50/3	2	14,2571	14,4762	4,2102	8,6917	22,6425	11
		C/3	3	14,5422	14,8266	4,1722	8,8791	22,9930	
	10°	D 65/ 3	4	14,2249	14,4467	4,1344	8,6174	22,5871	8, 11
		D 50/3	5	14,3754	14,5807	4,2620	8,7212	22,8798	
		C/3	6	14,3021	14,5358	4,1450	8,6648	22,7013	
CM-503 i	2°	D 65/ 3	7	15,3308	14,8997	4,0220	8,4628	23,0347	
		D 50/3	8	15,5855	15,0607	4,1222	8,6598	23,7530	4
		C/3	9	15,4816	15,0675	4,0523	8,5331	23,1741	
	10°	D 65/ 3	10	15,2314	14,7958	4,0229	8,3925	22,9381	
		D 50/3	11	15,6929	15,1730	4,1634	8,7067	23,8988	2, 4
		C/3	12	15,4488	15,3190	4,2149	8,6458	25,7947	

***Tab. 5.2.-31** Eine weitere Annäherung der unter den unterschiedlichen Messbedingungen mit zwei verschiedenen Spektralphotometern gemessenen Variablen lassen nur noch eine geringe Anzahl von signifikanten Differenzen erkennen: Lediglich das CM-503i (10°/D50) misst entsprechend die C*-Werte höher als das CM-503c (10°/D65; 2°/D50) und unter den Messbedingungen 2°/D50 höher als das CM-503c (10°/D65).*

5.2.4.20 Einfluss der Farbmessapparatur, ihrer Messgeometrie, des Normbeobachtungswinkels und der Lichtart auf die h-Werte nach 90 Minuten der beschleunigten Dehydrierung

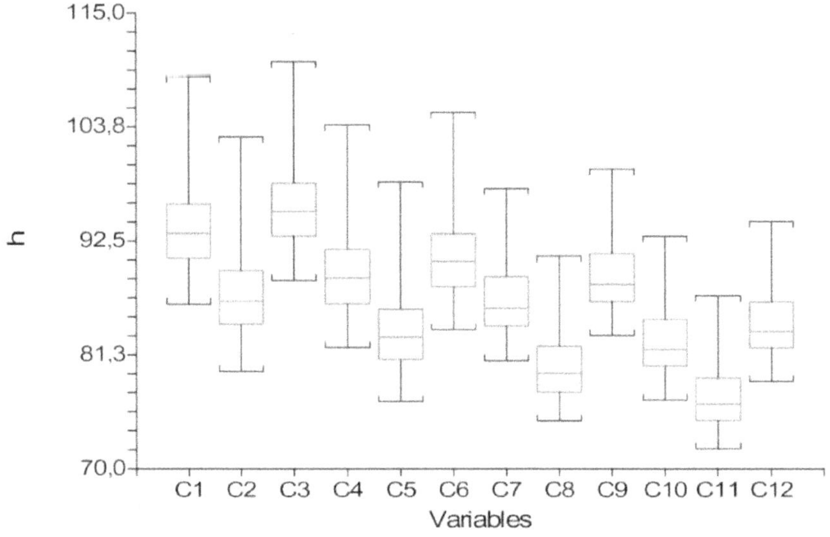

Abb. 5.2.-46 *Einfluss der apparaturspezifischen Messgeometrie, des Normbeobachtungswinkels und der Normlichtart auf die h-Messergebnisse nach 90-minütiger Heizperiode.*

Mess-apparatur	Norm-beob.	Lichtart/ Messfläche ø in mm	Nr. C	Mittelw.	Median	Standard-abw.	Min.	Max.	Signifikanz (nach E. Schaich A. Hamerle 1984)
CM-503c	2°	D 65/ 3	1	94,0262	93,3659	5,3006	86,2613	108,7323	8, 10, 11,12
		D 50/3	2	87,3975	86,6569	5,4090	79,6409	102,7636	3, 11
		C/3	3	96,1530	95,5282	5,1070	88,5854	110,2041	2,5,7,8,10,11,12
	10°	D 65/ 3	4	89,6011	88,9325	5,0916	81,9978	103,9513	8, 10, 11
		D 50/3	5	83,8329	83,1305	5,0294	76,6412	98,3373	3, 6
		C/3	6	91,2287	90,5845	4,9728	83,7412	105,1616	5, 8, 10, 11
CM-503 i	2°	D 65/ 3	7	86,5900	85,9679	3,6940	80,6791	97,6567	3, 11
		D 50/3	8	79,9135	79,5510	3,6222	74,7325	90,9911	1, 3, 4, 6, 9
		C/3	9	88,9499	88,3075	3,5781	83,1591	99,5912	8, 10, 11
	10°	D 65/ 3	10	82.5019	81,9012	3,5068	76,7831	92,9407	1, 3, 4, 6, 9
		D 50/3	11	76,8962	76,4843	3,3463	71,9797	87,0855	1, 2, 3, 4, 6, 7, 9
		C/3	12	84,2626	83,6778	3,4377	78,6242	94,4396	1, 3

Tab. 5.2.-32 *Farbmaßzahl h – Der Vergleich mit den Signifikanzverhältnissen der zum Zeitpunkt nach 30-minütiger Heizperiode gemessenen Werte mit den Variablen der Werte nach einem 90-Minutenintervall zeigt partielle Veränderungen: Die Signifikanz zwischen der Variablen CM-503c (10°/D50) CM-503c (2°/D65) geht zugunsten der höheren Variable CM-503c (10°/C) verloren. Auch verliert sich die Signifikanz zwischen der Variablen CM-503c (2°/D65) und den Variablen CM-503c (10°/D50) und CM-503i (10°/C). Lediglich entsteht zwischen der größeren Variablen CM-503i (2°/C) und der Variablen CM-503c (10°/D65) signifikante Differenz.*

5.2.4.21 Einfluss der Farbmessapparatur, ihrer Messgeometrie, des Normbeobachtungswinkels und der Lichtart auf die L*-Werte nach 161 Minuten der beschleunigten Dehydrierung

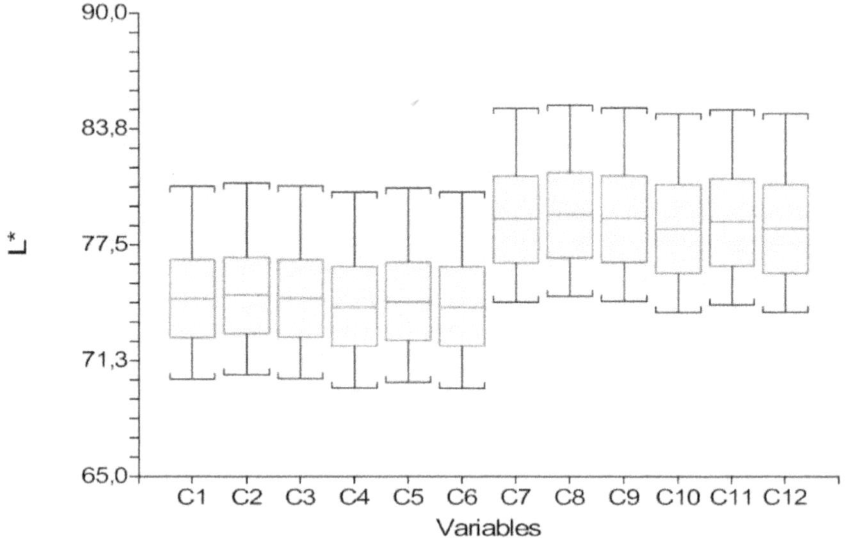

Abb. 5.2.-47 *Einfluss der apparaturspezifischen Messgeometrie, der Normlichtart und der Größe des Messfleckes auf die L*-Messergebnisse nach 161 Minuten der Heizperiode.*

Mess-Apparatur	Norm-beob.	Lichtart/ Messfläche ø in mm	Nr. C	Mittelw.	Median	Standard-abw.	Min.	Max.	Signifikanz (*nach E. Schaich A. Hamerle* 1984)
CM-503c	2°	D 65/ 3	1	74,5851	74,6536	2,9997	70,2597	80,6682	7, 8, 9
		D 50/3	2	74,7788	74,8649	2,9619	70,4931	80,8391	8
		C/3	3	74,6071	74,6770	2,9938	70,2888	80,6923	7, 8, 9
	10°	D 65/ 3	4	74,1666	74,1891	3,0707	69,7716	80,3535	7, 8, 9, 10, 11, 12
		D 50/3	5	74,4331	74,4816	3,0198	70,0887	80,5770	7, 8, 9, 11
		C/3	6	74,1614	74,1823	3,0693	69,7691	80,3572	7, 8, 9, 10, 11, 12
CM-503 i	2°	D 65/ 3	7	78,9503	78,9786	2,9927	74,4117	84,8839	1, 3, 4, 5, 6
		D 50/3	8	79,1975	79,2081	2,9540	74,7254	85,0500	1, 2, 3, 4, 5, 6
		C/3	9	78,9833	79,0057	2,9857	74,4574	84,9074	1, 3, 4, 5, 6
	10°	D 65/ 3	10	78,4821	78,4324	3,0550	73,8572	84,5929	4, 6
		D 50/3	11	78,8080	78,8247	3,0049	74,2634	84,8068	4, 5, 6
		C/3	12	78,4848	78,4385	3,0519	73,8668	84,5976	4, 6

Tab. 5.2.-33 *Interessant ist, dass am Ende der Messreihe an völlig trockenen Zähnen genau die identischen Signifikanzverhältnisse vorherrschen wie zu Beginn der Messreihe an nassen Zähnen.*

5.2.4.22 Einfluss der Farbmessapparatur, ihrer Messgeometrie, des Normbeobachtungswinkels und der Lichtart auf die a*-Werte nach 161 Minuten der beschleunigten Dehydrierung

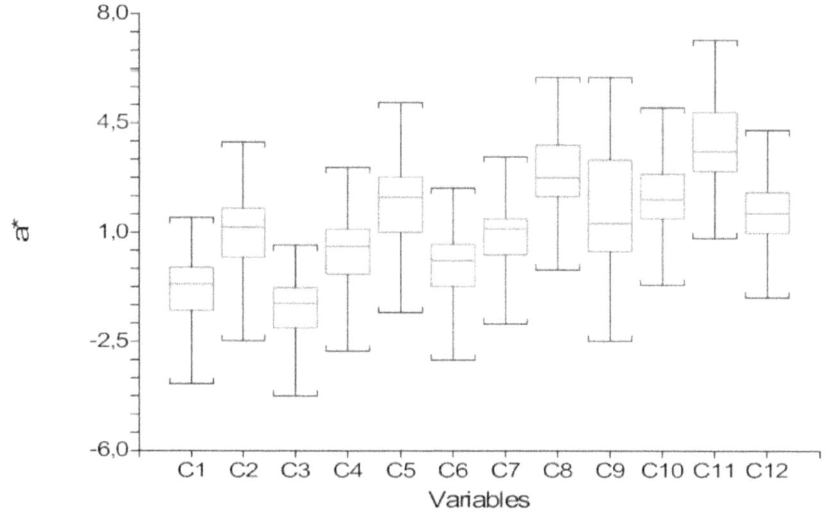

Abb. 5.2.-48 *Einfluss der apparaturspezifischen Messgeometrie, des Normbeobachtungswinkels und der Normlichtart auf die a*-Messergebnisse nach 161 Minuten der Heizperiode.*

Mess-Apparatur	Norm-beob.	Lichtart/ Messfläche ø in mm	Nr. C	Mittelw.	Median	Standard-abw.	Min.	Max.	Signifikanz (*nach E. Schaich A. Hamerle* 1984)
CM-503c		D 65/ 3	1	-0,7272	-0,6208	1,1794	-3,8574	1,4745	5, 8, 9, 10, 11, 12
	2°	D 50/3	2	1,0185	1,2076	1,4172	-2,4697	3,8947	3, 11
		C/3	3	-1,3161	-1,2518	1,0960	-4,2537	0,5817	2, 5, 8, 9, 10, 11,12
		D 65/ 3	4	0,4195	0,5830	1,2843	-2,8010	3,0797	8, 11
	10°	D 50/3	5	1,9386	2,1593	1,5239	-1,5696	5,1513	1, 3, 6
		C/3	6	-0,0141	0,1246	1,1990	-3,0904	2,4185	5, 8, 10, 11
CM-503 i		D 65/ 3	7	0,9879	1,1548	1,0814	-1,9362	3,4205	11
	2°	D 50/3	8	2,8960	2,7840	1,3127	-0,2063	5,9750	1, 3, 4, 6
		C/3	9	1,6678	1,3285	1,9406	-2,4802	5,9750	1, 3
		D 65/ 3	10	2,1328	2,0877	1,1866	-0,6933	4,9917	3, 6
	10°	D 50/3	11	3,7773	3,6346	1,4190	0,8050	7,1656	1, 2, 3, 4, 6, 7
		C/3	12	1,6445	1,6467	1,1019	-1,0907	4,2709	1, 3

Tab. 5.2.-34 *Ein Vergleich der Signifikanzrelation zu den a*-Werten der 90-Minutenzeit zeigt weitere Differenzverluste und einen weiteren Verlust an Signifikanzen. So bestehen nun keine signifikanten Differenzen mehr zwischen der Variablen CM-503c (10°/D65) und CM-503i (10°/D65), zwischen den Variablen CM-503c (10°/C) und CM-503i (10°/C), zwischen den CM-503c (10°/D65; 2°/D65), CM-503i (2°/C) einerseits und der CM-503i (10°/D65) andererseits, zwischen Werten des CM-503i auf der einen Seite und Werten des gleichen Gerätes (10°/D65/D50, 2°/D50) auf der anderen Seite. Allerdings kommen Signifikanzen zwischen den Messwerten des CM-503c (2°/D65; 2°/C) und den des CM-503i (2°/C) hinzu.*

5.2.4.23 Einfluss der Farbmessapparatur, ihrer Messgeometrie, des Normbeobachtungswinkels und der Lichtart auf die b*-Werte nach 161 Minuten der beschleunigten Dehydrierung

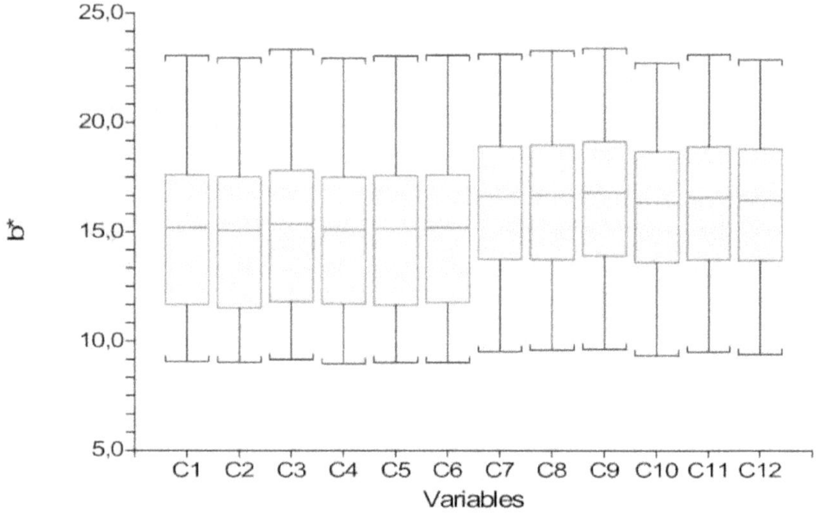

Abb. 5.2.-49 *Einfluss der apparaturspezifischen Messgeometrie, des Normbeobachtungswinkels und der Normlichtart auf die b*-Messergebnisse nach 161 Minuten der Heizperiode.*

Mess-apparatur	**Norm-beob.**	**Lichtart/ Messfläche ø in mm**	**Nr. C**	**Mittelw.**	**Median**	**Standard-abw.**	**Min.**	**Max.**	**Signifikanz** (*nach E. Schaich A. Hamerle* 1984)
CM-503c	2°	D 65/ 3	1	15,1032	15,2376	4,0872	9,0700	23,0697	9
		D 50/3	2	15,0267	15,1294	4,1015	9,0382	22,9632	7, 8, 9
		C/3	3	15,2804	15,41195	4,1372	9,1737	23,3452	
	10°	D 65/ 3	4	15,0138	15,1560	4,0400	8,9712	22,9436	7, 8, 9, 11
		D 50/3	5	15,0769	15,1928	4,0895	9,0290	23,0460	9
		C/3	6	15,1012	15,2407	4,0681	9,0208	23,0867	9
CM-503 i	2°	D 65/ 3	7	16,2592	16,6786	3,8809	9,5331	23,1312	2, 4
		D 50/3	8	16,2975	16,7330	3,8967	9,6086	23,2977	2, 4
		C/3	9	16,4494	16,8666	3,9280	9,6436	23,4080	1, 2, 4, 5, 6, 10
	10°	D 65/ 3	10	16,0472	16,4031	3,8344	9,3525	22,7378	9
		D 50/3	11	16,2394	16,6340	3,8836	9,5216	23,1202	4
		C/3	12	16,1446	16,4996	3,8606	9,4080	22,8877	

Tab. 5.2.-35 *Zusätzlich zu der Messung nach 90-minütiger Heizperiode sind die b*-Variablen des CM-503i (10°/D50 und 2°/D65) signifikant höher als die des CM-503c (10°/D65) und die des CM-503i (2°/C) entsprechend höher als die des CM-503c (2°/D65; 10°/C). Signifikanz besteht weiterhin zwischen der Wertegemeinschaft des CM-503i (2°/D65/D50) und der des CM-503c (2°/D50) und innerhalb des Gerätes CM-503i zwischen den Ergebnissen der Modi 10°/D65 und 2°/C. Allerdings liegen die Messergebnisse, welche durch die unterschiedlichen Messvariablen eine Modifizierung erlangen, im Ganzen näher beieinander, sodass weniger Signifikanzen auszumachen sind als bei allen Messungen zu Beginn und bis zur 30-Minutenmarke.*

5.2.4.24 Einfluss der Farbmessapparatur, ihrer Messgeometrie, des Normbeobachtungswinkels und der Lichtart auf die C*-Werte nach 161 Minuten der beschleunigten Dehydrierung

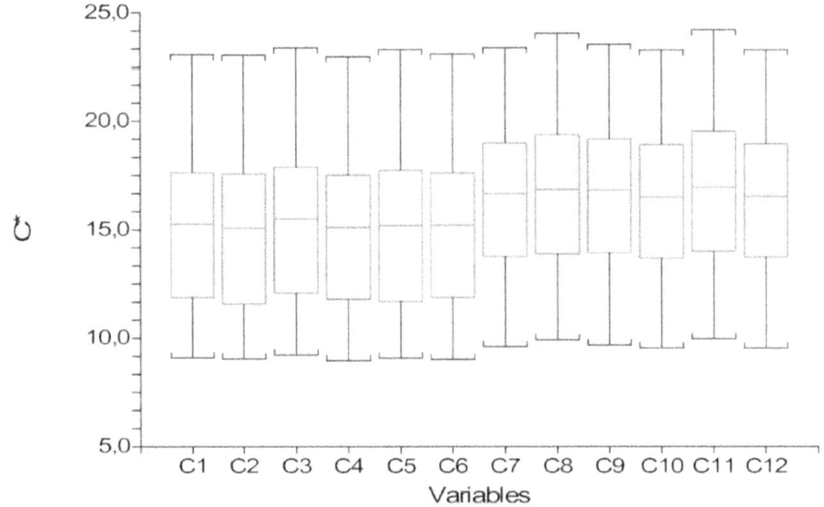

Abb. 5.2.-50 *Einfluss der apparaturspezifischen Messgeometrie, der Normlichtart und der Größe des Messfleckes auf die C*-Messergebnisse nach 161 Minuten der Heizperiode.*

Mess-apparatur	**Norm-beob.**	**Lichtart/ Messfläche** ø in mm	**Nr. C**	**Mittelw.**	**Median**	**Standard-abw.**	**Min.**	**Max.**	**Signifikanz** (*nach E. Schaich A. Hamerle* 1984)
CM-503c		D 65/ 3	1	15,1756	15,3127	4,0430	9,0987	23,0745	11
	2°	D 50/3	2	15,1154	15,1314	4,1362	9,0453	23,0520	8, 9, 11
		C/3	3	15,3890	15,5533	4,0788	9,2384	23,3835	
		D 65/ 3	4	15,0701	15,1587	4,0463	8,9712	22,9779	7, 8, 9, 11
	10°	D 50/3	5	15,2486	15,2428	4,1859	9,0818	23,2954	11
		C/3	6	15,1498	15,2574	4,0546	9,0237	23,0948	11
CM-503 i		D 65/ 3	7	16,3182	16,7042	3,9033	9,6158	23,3827	4
	2°	D 50/3	8	16,5802	16,9062	3,9937	9,9222	24,0516	2, 4
		C/3	9	16,4802	16,8686	3,9330	9,6794	23,5358	2, 4
		D 65/ 3	10	16,2143	16,5440	3,9019	9,5422	23,2793	
	10°	D 50/3	11	16,6966	17,0008	4,0330	9,9674	24,2051	1, 2, 4, 5, 6
		C/3	12	16,2532	16,5825	3,9064	9,5401	23,2828	

Tab. 5.2.-36 *Im Vergleich der Signifikanzverhältnisse der b*-Werte sind nun zum Ende der Messperiode Signifikanzen, welche bei den Variablen der 90-Minutenmarke eingeschmolzen waren, wieder aufgetaucht. So besteht Signifikanz zwischen den Variablen CM-503c/10°/D65 und CM-503i 2°/D65/C als auch zwischen den Variablen CM-503c/10°/D50/C; 2°/D65 und CM-503i/10°/ D50 und zwischen CM-503c/2°/D50 und CM-503i (2°/D50/C).*

5.2.4.25 Einfluss der Farbmessapparatur, ihrer Messgeometrie, des Normbeobachtungswinkels und der Lichtart auf die h-Werte nach 161 Minuten der beschleunigten Dehydrierung

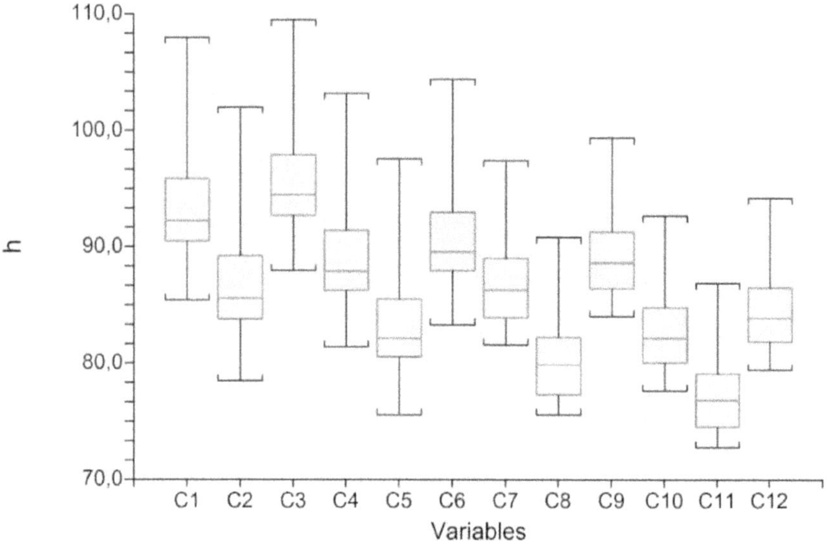

Abb. 5.2.-51 Einfluss der apparaturspezifischen Messgeometrie, des Normbeobachtungswinkels und der Normlichtart auf die h-Messergebnisse nach 161 Minuten der Heizperiode.

Mess-apparatur	Norm-beob.	Lichtart/ Messfläche ø in mm	Nr. C	Mittelw. (Mean)	Median	Standard abw.	Min.	Max.	Signifikanz (*nach E. Schaich A. Hamerle* 1984)
CM-503c	2°	D65/3	4	93,3676	92,3423	5,3233	85,4218	107,9762	8, 10, 11, 12
		D50/3	5	86,7581	85,6720	5,3897	78,4700	101,9797	3, 11
		C/3	6	95,5133	94,5669	5,1320	87,9560	109,4902	2, 5, 7, 8, 10,11,12
	10°	D65/3	1	89,0018	87,9750	5,1292	81,4176	103,1666	8, 10, 11
		D50/3	2	83,2684	82,2395	5,0281	75,5497	97,5534	3, 6
		C/3	3	90,6422	89,6581	5,0120	83,2982	104,4077	5, 8, 10, 11
CM-503 i	2°	D65/3	10	86,6539	86,3938	3,6200	81,5884	97,4101	3, 11
		D50/3	11	80,0271	79,9641	3,5546	75,5576	90,7996	1, 3, 4, 6, 9
		C/3	12	89,0010	88,7179	3,5038	84,0281	99,3602	8, 10, 11
	10°	D65/3	7	82,5624	82,2641	3,4433	77,6182	92,6861	1, 3, 4, 6, 9
		D50/3	8	77,0037	76,9325	3,2898	72,7802	86,8910	1, 2, 3, 4, 6, 7, 9
		C/3	9	84,3158	84,0057	3,3744	79,4300	94,1998	1,3

Tab. 5.2.-27 *Die Signifikanzverhältnisse der h-Werte sind mit denen der 90-Minutenmarke identisch.*

5.2.4.26 Messgerätevergleich

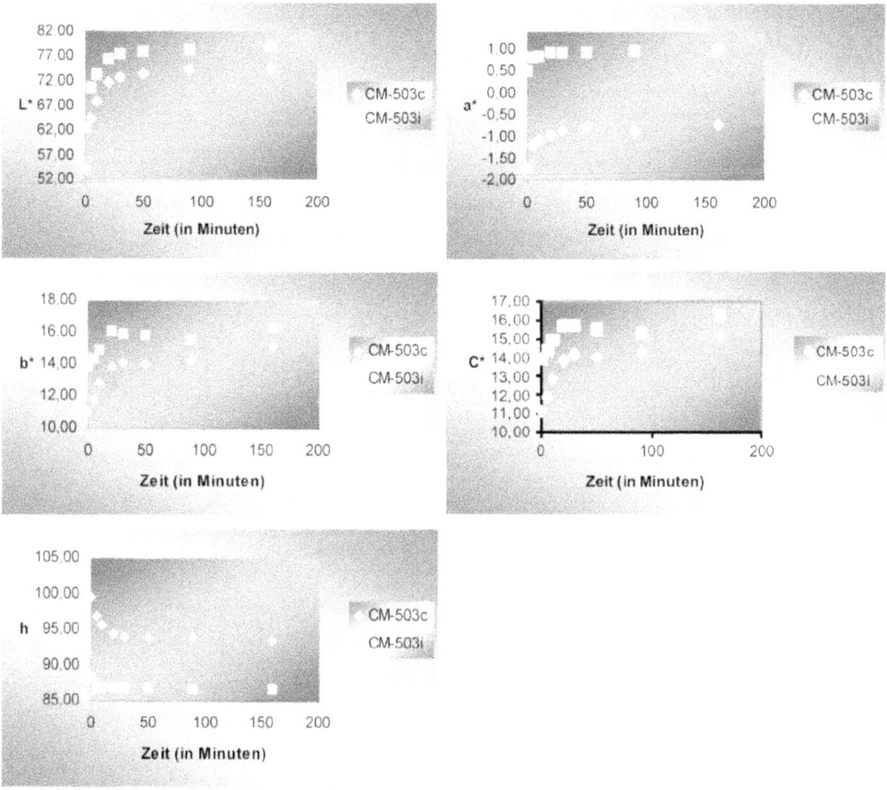

Abb. 5.2.-52 *Vergleich der mit den Spektralphotometern CM-503c und CM-503i während des Dehydrierungsprozesses gemessenen L*-, a*-, b*-, C*-, h-Werte. Die Diagramme zeigen die Messungen unter einem Normbeobachtungswinkel von 2° und Nutzung der Normlichtart D65.*

Der Vergleich der mit den Spektralphotometern CM-503c und CM-503i während des beschleunigten Dehydrierungsprozesses gemessenen Werte vermittelt eindrucksvoll, dass einerseits beide Messapparaturen imstande sind, den Wasserverlust der Zähne als farbmetrischen Trend dieser Werteveränderung in ähnlicher Weise – wenn auch auf unterschiedlichem Niveau der entsprechenden Werte – nachzuvollziehen, dass andererseits jedoch das Ausmaß dieses Trends von beiden Instrumenten unterschiedlich beurteilt wird. So misst das Spektralphotometer CM-503c stets niedrigere L-Werte als das Spektralphotometer CM-503i. Eine stärkere Steigung der mit dem Spektralphotometer CM-503c während des Dehydrierungsprozesses gemessenen L*-Werte lässt diese an die mit dem Spektralphotometer CM-503i gemessenen im Verlauf des Heizvorganges annähern. Ganz ähnlich verhält es sich mit den a*-, b*-, C*-Werten. In reziproker Weise entwickeln sich die abnehmenden h-Werte.*

5.2.4.27 Vergleich der Spektralkurven des Spektralphotometers CM-503c mit denen des Spektralphotometers CM-503i vor und nach Dehydrierung

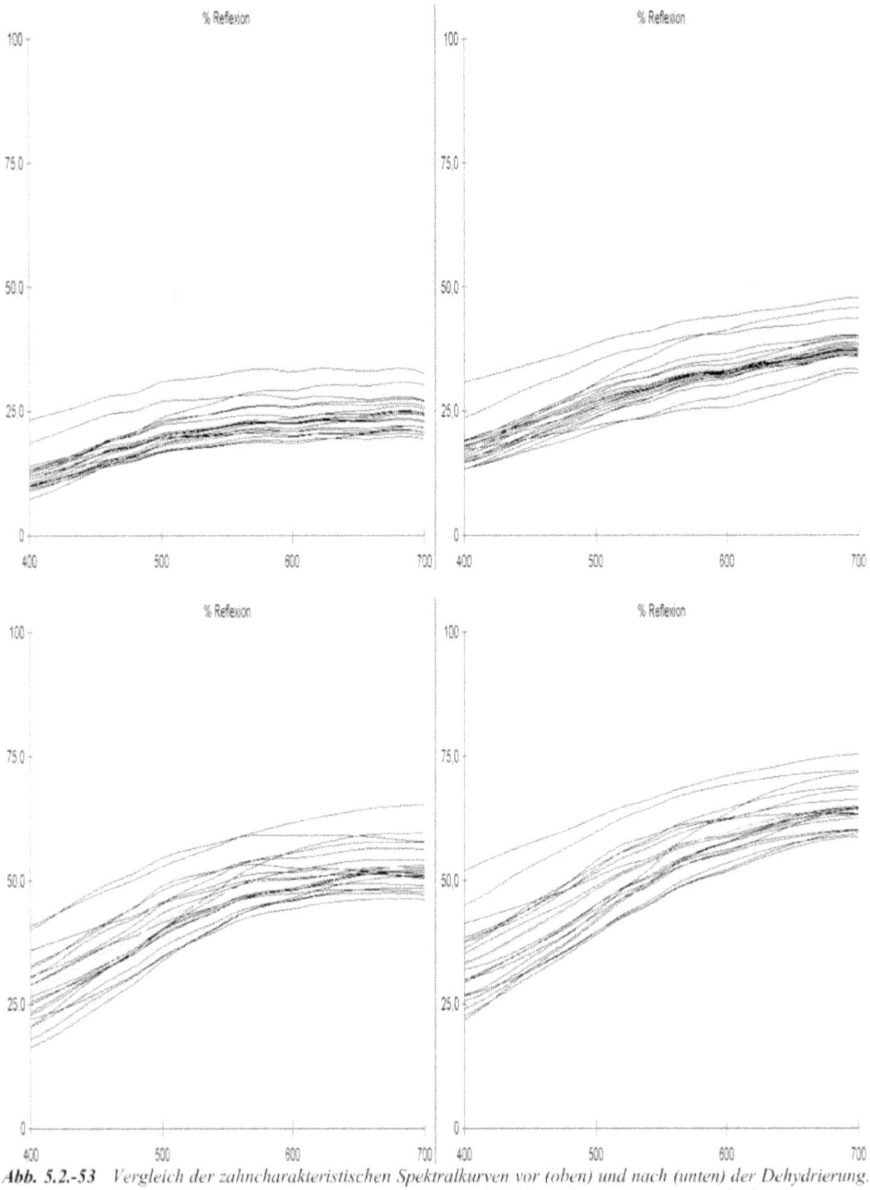

Abb. 5.2.-53 *Vergleich der zahncharakteristischen Spektralkurven vor (oben) und nach (unten) der Dehydrierung. Die blaue Kurve stellt die durchschnittliche Spektralkurve von 20 Zähnen dar, welche mit dem Spektralphotometer CM-503c (45/0°) (links) ausgemessen wurden, die grüne Kurve verkörpert die durchschnittliche Spektralkurve, detektiert von dem Spektralphotometer CM-503i (d/8°) (rechts). Gemessen wurde unter einem Normbeobachter von 2° und unter Nutzung der Normlichtart D65.*

5.2.4.28 Veränderung des Zahnfarbraumes des Spektrophotometrers CM-503c mit der Dehydrierungszeit

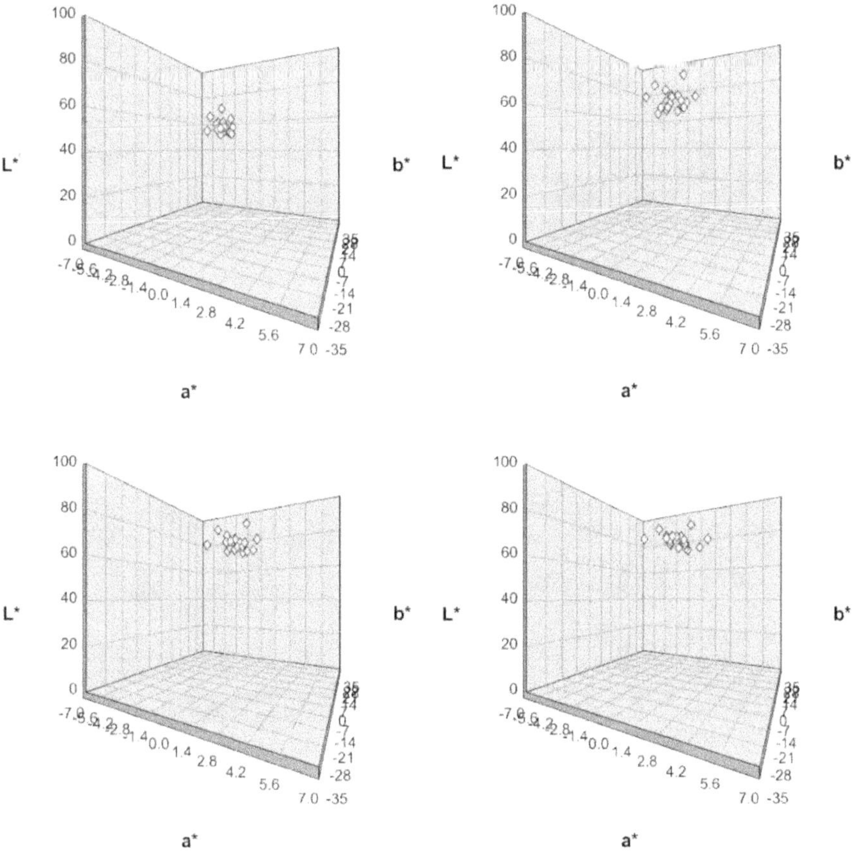

Abb. 5.2.-54 Die Abbildung zeigen die Zahnfarbräume nach 0 (oben links), 10 (oben rechts), 30 (unten links) und 161 (unten rechts) Minuten der Dehydrierung. Gemessen wurde unter einem Normbeobachter von 2° und unter Nutzung der Normlichtart D65 mit dem Spektralphotometer CM-503c.

5.2.4.29 Veränderung des Zahnfarbraumes des Spektrophotometrers CM-503i mit der Dehydrierungszeit

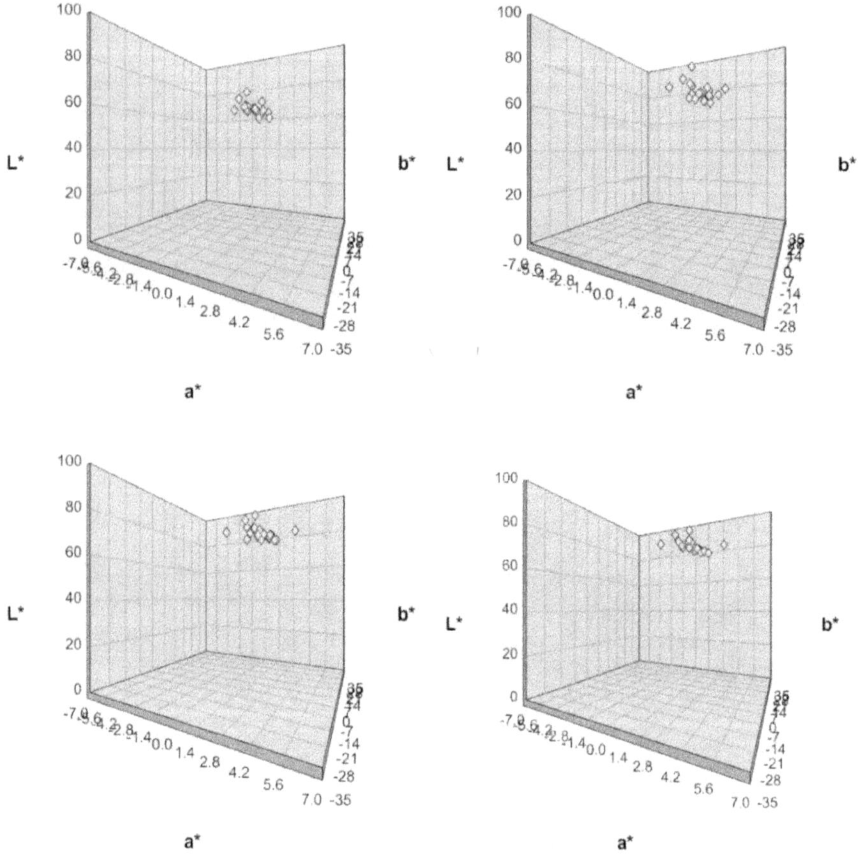

Abb. 5.2.-55 *Die Abbildung zeigt die Zahnfarbräume nach 0 (oben links), 10 (oben rechts) Minuten der Dehydrierung sowie nach 30 (unten links) und 161 (unten rechts) Minuten der Dehydrierung. Gemessen wurde unter einem Normbeobachter von 2° und unter Nutzung der Lichtart D65 mit dem Spektralphotometer CM-503i.*

5.2.4.30 Farbräume von nassen und trockenen Zähnen der Spektralphotometer CM-503c und des CM-503i im direkten Vergleich

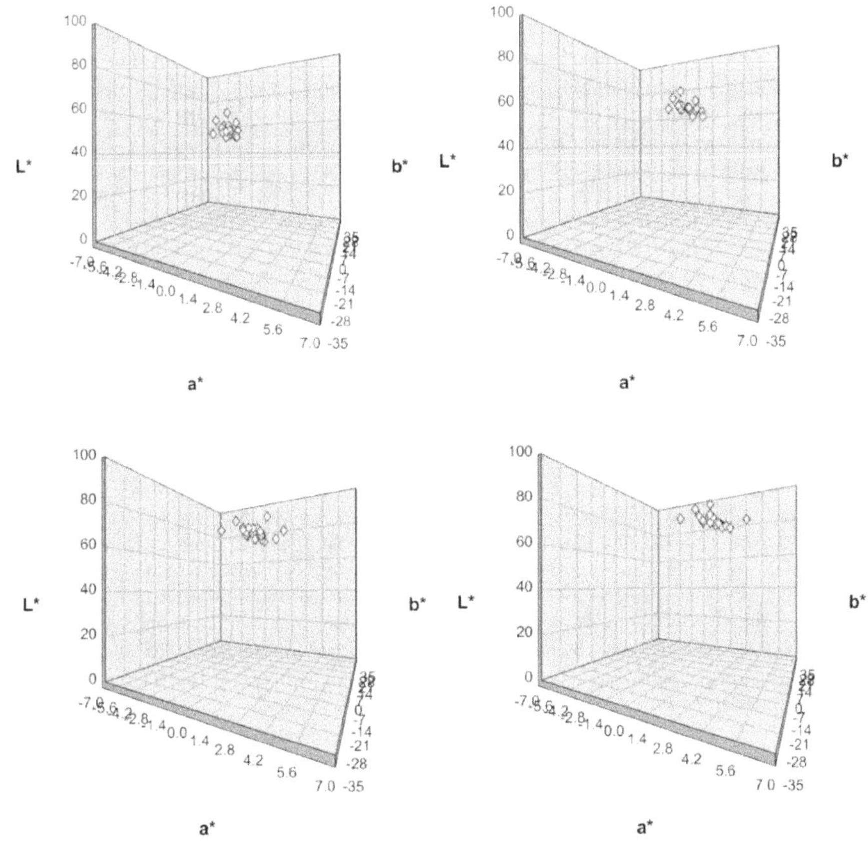

Abb. 5.2.-56 Vergleich der Zahnfarbräume der mit den Spektralphotometern CM-503c (linke Seite) und CM-503i (rechte Seite) vor (oben) und nach (unten) Dehydrierung gemessenen Zähne.

5.2.5 Ergebnisse der subjektiv-visuellen Farbbewertung

5.2.5.1 Neue Methodik zur Auswertung der subjektiven Ergebnisse und zu einer vergleichenden Untersuchung

Bei Betrachten der Farbringproben wird einem auffallen, dass beispielsweise das Farbmuster B1 heller wirkt als B2 oder A1 und die A-Reihe gelblicher erscheint als die D-Reihe. Schwieriger wird es da schon, die Farbringmuster A3, B3 oder A3.5 und B4 farblich einzuschätzen; und beim VITAPAN 3D-MASTER ist eine Einordnung einer ganzen Anzahl von Proben ohne das Wissen ihrer Bezeichnung in den Helligkeitswerten und um die örtliche Einbeziehung in den Farbraum rein unmöglich. Um jenseits der Angabe der Farbringprobe mit oder ohne Ordnung nach der Helligkeit auch die Vergleichbarkeit der Farbringe VITAPAN classical und VITAPAN 3D-MASTER zueinander als auch die Veränderung der subjektiv erfassten Resultate entlang des Dehydrierungsprozesses zu erfassen, müssen die subjektiv gewählten Proben mit objektiven und verwertbaren Zahlen versehen werden. Zu diesem Zweck wurden für die Farbringe VITAPAN classical und VITAPAN 3D-MASTER sowohl die Farbwerte von VITA (vermutlich an planen Proben gemessen) als auch aus der Vorstudie (Hoffmann-Forschungslabor) mit den zwei Spektralphotometern und dem mikroskopischen Chromameter an den gekrümmten Farbringmustern herangezogen.

Das praktische Vorgehen gestaltet sich wie folgt:

Die 20 Zähne dieser Studie werden zu o. g. Zeitpunkten des Dehydrierungsprozesses (s. Kap. 5.2.1) visuell-subjektiv in ihrer Farbe sowohl mit dem VITAPAN-classical- als auch VITAPAN-3D-MASTER-Farbring bestimmt. Es folgt eine Übersetzung aller erwählten Zahnfarbmuster in L*-, a*-, b*-Farbwerte. Die Farbwerte entstammen zum einen der Messungen aus dem Hause VITA und zum anderen aus den Farbringanalysen der Voruntersuchungen (Kap. 4.3.7 und 4.3.8). An dieser Stelle wurden ausschließlich die unter einem Normbeobachtungswinkel von 2° und Nutzung der Normlichtart D65 mit den Spektralphotometern CM-503c und CM-503i sowie mit dem mikroskopischen Chromameter CR-241 gewonnenen Messergebnisse verwendet. Schließlich wird für jeden einzelnen der Farbwerte der Mittelwert der einer Zeit zuzuordnenden Muster-Farbwertegesamtheit errechnet und jene Relation der Mittelwerte zum Zeitfaktor folgend via Diagramm dargestellt.

5.2.5.2 Vergleich der während des Dehydrierungsprozesses subjektiv erfassten Farbringproben der VITAPAN-classical- und VITAPAN-3D-MASTER-Zahnfarbringe anhand der VITA-Farbmaßzahlen

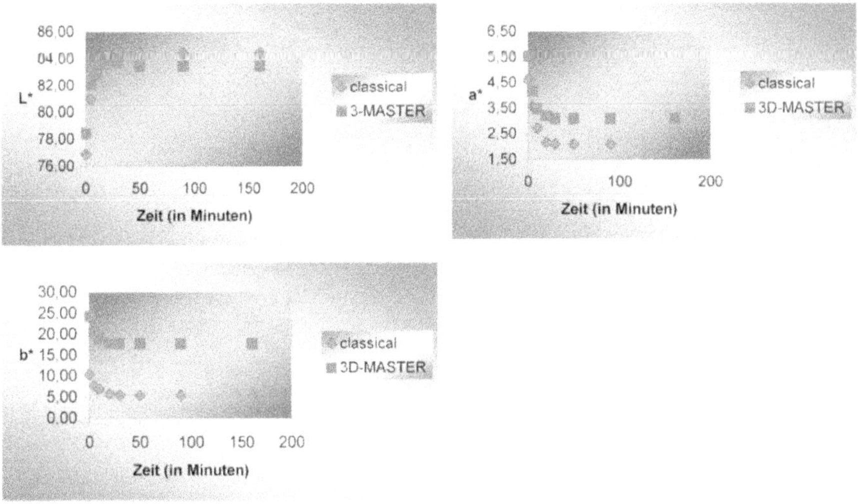

Abb. 5.2.-57 Vergleich der an 20 Zähnen während des Dehydrierungsprozesses bestimmten Farbringproben VITAPAN classical und 3D-MASTER. Die entsprechend subjektiv-visuell bestimmten Farbringproben sind in den L-, a*- und b*-Farbwerten ausgedrückt, welche von der Fa. VITA aus eigenen Messungen veröffentlicht wurden.*

5.2.5.3 Dehydrierungsprozess – die subjektive Bestimmung der Zahnfarben mit dem VITAPAN-classical- und 3D-MASTER-Farbring in den L*a*b*-Werten der Farbringanalysen der Vorstudie mithilfe des Spektralphotometers CM-503c und CM-503i

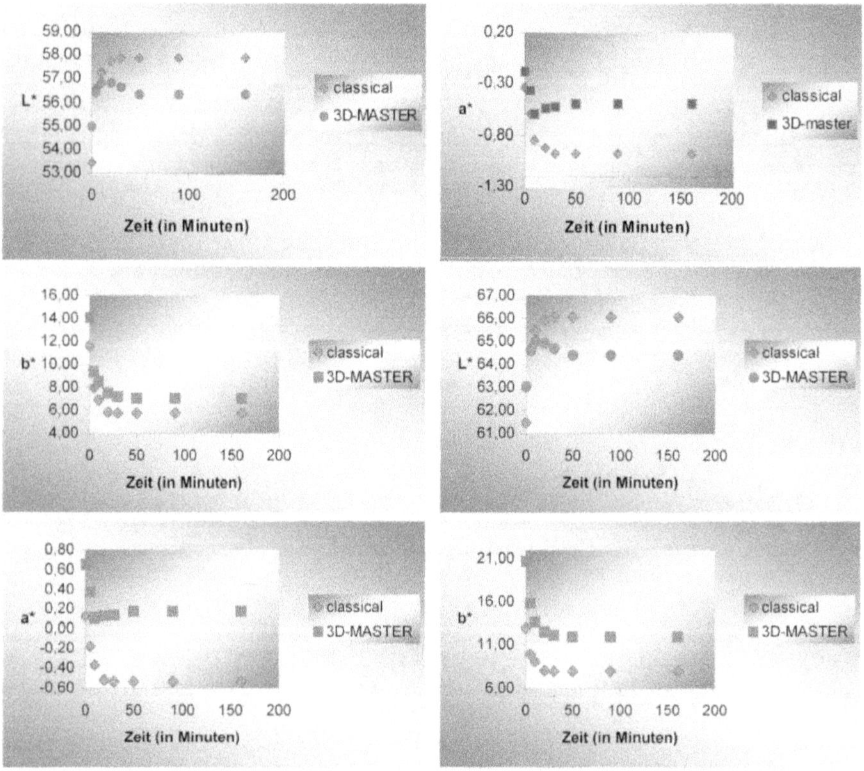

Abb. 5.2.-58 und 59 *Vergleich der an 20 Zähnen während des Dehydrierungsprozesses bestimmten VITAPAN-classical- und 3D-MASTER-Farbringproben. Die Farbringproben sind in den L*-, a*- und b*-Farbwerten ausgedrückt, welche aus den Farbringanalysen mit dem CM-503c (blaue Diagramme) und dem CM-503i (grüne Diagramme) stammen.*

5.2.5.4 Dehydrierungsprozess – die subjektive Bestimmung der Zahnfarben mit dem VITAPAN-classical- und 3D-MASTER-Farbring in den L*a*b*-Werten der Farbringanalysen der Vorstudie mithilfe des mikroskopischen Chromameters CR-241

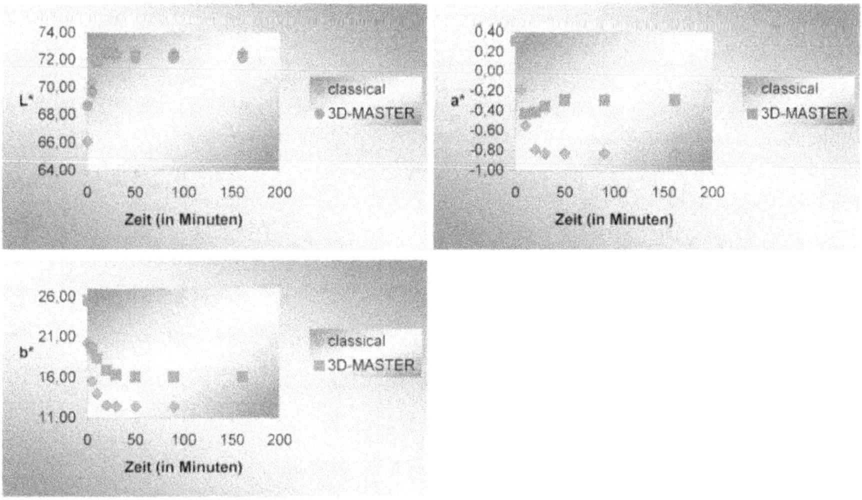

Abb. 5.2.-60 Vergleich der an 20 Zähnen während des Dehydrierungsprozesses bestimmten VITAPAN-classical- und 3D-MASTER-Farbringproben. Die Farbringproben sind in den L-, a*- und b*-Farbwerten ausgedrückt, welche aus eigenen Messungen mit dem CR-241 stammen.*

5.2.5.5 Vergleich der subjektiv über Farbringmuster erfassten L*a*b*-Werte mit den apparativ gemessenen Ergebnissen

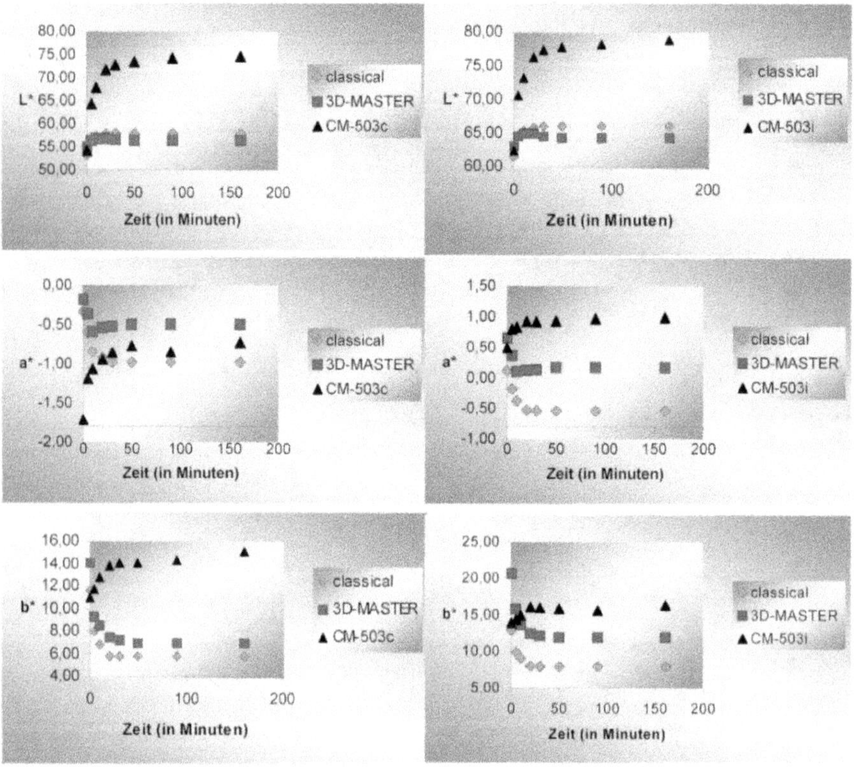

Abb. 5.2.-61 *Vergleich der subjektiven Methodik mit der objektiven Messung. Es werden die visuell während des Dehydrierungsprozesses bestimmten Farbringmuster des VITAPAN-classical- und 3D-MASTER-Farbrings in den L*a*b*-Werten der Farbringanalysen mit dem Spektralphotometer CM-503c (links) und mit dem Spektralphotometer CM-503i (rechts) der Vorstudie ausgedrückt und den Messungen mit derselben Apparatur entlang dieses Prozesses gegenübergestellt.*

5.2.5.6 Indirekter Messgerätevergleich anhand der im Dehydrierungsprozess gewählten Vergleichsproben des VITAPAN-classical- und des VITAPAN-3D-MASTER-Farbrings

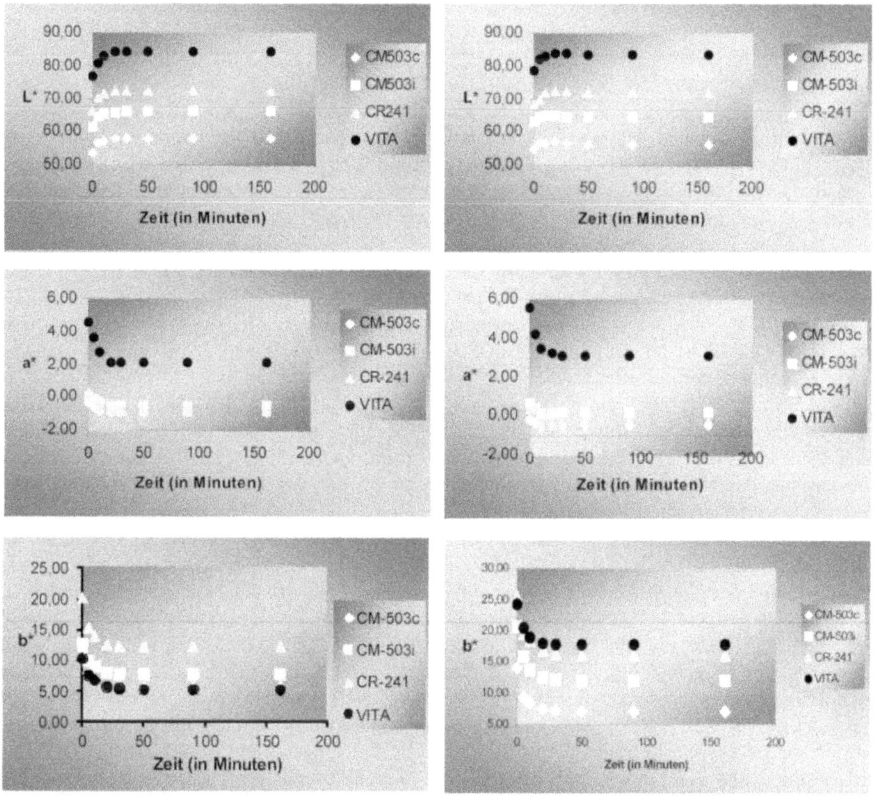

*Abb. 5.2.-62 Die subjektive Farbbestimmung entlang des Dehydrierungsprozesses anhand des VITAPAN-classical- (links) und des VITAPAN-3D-MASTER-Farbrings (rechts) ist in den L*a*b*-Werten der Farbringanalysen der Vorstudien mit den Spektralphotometern CM-503c, CM-503i und dem mikroskopischen Chromameter CR-241 als auch denen nach Angaben der Fa. VITA beschrieben. Ein indirekter Messgerätevergleich.*

5.3 Farbmetrische Erfassung der Flüssigkeitsabgabe- und Flüssigkeitsaufnahmechronologie luftgetrockneter Zähne

5.3.1 Material und Methodik

In dieser Studie wurden 20 von jeglichen Auflagerungen entledigte, endodontisch intakte, mittlere Frontzähne verwendet. Die Zähne erfuhren dieselbe Integration in das Fixier-Stativ-Messinstrumentensystem (s. Kap. 3.3) wie jene aus den Kapiteln 5.1 und 5.2. Die Messprozedur beginnt mit Entfernung des flüssigkeitsgesättigten Wattepad. Der Zahn wurde einer Trocknung unter atmosphärischer Luft bei einer Temperatur um 21,9 °C und der relativen Luftfeuchtigkeit von durchschnittlich 53,1 % ausgesetzt. Der Dehydrierungsprozess erfuhr die Begleitung von visuellen Farbbestimmungen mit dem VITAPAN-classical-Zahnfarbring, Farbmessungen der Spektralphotometer CM-503c, CM-503i in den L*-, a*-, b*-, C*-, h-Werten (*CIE*LAB, CIELCH 1976, Norm vgl. [108]) und mit dem mikroskopischen Chromameter in den L*-, a*-, b*-Werten sowie gravimetrischen Messungen mithilfe der Mikrowaage MC21S (Sartorius) in Gramm (Genauigkeit bis 1/1.000.000 g) und eines weiteren subjektiven Verfahrens mit dem VITAPAN 3D-MASTER zu definierten Zeitpunkten (nach 0, 15, 30, 60, 90, 120, 150, 180 Minuten). Die Messungen fanden unter Normlicht D65 (Spektralphotometer CM-503c und CM-503i, mikroskopisches Chromameter), D50 und C (Spektralphotometer CM-503c und CM-503i), die subjektiven Bewertungen unter D65 Normlicht statt. Nach 3 Stunden der Luftdehydrierung wurde die abschließende Mess- und Bewertungsprozedur am Zahn durchgeführt. Der Rehydrierungsprozess begann mit der Einlagerung eines jeden Zahnes in ein mit Wasser gefülltes Fotofilmdöschen. Ebenfalls in der gleichen Reihenfolge der Anwendung des Messinstrumentariums und der subjektiven Bewertungsmethodiken wurden die Werte (L*-, a*-, b*-, C*-, h-Werte, Gewichte) und der visuelle Abgleich – jedoch zu den Zeitpunkten 0 (= letzte Messung des Dehydrierungsprozesses nach 3 Stunden), 1/2, 1, 2, 3, 4, 8, 16 und 48 Stunden – erhoben. Dies geschah, indem der Zahn zu den festgelegten Zeiten aus dem Bad herausgenommen und ihm mit einem ausgewrungenen Wattepad drucklos die massiv benetzende Oberflächenfeuchte entfernt wurde. Der Wattepad muss feucht gehalten sein, da sonst eine Saug- und Kapillarwirkung am Zahn entstehen kann. Der Zahn wurde in das Fixierungssystem eingelegt, farblich sowie gravimetrisch erfasst und visuell bewertet. Die Anwendung der Messapparaturen erfolgte in eben der gleichen Reihenfolge, wie sie zuvor beschrieben wurde. Sobald alle Messungen und visuellen Bewertungen abgeschlossen sind, wird der Zahn wieder in die Flüssigkeit reponiert. Dieser Erfassungsvorgang musste zügig durchgeführt werden, um den Einfluss des ihm gegensinnigen Dehydrierungsprozesses möglichst gering zu halten. Die Rehydrierung erfolgte bis zur Gewichtszunahme-Konstanz. Die gesamten Dehydrierungsprozeduren eines jeden Zahnes wurden zugunsten der Messgenauigkeit zeitlich hintereinander vollzogen.

5.3.2 Ergebnisse

5.3.2.1 Einfluss der De- und Rehydrierungsprozesse auf die Spektralkurven des Spektralphotometers CM-503c

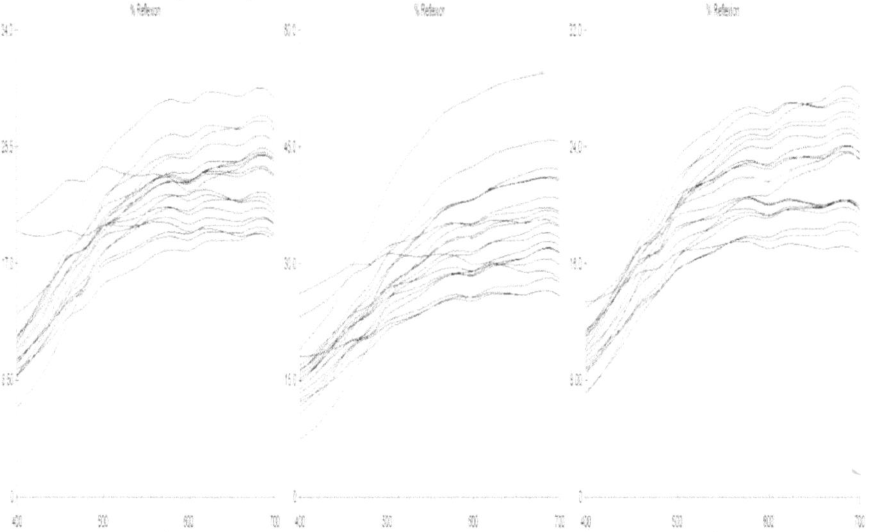

Abb. 5.3.-1 *Spektralkurven der nassen Zähne vor Dehydrierungsprozess (links) nach 3-stündiger Lufttrocknung (Mitte) und nach 46-stündigem Rehydrierungsprozess (rechts) erfasst mit dem Spektralphotometer CM-503c unter dem Normbeobachtungswinkel 2° und der Normlichtart D65. Die Spektralkurven entsprechen denen von natürlich feuchten Zähnen in vivo. Die Ordinate trägt die Werte der Reflexion (%), die Abszisse die der Wellenlängen (nm).*

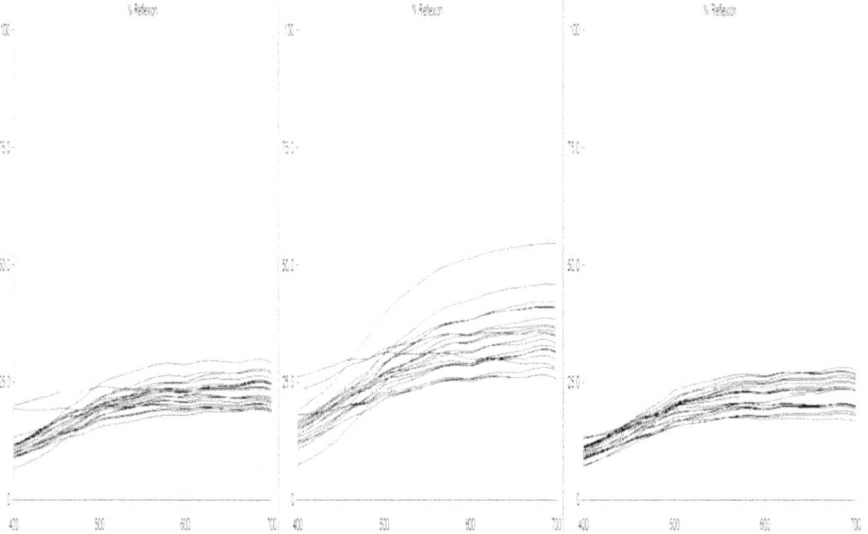

Abb. 5.3.-2 *Vergleich der spektralen Reflexion. Spektralkurven des Spektralphotometers CM-503c vor Dehydrierung der nassen Zähne (links), nach 3-stündiger Lufttrocknung (Mitte) und nach 46 Stunden der Rehydrierung (rechts). Die Ordinate trägt die Werte der Reflexion (%) und die Abszisse die der Wellenlängen (nm). Die Spektralkurven (rechts und links) entsprechen in etwa denen von natürlich feuchten Zähnen in vivo. Die Kurven sind auf 100 % bezogen.*

5.3.2.2 De- und Rehydrierung – L*-Wertemessungen mit dem Spektralphotometer CM-503c

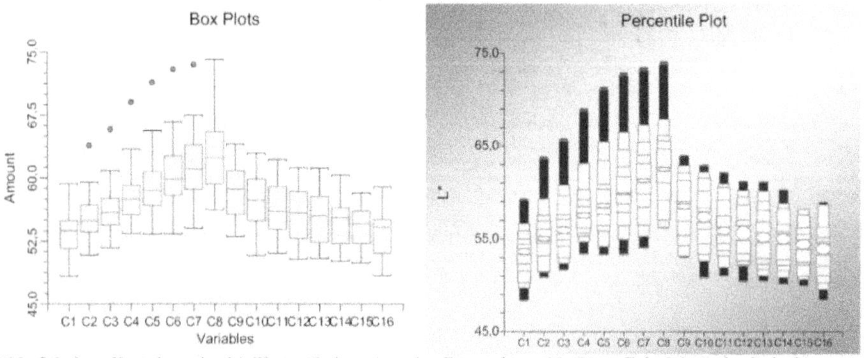

Abb. 5.3.-3 *Verteilung der L*-Werte (Ordinate) zu den Zeitpunkten (C1–C8, s. Tab. 5.3.-1) des Dehydrierungs- und zu den (C9–C16) des Rehydrierungsprozesses. Gemessen wurde mit dem Spektralphotometer CM-503c unter einem Normbeobachtungswinkel von 2° und Nutzung der Normlichtart D65. Während der Dehydrierungsprozesse nimmt die Bandbreite der mit dem CM-503c gemessenen L*-Werte der zwanzig Zähne zu und ist zu allen Zeitpunkten größer als während des Rehydrierungsprozesses. Zum Inhalt der Variablen auf der Abszisse s. Tab. 5.3.-1.*

	Zeit in Std.	**Nr. C**	**Mittelw.**	**Median**	**Standard-abw.**	**Min.**	**Max.**	Signifikanz (*nach E. Schaich A. Hamerle* 1984)
Dehydr.-prozeß	0	1	53,3925	53,8012	2,5961	48,2916	59,3261	4, 5, 6, 7, 8, 9, 10
	0,25	2	55,2790	54,9733	3,0557	50,8212	63,8511	6, 7, 8
	0,5	3	56,3339	56,0146	3,2775	51,6668	65,8143	8
	1	4	58,0171	57,5729	3,4630	53,3589	69,0485	1, 16
	1,5	5	59,3583	58,6008	4,1453	53,3168	71,3685	1, 15, 16
	2	6	60,5366	59,9229	4,3978	53,3119	72,9284	1,2,13,14,15,16
	2,5	7	61,5371	61,1746	4,4966	54,0174	73,4897	1,2,13,14,15,16
	3	8	62,6823	62,5089	4,4275	56,2120	74,1250	1,2,13,14,15,16
Rehydr.-prozeß	0,5	9	58,2553	58,7586	3,2765	53,0131	64,0101	1, 16
	1	10	57,3205	57,4157	3,3810	50,7620	62,9539	1, 16
	2	11	56,3380	56,1036	3,1952	51,0415	62,1964	1, 16
	3	12	55,6744	55,9147	3,1828	50,3378	61,2196	
	4	13	55,2513	55,5971	3,2570	50,4169	61,1665	6, 7, 8
	8	14	54,7130	55,3792	2,8622	50,1025	60,3590	6, 7, 8
	16	15	54,1716	54,6131	2,5959	49,8891	58,2063	5, 6, 7, 8
	46	16	53,5250	54,2384	2,8928	48,3650	58,9568	4, 5, 6, 7, 8, 9, 10

Tab. 5.3.-1 *Nach einer Trocknungszeit von einer Stunde sind die gemessenen Werte signifikant höher als zu Beginn der Untersuchung. Messungen zu allen folgenden Zeitpunkten ergeben ebenfalls eine signifikant höhere Wertegemeinschaft im Verhältnis zu den Ausgangswerten. Zu den Werten, welche nach 15 Minuten gemessen wurden, sind die Werte nach 2–3 Stunden ebenfalls signifikant höher. Signifikanz herrscht weiterhin zwischen den nach einer halben Stunde gemessenen Werten und denen nach 3 Stunden des Dehydrierungsprozesses. Die nach 30-, 60- und 120-minütiger Rehydrierung gemessenen Werte sind noch immer signifikant höher als die, welche nach 46 Stunden des Rehydrierungsprozesses detektiert wurden. Zusätzlich haben die Ergebnisse zur Nullzeit des Dehydrierungsprozesses noch signifikant niedrigere Werte als die nach 30- bzw. 60-minütiger Rehydrierung erfassten. Die Werte nach 46-stündiger Rehydrierung sind signifikant niedriger als die Werte, welche nach einer Dehydrierungszeit von 1–3 Stunden vorherrschen und nach 1,5 Stunden der Dehydrierung besteht immer noch Signifikanz zu den Werten, welche nach 16-stündiger Rehydrierung zu finden sind. Alle Werte, die zu den Zeitpunkten 2–3 Stunden nach Dehydrierungsbeginn detektiert wurden, sind entsprechend höher als die Werte, die zu den Zeitpunkten 4, 8, 16, 46 Stunden nach Rehydrierungsbeginn gemessen wurden.*

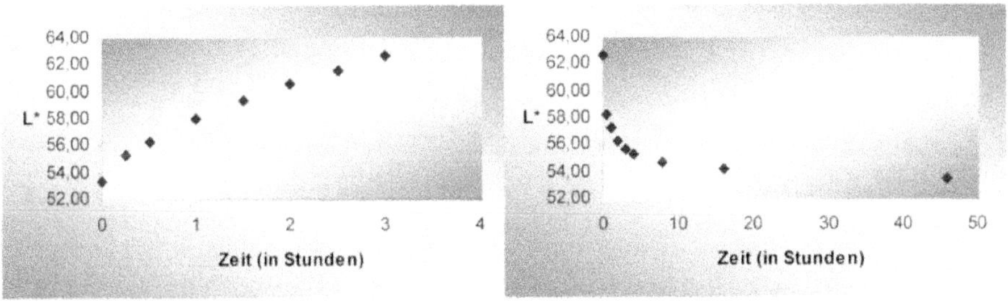

Abb. 5.3.-4 *Die L*-Werte der Lufttrocknung (links) und der Rehydrierung (rechts). Gemessen wurde mit dem Spektralphotometer CM-503c. Mit zunehmender Dehydrierung nehmen die L*-Werte zu und mit zunehmender Rehydrierung ab. Das Diagramm zeigt die mit dem Spektralphotometer CM-503c unter einem Normbeobachtungswinkel von 2° und dem Normlicht D65 gewonnenen Ergebnisse.*

5.3.2.3 De- und Rehydrierung – a*-Wertemessungen mit dem Spektralphotometer CM-503c

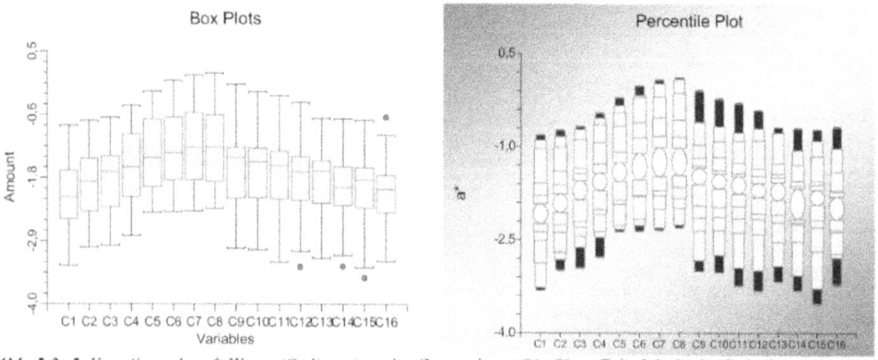

Abb. 5.3.-5 *Verteilung der a*-Werte (Ordinate) zu den Zeitpunkten (C1–C8, s. Tab. 5.3.-2) des Dehydrierungs- und zu den Zeitpunkten (C9–C16) des Rehydrierungsprozesses. Das Diagramm zeigt die mit dem Spektralphotometer CM-503c unter einem Normbeobachtungswinkel von 2° und dem Normlicht D65 gewonnenen Ergebnisse. Zu dem Inhalt der Variablen der Abszisse s. Tab. 5.3.-2. Mit dem Dehydrierungsprozess ist ein Trend der mit dem Spektralphotometer CM-503c gemessenen a*-Werte in Richtung seines Mittelwertniveaus vergesellschaftet, während sich hingegen die Bandbreite zwischen ihren Extrema entlang des Wasseraufnahmevorgangs erweitert zeigte. Das Diagramm stellt die mit dem Spektralphotometer CM-503c unter einem Normbeobachtungswinkel von 2° und dem Normlicht D65 gewonnenen Ergebnisse dar.*

	Zeit in Std.	**C**	**Mittelw.**	**Median**	**Standard-abw.**	**Min.**	**Max.**	**Signifikanz** (*nach E. Schaich A. Hamerle 1984*)
Dehydr.-prozeß	0	1	-2,0555	-2,0776	0,7172	-3,3149	-0,8130	4, 5, 6, 7, 8, 9, 10
	0,25	2	-1,8819	-1,8081	0,6684	-2,9900	-0,7295	5, 6, 7, 8
	0,5	3	-1,7495	-1,6336	0,6697	-2,9586	-0,6712	7, 8
	1	4	-1,5522	-1,5466	0,6936	-2,7846	-0,4605	1
	1,5	5	-1,3665	-1,3849	0,7036	-2,3707	-0,2084	1, 2, 14, 15, 16
	2	6	-1,2449	-1,3034	0,7464	-2,3614	-0,0184	1, 2, 14, 15, 16
	2,5	7	-1,1913	-1,2015	0,7712	-2,3455	0,0791	1,2,3,12,13,14,15,16
	3	8	-1,1708	-1,1980	0,7743	-2,2990	0,1146	1,2,3,12,13,14,15,16
Rehydr.-prozeß	0,5	9	-1,6067	-1,3738	0,7324	-3,0060	-0,0806	1, 12, 13, 14, 15, 16
	1	10	-1,6385	-1,4561	0,7111	-3,0317	-0,2172	1
	2	11	-1,6973	-1,5221	0,7313	-3,2534	-0,2872	
	3	12	-1,7650	-1,6294	0,7307	-3,3368	-0,4038	7, 8, 9
	4	13	-1,8220	-1,6141	0,6540	-3,1817	-0,6853	7, 8, 9
	8	14	-1,9342	-1,9103	0,6480	-3,3258	-0,6930	5, 6, 7, 8, 9
	16	15	-1,9317	-1,7777	0,7222	-3,5385	-0,7181	5, 6, 7, 8, 9
	46	16	-1,9988	-1,9472	0,6220	-3,2366	-0,6719	5, 6, 7, 8, 9

Tab. 5.3.-2 *Auch hier besteht zwischen den höheren Werten ab einer Stunde Dehydrierung und den Werten des Nullzeitpunktes zu Beginn der Dehydrierung Signifikanz. Die Werte nach 90–180 Minuten der Dehydrierung sind ihrerseits signifikant höher als die Werte, gemessen nach einer viertelstündigen Dehydrierung, und die nach 2,5–3 Stunden gemessenen sind signifikant höher als diejenigen nach 30 Minuten. Die Werte nach 0,5- und 1-stündiger Rehydrierung sind noch signifikant höher als diejenigen, gemessen zur Nullzeit des Dehydrierungsprozesses. Nach 1,5 Stunden bzw. nach 2; 2,5; 3 Stunden der Dehydrierung als auch nach 30-minütiger Rehydrierung sind die Werte signifikant höher als die nach 8, 16, 46 Stunden der Rehydrierung bzw. 3–46 Stunden der Rehydrierung.*

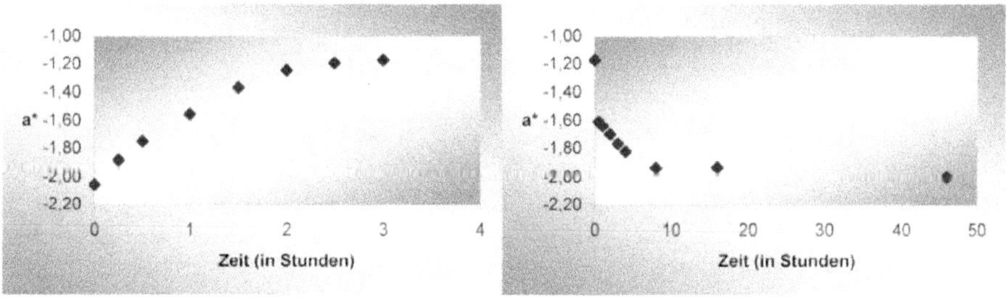

Abb. 5.3.-6 *Verlauf der a*-Werte mit De- (links) und Rehydrierungszeit (rechts). Mit zunehmender Dehydrierung nehmen die a*-Werte zu und mit zunehmender Rehydrierung ab. Das Diagramm zeigt die mit dem Spektralphotometer CM-503c unter einem Normbeobachtungswinkel von 2° und dem Normlicht D65 gewonnenen Ergebnisse.*

5.3.2.4 De- und Rehydrierung – b*-Wertemessungen mit dem Spektralphotometer CM-503c

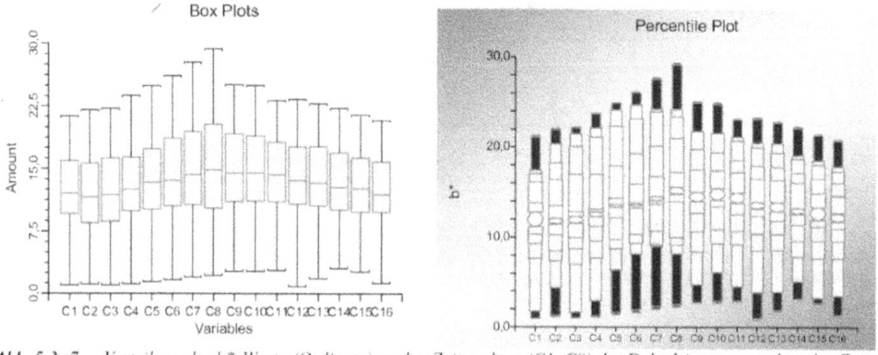

Abb. 5.3.-7 *Verteilung der b*-Werte (Ordinate) zu den Zeitpunkten (C1–C8) des Dehydrierungs- und zu den Zeitpunkten (C9–C16) des Rehydrierungsprozesses. Das Diagramm zeigt die mit dem Spektralphotometer CM-503c unter einem Normbeobachtungswinkel von 2° und dem Normlicht D65 gewonnenen Ergebnisse. Zu dem Inhalt der Variablen der Abszisse s. Tab. 5.3.-3. Eine Konzentrierung der b*-Werte um den Mittelwert ist im Besonderen zu Beginn des Dehydrierungs- und entlang des Rehydrierungsprozesses zu erkennen.*

	Zeit in Std.	Nr.	Mittelw.	Median	Standard-abw.	Min.	Max.	Signifikanz (*nach E. Schaich A. Hamerle 1984*)
Dehydr. -prozeß	0	1	11,8995	12,0864	5,0992	1,0001	21,2958	6, 7, 8, 9, 10, 11
	0,25	2	12,0598	11,6346	5,2521	1,1335	22,0589	6, 7, 8, 9, 10, 11
	0,5	3	12,1389	11,9769	5,8612	1,0405	22,2022	6, 7, 8, 9, 10, 11
	1	4	12,8914	12.5861	5,9632	1,1550	23,7874	8, 10
	1,5	5	14,0100	13,4132	6,0301	1,3981	24,9258	
	2	6	14,8280	13,6716	6,1745	1,6709	26,1241	1, 2, 3
	2,5	7	15,3372	14,3440	6,2905	2,0003	27,7285	1, 2, 3, 16
	3	8	15,6431	14,9302	6,5547	2,2458	29,3671	1, 2, 2, 4, 15, 16
Rehydr. -prozeß	0,5	9	14,6927	14,5049	5,9098	2,7118	25,0717	1, 2, 3, 16
	1	10	14,8805	14,5320	5,6577	2,7399	24,9688	1, 2, 3, 4, 15, 16
	2	11	14,3194	14,3471	5,4797	2,8415	23,1812	1, 2, 3, 16
	3	12	13,6924	13,6419	5,6332	0,8757	23,3152	
	4	13	13,5538	13,3841	5,4466	1,8069	22,8452	
	8	14	13,1836	12,8674	4,9815	3,0772	22,2725	
	16	15	12,5981	12,6920	4,9479	2,6691	21,4601	8, 10
	46	16	12,2257	12,0158	4,8671	1,2810	20,8314	7, 8, 9,10,11

Tab. 5.3.-3 *Erst nach einem Dehydrierungsprozess von 2 Stunden sind diese Werte als signifikant höher als diejenigen Werte, gemessen zum Nullzeitpunkt, nach 15 Minuten und nach 30 Minuten der Dehydrierung zu bezeichnen. Signifikanz besteht dann erst zwischen den Variablen 1 Stunde und 3 Stunden. Nach 0,5- bzw. 1-stündiger Rehydrierung ergeben sich immer noch signifikant höhere Werte als zu den Zeitpunkten 0,15 Minuten und 30 Minuten Dehydrierung. Nach 2,5 Stunden der De- und 0,5- und 2-stündiger Rehydrierung bzw. nach 3 Stunden Dehydrierung und 1 Stunde der Rehydrierung sind die Werte signifikant höher als nach 16 Stunden Rehydrierung bzw. 16- und 46-stündiger Rehydrierung.*

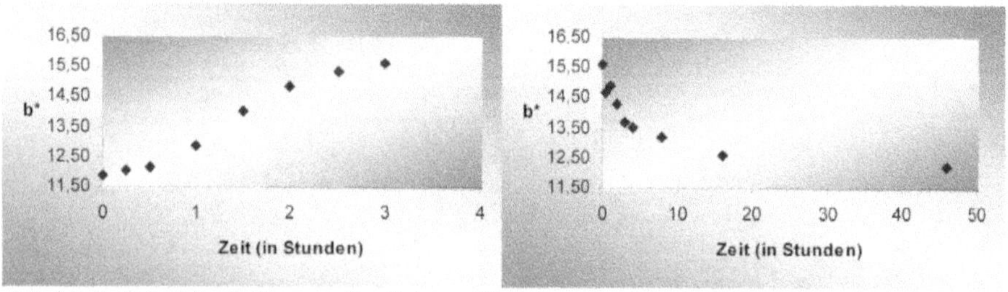

Abb. 5.3.-8 *Verlauf der b*-Werte mit De- (links) und Rehydrierungszeit (rechts). Mit zunehmender Dehydrierung nehmen die b*-Werte zu und mit zunehmender Rehydrierung ab. Das Diagramm zeigt die mit dem Spektralphotometer CM-503c unter einem Normbeobachtungswinkel von 2° und dem Normlicht D65 gewonnenen Ergebnisse.*

5.3.2.5 De- und Rehydrierung – C*-Wertemessungen mit dem Spektralphotometer CM-503c

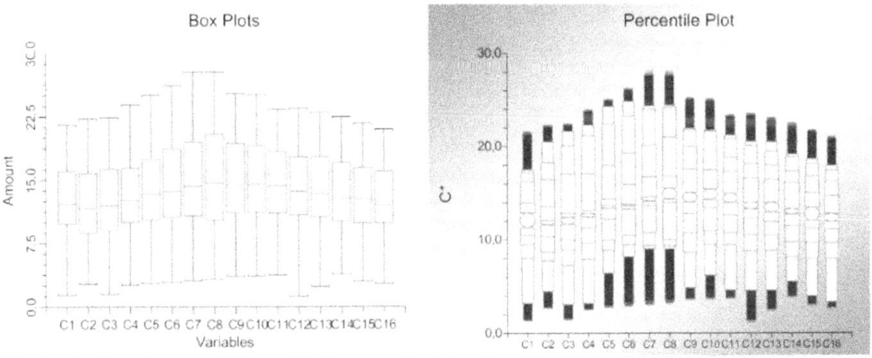

Abb. 5.3.-9 *Verteilung der C*-Werte (Ordinate) zu den Zeitpunkten (C1–C8) des Dehydrierungs- und zu den Zeitpunkten (C9–C16) des Rehydrierungsprozesses. Das Diagramm zeigt die mit dem Spektralphotometer CM-503c unter einem Normbeobachtungswinkel von 2° und dem Normlicht D65 gewonnenen Ergebnisse. Die C*-Werte besitzen ein mit den b*-Werten vergleichbares Verteilungsmuster. Zum Inhalt der Variablen der Abszisse s. Tab. 5.3.-4.*

	Zeit in Std.	**Nr.**	**Mittelw.**	**Median**	**Standard-abw.**	**Min.**	**Max.**	**Signifikanz** (*nach E. Schaich A. Hamerle* 1984)
Dehydr.-prozeß	0	1	12,1612	12,2598	4,9334	1,3397	21,5519	6, 7, 8, 9, 10, 11
	0,25	2	12,2868	11,7872	5,0933	2,6681	22,2606	6, 7, 8, 9, 10, 11
	0,5	3	12,3592	12,0547	5,6869	1,4320	22,3985	6, 7, 8, 9, 10, 11
	1	4	13,0657	12,7124	5,8149	2,5366	23,9148	7, 8, 10
	1,5	5	14,1493	13,4975	5,8901	2,7523	25,0331	
	2	6	14,9479	13,7313	6,0461	2,8928	26,2229	1, 2, 3
	2,5	7	15,4450	14,3445	6,1779	3,0770	27,8275	1, 2, 3, 4, 16
	3	8	15,6628	14,7702	6,2761	3,2139	27,8275	1, 2, 3, 4, 15, 16
Rehydr.-prozeß	0,5	9	14,8309	14,5796	5,8210	3,6005	25,2370	1, 2, 3, 16
	1	10	15,0181	14,6064	5,5685	3,6102	25,1245	1, 2, 3, 15, 16
	2	11	14,4688	14,4375	5,3916	3,7225	23,3763	1, 2, 3
	3	12	13,8596	13,7561	5,5403	1,2183	23,5152	
	4	13	13,7351	13,4974	5,3273	2,3876	23,0368	
	8	14	13,3752	12,9935	4,8801	3,8128	22,4914	
	16	15	12,7937	12,8347	4,8685	2,9819	21,7197	8, 10
	46	16	12,4832	12,1177	4,6460	2,6731	21,0144	7, 8, 9, 10

Tab. 5.3.-4 *Nach einer Dehydrierung von 2–3 Stunden sind die gemessenen Werte signifikant höher als zu Beginn dieses Prozesses. Signifikant höhere Werte finden sich auch nach 2,5 und 3 Stunden De- und nach einer 0,5 Stunde der Rehydrierung bezogen auf die 1-Stundenmarke der Dehydrierung. Der Beginn und die ersten Zeiten (0,5 bzw. 1 Stunde) des Rehydrierungsprozesses erbringen noch immer signifikant größere Werte als die zur Nullzeit und nach 15-, 30- bzw. 60-minütiger Dehydrierung erfassten. Zwischen den nach 2,5 und 3 Stunden der Dehydrierung und 30 und 60 Minuten der Rehydrierung gemessenen Ergebnissen und denen nach 46 Stunden detektierten besteht Signifikanz. Ebenfalls sind die Werte nach 16 Stunden Rehydrierung signifikant in Relation zu den Werten zu Beginn der Rehydrierung, 3-Stundenmarke des Dehydrierungsprozesses und den Werten nach einer Stunde der Rehydrierung abgefallen.*

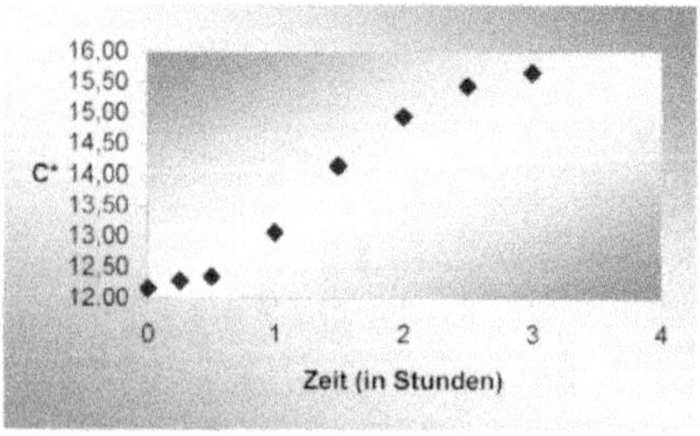

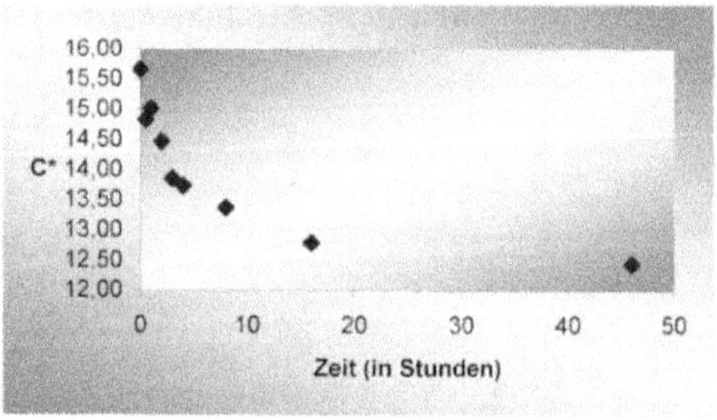

Abb. 5.3.-10 *Verlauf der C*-Werte mit De- (links) und Rehydrierungszeit (rechts). Gemessen wurde mit dem Spektralphotometer CM-503c. Mit zunehmender Dehydrierung nehmen die C*-Werte zu und mit Rehydrierung ab. Das Diagramm zeigt die mit dem Spektralphotometer CM-503c unter einem Normbeobachtungswinkel von 2° und dem Normlicht D65 gewonnenen Ergebnisse.*

5.3.2.6 De- und Rehydrierung – h-Wertemessungen mit dem Spektralphotometer CM-503c

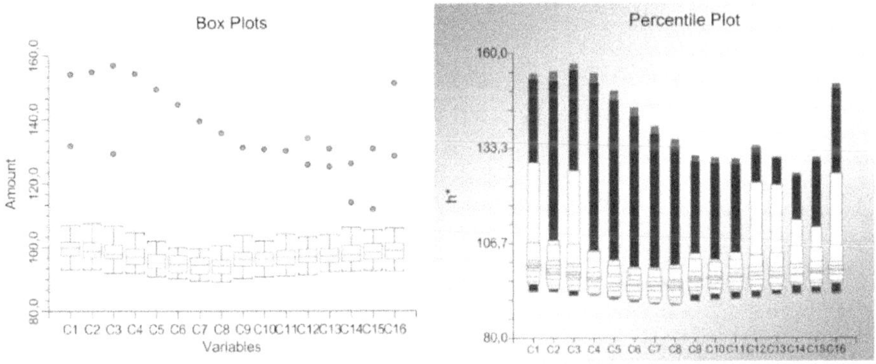

Abb. 5.3.-11 *Verteilung der h-Werte (Ordinate) zu den Zeitpunkten (C1–C8) des Dehydrierungs- und zu den Zeitpunkten (C9–C16) des Rehydrierungsprozesses. Das Diagramm zeigt die mit dem Spektralphotometer CM-503c unter einem Normbeobachtungswinkel von 2° und dem Normlicht D65 gewonnenen Ergebnisse. Zu dem Inhalt der Variablen der Abszisse s. Tab. 5.3.-5. Mit der Wasserabgabe ist eine zunehmende Konzentrierung der h-Werte auf den Mittelwert zu verzeichnen, welche zu Beginn der Rehydrierungsphase noch bestehen bleibt. Zu dem Inhalt der Variablen der Abszisse s. Tab. 5.3.-5*

	Zeit in Std.	**Nr.**	**Mittelw.**	**Median**	**Standard-abw.**	**Min.**	**Max.**	**Signifikanz** (*nach F. Schaich A. Hamerle 1984*)
Dehydr.-prozeß	0	1	103,9106	100,1585	14,2320	92,9774	154,1295	5, 6, 7, 8, 9, 10, 11
	0,25	2	101,9479	99,0229	13,0391	92,9958	154,8589	5, 6, 7, 8, 9, 10
	0,5	3	102,6851	98,0317	14,9540	91,8866	156,9116	6, 7, 8
	1	4	100,0870	97,1340	13,3073	91,8657	154,3444	
	1,5	5	98,1956	95,3186	12,4331	90,8721	149,4704	1, 2, 16
	2	6	97,1106	94,9338	11,5935	90,1317	144,7174	1, 2, 3, 14, 15, 16
	2,5	7	96,5128	94,6722	10,5338	89,4950	139,4520	1, 2, 3, 14, 15, 16
	3	8	96,1961	94,4900	9,7898	89,1862	135,6716	1, 2, 3, 14, 15, 16
Rehydr.-prozeß	0,5	9	98,2017	96,5037	8,4204	90,2794	131,1341	1, 2, 16
	1	10	98,0560	96,6618	8,1868	90,7208	130,6288	1, 2, 16
	2	11	98,6394	97,1771	8,1312	90,9574	130,2414	1
	3	12	100,4273	97,3953	10,6077	91,3695	134,0486	
	4	13	100,4351	97,5306	9,9165	92,2543	130,8175	
	8	14	100,3257	97,9166	7,7600	92,4021	126,1905	6, 7, 8
	16	15	100,7968	98,7239	8,2855	92,6088	130,7853	6, 7, 8
	46	16	102,9259	99,1761	13,5822	92,4756	151,3647	5, 6, 7, 8, 9, 10

Tab. 5.3.-5 *Mit dem Dehydrierung nehmen die h-Werte ab und mit dem Rehydrierung zu. Signifikanz besteht zwischen den Werten zur Nullzeit des Dehydrierungsprozesses und den Werten, welche zu den Zeitpunkten 1,5; 2; 2,5; 3 Stunden des Dehydrierungsprozesses und zu den Werten, gemessen zu den Zeitpunkten 0,5, 1 und 2 Stunden der Rehydrierung. Ebenso verhält es sich mit dem der Relation zu den nach 15 Minuten der Dehydrierung erfassten Werten. Allerdings besteht hier keine Signifikanz zu den Werten der 2-Stunden der Rehydrierung. Zwischen der Variablen (30 Minuten der Dehydrierung) einerseits und den Variablen (2; 2,5; 3 Stunden Dehydrierung) besteht ebenfalls Signifikanz. Wieder signifikant höher als nach 2–3 Stunden Dehydrierung sind die Werte nach 8–46 Stunden Rehydrierung. Ebenfalls sind die Werte nach 46 Stunden signifikant höher als nach 0,5- bzw. 1-stündiger Rehydrierung.*

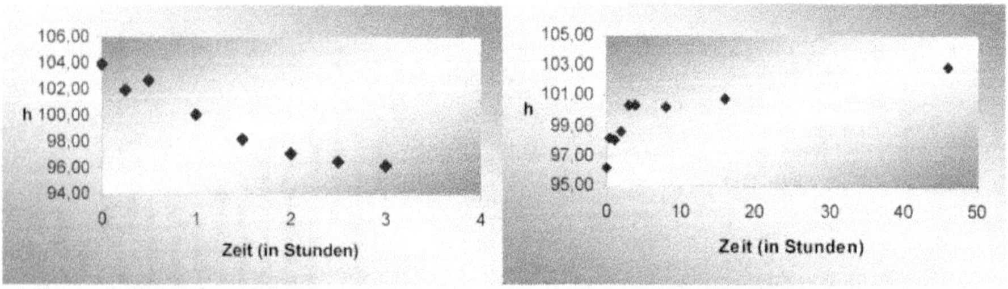

Abb. 5.3.-12 *Mittelwertskurve der h-Werte mit De- (links) und Rehydrierungszeit (rechts). Gemessen wurde mit dem Spektralphotometer CM-503c. Mit zunehmender Dehydrierung nehmen die h-Werte ab und mit Rehydrierung zu. Das Diagramm zeigt die mit dem Spektralphotometer CM-503c unter einem Normbeobachtungswinkel von 2° und dem Normlicht D65 gewonnenen Ergebnisse.*

5.3.2.7 Einfluss der De- und Rehydrierungsprozesse auf die Spektralkurven des Spektralphotometer CM-503i

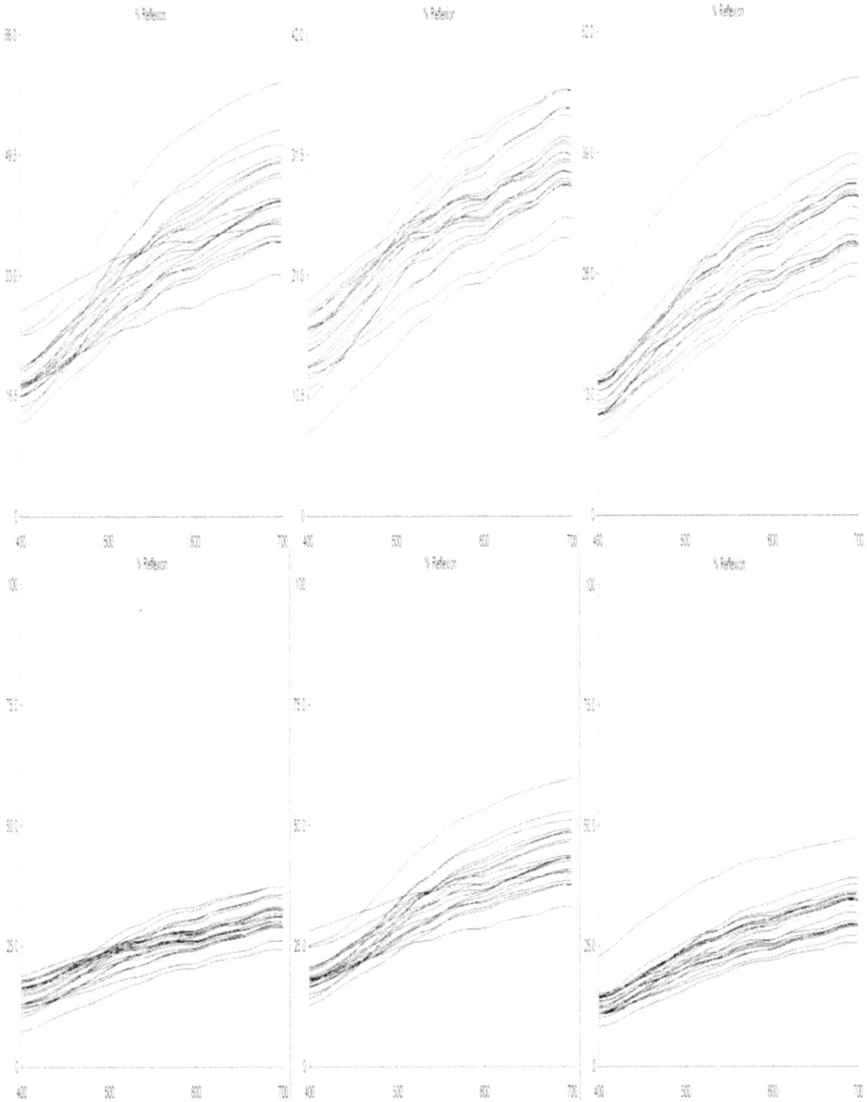

Abb. 5.3.-13 *Spektralkurven 20 natürlich nasser Zähne vor dem Dehydrierungsprozess (links), nach 3-stündiger Lufttrocknung (Mitte) und nach 46-stündigem Rehydrierungsprozess (rechts) erfasst mit dem Spektralphotometer CM-503i. Die Spektralkurven entsprechen denen von natürlich feuchten Zähnen in vivo. Das Diagramm zeigt die mit dem Spektralphotometer CM-503i unter einem Normbeobachtungswinkel von 2° und dem Normlicht D65 gewonnenen Ergebnisse. Die Spektralkurven (rechts und links) entsprechen denen von natürlich feuchten Zähnen in vivo. Die untere Darstellungsreihe zeigt die Spektralkurven auf 100 % Reflexion bezogen. Die Ordinate enthält die Reflexion (%) und die Abszisse die Wellenlänge (nm).*

5.3.2.8 De- und Rehydrierung – L*-Wertemessungen mit dem Spektralphotometer CM-503i

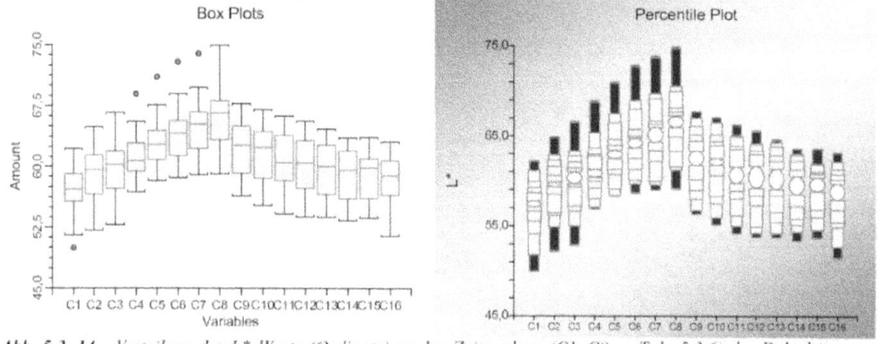

Abb. 5.3.-14 *Verteilung der L*-Werte (Ordinate) zu den Zeitpunkten (C1–C8, s. Tab. 5.3.6) des Dehydrierungs- und zu den (C9–C16) des Rehydrierungsprozesses. Gemessen wurde mit dem Spektralphotometer CM-503i. Die dargestellten Ergebnisse sind unter einem Normbeobachtungswinkel von 2° und dem Normlicht D65 entstanden. Mit dem Wasserverlust ist Trend der L*-Werte zu einer Entfernung von den Mittelwerten und hin zu einer Vergrößerung der Streuungsbreite verbunden. Mit der Wasseraufnahme halten sich mehr Werte um das mittelwertige Niveau auf. Zum Inhalt der Variablen der Abszisse s. Tab. 5.3.-6.*

	Zeit in Std	Nr.	Mittelw.	Median	Standard-abw.	Min.	Max.	Signifikanz (nach E. Schaich A. Hamerle 1984)
Dehydr.-prozeß	0	1	57,1408	57,2594	3,0489	49,9512	62,2350	4, 5, 6, 7, 8, 9, 10
	0,25	2	59,2038	59,6565	3,1117	52,1181	64,9367	6, 7, 8
	0.5	3	59,8997	60,3002	3,2410	52,8408	66,6822	7, 8
	1	4	61,2437	60,7682	2,9639	56,8460	68,9371	1
	1,5	5	62,9332	62,8575	3,2301	58,2693	71,0585	1, 15, 16
	2	6	64,1129	64,2495	3,4835	58,6372	72,8890	1, 2, 14, 15, 16
	2,5	7	64,9427	65,3175	3,7169	59,0001	73,8977	1, 2, 3, 13, 14, 15, 16
	3	8	66,1573	66,6967	3,7091	59,0721	74,9637	1,2,3,12,13,14,15,16
Rehydr.-prozeß	0,5	9	62,1919	62,7384	3,5351	56,3657	67,7527	1, 15, 16
	1	10	61,6826	62,4468	3,5013	55,1794	67,0617	1, 16
	2	11	60,7018	60,5552	3,6367	54,1818	66,2787	
	3	12	60,1467	60,4984	3,6820	53,7945	65,6289	8
	4	13	59,8038	60,1039	3,5224	53,7293	64,6364	8
	8	14	59,0533	59,6222	3,3138	53,3171	63,5966	6, 7, 8,
	16	15	58,7286	59,9307	3,0427	53,6679	63,6187	6, 7, 8, 9
	46	16	58,2673	58,9356	3,1692	51,4199	63,1071	6, 7, 8, 9, 10

Tab. 5.3.-6 *Ab einer Stunde der Dehydrierung sind die Wertevariablen signifikant höher als die zu Beginn der Messreihe, ab 2 Stunden sind die gemessenen Werte signifikant höher als diejenigen, welche nach 15 Minuten erfasst wurden und nach 2,5–3 Stunden sind die Werte signifikant höher als die nach 30-minütiger Lufttrocknung detektierten. Nach 30- bis 60-minütiger Rehydrierung haben die Farbmaßzahlen noch nicht soweit an Wert verloren, sodass immer noch im Verhältnis zu der Variablen zur Nullzeit der Messreihe eine signifikante Differenz zu erkennen ist. Erst nach 16 Stunden ist das Niveau der gemessenen Werte abgefallen, sodass nun signifikant niedrigere Werte in Relation zu 1,5–3 Stunden Dehydrierung bzw. 30-minütiger Rehydrierung zu verzeichnen sind. Erst nach 46 Stunden besteht zusätzlich auch Signifikanz zu den Werten nach 30- bis 120-minütiger Rehydrierung.*

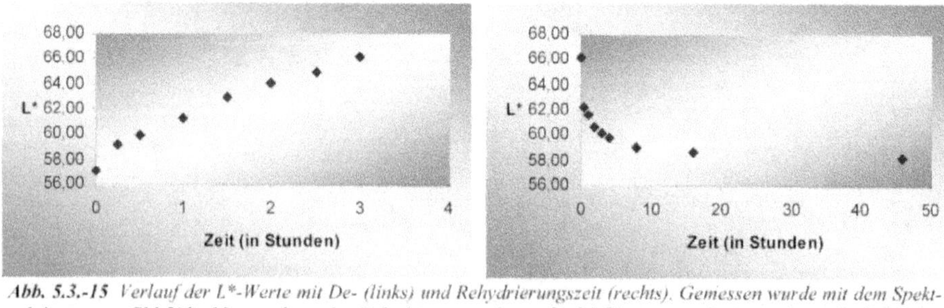

Abb. 5.3.-15 *Verlauf der L*-Werte mit De- (links) und Rehydrierungszeit (rechts). Gemessen wurde mit dem Spektralphotometer CM-503i. Mit zunehmender Dehydrierung nehmen die L*-Werte zu und mit zunehmender Rehydrierung ab. Die dargestellten Ergebnisse sind unter einem Normbeobachtungswinkel von 2° und dem Normlicht D65 gewonnen worden.*

5.3.2.9 De- und Rehydrierung – a*-Wertemessungen mit dem Spektralphotometer CM-503i

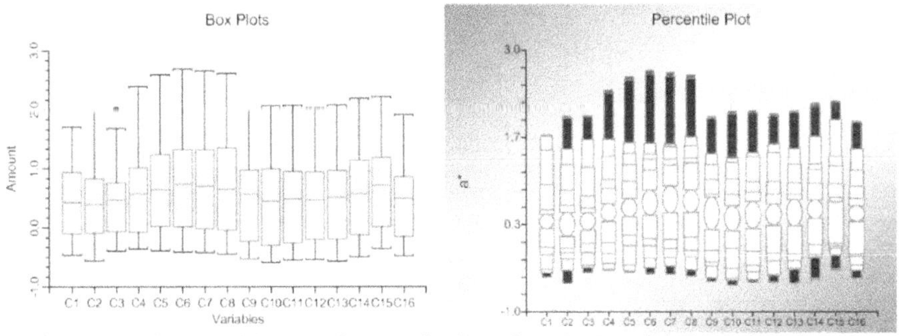

Abb. 5.3.-16 *Verteilung der a*-Werte (Ordinate) zu den Zeitpunkten (C1–C8, s. Tab. 5.3.-7) des Dehydrierungs- und zu den (C9–C16) des Rehydrierungsprozesses. Gemessen wurde mit dem Spektralphotometer CM-503i unter einem Normbeobachtungswinkel von 2° und dem Normlicht D65. Zu dem Inhalt der Variablen der Abszisse s. Tab. 5.3.-7.*

	Zeit in Std.	Nr.	Mittelw.	Median	Standard-abw.	Min.	Max.	Signifikanz (*nach E. Schaich A. Hamerle 1984*)
Dehydr.-prozeß	0	1	0,4491	0,4372	0,6906	-0,4649	1,7055	
	0,25	2	0,4375	0,4068	0,6833	-0,5606	1,9888	
	0,5	3	0,4546	0,4825	0,6733	-0,3947	2,0043	
	1	4	0,5721	0,5880	0,7529	-0,3599	2,3936	
	1,5	5	0,6473	0,6495	0,7833	-0,3891	2,5927	
	2	6	0,7002	0,7487	0,8144	-0,4135	2,6925	
	2,5	7	0,7197	0,7114	0,8169	-0,4177	2,6612	
	3	8	0,7221	0,6613	0,8288	-0,4527	2,6179	
Rehydr.-prozeß	0,5	9	0,4665	0,5791	0,7231	-0,5276	1,9918	
	1	10	0,4358	0,4615	0,7619	-0,5908	2,0718	
	2	11	0,4626	0,4940	0,7582	-0,5481	2,0797	
	3	12	0,4691	0,4856	0,7549	-0,5415	2,0344	
	4	13	0,4763	0,5293	0,7292	-0,5654	2,0842	
	8	14	0,5881	0,5849	0,7326	-0,4940	2,1918	
	16	15	0,6844	0,7351	0,7294	-0,3526	2,2264	
	46	16	0,4538	0,5113	0,6827	-0,4815	1,9221	

Tab. 5.3.-7 *Die farblichen Veränderungen der a*-Werte werden als nicht-signifikant eingestuft.*

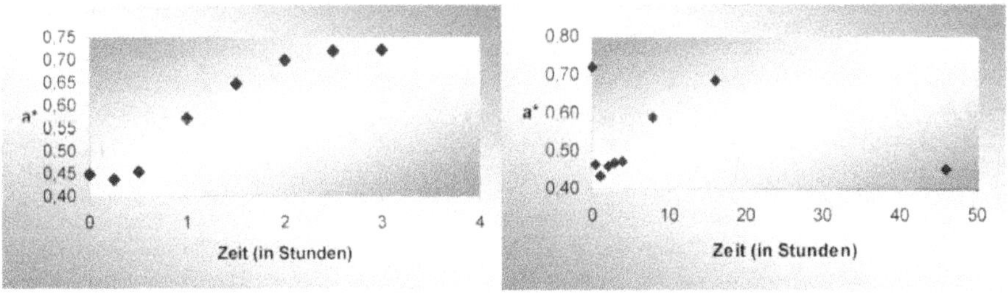

Abb. 5.3.-17 *Verlauf der a*-Werte mit De- (links) und Rehydrierungszeit (rechts). Gemessen wurde mit dem Spektralphotometer CM-503i. Mit zunehmender Dehydrierung nehmen die a*-Werte zu; und mit der Rehydrierung verlieren sie zunächst an Größe, um nach einer Stunde stetig anzusteigen und nach 16 Stunden wieder abzufallen. Die dargestellten Ergebnisse sind unter einem Normbeobachtungswinkel von 2° und dem Normlicht D65 gewonnen worden.*

5.3.2.10 De- und Rehydrierung – b*-Wertemessungen mit dem Spektrophotometer CM-503i

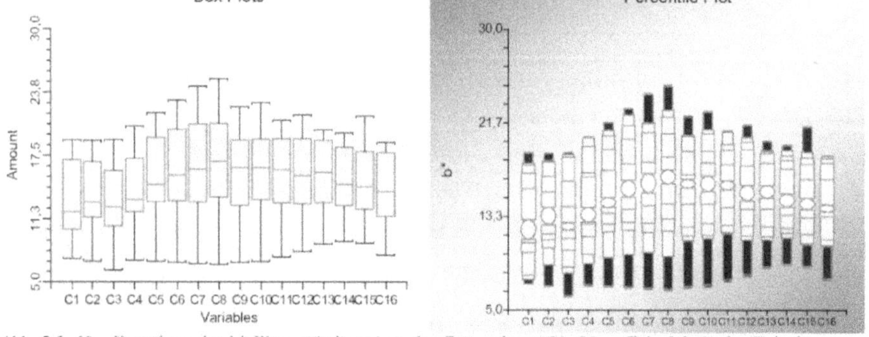

Abb. 5.3.-18 *Verteilung der b*-Werte (Ordinate) zu den Zeitpunkten (C1–C8, s. Tab. 5.3.-8) des Dehydrierungs- und zu den (C9–C16) des Rehydrierungsprozesses. Gemessen wurde mit dem Spektralphotometer CM-503i unter einem Normbeobachtungswinkel von 2° und dem Normlicht D65. Zu dem Inhalt der Variablen der Abszisse s. Tab. 5.3.-8.*

	Zeit in Std.	Nr.	Mittelw.	Median	Standard-abw.	Min.	Max.	Signifikanz (*nach E. Schaich A. Hamerle 1984*)
Dehydr.-prozeß	0	1	13,0870	12,0115	3,8758	7,3076	19,0327	6, 7, 8, 10
	0,25	2	13,7591	12,9896	3,3902	7,0945	18,9738	6, 7, 8, 10 11
	0,5	3	13,0668	12,5226	3,7476	6,1654	19,0402	6, 7, 8, 9, 10 ,11, 12
	1	4	14,3146	13,2257	3,8098	7,1401	20,4097	
	1,5	5	15,4549	14,7140	4,0138	7,0606	21,7247	
	2	6	16,1233	15,6173	4,3895	6,9396	22,9671	1, 2, 3
	2,5	7	16,3832	16,1920	4,5451	6,8333	24,3326	1, 2, 3
	3	8	16,7480	16,9981	4,7289	6,7425	25,0694	1, 2, 3
Rehydr.-prozeß	0,5	9	15,8399	16,3414	3,9167	6,9376	22,3044	3
	1	10	16,0820	16,3672	3,9858	7,0449	22,7358	1, 2, 3
	2	11	15,8663	16,1354	3,6571	7,4952	21,0077	2, 3
	3	12	15,6451	15,5721	3,7088	8,0094	21,5241	3
	4	13	15,5458	15,9229	3,3120	8,7495	20,0406	
	8	14	15,1544	14,7127	3,1414	9,0137	19,6994	
	16	15	14,8438	14,4566	3,3530	8,8329	21,4233	
	46	16	14,4540	14,0154	3,3137	7,6634	18,7702	

Tab. 5.3.-8 *Nach einer Zeit von 2 Stunden sind die b*-Werte soweit angestiegen, dass eine signifikante Differenz zwischen diesen als auch den Messergebnissen zu den folgenden Messungen des Dehydrierungsprozesses und den Werten zu Anfang der Messreihe (nach 0, 15, 30 Minuten) besteht. Noch nach einer Stunde der Rehydrierung sind die Werte signifikant höher als die Werte zum Nullzeitpunkt des Dehydrierungsprozesses, nach 1–2 Stunden Rehydrierung sind die Werte immer noch signifikant höher als nach 15–30 Minuten der Dehydrierung und nach 3 Stunden Rehydrierung immer noch entsprechend höher als nach einer Stunde Dehydrierung.*

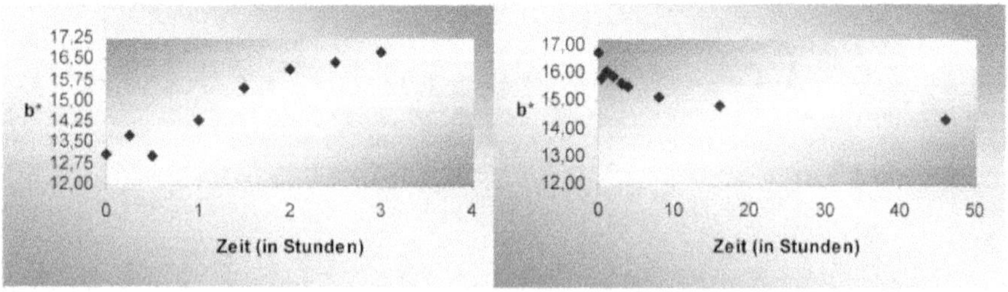

Abb. 5.3.-19 *Verlauf der b*-Werte mit De- (links) und Rehydrierungszeit (rechts). Kurve der b*-Werte. Gemessen wurde mit dem Spektralphotometer CM-503i. Mit zunehmender Dehydrierung nehmen nach anfänglich ungerichtetem Verhalten die b*-Werte zu, mit Rehydrierung nehmen nach anfänglich ungerichtetem Verhalten die b*-Werte ab. Die dargestellten Ergebnisse sind unter einem Normbeobachtungswinkel von 2° und dem Normlicht D65 gewonnen worden.*

5.3.2.11 De- und Rehydrierung – C*-Wertemessungen mit dem Spektralphotometer CM-503i

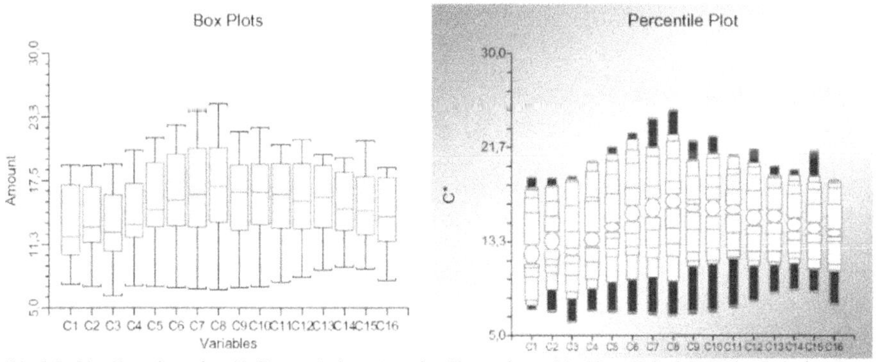

Abb. 5.3.-20 *Verteilung der C*-Werte (Ordinate) zu den Zeitpunkten (C1–C8, s. Tab. 5.3.-9) des Dehydrierungs- und zu den (C9–C16) des Rehydrierungsprozesses. Gemessen wurde mit dem Spektralphotometer CM-503i. Zu dem Inhalt der Variablen der Abszisse s. Tab. 5.3.-9.*

	Zeit in Std.	Nr.	Mittelw.	Median	Standard-abw.	Min.	Max.	Signifikanz *(nach E. Schaich A. Hamerle 1984)*
Dehydr.-prozeß	0	1	13,1113	12,0583	3,8786	7,3093	19,0383	6, 7, 8, 10
	0,25	2	13,7811	12,9921	3,3948	7,0962	18,9776	6, 7, 8, 10 11
	0,5	3	13,0900	12,5269	3,7521	6,1740	19,1146	6, 7, 8, 9, 10 ,11, 12
	1	4	14,3428	13,2665	3,8178	7,1492	20,4781	
	1,5	5	15,4864	14,7248	4,0178	7,0713	21,7268	
	2	6	16,1574	15,6469	4,3919	6,9519	22,9671	1, 2, 3
	2,5	7	16,4181	16,2222	4,5461	6,8461	24,3326	1, 2, 3
	3	8	16,7832	17,0021	4,7284	6,7577	25,0695	1, 2, 3
Rehydr.-prozeß	0,5	9	15,8633	16,4034	3,9132	6,9554	22,3058	3
	1	10	16,1052	16,4330	3,9853	7,0626	22,7417	1, 2, 3
	2	11	15,8905	16,2037	3,6557	7,5129	21,0245	2, 3
	3	12	15,6701	15,5752	3,7061	8,0211	21,5411	3
	4	13	15,5694	15,9378	3,3117	8,7563	20,0647	
	8	14	15,1829	14,7923	3,1397	9,0148	19,7372	
	16	15	14,8772	14,6102	3,3498	8,8329	21,4238	
	46	16	14,4767	14,0161	3,3122	7,6689	18,7803	

Tab. 5.3.-9 *Nach einer Zeit von 2 Stunden sind die C*-Werte soweit angestiegen, dass eine signifikante Differenz zwischen diesen als auch den Messergebnissen zu den folgenden Messungen des Dehydrierungsprozesses und den Werten zu Anfang der Messreihe (nach 0, 15, 30 Minuten) besteht. Noch nach einer Stunde der Rehydrierung sind die Werte signifikant höher als die Werte zum Nullzeitpunkt des Dehydrierungsprozesses, nach 1–2 Stunden Rehydrierung sind die Werte immer noch signifikant höher als nach 15–30 Minuten Dehydrierung und nach 3 Stunden der Rehydrierung immer noch entsprechend höher als nach einer Stunde der Dehydrierung.*

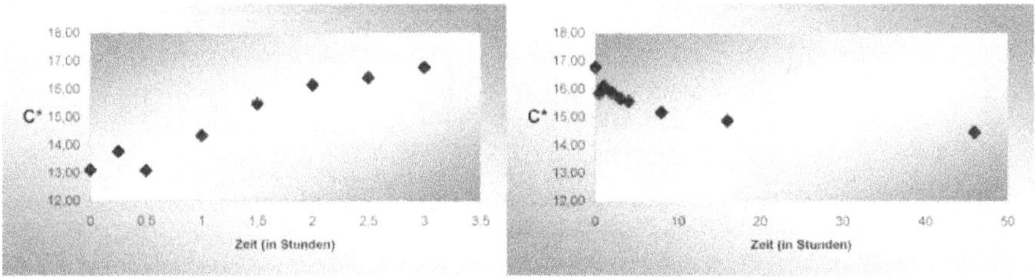

Abb. 5.3.-21 *Verlauf der C*-Werte mit De- (links) und Rehydrierungszeit (rechts). Gemessen wurde mit dem Spektralphotometer CM-503i. Mit zunehmender Dehydrierung nehmen nach anfänglich ungerichtetem Verhalten die C*-Werte zu und mit Rehydrierung ab. Die dargestellten Ergebnisse sind unter einem Normbeobachtungswinkel von 2° und dem Normlicht D65 gewonnen worden.*

5.3.2.12 De- und Rehydrierung – h°-Wertemessungen mit dem Spektralphotometer CM-503i

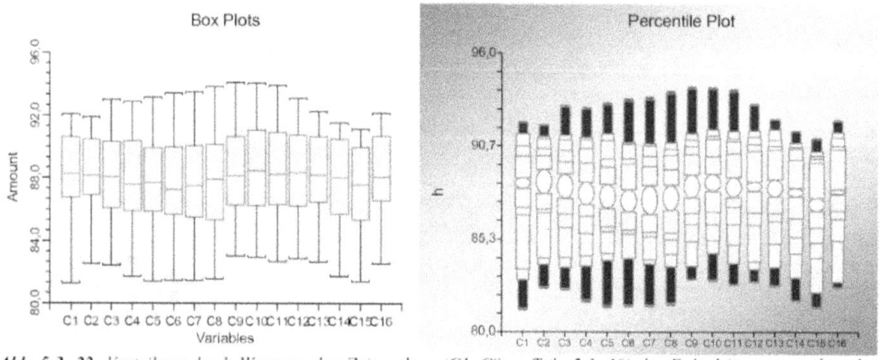

Abb. 5.3.-22 *Verteilung der h-Werte zu den Zeitpunkten (C1–C8, s. Tab. 5.3.-10) des Dehydrierungs- und zu den (C9–C16) des Rehydrierungsprozesses. Gemessen wurde mit dem Spektralphotometer CM-503i unter einem Normbeobachtungswinkel von 2° und dem Normlicht D65. Eine Orientierung der h-Werte zu einem mittelwertigen Niveau ist ab der 15-Minutenmarke entlang des Dehydrierungsprozesses und zu Beginn des Rehydrierungsprozesses zu verzeichnen. Zu dem Inhalt der Variablen der Abszisse s. Tab. 5.3.-10.*

	Zeit in Std.	**Nr.**	**Mittelw.**	**Median**	**Standard-abw.**	**Min.**	**Max.**	**Signifikanz** *(nach E. Schaich A. Hamerle 1984)*
Dehydr.-prozeß	0	1	88,1555	88,2951	3,0336	81,2645	92,0653	15
	0,25	2	88,2166	88,1758	2,7399	82,5062	91,8956	
	0,5	3	88,0423	88,1107	2,8860	82,4262	93,0213	
	1	4	87,8888	87,6319	2,9209	81,7253	92,8859	
	1,5	5	87,7287	87,7171	2,9563	81,4031	93,1541	
	2	6	87,6139	87,3012	3,0023	81,4449	93,4099	
	2,5	7	87,5739	87,5347	3,0148	81,4577	93,4981	
	3	8	87,5888	87,9443	3,0292	81,5418	93,8416	
Rehydr.-prozeß	0,5	9	88,3438	88,1746	2,8633	83,0308	94,0986	
	1	10	88,4866	88,5165	2,8497	82,9545	94,0548	
	2	11	88,3783	88,2656	2,8900	82,6894	93,9356	
	3	12	88,2644	88,3852	2,9168	82,8769	93,1039	
	4	13	88,2509	88,2507	2,7498	82,6414	92,2561	
	8	14	87,7572	88,0681	2,8510	81,7435	91,5516	
	16	15	87,2586	87,6302	2,8910	81,3865	91,1436	1
	46	16	88,1859	88,1087	2,8153	82,5572	92,1651	

Tab. 5.3.-10 *Nach 16 Stunden der Rehydrierung sind die h-Werte soweit gesunken in Relation zu den Ausgangswerten der Dehydrierung, sodass Signifikanz zu verzeichnen ist.*

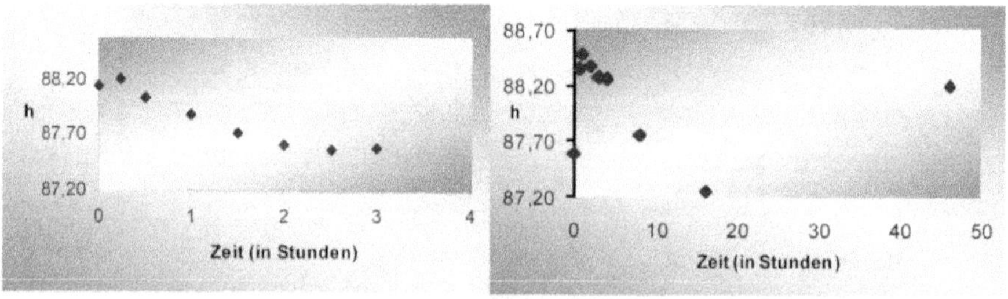

Abb. 5.3.-23 *Verlauf der h-Werte mit De- (links) und Rehydrierungszeit (rechts). Gemessen wurde mit dem Spektralphotometer CM-503i. Mit zunehmender Dehydrierung nehmen nach anfänglich ungerichtetem Verhalten die h-Werte ab. Mit der Rehydrierung nehmen nach anfänglicher Zunahme die h-Werte ab, um dann abermals nach 16 Stunden an Größe zu gewinnen. Die dargestellten Ergebnisse sind unter einem Normbeobachtungswinkel von 2° und dem Normlicht D65 gewonnen worden.*

5.3.2.13 De- und Rehydrierung – L*-Wertemessungen mit dem mikroskopischen Chromameter CR-241 auf einer Fläche von 0,3 mm Durchmesser

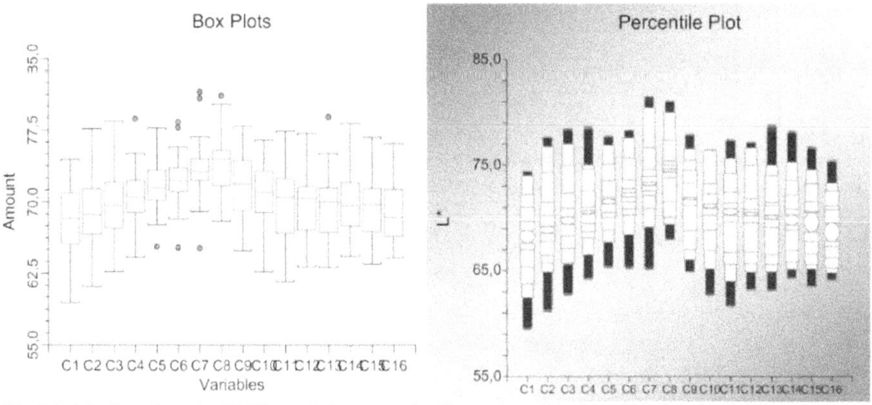

Abb. 5.3.-24 *Verteilung der L*-Werte (Ordinate) zu den Zeitpunkten (C1–C8, s. Tab. 5.3.-11) des Dehydrierungs- und zu den (C9–C16) des Rehydrierungsprozesses. Gemessen wurde mit dem mikroskopischen Chromameter CR-241 auf einer Messfläche von 0,3 mm Durchmesser. Die dargestellten Ergebnisse sind unter einem Normbeobachtungswinkel von 2° und dem Normlicht D65 gewonnen worden. Zu dem Inhalt der Variablen der Abszisse s. Tab. 5.3.11.*

	Zeit in Std.	**Nr.**	**Mittelw.**	**Median**	**Standard-abw.**	**Min.**	**Max.**	**Signifikanz** (*nach E. Schaich A. Hamerle 1984*)
Dehydr. - prozeß	0	1	68,0935	68,3750	3,8662	59,4300	74,4200	5, 6, 7, 8, 9, 10
	0,25	2	69,3215	68,7750	4,0302	61,1100	77,6500	6, 7, 8, 9
	0,5	3	70,0070	69,6900	3,9560	62,6700	78,4500	7, 8
	1	4	70,7435	70,5600	3,2282	64,1500	78,6600	
	1,5	5	71,6930	71,5550	3,0095	65,2800	77,7200	1
	2	6	72,3910	72,2600	2,9824	65,1700	78,3000	1, 2
	2,5	7	73,5340	73,2050	3,5860	65,1000	81,5000	1, 2, 3
	3	8	74,1485	74,5200	3,3414	67,9500	81,0900	1,2,3,12,13,14,15,16
Rehydr. - prozeß	0,5	9	71,6420	71,9000	3,5796	64,8500	77,9200	1, 2
	1	10	71,0945	71,1100	3,7855	62,6400	76,4500	1
	2	11	70,0385	70,5750	3,9728	61,5900	77,4100	
	3	12	70,1585	70,4300	3,8501	63,1500	77,1700	8
	4	13	69,8485	70,1000	3,7431	63,0900	78,8400	7, 8
	8	14	69,9620	69,6900	3,5613	64,2500	78,2300	7, 8
	16	15	69,4860	69,7900	3,4160	63,4500	76,7400	7, 8
	46	16	69,1660	68,4300	3,5257	64,0900	76,1100	7, 8

Tab. 5.3.-11 *Ab einer Zeit von 1,5 Stunden der Dehydrierung werden signifikant höhere L*-Werte gemessen als zu Beginn der Messreihe, nach 2 Stunden der Dehydrierung signifikant höhere Werte als nach 30-minütiger Dehydrierung und ab der 2,5-Stundenmarke signifikant höhere Werte als zur 30-Minutenmarke erfasst. Noch nach 30- bis 60-minütiger Rehydrierung finden sich entsprechend höhere L*-Werte als zu Beginn und nach 15-minütiger der Dehydrierung aber erst nach 3-stündiger Rehydrierung sind die Werte soweit gefallen, dass in Relation zum Beginn des Rehydrierungsprozesses Signifikanz besteht.*

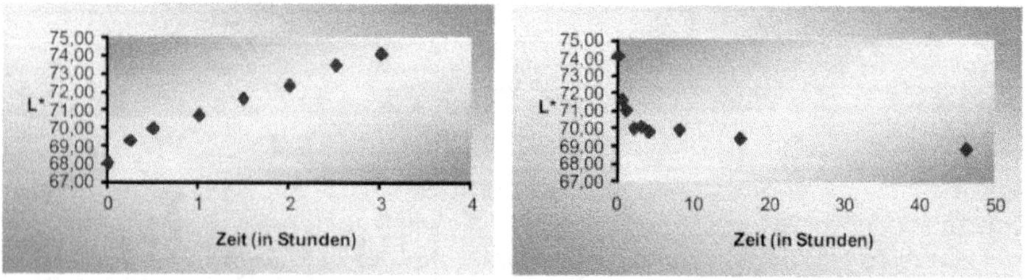

Abb. 5.3.-25 *Das Verhalten der L*-Werte durch Lufttrocknung (links) und Rehydrierung (rechts). Gemessen wurde mit dem mikroskopischen Chromameter CR-241. Mit zunehmender Dehydrierung nehmen die L*-Werte zu und mit Rehydrierung ab. Die dargestellten Ergebnisse sind unter einem Normbeobachtungswinkel von 2° und dem Normlicht D65 gewonnen worden.*

5.3.2.14 De- und Rehydrierung – a*-Wertemessungen mit dem mikroskopischen Chromameter CR-241 auf einer Fläche von 0,3 mm Durchmesser

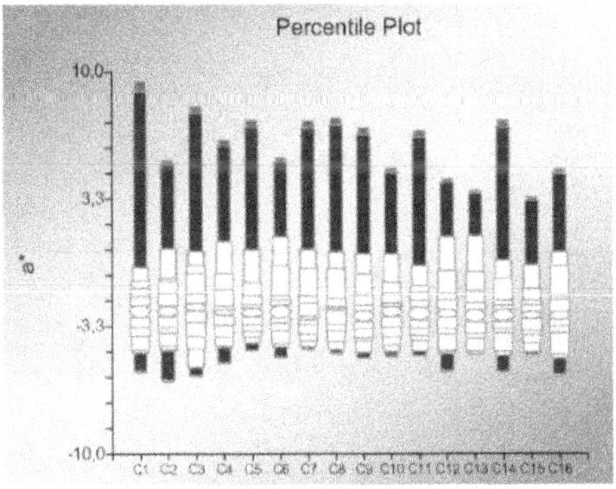

Abb. 5.3.-26 *Verteilung der a*-Werte (Ordinate) zu den Zeitpunkten (C1 C8, s. Tab. 5.3.-12) des Dehydrierungs- und zu den (C9–C16) des Rehydrierungsprozesses. Gemessen wurde mit dem mikroskopischen Chromameter CR-241 unter einem Normbeobachtungswinkel von 2° und dem Normlicht D65 auf einer Messfläche von 0,3 mm Durchmesser. Zu dem Inhalt der Variablen der Abszisse s. Tab. 5.3.-12.*

	Zeit in Std.	**Nr. C**	**Mittelw.**	**Median**	**Standard-abw.**	**Min.**	**Max.**	**Signifikanz** *(nach E. Schaich A. Hamerle 1984)*
Dehydr.-prozeß	0	1	-2,1205	-2,4850	3,0926	-5,7400	9,4800	
	0,25	2	-2,1960	-2,5100	2,4237	-6,2400	5,3200	
	0,5	3	-1,9705	-2,2500	3,0000	-5,9400	8,2000	
	1	4	-2,0889	-2,5000	2,5505	-5,2800	6,3800	
	1,5	5	-3,2940	-2,6050	2,3474	-4,6000	7,4500	
	2	6	-2,1200	-2,5950	2,3475	-4,9600	5,4500	
	2,5	7	-2,1505	-2,9550	2,6477	-4,5700	7,3800	
	3	8	-2,1220	-2,4450	2,6470	-4,7800	7,5600	
Rehydr.-prozeß	0,5	9	-2,2875	-2,7100	2,6102	-5,0000	7,0200	
	1	10	-2,3530	-2,6350	2,2023	-4,9300	4,9200	
	2	11	-2,2780	-2,6600	2,4992	-4,8800	6,8900	
	3	12	-2,3440	-2,6650	2,2882	-5,7400	4,3400	
	4	13	-2,4520	-2,6750	2,1901	-4,8400	3,7400	
	8	14	-2,3585	-2,7100	2,7197	-5,7500	7,4500	
	16	15	-2,5645	-2,6500	1,8675	-4,8500	3,4100	
	46	16	-2,4335	-2,7450	2,3361	-5,9000	4,8600	

Tab 5.3.-12

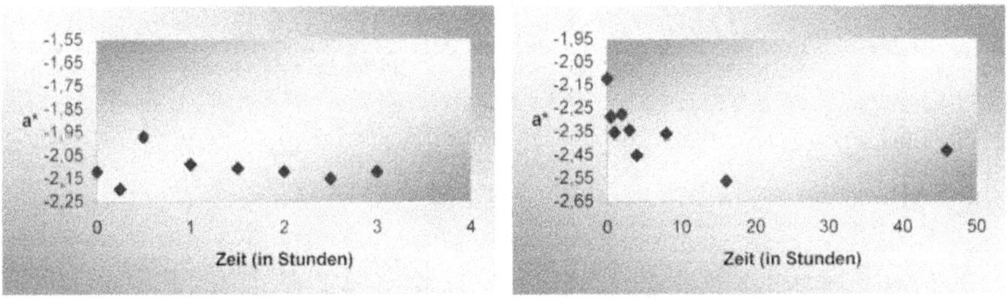

Abb. 5.3.-27 *Verlauf der a*-Werte mit De- (links) und Rehydrierungszeit (rechts). Mit zunehmender Rehydrierung nehmen die a*-Werte ab. Gemessen wurde mit dem mikroskopischen Chromameter CR-241 auf einer Messfläche von 3 mm Durchmesser. Die dargestellten Ergebnisse sind unter einem Normbeobachtungswinkel von 2° und dem Normlicht D65 gewonnen worden.*

5.3.2.15 De- und Rehydrierung – b*-Wertemessungen mit dem mikroskopischen Chromameter CR-241 auf einer Fläche von 0,3 mm Durchmesser

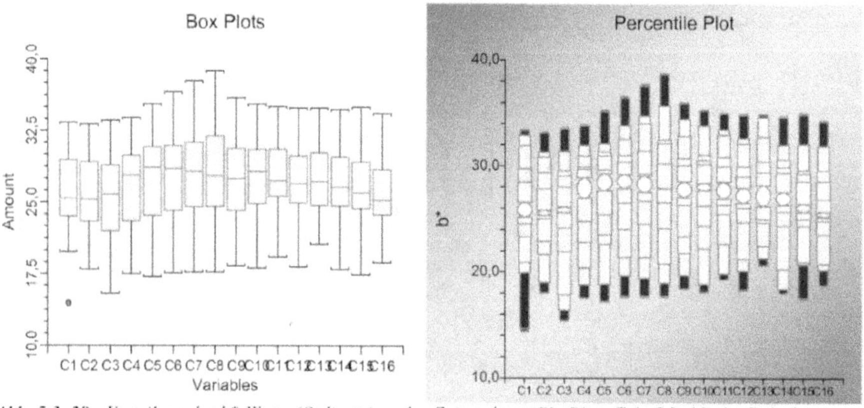

Abb. 5.3.-28 *Verteilung der b*-Werte (Ordinate) zu den Zeitpunkten (C1–C8, s. Tab. 5.3.-13) des Dehydrierungs- und zu den (C9–C16) des Rehydrierungsprozesses. Gemessen wurde mit dem mikroskopischen Chromameter CR-241 auf einer Messfläche von 0.3 mm Durchmesser. Die dargestellten Ergebnisse sind unter einem Normbeobachtungswinkel von 2° und dem Normlicht D65 gewonnen worden. Zu dem Inhalt der Variablen der Abszisse s. Tab. 5.3.-13.*

Dehydr.	Zeit in Std.	Nr.	Mittelw. (Mean)	Median	Standard abw.	Min.	Max.	Signifikanz (*nach E. Schaich A. Hamerle* 1984)
	0	1	26,0065	25,4800	4,8079	14,4000	33,3900	
	0,25	2	25,8785	25,4100	4,1451	17,9900	33,1900	
	0,5	3	25,1405	25,8750	5,0444	15,4100	33,5900	6, 11
	1	4	26,6475	27,8850	4,6539	17,5200	33,8900	
	1,5	5	27,2050	28,7200	4,7133	17,1700	35,3000	
	2	6	27,7015	28,6100	4,9839	17,5900	36,5800	3
	2,5	7	27,7980	28,3000	5,2076	17,6500	37,7300	
	3	8	27,8505	27,8750	5,4792	17,6600	38,7600	
Rehydr.	0,5	9	27,5365	27,5600	4,8326	18,3700	35,9900	
	1	10	27,4445	28,2850	4,5711	18,0800	35,3100	
	2	11	27,6605	27,3200	4,3491	19,3000	35,0400	3
	3	12	27,0395	27,0350	4,3283	18,2400	34,9400	
	4	13	27,4705	27,2450	4,2917	20,6200	34,9100	
	8	14	26,6310	26,6700	4,4915	17,9900	34,7500	
	16	15	26,2990	26,0500	4,1847	17,3800	35,0000	
	46	16	25,7585	25,3100	3,9157	18,6900	34,3400	

Tab. 5.3.-13 *Signifikant höher sind in Relation zu den nach 30-minütiger Dehydrierung gemessenen Werte diejenigen, welche nach 2 Stunden der De- bzw. 2 Stunden der Rehydrierung gemessen wurden.*

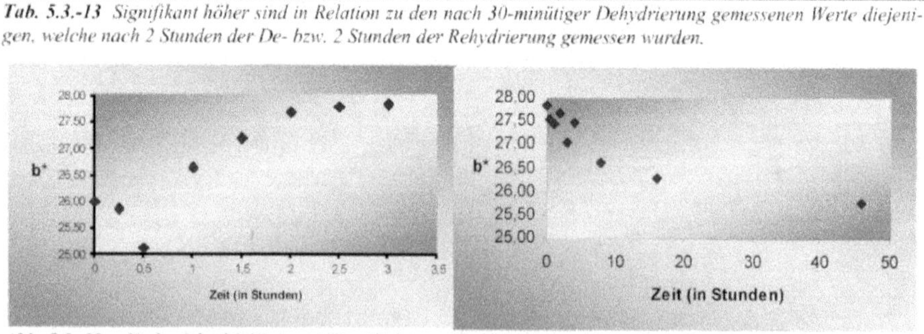

Abb. 5.3.-29 *Verlauf der b*-Werte mit De- (links) und Rehydrierungszeit (rechts). Gemessen wurde mit dem mikroskopischen Chromameter CR-241 unter einem Normbeobachtungswinkel von 2° und dem Normlicht D65 auf einer Messfläche von 0,3 mm Durchmesser. Mit zunehmender Dehydrierung nehmen nach anfänglicher Abnahme die b*-Werte zu. Mit Rehydrierung nehmen die b*-Werte nach anfänglich ungerichtetem Verhalten ab.*

5.3.2.16 De- und Rehydrierung – L*-Wertemessungen mit dem mikroskopischen Chromameter CR-241 auf einer Fläche von 1,8 mm Durchmesser

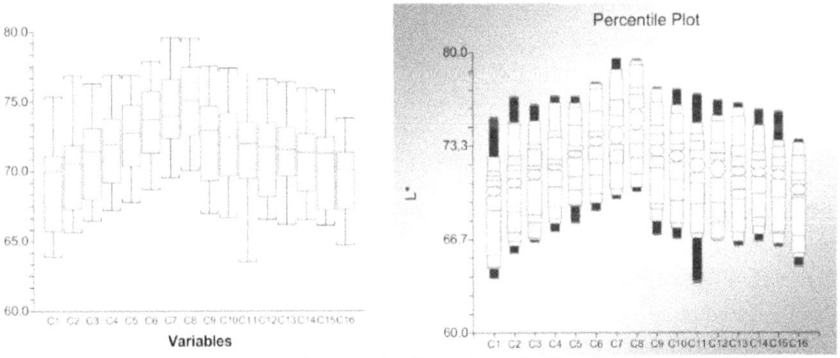

Abb. 5.3.-30 *Verteilung der L*-Werte (Ordinate) zu den Zeitpunkten (C1–C8, s. Tab. 5.3.-14) des Dehydrierungs- und zu den (C9–C16) des Rehydrierungsprozesses. Gemessen wurde mit dem mikroskopischen Chromameter CR-241 unter einem Normbeobachtungswinkel von 2°, dem Normlicht D65 und auf einer Messfläche von 1,8 mm Durchmesser. Zu dem Inhalt der Variablen der Abszisse s. Tab. 5.3.-14.*

	Zeit in Std.	Nr.	Mittelw.	Median	Standard-abw.	Min.	Max.	Signifikanz (*nach E. Schaich A. Hamerle 1984*)
Dehydr.-prozeß	0	1	69,1425	70,0950	3,1531	63,8700	75,3900	5, 6, 7, 8, 9, 10
	0,25	2	70,1980	70,6100	3,0465	65,6600	76,9000	6, 7, 8, 9
	0,5	3	70,6725	71,4750	3,0063	66,4700	76,3300	7, 8
	1	4	71,6565	71,9800	2,8168	67,2200	76,9400	
	1,5	5	72,5510	72,8100	2,7092	67,8100	76,9200	1, 16
	2	6	73,5330	73,7750	2,7769	68,7100	77,9100	1, 2, 15, 16
	2,5	7	74,2960	73,9900	3,0026	69,5500	79,6100	1, 2, 3, 14, 15, 16
	3	8	75,0705	75,1800	3,0560	70,0700	79,5500	1,2,3,12,13,14,15,16
Rehydr.-prozeß	0,5	9	72,5725	72,9750	3,1750	66,9900	77,5600	1, 2, 16
	1	10	72,0475	72,5400	3,0822	66,7100	77,4200	1, 16
	2	11	71,3030	72,0450	3,2656	63,5100	77,1000	
	3	12	71,1290	71,8000	3,2167	66,5700	76,6500	8
	4	13	71,3540	71,6300	3,0341	66,1800	76,4200	8
	8	14	70,9480	71,3950	2,6556	66,5300	75,9800	7, 8
	16	15	70,4945	71,3150	2,8161	66,1300	75,8300	7, 8
	46	16	69,6490	70,1350	2,7824	64,7100	73,7800	5, 6, 7, 8, 9, 10

Tab. 5.3.-14 *Ab einer Zeit von 1,5 Stunden der Dehydrierung werden signifikant höhere L*-Werte gemessen als zu Beginn der Messreihe, nach 2 Stunden der Dehydrierung signifikant höhere Werte als nach 30-minütiger Dehydrierung und ab der 2,5-Stundenmarke werden signifikant höhere Werte als zur 30-Minutenmarke erfasst. Noch nach 30- bis 60-minütiger Rehydrierung finden sich entsprechend höhere L*-Werte als zu Beginn und nach 15-minütiger Dehydrierung aber erst nach 3-stündiger Rehydrierung sind die Werte soweit gefallen, dass in Relation zum Beginn des Rehydrierungsprozesses Signifikanz besteht. Nach 1,5 und bis 3 Stunden der Dehydrierung und noch bis zu einer Stunde der Rehydrierung werden signifikant höhere Werte als am Ende des Rehydrierungsprozesses erfasst, jedoch erst nach 16 Stunden der Rehydrierung sind die Werte soweit gefallen, sodass sie signifikant niedriger sind als diejenigen zwischen den Zeitpunkten 1,5 Stunden der De- und 1 Stunde der Rehydrierung sowie innerhalb des Zeitrahmens 2–3 Stunden der Dehydrierung. Erst nach 12 und 16 Stunden haben die Werte soweit abgenommen, sodass ihre Variable zu der des Beginns des Rehydrierungsprozesses signifikante Differenzen aufweist.*

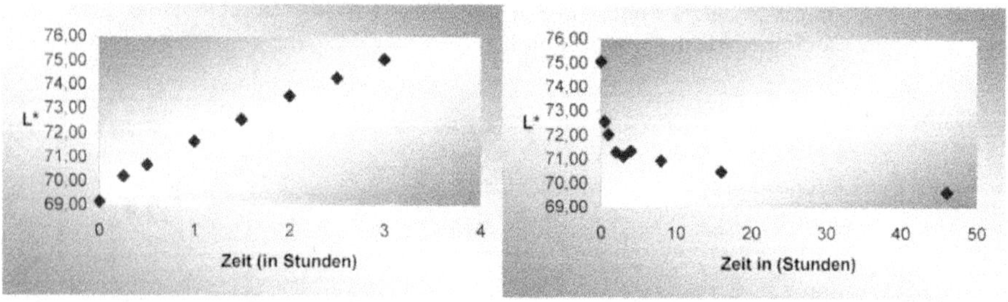

Abb. 5.3.-31 *Verlauf der L*-Werte mit De- (links) und Rehydrierungszeit (rechts). Die Kurve der L*-Werte nimmt mit der Dehydrierung stetig zu und mit der Rehydrierung ab. Die dargestellten Ergebnisse sind unter einem Normbeobachtungswinkel von 2° und dem Normlicht D65 mit dem mikroskopischen Chromameter CR-241 auf der Messfläche von 1,8 mm Durchmesser gewonnen worden.*

5.3.2.17 De- und Rehydrierung – a*-Wertemessungen mit dem mikroskopischen Chromameter CR-241 auf einer Fläche von 1,8 mm Durchmesser

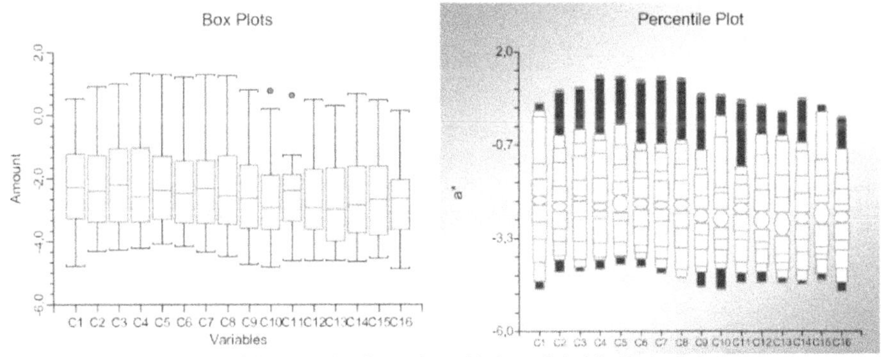

Abb. 5.3.-32 *Verteilung der a*-Werte zu den Zeitpunkten (C1–C8, s. Tab. 5.3.-15) des Dehydrierungs- und zu den (C9–C16) des Rehydrierungsprozesses. Gemessen wurde mit dem mikroskopischen Chromameter CR-241 unter einem Normbeobachtungswinkel von 2° und dem Normlicht D65 auf einer Messfläche von 1,8 mm Durchmesser. Zu dem Inhalt der Variablen der Abszisse s. Tab. 5.3.-15.*

	Zeit in Std.	Nr.	Mittelw.	Median	Standard-abw.	Min.	Max.	Signifikanz *(nach E. Schaich A. Hamerle 1984)*
Dehydr.-prozeß	0	1	-2,1840	-2,2600	1,5599	-4,7900	0,5400	
	0,25	2	-2,2705	-2,3800	1,3660	-4,3100	0,9200	
	0,5	3	-2,1535	-2,1750	1,4448	-4,2700	1,0100	
	1	4	-2,1640	-2,5500	1,4676	-4,2200	1,3500	
	1,5	5	-2,1620	-2,3500	1,4288	-4,0900	1,3100	
	2	6	-2,2565	-2,4350	1,3666	-4,1600	1,2200	
	2,5	7	-2,2975	-2,2950	1,4167	-4,3400	1,3100	
	3	8	-2,3260	-2,5150	1,5268	-4,4800	1,2700	
Rehydr.-prozeß	0,5	9	-2,5865	-2,6050	1,3671	-4,7400	0,8200	
	1	10	-2,5350	-2,8900	1,4886	-4,8200	0,7800	
	2	11	-2,5785	-2,3650	1,2225	-4,6100	0,6400	
	3	12	-2,5790	-2,9050	1,3882	-4,6100	0,5100	
	4	13	-2,6970	-2,9500	1,5092	-4,6200	0,3100	
	8	14	-2,5815	-2,8200	1,4411	-4,6400	0,6900	
	16	15	-2,5455	-2,6350	1,4608	-4,5300	0,4900	
	46	16	-2,7550	-2,6000	1,2690	-4,8700	0,1500	

Tab. 5.3.-15 *Signifikante a*-Wertedifferenzen können hier nicht ausgemacht werden.*

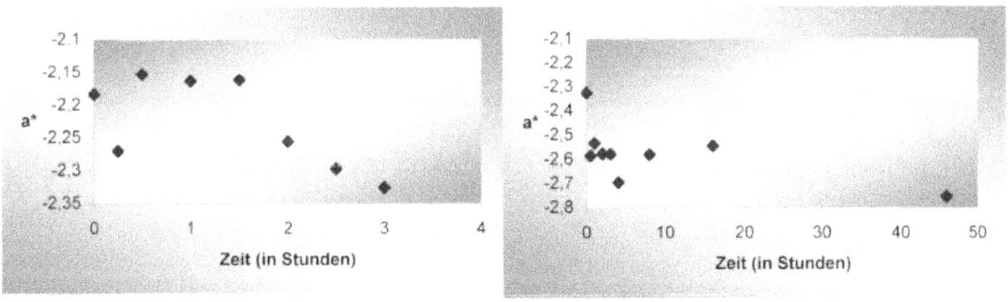

Abb. 5.3.-33 *Verlauf der a*-Werte mit De- (links) und Rehydrierungszeit (rechts). Die a*-Werte nehmen mit der Dehydrierung nach anfänglich ungerichtetem Verhalten ab. Die dargestellten Ergebnisse sind unter einem Normbeobachtungswinkel von 2° und dem Normlicht D65 mit dem mikroskopischen Chromameter CR-241 auf der Messfläche von 1,8 mm Durchmesser gewonnen worden.*

5.3.2.18 De- und Rehydrierung – b*-Wertemessungen mit dem mikroskopischen Chromameter CR-241 auf einer Fläche von 1,8 mm Durchmesser

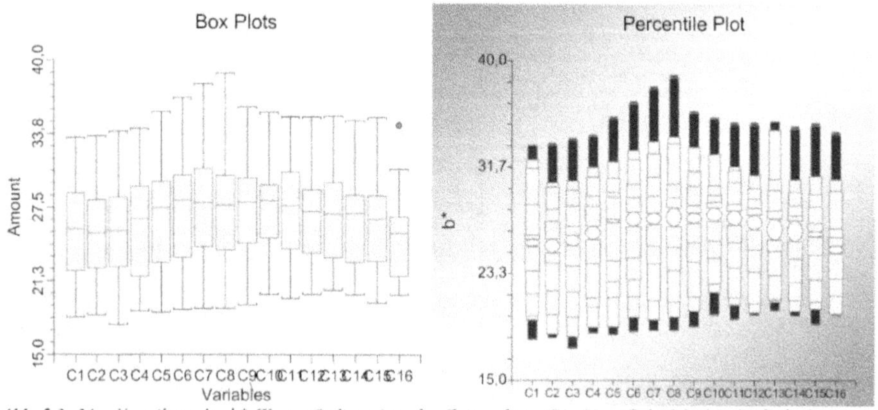

Abb. 5.3.-34 *Verteilung der b*-Werte (Ordinate) zu den Zeitpunkten (C1–C8, s. Tab. 5.3.-16) des Dehydrierungs- und zu den (C9–C16) des Rehydrierungsprozesses. Gemessen wurde mit dem mikroskopischen Chromameter CR-241 unter einem Normbeobachtungswinkel von 2° und dem Normlicht D65 auf einer Messfläche von 1,8 mm Durchmesser. (s. Tab. 5.3.-16).*

	Zeit in Std.	**Nr.**	**Mittelw.**	**Median**	**Standard -abw.**	**Min.**	**Max.**	**Signifikanz** *(nach E. Schaich A. Hamerle* 1984)
Dehydr. - prozeß	0	1	25,5305	25,7500	4,3411	18,1600	33,4200	
	0,25	2	25,3680	25,3800	4,1228	18,3400	33,5500	7, 8, 9, 10, 11
	0,5	3	25,3565	25,5500	4,3269	17,5200	33,9400	7, 8, 9, 10, 11
	1	4	26,0420	26,5950	4,4680	18,7000	34,2100	
	1,5	5	26,6425	27,5300	4,5659	18,5800	35,6200	
	2	6	27,0740	28,1750	4,7428	18,8100	36,8500	
	2,5	7	27,4440	27,9750	4,8943	18,9000	38,0200	2, 3
	3	8	27,4430	27,7800	5,0892	18,9100	38,9100	2, 3
Rehydr. - prozeß	0,5	9	27,1850	28,0200	4,3365	19,2000	36,0600	2, 3
	1	10	27,3730	28,1450	3,7621	20,0900	35,5700	2, 3
	2	11	27,1225	27,7300	4,1260	19,7700	35,1800	2, 3
	3	12	26,5735	27,2250	3,9774	20,1100	35,1700	
	4	13	27,1179	27,6300	4,1820	20,4600	35,2600	
	8	14	26,1075	27,0450	3,8804	20,0700	34,8700	
	16	15	26,0550	26,5650	3,8858	19,3700	35,1300	
	46	16	25,0440	25,3700	3,9067	20,0600	34,4500	

Tab. 5.3.-16 *Sowohl die Variablen der b*-Werte 2,5 und 3 Stunden der Dehydrierung als auch die Variablen 0,5; 1 und 3 Stunden der Rehydrierung sind signifikant höher als die Variable 0,25 und 0,5 Stunden der Dehydrierung.*

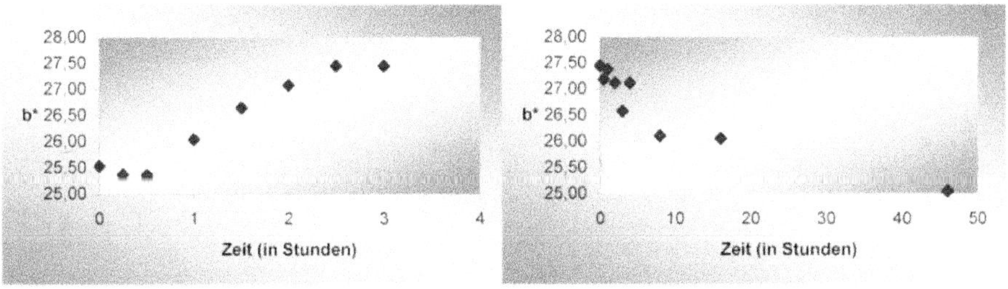

Abb. 5.3.-35 *Verlauf der b*-Werte mit De- (links) und Rehydrierungszeit (rechts). Entwicklung der b*-Werte während des De- (oben) und Rehydrierungsprozesses. Gemessen wurde mit dem mikroskopischen Chromameter CR-241 unter einem Normbeobachtungswinkel von 2° und dem Normlicht D65 auf einer Messfläche von 1,8 mm Durchmesser.*

5.3.3 Gewichtsentwicklung während des De- und Rehydrierungsprozesses

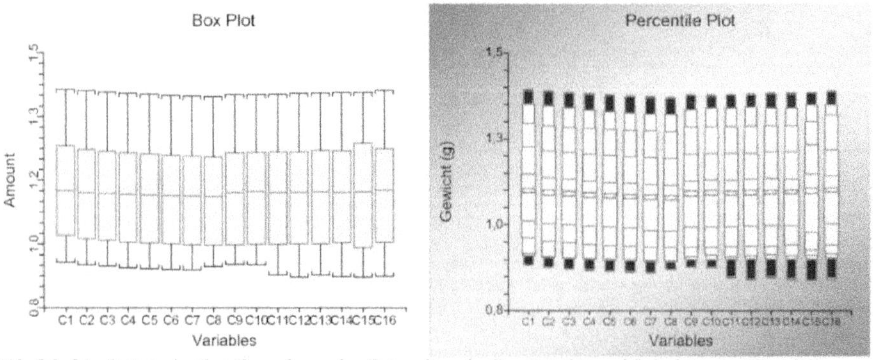

Abb. 5.3.-36 *Statistische Verteilung der zu den Zeitpunkten der De- (C1–C8) und Rehydrierung (C9–C16) gemessenen Gewichtswerte (zu dem Inhalt der Variablen C1–14 s. Tabelle 5.3.-17)*

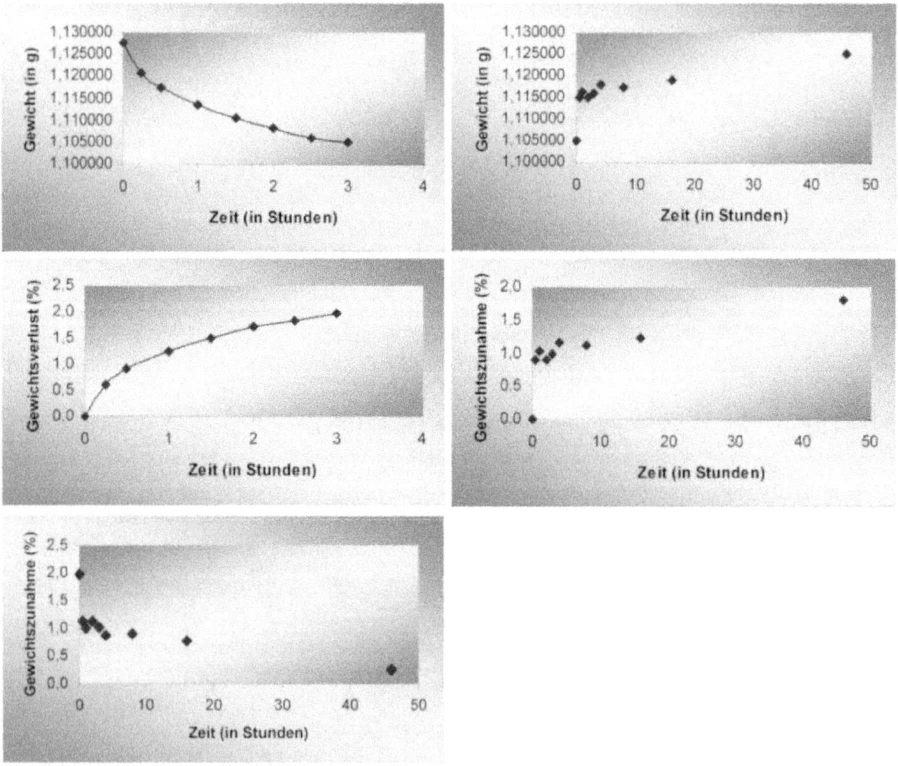

Abb. 5.3.-37 *Mit der Dehydrierung ist ein Gewichtsverlust vergesellschaftet (oben links) und mit der Rehydrierung eine Gewichtszunahme (oben rechts) verbunden. Gemessen wurde mit der Mikrowaage MC21S (1:1.000.000 g). Gewichtsabnahme in % in Relation zum Ausgangsgewicht (linke Mitte), Gewichtsgewinn in Relation zum Gewicht des Dehydrierungsendes (rechte Mitte) und Gewichtszunahme (%) in Relation zum Ausgangsgewicht (unten) zu Beginn der Dehydrierung.*

	Zeit in Std.	Nr.	Mittelw.	Median	Standard-abw.	Min.	Max.	Signifikanz (*nach E. Schaich A. Hamerle* 1984)
Dehydr-prozeß	0	1	1,127676	1,123961	0,143829	0,925111	1,400175	4, 5, 6, 7, 8, 9, 11
	0,25	2	1,120648	1,117836	0,143989	0,917453	1,396731	6, 7, 8
	0,5	3	1,117338	1,115691	0,143406	0,914637	1,393277	
	1	4	1,113473	1,113175	0,142999	0,910125	1,389957	1
	1,5	5	1,110658	1,111100	0,142654	0,907940	1,386683	1, 16
	2	6	1,108396	1,109487	0,142223	0,905575	1,383884	1, 2, 15, 16
	2,5	7	1,106031	1,108066	0,142329	0,904152	1,381410	1, 2, 13, 14, 15, 16
	3	8	1,105036	1,106822	0,141595	0,912767	1,379966	1, 2, 13, 14, 15, 16
Rehydr-prozeß	0,5	9	1,114943	1,117643	0,143279	0,919513	1,386567	1
	1	10	1,116442	1,120643	0,143387	0,917454	1,385855	
	2	11	1,114930	1,117791	0,145916	0,890717	1,387489	1
	3	12	1,116164	1,119104	0,146846	0,884711	1,389322	
	4	13	1,117868	1,120391	0,146341	0,890441	1,391020	7, 8
	8	14	1,117499	1,118841	0,146790	0,885142	1,391660	7, 8
	16	15	1,118950	1,120276	0,152636	0,884241	1,392285	6, 7, 8
	46	16	1,124891	1,124760	0,150821	0,887278	1,397454	5, 6, 7, 8

Tab. 5.3.-17 *Das Gewicht der Zähne hat nach 1 Stunde Dehydrierung soweit abgenommen, sodass es signifikant niedriger ist als das vor Beginn des Dehydrierungsprozesses. Signifikant niedriger sind die Werte ab 3 Stunden der Dehydrierung in Relation zu den Werten der 15-Minutenmarke desselben Prozesses. Nach 0,5 und 2 Stunden Rehydrierung bestehen immer noch signifikant höhere Werte als zu Beginn des Dehydrierungsprozesses, nach 16 Stunden der Rehydrierung finden sich bereits signifikant niedrigere Werte als nach 2 und 3 Stunden der Dehydrierung und erst nach 46 Stunden der Rehydrierung signifikant niedrigere als nach 1,5–3 Stunden der Dehydrierung.*

5.3.4 Einfluss der Farbmessapparatur, ihrer Messgeometrie, der Messöffnung, der Messfläche, des Normbeobachtungswinkels und der Lichtart

Hierbei werden die Spektralphotometer CM-503c und CM-503i miteinander verglichen. Es findet eine Gegenüberstellung der Normbeobachtungswinkel (2°, 10°), Normlichter (D65, D50), gemessen jeweils mit den oben genannten Apparaturen statt. Diese Gegenüberstellungen aller Messmodi stammten aus den Messungen jeweils zu definierten Zeitpunkten innerhalb der Flüssigkeitsaufnahme- und Flüssigkeitsabgabechronologie. Es kann auf diese Weise zeitpunktspezifisch eine Gegenüberstellung und ein Vergleich in Relation zum Zeitfaktor der Messmöglichkeiten erfolgen.

5.3.4.1 Einfluss der Farbmessapparatur, ihrer Messgeometrie, der Messöffnung, der Messfläche, des Normbeobachtungswinkels und der Lichtart auf die Ergebnisse der L*-Werte zum Zeitpunkt 0 des Dehydrierungsprozesses am feuchten Zahn

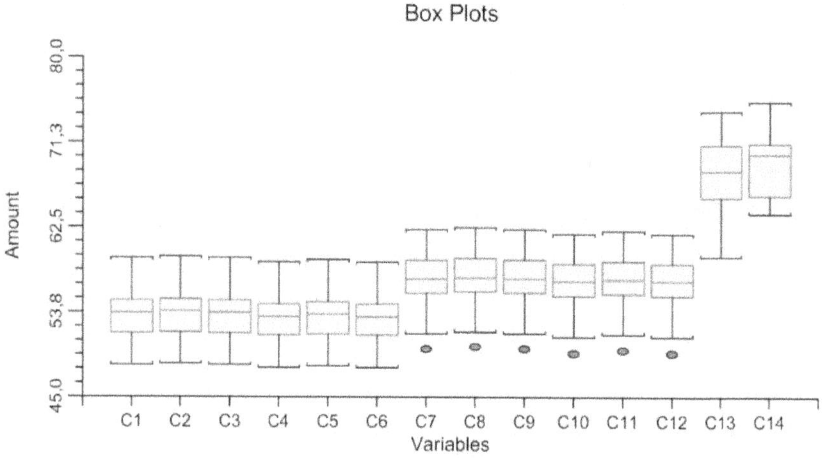

Abb. 5.3.-38 *Statistische Verteilung der L*-Werte (Ordinate) zum Zeitpunkt 0 des Dehydrierungsprozesses. Das Diagramm zeigt den Einfluss der Messapparaturen, deren Messgeometrie, der Messfläche, des Normbeobachtungswinkels und der Normlichtart (C1–C14) auf die Messergebnisse. Zu dem Inhalt der Variablen der Abszisse s. Tab. 5.3.-18.*

Mess-apparatur	**Norm-beob.**	**Lichtart/ Messfläche Ø in mm**	**Nr. C**	**Mittelw.**	**Median**	**Standard-abw.**	**Min.**	**Max.**	Signifikanz (*nach E. Schaich A. Hamerle* 1984)
CM-503c	2°	D 65/ 3	1	53,3925	53,8012	2,5961	48,2916	59,3261	8, 9, 13, 14
		D 50/3	2	53,5096	53,9464	2,6111	48,4203	59,4796	13, 14
		C/3	3	53,4001	53,8083	2,5956	48,3058	59,3319	8, 13, 14
	10°	D 65/ 3	4	53,0930	53,3675	2,5575	48,0060	58,9152	7,8,9,11,13,14
		D 50/3	5	53,2654	53,6281	2,5772	48,1857	59,1455	7, 8, 9, 13, 14
		C/3	6	53,0803	53,3447	2,5544	48,0009	58,8931	7,8,9,11,13,14
CM-503 i	2°	D 65/ 3	7	57,1408	57,2594	3,0489	49,9512	62,2350	4, 5, 6
		D 50/3	8	57,3302	57,3794	3,0481	50,1957	62,4527	1, 3, 4, 5, 6
		C/3	9	57,1650	57,2730	3,0463	49,9852	62,2587	1, 4, 5, 6
	10°	D 65/ 3	10	56,7792	57,0234	3,0385	49,4874	61,7850	14
		D 50/3	11	57,0304	57,1818	3,0384	49,8107	62,0810	4, 6
		C/3	12	56,7794	57,0216	3,0351	49,4913	61,7789	14
CR-241	2°	D65/0,3	13	68,0935	68,3750	3,8662	59,4300	74,4200	1, 2, 3, 4, 5, 6
		D 65/1,8	14	69,1425	70,0950	3,1531	63,8700	75,3900	1,2,3,4,5,6,10,12

Tab. 5.3.-18 *Das CR-241 misst die L*-Werte zu Beginn der Messreihe signifikant höher als das CM-503c und unter dem Modus der 1,8 mm Messfläche immerhin auch noch höher als das CM-503i (10°/D65/C). Das CM-503i (2°) misst auf signifikant höherem Niveau als das CM-503c (10°), das CM-503i (2°/D50/C) entsprechend höher als das CM-503c (2°/D65), das CM-503i (10°/D50) höher als das CM-503c (10°/D65/C) und das CR-241 auf eine Messfläche von 1,8 mm Durchmesser höhere Werte als das CM-503i (10°/D65/C).*

5.3.4.2 Einfluss der Farbmessapparatur, seiner Messgeometrie, der Messöffnung, der Messfläche, des Normbeobachtungswinkels und der Lichtart auf die Ergebnisse der a*-Werte zum Zeitpunkt 0 des Dehydrierungsprozesses am feuchten Zahn

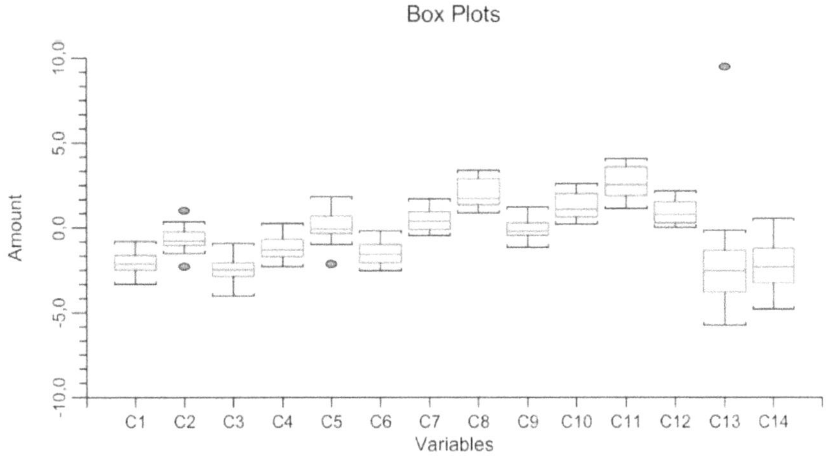

Abb. 5.3.-39 *Statistische Verteilung der a*-Werte (Ordinate) zum Zeitpunkt 0 des Dehydrierungsprozesses. Das Diagramm zeigt den Einfluss der Messapparaturen, deren Messgeometrie, der Messfläche, des Normbeobachtungswinkels und der Normlichtart (C1–C14) auf die Messergebnisse. Zu dem Inhalt der Variablen der Abszisse s. Tab. 5.3.-19.*

Mess-apparatur	**Norm-beob.**	**Lichtart/ Messfläche** Ø in mm	**Nr. C**	**Mittelw.**	**Median**	**Standard-abw.**	**Min.**	**Max.**	Signifikanz *(nach E. Schaich A. Hamerle 1984)*
CM-503c		D 65/ 3	1	-2,0555	-2,0776	0,7172	-3,3149	-0,8130	7,8,10,11,12
	2°	D 50/3	2	-0,6547	-0,7256	0,7411	-2,2865	1,0047	11
		C/3	3	-2,4826	-2,4149	0,7889	-4,0164	-0,9213	5,7,8,10,11,12
		D 65/ 3	4	-1,1914	-1,2488	0,6618	-2,2858	0,2528	8,11
	10°	D 50/3	5	0,0523	-0,0227	0,8718	-2,1389	1,8420	3
		C/3	6	-1,5072	-1,5134	0,6478	-2,5254	-0,1792	8,10,11,12
CM-503 i		D 65/ 3	7	0,4491	0,4372	0,6906	-0,4649	1,7055	1,3,13
	2°	D 50/3	8	2,0335	1,7854	0,8537	0,8684	3,3876	1,3,4,6,13,14
		C/3	9	-0,0653	-0,1535	0,6570	-1,1515	1,2284	
		D 65/ 3	10	1,2868	1,1199	0,7867	0,2104	2,6071	1,3,6,13,14
	10°	D 50/3	11	2,6643	2,5860	0,9947	1,1262	4,0797	1,2,3,4,5,6,13,14
		C/3	12	0,9082	0,8189	0,7213	0,0056	2,1758	1,3,6,13,14
CR-241	2°	D65/0,3	13	-2,1205	-2,4850	3,0926	-5,7400	9,4800	7,8,10,11,12
		D 65/1,8	14	-2,1840	-2,2600	1,5599	-4,7900	0,5400	8,10,11,12

Tab. 5.3.-19 *Zu Beginn der Messreihe, zum Nullzeitpunkt des Dehydrierungsprozesses, misst das CM-503i (2°/D65/D50 und 10°) auf einem signifikant höheren Niveau als das CM-503c (2°/D65/C), das CM-503i (10°/D50) zusätzlich auf einem höheren Niveau als das CM-503c (2°/D50) und jenes seinerseits auf einem niedrigeren Niveau, als es dies unter dem Messmodus (10°/D50) vollzieht. Das CM-503i (2°/D50 und 10°/D50) operiert mit entsprechend höheren Ergebnissen als das CM-503c (10°/D65) und das CM-503i (2°/D50; 10°) misst ebenfalls signifikant höher als das CM-503c (10°/C).*

5.3.4.3 Einfluss der Farbmessapparatur, ihrer Messgeometrie, der Messöffnung, der Messfläche, des Normbeobachtungswinkels und der Lichtart auf die Ergebnisse der b*-Werte zum Zeitpunkt 0 des Dehydrierungsprozesses am feuchten Zahn

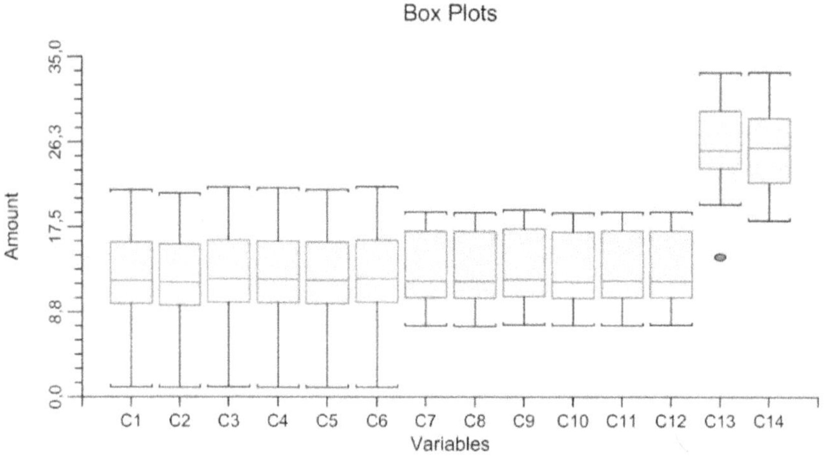

Abb. 5.3.-40 *Statistische Verteilung der b*-Werte (Ordinate) zum Zeitpunkt 0 des Dehydrierungsprozesses. Das Diagramm zeigt den Einfluss der Messapparaturen, deren Messgeometrie, der Messfläche, des Normbeobachtungswinkels und der Normlichtart (C1–C14) auf die Messergebnisse. Zu dem Inhalt der Variablen der Abszisse s. Tab. 5.3.-20.*

Mess-apparatur	**Norm-beob.**	**Lichtart/ Messfläche** Ø in mm	**Nr. C**	**Mittelw.**	**Median**	**Standard-abw.**	**Min.**	**Max.**	Signifikanz (*nach E. Schaich A. Hamerle* 1984)
CM-503c	2°	D 65/ 3	1	11,8995	12,0864	5,0992	1,0001	21,2958	13, 14
		D 50/3	2	11,6979	11,8881	5,0520	0,9698	20,9416	9, 13, 14
		C/3	3	12,0560	12,2422	5,1626	1,0166	21,5683	13
	10°	D 65/ 3	4	12,0027	12,1902	5,1080	0,9776	21,4829	13, 14
		D 50/3	5	11,9029	12,0944	5,1047	0,9623	21,3122	13, 14
		C/3	6	12,0840	12,2684	5,1425	0,9884	21,6295	
CM-503 i	2°	D 65/ 3	7	13,0870	12,0115	3,8758	7,3076	19,0327	13
		D 50/3	8	13,0657	12,0044	3,8747	7,2481	18,9484	13
		C/3	9	13,2518	12,1687	3,9208	7,4086	19,2590	2
	10°	D 65/ 3	10	12,9967	11,9307	3,8364	7,3304	18,9245	13, 14
		D 50/3	11	13,0949	12,0323	3,8706	7,3336	19,0195	
		C/3	12	13,0849	12,0167	3,8611	7,3839	19,0446	
CR-241	2°	D65/0,3	13	26,0065	25,4800	4,8079	14,4000	33,3900	1,2,3,4,5,7,8,10
		D 65/1,8	14	25,5305	25,7500	4,3411	18,1600	33,4200	1, 2, 4, 5, 10

Tab. 5.3.-20 *Das mikroskopische Chromameter CR-241 misst die b*-Werte zu Beginn des Dehydrierungsprozesses signifikant höher als das Spektralphotometer CM-503i (2°/D65/D50; 10°/D65/D50) und als das Spektralphotometer CM-503i (10°/D65). Mit einer zu bewertenden Messfläche von 1,8 mm im Durchmesser besteht zusätzlich Signifikanz zu den Werten des CM-503c (2°/C) und dem CM-503i (2°/D65/D50). Eine weitere Signifikanz besteht zwischen den niedrigeren Werten des CM-503i (2°/D50) und denen des CM-503i (2°/C)*

5.3.4.4 Einfluss der Farbmessapparatur, ihrer Messgeometrie, der Messöffnung, der Messfläche, des Normbeobachtungswinkels und der Lichtart auf die Ergebnisse der C*-Werte zum Zeitpunkt 0 des Dehydrierungsprozesses am feuchten Zahn

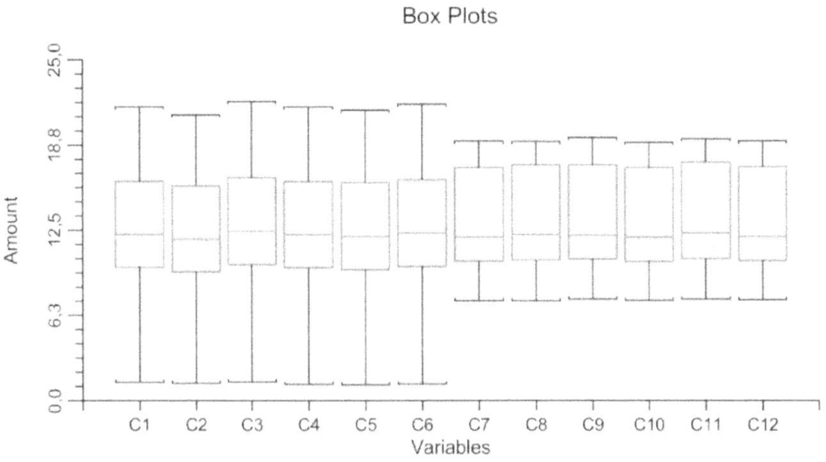

Abb. 5.3.-41 *Statistische Verteilung der C*-Werte (Ordinate) zum Zeitpunkt 0 des Dehydrierungsprozesses. Das Diagramm zeigt den Einfluss der Messapparaturen, deren Messgeometrie, der Messfläche, des Normbeobachtungswinkels und der Normlichtart (C1–C12) auf die Messergebnisse. Zu dem Inhalt der Variablen der Abszisse s. Tab. 5.3.-21.*

Mess-apparatur	**Norm-beob.**	**Lichtart/ Messfläche** O in mm	**Nr.**	**Mittelw.**	**Median**	**Standard-abw.**	**Min.**	**Max.**	Signifikanz (*nach E. Schaich A. Hamerle* 1984)
CM-503c		D 65/ 3	1	12,1612	12,2598	4,9334	1,3397	21,5519	
	2°	D 50/3	2	11,8175	11,9088	4,8542	1,2740	20,9649	3, 8, 9, 11
		C/3	3	12,3890	12,4910	5,0194	1,3719	21,9391	2
		D 65/ 3	4	12,1425	12,2554	4,9468	1,1967	21,5548	
	10°	D 50/3	5	11,9942	12,1060	4,9523	1,1538	21,3140	9, 11
		C/3	6	12,2546	12,3668	4,9888	1,2142	21,7495	
CM-503 i		D 65/ 3	7	13,1113	12,0583	3,8786	7,3093	19,0383	
	2°	D 50/3	8	13,2383	12,2487	3,9137	7,2999	19,0242	2
		C/3	9	13,2675	12,1931	3,9205	7,4217	19,2934	2, 5
		D 65/ 3	10	13,0762	12,0445	3,8596	7,3334	18,9444	
	10°	D 50/3	11	13,3772	12,3714	3,9469	7,4195	19,2147	2, 5
		C/3	12	13,1317	12,0903	3,8735	7,3839	19,0481	

Tab. 5.3.-21 *Das CM-503c (2°/D50) misst zu Beginn des Dehydrierungsprozesses auf signifikant niedrigerem Niveau, als es die Farbe unter dem Modus 2°/C erkennt und signifikant niedriger als das CM-503i (2°/D50/C; 10°/C)*

5.3.4.5 Einfluss der Farbmessapparatur, ihrer Messgeometrie, der Messöffnung, der Messfläche, des Normbeobachtungswinkels und der Lichtart auf die Ergebnisse der h-Werte zum Zeitpunkt 0 des Dehydrierungsprozesses am feuchten Zahn

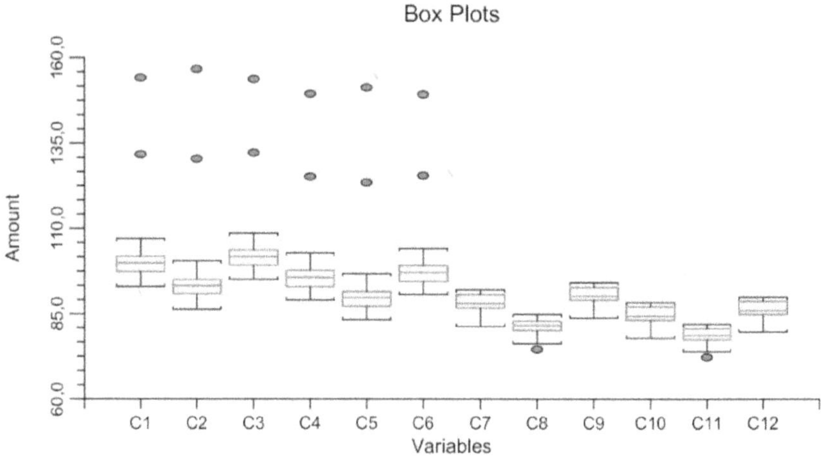

Abb. 5.3.-42 *Statistische Verteilung der h*-Werte (Ordinate) zum Zeitpunkt 0 des Dehydrierungsprozesses. Das Diagramm zeigt den Einfluss der Messapparaturen, deren Messgeometrie, der Messfläche, des Normbeobachtungswinkels und der Normlichtart (C1–C12) auf die Messergebnisse. Zu dem Inhalt der Variablen der Abszisse s. Tab. 5.3.-22.*

Mess-apparatur	**Norm-beob.**	**Lichtart/ Messfläche** Ø in mm	**Nr.**	**Mittelw.**	**Median**	**Standard-abw.**	**Min.**	**Max.**	Signifikanz (*nach E. Schaich A. Hamerle* 1984)
CM-503c		D 65/ 3	1	103,9106	100,1585	14,2320	92,9774	154,1295	7, 8, 10, 11, 12
	2°	D 50/3	2	97,9885	93,5077	16,5084	86,2903	156,6532	8, 11
		C/3	3	105,5836	101,9835	13,6424	95,0395	153,7144	5,7,8,9,10,11,12
		D 65/ 3	4	99,6668	95,9138	13,8659	89,0739	149,4268	8, 10, 11
	10°	D 50/3	5	94,3014	90,0254	15,7423	83,2833	151,2679	
		C/3	6	100,9821	97,3528	13,4246	90,6519	149,2300	8, 10, 11, 12
CM-503 i		D 65/ 3	7	88,1555	88,2951	3,0336	81,2645	92,0653	1, 3
	2°	D 50/3	8	81,1756	81,8337	2,8380	74,5343	84,8820	1, 2, 3, 4, 6
		C/3	9	90,4085	90,4819	2,9341	83,7648	94,2053	3, 11
		D 65/ 3	10	84,5279	84,6287	3,0324	77,8269	88,3556	1, 3, 4, 6
	10°	D 50/3	11	78,5784	78,8794	2,7411	72,2596	81,9883	1, 2, 3, 4, 6, 9
		C/3	12	86,2138	86,2792	2,9683	79,6751	89,9563	1, 3, 6

Tab. 5.3.-22 *Das CM-503c (2°/D65/C) bewertet die h-Werte signifikant höher als das CM-503i (2°/D65/D50 und 10°), zusätzlich bewertet es unter dem Modus 2°/C die Werte höher als es sie unter dem Modus 10°/D50 misst und auch das CM-503i (2°/C) misst signifikant niedrigere Werte. Ebenfalls detektiert das CM-503i (2°/D50; 10°/D65/D50) die h-Werte niedriger als das CM-503c (10°/D65/C) und signifikant niedriger als dessen Modus 10°/C arbeitet auch das CM-503i (10°/C).*

5.3.4.6 Einfluss der Farbmessapparatur, ihrer Messgeometrie, der Messöffnung, der Messfläche, des Normbeobachtungswinkels und der Lichtart auf die Ergebnisse der L*-Werte nach 1-stündiger Lufttrocknung

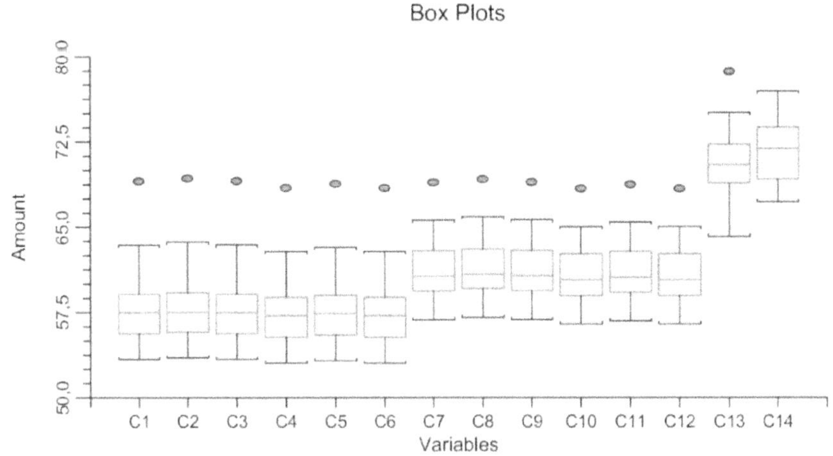

Abb. 5.3.-43 *Statistische Verteilung der L*-Werte (Ordinate) nach 1-stündiger Lufttrocknung. Das Diagramm zeigt den Einfluss der Messapparaturen, deren Messgeometrie, der Messfläche, des Normbeobachtungswinkels und der Normlichtart (C1–C14) auf die Messergebnisse. Zu dem Inhalt der Variablen der Abszisse s. Tab. 5.3.-23.*

Mess-apparatur	**Norm-beob.**	**Lichtart/ Messfläche** Ø in mm	**Nr. C**	**Mittelw.**	**Median**	**Standard-abw.**	**Min.**	**Max.**	Signifikanz (*nach E. Schaich A. Hamerle* 1984)
CM-503c		D 65/ 3	1	58,0171	57,5729	3,4630	53,3589	69,0485	8, 13, 14
	2°	D 50/3	2	58,1584	57,6173	3,4963	53,5046	69,3036	13, 14
		C/3	3	58,0300	57,5746	3,4658	53,3725	69,0688	13, 14
		D 65/ 3	4	57,6833	57,3122	3,3937	53,0259	68,4555	7, 8, 9, 13, 14
	10°	D 50/3	5	57,8849	57,4829	3,4367	53,2315	68,8177	8, 9, 13, 14
		C/3	6	57,6739	57,3050	3,3919	53,0171	68,4363	7,8,9,11,13,14
CM-503 i		D 65/ 3	7	61,2437	60,7682	2,9639	56,8460	68,9371	4, 6
	2°	D 50/3	8	61,4524	60,9331	2,9732	57,0539	69,2152	1, 4, 5, 6
		C/3	9	61,2707	60,7878	2,9630	56,8763	68,9691	4, 5, 6
		D 65/ 3	10	60,8452	60,4440	2,9380	56,4745	68,3830	13, 14
	10°	D 50/3	11	61,1218	60,6653	2,9505	56,7443	68,7564	6
		C/3	12	60,8460	60.4419	2,9354	56,4802	68,3788	13, 14
CR-241	2°	D65/0,3	13	70,7435	70,5600	3,2282	64,1500	78,6600	1,2,3,4,5,6,10,12
		D 65/1,8	14	71,6565	71,9800	2,8168	67,2200	76,9400	1,2,3,4,5,6,10,12

Tab. 5.3.-23 *Ein Vergleich mit den Signifikanzen der Variablen zu Beginn des Dehydrierungsprozesses (Nullzeit) ergibt zusätzlich signifikant höhere Werte des CR-241 (0,3 mm) im Verhältnis zu dem CM-503i (10°/D65/C). Aber auch hier gehen signifikante Differenzen zwischen den Variablen CM-503c (2°/D65) und CM-503i (2°/C), zwischen CM-503c (2°/C) und CM-503i (2°/D50), zwischen CM-503c (10°/D65) und CM-503i (10°/D50) und zwischen CM-503c (10°/D50) und CM-503i (2°/D65) verloren.*

5.3.4.7 Einfluss der Farbmessapparatur, ihrer Messgeometrie, der Messöffnung, der Messfläche, des Normbeobachtungswinkels und der Lichtart auf die Ergebnisse der a*-Werte nach 1-stündiger Lufttrocknung

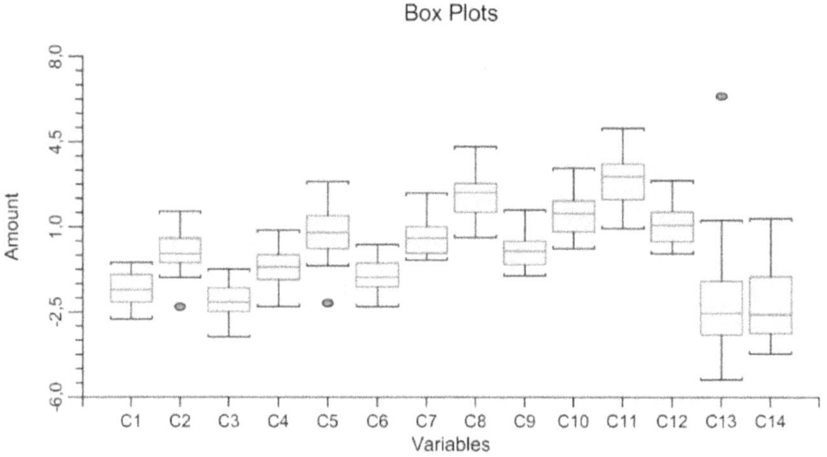

Abb. 5.3.-44 *Statistische Verteilung der a*-Werte (Ordinate) nach 1-stündiger Lufttrocknung. Das Diagramm zeigt den Einfluss von den Messapparaturen, deren Messgeometrie der Messfläche, des Normbeobachtungswinkels und der Normlichtart (C1–C14) auf die Messergebnisse. Zu dem Inhalt der Variablen der Abszisse s. Tab. 5.3.-24.*

Mess-apparatur	Norm-beob.	Lichtart/ Messfläche Ø in mm	Nr. C	Mittelw.	Median	Standard-abw.	Min.	Max.	Signifikanz (*nach E. Schaich A. Hamerle* 1984)
CM-503c	2°	D 65/ 3	1	-1,5522	-1,5466	0,6936	-2,7846	-0,4605	8, 10, 11, 12
		D 50/3	2	-0,0502	-0,0685	0,8549	-2,2884	1,6335	11
		C/3	3	-2,0286	-2,0478	0,7450	-3,5311	-0,7393	5,7,8,10,11,12
	10°	D 65/ 3	4	-0,6202	-0,6097	0,7350	-2,2643	0,8672	8, 11
		D 50/3	5	0,7041	0,8034	1,0669	-2,1280	2,8761	13, 14
		C/3	6	-0,9721	-1,0204	0,6784	-2,2663	0,2804	8, 10, 11
CM-503 i	2°	D 65/ 3	7	0,5721	0,5880	0,7529	-0,3599	2,3936	3, 13
		D 50/3	8	2,2806	2,4557	0,9312	0,5695	4,3089	1, 3, 4, 6, 13, 14
		C/3	9	0,0063	0,0414	0,7045	-1,0064	1,7119	
	10°	D 65/ 3	10	1,5145	1,5954	0,8735	0,1180	3,4289	1, 3, 6, 13, 14
		D 50/3	11	2,9954	3,1316	1,0774	0,9403	5,0683	1,2,3,4,6,13,14
		C/3	12	1,0979	1,1136	0,8042	-0,0906	2,9256	1, 3, 13, 14
CR-241	2°	D65/0,3	13	-2,0889	-2,5000	2,5505	-5,2800	6,3800	5,7,8,10,11,12
		D 65/1,8	14	-2,1640	-2,5500	1,4676	-4,2200	1,3500	5, 8, 10, 11, 12

Tab. 5.3.-24 *Auch an dieser Stelle ergibt der Vergleich zu den zu Beginn des Dehydrierungsprozesses gemessenen Werten neue Signifikanzen zwischen den Werten des CM-503c (10°/D50) und dem CR-241, jedoch gehen ebenfalls eine Reihe von signifikanten Differenzen verloren. So arbeiten die Apparaturen CM-503c (2°/D65) und CM-503i (2°/D65), CM-503c (10°/C) und CM-503i (10°/C) nicht mehr signifikant verschieden.*

5.3.4.8 Einfluss der Farbmessapparatur, ihrer Messgeometrie, der Messöffnung, der Messfläche, des Normbeobachtungswinkels und der Lichtart auf die Ergebnisse der b*-Werte nach 1-stündiger Lufttrocknung

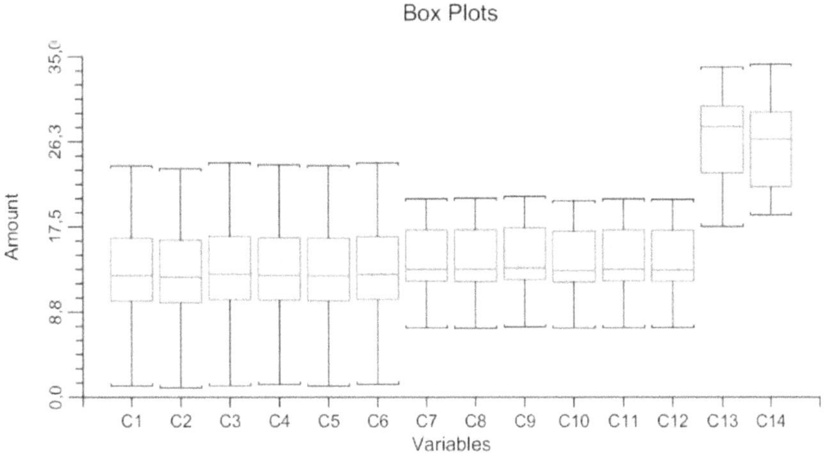

Abb. 5.3.-45 Statistische Verteilung der b-Werte (Ordinate) nach 1-stündiger Lufttrocknung. Das Diagramm zeigt den Einfluss der Messapparaturen, deren Messgeometrie der Messfläche, des Normbeobachtungswinkels und der Normlichtart (C1–C14) auf die Messergebnisse. Zu dem Inhalt der Variablen der Abszisse s. Tab. 5.3.-25.*

Mess-apparatur	Norm-beob.	Lichtart/ Messfläche Ø in mm	Nr. C	Mittelw.	Median	Standard-abw.	Min.	Max.	Signifikanz (nach E. Schaich A. Hamerle 1984)
CM-503c		D 65/ 3	1	12,8914	12,5861	5,9632	1,1550	23,7874	13, 14
	2°	D 50/3	2	12,7256	12,4253	5,9203	0,9753	23,4771	9, 13, 14
		C/3	3	13,0589	12,7461	6,0377	1,1792	24,1030	
		D 65/ 3	4	12,9449	12,6246	5,9592	1,3263	23,9049	13, 14
	10°	D 50/3	5	12,8916	12,5753	5,9688	1,1529	23,8032	13, 14
		C/3	6	13,0328	12,7063	6,0012	1,3371	24,0825	
CM-503 i		D 65/ 3	7	14,3146	13,2257	3,8098	7,1401	20,4097	13
	2°	D 50/3	8	14,3052	13,2512	3,8198	7,0973	20,4731	13, 14
		C/3	9	14,4915	13,3878	3,8532	7,2298	20,6524	2
		D 65/ 3	10	14,1937	13,0875	3,7548	7,1144	20,1944	13, 14
	10°	D 50/3	11	14,3164	13,2313	3,8010	7,1377	20,3953	
		C/3	12	14,2877	13,1710	3,7793	7,1592	20,3344	13, 14
CR-241	2°	D65/0,3	13	26,6475	27,8850	4,6539	17,5200	33,8900	1,2,4,5,7,8,10,12
		D 65/1,8	14	26,0420	26,5950	4,4680	18,7000	34,2100	1,2,4,5,8,10,12

***Tab. 5.3.-25** Im Vergleich zu den Signifikanzen der Nullzeitvariablen sind zusätzlich entsprechende Differenzen zwischen dem CM-503c (2°/C) und dem CR-241 (1,8 mm) und zwischen dem CR-241 und dem CM-503i (10°/C) aufgetreten.*

5.3.4.9 Einfluss der Farbmessapparatur, ihrer Messgeometrie, der Messöffnung, der Messfläche, des Normbeobachtungswinkels und der Lichtart auf die Ergebnisse der C*-Werte nach 1-stündiger Lufttrocknung

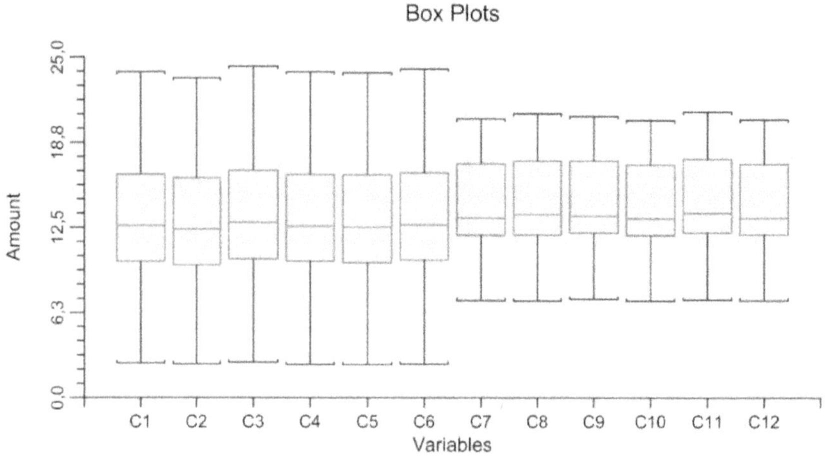

Abb. 5.3.-46 *Das Diagramm zeigt den Einfluss der Messapparaturen, deren Messgeometrie, der Messfläche, des Normbeobachtungswinkels und der Normlichtart (C1–C12) auf die Messergebnisse der C*-Werte nach 1-stündiger Lufttrocknung. Die Ordinate trägt die C*-Werte. Zu dem Inhalt der Variablen der Abszisse s. Tab. 5.3.-26.*

Mess-apparatur	**Norm-beob.**	**Lichtart/ Messfläche Ø in mm**	**Nr. C**	**Mittelw.**	**Median**	**Standard-abw.**	**Min.**	**Max.**	Signifikanz (*nach E. Schaich A. Hamerle* 1984)
CM-503c		D 65/ 3	1	13,0657	12,7124	5,8149	2,5366	23,9148	
	2°	D 50/3	2	12,8199	12,4354	5,7663	2,4669	23,4778	3, 9, 11
		C/3	3	13,2918	12,9422	5,9059	2,5970	24,3289	2
		D 65/ 3	4	13,0381	12,6551	5,8230	2,4326	23,9178	
	10°	D 50/3	5	12,9971	12,5917	5,8660	2,4202	23,8519	
		C/3	6	13,1437	12,7626	5,8661	2,4623	24,1241	
CM-503 i		D 65/ 3	7	14,3428	13,2665	3,8178	7,1492	20,4781	
	2°	D 50/3	8	14,5010	13,5099	3,8726	7,1201	20,8504	
		C/3	9	14,5074	13,3994	3,8546	7,2588	20,6706	2
		D 65/ 3	10	14,2910	13,2119	3,7894	7,1153	20,3711	
	10°	D 50/3	11	14,6407	13,6224	3,8947	7,1994	21,0026	2
		C/3	12	14,3459	13,2490	3,8004	7,1598	20,4204	

Tab. 5.3.-26 *Ebenfalls wie bei den anderen Farbmesswerten verlieren sich durch die Annäherung der Messwerte, welche von den unterschiedlichen Messapparaturen und unter den verschiedenen Messmodi erfasst wurden, eine Reihe von Signifikanzen im Vergleich zum Prozessbeginn. So fehlt eine signifikante Differenz zwischen den Variablen CM-503i (2°/D50) und CM-503c (2°/D50). Auch gehen Signifikanzen zwischen den Werten des CM-503c (10°/D50) und denen der CM-503i (2°/C und 10°/D50) verloren.*

5.3.4.10 Einfluss der Farbmessapparatur, ihrer Messgeometrie, der Messöffnung, der Messfläche, des Normbeobachtungswinkels und der Lichtart auf die Ergebnisse der h-Werte nach 1-stündiger Lufttrocknung

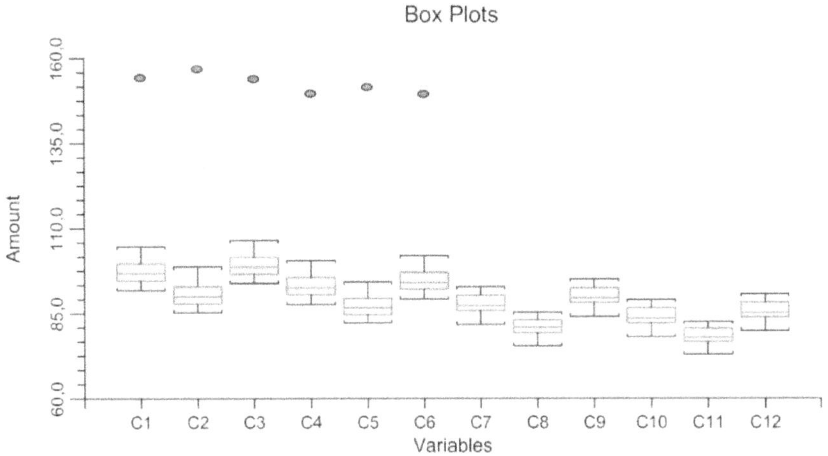

Abb. 5.3.-47 *Das Diagramm zeigt den Einfluss der Messapparaturen, deren Messgeometrie, der Messfläche, des Normbeobachtungswinkels und der Normlichtart (C1–C12) auf die Messergebnisse der h-Werte nach 1-stündiger Lufttrocknung. Die Ordinate trägt die h-Werte. Zu dem Inhalt der Variablen der Abszisse s. Tab. 5.3.-27.*

Mess-apparatur	**Norm-beob.**	**Lichtart/ Messflä-che** Ø in mm	**Nr. C**	**Mittelw.**	**Median**	**Stan-dard-abw.**	**Min.**	**Max.**	Signifikanz (*nach E. Schaich A. Hamerle* 1984)
CM-503c		D 65/ 3	1	100,0870	97,1340	13,3073	91,8657	154,3444	5,7,8,10,11,12
	2°	D 50/3	2	93,8946	90,3165	15,3184	85,3885	156,9159	8, 11
		C/3	3	101,9534	98,9816	12,7743	93,9387	153,9584	5,7,8,10,11,12
		D 65/ 3	4	95,8430	92,8503	13,1403	87,6636	149,6399	8, 10, 11
	10°	D 50/3	5	90,3319	86,9646	14,8110	82,2260	151,5530	1, 3
		C/3	6	97,2950	94,3320	12,7548	89,2493	149,4607	8, 10, 11, 12
CM-503 i		D 65/ 3	7	87,8888	87,6319	2,9209	81,7253	92,8859	1, 3
	2°	D 50/3	8	81,0481	81,1430	2,7160	75,4211	85,4122	1, 2, 3, 4, 6, 9
		C/3	9	90,1562	89,8647	2,8360	84,1340	95,1203	8, 11
		D 65/ 3	10	84,1255	83,8204	2,9363	78,0522	89,0498	1, 3, 4, 6
	10°	D 50/3	11	78,3204	78,1585	2,6442	72,8918	82,4952	1, 2, 3, 4, 6, 9
		C/3	12	85,8237	85,4932	2,8835	79,8348	90,7253	1, 3, 6

Tab. 5.3.-27 *Ein Vergleich mit den Messungen zur Zeit Null des Dehydrierungsprozesses zeigt uns neue Signifikanzen zwischen der Variablen CM-503c (2°/D65) und der niedrigeren CM-503c (10°/D50) als auch zwischen der höheren Variablen CM-503i (2°/C) und der CM-503i (2°/D50).*

5.3.4.11 Einfluss des Farbmessapparatur, ihrer Messgeometrie, der Messöffnung, der Messfläche, des Normbeobachtungswinkels und der Lichtart auf die Ergebnisse der L*-Werte nach 3-stündiger Lufttrocknung

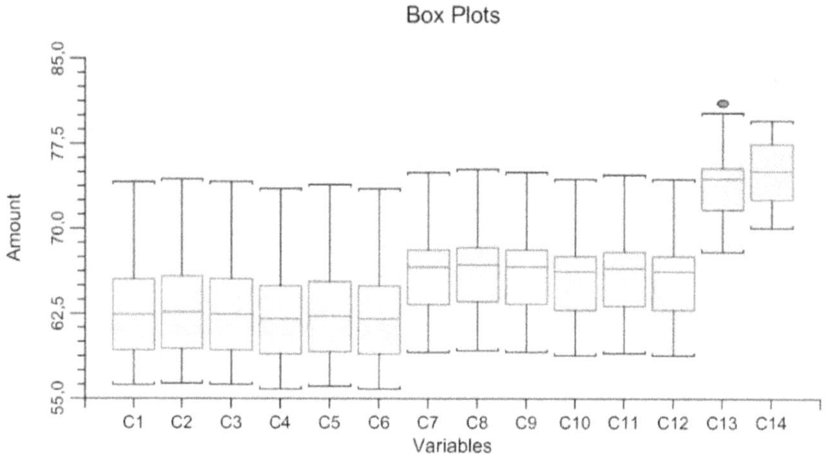

Abb. 5.3.-48 *Das Diagramm zeigt den Einfluss der Messapparaturen, deren Messgeometrie, der Messfläche, des Normbeobachtungswinkels und der Normlichtart (C1–C14) auf die Messergebnisse der L*-Werte nach 3 Stunden der Lufttrocknung. Die Ordinate trägt die L*-Werte. Zu dem Inhalt der Variablen der Abszisse s. Tab. 5.3.-28.*

Mess-apparatur	Norm-beob.	Lichtart/ Messfläche Ø in mm	Nr. C	Mittelw.	Median	Standard-abw.	Min.	Max.	Signifikanz (*nach E. Schaich A. Hamerle* 1984)
CM-503c	2°	D 65/ 3	1	62,6823	62,5089	4,4275	56,2120	74,1250	8, 9, 13, 14
		D 50/3	2	62,8671	62,7172	4,4609	56,3325	74,3926	13, 14
		C/3	3	62,7019	62,5366	4,4292	56,2309	74,1480	8, 13, 14
	10°	D 65/ 3	4	62,2710	62,1317	4,3534	55,8419	73,5237	7,8,9,11,13,14,
		D 50/3	5	62,5287	62,3655	4,3979	56,0807	73,8984	7, 8, 9, 13, 14
		C/3	6	62,2633	62,1202	4,3503	55,8353	73,5071	7,8,9,11,13,14,
CM-503 i	2°	D 65/ 3	7	66,1573	66,6967	3,7091	59,0721	74,9637	4, 5, 6
		D 50/3	8	66,4002	66,8981	3,7283	59,2255	75,2534	1, 3, 4, 5, 6
		C/3	9	66,1888	66,7230	3,7089	59,0946	74,9975	1, 4, 5, 6
	10°	D 65/ 3	10	65,6923	66,2974	3,6602	58,7972	74,3925	14
		D 50/3	11	66,0143	66,5673	3,6866	58,9969	74,7797	4, 6
		C/3	12	65,6933	66,2978	3,6569	58,8013	74,3892	14
CR-241	2°	D65/0,3	13	74,1485	74,5200	3,3414	67,9500	81,0900	1, 2, 3, 4, 5, 6
		D 65/1,8	14	75,0705	75,1800	3,0560	70,0700	79,5500	1,2,3,4,5,6,10,12

Tab. 5.3.-28 *Die Signifikanzen der L*-Werte stimmen mit denen zur Nullzeit des Dehydrierungsprozesses gemessenen überein.*

5.3.4.12 Einfluss der Farbmessapparatur, ihrer Messgeometrie, der Messöffnung bzw. der Messfläche, des Normbeobachtungswinkels und der Lichtart auf die Ergebnisse der a*-Werte nach 3-stündiger Lufttrocknung

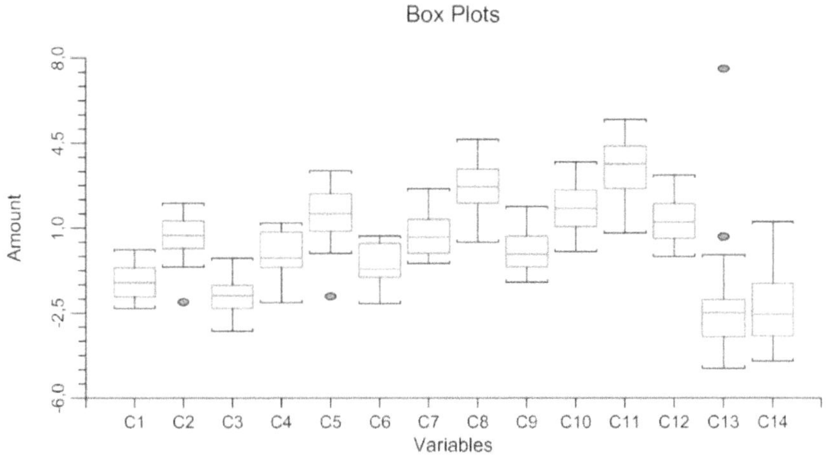

Abb. 5.3.-49 *Das Diagramm zeigt den Einfluss der Messapparaturen, deren Messgeometrie, der Messfläche, des Normbeobachtungswinkels und der Normlichtart (C1–C14) auf die Messergebnisse der a*-Werte nach 3 Stunden der Lufttrocknung. Die Ordinate trägt die a*-Werte. Zu dem Inhalt der Variablen der Abszisse s. Tab. 5.3.-29.*

Mess- apparatur	Norm- beob.	Lichtart/ Messfläche Ø in mm	Nr. C	Mittelw.	Median	Standard- abw.	Min.	Max.	Signifikanz (nach *E. Schaich A. Hamerle* 1984)
CM-503c		D 65/ 3	1	-1,1708	-1,1980	0,7743	-2,2990	0,1146	5, 8, 10, 11, 12
	2°	D 50/3	2	0,6161	0,7422	0,9623	-2,0455	2,0241	
		C/3	3	-1,7539	-1,7327	0,8101	-3,2524	-0,2351	5, 8, 10, 11, 12
		D 65/ 3	4	-0,0465	-0,1911	0,8495	-2,0653	1,2088	8, 11
	10°	D 50/3	5	1,5157	1,6322	1,1983	-1,8125	3,3693	1, 3, 13, 14
		C/3	6	-0,4777	-0,6502	0,7796	-2,1045	0,6764	8, 10, 11
CM-503 i		D 65/ 3	7	0,7221	0,6613	0,8288	-0,4527	2,6179	14
	2°	D 50/3	8	2,6730	2,7387	0,9908	0,4156	4,6583	1, 3, 4, 6, 13, 14
		C/3	9	0,0664	-0,0315	0,8025	-1,2250	1,8846	11
		D 65/ 3	10	1,8461	1,8418	0,9305	0,0260	3,7324	1, 3, 6, 13, 14
	10°	D 50/3	11	3,5303	3,6854	1,1565	0,7926	5,4778	1,3,4,6,9,13,14
		C/3	12	1,3626	1,2859	0,8625	-0,1704	3,1907	1, 3, 13, 14
CR-241	2°	D65/0,3	13	-2,1220	-2,4450	2,6470	-4,7800	7,5600	5, 8, 10, 11, 12
		D 65/1,8	14	-2,3260	-2,5150	1,5268	-4,4800	1,2700	7, 8, 10, 11, 12

Tab. 5.3.-29 *Der Vergleich mit den Signifikanzen der Messergebnisse nach einer Stunde ergibt zusätzlich entsprechende Differenzen zwischen den höheren Variablen CM-503c (10°/D50), CM-503i (2°/D65) und der CR-241 (1.8 mm) und zwischen der höheren CM-503i (10°/D50) und der CM-503i (2°/C). Signifikanzen zwischen den Variablen CM-503c (2°/D50) und CM-503i (10°/D50), zwischen CM-503c (2°/C) und CM-503i (2°/D65) und zwischen CM-503i (2°/D65) und (2°/D50) sind verloren gegangen.*

5.3.4.13 Einfluss des Farbmessapparatur, seiner Messgeometrie, der Messöffnung bzw. der Messfläche, des Normbeobachtungswinkels und der Lichtart auf die Ergebnisse der b*-Werte nach 3-stündiger Lufttrocknung

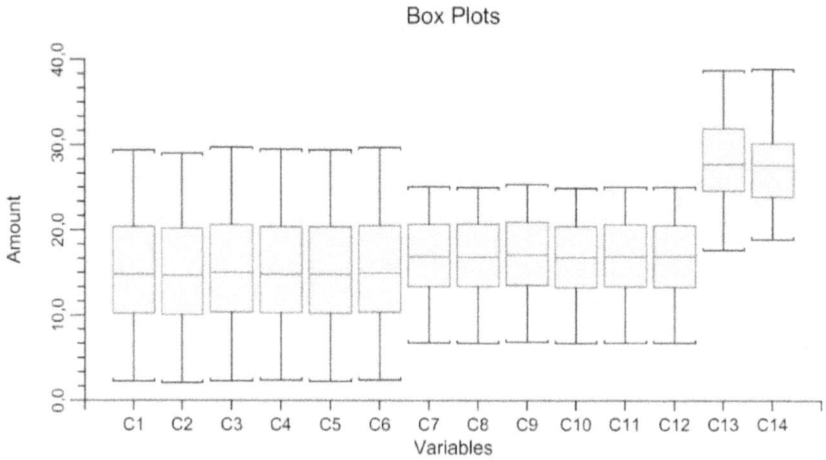

Abb. 5.3.-50 *Das Diagramm zeigt den Einfluss der Messapparaturen, deren Messgeometrie, der Messfläche, des Normbeobachtungswinkels und der Normlichtart (C1–C14) auf die Messergebnisse der L*-Werte nach 3 Stunden der Lufttrocknung. Die Ordinate trägt die L*-Werte. Zu dem Inhalt der Variablen der Abszisse s. Tab. 5.3.-30.*

Mess-apparatur	**Norm-beob.**	**Lichtart/ Messfläche Ø in mm**	**Nr. C**	**Mittelw.**	**Median**	**Standard-abw.**	**Min.**	**Max.**	Signifikanz (*nach E. Schaich A. Hamerle* 1984)
CM-503c	2°	D 65/ 3	1	15,6431	14,9302	6,5547	2,2458	29,3671	13, 14
		D 50/3	2	15,4955	14,7985	6,5073	2,0787	29,0179	13, 14
		C/3	3	15,8430	15,1251	6,6352	2,2821	29,7405	
	10°	D 65/ 3	4	15,6507	14,9484	6.5528	2,3864	29,4981	13, 14
		D 50/3	5	15,6416	14,9461	6,5628	2,2370	29,4046	13, 14
		C/3	6	15,7568	15,0515	6,5984	2,4032	29,7062	
CM-503 i	2°	D 65/ 3	7	16,7480	16,9981	4,7289	6,7425	25,0694	13, 14
		D 50/3	8	16,7427	16,9455	4,7196	6,7039	24,9896	13, 14
		C/3	9	16,9525	17,2047	4,7833	6,8252	25,3611	
	10°	D 65/ 3	10	16,5969	16,9103	4,6910	6,7061	24,8953	13, 14
		D 50/3	11	16,7466	17,0118	4,7248	6,7319	25,0518	13, 14
		C/3	12	16,7057	17,0174	4,7210	6,7470	25,0506	13, 14
CR-241	2°	D65/0,3	13	27,8505	27,8750	5,4792	17,6600	38,7600	1,2,4,5,7,8,10,11,12
		D 65/1,8	14	27,4430	27,7800	5,0892	18,9100	38,9100	1,2,4,5,7,8,10,11,12

Tab. 5.3.-30 *Ein Vergleich zu den Signifikanzen der nach einer Stunde der Dehydrierung gemessenen Werte zeigt uns zusätzliche Signifikanzen zwischen den höheren Variablen CR-241 (1,8 mm) und CM-503i (2°/D65) als auch zwischen der höheren Variablen CR-241 und CM-503i (10°/D50). Verloren gegangen sind die signifikanten Differenzen zwischen der Variablen CM-503c (2°/D50) und CM-503i (2°/C).*

5.3.4.14 Einfluss der Farbmessapparatur, ihrer Messgeometrie, der Messöffnung, der Messfläche, des Normbeobachtungswinkels und der Lichtart auf die Ergebnisse der C*-Werte nach 3-stündiger Lufttrocknung

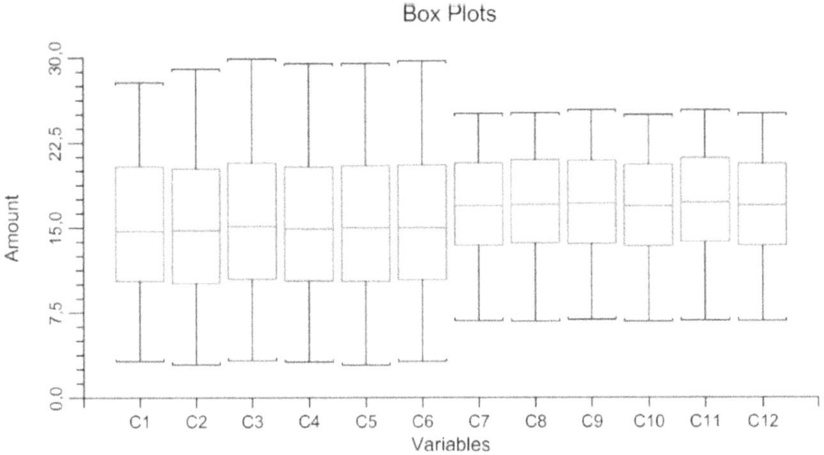

Abb. 5.3.-51 *Das Diagramm zeigt den Einfluss der Messapparaturen, deren Messgeometrie, der Messfläche, des Normbeobachtungswinkels und der Normlichtart (C1–C12) auf die Messergebnisse der C*-Werte nach 3 Stunden der Lufttrocknung. Die Ordinate trägt die C*-Werte. Zu dem Inhalt der Variablen der Abszisse s. Tab. 5.3.-31.*

Mess-apparatur	**Norm-beob.**	**Lichtart/ Messfläche** Θ in mm	**Nr. C**	**Mittelw.**	**Median**	**Standard-abw.**	**Min.**	**Max.**	Signifikanz (*nach E. Schaich A. Hamerle* 1984)
CM-503c		D 65/ 3	1	15,6628	14,7702	6,2761	3,2139	27,8275	
	2°	D 50/3	2	15,5696	14,8573	6,4222	2,9164	29,0274	11
		C/3	3	15,9936	15,2102	6,5479	3,2816	29,9178	
		D 65/ 3	4	15,7068	14,9771	6,4663	3,1560	29,4989	
	10°	D 50/3	5	15,7720	15,0766	6,5277	2,8791	29,5023	
		C/3	6	15,8176	15,0789	6,5090	3,1944	29,7208	
CM-503 i		D 65/ 3	7	16,7832	17,0021	4,7284	6,7577	25,0695	
	2°	D 50/3	8	16,9731	17,1033	4,7538	6,7168	25,1266	
		C/3	9	16,9710	17,2110	4,7820	6,8635	25,3799	
		D 65/ 3	10	16,7186	16,9665	4,7105	6,7061	24,9531	11
	10°	D 50/3	11	17,1321	17,2989	4,7993	6,7784	25,3704	2, 10
		C/3	12	16,7798	17,0423	4,7302	6,7492	25,0722	

Tab. 5.3.-31 *Durch weiteres Schrumpfen der durch die Messapparaturen und Messmodi hervorgerufenen Differenzen sind nur noch Signifikanzen zwischen der niedrigeren Variablen höheren Variablen CM-503i (10°/D50) und den Variablen CM-503i (10°/D65) und CM-503c (2°/D50) auszumachen.*

5.3.4.15 Einfluss der Farbmessapparatur, ihrer Messgeometrie, der Messöffnung, der Messfläche, des Normbeobachtungswinkels und der Lichtart auf die Ergebnisse der h-Werte nach 3-stündiger Lufttrocknung

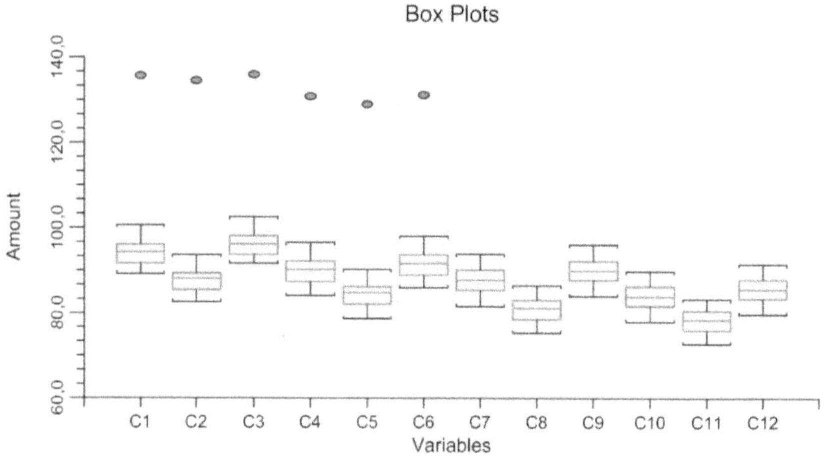

Abb. 5.3.-52 *Das Diagramm zeigt den Einfluss der Messapparaturen, deren Messgeometrie, der Messfläche, des Normbeobachtungswinkels und der Normlichtart (C1–C12) auf die Messergebnisse der h-Werte nach 3 Stunden der Lufttrocknung. Die Ordinate trägt die h-Werte. Zu dem Inhalt der Variablen der Abszisse s. Tab. 5.3.-32.*

Mess-apparatur	Norm-beob.	Lichtart/ Messfläche Ø in mm	Nr. C	Mittelw.	Median	Standard-abw.	Min.	Max.	Signifikanz (*nach E. Schaich A. Hamerle* 1984)
CM-503c		D 65/ 3	1	96,1961	94,4900	9,7898	89,1862	135,6716	5, 8, 10, 11, 12
	2°	D 50/3	2	89,8460	88,3011	10,9338	82,6399	134,5384	3, 11
		C/3	3	98,1794	96,3764	9,3740	91,6491	135,9392	2,5,7,8,10,11,12
		D 65/ 3	4	92,0282	90,4146	9,6795	84,1002	130,8742	8, 11
	10°	D 50/3	5	86,4560	85,0397	10,4475	78,6306	129,0167	1, 3, 6
		C/3	6	93,5579	91,8733	9,3916	85,9596	131,2089	5, 8, 10, 11
CM-503 i		D 65/ 3	7	87,5888	87,9443	3,0292	81,5418	93,8416	3, 11
	2°	D 50/3	8	80,9219	81,4050	2,8733	75,2763	86,4523	1, 3, 4, 6, 9
		C/3	9	89,8451	90,1281	2,9343	83,9636	96,0608	8
		D 65/ 3	10	83,7320	84,0901	3,0116	77,8423	89,7776	1, 3, 6,
	10°	D 50/3	11	78,1058	78,5878	2,7739	72,7224	83,2848	1, 2, 3, 4, 6, 7, 9
		C/3	12	85,4232	85,7354	2,9523	79,6349	91,4464	1, 3

Tab. 5.3.-32 *Der Vergleich zu den Signifikanzen der gemessenen h-Werte nach einer Stunde der Dehydrierung erbringt neue Signifikanzen zwischen der Variablen CM-503c (2°/D50) und dem CM-503c (2°/C) und zwischen CM-503c (10°/C) und (10°/D50) als auch zwischen CM-503i (2°/D65) und (10°/D50). Verloren gegangen sind Signifikanzen zwischen CM-503c (2°/D65) und CM-503i (2°/D65), zwischen CM-503c (2°/D50) und CM-503i (2°/D50, zwischen CM-503i (10°/D65) und CM-503i (10°/D65), zwischen CM-503c (10°/C) und CM-503i (10°/C) als auch zwischen CM-503i (2°/C) und (10°/D65).*

5.3.4.16 Einfluss des Farbmessapparatur, ihrer Messgeometrie, der Messöffnung, der Messfläche, des Normbeobachtungswinkels und der Lichtart auf die Ergebnisse der L*-Werte nach 1-stündiger Lagerung des Zahnes in Wasser innerhalb des Rehydrierungsprozesses

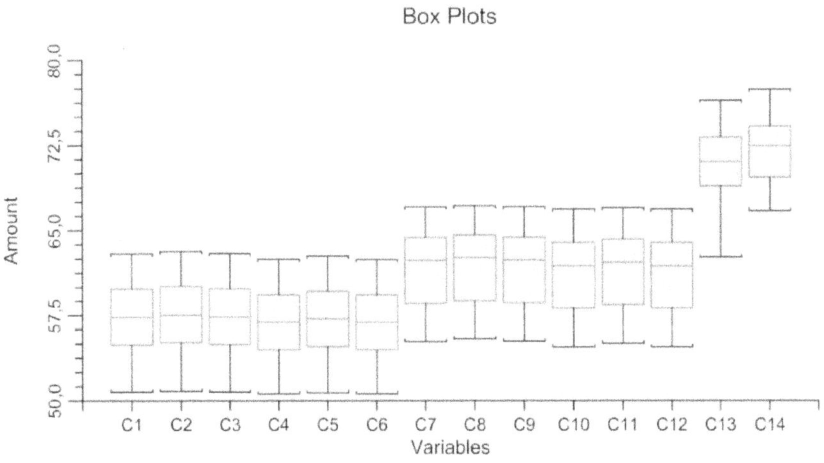

Abb. 5.3.-53 *Das Diagramm zeigt den Einfluss der Messapparaturen, deren Messgeometrie, der Messfläche, des Normbeobachtungswinkels und der Normlichtart (C1–C14) auf die Messergebnisse der L*-Werte nach 1-stündiger Rehydrierung. Die Ordinate trägt die L*-Werte. Zu dem Inhalt der Variablen der Abszisse s. Tab. 5.3.-33.*

Mess-apparatur	**Norm-beob.**	**Lichtart/ Messfläche** Ø in mm	**Nr. C**	**Mittelw.**	**Median**	**Standard-abw.**	**Min.**	**Max.**	Signifikanz (*nach E. Schaich A. Hamerle* 1984)
CM-503c		D 65/ 3	1	57,3205	57,4157	3,3810	50,7620	62,9539	8, 9, 13, 14
	2°	D 50/3	2	57,4844	57,5941	3,4056	50,8269	63,1500	13, 14
		C/3	3	57,3355	57,4340	3,3817	50,7693	62,9657	8, 13, 14
		D 65/ 3	4	56,9385	57,0107	3,3232	50,5960	62,4647	7, 8, 9, 11, 13, 14
	10°	D 50/3	5	57,1713	57,2707	3,3562	50,6903	62,7508	7, 8, 9, 13, 14
		C/3	6	56,9280	56,9926	3,3200	50,5924	62,4436	7, 8, 9, 11, 13, 14
CM-503 i		D 65/ 3	7	61,6826	62,4468	3,5013	55,1794	67,0617	4, 5, 6
	2°	D 50/3	8	61,9097	62,6903	3,4968	55,4327	67,1535	1, 3, 4, 5, 6
		C/3	9	61,7108	62,4712	3,4980	55,2152	67,0717	1, 4, 5, 6
		D 65/ 3	10	61,2416	61,9477	3,4960	54,6985	66,8637	14
	10°	D 50/3	11	61,5443	62,2784	3,4918	55,0328	66,9903	4, 6
		C/3	12	61,2408	61,9393	3,4922	54,7032	66,8606	13, 14
CR-241	2°	D65/0,3	13	71,0945	71,1100	3,7855	62,6400	76,4500	1, 2, 4, 5, 6, 12
		D 65/1,8	14	72,0475	72,5400	3,0822	66,7100	77,4200	1, 2, 3, 4, 5, 6, 10, 12

Tab. 5.3.-33 *Die Signifikanzverteilung ist bis auf die hier auftretende zusätzliche Signifikanz zwischen der höheren Variablen CR-241 (0,3 mm) zu der CM-503i (10°/C) identisch mit der der zur Nullzeit des Dehydrierungsprozesses gemessenen Werte.*

5.3.4.17 Einfluss des Farbmessapparatur, ihrer Messgeometrie, der Messöffnung, der Messfläche, des Normbeobachtungswinkels und der Lichtart auf die Ergebnisse der a*-Werte nach 1-stündiger Lagerung des Zahnes in Wasser innerhalb des Rehydrierungsprozesses

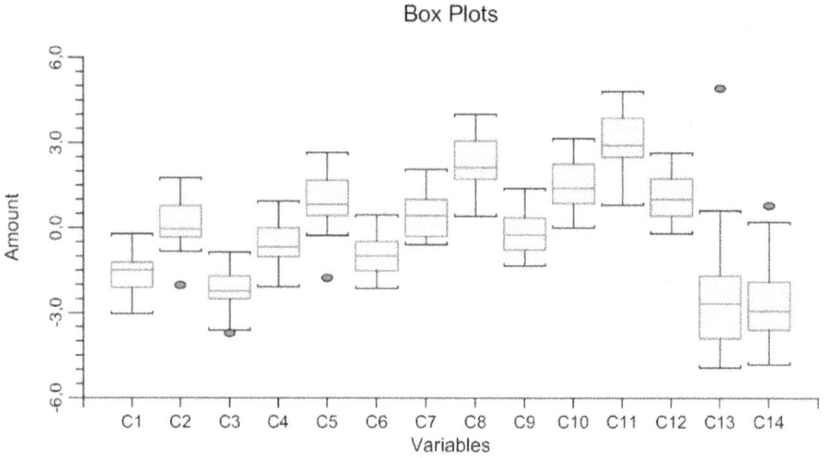

Abb. 5.3.-54 *Das Diagramm zeigt den Einfluss der Messapparaturen, deren Messgeometrie, der Messfläche, des Normbeobachtungswinkels und der Normlichtart (C1–C14) auf die Messergebnisse der a*-Werte nach 1-stündiger Rehydrierung. Die Ordinate trägt die a*-Werte. Zu dem Inhalt der Variablen der Abszisse s. Tab. 5.3.-34.*

Mess-apparatur	**Norm-beob.**	**Lichtart/ Messfläche** Ø in mm	**Nr. C**	**Mittelw.**	**Median**	**Standard-abw.**	**Min.**	**Max.**	Signifikanz (*nach E. Schaich A. Hamerle* 1984)
CM-503c	2°	D 65/ 3	1	-1,6385	-1,4561	0,7111	-3,0317	-0,2172	5, 8, 10, 11, 12
		D 50/3	2	0,0764	-0,0111	0,8547	-2,0314	1,7648	
		C/3	3	-2,1816	-2,2028	0,7505	-3,7328	-0,8666	5,7,8,10,11,12
	10°	D 65/ 3	4	-0,5788	-0,6454	0,7458	-2,0816	0,9352	8, 11
		D 50/3	5	0,9293	0,8590	1,0373	-1,7709	2,6584	1, 3, 13, 14
		C/3	6	-0,9810	-0,9623	0,6954	-2,1357	0,4546	9, 11
CM-503 i	2°	D 65/ 3	7	0,4358	0,4615	0,7619	-0,5908	2,0718	3, 13, 14
		D 50/3	8	2,3219	2,1660	0,8616	0,4054	4,0056	1, 3, 4, 13, 14
		C/3	9	-0,1851	-0,2102	0,7504	-1,3368	1,3866	6, 11, 13, 14
	10°	D 65/ 3	10	1,5012	1,4281	0,8130	0,0040	3,1547	1, 3
		D 50/3	11	3,1345	2,9476	0,9750	0,8020	4,8102	1,3,4,6,9,13,14
		C/3	12	1,0434	1,0351	0,7663	-0,1986	2,6491	1, 3, 13, 14
CR-241	2°	D65/0,3	13	-2,3530	-2,6350	2,2023	-4,9300	4,9200	5, 7, 8, 9, 11, 12
		D 65/1,8	14	-2,5350	-2,8900	1,4886	-4,8200	0,7800	5, 7, 8, 9, 11, 12

Tab. 5.3.-34 *Das CM-503c (10°/D50) als auch das CM-503i (2°/D50; 10°) messen die a*-Werte nach einer Stunde der Dehydrierung signifikant höher als das CM-503c (2°/D65/C). Ebenfalls höher sind die Variablen CM-503i (2°/D65) als die CM-503c(2°/C), die M-503i (2°/D50 und 10°/D50) als die CM-503c (10°/D65), die CR-241 als die CM-503c (10°/D50), CM-503i (2°, 10°/D50/C) sowie die Variable CM-503i (10°/D50) als die Variablen CM-503c (10°/D65/C) und CM-503i (2°/C).*

5.3.4.18 Einfluss des Farbmessapparatur, ihrer Messgeometrie, der Messöffnung, der Messfläche, des Normbeobachtungswinkels und der Lichtart auf die Ergebnisse der b*-Werte nach 1-stündiger Lagerung des Zahnes in Wasser innerhalb des Rehydrierungsprozesses

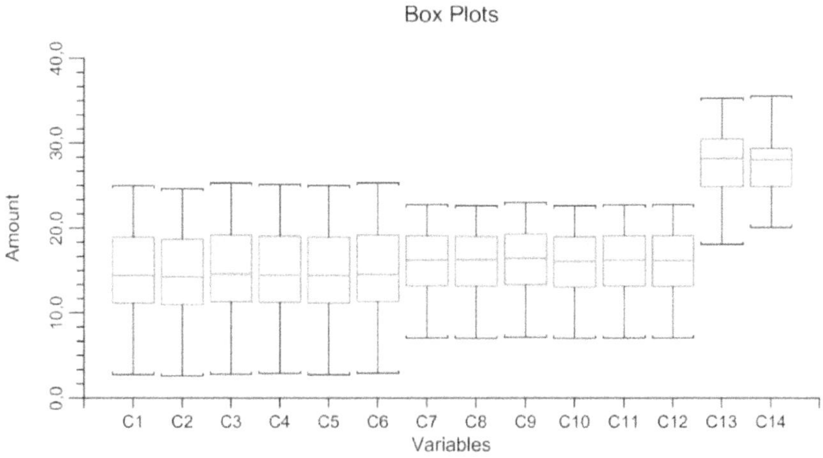

Abb. 5.3.-55 *Das Diagramm zeigt den Einfluss der Messapparaturen, deren Messgeometrie, der Messfläche, des Normbeobachtungswinkels und der Normlichtart (C1–C14) auf die Messergebnisse der b*-Werte nach 1-stündiger Rehydrierung. Die Ordinate trägt die b*-Werte. Zu dem Inhalt der Variablen der Abszisse s. Tab. 5.3.-35.*

Mess-apparatur	**Norm-beob.**	**Lichtart/ Messfläche Ø in mm**	**Nr. C**	**Mittelw.**	**Median**	**Standard-abw.**	**Min.**	**Max.**	Signifikanz (*nach E. Schaich A. Hamerle* 1984)
CM-503c	2°	D 65/ 3	1	14,8805	14,5320	5,6577	2,7399	24,9688	13, 14
		D 50/3	2	14,6921	14,3641	5,6118	2,5689	24,6192	13, 14
		C/3	3	15,0746	14,7206	5,7290	2,7817	25,2880	
	10°	D 65/ 3	4	14,9458	14,5837	5,6643	2,8794	25,1301	13, 14
		D 50/3	5	14,8864	14,5410	5,6672	2,7306	24,9968	13, 14
		C/3	6	15,0491	14,6820	5,7048	2,8987	25,3052	
CM-503 i	2°	D 65/ 3	7	16,0820	16,3672	3,9858	7,0449	22,7358	13, 14
		D 50/3	8	16,0516	16,3955	3,9721	7,0035	22,6269	13, 14
		C/3	9	16,2802	16,5658	4,0325	7,1288	23,0038	
	10°	D 65/ 3	10	15,9695	16,1931	3,9622	7,0069	22,6231	13, 14
		D 50/3	11	16,0864	16,3726	3,9845	7,0329	22,7271	13, 14
		C/3	12	16,0750	16,2984	3,9882	7,0475	22,7656	13, 14
CR-241	2°	D65/0,3	13	27,4445	28,2850	4,5711	18,0800	35,3100	1,2,4,5,7,8,10,11,12
		D 65/1,8	14	27,3730	28,1450	3,7621	20,0900	35,5700	1,2,4,5,7,8,10,11,12

Tab. 5.3.-35 *Das Signifikanzergebnis ist identisch mit dem der Messungen nach drei Stunden Dehydrierung.*

5.3.4.19 Einfluss der Farbmessapparatur, seiner Messgeometrie, der Messöffnung der Messfläche, des Normbeobachtungswinkels und der Lichtart auf die Ergebnisse der C*-Werte nach 1-stündiger Lagerung des Zahnes in Wasser innerhalb des Rehydrierungsprozesses

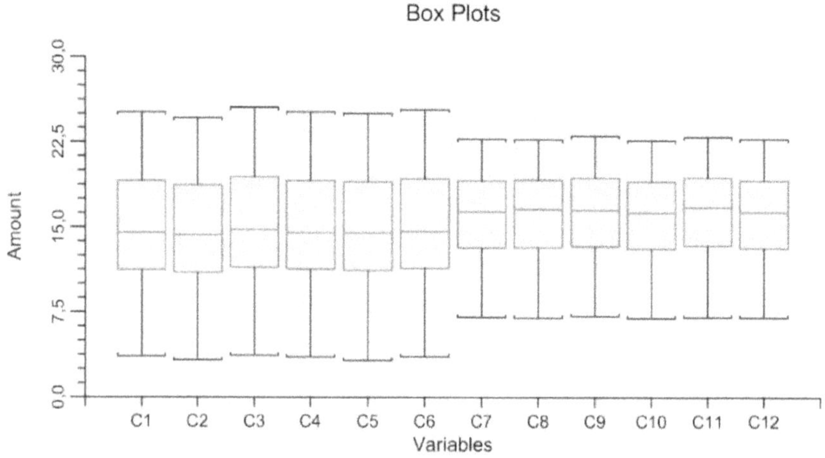

Abb. 5.3.-56 *Das Diagramm zeigt den Einfluss der Messapparaturen, deren Messgeometrie, der Messfläche, des Normbeobachtungswinkels und der Normlichtart (C1–C12) auf die Messergebnisse der C*-Werte nach 1-stündiger Rehydrierung. Die Ordinate trägt die C*-Werte. Zu dem Inhalt der Variablen der Abszisse s. Tab. 5.3.-36.*

Mess-apparatur	Norm-beob.	Lichtart/ Messfläche Ø in mm	Nr. C	Mittelw.	Median	Standard-abw.	Min.	Max.	Signifikanz (*nach E. Schaich A. Hamerle* 1984)
CM-503c	2°	D 65/ 3	1	15,0181	14,6064	5,5685	3,6102	25,1245	
		D 50/3	2	14,7435	14,3746	5,5350	3,2751	24,6195	3, 9, 11
		C/3	3	15,2769	14,8540	5,6507	3,6933	25,5458	2
	10°	D 65/ 3	4	15,0027	14,5987	5,5859	3,5530	25,1506	
		D 50/3	5	14,9615	14,5938	5,6341	3,2546	25,0303	
		C/3	6	15,1249	14,7122	5,6242	3,6005	25,3576	
CM-503 i	2°	D 65/ 3	7	16,1052	16,4330	3,9853	7,0626	22,7417	
		D 50/3	8	16,2349	16,6868	3,9955	7,0152	22,7137	
		C/3	9	16,2975	16,5950	4,0332	7,1714	23,0413	2
	10°	D 65/ 3	10	16,0568	16,3729	3,9737	7,0069	22,6489	
		D 50/3	11	16,4042	16,8570	4,0377	7,0785	22,9547	2
		C/3	12	16,1250	16,4172	3,9930	7,0503	22,7710	

Tab. 5.3.-36 *Das Signifikanzergebnis ist identisch mit dem der Messungen nach drei Stunden Dehydrierung.*

5.3.4.20 Einfluss der Farbmessapparatur, ihrer Messgeometrie, der Messöffnung, der Messfläche, des Normbeobachtungswinkels und der Lichtart auf die Ergebnisse der h-Werte nach 1-stündiger Lagerung des Zahnes in Wasser innerhalb des Rehydrierungsprozesses

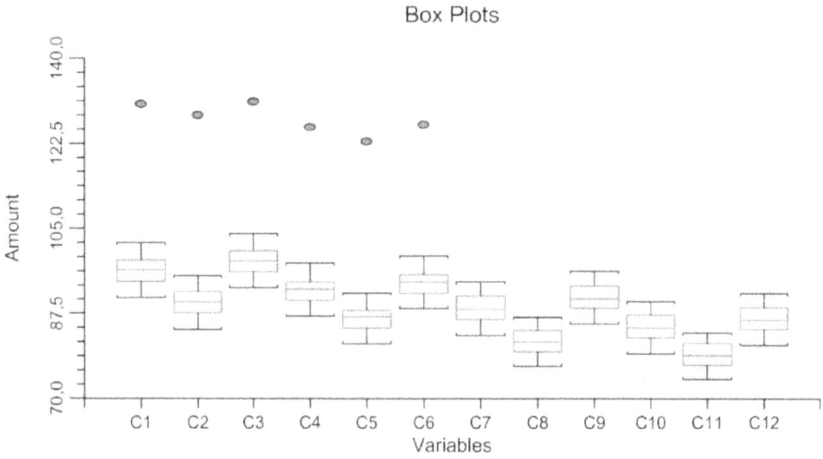

Abb. 5.3.-57 *Das Diagramm zeigt den Einfluss der Messapparaturen, deren Messgeometrie, der Messfläche, des Normbeobachtungswinkels und der Normlichtart (C1–C12) auf die Messergebnisse der h-Werte nach 1-stündiger Rehydrierung. Die Ordinate trägt die h-Werte. Zu dem Inhalt der Variablen der Abszisse s. Tab. 5.3.-37.*

Mess-apparatur	**Norm-beob.**	**Lichtart/ Messfläche O in mm**	**Nr. C**	**Mittelw.**	**Median**	**Standard-abw.**	**Min.**	**Max.**	Signifikanz (*nach E. Schaich A. Hamerle* 1984)
CM-503c		D 65/ 3	1	98,0560	96,6618	8,1868	90,7208	130,6288	5, 8, 10, 11, 12
	2°	D 50/3	2	91,6437	90,0154	9,0803	84,1280	128,3356	8, 11
		C/3	3	99,9534	98,5415	7,8568	92,8373	131,1334	5, 7, 8, 10, 11, 12
		D 65/ 3	4	93,9316	92,7314	8,0234	86,8929	125,8633	8, 10, 11
	10°	D 50/3	5	88,2374	86,9813	8,5897	81,2529	122,9657	1, 3, 6
		C/3	6	95,4079	94,2419	7,7986	88,4992	126,3815	5, 8, 10, 11, 12
CM-503 i		D 65/ 3	7	88,4866	88,5165	2,8497	82,9545	94,0548	3
	2°	D 50/3	8	81,7617	81,8432	2,7194	76,6294	86,6872	1, 2, 3, 4, 6, 9
		C/3	9	90,7005	90,6908	2,7603	85,3288	96,2428	8, 11
		D 65/ 3	10	84,6792	84,7256	2,8119	79,1894	89,9670	1, 3, 4, 6
	10°	D 50/3	11	78,9737	79,0721	2,6065	73,9918	83,4945	1, 2, 3, 4, 6, 9
		C/3	12	86,3418	86,3562	2,7563	80,9512	91,6142	1, 3, 6

Tab. 5.3.-37 *Die h-Werte werden mit dem CM-503c (2°/D65/C; 10°/C nach einer Stunde Rehydrierung signifikant höher erfasst als unter dem Modus 10°/D50 und mit dem CM-503i (2°/D50; 10°). Sowohl das CM-503c (2°/D50; 10°D65) als auch das CM-503i (2°/C) misst hier auf höherem Niveau als das CM-503 i (2°/D50; 10°D50), das CM-503c (2°/C) misst seinerseits entsprechend höher als das CM-503i (2°/D65), das CM-503c (2°/C) höher als das CM-503i (10°/D65), das CM-503i (2°/C) höher als (2°/D50) und das CM-503i (2°/C) entsprechend höher als es die Werte mit dem Modus 10°/D50 detektiert.*

5.3.4.21 Einfluss der Farbmessapparatur, ihrer Messgeometrie, der Messöffnung, der Messfläche, des Normbeobachtungswinkels und der Lichtart auf die Ergebnisse der L*-Werte nach 3-stündiger Lagerung des Zahnes in Wasser innerhalb des Rehydrierungsprozesses

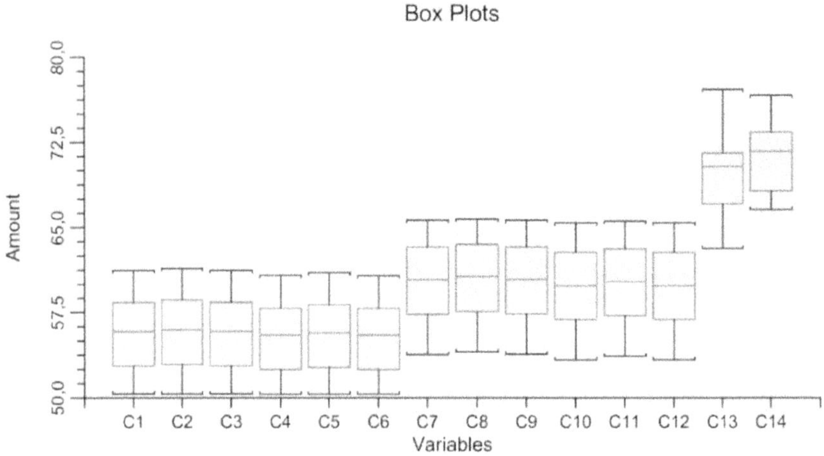

Abb. 5.3.-58 *Das Diagramm zeigt den Einfluss der Messapparaturen, deren Messgeometrie, der Messfläche, des Normbeobachtungswinkels und der Normlichtart (C1–C14) auf die Messergebnisse der L*-Werte nach 3-stündiger Rehydrierung. Die Ordinate trägt die L*-Werte. Zu dem Inhalt der Variablen der Abszisse s. Tab. 5.3.-38.*

Mess-apparatur	**Norm-beob.**	**Lichtart/ Messfläche** Ø in mm	**Nr. C**	**Mittelw.**	**Median**	**Standar-abw.**	**Min.**	**Max.**	Signifikanz (*nach E. Schaich A. Hamerle* 1984)
CM-503c	2°	D 65/ 3	1	55,6744	55,9147	3,1828	50,3378	61,2196	8, 9, 13, 14
		D 50/3	2	55,8205	56,0475	3,2089	50,3333	61,3894	13, 14
		C/3	3	55,6869	55,9262	3,1835	50,3372	61,2274	8, 13, 14
	10°	D 65/ 3	4	55,3250	55,6007	3,1205	50,3107	60,7759	7, 8, 9, 11, 13, 14
		D 50/3	5	55,5345	55,7912	3,1558	50,3118	61,0283	7, 8, 9. 13, 14
		C/3	6	55,3141	55,5908	3,1170	50,3082	60,7536	7, 8, 9, 11, 13, 14
CM-503 i	2°	D 65/ 3	7	60,1467	60,4984	3,6820	53,7945	65,6289	4, 5, 6,
		D 50/3	8	60,3690	60,7608	3,6783	54,0378	65,7353	1, 3, 4, 5, 6
		C/3	9	60,1747	60,5284	3,6785	53,8292	65,6409	1, 4, 5, 6
	10°	D 65/ 3	10	59,7175	59,9702	3,6724	53,3345	65,4048	14
		D 50/3	11	60,0133	60,3238	3,6702	53,6553	65,5504	4, 6
		C/3	12	59,7173	59,9658	3,6682	53,3393	65,4019	14
CR-241	2°	D65/0,3	13	70,1585	70,4300	3,8501	63,1500	77,1700	1, 2, 3, 4, 5, 6,
		D 65/1,8	14	71,1290	71,8000	3,2167	66,5700	76,6500	1,2,3,4,5,6,10,12

Tab. 5.3.-38 *Nach 3 Stunden der Rehydrierung sind die Signifikanzverhältnisse mit denen der zu Beginn des Dehydrierungsprozesses gemessenen Werte identisch.*

5.3.4.22 Einfluss der Farbmessapparatur, ihrer Messgeometrie, der Messöffnung, der Messfläche, des Normbeobachtungswinkels und der Lichtart auf die Ergebnisse der a*-Werte nach 3-stündiger Lagerung des Zahnes in Wasser innerhalb des Rehydrierungsprozesses

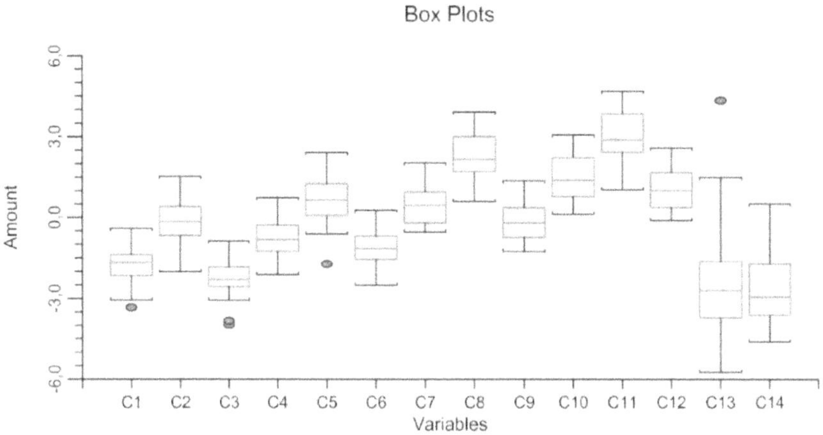

Abb. 5.3.-59 *Das Diagramm zeigt den Einfluss der Messapparaturen, deren Messgeometrie, der Messfläche, des Normbeobachtungswinkels und der Normlichtart (C1–C14) auf die Messergebnisse der a*-Werte nach 3-stündiger Rehydrierung. Die Ordinate trägt die a*-Werte. Zu dem Inhalt der Variablen der Abszisse s. Tab. 5.3.-39.*

Mess-apparatur	Norm-beob.	Lichtart/ Messfläche Ø in mm	Nr. C	Mittelw.	Median	Standard-abw.	Min.	Max.	Signifikanz (*nach E. Schaich A. Hamerle* 1984)
CM-503c	2°	D 65/3	1	-1,7650	-1,6294	0,7307	-3,3368	-0,4038	8, 10, 11, 12
		D 50/3	2	-0,1749	-0,1279	0,8158	-2,0130	1,5331	11
		C/3	3	-2,2622	-2,2590	0,7943	-3,9772	-0,8715	5,7,8,10,11,12
	10°	D 65/3	4	-0,7857	-0,7812	0,7176	-2,1133	0,7319	8, 11
		D 50/3	5	0,6169	0,6813	0,9834	-1,7276	2,4178	3, 13, 14
		C/3	6	-1,1536	-1,1184	0,6863	-2,5043	0,2645	8, 10, 11
CM-503 i	2°	D 65/3	7	0,4691	0,4856	0,7549	-0,5415	2,0344	3,, 14
		D 50/3	8	2,3140	2,1964	0,8289	0,5917	3,9136	1, 3, 4, 6, 13, 14
		C/3	9	-0,1374	-0,1655	0,7473	-1,2629	1,3721	11
	10°	D 65/3	10	1,4942	1,4229	0,7901	0,1215	3,0729	3, 6, 13, 14
		D 50/3	11	3,0935	2,9142	0,9245	1,0263	4,6832	1,2,3,4,6,9,13,14
		C/3	12	1,0469	1,0340	0,7501	-0,1110	2,5843	1, 3, 13, 14
CR-241	2°	D65/0,3	13	-2,3440	-2,6650	2,2882	-5,7400	4,3400	5, 8, 10, 11, 12
		D 65/1,8	14	-2,5790	-2,9050	1,3882	-4,6100	0,5100	5,7,8,10,11,12

Tab. 5.3.-39 *Nach 3 Stunden der Rehydrierung misst das CM-503c (2°/D65/C) signifikant niedrigere C*-Werte als das CM-503i (2°/D50; 10°), das CM-503c (2°/D50) entsprechend niedrigere Werte als das CM-503i (10°/D50), das CM-503c (2°/C) niedrigere als unter dem Modus 10°/D50 und als das CM-503i (2°/D65), das CM-503i (2°/D50) und das CM-503i (10°/D50) höhere als das CM-503c (10°/D65) als auch das CM-503c (10°/D50), CM-503i (2°/D50; 10°) höhere als das CR-241, das CM-503i (2°/D65) höhere als das CR-241 (1,8 mm). Weiterhin misst sowohl das CM-503i (2°/D50; 10°/D65/C) in Relation zu CM-503c (10°/C) als auch das CM-503i (10°/D50) signifikant höher als es bei 2°/C detektiert.*

5.3.4.23 Einfluss der Farbmessapparatur, ihrer Messgeometrie, der Messöffnung bzw. der Messfläche, des Normbeobachtungswinkels und der Lichtart auf die Ergebnisse der b*-Werte nach 3-stündiger Lagerung des Zahnes in Wasser innerhalb des Rehydrierungsprozesses

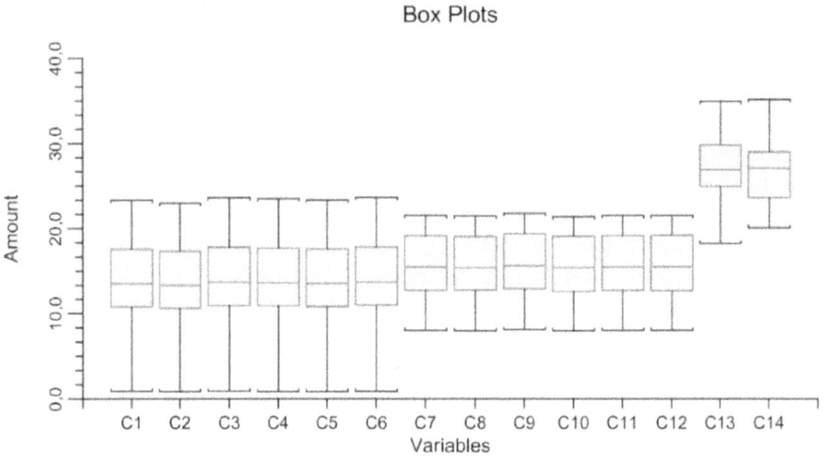

Abb. 5.3.-60 *Das Diagramm zeigt den Einfluss der Messapparaturen, deren Messgeometrie, der Messfläche, des Normbeobachtungswinkels und der Normlichtart (C1–C14) auf die Messergebnisse der b*-Werte nach 3-stündiger Rehydrierung. Die Ordinate trägt die b*-Werte. Zu dem Inhalt der Variablen der Abszisse s. Tab. 5.3.-40.*

Mess-apparatur	Norm-beob.	Lichtart/ Messfläche Ø in mm	Nr. C	Mittelw.	Median	Standard-abw.	Min.	Max.	Signifikanz (*nach E. Schaich A. Hamerle* 1984)
CM-503c	2°	D 65/ 3	1	13,6924	13,6419	5,6332	0,8757	23,3152	9, 13, 14
		D 50/3	2	13,5012	13,4507	5,5828	0,8506	22,9611	9, 11, 13, 14
		C/3	3	13,8721	13,8205	5,7040	0,8924	23,6141	13, 14
	10°	D 65/ 3	4	13,7704	13,7278	5,6447	0,8469	23,4897	13, 14
		D 50/3	5	13,6974	13,6527	5,6424	0,8369	23,3370	9, 13, 14
		C/3	6	13,8657	13,8205	5,6838	0,8596	23,6525	13, 14
CM-503 i	2°	D 65/ 3	7	15,6451	15,5721	3,7088	8,0094	21,5241	
		D 50/3	8	15,6151	15,5063	3,6944	7,9640	21,4850	
		C/3	9	15,8401	15,7652	3,7528	8,1067	21,7896	1, 2, 5
	10°	D 65/ 3	10	15,5396	15,5155	3,6882	7,9718	21,3806	13, 14
		D 50/3	11	15,6522	15,5898	3,7072	8,0015	21,5360	2
		C/3	12	15,6440	15,6165	3,7131	8,0198	21,5245	
CR-241	2°	D65/0,3	13	27,0395	27,0350	4,3283	18,2400	34,9400	1, 2, 3, 4, 5, 6, 10
		D 65/1,8	14	26,5735	27,2250	3,9774	20,1100	35,1700	1, 2, 3, 4, 5, 6, 10

Tab. 5.3.-40 *Das CM-503i (2 °C) misst auf signifikant höherem Niveau als das CM-503c (2 °D65/D50; 10 °/D50). Weiterhin erfasst das CM-503i (10/D50) die Werte signifikant höher als das CM-503c (2 °/D50) und das CR-241 detektiert signifikant höhere Werte als das bei dem CM-503c (2 °; 10 °) und dem CM-503i (10 °/D65) der Fall ist.*

5.3.4.24 Einfluss der Farbmessapparatur, ihrer Messgeometrie, der Messöffnung, der Messfläche, des Normbeobachtungswinkels und der Lichtart auf die C*-Werte Ergebnisse nach 3-stündiger Lagerung des Zahnes in Wasser innerhalb des Rehydrierungsprozesses

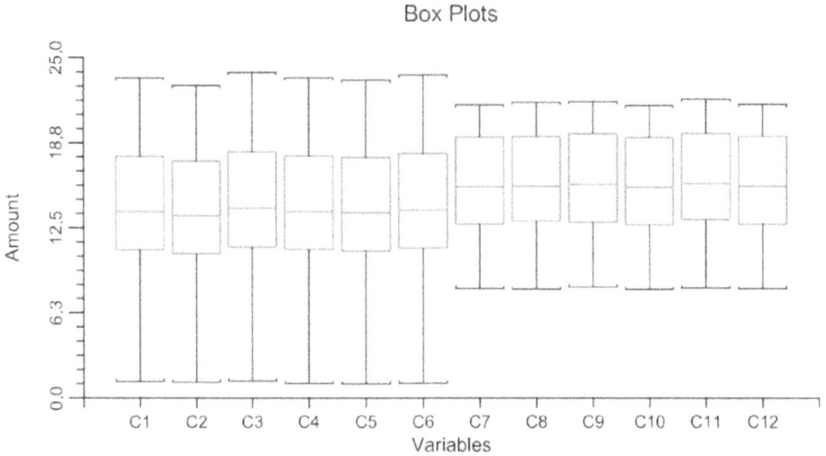

Abb. 5.3.-61 *Das Diagramm zeigt den Einfluss der Messapparaturen, deren Messgeometrie, der Messfläche, des Normbeobachtungswinkels und der Normlichtart (C1–C12) auf die Messergebnisse der C*-Werte nach 3-stündiger Rehydrierung. Die Ordinate trägt die C*-Werte. Zu dem Inhalt der Variablen der Abszisse s. Tab. 5.3.-41.*

Mess-apparatur	**Norm-beob.**	**Lichtart/ Messfläche** Ø in mm	**Nr.**	**Mittelw.**	**Median**	**Standard-abw.**	**Min.**	**Max.**	**Signifikanz** *(nach E. Schaich A. Hamerle 1984)*
CM-503c		D 65/ 3	1	13,8596	13,7561	5,5403	1,2183	23,5152	9, 11
	2°	D 50/3	2	13,5618	13,4544	5,4899	1,1636	22,9676	8, 9, 11, 12
		C/3	3	14,1065	14,0042	5,6260	1,2473	23,9231	
		D 65/ 3	4	13,8426	13,7557	5,5611	1,0733	23,5304	9, 11
	10°	D 50/3	5	13,7631	13,6728	5,5952	1,0405	23,3511	9, 11
		C/3	6	13,9614	13,8739	5,6012	1,0901	23,7333	
CM-503 i		D 65/ 3	7	15,6701	15,5752	3,7061	8,0211	21,5411	
	2°	D 50/3	8	15,8025	15,6340	3,7114	7,9859	21,7287	2
		C/3	9	15,8576	15,7766	3,7523	8,1418	21,7897	1, 2, 4, 5
		D 65/ 3	10	15,6286	15,5548	3,6956	7,9727	21,5033	
	10°	D 50/3	11	15,9706	15,8271	3,7515	8,0670	21,9713	1, 2, 4, 5
		C/3	12	15,6956	15,6322	3,7148	8,0206	21,5908	2

Tab. 5.3.-41 *Das CM-503i (2 °/C; 10 °/D50) detektiert die C*-Werte nach drei Stunden der Rehydrierung auf einem signifikant höheren Niveau als das CM-503c (2 °/D65/D50; 10 °/D65/D50). Hinzu kommen die signifikant höheren Werte des CM-503i (2 °/D50; 10 °/C).*

5.3.4.25 Einfluss der Farbmessapparatur, ihrer Messgeometrie, der Messöffnung, der Messfläche, des Normbeobachtungswinkels und der Lichtart auf die Ergebnisse der h-Werte nach 3-stündiger Lagerung des Zahnes in Wasser innerhalb des Rehydrierungsprozesses

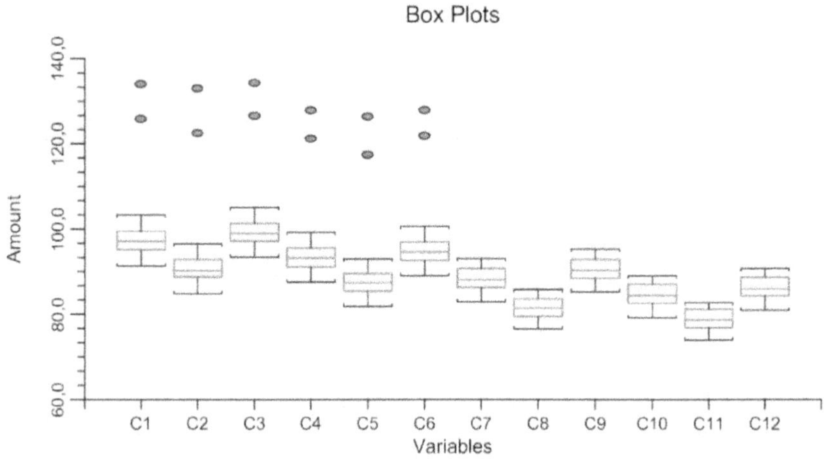

Abb. 5.3.-62 *Das Diagramm zeigt den Einfluss der Messapparaturen, deren Messgeometrie, der Messfläche, des Normbeobachtungswinkels und der Normlichtart (C1–C12) auf die Messergebnisse der h-Werte nach 3-stündiger Rehydrierung. Die Ordinate trägt die h-Werte. Zu dem Inhalt der Variablen der Abszisse s. Tab. 5.3.-42.*

Mess-apparatur	**Norm-beob.**	**Lichtart/ Messfläche** Ø in mm	**Nr. C**	**Mittelw.**	**Median**	**Standard-abw.**	**Min.**	**Max.**	Signifikanz (*nach E. Schaich A. Hamerle* 1984)
CM-503c	2°	D 65/ 3	1	100,4273	97,3953	10,6077	91,3695	134,0486	5, 7, 8, 10, 11, 12
		D 50/3	2	94,2176	90,4836	11,9636	84,7781	133,0288	8, 11
		C/3	3	102,2207	99,2069	10,1554	93,4630	134,3211	5, 7, 8, 10, 11, 12
	10°	D 65/ 3	4	96,2456	93,4734	10,1739	87,5158	127,8961	8, 10, 11
		D 50/3	5	90,6786	87,6068	11,1427	81,8600	126,4551	1, 3
		C/3	6	97,6379	94,8857	9,8181	89,1081	127,9497	
CM-503 i	2°	D 65/ 3	7	88,2644	88,3852	2,9168	82,8769	93,1039	1, 3,
		D 50/3	8	81,5130	81,6740	2,7896	76,5462	85,7507	1, 2, 3, 4, 6, 9
		C/3	9	90,4884	90,5716	2,8220	85,2408	95,3156	11
	10°	D 65/ 3	10	84,5042	84,6097	2,8751	79,1657	89,1266	1, 3, 4, 6
		D 50/3	11	78,7751	78,9013	2,6731	73,9575	82,6912	1, 2, 3, 4, 6, 9
		C/3	12	86,1738	86,2489	2,8170	80,9180	90,7930	1, 3, 6

Tab. 5.3.-42 *Sowohl das CM-503c (10°/D50) selbst als auch das CM-503i (2°/D65/D50; 10°) messen auf einem signifikant niedrigeren Niveau als das CM-503c (2°/D65/C). Sowohl das CM-503c (2°/D50/C) misst signifikant höhere Werte als das CM-503i (2°/D50; 10°/D50) als auch das CM-503c (10°/D65) entsprechend höhere als das CM-503i (10°/D65).*

5.3.4.26 Vergleich der Spektralkurven der Spektralphotometer CM-503c und CM-503i

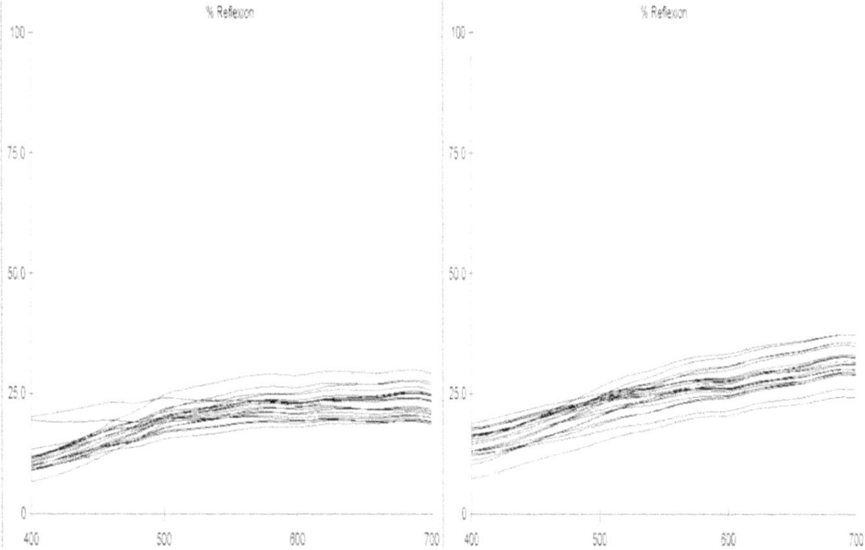

Abb. 5.3.-63 *Spektralkurven der Spektralphotometer CM-503c mit 45/0°-Messgeometrie (links) und CM-503i mit einer d/8°-Messgeometrie (rechts) vor der Lufttrocknung an natürlich feuchten Zähnen. Die Ordinate beschreibt die Reflexion (%) und die Abszisse die Wellenlänge (nm).*

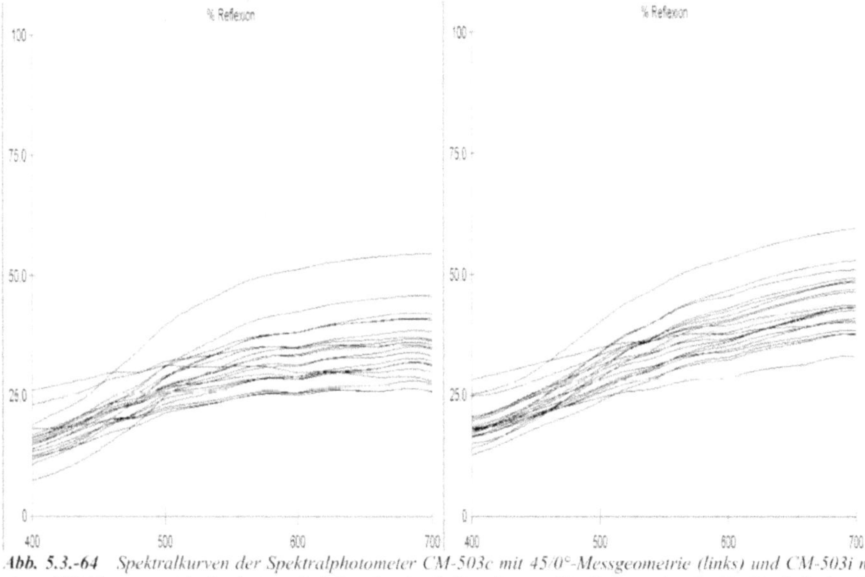

Abb. 5.3.-64 *Spektralkurven der Spektralphotometer CM-503c mit 45/0°-Messgeometrie (links) und CM-503i mit einer d/8°-Messgeometrie (rechts) nach 3 Stunden der Lufttrocknung. Die Ordinate beschreibt die Reflexion (%) und die Abszisse die Wellenlänge (nm).*

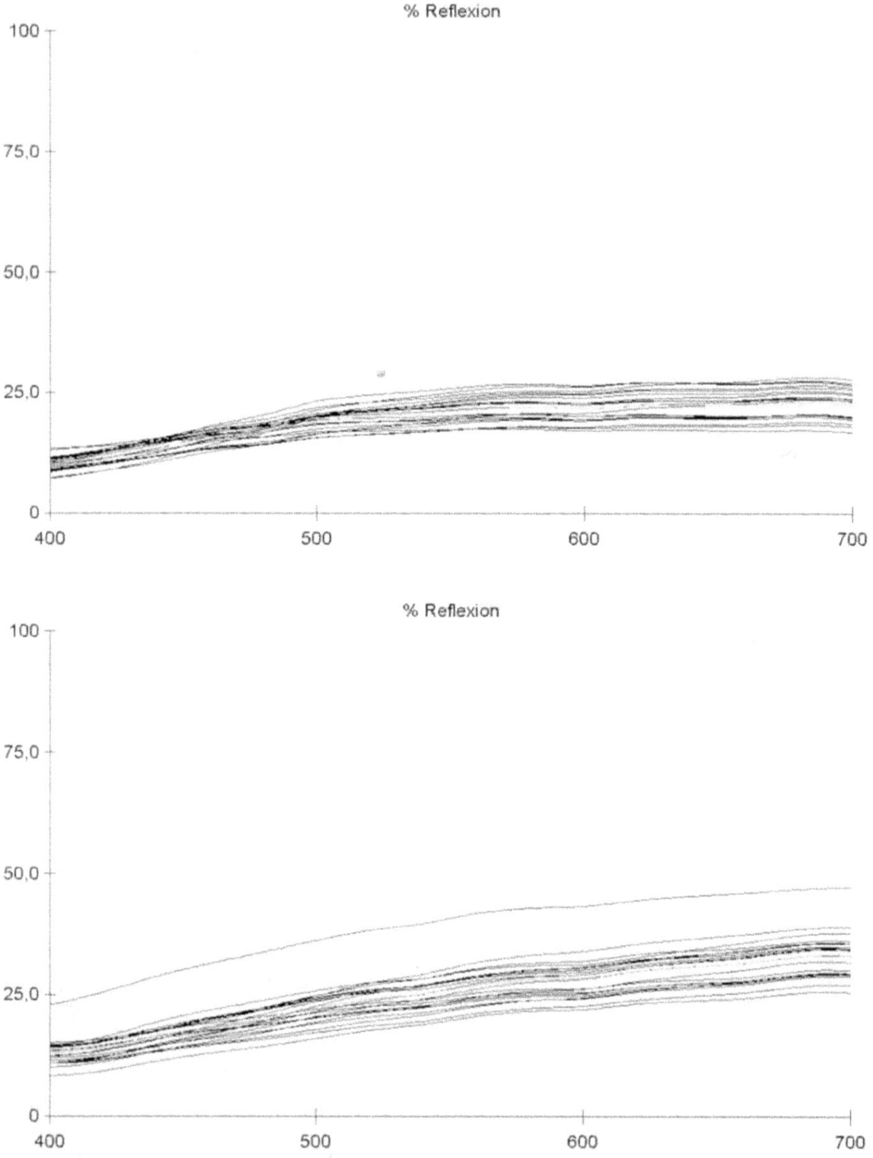

Abb. 5.3.-65 *Spektralkurven der Spektralphotometer CM-503c mit 45/0°-Messgeometrie (oben) und CM-503i mit einer d/8°-Messgeometrie (unten) nach 16 Stunden der Rehydrierung. Die Ordinate beschreibt die Reflexion (%) und die Abszisse die Wellenlänge (nm).*

5.3.4.27 Vergleich der Messgeräte anhand der L*-, a*-, b*-, C*-, h-Werteentwicklung innerhalb des De- und Rehydrierungsprozesses

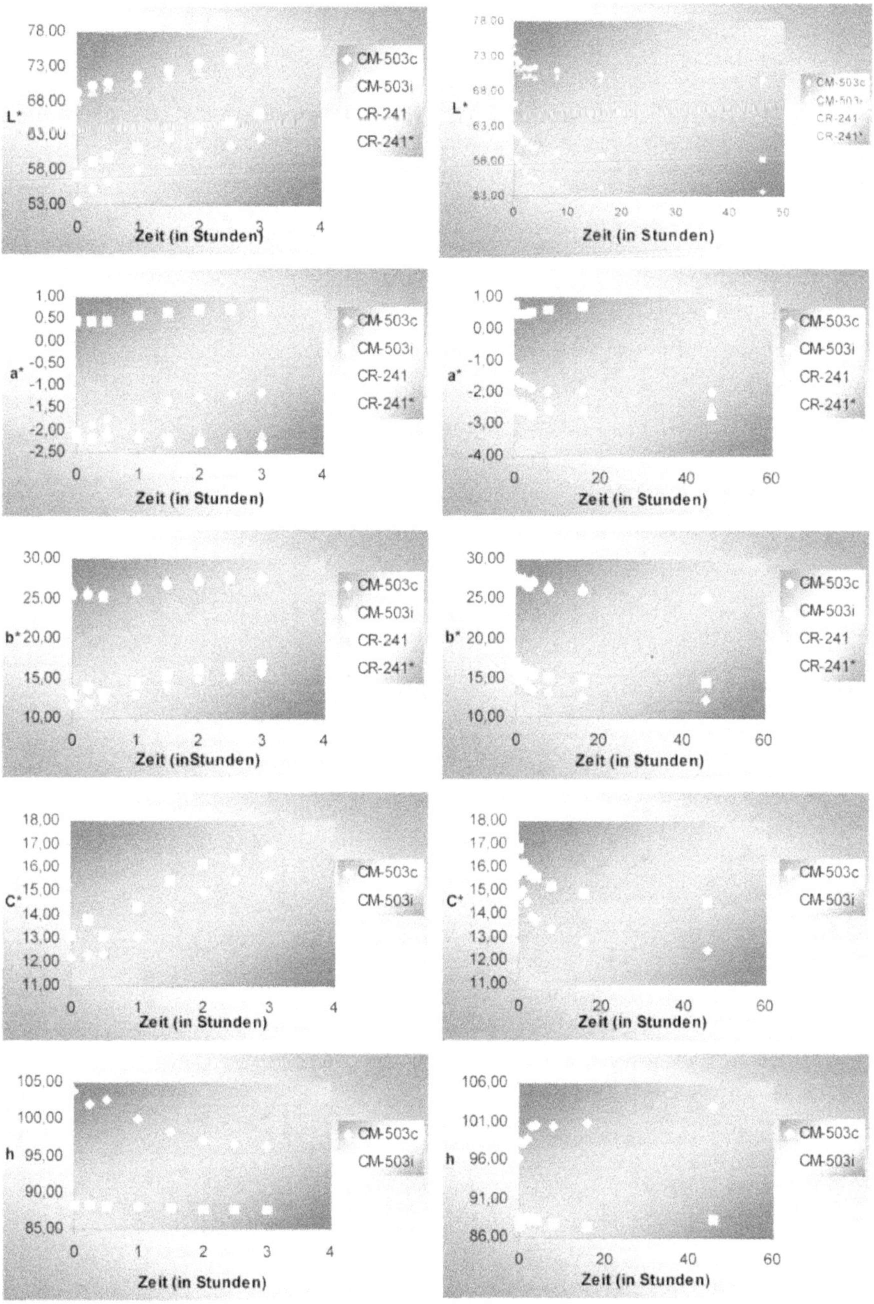

Abb. 5.3.-66 (s. Seite zuvor) Gegenüberstellung der mit den Spektralphotometern CM-503c, CM-503i und dem mikroskopischen Chromameter CR-241 während des De- (links) und Rehydrierungsprozesses (rechts) gemessenen L*a*b*C*h-Werte. Das CR-241 misst sowohl auf einer Messfläche von 0,3 mm als auch 1,8 mm(*) Durchmesser. Alle im Diagramm dargestellten Ergebnisse wurden unter einem Normbeobachtungswinkel von 2° und Nutzung der Normlichtart D65 gewonnen.

5.3.4.28 Gegenüberstellung der mit den Spektralphotometern CM-503c und CM-503i sowie mit dem mikroskopischen Chromameter erstellten Zahnfarbräume.

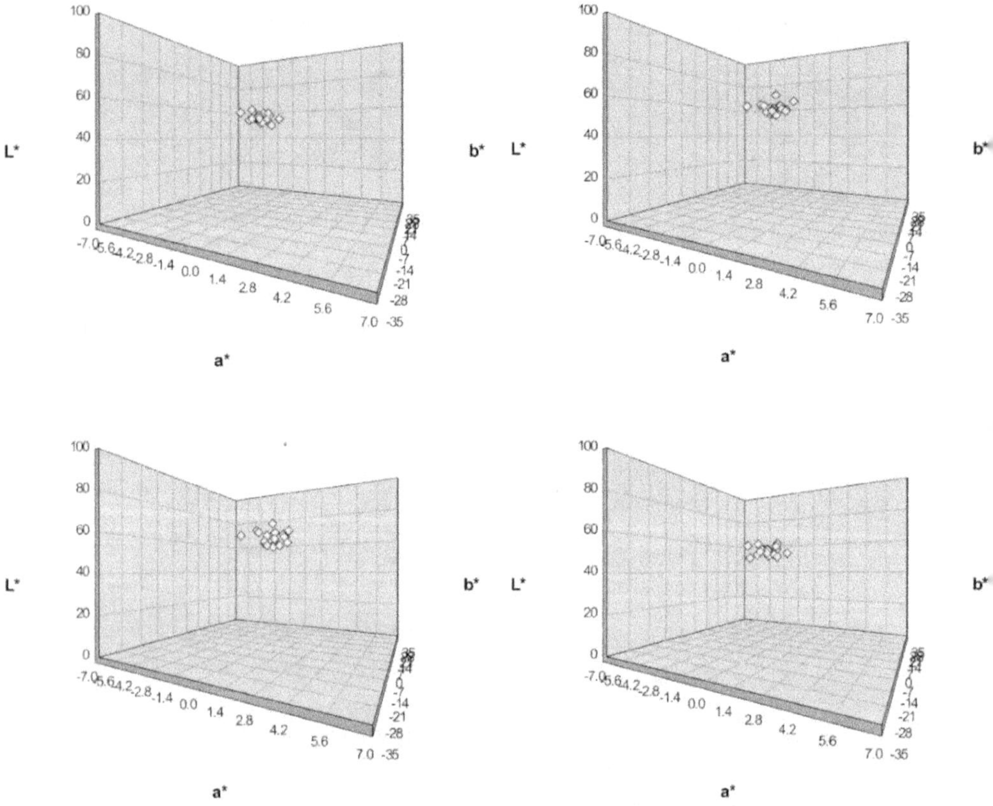

Abb. 5.3.-67 Zahnfarbräume vor der Lufttrocknung an natürlich feuchten Zähnen (oben links), nach einer Stunde der Dehydrierung (oben rechts), nach 3 Stunden der Lufttrocknung (unten links) und nach 48 Stunden der Rehydrierung (unten rechts). Gemessen wurde mit dem Spektralphotometer CM-503c unter einem Beobachtungswinkel von 2° und Nutzung der Normlichtart D65.

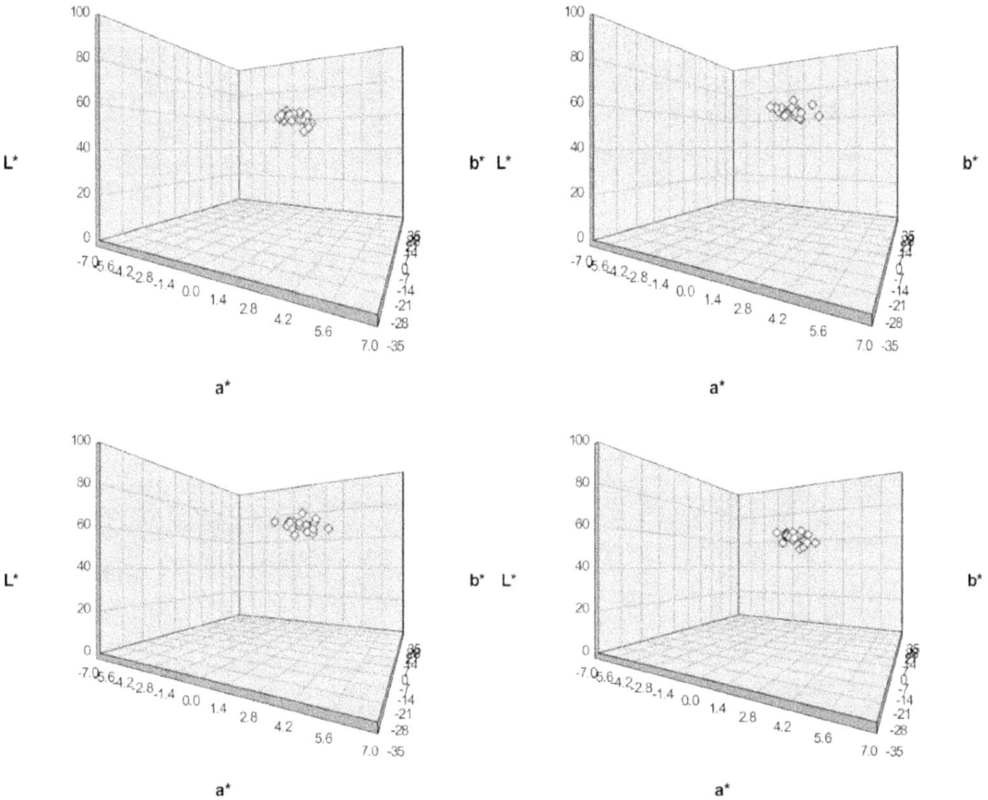

Abb. 5.3.-68 *Zahnfarbräume vor der Lufttrocknung an natürlich feuchten Zähnen (oben links), nach einer Stunde der Dehydrierung (oben rechts), nach 3 Stunden der Lufttrocknung (unten links) und nach 48 Stunden der Rehydrierung (unten rechts). Gemessen wurde mit dem Spektralphotometer CM-503i unter einem Beobachtungswinkel von 2° und Nutzung der Normlichtart D65.*

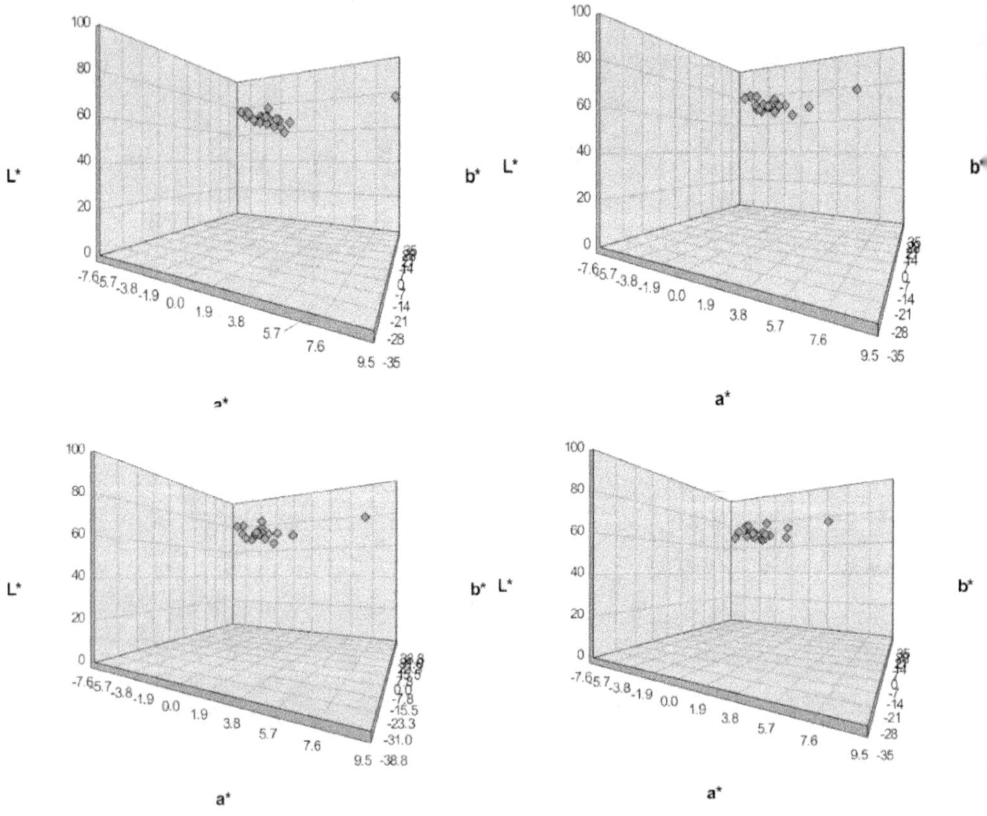

Abb. 5.3.-69 *Zahnfarbräume vor der Lufttrocknung am natürlich feuchten Zahn (oben links), nach einer Stunde der Dehydrierung (oben rechts), nach 3 Stunden der Lufttrocknung (unten links) und nach 48 Stunden der Rehydrierung (unten rechts). Gemessen wurde mit dem mikroskopischen Chromameter CR-241 unter einem Beobachtungswinkel von 2° und Nutzung der Normlichtart D65 auf einer Messfläche von 0,3 mm Durchmesser.*

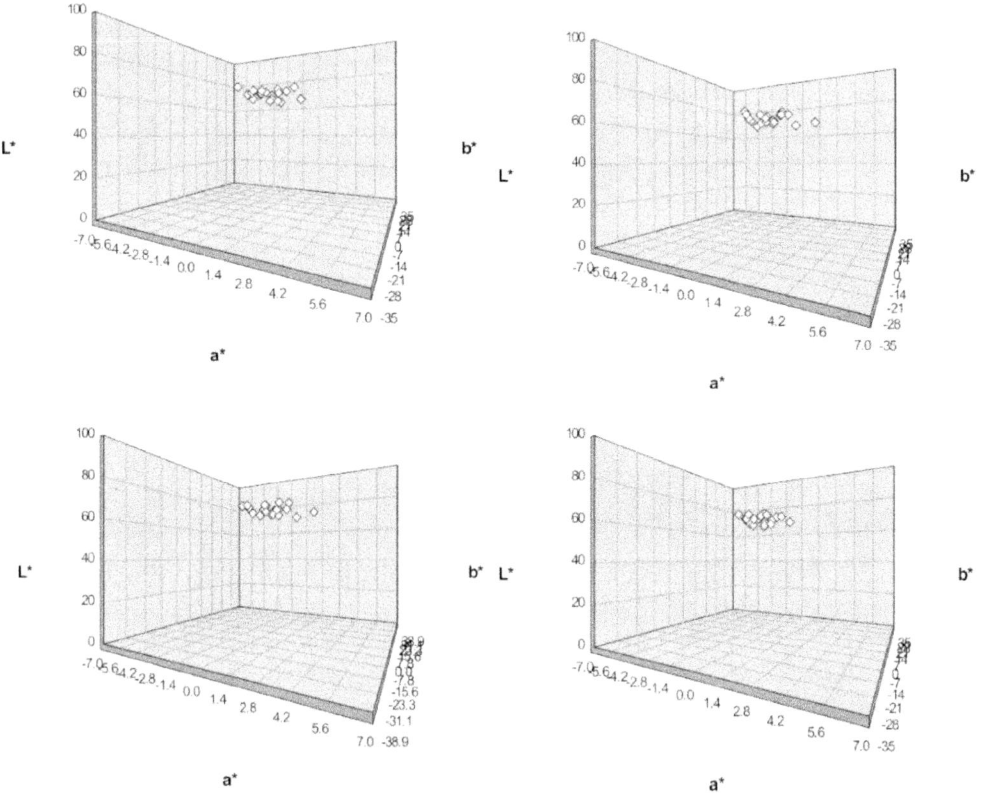

Abb. 5.3.-70 *Zahnfarbräume vor Dehydrierung an natürlich feuchten Zähnen (oben links), nach einer Stunde der Dehydrierung (oben rechts), nach 3 Stunden der Lufttrocknung (unten links) und nach 48 Stunden der Rehydrierung (unten rechts). Gemessen wurde mit dem mikroskopischen Chromameter CR-241 unter einem Beobachtungswinkel von 2° und Nutzung der Normlichtart D65, auf einer Messfläche von 1,8 mm Durchmesser.*

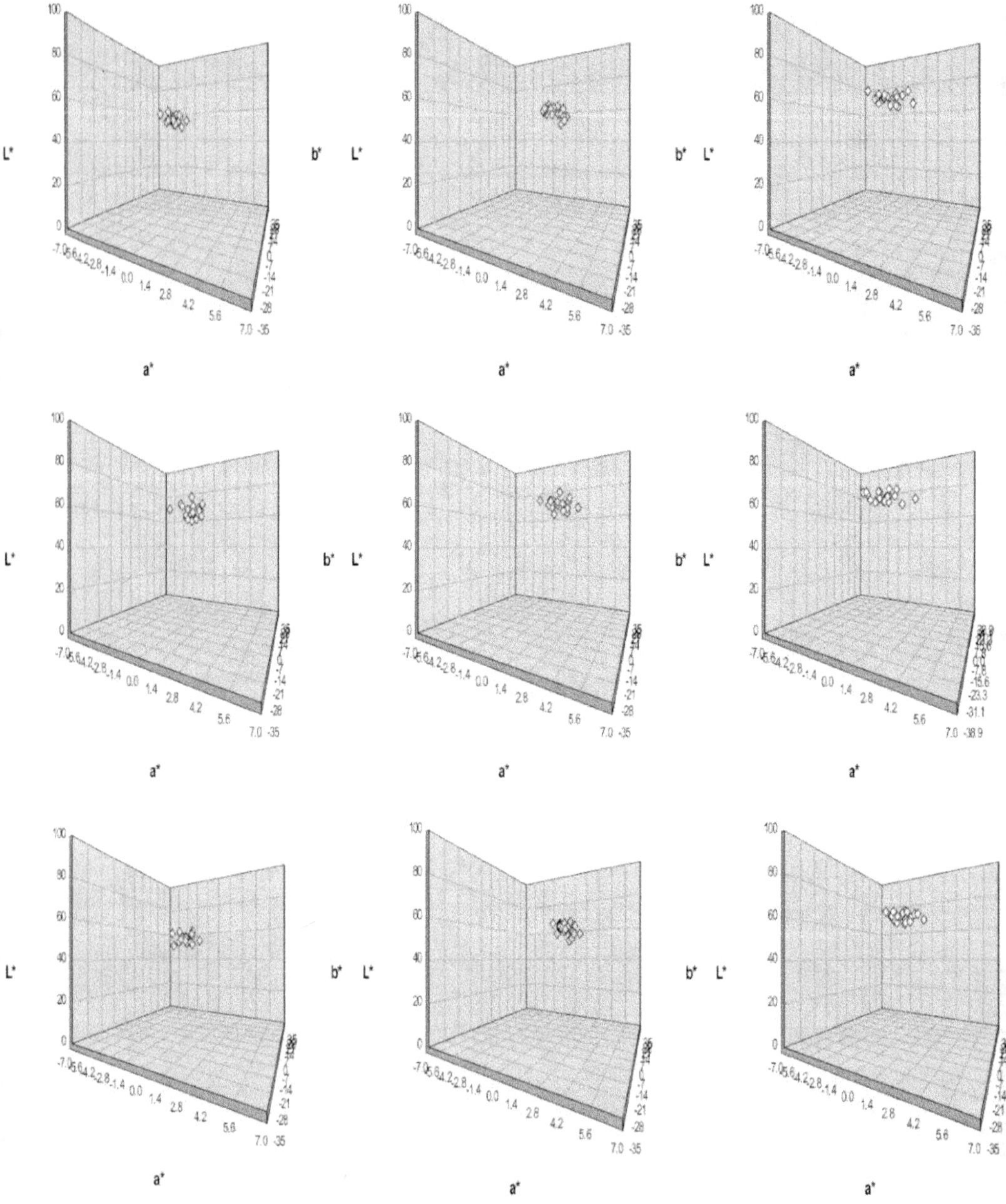

Abb. 5.3.-71 *Direkte Gegenüberstellung der Zahnfarbräume der Spektralphotometer CM-503c (linke Reihe), CM-503i (mittlere Reihe) und des mikroskopischen Chromameters (rechte Reihe) von natürlich feuchten Zähnen (oben), von Zähnen nach 3-stündiger Lufttrocknung (mittlere Reihe) und nach 16-stündiger Rehydrierung (unten).*

5.3.5 Subjektive Farbringbestimmung – Subjektive Farberfassung des De- und Rehydrierungsprozesses

Zur Methodik der Auswertung der subjektiven Farbringbestimmung s. Kap. 5.2.5.1

5.3.5.1 Subjektive Erfassung des De- und Rehydrierungsprozesses in den L*a*b*-Werten der Fa. VITA

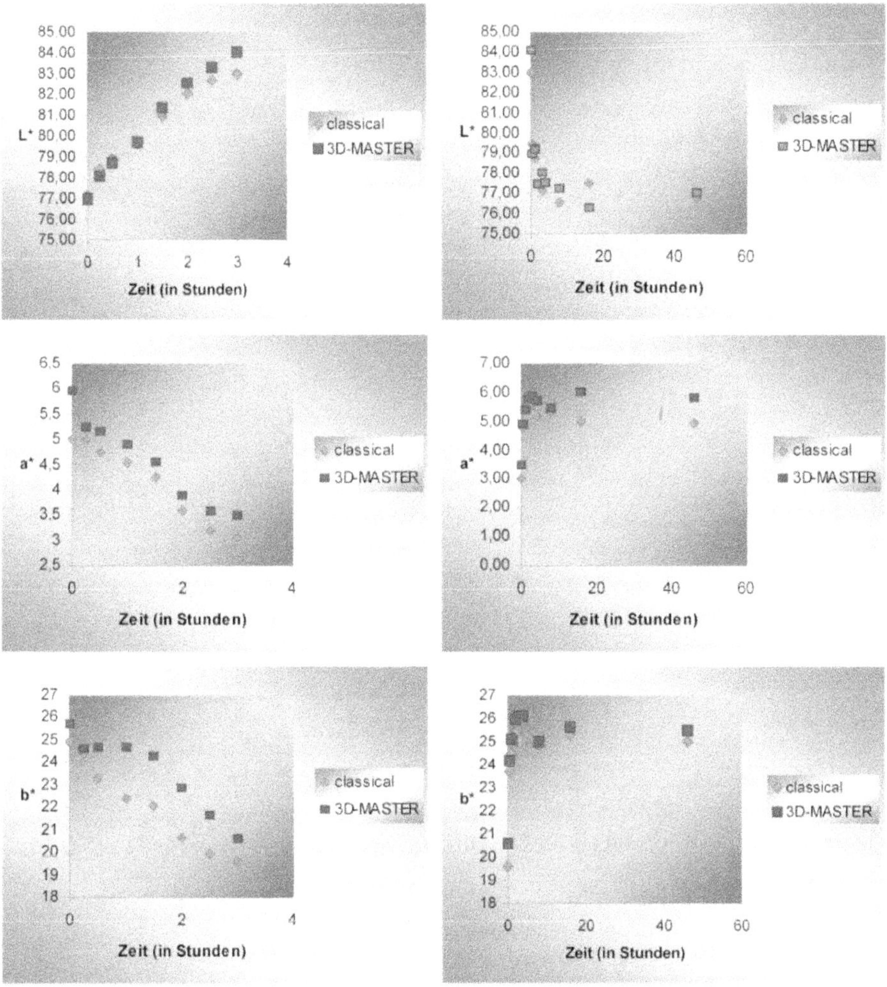

Abb. 5.3.-72 *Subjektive Farbmusterbestimmung während des De- (links) und Rehydrierungsprozesses (rechts). Eine Gegenüberstellung der erwählten Farbringproben des VITAPAN classical und des VITAPAN 3D-MASTER. Die Farbringproben sind in den L*a*b*-Werten, welche von der Fa. VITA für gleichbezeichnete angegeben sind, dargestellt*

5.3.5.2 Subjektive Erfassung des De- und Rehydrierungsprozesses in den L*-, a*-, b*-Werten des Spektralphotometers CM-503c

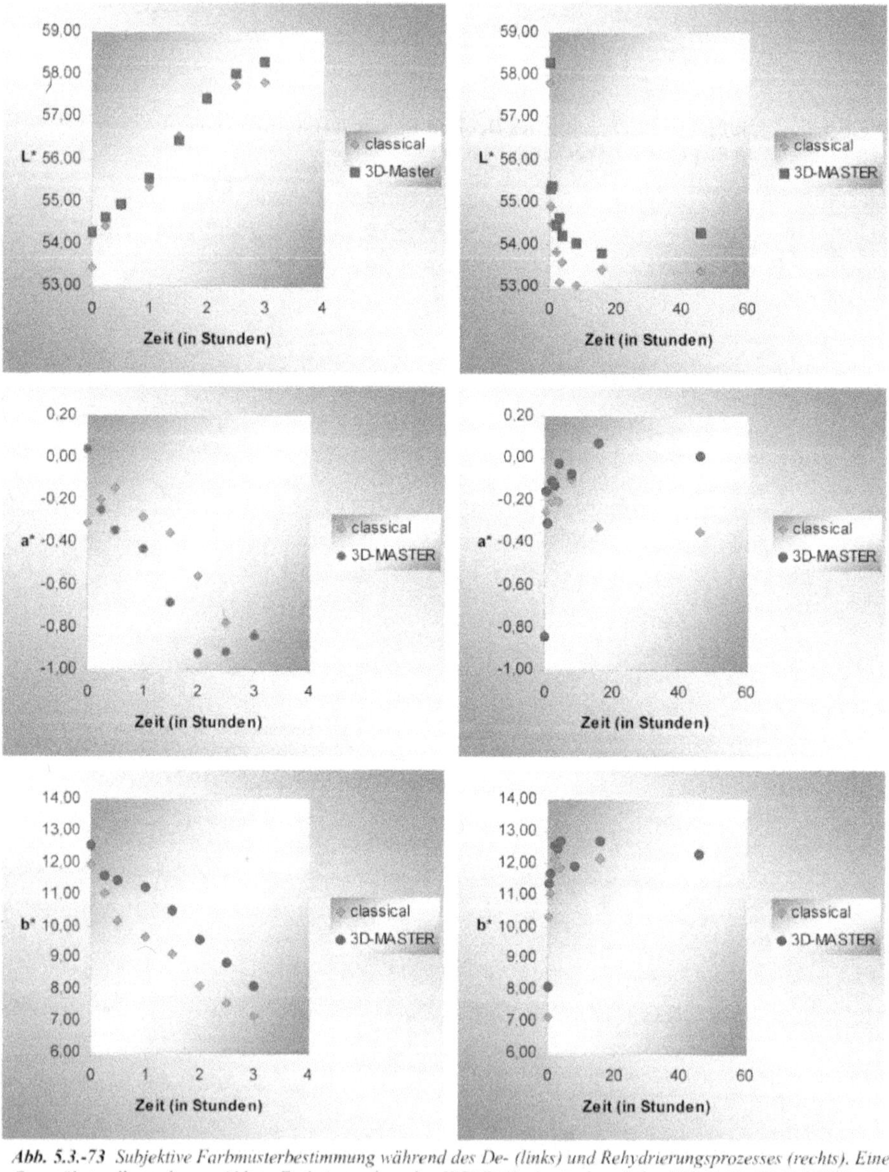

*Abb. 5.3.-73 Subjektive Farbmusterbestimmung während des De- (links) und Rehydrierungsprozesses (rechts). Eine Gegenüberstellung der erwählten Farbringproben des VITAPAN classical und des VITAPAN 3D-MASTER. Die Farbringproben sind in den L*a*b*-Werten, welche in der Voruntersuchung für entsprechend gleich bezeichnete mit dem Spektralphotometer CM-503c gemessen wurden, angegeben.*

5.3.5.3 Subjektive Erfassung des De- und Rehydrierungsprozesses in den L*-, a*-, b*-Werten des Spektralphotometers CM-503i

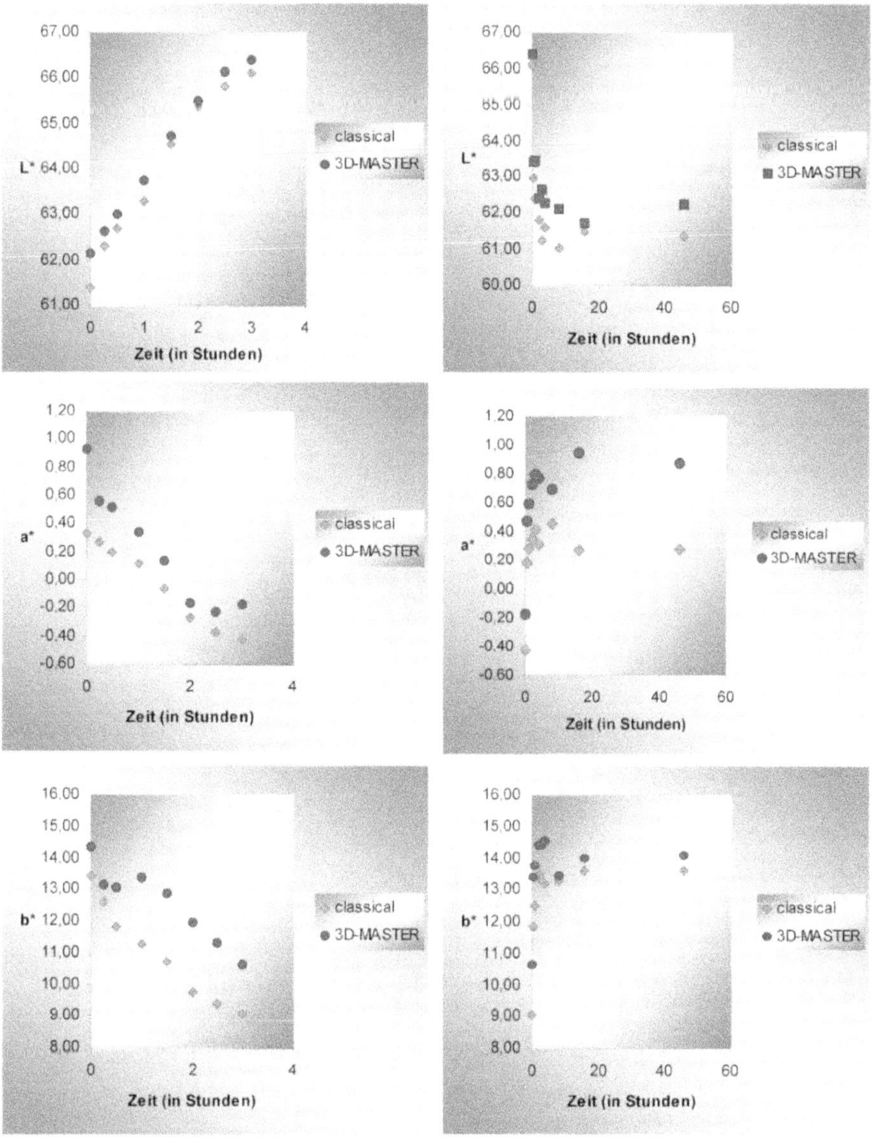

Abb. 5.3.-74 *Subjektive Farbmusterbestimmung während des De- (links) und Rehydrierungsprozesses (rechts). Eine Gegenüberstellung der erwählten Farbringproben des VITAPAN classical und des VITAPAN 3D-MASTER. Die Farbringproben sind in den L*a*b*-Werten, welche in der Voruntersuchung für entsprechend gleich bezeichnete mit dem Spektralphotometer CM-503i gemessen wurden (aus Farbringanalyse), angegeben.*

5.3.5.4 Subjektive Erfassung des De- und Rehydrierungsprozesses in den L*-, a*-, b*-Werten des mikroskopischen Chromameters CR-241

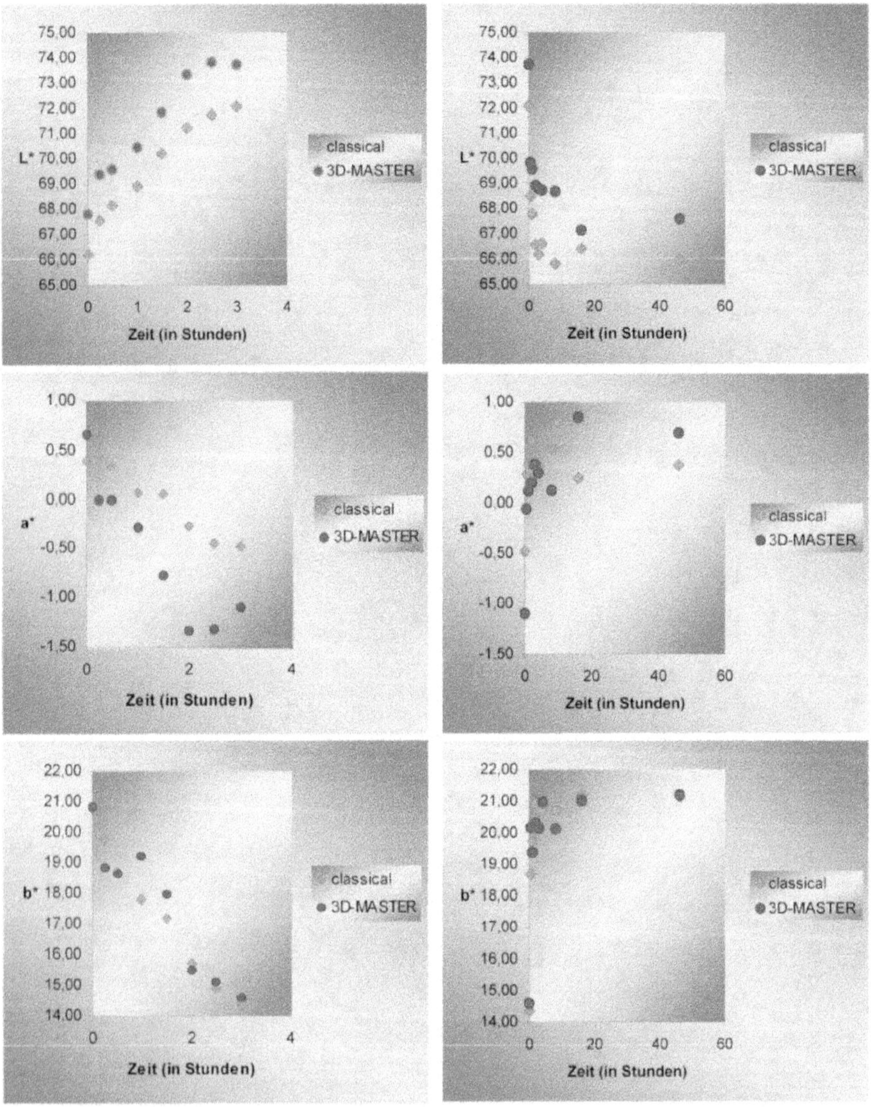

*Abb. 5.3.-75 Subjektive Farbmusterbestimmung während des De- (links) und Rehydrierungsprozesses (rechts). Eine Gegenüberstellung der erwählten Farbringproben des VITAPAN classical und des VITAPAN 3D-MASTER. Die Farbringproben sind in den L*a*b*-Werten, welche in der Voruntersuchung für entsprechend gleich bezeichnete Muster mit dem mikroskopischen Chromameter CR-241 auf einer Fläche von 0,3 mm Durchmesser gemessen wurden, angegeben.*

5.3.5.5 Vergleich der L*-Farbwertergebnisse der subjektiven Farbbewertungsmethodiken mit den Resultaten der objektiven Messungen

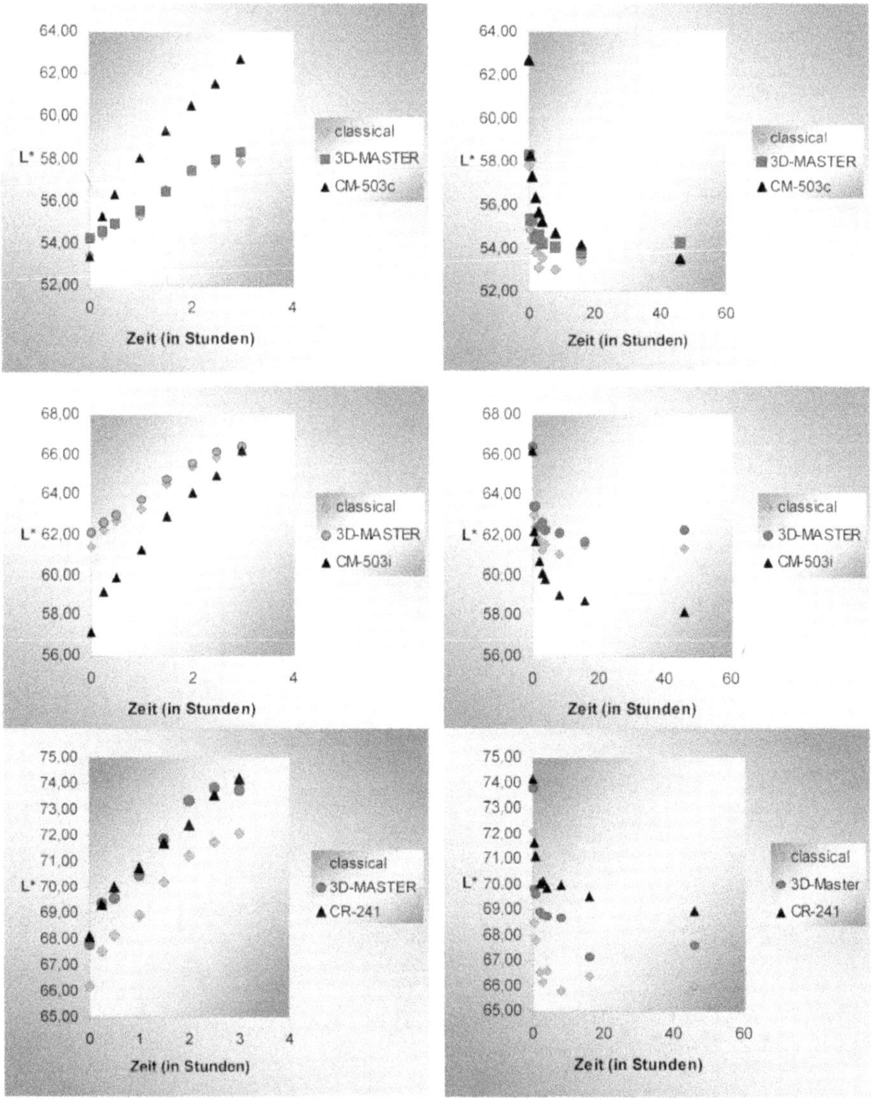

Abb. 5.3.-76 Vergleich der während des De- (links) und Rehydrierungsprozesses (rechts) visuell bestimmten Proben – angegeben in den L-Werten der Spektralphotometer CM-503c (oben), CM-503i (Mitte) und des mikroskopischen Chromameters CR-241 (unten) der Farbringanalysen (Vorstudie) – mit den den Wasserabgabeprozess begleitenden Messungen mittels entsprechender Systeme, der Spektralphotometer CM-503c (oben), CM-503i (Mitte) und mikroskopischen Chromameters CR-241 (unten).*

5.3.5.6. Vergleich der a*-Farbwertergebnisse der subjektiven Farbbewertungsmethodiken mit den Resultaten der objektiven Messungen

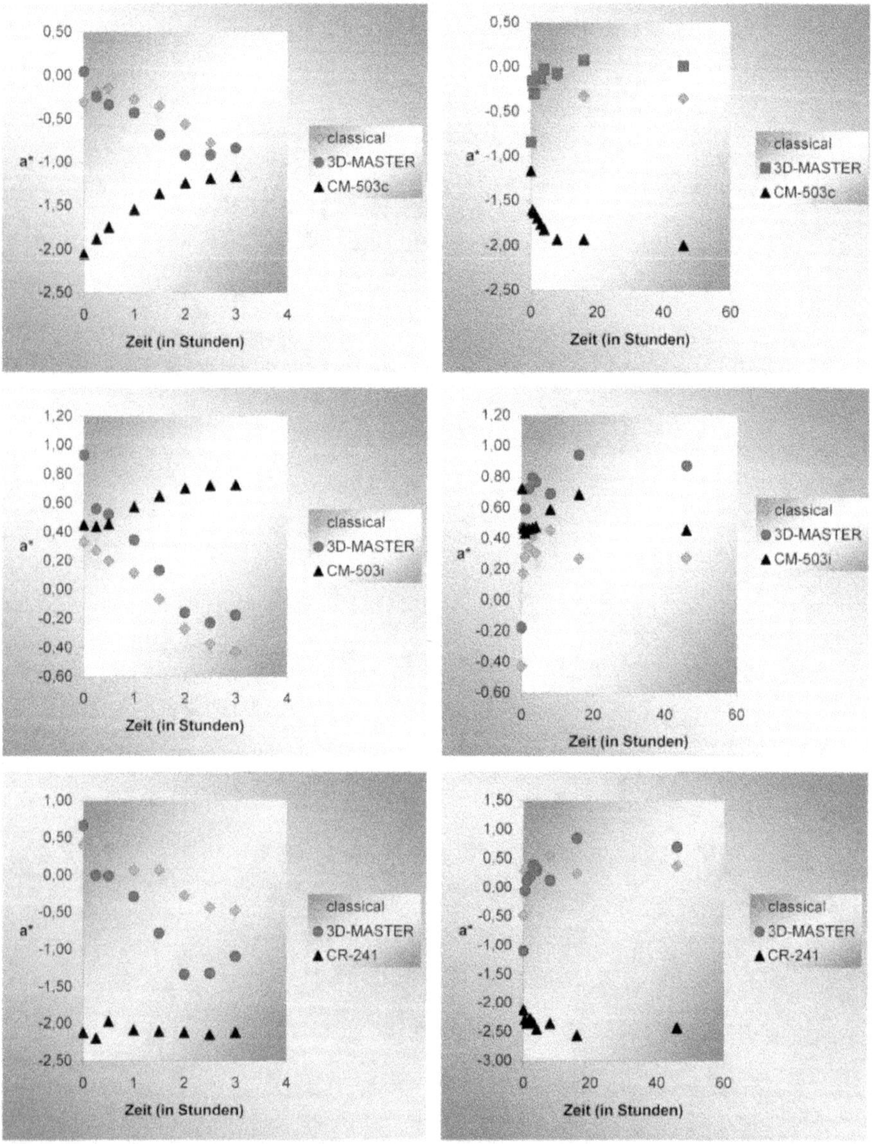

Abb. 5.3.-77 *Vergleich der während des De- (links) und Rehydrierungsprozesses (rechts) visuell bestimmten Proben angegeben in den a*-Werten des Spektralphotometers CM-503c (oben), des Spektralphotometers CM-503i (Mitte), des mikroskopischen Chromameters CR-241 (unten) mit den den Flüssigkeitsabgabe- sowie Flüssigkeitsaufnahmeprozess begleitenden Messungen mittels entsprechender Systeme, der Spektralphotometer CM-503c (oben), CM-503i (Mitte) und mikroskopischen Chromameters CR-241 (unten).*

5.3.5.7. Vergleich der b*-Farbwertergebnisse der subjektiven Farbbewertungsmethodiken mit den Resultaten der objektiven Messungen

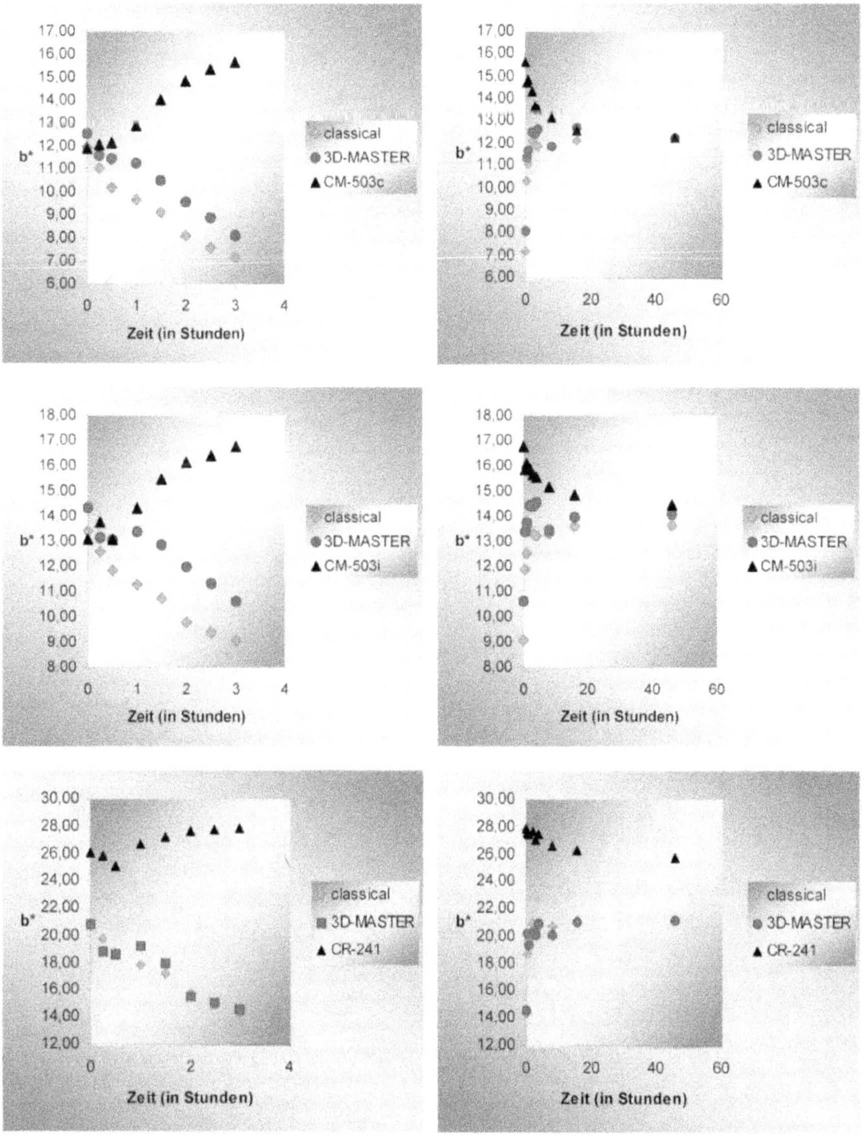

Abb. 5.3.-78 *Vergleich der während des De- (links) und Rehydrierungsprozesses (rechts) visuell bestimmten Proben angegeben in den b*-Werten des Spektralphotometers CM-503c (oben), des Spektralphotometers CM-503i (Mitte), des mikroskopischen Chromameters CR-241 (unten) mit den den Wasseraufnahme- und Wasserabgabeprozess begleitenden Messungen mit entsprechenden Systemen, dem Spektralphotometer CM-503c (oben) und dem Spektralphotometer CM-503i (Mitte) sowie mit dem mikroskopischen Chromameter CR-241 (unten).*

5.3.5.8. Die subjektiv-visuelle Zahnfarbbestimmung in den L*a*b*-Werten der Farbmessapparaturen und der Fa. VITA

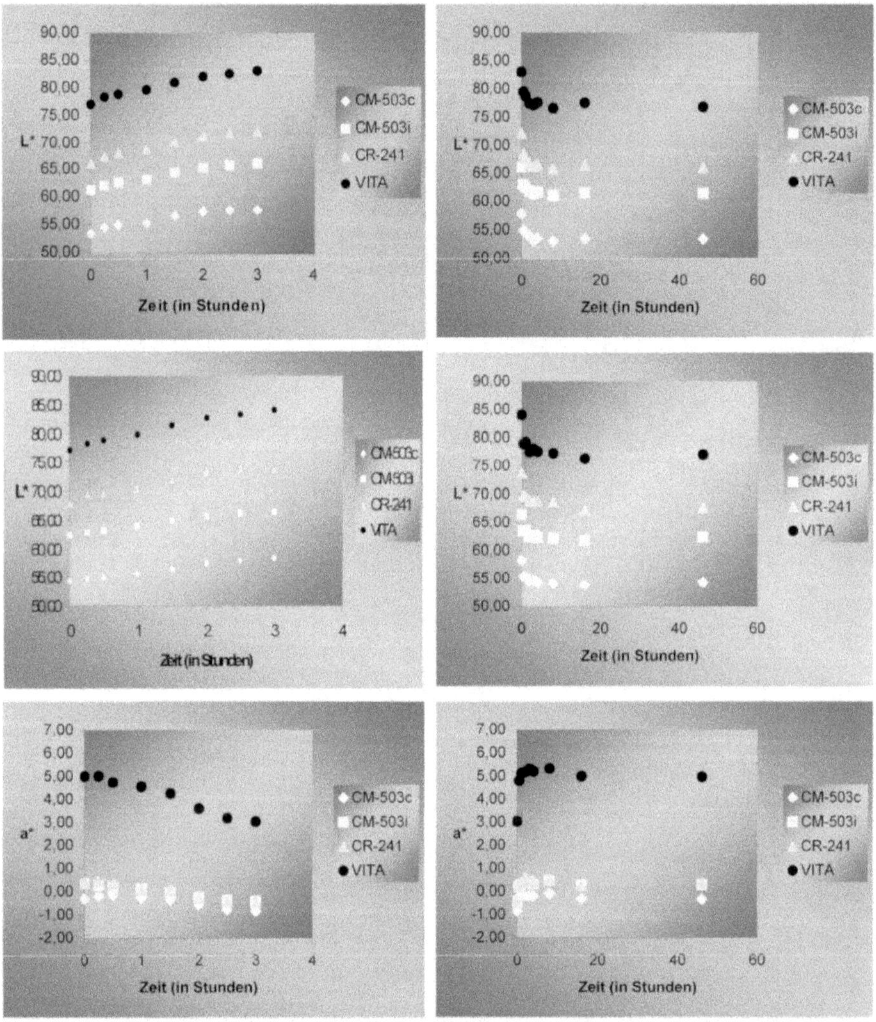

Abb. 5.3.-79 *Subjektive Farbbestimmung an Zähnen während des De- (links) und Rehydrierungsprozesses (rechts). Es wurden die VITAPAN-classical- (oben, unten/rot) und der VITAPAN-3D-MASTER- (Mitte/blau) Zahnfarbringe verwendet. Die gewählten Farbringmuster sind sowohl in die L*- und a*-Werten gleichbezeichneter Muster der Farbringanalysen mit den Spektralphotometern CM-503c, CM-503i und mit dem mikroskopischen Chromameter CR-241 im Rahmen der Voruntersuchungen als auch in den von der Firma VITA ermittelten Werten übersetzt. Neben der subjektiven Erfassung der Helligkeitsveränderung mit zunehmender Wasserabgabe der Zähne können auf diese Weise die mit den Spektralphotometern CM-503c, CM-503i und dem mikroskopischen Chromameter gemessenen L*-Werte entsprechender Proben gegenübergestellt und mit den von der Fa. VITA gemessenen Ergebnissen für die identischen Proben verglichen werden.*

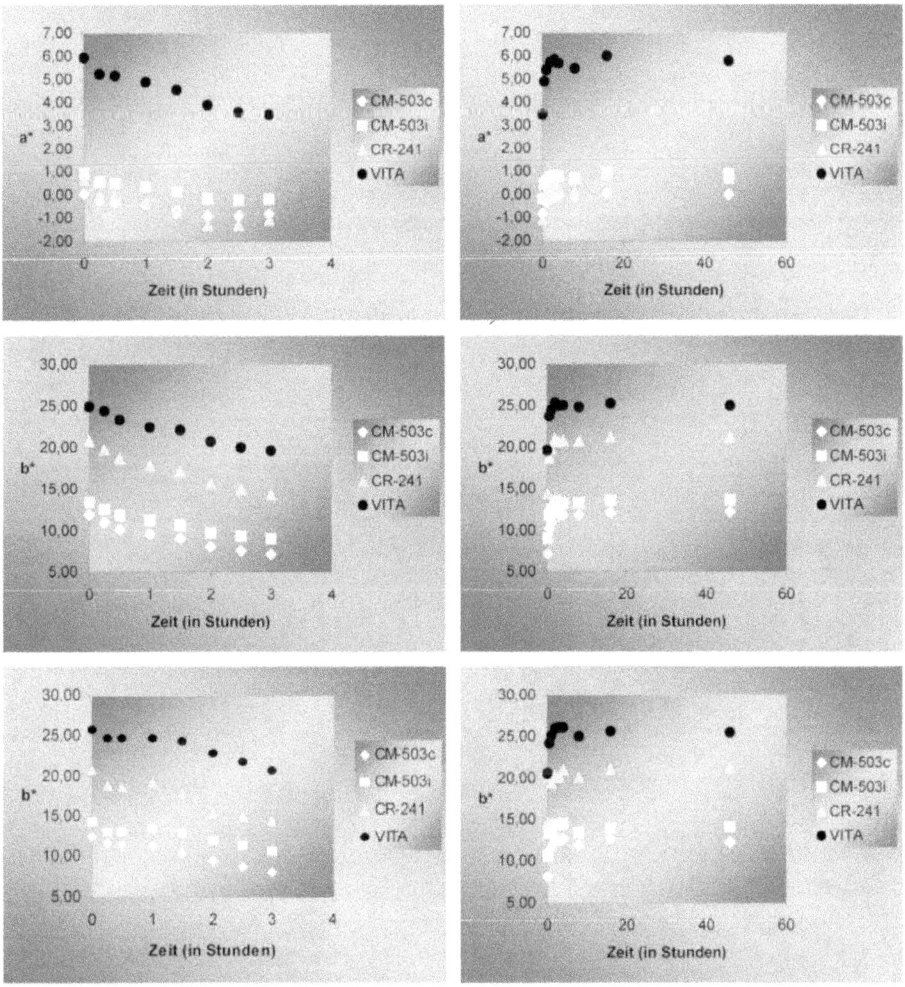

Abb. 5.3.-80 Subjektive Farbbestimmung an Zähnen während des Dehydrierungsprozesses. Es wurden VITAPAN classical- (Mitte/rot) und der VITAPAN-3D-MASTER- (oben, unten/blau) Zahnfarbringe verwendet. Die gewählten Farbringmuster sind sowohl in die a*- und b*-Werten gleichbezeichneter Muster der Farbringanalysen mit den Spektralphotometern CM-503c, CM-503i und dem mikroskopischen Chromameter CR-241 im Rahmen der Voruntersuchungen als auch in den von der Firma VITA ermittelten Werten übersetzt. Neben der subjektiven Erfassung der Helligkeitsveränderung mit zunehmender Wasserabgabe der Zähne können auf diese Weise die mit Spektralphotometern CM-503c, CM-503i und dem mikroskopischen Chromameter gemessenen a*-Werte entsprechender Proben untereinander gegenübergestellt und mit den von der Fa. VITA gemessenen Ergebnissen für die identischen Proben verglichen werden.

6. Nachuntersuchungen

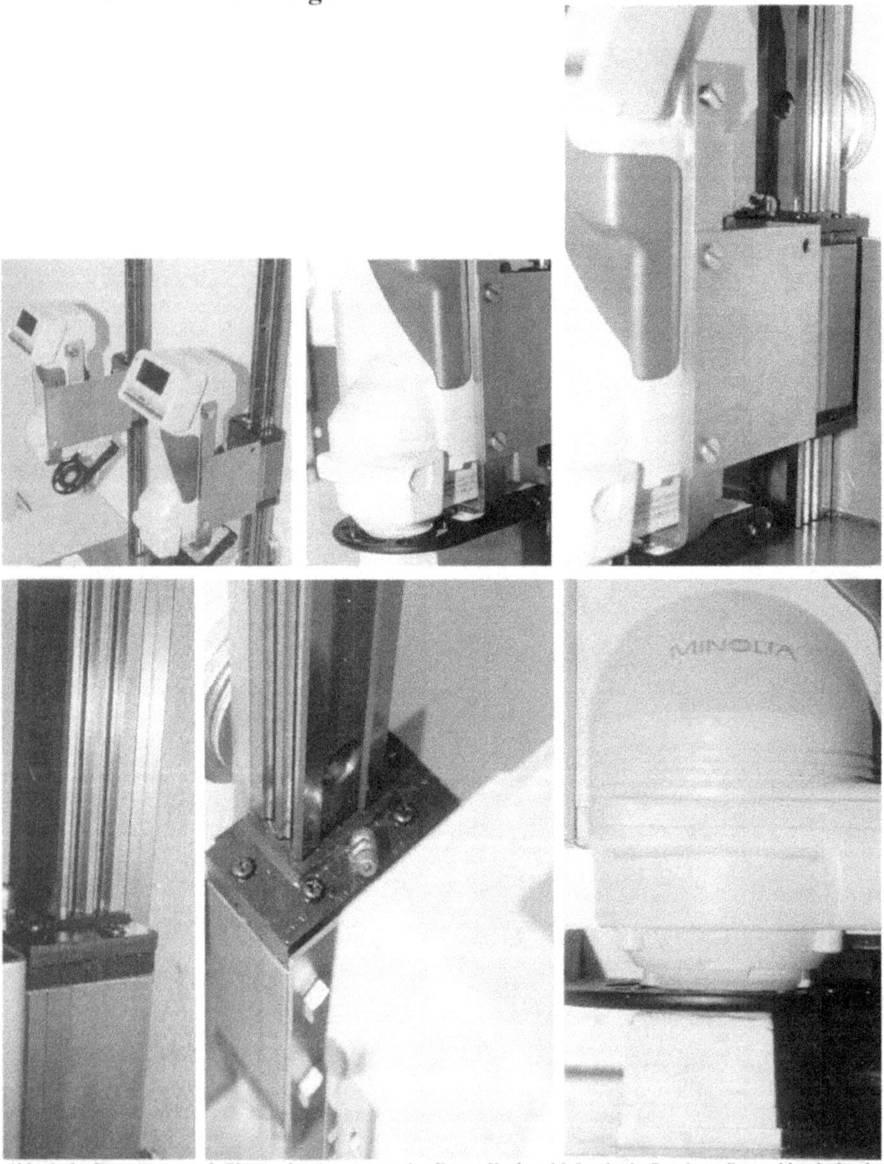

Abb. 6.-1 *Das eigens nach Plänen des Autors von der Firma Krohne Meßtechnik (Duisburg/Deutschland) für die Nachuntersuchungen hergestellte Repositionierungssystem besteht aus einer Stahlschiene, welche eine vierfach kugelgelagerte Führung besitzt, aus einem Fahrwagen, welcher über Vierfachschraubungen den stählernen Fixierbügel trägt und der seinerseits über weitere Schraubung die Messapparatur haltenden Stahlstreben fixiert. Der Wagen gleitet stufenlos und hochpräzise an der Führung; und die Führung ist ihrerseits über Dübelungen an der Wand befestigt. Die Basisrahmenplatte als Ort der Repositionierung des Fixierblockes bildet über Klebung an dem stählernen Messtisch und der Messtisch über Schraubungen mit der Führung einen Verbund.*

6.1 Langzeitmessungen des Gewichtes – Lufttrocknung

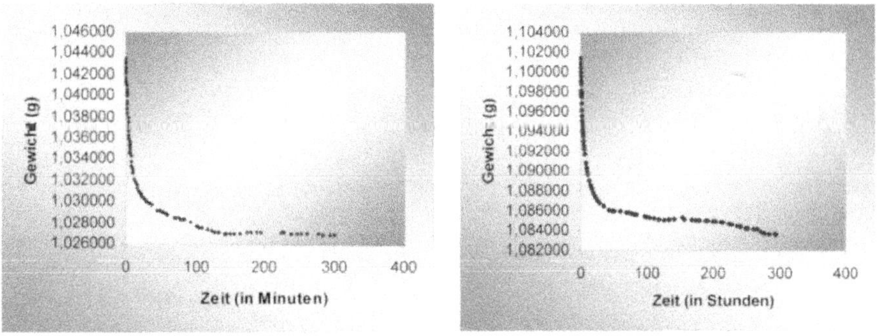

Abb. 6.1.-1 Fallbeispiel 1 (l.). Fallbeispiel 2 (r.): Gewichtslangzeitmessung über mehr als 12–13 Tage mit der Mikrowaage MC-5 (Fa. Sartorius) (1:1.000.000 g). Lufttrocknung bis zum Äquilibrierungsgewicht.

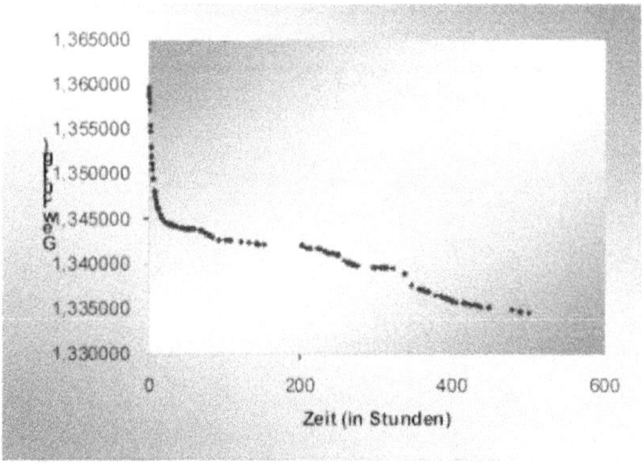

Abb. 6.1.-2 Fallbeispiel 3: Langzeitmessung des Gewichtes über etwa 3 Wochen (20,8 Tage). Gemessen wurde mit der Mikrowaage MC-5 von Sartorius (1:1.000.000 g). Die Lufttrocknung wurde über das erste Äquilibrierungsgewicht hinaus weitergeführt. Es kommt nach Überwindung der Gleichgewichtskonstanz zu einem weiteren Abfall und folgend zu einer weiteren Gleichgewichtskonstanz nach einer Trocknungszeit von 500 Stunden.

6.2 Farbmessungen an der vestibulären Seite der Zahnkrone – Langzeitmessungen

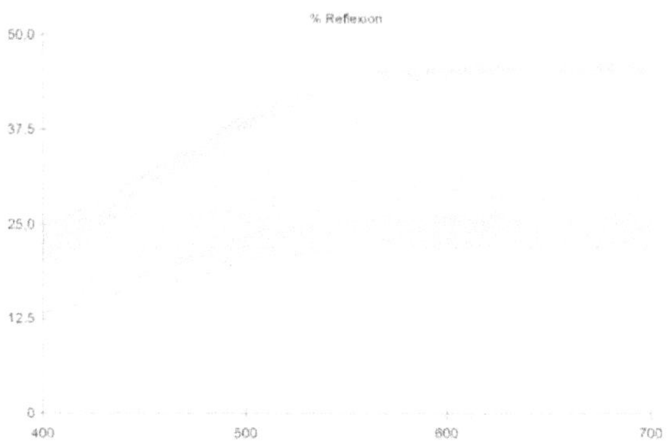

Abb. 6.2.-1 Fallbeispiel 4: Spektralkurvenentwicklung durch Dehydrierung. Gemessen wurde mit dem Spektralphotometer CM-503i. Mit zunehmender Dehydrierung nimmt die Reflexion (%) der Anteile des sichtbaren Lichtes zu. Überproportional steigen die Reflexionen des sichtbaren Lichtspektrums in den oberen Wellenlängenbereichen. Die Ordinate trägt die Reflexion (%) und die Abszisse die Wellenlängen (nm).

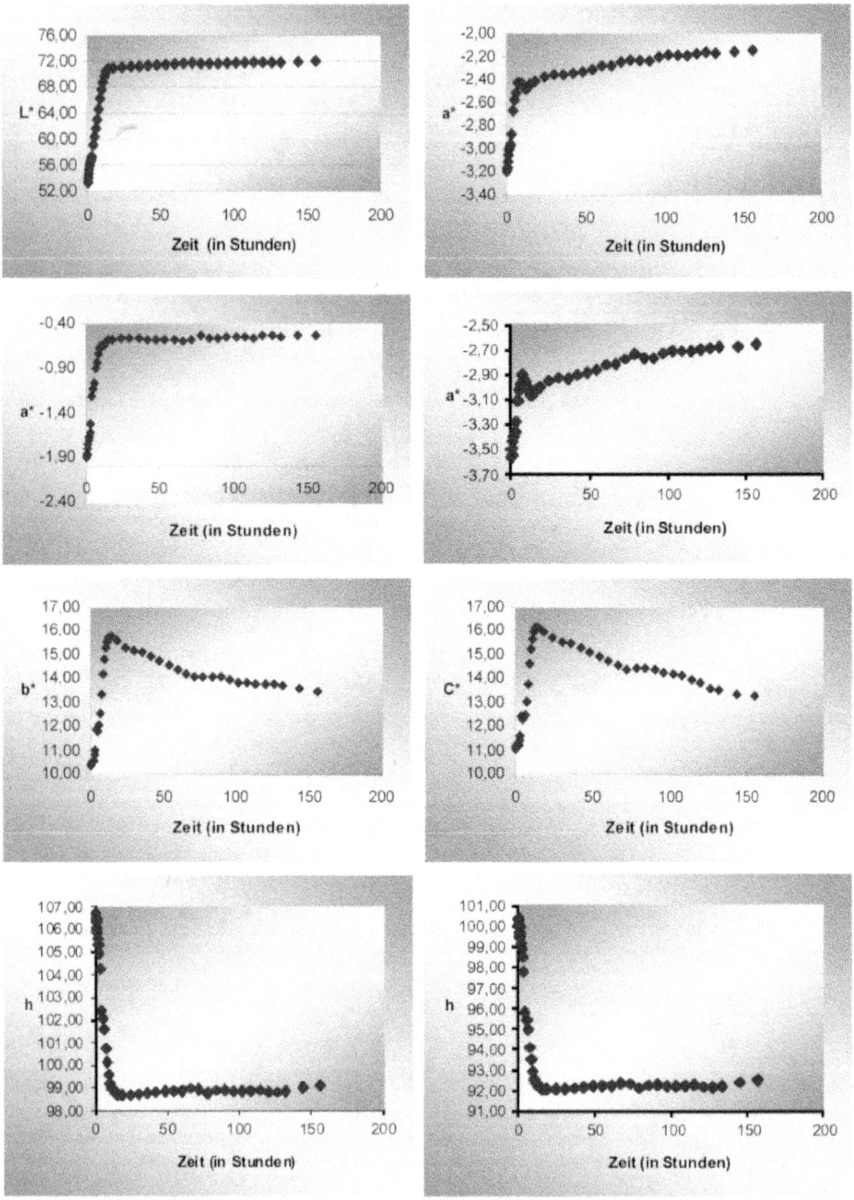

Abb. 6.2.-2 *Langzeitmessung über 156 Stunden mit dem Spektralphotometer CM-503c an der vestibulären Seite der Zahnkrone (Fallbeispiel 4). Gemessen wurde unter einem Normbeobachtungswinkel von 2° und Nutzung der Normlichtarten D65 (s. L*, a* der ersten Reihe, b*, h – unten links), D50 (a* – 2. Reihe, links; h – unten rechts) und C (a* – 2. Reihe, rechts) auf einer Fläche von 3 mm Durchmesser. Langzeitmessung mit dem Spektralphotometer CM-503c an der vestibulären Seite der Zahnkrone.*

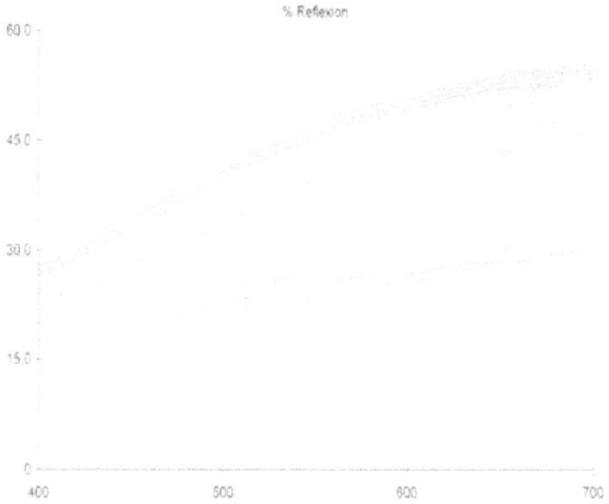

***Abb. 6.2.-3** Fallbeispiel 5: Spektralkurvenentwicklung bei Dehydrierung. Gemessen wurde mit dem Spektralphotometer CM-503i. Mit zunehmender Dehydrierung nimmt die Reflexion (%) der Anteile des sichtbaren Lichtes zu. Überproportional steigen die Reflexionen des sichtbaren Lichtspektrums in den oberen Wellenlängenbereichen. Die Ordinate trägt die Reflexion (%) und die Abszisse die Wellenlängen (nm).*

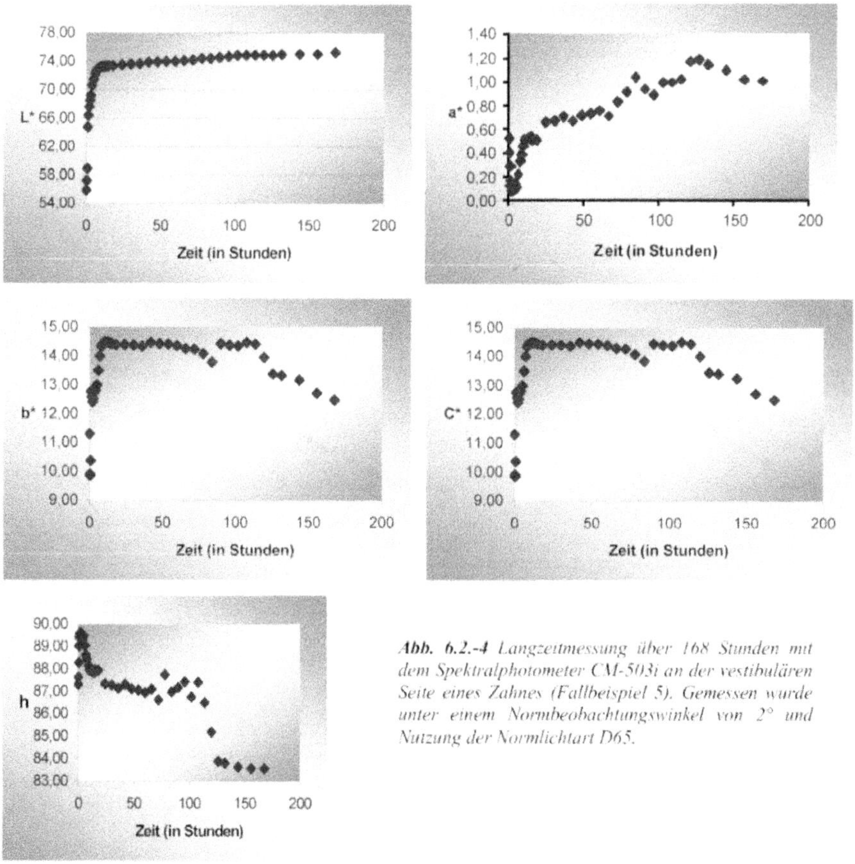

***Abb. 6.2.-4** Langzeitmessung über 168 Stunden mit dem Spektralphotometer CM-503i an der vestibulären Seite eines Zahnes (Fallbeispiel 5). Gemessen wurde unter einem Normbeobachtungswinkel von 2° und Nutzung der Normlichtart D65.*

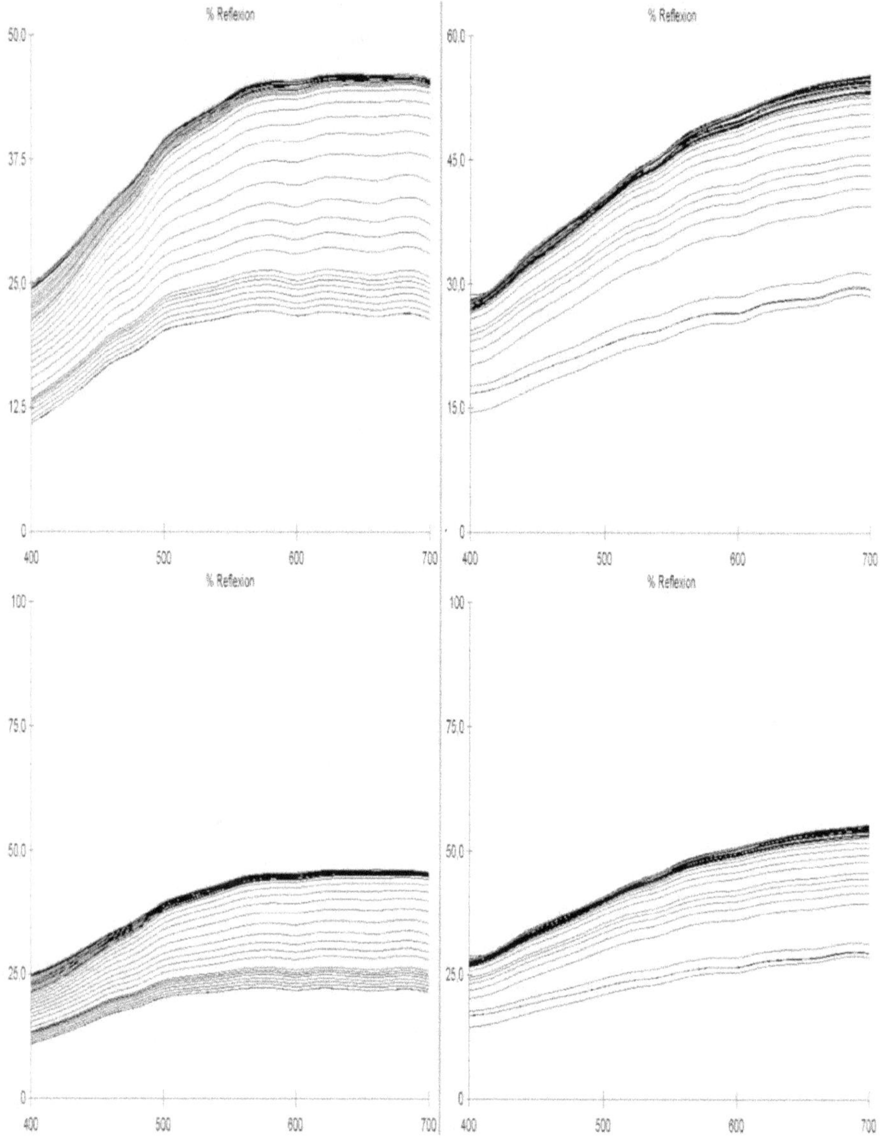

Abb. 6.2.-5 *Vergleich von Fallbeispiel 4 (Spektralphotometer CM-503c/66 Stunden) und Fallbeispiel 5 (Spektralphotometer CM-503i/78 Stunden). Relative Darstellung (obere Reihe) und absoluter Vergleich (untere Reihe). Der Differenzanteil zwischen den o. g. 66 Stunden und den 78 Stunden liegt im oberen Anteil der Spektralkurvendarstellung und fällt in der visuellen Betrachtung der Spektralkurvenentwicklung in die verdichteten Darstellungsanteile der obersten Kurvendarstellungen nahe der blauen bzw. grünen Spektralkurve. Die Entwicklungen können unterhalb von dieser sog. visuellen Verdichtung zumindest einen vergleichenden Eindruck der spektralen Veränderungen durch Trocknung vermitteln. Die Ordinate trägt die Reflexion (%) und die Abszisse die Wellenlängen (nm).*

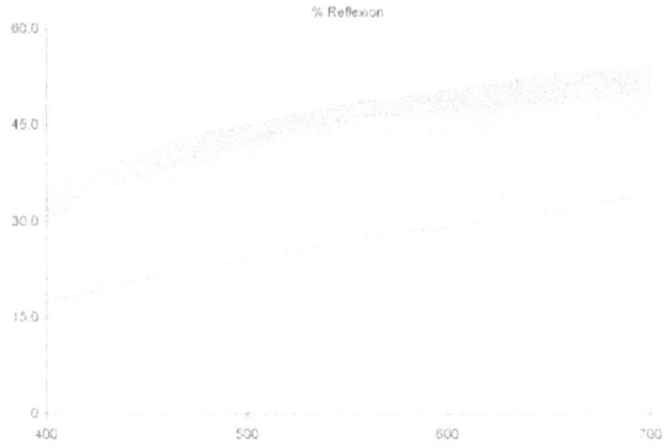

Abb. 6.2.-6 *Fallbeispiel 6: Spektralkurvenentwicklung durch Dehydrierung und Langzeitdehydrierung an atmosphärischer Luft über 208 Stunden. Gemessen wurde mit dem Spektralphotometer CM-503i. Mit zunehmender Dehydrierung nimmt die Reflexion (%) der Anteile des sichtbaren Lichtes zu. Überproportional steigen die Reflexionen des sichtbaren Lichtspektrums in den oberen Wellenlängenbereichen. Die Ordinate trägt die Reflexion (%) und die Abszisse die Wellenlängen (nm).*

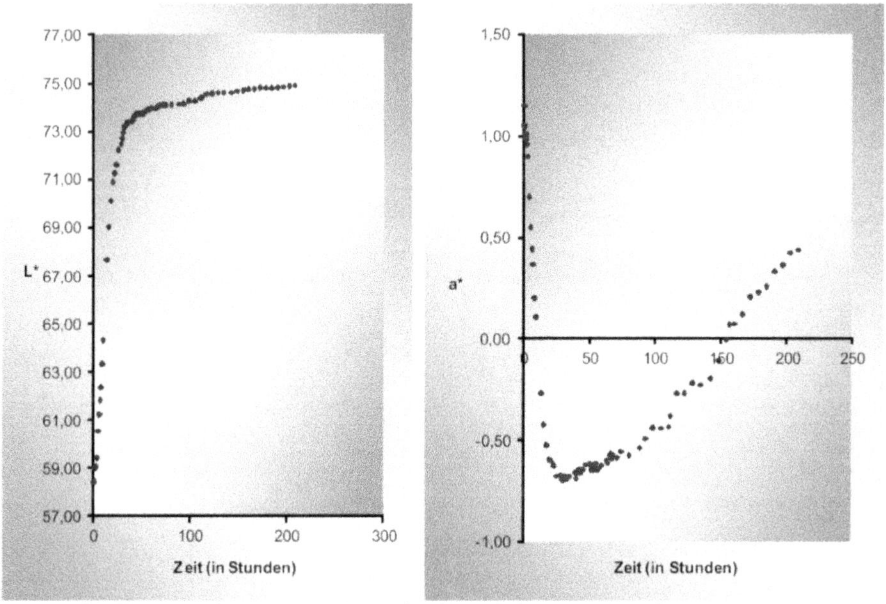

Abb. 6.2.-7 *Fallbeispiel 6 (Langzeituntersuchung): Die L*- und a*-Werte sind mit dem Spektralphotometer CM-503i während 208 Stunden der Lufttrocknung unter einem Beobachtungswinkel von 2° und Nutzung des Normlichts D65 gemessen worden.*

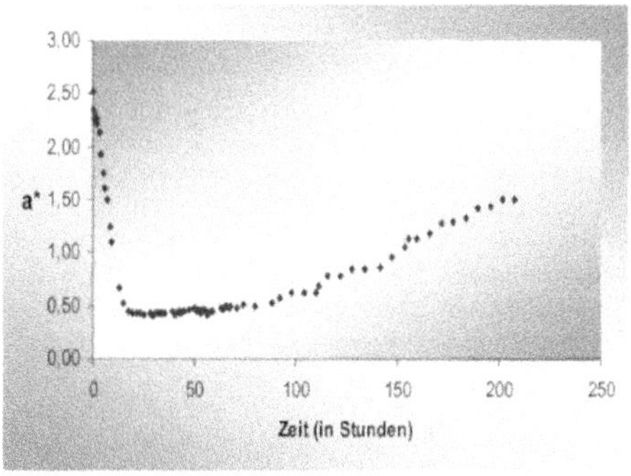

Abb. 6.2.-8 *Fallbeispiel 6 (Langzeituntersuchung): Die a*-Werte sind mit dem Spektralphotometer CM-503i über mehr als 208 Stunden der Lufttrocknung gemessen worden. Gemessen wurde unter einem Beobachtungswinkel von 10° und Nutzung des Normlichts D65.*

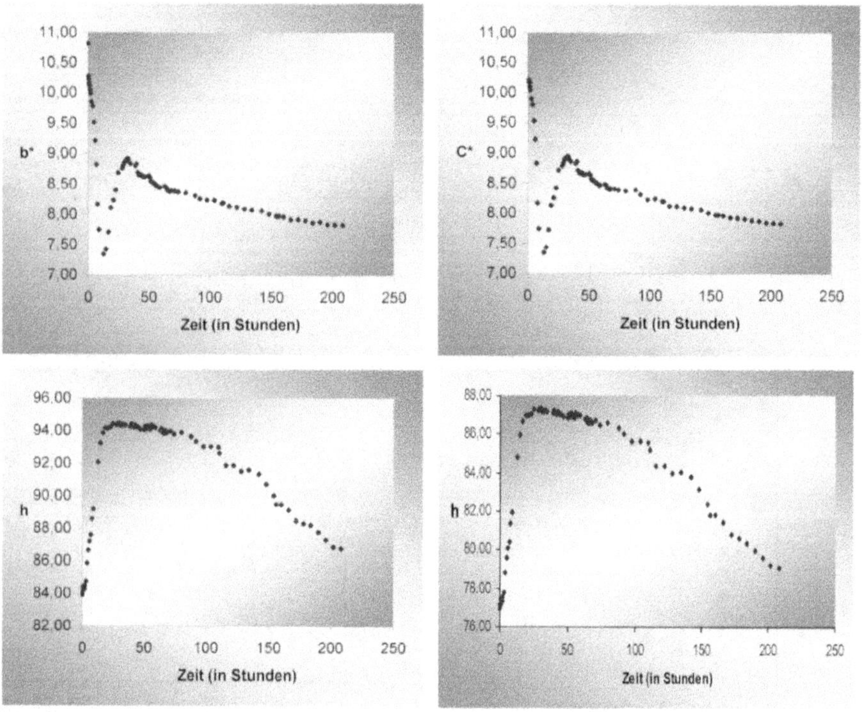

Abb. 6.2.-9 *Fallbeispiel 6 (Langzeituntersuchung): Die b*C*h-Werte sind mit dem Spektralphotometer CM-503i über mehr als 208 Stunden der Lufttrocknung unter einem Beobachtungswinkel von 2° (bzw. 10°, unten rechts) und Nutzung des Normlichts D65 gemessen worden.*

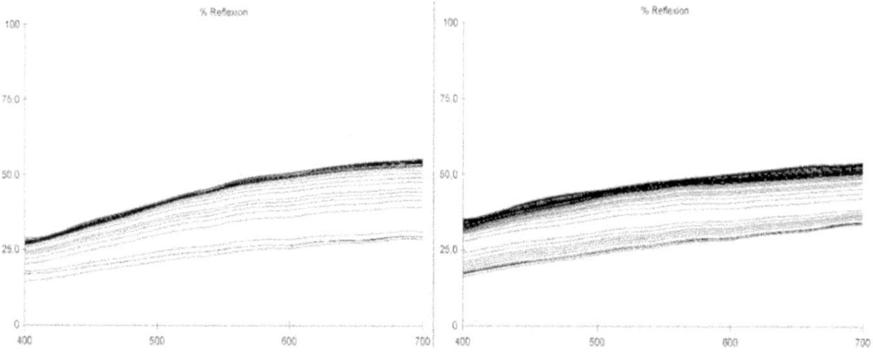

Abb. 6.2.-10 *Spektralkurvenentwicklungen mit zunehmender Zeit der Lufttrocknung: Das Fallbeispiel 5 (78 Stunden – links) und das Fallbeispiel 6 (208 Stunden – rechts) wurden mit dem Spektralphotometer CM-503i erfasst. Mit Zunahme der verstrichenen Zeit und der Abnahme des Wassergehaltes steigt die Reflexion (%) und die Spektralkurve wird auf ein höheres Niveau verlagert. Wir können hier nochmals sehen, dass jeder Zahn seine charakteristische Spektralkurve besitzt. Die Ordinate trägt die Reflexion (%) und die Abszisse die hier zugehörigen Wellenlängen (nm).*

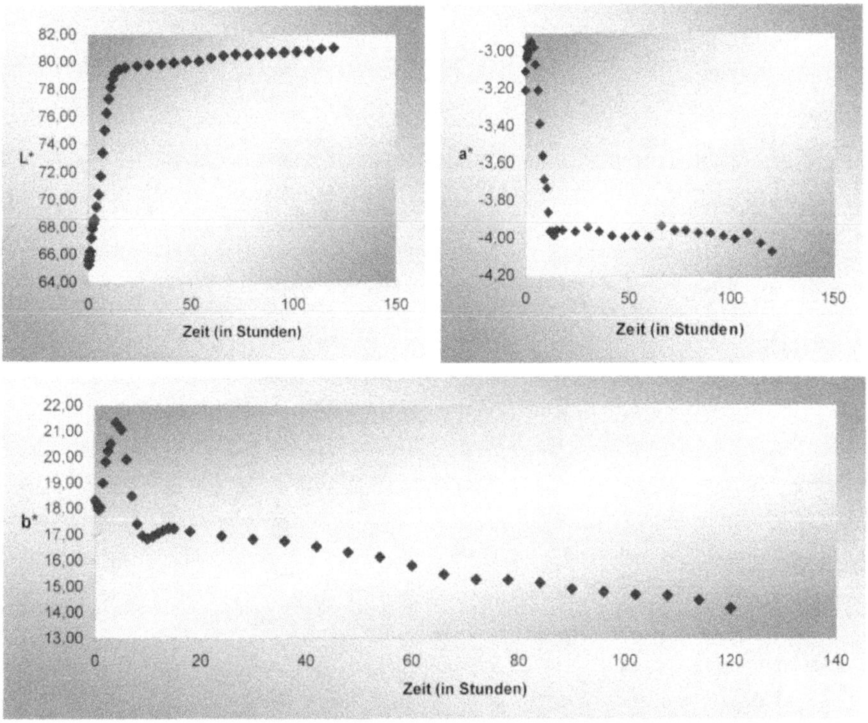

Abb. 6.2.-11 *Fallbeispiel 7 (Langzeituntersuchung): Die L*-, a*-, b*-Werte sind mit dem mikroskopischen Chromameter CR-241 (ø 0,3 mm) während 120 Stunden der Lufttrocknung unter dem Normbeobachtungswinkel von 2° und dem Normlicht D65 gemessen worden.*

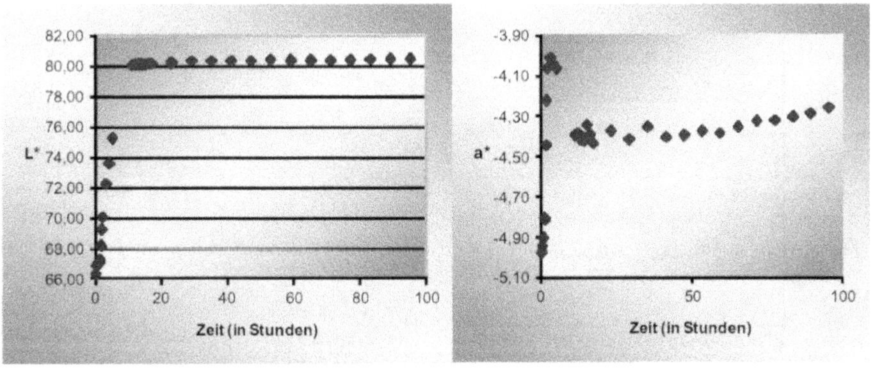

Abb. 6.2.-12 *Fallbeispiel 8: Langzeitmessungen über 95 Stunden.*

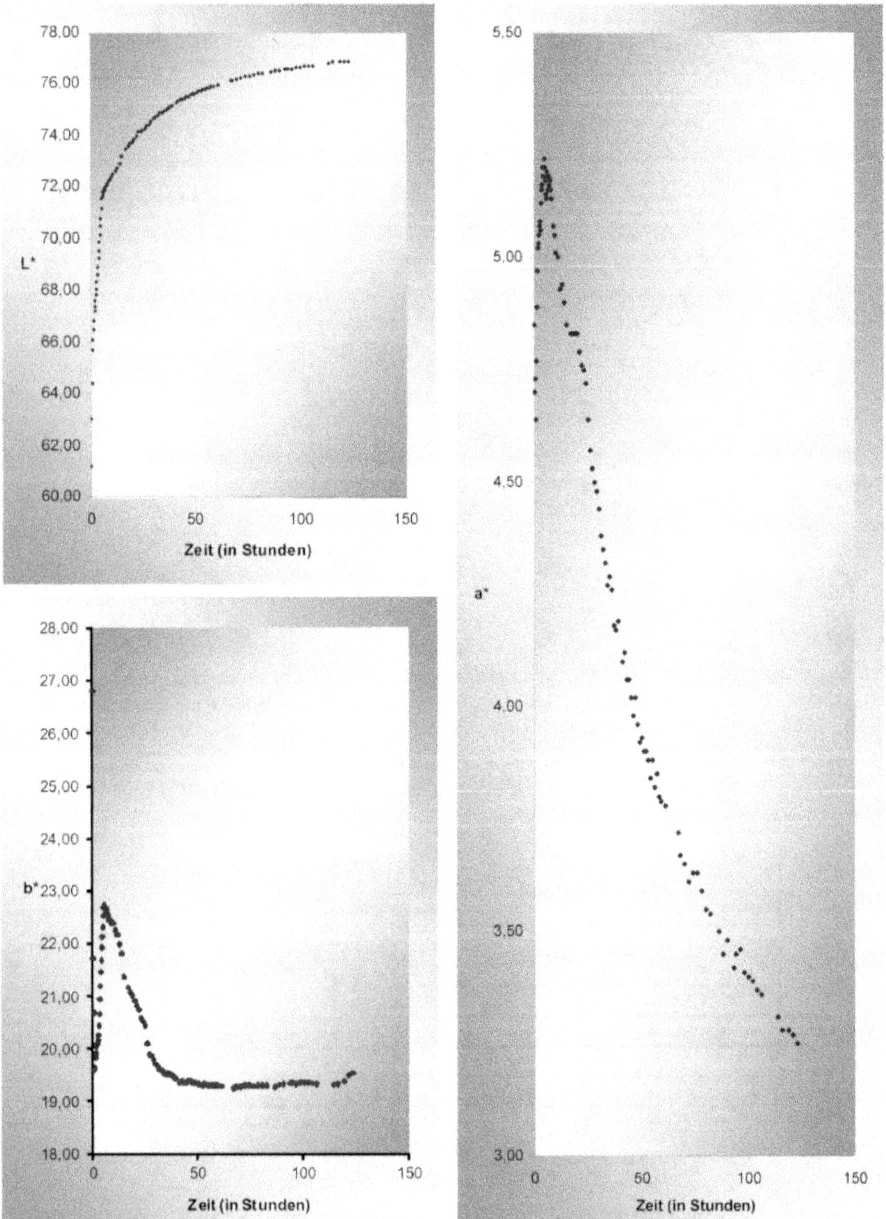

*Abb. 6.2.-13 Fallbeispiel 9 (Langzeituntersuchung): Die L*a*b*-Werte sind mit dem mikroskopischen Chromameter CR-241 (ø 1,8 mm) während 122 Stunden der Lufttrocknung unter dem Normbeobachtungswinkel von 2° und dem Normlicht D65 auf einer Fläche von 1,8 mm gemessen worden.*

6.3 Farbmessungen an der Inzisalkante der Zahnkrone

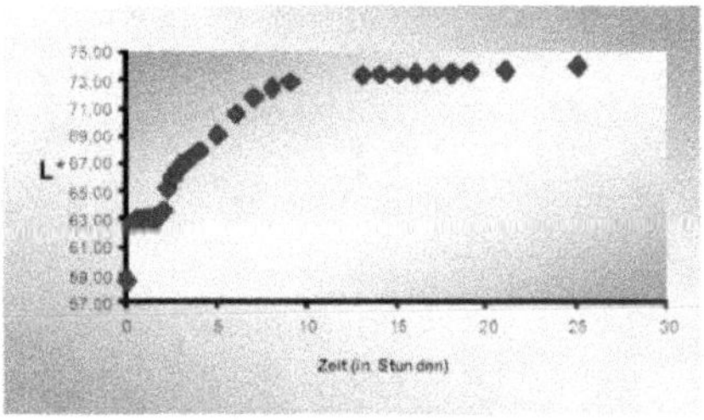

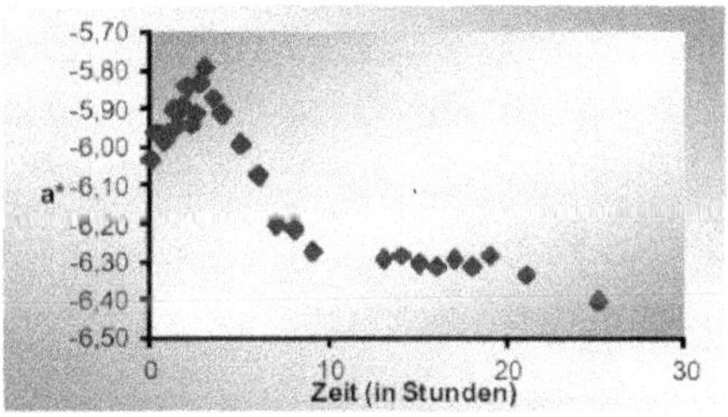

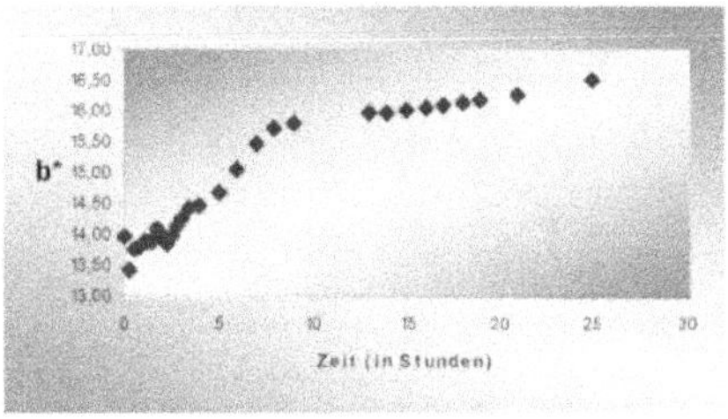

Abb. 6.3.-1 *Messung über 25 Stunden mit dem mikroskopischen Chromameter CR-241 auf einer Fläche ø 0.3 mm auf der Inzisalkante des Zahnes. Fallbeispiel 10.*

6.4 Farbmessungen an der approximalen Seite der Zahnkrone

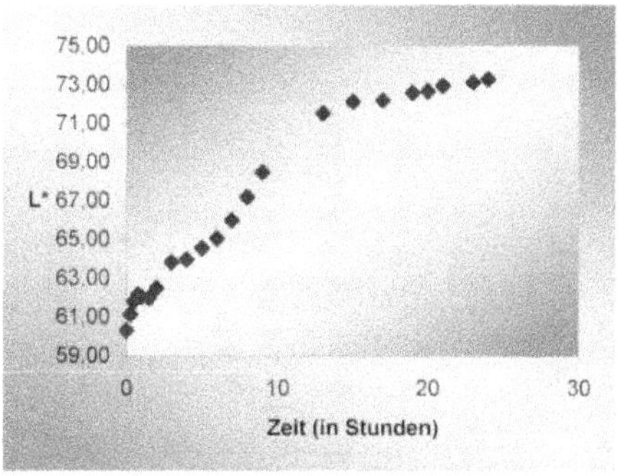

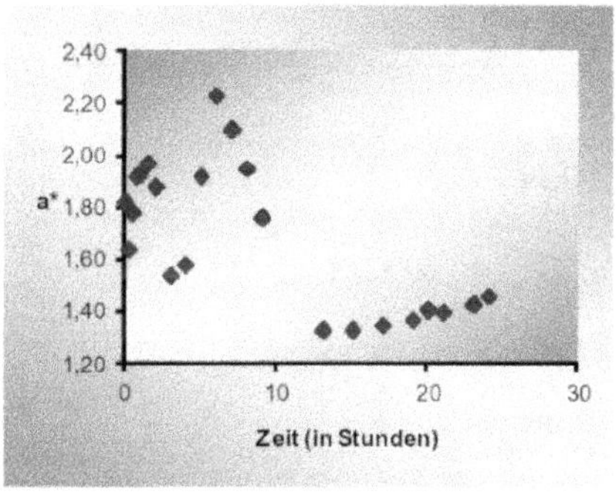

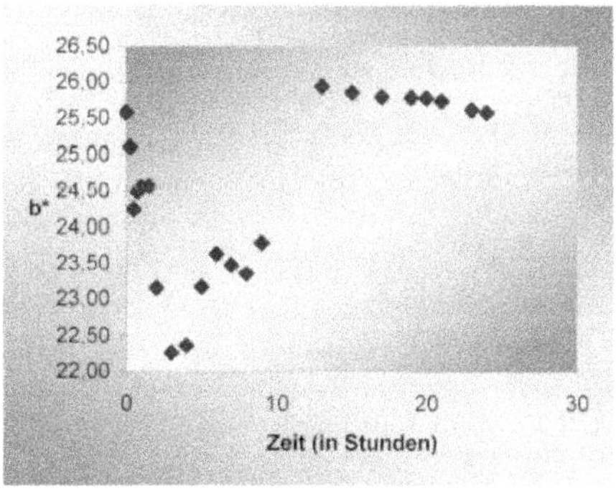

Abb. 6.4.-1 *Fallbeispiel 11: Messung über 24 Stunden mit dem mikroskopischen Chromameter CR-241 auf einer Fläche von ø 0.3 mm auf der mittleren approximalen Fläche eines oberen mittleren Frontzahnes.*

6.5 Farbmessungen an der Palatinalseite der Zahnkrone

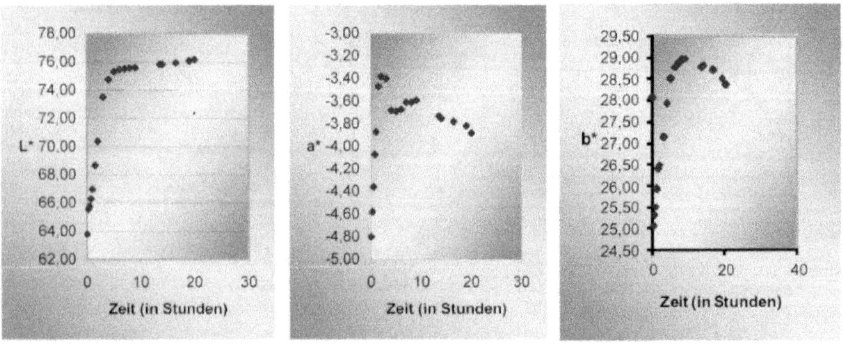

Abb. 6.5.-1 *Fallbeispiel 12: Messung über 20 Stunden mit dem mikroskopischen Chromameter CR-241 auf einer Fläche von ø 3mm auf der palatinalen Seite eines oberen mittleren Frontzahnes.*

6.6 Farbmessungen an der Wurzel des Zahnes

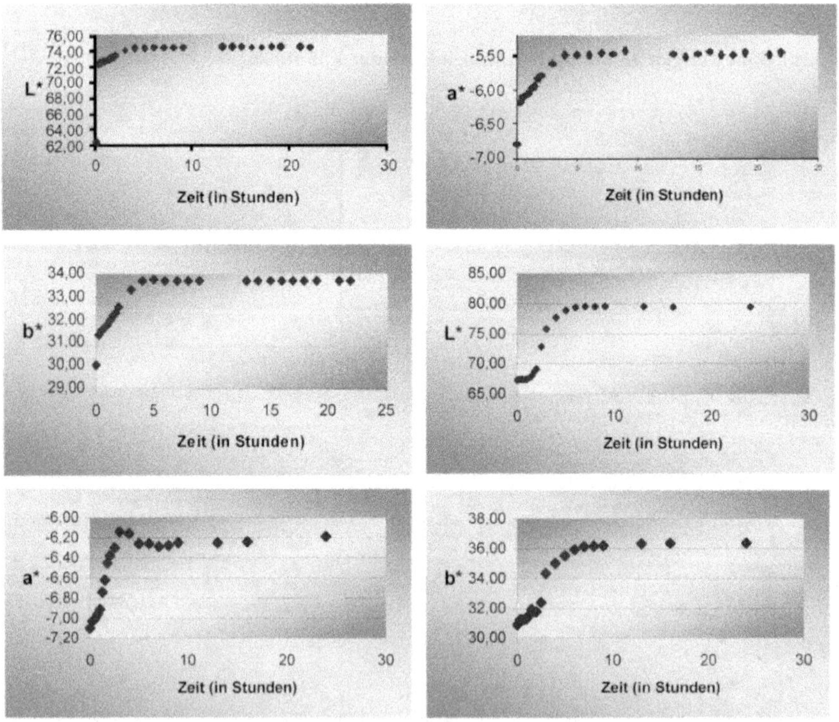

Abb. 6.6.-1 *Fallbeispiele 13 und 14: Messung über 22 bzw. 24 Stunden mit dem mikroskopischen Chromameter CR-241 auf einer Fläche von ø 3mm auf dem mittleren bis oberen Wurzelanteil eines oberen mittleren Frontzahnes.*

7. Über die systematische Erforschung und Analyse der Zahnfarbe, neue Erkenntnisse und neuartige Verfahren

7.1 Einführung

Das Wesen der Zahnfarbe ist unglaublich komplex. Die Farbentstehung basiert auf einer fast unüberschaubar großen Anzahl von Effekten, von farbmetrisch und visuell wirksamen Einflussfaktoren und Phänomenen. Davon zeugen die Darstellungen und Diagramme ab Kapitel 4. Nur mit hohem Aufwand, hoher Präzision und Reproduktionsgenauigkeit und neuartigen Studiendesigns, die den Methodik-Abschnitten ab Kapitel 3 zu entnehmen sind, wurde es möglich, eine Vielzahl neuer Erkenntnisse zu gewinnen. Im Folgenden werden diese Erkenntnisse aus den Analysen und der systematischen Erforschung der Zahnfarbe zusammenhängend dargestellt.

Da die verschiedenen Farbmessapparaturen aufgrund des sehr komplexen Zahngewebes unterschiedliche, mitunter völlig unterschiedliche Ergebnisse erzeugen, ist es von Bedeutung zu wissen, dass in den diesem Werk zugrunde liegenden Studien standardisiert ein und dieselben Apparatursysteme für die Bearbeitung bisher bekannter als auch vieler neuer Fragestellungen und Aspekte im Rahmen der systematischen Erforschung sowie aller Zahnfarbanalysen eingesetzt wurden. Aus diesem Grunde sind nun die Ergebnisse aus Studien der Vergangenheit, die teilweise nachvollzogen und bestätigt werden konnten, untereinander vergleichbar und es konnten neue Ergebnisse der gegenwärtigen Studien in bisher Bekanntes integriert und in Bezug gesetzt werden. Ferner werden neue Zusammenhänge aufgezeigt. Und es konnten Sachverhalte bewiesen werden, die zuvor unbewiesen waren bzw. allenfalls unbegründet vorausgesetzt wurden. Beispielsweise hatte sich bisher noch keine Studie mit dem so grundlegenden Thema der Zahnfarbe und dessen Abhängigkeit vom Flüssigkeitsgehalt der Zähne befasst, obwohl in der Zahnmedizin dieser Effekt der Helligkeitszunahme durch Behandlung bekannt ist. Zwar steht auf der einen Seite sowohl die Veröffentlichung zur Farbveränderung (Helligkeitszunahme und Abnahme der Farbsättigung) von durch Kofferdam vom Mundmilieu getrennten und so 15 Minuten trockengelegten Zähnen (vgl. [481]) auf der Basis einer In-vivo-Untersuchung und wurde dieser Sachverhalt in einer Reihe von Lehrbüchern aufgezeigt, basierend auf der bisher unbewiesenen Annahme, es müsse der trockengelegte Zahn austrocknen und diese Austrocknung würde ursächlich für den Farbwechsel sein; auf der anderen Seite sind eine Vielzahl an Studien und Publikationen zum Wasser der Zähne und seinem Gehalt in ihnen und ihren Hartgeweben [8, 12, 19, 41, 47, 48, 49, 54, 60, 67, 68, 73, 76, 77, 82, 111, 121, 125, 237, 240, 243, 280, 323, 324, 325, 326, 339, 340, 344, 363, 376, 377, 434, 437, 438, 439, 444, 451, 468, 490, 528, 555, 561, 562] der Literatur des letzten Jahrhunderts zu entnehmen. Den bisher fehlenden Beweis einer Beziehung zwischen dem Wassergehalt und der komplexen Farbentstehung des Zahnes letztendlich erfolgreich zu führen, als auch diesen oben genannten Zusammenhang mit dem Zeitfaktor der Flüssigkeitsaufnahme- sowie Trocknungschronologie zu verknüpfen und zu quantifizieren, war eine der Grundlagen.

Andere Grundlagen beschäftigten sich mit diversen Phänomenen, Wirkeffekten und Einflussfaktoren, welche die Zahnfarbe im Wesen ausmachen. Dies betrifft sowohl die natürlich feuchte als auch trocknende, trockene und wieder Flüssigkeit aufnehmende Zahnkrone. Mithilfe von farberfassenden Apparaturen und über subjektive Bewertung mittels Zahnfarbringpaletten, kombiniert mit thermogravimetrischen und gravimetrischen Apparaturen, wurden diese Ziele erreicht.

Farberfassende Apparaturen und visuelle Farbabgleiche, welche in Wissenschaft und Forschung beispielsweise zur Erkundung von Werkstoffen und in der zahnärztlichen Praxis zur Farbgestaltung von Zahnsubstanz ersetzender, zahnärztlicher und zahntechnischer Arbeiten eingesetzt werden, besitzen eine Reihe denkbarer Einflussfaktoren. Bislang findet sich keine Publikation, die eine eindeutige Isolierung und überlagerungsfreie Quantifizierung der jeweiligen Einflussfaktoren an Zahngewebe beschreibt. Denkbare Einflussfaktoren wären beispielsweise Umgebungslicht, Normlicht, Metamerieeffekt, Art der Messapparatur, Messgeometrie, Messmodus, Zahnfarbringpalette, Anwender, Beobachtungswinkel, Messöffnung, Messfläche, individuelle Kronenkrümmung, Glanzwirkung, Wirkung des Flüssigkeitsgehaltes, Beobachter und Bewertender/Wahrnehmung, Strukturen des Zahnes, Krümmung der Zahnkrone, Oberflächenwirkung, Flüssigkeitsgehalt usw.

Diese und weitere Einflussfaktoren wurden identifiziert und systematisch erkundet, analysiert, isoliert und quantifiziert, sowie deren Ursachen und Grundlagen als auch diejenigen von auftretenden Phänomenen und Effekten geklärt und erklärt (Grundlagenforschung). Ein jeder dieser Einflussfaktoren wird über die hier teils neu entwickelten und auf den unterschiedlichsten Fragestellungen basierenden Methoden in seiner Wirkung und seinem Ausmaß auf die Ergebnisse einer isolierten Betrachtung aus den verschiedensten Perspektiven unterzogen werden.

Nicht zuletzt ist die zuvor angesprochene Trocknung des Zahnes ein Schlüssel zur Analyse der Zahnfarbe und der die Zahnfarbe ausmachenden Phänomene, Wirkeffekte und Einflussfaktoren. Beim Betrachten eines trocknenden Zahnes versteht man, was gemeint ist: Der Zahn trocknet zunächst an der Oberfläche, er trocknet von oberflächennahen Schichten fortsetzend bis in die Tiefe. Zu jeder Zeit innerhalb der Trocknungschronologie und zu jedem Trocknungsgrad wirken die diversen, einzelnen Phänomene, Wirkeffekte und Einflussfaktoren in einer anderen Weise und Stärke, besitzen sie unterschiedlichen Anteil an der Gesamtfarbe, ganz so wie die einzelnen Orchestermusiker in einem Konzert der Farbentstehung, von ihrem Einsatz, über das Crescendo bis zu ihrem stärksten Auftreten, dem Fortissimo, ihrem Abschwächen, dem Decrescendo, Pianissimo und vergehen zu unterschiedlichen Zeiten innerhalb der Prozesse. Durch diese phasenartigen Veränderungen können einzelne Phänomene, Wirkeffekte und Einflussfaktoren isoliert, dargestellt und damit begreifbar gemacht werden.

Mit Wissen um das Wesen und Ausmaß dieser Phänomene, Wirkeffekte und Einflussfaktoren können nun die metrische Farberfassung und visuelle Farbbewertung in der zahnmedizinischen Praxis optimiert, Messergebnisse und Zahnfarbe versierter interpretiert werden und der Weg zu genaueren, standardisierten Messungen und Auswahl der Proben vollzogen, die Ergebnisfindung verfeinert sowie Maßnahmen für eine exaktere Prozessbewältigung ergriffen werden.

Durch gezielte Veränderungen von Einflussfaktoren auch im zahnärztlichen oder zahntechnischen Alltag und der Wahrnehmung des Wesens der Zahnfarbe wird es möglich, eine bessere Übereinstimmung zwischen subjektiver und objektiver Erfassung der Zahnfarbe praxisgerecht zu ermöglichen, und mit Kenntnis um die Entstehung derartiger und weiterer Wirkeffekte können günstige von diesen verstärkt und ungünstige reduziert oder vermieden werden.

Durch Vermeidung von ergebnisverzerrenden Einflüssen beispielsweise durch differierende Messflächen, Messflächenverschiebungen, Relations- / Winkelveränderungen zwischen Apparatur und Messobjekt wird für die Erfassungen ein Präzisionsgewinn hervorgerufen. Die isolierte Betrachtung der Auswirkungen der einzelnen Bestandteile jenes Positionierungssystems getrennt voneinander auf die Resultate soll deren Einfluss auf die Messergebnisse transparent gestalten, Anwendern von farberfassenden Apparaturen verdeutlichen, mit welch einer Präzision gemessen werden kann und das Gefühl vermitteln, mit welch hoher Aussagekraft die durch jene Apparaturen gewonnenen Ergebnisse versehen sind oder sein können sowie die Sicherheit in der Handhabung jenes Systems ermöglichen.

Der langjährige Weg von der Idee zur systematischen Erforschung der Zahnfarbe bis zu den Ergebnissen erstreckte sich über die Thematik des Flüssigkeitsgehaltes der Zähne, die Wissenschaft der Farbenlehre, die höhere Farbmetrik und Spektralphotometrie, führte über eine Reihe von Voruntersuchungen, welche die Entscheidung für die Auswahl der zur Farb- und Flüssigkeitserfassung geeignetsten Instrumentarien mit entsprechenden Messgeometrien, der geeignetsten Lichtarten, den entsprechenden Beobachtungswinkeln, dem Messmodus usw. ebneten als auch eine Leistungseinschätzung der verwendeten Messapparaturen und einer eigens für diese Studie entworfenen Präzisions(re)positionierungsmethodik ermöglichten, welche für die Qualität der mit farberfassenden Präzisions-Instrumentarien erzielten Ergebnisse von großer Bedeutung ist, und mündete schließlich in den Hauptstudien. Die Erkenntnisse aus den erhobenen Ergebnissen und die Überlegung zu anwendungsorientierten Verfahren ließen es interessant erscheinen, den Weg weiter fortzusetzen: Es folgen Nachuntersuchungen in Form von Langzeitfarb- sowie Langzeitgewichtsmessungen, welche in Fallbeispielen dargestellt sind.

7.2 Zahnflüssigkeit und Messung des Flüssigkeitsgehalts

Für den Teil der systematischen Erkundung, der sich dem Flüssigkeitsgehalt und der Flüssigkeitsgehaltsänderung von Zähnen widmet, war es zunächst für die Auswahl des nach Möglichkeit geeignetsten Messgerätes notwendig zu wissen, in welch einem Gewichtsbereich ein Zahn sich aufhält und in welchem Rahmen sich der Wasserverlust des Zahnes befindet: *Bolk* bezifferte das Gewicht von mittleren Frontzähnen auf 0,988 g [*63*, *122*] und *Cremer* ermittelte für sie Gewichte zwischen 0,87 g und 1,62 g [*112*].

Demgegenüber ergaben sich aus den eigenen Hauptstudien durchschnittliche Gewichtswerte von 1,1277–1,1526 g und aus den Voruntersuchungen Gewichtswerte von mehr als 1,1285 g für die mittleren oberen Frontzähne: Die Extrema lagen zwischen 0,8724 g und 1,4002 g. Die gleichen Zähne nach Dehydrierung wogen im völlig trockenen Zustand in den einzelnen Studien mittelwertig 1,0363–1,0975 g. Mit dem Wasserabgabeprozess war ein Gewichtsverlust der Zähne verbunden. Dieser Gewichtsverlust, ausgedrückt in %, sowie Gewichtsstreuungen nahmen mit dem angesprochenen Wasserverlust zu. Nicht jeder Zahn hatte dieselbe Dehydrierungszeit bis zu seinem Äquilibrierungsgewicht und nicht jeder Zahn besaß den gleichen Flüssigkeitsgehalt, sodass hieraus flachere oder steilere Trocknungskurven, längere und kürzere Trocknungszeiten der einzelnen Zähne resultierten. Der maximale Gewichtsverlust (%) bis zur Gewichtskonstanz entspracht dem Wassergehalt in Gew.-%.

Der Wassergehalt insbesondere von auf 100 °C bzw. 197 °C erhitzten Schneidezähnen wurde von *Burnett und Zenewitz* 1958 [82] auf 6,7–8,8 % und später von *Little et al.* 1966 [346] auf 4,5–7,5 % (100 °C erhitzt) bestimmt.

Werte auf vergleichbarem Niveau konnten auch in den eigenen Voruntersuchungen und Hauptstudien (6,5–9,52 %) mittels thermogravimetrischer als auch gravimetrischer Methodik gemessen werden: Allerdings sei an der Stelle festzuhalten, dass sich trotz gleicher Heiztemperatur (110 °C) sowohl die Heizdauer bis zur Gleichgewichtskonstanz erheblich als auch der Flüssigkeitsgehalt merklich erhöhen, wenn die Heizprozedur an zehn Zähnen (9,52 %) gleichzeitig im Vergleich zum gleichen Vorgehen an nur einem Zahn (6,5 %) vorgenommen wird. Dieser Effekt zeigt uns eindrucksvoll die Grenzen der heutigen Flüssigkeitserfassung mittels eines der modernsten Flüssigkeitsmessgeräte und deutlich, in welchen Gewichtsdimensionen wir uns aufhalten.

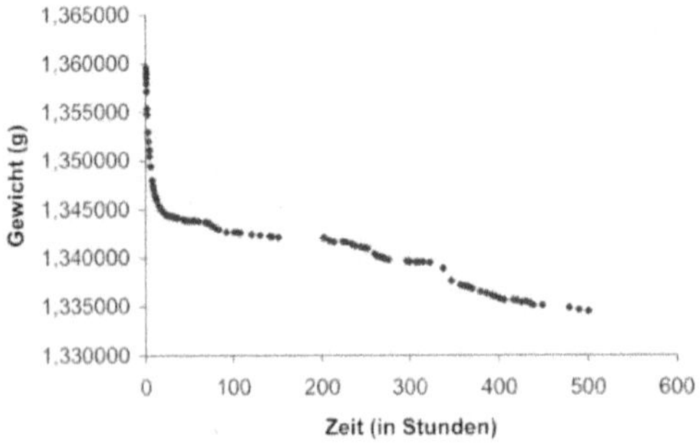

Abb. 7.-1 Gewichtsabnahme durch Trocknung eines Zahnes (Fallbeispiel) über 500 Stunden.

Für die thermogravimetrischen Studien war es von Nöten alles farblich relevante Wasser herauszutreiben, ohne die Kristallstruktur reversibel als auch irreversibel zu verändern oder die Krone durch thermisch verursachte Spannungszustände zu zerstören und so die Zahnfarbe bzw. die Messergebnisse zu beeinflussen.

Erfahrungen über das Erhitzen von Zähnen jenseits der 100°C-Marke besaßen *Cremer* [112], *Burnett und Zenewitz* [82], *Little et al.* [344], *Marguerite et al.* [363] und *LeGeros et al.* [326]. Erst ab einer Temperatur von 900 °C [*346*] bzw. 200 °C [*326*] ist die Wasserentfernung als irreversibel zu bezeichnen und führt zu einer Veränderung der Kristallstrukturen. Für die Farbmetrikstudien dieses gegenwärtig vorliegenden Werkes wurde deshalb der Heizwert auf 110 °C festgelegt. Ein Wert, der deutlich über dem des Siedepunkts des Wassers unter atmosphärischem Druck liegt und mit dem die Möglichkeit zu erhalten ist, ebenfalls jene tiefer liegenden Zahnschichten einer Dehydrierung zuzuführen und mit dem andererseits ein gravierender Sicherheitsabstand zu den beschriebenen 200 °C eingehalten werden konnte.

In den Studien, welche sich der Lufttrocknung der Zähne und der Flüssigkeitsaufnahme und somit der Abgabe und Aufnahme von kleinsten Bruchteilen des Gewichtes eines Zahnes widmen, mussten – aufgrund der verschwindend geringen Gewichtsveränderungen – Apparaturen mit wesentlich höherer Auflösung in den Einheiten gewählt werden. Diese Auflösung der gravimetrischen Apparaturen fiel in einem Messbereich von 1/1.000.000 g.

Nun stellte sich weiterhin die Frage, mit welch einem Farbmessgerät die Studien durchgeführt werden sollen. Eine Reihe von Farbmessapparaturen wurde betrachtet. Freihand-Messungen in vivo an fünf Probandenzähnen mit Geräten verschiedener Hersteller nach Kofferdam-Applikation erbrachten interessante und vielversprechende Ergebnisse, aber auch intraindividuelle Werte-Streuungen. Der Farbwechsel konnte bei In-vivo-Trocknungen von Zähnen betrachtet werden. Hierbei kamen u. a. drei Farbmessapparaturen dreier verschiedener Hersteller (Minolta, X-Rite, Dr. Lange) zum Einsatz. Zugunsten u. a. der Genauigkeit, Isolierbarkeit von Einflussfaktoren, Reproduzierbarkeit und Präzision wurden schließlich In-vitro-Studien unter Laborbedingungen durchgeführt, die Voraussetzung waren für die eigentlichen systematischen Analysen.

7.3 Optophänomenologische Aspekte und Einflussfaktoren

Es blieb die Aufgabe, die Messungenauigkeiten durch Varianz von Messfläche und Zahnkrümmung zu reduzieren. Hierzu wurde eigens eine neue Repositionierungsmethodik für spektralphotometrische und farbmetrische Systeme entwickelt, welche die Reproduzierbarkeit der Ergebnisse über einen auch mittel- und langfristigen Zeitraum gewährleisten soll. Die Messapparaturen sowie alle Komponenten der Positionierungsapparatur wurden einer intensiven Leistungsbetrachtung unterzogen. Untersuchungen in Form von Messreihen vor und nach vielfach wiederholten Positionierungen des farberfassenden Instrumentes über der Fixieranordnung sowohl nach Positionierungen des Zahnes in der Fixiermasse als auch des Fixiermassenpositivs im kongruenten Basisplattennegativ ergaben lediglich Werteschwankungen der Farbparameter nahe und nach Optimierung des Positionierungssystems gar innerhalb des Rahmes der Messungenauigkeit entsprechender Farbmessgeräte. Werteschwankungen und erhebliche Fehlmessungen, wie sie bei den Freihandmessungen der entsprechenden Voruntersuchung auftraten, sind nun nahezu vollkommen ausgeschaltet. Zur Verdeutlichung seien auszugsweise folgende Zahlen genannt: Die L*-Werteschwankungen von Freihandmessungen ± 4,5 konnten auf bis zu ± 0,02 und in den Nachuntersuchungen abermals gesenkt werden. Fehlmessungen, im Einzelfall mit einem Abstand von 54 Einheiten vom mittelwertigen Niveau, werden völlig ausgeschlossen. Schwankungen der a*-Farbmesswerte von ± 0,9 sind bis auf weniger als ± 0,02; der b*-Werte von ± 2,5 auf bis zu ± 0,02, der C*-Werte von ± 2 auf bis zu ± 0,015 und der h-Werte von ± 30,15 auf bis zu ±0,5 reduziert worden. Im Ganzen ist festzuhalten, dass die extreme Streuung der Messwerte eingedämmt werden konnte und nun vergleichbar mit derjenigen aus Messungen an planer Fläche ist. Diese Präzision dieser Fixierungsmethodik ist die Grundlage für weitere Vor- und Hauptstudien des Verfassers, lässt die Messungen der Farbwerte in viel kleineren Messwertdimensionen als relevant einstufen und verleiht den aus ihnen gewonnenen Kurven und Tendenzen ein größtmögliches Maß an Exaktheit und Aussagekraft.

Farbmessgeräte mit verschiedenen Messgeometrien und einem Messmodus im Nonkontakt- als auch im Kontaktbetrieb mit verschiedenen Lichtarten, Messöffnungsgrößen und 2°- und 10°-Beobachtungswinkel wurden an planen sowie an gebogenen Flächen (natürlichem Zahn) im Rahmen der gegenwärtigen Arbeit eingesetzt, verglichen und der Einfluss aller dieser Messvariablen betrachtet.

In einigen wenigen Studien fanden sich Erwähnungen zu Einflussfaktoren auf die Ergebnisse von Messungen in Abhängigkeit von der Messgeometrie [28, 29, 168, 259] des farberfassenden Instrumentes – jedoch ohne eindeutige Isolierung und Quantifizierung des Einflussfaktors. Es wird als entscheidend betrachtet, ob die Werte von einem dentalen oder nichtdentalen Messgerät abgegriffen wurden [28, 29, 167] und ob es sich bei dem eingesetzten Messgerät um ein im Kontakt- oder Nonkontaktmodus arbeitendes Instrument handelt [598]. Ein nur geringer Einfluss wird der Messöffnungsgröße zugeschrieben [566].

Als Ergebnis der eigenen Studien bleibt festzuhalten, dass selbst standardisierte

Messgeräte in ihren Ergebnissen selbst an planen Flächen nicht absolut gleiche Werte hervorbringen. Des Weiteren wurden diese oben angesprochenen Einflussfaktoren in einer Voruntersuchung sowie in allen Hauptstudien eingehend betrachtet. Den weitreichendsten Einfluss auf die Farbwerte haben die Messgeometrie und der Gerätetypus (Spektralphotometer oder Dreibereichsmessgerät). Hier wird eine gravierende Abhängigkeit der L*- und b*-Werteergebnisse von der Messgeometrie und dem Gerätetyp gesehen. Nur eine mäßige Auswirkung besitzt die Größe der Messfläche und lediglich eine geringe die verwendeten Normlichtarten. Auf die a*-Wertemessungen wirkt sich allerdings zusätzlich die Normlichtart relevant aus und bestimmt ganz wesentlich diese Ergebnisse. Das mikroskopische Chromameter CR-241 (45/0°) misst die L*- und b*-Werte höher als das Spektralphotometer CM-503i (d/8°) und jenes seinerseits höher als das Spektralphotometer CM-503c (45/0°). Aus Messungen auf einer kleineren Messfläche sowie Messungen mit der Normlichtart D50 resultieren geringfügig größere L*- und b*-Werte. Bei den a*-Werten zeigt sich der Einfluss der Normlichtart in einer weiterreichenden Differenz zwischen den Ergebnissen. Selbst Messungen an ein und derselben planen Fläche ergaben unterschiedlichste Werteniveaus. So misst das Spektralphotometer CM-503c mit einer 45/0°-Messgeometrie für die L*-Farbwerte 95,21, für die a*-Farbwerte –1,64, für die b*-Farbwerte 3,04, für die C*-Werte 3,45 und für die h-Werte 118,48. Demgegenüber quantifiziert das Spektralphotometer CM-503i mit einer d/8°-Messgeometrie dieselbe Fläche mit 90,43 (L*), –1,55 (a*), 3,77 (b*), 4,08 (C*), 112,38 (h), und das mikroskopische Chromameter CR-241 mit einer 45/0°-Messgeometrie hält an dieser Stelle die auf einer Messfläche von 0,3 bzw. 1,8 gewonnenen Werte 98,63 bzw. 98,77 (L*), –5,66 bzw. –4,54 (a*), 4,73 bzw. –2,79 (b*) bereit.

Interessant ist, dass die Spektralphotometer, welche an planer Fläche insbesondere in L* und b* lediglich geringfügig differieren, nun an der gekrümmten Fläche der Zahnkrone völlig unterschiedliche Ergebnisse produzieren. Das Spektralphotometer CM-503i, welches an planer Fläche niedrigere L*-Werte misst als das Spektralphotometer CM-503c, erfasst nun an gekrümmter Zahnfläche bedeutend höhere L*-Werte als dieses. Das Spektralphotometer CM-503c sieht den Zahn in bedeutend mehr Grün- (-a*) und Blauanteilen (–b*) im Verhältnis zu den Detektionen des Spektralphotometers CM-503i (a* –3,23: –1,55 und b* –2,79:0,46). Die C*- und h-Werte des Spektralphotometers CM-503c gewinnen in Relation zu den Werten des Spektralphotometers CM-503i gravierend an Wert.

Das mikroskopische Chromameter CR-241 verhält sich in den Messungen der L*-Werte vergleichbar mit dem Spektralphotometer CM-503c – allerdings auf einem anderen Werteniveau. Der Grund hierfür kann in der gleichen 45/0°-Messgeometrie gesehen werden. Allerdings differieren nun die auf der Messfläche von ø 0,3 mm (78,95) gewonnenen Ergebnisse von denen, welche auf einer Fläche von ø 1,8 mm (80,17) gemessenen wurden.

Die Bewertung des Zahnes fällt bei dem mikroskopischen Chromameter CR-241 bedeutend gelber (+b) und grüner (–b) aus, als es bei den Spektralphotometern der Fall ist. Diese enormen Messverzerrungen können als der Ausdruck einer

Auseinandersetzung der Messapparatur und seiner Geometrie mit der Zahnkrone gesehen werden. Die individuelle Krümmung sowie die individuelle Schichtung und Ausrichtung der Kristallprismen als auch der strukturelle Aufbau bewirken entsprechende Reflexionsmuster, welche das Messlicht in undefinierten Winkeln in Richtung der Sensoren zurückwerfen.

Da die Messgeometrie den Winkel der Lichtemission als auch der Anordnung der Sensorik vorgibt, liegt es auf der Hand, dass bei unterschiedlichen Einfallswinkeln, bedingt durch die messgeometrisch unterschiedlich angeordnete Lichtabgabe, nach komplexer Streuung des Lichtes auf der gekrümmten Zahnoberfläche und nach Aufnahme des Lichtes von je nach Messgeometrie topografisch unterschiedlich gelagerten Sensoren mitunter völlig unterschiedliche Farbwerte resultieren müssen.

Die Betrachtung der Einflussfaktoren der individuellen Krümmung und Struktur der Zahnkrone lässt die Frage nach der Messfläche aufkommen. Welche Auswirkung hat eine Verlagerung der Messfläche und wie entscheidend ist das Wiederauffinden jener Messfläche für Wiederholungsmessungen? Dieser Frage gehen die Verschiebeversuche der Voruntersuchungen und -studien nach, bei denen unter in streckendefinierten, gerichteten Verlagerungen der Messfläche Messungen durchgeführt wurden. Je mehr sich die Messfläche aus der Mitte der Zahnkrone entfernt, desto größer ist eine Abweichung der gemessenen Werten zu verzeichnen.

Auch gehen die Messapparaturen unterschiedlich mit einer Verabschiedung des Messkopfes aus der Zahnmitte um. Messgeometriebedingte, charakteristisch unterschiedliche Wertetrends sind auszumachen: Eine Abnahme der Helligkeit, der Rot- und Gelbanteile und eine Zunahme der Grün- und Blauanteile mit zunehmender Messflächenverschiebung sind den Ergebnissen der Spektralphotometer (45/0° und d/8° – Messfläche: 3 mm) zu eigen. Selbst ein und dasselbe Farbmessgerät erfasst insbesondere die a*-Farbwerte unter den unterschiedlichen Normlichtarten bei den Messflächenverlagerungen different. Allerdings liegen je nach Geometrie die Werteniveaus dieser Entwicklungen unterschiedlich hoch. Die Abhängigkeit von der Messfläche an dieser Stelle wird als gravierend eingestuft. Es lässt sich eine Tendenz erkennen, nach der größere Messflächen weniger abhängig auf ihre Verlagerung reagieren als kleinere. Bei Messungen auf kleineren Flächen sprechen die Messapparaturen insbesondere mit ihren a*- und b*-Werteergebnissen auf Verlagerung stärker an. Die Tendenz der Werteentwicklung auf kleinster Messfläche wird mit zunehmender Messflächenverlagerung und nicht zuletzt aufgrund der mikroskopischen Zahnkronenfarbinhomogenitäten weit weniger vorhersagbar, als es bei den sich gleichmäßig gerichteten Werteentwicklungen der mit größeren Messflächen arbeitenden Messapparaturen der Fall ist. Kleinste Inkontinuitäten wie Schmelzsprünge, Schmelzausrisse und Inhomogenitäten der Zahnfarbe, schwarze oder weiße punktförmig umrissene Flächen, welche bei Messapparaturen mit großen Messflächen vernachlässigbar geringe Werteverfälschungen hervorriefen, kamen bei Messungen auf kleinsten Flächen von ø 1,8 mm oder gar ø 0,3 mm voll zum Tragen. Die Farbwerte, nach Verlagerungen der Messfläche senkrecht zur Zahnachse, verhalten sich sprunghafter als bei einer Verlagerung längst zur Zahnachse. Auch dieser Sachverhalt lässt sich mit der Kronenkrümmung erklären: Der Radius des Kronenquerschnittes ist recht klein, die Krümmung in mesiodistaler stärker als in cervicoinzisaler Richtung.

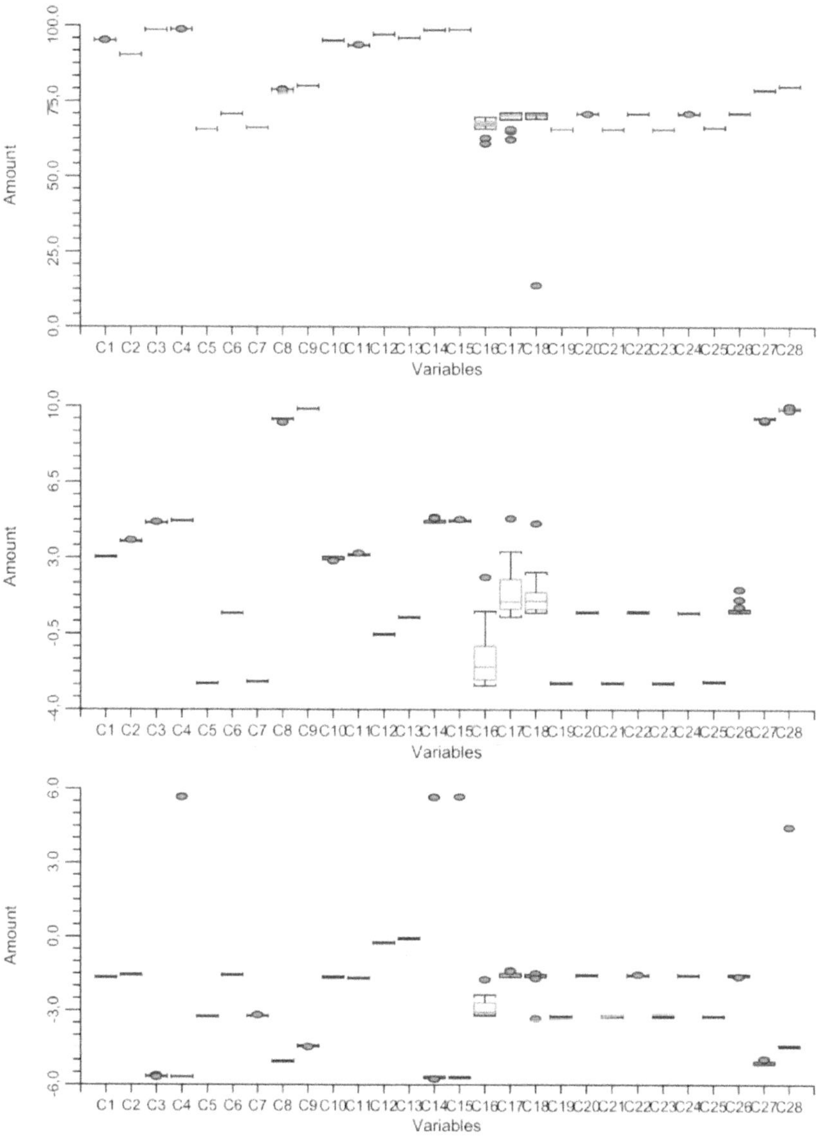

Abb. 7.-2 *L*- (oben), a*- (mittig), b*-Werte (unten) der Wiederholungsmessungen an planer (C1–4) und zahngekrümmter (C5–9) Fläche sowie Freihand (z. B. C10–18, 16–18 mit Repositionierung) und mit Positionierungshilfe (z. B. C19–28) (zu den Variablen s. Tab. 4.3.-2 und 4.3.-3).*

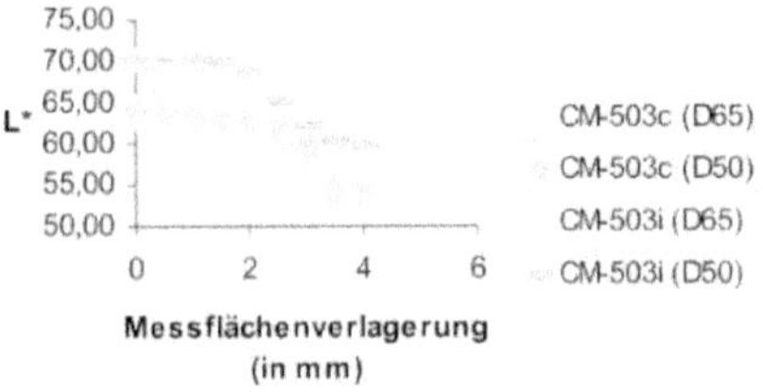

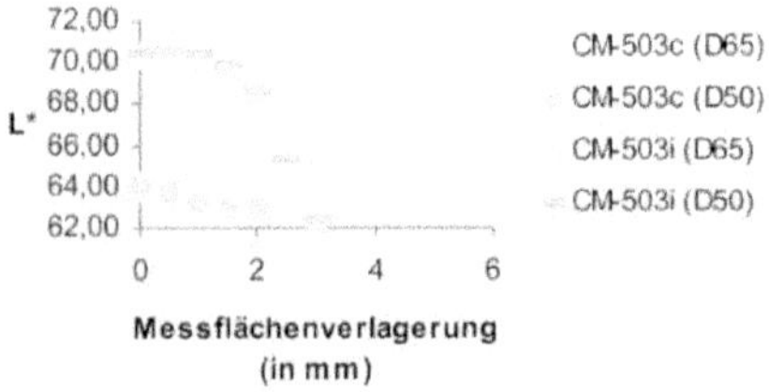

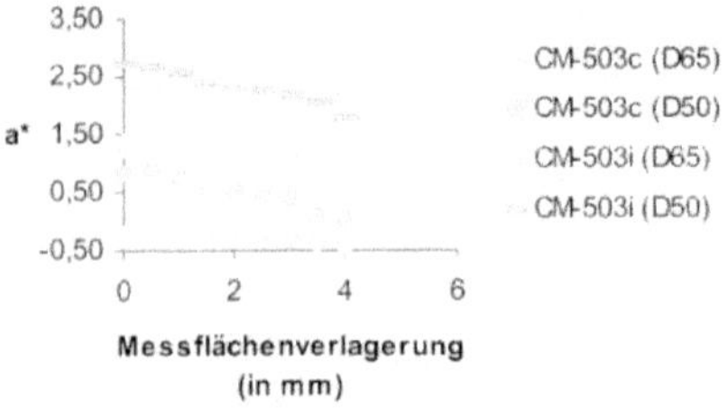

Abb. 7.-3 Farbmesswerte eines Zahnes nach relativer Lateralverschiebung des Messkopfes aus der vestibulären Kronenmitte nach cervical (links) und approximal (rechts) in Abhängigkeit von der Messgeometrie, dem Messlicht und von der Apparatur.

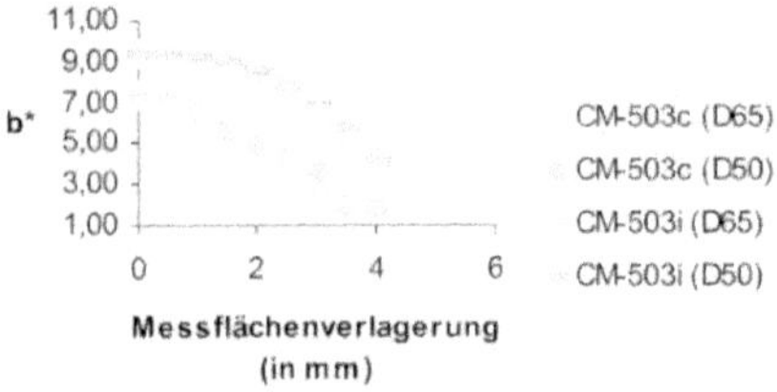

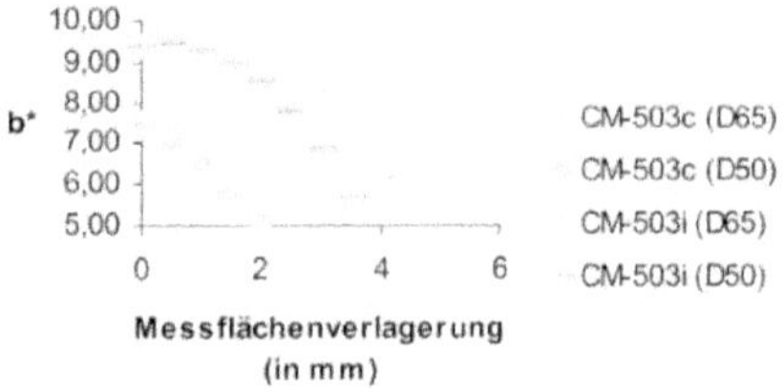

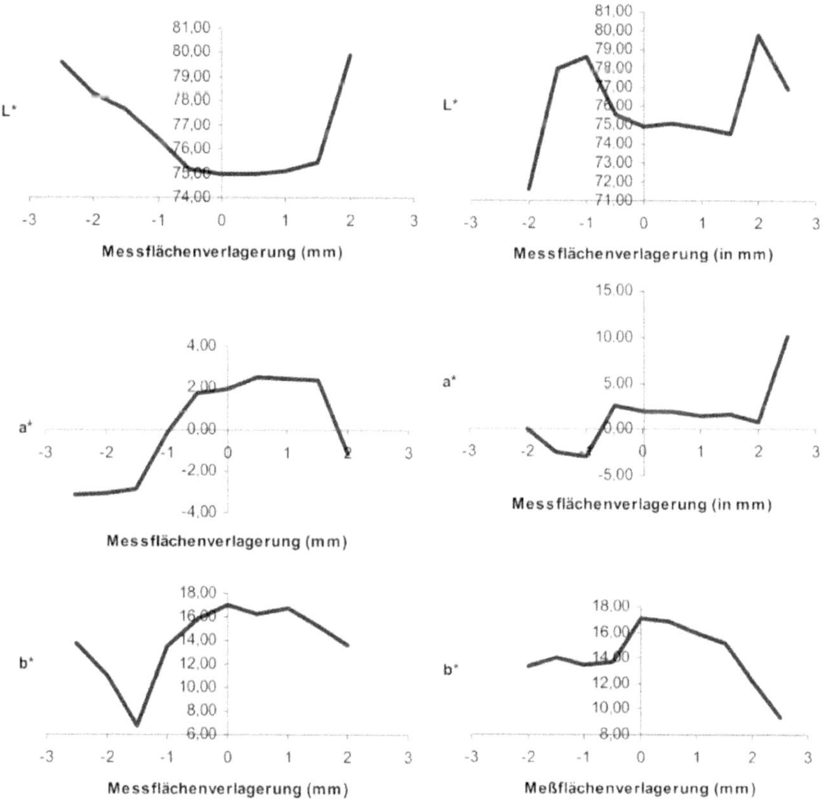

Abb. 7.-4 *Farbmesswerte eines Zahnes nach relativer Lateralverschiebung des Messkopfes aus der vestibulären Kronenmitte (0) nach cervical im Minusbereich, nach inzisal im Positivbereich (linke Seite), nach distal im Minusbereich und nach mesial im Positivbereich (rechte Seite) in Abhängigkeit von der Messgeometrie, dem Messlicht und der Apparatur.*

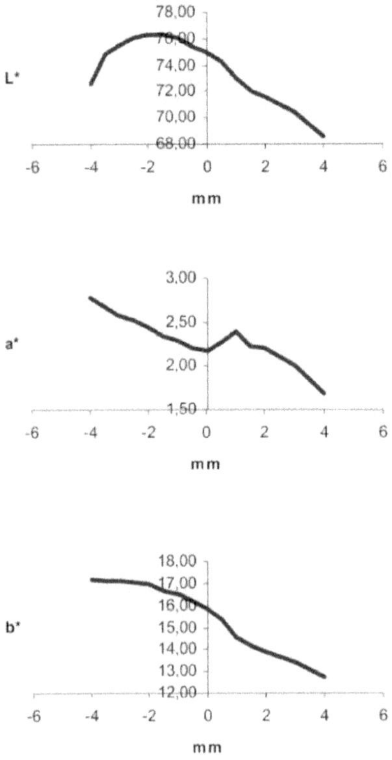

Abb. 7.-5 *Wirkung des Objekt-Objektiv-Abstandes auf die mit dem mikroskopischen Chromameter erfassten L*a*b*-Werte. Der Nullpunkt bezeichnet die Optimaleinstellung bei schärfster Objektbetrachtung, die Minuswerte der Abszisse stellen die Annäherung (in mm) des Objektes an das Objektiv und die positiven Werte eine Vergrößerung des Objekt-Objektiv-Abstandes (in mm) ausgehend von der Optimaleinstellung dar.*

An der stärksten Krümmung werden auch die Messergebnisse am stärksten beeinflusst. Messflächenverlagerungen bis zu einem halben Millimeter können für Messergebnisse dentaler Messungen in praxi im Sinne einer Zahnfarbbestimmung am Patienten als tolerabel gelten, für eine Nutzung von Messergebnissen beispielsweise zur später beschriebenen Todeszeitbestimmung wären derartige Verlagerungen als völlig unakzeptabel zu bezeichnen.

Die Anwendung eines mikroskopischen Chromameters bringt es mit sich, weiterhin die Frage zu stellen, wie sich die Ergebnisse der Farbwerte verändern, wenn sie nicht aus der Optimalpositionierung die Zahnprobe unter dem Objektiv, bei der diese am schärfsten durch das Linsensystem visuell zu erkennen ist, gewonnen werden.

Messungen unter definiert vergrößerten und verkleinerten Objektiv-Objekt-Abständen ergaben ebenfalls Trends der Farbwerte (s. Abb. 7.-5.). Mit einem zunehmenden Objektiv-Objekt-Abstand aus der Optimalstellung heraus ist eine Abnahme der Helligkeit, zunächst eine Abnahme der Gelbwerte und zunächst eine

Zunahme nach weiterer Entfernung eine Abnahme der Rotwerte verbunden. Mit Annäherung des Zahnes an das Objektiv geht eine Zunahme der Rotanteile, der Gelbanteile, zunächst eine Helligkeitszunahme und ab 2 mm Annäherung eine Helligkeitsabnahme einher. Je näher sich der Zahn am Messgerät befindet, desto mehr Messlicht wird von ihm reflektiert und um so mehr von den Sensoren detektiert. Eine hellere weniger ins Grünblaue und mehr ins leuchtend Gelbrote gehende Farberfassung resultiert aus diesen Messungen. Bei zu großer Objektiv-Objekt-Distanz geht Messlicht verloren und Farben werden weniger hell und leuchtend durch die Apparatur bewertet.

Eine Betrachtung des Einflussfaktors „Kronenkrümmung", isoliert von der strukturellen Wirkung, wird durch Farbmessungen an konfektionierten und im Wesentlichen fabrikationsmäßig gleichförmig gekrümmten Zahnfarbmustern möglich.

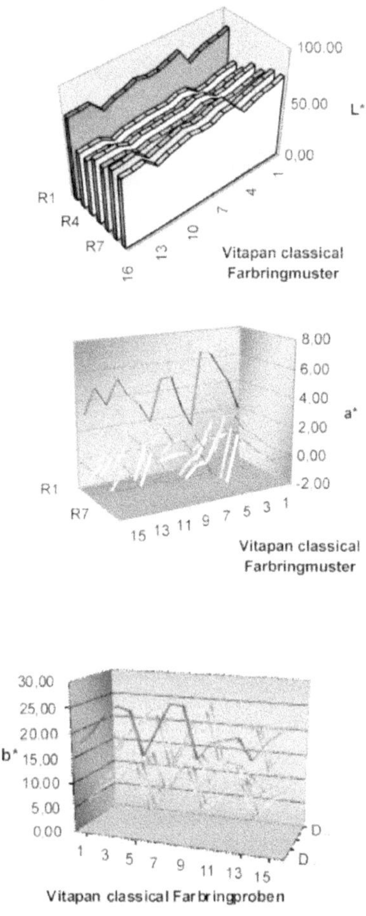

Abb. 7.-6 *Darstellung der Analyse des VITAPAN classical-Zahnfarbringes. Alle Zahnfarbproben wurden mit den Spektralphotometern CM-503c unter Normlicht D65 (R2) und D50 (R3), CM-503i unter Normlicht D65 (R4) und D50 (R5) auf einer Messfläche von 3 mm und dem mikroskopischen Chromameter CR-241 unter Normlicht D65 auf einer Messfläche von 0,3 mm (R6) als auch von 1,8 mm (R7) in ihren L*a*b*-Werten erfasst, welche mit den Angaben der Fa. VITA (R1) zu den identischen Farbproben verglichen wurden. Zu den Variablen s. Tab. 4.3-8.*

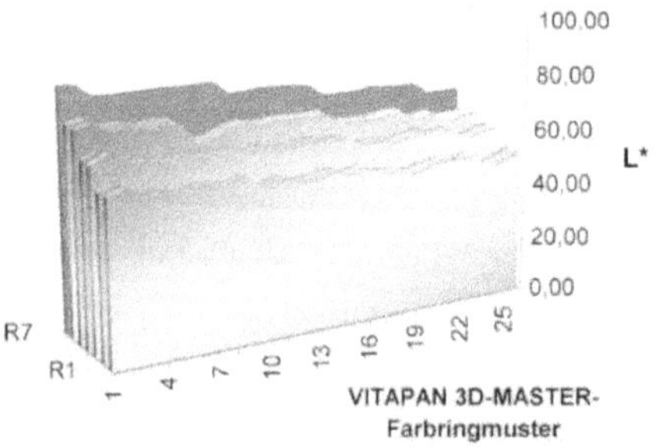

Abb. 7.-7 Darstellung der Ausmessung der VITAPAN-3D-MASTER-Zahnfarbringe. Alle Zahnfarbproben wurden mit den Spektralphotometern CM-503c unter Normlicht D65 (R1) und D50 (R2), CM-503i unter Normlicht D65 (R3) und D50 (R4) und dem mikroskopischen Chromameter CR-241 auf einer Messfläche von 0,3 mm (R5) als auch von 1,8 mm (R6) in ihren a-Werten erfasst, welche mit den Angaben der Fa. VITA (R7) verglichen werden. Zu den Variablen s. Tab. 4.3.-8.*

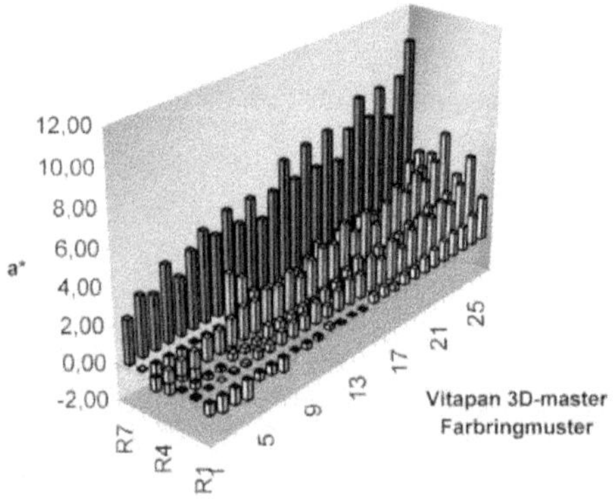

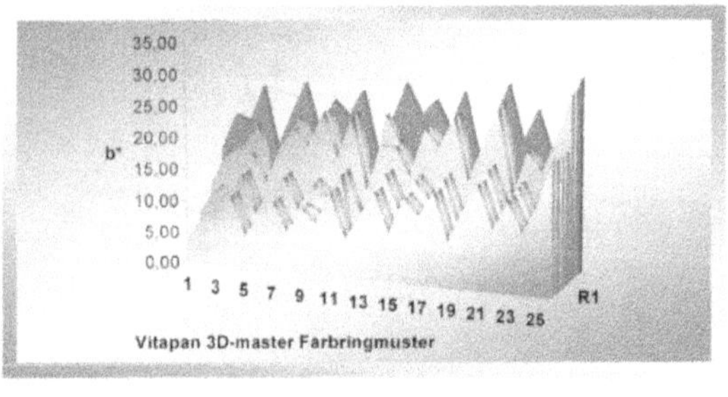

Hier zeigt sich, dass zuvor beschriebene Werteverzerrungen durch die Zahnkrümmung hervorgerufen werden. Wir sehen, dass das Spektralphotometer CM-503i (d/8°) an ein und denselben Proben die L*-Werte (Helligkeit) höher bewertet als das Spektralphotometer CM-503c (45/0°) und das mikroskopische Chromameter CR-241 (45/0°) nochmals höhere L*-Werte misst als die anderen Apparaturen und dass die Fa. VITA für diese entsprechenden Proben noch höhere, allerdings von ihr an planer Fläche gemessene Farbwerte angibt. Das auf sehr kleinen Messflächen arbeitende mikroskopische Chromameter kommt mit seinem Ergebnisniveau den an planen Flächen gemessenen Werten (Werte gemäß Auskunft der Fa.) der Fa. VITA sehr nahe. Eine sehr kleine gekrümmte Messfläche wird als quasi plan bewertet. Die beiden Spektralphotometer operieren in den a*- und b*-Werten näher beieinander und die Ergebnisrelationen aller Farbringproben stellen sich ähnlich dar. Die Krümmung lässt so den Zahn weniger hell (L*) und weniger leuchtend rot und gelb (a*, b*) erscheinen. Das Verhalten der a*- und b*-Werte ist vergleichbar. Allerdings sind die a*-Wertemessungen viel stärker normlichtabhängig als die anderen Werte und das mikroskopische Chromameter liegt mit seinen a*-Werten zwischen den a*-Werten der beiden Spektralphotometer. Auch die a*- und b*-Werte werden von der Fa. VITA für gleich bezeichnete Muster höher angegeben. Der Grund hierfür ist in der Zahnkrümmung und der Messgeometrie zu sehen.

An dieser Stelle müssen wir realisieren, dass Farbmessapparaturen vom Hersteller für die Messungen an planer Fläche konzipiert sind. Lichtgeber und Lichtsensor stehen je nach Messgeometrie in einem räumlichen Verhältnis und sind durch ihre Konzeption aufeinander abgestimmt. Farbmessapparaturen besitzen also eine konstruktionsbedingte Abstimmung von Lichtgeber und Sensor in Form der apparativspezifischen Messgeometrie. Das Messlicht des Instrumentes zur Erstellung einer Messung hat, an gekrümmten Flächen reflektiert, irreguläre Strahlengänge, welche nicht mit dem technischen Konzept vereinbar sind, zur Folge: Ein Strahl, der auf eine Tangentialfläche trifft, welche aufgrund der Zahnkronenkrümmung nicht senkrecht zur Geräteachse liegt, bildet einen größeren Einfallswinkel und lässt den Ausfallswinkel gleichgroß werden. Nun trifft in diesem speziellen Falle das von der Apparatur emittierte Licht auf eine Vielzahl von Tangentialflächen der gekrümmten Zahnfläche innerhalb derselben Messfläche und wird von ihr in die unterschiedlichsten Richtungen reflektiert. Das Licht wirkt so nicht mehr in voller Intensität auf die Sensoren ein, sondern verliert sich in Anteilen an nicht-detektierenden Flächen außerhalb der sensiblen Bereiche. Es muss hier unweigerlich zu den oben beschriebenen Einbußen in Helligkeit und den heller und freundlicher empfundenen Farbanteilen kommen. Die reflektierten Strahlen treffen nun nicht vollends auf die Sensoren und lassen den Zahn weniger rot und weniger gelb und so insgesamt weniger gesättigt sowie weniger hell erscheinen. Es bleibt festzuhalten, dass Farbringproben von den Farbmessapparaturen zwar auf unterschiedlichen Werteniveaus erfasst, aber ihre Relation zueinander in den L*-Werten ähnlich bewertet wurden.

Die L*-Werte mit dem Spektralphotometer CM-503i werden, aufgrund seiner auf diffuser Lichtbewältigung konzipieren Geometrie, welche auf weniger gerichtete Strahlung angewiesen ist, stets höher bewertet als diejenigen des Spektralphotometers CM-503c (45/0°). Die größten Übereinstimmungen der b*-Werte-Relationen der Zahnfarbproben zueinander ist mit dem Spektralphotometer CM-503c und dem mikroskopischen Chromameter CR-241 gegeben. Beide besitzen die Messgeometrie 45/0°. Das mikroskopische Chromameter erfasst die b*-Werte allerdings auf dem ähnlichen hohen Niveau und kommt mit seinen gemessenen L*-Werten den Werten, die von der Fa. VITA angegeben wurden, sehr nahe. Ein möglicher Grund hierfür kann die kleine Messfläche sein: Die gekrümmte Zahnfläche wird durch die enorm kleine Messfläche auf eine quasi plane Fläche reduziert, deren reflektierte Strahlengänge die Sensoren der Apparaturen in etwa der gleichen Form treffen, wie es bei einer real planen Fläche der Fall ist. Verzerrungen in den L*-, b*- und insbesondere der sich ungleichförmig verhaltenen a*-Werte durch die Anwendung unterschiedlicher Normlichtarten und Messgeometrien ist in der Farbringmusterstruktur zu suchen.

Dass die a*-Werte mit unterschiedlichen Messgeometrien unterschiedlich hoch bewertet werden, fällt ebenso bei der Betrachtung der Spektralkurven von natürlich feuchten Zähnen auf. Das Spektralphotometer CM-503i (d/8°) detektiert das Reflexionsspektrum (%) insgesamt und insbesondere die niedrigen Wellenlängenbereiche, welche die Blauanteile des Lichtes repräsentieren, überproportional höher als das Spektralphotometer CM-503c (45/0°). In den Hauptstudien wurden die Ergebnisse der Vorstudien bestätigt: Die höchsten L*- und b*-Werte werden von dem mikroskopischen Chromameter CR-241 aufgrund der oben erwähnten Messflächenauswirkung gemessen, gefolgt von den Ergebnissen des Spektralphotometers CM-503i und CM-503c. Da dieses Phänomen sowohl an trockenen Zähnen als auch an den Farbringen zu erkennen ist, kann es eindeutig der Zahnkrümmung zugeordnet werden, zumal diese beiden spektralphotometerspezifischen Werteniveaus an planer Fläche sich gerade in umgekehrter Wertigkeit zueinander verhalten.

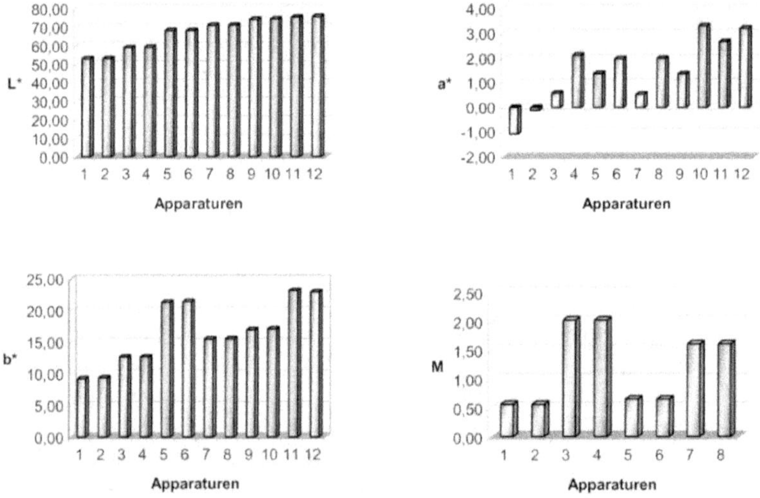

Abb. 7.-8 *L*- (oben links), a*-Werte (oben rechts) und b*-Werte (unten links) vor (1–6) und nach (7–12) forcierter Dehydrierung. Gemessen wurde mit den Spektralphotometern CM-503c unter Normlicht D65 (1, 7) und D50 (2, 8) als auch CM503i unter Normlicht D65 (3, 9) und D50 (4, 10) sowie mit dem mikroskopischen Chromameter CR-241 (0,3 mm: 5, 11; 1,8 mm: 6, 12). Zu den Variablen der Abszisse s. Tab. 5.1.-1). Der Metamerieindex (unten rechts) vor (1–4) und nach (5–8) forcierter Dehydrierung. Gemessen wurde mit den Spektralphotometern CM-503c unter einem Normlicht D65 (1, 5) und D50 (2, 6) als auch CM503i unter einem Normlicht von D65 (3, 7) und D50 (4, 8).*

Das Normlicht hat hier den geringsten Einfluss auf die Ergebnisse. Gravierender ist der Einfluss auf die a*-Wertemessungen. Hier hat das Spektralphotometer CM-503i die höchsten a*-Werte gemessen, gefolgt von dem mikroskopischen Chromameter CR-241 und dem Spektralphotometer CM-503c. Die Messfläche hat einen mäßigen Einfluss auf die b*- und einen wesentlichen auf die a*-Werte.

7.4 Flüssigkeitsgehalt und Farbwirkung – eine (opto)phänomenologische Beschreibung der Trocknung

Äußerst interessant ist allerdings, dass durch und nach Dehydrierung der Zähne die Wertedifferenzen zwischen den mit den unterschiedlichen Farbmessapparaturen gemessenen Farbmaßzahlen abnehmen und die Werte sich annähern. Alle Farbmaßzahlen (L*, a*, b*) gewinnen an Wert, der Zahn wird heller und weniger gesättigt in Grün bzw. gesättigter in Gelb und Rot gesehen.

Die Apparaturen, welche niedrigere Farbmaßzahlen am flüssigkeitsgesättigten Zahn detektiert hatten, messen nun nach Dehydrierung relativ höher als diejenigen, deren Farbmaßzahlen ohnehin schon höher bewertet wurden. Die Metamerieindizes nehmen ab. Ebenso sind mit der Austrocknung des Zahnes Signifikanzen zwischen den Werten – erfasst mit den verschiedenen Apparaturen und den Messgeometrien, Normbeobachtungswinkeln, Lichtarten – verloren gegangen. Es lässt sich hieraus formulieren: Mit zunehmender Austrocknung der Zähne nehmen die Wirkungen der Einflussfaktoren – Art der Apparatur, Messgeometrie, Messfläche, Normbeobachtungswinkel und Normlicht – an Bedeutung ab. Oder anders gesagt: Der die oben genannten Faktoren erst relevant erscheinen lassende Grund, die Zahnkrümmung, verliert mit dem Wasserverlust mehr und mehr an Relevanz. Die Farbveränderung mit Dehydrierung ist in der Struktur zu suchen. Da nun die Zahnkrümmung aber weiterhin die gleiche bleibt, muss weiterhin gesagt werden: Die Änderung der Struktur durch Wasserverlust schafft maßgeblich Verhältnisse, welche die Wirkung der Zahnkronenkrümmung in den Hintergrund treten lassen.

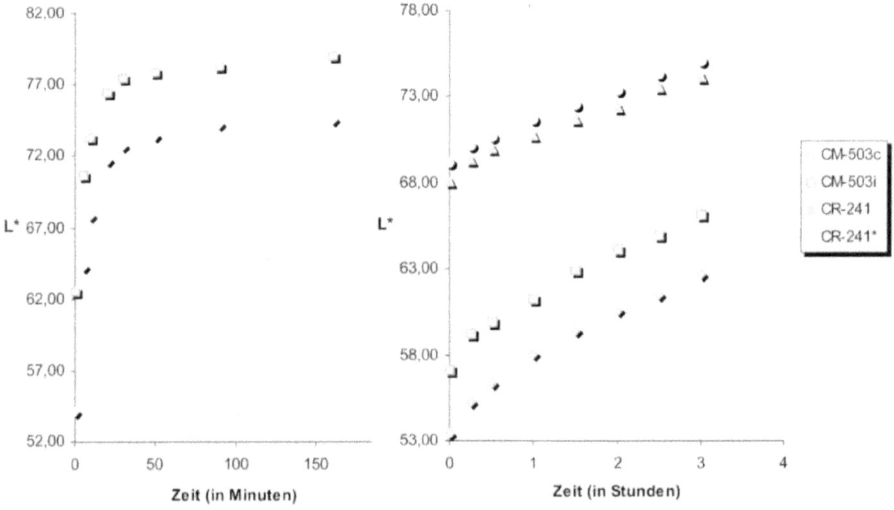

Abb. 7.-9 Vergleich der mit den Spektralphotometern CM-503c und CM-503i während des Dehydrierungsprozesses gemessenen L-Werte (links) und Gegenüberstellung der mit den Spektralphotometern CM-503c, CM-503i und dem mikroskopischen Chromameter CR-241 während des Dehydrierungsprozesses (rechts) gemessenen L*-Werte.*

Das Verhalten hinsichtlich der Farbe eines jeden Zahnes, welcher dehydriert wird, lässt sich eindrucksvoll in der Darstellung des Zahnfarbraumes betrachten. Der Zahnfarbraum von trockenen Zähnen liegt in viel helleren Bereichen als derjenige von natürlich feuchten Zähnen und besitzt eine weitere Ausdehnung auf der a*- und b*-Achse. In diesem Zusammenhang kann von einem apparaturspezifischen Farbraum gesprochen werden. Jede Messapparatur erhebt den Farbraum auf einem anderen Helligkeitsniveau und jeder Apparatur ist eine für sie charakteristische Streuung der Zahnfarben zuzuordnen.

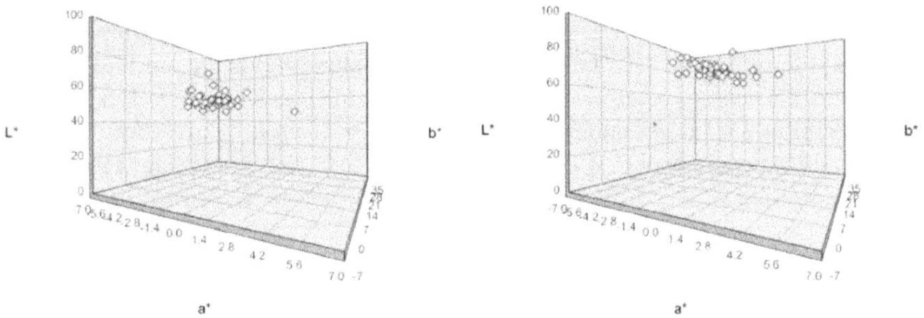

***Abb. 7.-10** Zahnfarbraum (CM-503c) vor (links) und nach (rechts) dentaler Dehydrierung.*

Die zahnspezifischen Spektralkurven der Spektralphotometer zeigen nach Dehydrierung deutliche Zunahmen in der Reflexion (%) aller Wellenlängenbereiche. Die Reflexionszunahme weist allerdings eine Abhängigkeit von der Wellenlänge auf. Je höher also die Wellenlänge, desto stärker die dehydratisierungsbedingte Reflexionszunahme oder anders gesagt: Die Reflexion beispielsweise der spektralen Rotgelbanteile steigt durch den Wasserverlust wesentlicher als die Grünanteile und diese wiederum stärker als die Blauanteile des Lichtspektrums. Es kann festgehalten werden, dass das Vorhandensein von Wasser den Zahn grüner und blauer erscheinen lässt. Die spektrale Reflexion unterschiedlicher Spektralphotometer differiert. So ergeben sich bei dem Spektralphotometer CM-503i höhere Reflexionen in den höheren Wellenlängenbereichen als bei dem Spektralphotometer CM-503c, während in den unteren Wellenlängenbereichen beide Messapparaturen auf vergleichbarem spektralen Niveau arbeiten. Mit der Dehydrierung gleichen sich die Reflexionen (%) der Spektralkurven beider Apparaturen ganz ähnlich dem bereits beschriebenen Verhalten der Farbmaßzahlen an.

Es ist weiterhin festzuhalten: Die diametral verlaufenden Kurven des Wassergehaltes und der Farbwerte als auch der spektralen Entwicklung und insbesondere der gleichgerichtete Verlauf des Gewichtsverlustes (%) und der Farbparameter sowie die zeitliche Kurvenentwicklungen sind beweisend für eine Beziehung zwischen dem Wassergehalt und der Farbe eines Zahnes: Ein Verlust von 0,022640 g bzw. ein Wasserverlust von 1,97 % haben beispielsweise ein Anstieg der L*-Werte um 9,29, der a*-Werte um 0,88, der b*-Werte um 3,74, der C*-Werte um 3,50 und einen Verlust der h-Werte um 7,72 Einheiten zur Folge und die forcierte absolute

Dehydrierung mit 0,109 g Gewichtsverlust bzw. 9,52 % Wasserverlust eine Zunahme individuell je nach eingesetzter Apparatur der L*-Werte bis zu 20,43, der a*-Werte bis zu 0,98, der b*-Werte bis zu 4,10, der C*-Werte bis zu 4,01 und Abnahme der h-Werte bis zu 6,15 Einheiten.

Bei Betrachtung der Verläufe der farblichen Veränderungen mit zunehmendem Wasserverlust der Zähne zeichnet sich folgendes Bild: Mit thermisch beschleunigter Dehydrierung von Zähnen nehmen die L*- (Helligkeit), a*-, b*- und C*-Farbwerte zu. Der Trend verläuft weg von den dunkler wirkenden Grün-Blau-Farbbereichen in Richtung der auch vom menschlichen Auge als heller und freundlicher empfundenen rot-gelben Farbgebungen. Die h-Farbmaßzahl verliert an Wert, der Winkel zu der +a*-Achse wird kleiner. Die Farbwerte der Spektralphotometer bilden Sättigungskurven (L*) als auch sättigungskurvenähnliche Verläufe (a*, b*, C*). Der h-Farbwert weist eine Abklingfunktion auf. Die Kurven befinden sich für jede Apparatur auf einem anderen Niveau. Das Spektralphotometer mit der Messgeometrie d/8° operiert in den Farbmesswerten L*, a*, b* und C* auf einem höheren und lediglich in den h-Werten auf einem niedrigeren Niveau als das Spektralphotometer mit der Messgeometrie 45/0°.

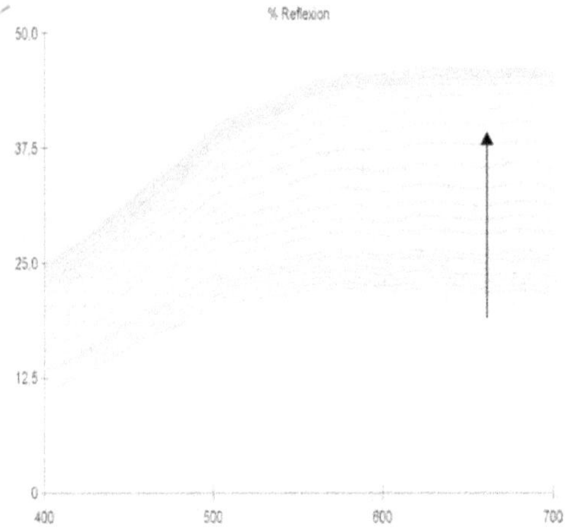

Abb. 7.-11 *Mit der Trocknung nimmt die Reflexion zu, und die Kurve dieses Zahnbeispiels wird auf höhere Werte entsprechend der Prozessentwicklung (Pfeil) verschoben.*

Erstaunlich sowie interessant ist weiterhin der stärkere Anstieg der L*-Werte und die daraus entstehende deutlich vergrößerte Bandbreite zwischen den L*-Werten flüssigkeitsgesättigter und völlig trockener Zähne in den Messungen mit dem Kontakt-Spektralphotometer mit der Messgeometrie 45/0° im Vergleich zu dem Spektralphotometer (d/8°), welches seinerseits über eine größere L*-Wertebreite verfügt als das Nonkontakt-Chromameter (45/0°). Die Amplituden zwischen den Farbmaßzahlen vor und denen nach Dehydrierung des Spektralphotometers mit der 45/0°-Messgeometrie sind wesentlich größer, als diejenigen des Spektralphotometers mit der d/8°-Messgeometrie. Die Grundlage niedrigerer L*-Werte der 45/0° Spektralphotometermessung ist zumindest teilweise in der Differenz zwischen visueller Miterfassung der Oberflächenreflexion und der realen Messdaten bei hochglänzenden Oberflächen zu begründen, wobei hingegen die gerichtete Reflexion

(Glanz) durch eine d/8°-Geometrie eingeschlossen wird. Allerdings sind weder dieses Ausmaß der L*-Werteniveauunterschiede noch die unterschiedlichen Stärken der L*-Werteveränderung bei Trocknung nicht allein mit der Glanzbewältigung jener Messinstrumente zu begründen. Vielmehr muss davon ausgegangen werden, dass es sich bei diesen Phänomenen um eine Art messgerätspezifischer „Farbauseinandersetzung" der Messgerätgeometrien an den individuell gekrümmten und strukturierten Zahnkronen handelt, zumal alle Instrumente an planen Flächen in den Werten aller gemessenen Farbparameter nur relativ gering differieren. Die Dehydrierung, die damit verbundene Helligkeits- und insbesondere die Farbsättigungszunahme werden viel stärker durch die Apparatur mit der 45/0°-Messgeometrie erfasst und lässt die Ergebnisse der Farbmaßzahlen beider Apparaturen angleichen. Die Entwicklungen der a*-, b*-, C*- und h-Farbwerte sind bei gleichem Globaltrend viel uneinheitlicher und sprunghafter von dem Spektralphotometer mit der Messgeometrie d/8° aufgezeichnet worden als von dem Spektralphotometer mit der Messgeometrie 45/0°. Allen Kurven der Maßzahlen der Farbsättigung (a*, b*) als auch den von C* und h ist eine scheinbare Sättigung bzw. Stagnation gegen Ende des ersten Drittels als auch am Anfang des mittleren Drittels der Heizperiode zu eigen. Das Farbmessgerät mit der Messgeometrie 45/0°, welches die größten L*-Wertunterschiede zwischen flüssigkeitsgesättigtem und trockenem Zahn detektiert und die Kurven gleichmäßiger bzw. einheitlicher als das Spektralphotometer (d/8°) abgegriffen hat, ist aus diesem Grunde auch als das bessere Instrument für diese Zwecke zu bewerten.

Die Streuung der Helligkeitswerte aller Zähne nimmt mit der Dehydrierungszeit ab. Die Differenzen der L*-Werte völlig trockener Zähne sind bei weitem geringer als bei trockenen Zähnen. Man kann hier von einem Verlust der individuellen Helligkeit durch Wasserentzug sprechen. Ganz anders verhält es sich mit den übrigen Farbparametern. Wie schon anhand der oben beschrieben Farbraumveränderungen und anhand der mehr gestreuten Spektralkurven nach Dehydrierung der Zähne zu erkennen ist, kann diese Streuungszunahme mit dem Wasserverlust auch in den statistischen Darstellungen für die a*-, b*-, C*- und h-Werte beobachtet werden. Diese Streuungen und deren Variation zu den einzelnen Zeitpunkten muss der für jeden Zahn individuellen Entwicklung der Farbparameter zugeschrieben werden. Eine stärkere und uneinheitlichere Variation der Streuungsverhältnisse zu den einzelnen Zeitpunkten der Wasserabgabe ist hier ebenfalls bei den mit dem Spektralphotometer CM-503i und der Messgeometrie d/8° gemessenen Ergebnissen zu finden.

Die Zahntrocknungen unter atmosphärischer Luft lässt die L*a*b*C*h-Werte in gleicher Weise entwickeln wie unter beschleunigter Dehydrierung. Allerdings besitzen diese Kurven der atmosphärischen Teildehydrierung weniger starke Steigung aufgrund des Fehlens der applizierten Energie. Die Zähne verlieren so bedeutend weniger Wasser und besitzen dementsprechend auch nur eine schwächere Steigung der Wasserverlustkurve (%) bzw. negative Steigung der Gewichtsverlustkurve (g). Zudem lassen sich Feinheiten in der Entwicklung der Farbmesswerte erkennen, welche bei beschleunigter Dehydrierung durch den rasanten und massiven Wasserverlust überlagert wurden und nicht zum Tragen kamen. Jene geräteabhängig zu erfassenden und an anderer Stelle noch näher beschriebenen „Verwirbelungen“ (s. u.) scheinen bei der forciert beschleunigten Trocknung schneller überwunden. So ist bei den L*-Werten aller Apparaturen und unter allen Messbedingungen ein starker Anstieg der Kurve bis zu 15–30 Minuten der Dehydrierung zu verzeichnen. Nach 15 bis 30 Minuten der Dehydrierung verliert die Kurve, ähnlich derjenigen Kurven des Gewichtsverlustes (%) bzw. in diametraler gespiegelter Weise derjenigen Kurven des Wasserverlustes (%), an Steilheit. Die Kurven des Gewichtsverlustes (g) bzw. des Flüssigkeitsverlustes (%) und der L*-Werte lassen so einen „Knick“ erkennen. Nur wenige Minuten später setzt der oben beschriebene Trend aller Farbmaßzahlen (a*, b*, C*, h) ein, wohingegen bis zur vollen 30-Minutenmarke ein leicht gerichtetes bis ungerichtetes Verhalten zu verzeichnen ist: Zu Beginn der Dehydrierung arbeitet das Spektralphotometer CM-503c (45/0°-Messgeometrie) gerichtet. Der o. g. „Knick“ der L*-Wertekurve hat nur eine leichte Ausprägung. Die a*-Werte sind ebenfalls in ihrem Verhalten ähnlich dem der L*-Werte einhellig. Allenfalls die b*- und C*-Wertekurven verzeichnen anfänglich ungerichtetes Verhalten oder nur eine geringe Steigung, welche nach 30 Minuten der Dehydrierung rapide anwächst. Die h-Werte verhalten sich zunächst ungerichtet. Bei dem Spektralphotometer CM-503i erfährt dieser beschriebene „Knick“ nach 15 Minuten der Dehydrierung eine Ausprägung. Die a*-Werte fallen innerhalb der ersten 15 Minuten des Wasserverlustes, um folgend gerichtet anzusteigen, die b*- und C*-Werte nehmen bis zur 15-Minutenmarke zu, um anschließend bis zur 30-Minutenmarke abzufallen und schließlich gerichtet an Wert zuzunehmen; die h-Werte verhalten sich anfänglich ähnlich den Ergebnissen der b*- und C*-Werte, um nach 30 Minuten gerichtet an Wert zu verlieren, und die Werte des mikroskopischen Chromameters CR-241 (45/0°) beschreiben wieder ein anderes Anfangsverhalten. Hier ist jedoch die Besonderheit erwähnenswert, dass der Haupttrend im Anschluss der ersten 30-minütigen Dehydrierung entgegen dem der Spektralphotometer in einer a*-Wertabnahme besteht. Des Weiteren kann man eine wesentliche Abhängigkeit des Anfangsverhaltens der b*-Werte von der Messfläche erkennen. Die Abnahme der b*-Werte ist innerhalb der ersten 30 Minuten, gemessen auf einer Messfläche von ø 3 mm, wesentlich schwächer als auf einer Messfläche ø 1,8 mm und als auf ø 0,3 mm. Dieser b*-Werteabfall konnte weder mit dem Spektralphotometer mit der 45/0°- noch mit der d/8°-Messgeometrie erfasst werden. Zusätzlich zu dem apparatespezifisch anfänglichen Verhalten der Farbmaßzahlen sind auch ein unterschiedliches Ausmaß der Steigung sowie lokale Besonderheiten in Abhängigkeit von den eingesetzten Messapparaturen zu erkennen. Selbst bei forcierter Dehydrierung findet sich bei den Farbmaßzahlen (a*, b*, C*) als auch bei h zumindest ein unruhigerer Kurvenverlauf der mit dem Spektralphotometer CM-503i (d/8°) gemessenen Ergebnisse im Verhältnis zu den des Spektralphotometers CM-503c (45/0°). Da von allen Apparaturen immer die gleichen Zähne in immer gleicher Position auf der gekrümmten Krone zu stets denselben Zeitpunkten in ihrer Farbe erfasst wurden, sind an dieser Stelle keine Einflussfaktoren zu suchen.

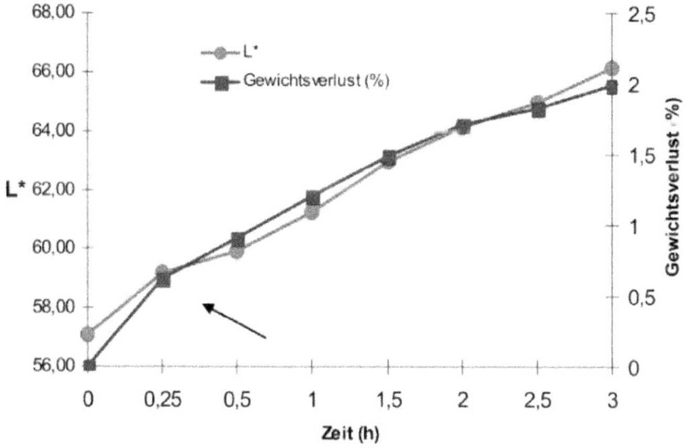

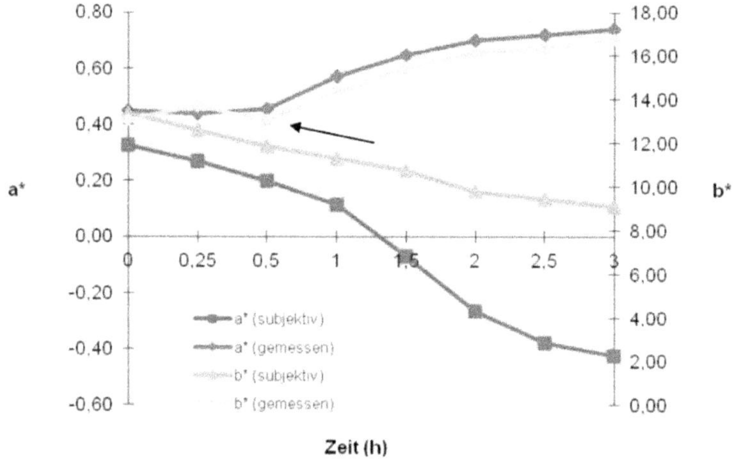

Abb. 7.-12 *Median-Entwicklungen der Flüssigkeitsabnahme, der mit dem Spektralphotometer CM-503i gemessenen L*-Werte (oben) und der visuell subjektiv sowie messtechnisch objektiv erfassten a*b*-Werte (unten) während der Lufttrocknung. Die subjektiv-visuelle Zahnfarbbestimmung mit dem VITAPAN-classical-Farbringproben ist in den Werten für gleich bezeichnete Farbringproben der Farbringanalysen der Voruntersuchungen mit dem CM-503i ausgedrückt.*

7.5 Flüssigkeits(fluss)-Farbeffekt-Theorie und ihr Beleg

Aber wie lassen sich nun die apparaturspezifischen Werteverläufe erklären?

Die Vorgänge der Dehydrierung können auf phänomenologischer Basis wie folgt erklärt werden: Der rapide L*-Anstiegsverlust und entsprechendes Flüssigkeitsabgabeverhalten zwischen 15 und 30 Minuten, seine Manifestierung in dem „Knick" der Kurve und wenige Minute später die Verabschiedung der a*b*C*h-Werte von einem wenig gerichteten bis ungerichteten Verhalten hin zu der massiven Verstärkung bzw. Aufnahme eines Trends bei der Lufttrocknung von Zähnen ist mit der Schichtung der Zahnkrone, der Struktur des Schmelzes und Dentins sowie deren Farbwirkung zu begründen. Die Oberfläche der Schmelzschicht ist keinesfalls so glatt, wie man bei der Betrachtung mit unbewaffnetem Auge zu vermuten meint. Vielmehr besitzt der Zahn eine oberflächliche Rauigkeit im Mikro- bzw. Nanometerbereich, in dessen Rautiefe sich Flüssigkeitsmoleküle über Adhäsion einlagern und zusätzlich über Kohäsion ansammeln können. Eine Fläche hat, um hochglänzend zu sein, eine Rautiefe von 250 nm und weniger. Dies ist ein Wert, der deutlich kleiner ist und sein muss als die Wellenlängen des sichtbaren Lichtes (400–760 nm). Legt man die Größe eines Wassermoleküls (Länge des Dipols: $0{,}95 \cdot 10^{-10}$ m) zugrunde, können alleine in einer der unzähligen Vertiefung – je nach Völligkeitsgrad der Oberfläche des Materials – mehrere Hunderttausend bis Millionen Moleküle und mehr in dieser befindlich sein. Der starke Aufstrich der L*-Wertekurve am Anfang kann eine Erklärung in der rasant abnehmenden Feuchtigkeit innerhalb dieser Rautiefen, jener obersten Schmelzschicht, finden. Zeitgleich innerhalb der ersten Dehydrierungsphase entstehen in der Tiefe des Schmelzes und Dentins „Verwirbelungen" der Flüssigkeit im Bereich der Kapillaren und an den Kristallen, die ein zunächst nur – je nach Apparatur – leicht gerichtete bis ungerichtete a*b*C*h-Werteverläufe initiieren.

Das natürliche Umgebungslicht oder hier speziell das von der Apparatur emittierte Licht wird sowohl an den oberflächlichen Schichten des Schmelzes, zu einem kleineren Anteil an den individuell ausgerichteten und räumlich angeordneten Schmelzprismen bzw. -arealen reflektiert als auch an und in ihnen gebrochen, ein weiterer Teil im Übergang in den interprismatischen Bereich mitunter mehrfach gebeugt und an den angrenzenden Kristallen komplex gespiegelt. Das Gros des Lichtes dringt jedoch durch die Schmelzschichten, welche allerdings nur gering absorbierende und reflektierende Fähigkeiten besitzen, hindurch in die Dentinschichtungen. Hier trifft es von dem optisch dünneren Schmelzmedium in das optisch dichtere Dentinmedium. Vergleichbare Effekte dürften auch bei Übergängen innerhalb des Schmelzes und des Dentins (Kristallprismen, interkristalline Matrix, Dentinarten) eintreten. Die Lichtstrahlen werden an dieser Stelle in Anlehnung an Grundgesetze allgemeinphysikalischer Natur aufgrund der hier langsameren Ausbreitung ihrer Wellen zum auf der Grenzschicht stehenden Lot gebrochen. Bei einem Strahlengang von einem optisch dichteren in das optisch dünnere Medium beispielsweise der reflektierten Strahlung auf dem Rückweg sollte die Brechung vom Lot weg erfolgen. Im Dentin sitzt der Hauptanteil der Wassermassen des harten Zahngewebes. Die Dentinkanälchen mit ihren Odontoblastenfortsätzen als auch intertubuläres Dentin, welches weniger dicht mineralisiert ist als das Mantel- oder gar das sehr dicht und homogen mineralisierte peritubuläre Dentin halten besonders viel Flüssigkeit bereit. Licht, welches nun in den Zahn eindringt, an den Kristallen, dem Übergang der Kristalle zur interprismatischen Substanz, so an den Übergängen sowohl von optisch dünneren Medien zu optisch dichteren als auch umgekehrt (Manteldentin – intertubuläres Dentin – peritubuläres Dentin – Dentintubuli – Pulpa) komplex gebrochen und reflektiert wird, wird auf dem Rückweg in Richtung Betrachter bzw. Sensor mitunter je nach zurückzulegender Strecke durch die Zahnschichtung mehrfach abermals gebrochen und gefiltert (subtraktive Farbmischung) werden. Es ist somit davon auszugehen und es liegt auf der Hand, dass sich mit dem Verlust des interkristallinen Wassers die Brechungsindizes somit die Strahlengänge als auch die Lichtabsorptionen und -reflexionen sowie die Lichtfilterwirkung verändern.

Je nach Anteil der interkristallinen Zwischensubstanz, des Hohlraumsystems und der Porosität des Zahnes und insbesondere des Dentins kann mehr oder weniger Wasser den Charakter der Zahnfarbe ausmachen. Die Veränderung durch den Flüssigkeitsverlust gestaltete sich somit mehr oder weniger ausgeprägt; und die Richtungen der Entwicklungen der Farbparameter werden hierdurch bestimmt. Festzuhalten bleibt nun weiterhin zur Wirkung der Struktur des natürlich feuchten Zahnes in Anlehnung an die Wirkung der Flüssigkeit auf die Zahnfarbe: Durch die Zwischensubstanz, den organischen Anteil, und die interkristallinen Hohlräume, in denen sich das meiste Wasser befindet, wird der Charakter der natürlichen Zahnfarbe bestimmt. Je mehr Zwischensubstanz und je mehr Platz für Flüssigkeit der individuell entwickelte Zahn bereithält, umso mehr tendiert er zum grünblauen Spektrum. So wird ein „poröser" Zahn mit größerem organischem Anteil oder einer weiteren Hohlraumstruktur dunkler, blaugrüner als ein dichterer, mineralreicherer Zahn wirken.

Die Farbveränderungen durch Zahnalterung können somit nicht allein auf die Anlagerung von Reiz- oder Sekundärdentin zurückzuführen sein, sondern auch auf den mit dem Alter zunehmenden Flüssigkeitsgehaltsverlust bzw. auf den Ersatz des dentalen Flüssigkeitsraumes oder -bereiches durch Hartsubstanz.

Wasser zwischen den Kristallen verändert also maßgeblich den Brechungsindex, somit den Strahlungsverlauf und die Absorption. Dies hat zum einen eine Veränderung der spektralen Zusammensetzung des zurückgeworfenen Lichtes als auch eine Änderung der Strahlungsrichtungen zur Folge. Diese Änderung der Strahlungsrichtungen lässt die starke Abhängigkeit der Messergebnisse von der Messgeometrie, also der Anordnung von Lichtgeber und Lichtempfänger (Sensor) und der Messöffnung der einzelnen Messapparaturen erklären: Mit dem sukzessiven Flüssigkeitsverlust werden zunehmend Prismen freigelegt. Ändert sich nun aufgrund des Wasserverlustes der Winkel der reflektierten Strahlen und kommt es zu Strahlengangänderungen, so treffen je nach „günstiger" oder „ungünstiger" Position des Sensors mehr oder weniger Strahlen eher direkt oder indirekt oder nicht mehr auf ihn. Die geometrische Lage des Lichtgebers und der Strahlenverlauf zum Zahn hin haben hier gleichsinnig Einfluss. Je nach Lichtbrechung dringen durch die Messöffnung mehr oder weniger detektierbare Strahlen; und je kleiner die Messfläche umso weniger Kristalle werden in das Reflexionsmuster involviert.

Erstmalig lässt sich nun aufgrund der phänomenologischen Chronologie der Beweis für die maßgebliche Verantwortlichkeit des Schmelzes für die Helligkeit und des Dentinkerns für die Farbgebung und dessen Sättigung zerstörungsfrei führen und folgende Sachzusammenhänge formulieren: Erst nach 30 Minuten war eine Farbsättigungsänderung zu verzeichnen. Bevor überhaupt ein Wasserverlust in der Dentintiefe eintreten konnte, musste das Wasser aus der besagten Rautiefe des Schmelzes verdunsten und es zu einer Abnahme des Wassergehaltes im Schmelz kommen. Dieser Vorgang ist an dem ersten steilen Aufstrich der Helligkeitswerte (L*) und Abschwung des Flüssigkeitsgehaltes innerhalb der ersten 15–30 Minuten zu erkennen. Erst nach dem sogenannten „Knick" und einer Abnahme der Steigung bzw. Abklingfunktion beginnt nun die Phase der gerichteten a*b*C*h-Werte und so eine Zunahme der dentinbedingten Farbsättigung.

Die leichte Abschwächung des Kurvengangs der L*-Werte innerhalb der zweiten Phase der Lufttrocknung sowie die konstante Zunahme der a*-, b*- und C*-Werte bis zu ihrem Maximum und Abnahme der h-Werte können mit einem gerichteten Wasserstrom auch bis in die Tiefe des Dentinkerns ursächlich verbunden werden, welcher mit dem biologischen Vorgang der Transpiration des Baumes vergleichbar ist: Durch die Verdunstung der Flüssigkeit an den Blättern eines Baumes wird das Wasser gerichtet aus den Wurzeln über den Stamm und seine Äste zu den Blättern gesaugt. Es entsteht ein Sog, der sich von den Blättern fortsetzt über die Äste, den Stamm, bis hin ins Wurzelwerk. Auch die Verdunstung des Wassers an der Oberfläche des Schmelzes lässt in den tiefer liegenden Schmelzschichten sowie den oberflächlichen und tiefen Dentinanteilen einen Sog entstehen, der einen gerichteten Fluss verursacht. Es wirkt an dieser Stelle die sog. Kapillarwirkung, welche die Grundlage in der Adhäsionskraft findet. Es gilt $E_{pot} = m\,g\,dh = r^2\pi\rho_{Flüss}g\,dh$ und $h = 2\varepsilon/r\rho_{Flüss}g$. Bei der Anhebung der Flüssigkeitssäule um die Höhe dh erhöht sich die potenzielle Energie (E_{pot}). Die Steighöhe ist somit abhängig von der Oberflächenenergie (ε), dem Radius der Kapillaren (r), der Dichte der Flüssigkeit ($\rho_{Flüss}$) und dem Gewicht (g). So beträgt die Steighöhe bei r = 10 µm etwa 1,5 m, bei einem Dentintubulusdurchmesser von 2 µm (r = 1 µm) 15 m, und sie ist bei einem engeren Dentintubulusdurchmesser oder in einem noch engeren interkristallinen Bereich des Schmelzes entsprechend größer.

Mit der Energieabgabe an die Flüssigkeit und der hieraus resultierenden Verdunstung kann es, so wird vermutet, zu einer Erhöhung der Elektrolyt-/Ionen-, Protein- (Speichelproteine) und Mukopolysaccharidkonzentrationen auf der Oberfläche des Zahnschmelzes kommen. Dieser Konzentrationsgradient dürfte einen weiteren, wenn auch eher untergeordneten, Motor des Wasserflusses darstellen. Die nachfließende Flüssigkeit ist bestrebt, den entstehenden Konzentrationsgradienten zum Ausgleich zu führen. Dieses Bestreben erstreckt sich mindestens auf den Nahbereich der Oberfläche der Zahnkrone. Durch Wärmebewegung und wiederholte Zusammenstöße der Moleküle untereinander entsteht an der oder nahe der Schmelzoberfläche eine Diffusion. Das *1. Ficksche Gesetz* besagt zu diesem Sachverhalt dm/dt = -Dq dc/dx, wobei der Massenfluss (dm/dt) dem negativen Diffusionskoeffizienten (D) mal der Querschnittsfläche (q) und dem Konzentrationsgradienten (dc/dx) entspricht. Allerdings, so muss weiterhin auch vermutet werden, wird sich pulpenseitig ebenfalls eine Konzentrationserhöhung (Proteine) mit zunehmendem Flüssigkeitsverlust aufbauen, welche hier gegensinnige Effekte aufgrund entsprechender Wirkung besitzen dürfte.

Das Schwächerwerden des Anstiegs der L*-Werte kann eine Begründung in dem Nachfließen der Flüssigkeit aus der Tiefe des Zahnes finden. Die „Ausdünnung" der Flüssigkeitsmenge, das zunehmende „freilegen" der Prismen und ein letztendlich völliges Entweichen der Flüssigkeitssäule aus der interkristallinen Tiefe des Zahnes zu seiner Oberfläche ist als Grund für einen Aufschwung der a*-, b*- und C*-Kurve anzusehen. Diese Verantwortlichkeit für die farbliche Komponente, insbesondere die der Dentinkristalle, ist hier erstmalig farb- und spektralphotometrisch zerstörungsfrei am intakten Zahn bewiesen worden.

Die abgeschwächte Aufhellung nach der Anfangsphase ist also nun mit dem Nachstrom der Flüssigkeit aus den tieferen Schichten zu begründen, welcher es dem Schmelz nicht erlaubt, seinen in ihm steckenden Helligkeitseinfluss vollends zu entfalten. Der permanente Nachstrom von Flüssigkeit lässt, einmal das Dentin erreicht, hier die Farbe je nach Messapparatur und Zahnindividuum in der Wahrnehmung der Farbe verändern.

7.6 Das Paradoxon der Farberfassung

Welche optischen Effekte greifen bei der initialen dentalen Trocknung? Was passiert eigentlich optisch? An dieser Stelle ist es sinnvoll, noch einmal die subjektiv-visuelle und die objektivierte Messung der Farbe in den Werteentwicklungen gegenüberzustellen. Normalerweise, so müsste man meinen, sollten die Ergebnisse der Messungen und die Ergebnisse der subjektiv-visuellen Bestimmungen miteinander übereinstimmen. Eine Übereinstimmung müsste schon aufgrund der allgemeinen Definition von Farb- und Spektralmessung zu erwarten sein, denn ein Blick zurück zu den Ursprüngen von Farbmaßzahlen und Spektralkurven untermauert diese erste Annahme: Spektralkurven, Farbmesswerte und die dazu gehörenden Farben gehen auf die spektrale Wahrnehmung von Probanden bzw. von einem Probandenkollektiv zurück (s. Kap. 2.2). Definitionsgemäß werden diese Kurven und Werte von einem durchschnittlichen normalsichtigen Beobachter, dem sogenannten Normbeobachter, betrachtet und bewertet. Aus diesem Grund wäre davon auszugehen, dass dieser Beobachter eine vergleichbare Farbe sieht, wie sie auch die Apparatur „wahrnimmt", deren Werte sich an den Wahrnehmungen einer Vielzahl von Referenzpersonen im Vorfeld orientieren. Es müssten eigentlich also subjektive Bestimmung und objektivierte Messung übereinstimmen. Dies ist auch der Fall bei optisch relativ homogenen Materialien, wie beispielsweise bei Kunststoffen, Papier oder Malfarbe. Doch der Zahn ist derartig inhomogen und komplex aufgebaut, sodass hier andere Mechanismen, optische Prozesse und Effekte vor, während und nach der Trocknung greifen und am Zahn subjektiv-visuelle Bestimmung und objektivierte Farbmessung nicht übereinstimmen.

Doch betrachten wir noch einmal, was messtechnisch während der Trocknung passiert (vgl. Abb. 7.-12). Vorausschickend sei noch einmal erwähnt, dass dem Schmelz die Helligkeitskomponente (L*) und dem Dentin die Farblichkeit (a*, b*) zuzuordnen sind. Die initiale Trocknung, eine rasante Abnahme der Flüssigkeit aus der Rauigkeit und des oberflächlichen-oberflächennahen Bereichs der Schmelzschicht, hat eine rasante Zunahme der Helligkeit (L*) zur Folge. Es trocknet rasant oberflächlich am Schmelz (Schmelz = Helligkeit, die Helligkeitskomponente ist dem Schmelz zugeordnet) und es nimmt rasant die Helligkeit zu. Nach 15–30 Minuten manifestiert sich ein Knick in der Kurve. Nach diesem Knick ist die Steigung der Helligkeit weniger rasant, die Kurve weniger Steil im Anstieg.

Genau hier – nach 15–30 Minuten – setzt die Änderung der Farblichkeit, die Änderung der Farbe im engeren Sinne (= a*, b*), ein. Aus einem eher ungerichteten Verhalten nimmt nun nach dieser Zeit (15–30 Minuten) die Farblichkeit und damit die Farbintensität zu. Zu diesem Zeitpunkt ist das Dentin (als Ursprung der Farblichkeit) optisch relevant von der Trocknung erfasst worden. Der Liquidnachfluss aus der Tiefe lässt das weitere starke Ansteigen der Helligkeit nicht zu. Deshalb resultiert zur gleichen Zeit ein weniger starkes Ansteigen der Helligkeit (Knick).

Ganz anders und kurios verhält sich die visuell-subjektiv erfasste Farbänderung durch Trocknung. Die Helligkeit nimmt ebenso von Anfang an zu. Der Zahn trocknet und wird heller. Jedoch nimmt der Zahn nicht an Farblichkeit und Farbintensität zu. Im Gegenteil: Die Farbintensität nimmt hier sogar ab. Völlig paradox zum messtechnischen Verhalten nimmt also die Farblichkeit (a*, b*) der visuellen Bestimmungen mit der Trocknung ab und sie nimmt nicht nach 15–30 Minuten, sondern schon unmittelbar zu Beginn der Trocknung ab. Ein absolutes Kuriosum!

Aber wie lässt sich ein solch paradoxes Verhalten zwischen Messergebnissen und den Ergebnissen visueller Bestimmungen optophysiologisch erklären? Die Trocknung einer Zahnkrone beginnt an dessen Oberfläche und setzt sich von der oberflächlichen und den oberflächennahen Schichten fort bis in die Tiefe des Dentins und der Pulpa. Mit der Trocknung nehmen die Transluzenz der Schmelzschicht (oberflächliche und oberflächennahe helligkeitsverursachende Schichtbereiche) ab und die Helligkeit zu. Dies geschieht direkt von Beginn der Trocknung an, also unmittelbar. Ebenfalls nimmt die Farblichkeit der Dentinschicht, der die dentale Farbe bestimmenden Schicht, ab. Der Schmelz legt sich wie ein Schleier über das Dentin, maskiert es zunehmend und wirkt zunehmend wie ein Filter. Die Filterwirkung des Schmelzes nimmt mit der Trocknung zu und bewirkt, dass immer weniger Farblichkeit durch den Schmelz dringen kann. Die Intensität der Farbe nimmt initial ab. Weiterhin lassen sich die unterschiedlichen Entwicklungen zwischen visuell-subjektiven Wahrnehmungen und Farbmessungen entlang der Trocknungsprozesse wie folgt erklären: Messtechnisch wird ein starker Lichtblitz auf den Zahn appliziert. Dieses Licht durchschlägt die oberflächlichen und tieferen Schichten. Nur das vom Zahn reflektierte Licht, das auf die Sensoren fällt, wird für die Farbmessung genutzt. Eine Messapparatur holt viel mehr Information aus der Tiefe des Zahnes und nimmt somit viel mehr Informationen aus der Tiefe des Zahnes wahr, als dies ein humaner Betrachter zu leisten imstande wäre. Beim Betrachtenden wirkt eher die Filterwirkung des Schmelzes. Seine Farbwahrnehmung wird bestimmt durch den Schmelz, er nimmt eher die oberflächennahen Bereiche, damit den Schmelz und die Helligkeit (Schmelz = Helligkeitskomponente des Zahnes) wahr, ihm bleiben die Vorgänge in der Tiefe im Wesentlichen verborgen, während hingegen eine Apparatur auch bedeutend mehr die Farblichkeit der Tiefe (Dentin = Farbigkeitskomponenten a* und b* des Zahnes) und damit das wahrnimmt, was in der Tiefe wirklich aufgrund der Trocknung passiert.

7.7 Prozessuale Langzeitbeobachtung – „dentoopto(patho)physiologische Erkenntnisse" zum Pulpa-Dentin-Schmelzfluss, zur Kommunikation dentaler und nicht-dentaler Räume und zum Klimaausgleich

Die Langzeitmessung der atmosphärischen Zahntrocknungen bis zur Farbkonstanz innerhalb der Nachuntersuchungen gewähren Einblicke in das Verhalten der Zahnfarbe über bis zu 208 Stunden. Hier wird auf farblicher Ebene zudem noch die von *Burnett* (vgl. [82]) auf gravimetrischer Ebene erfasste und angegebene Trocknungsdauer bis zur Gewichtskonstanz bestätigt bzw. übertroffen. *G. W. Burnett* sprach von einer Trocknungszeit von 7 Tagen sowohl für Schmelzpulver als auch für ganze Zähne und für pulverisiertes Dentin von 18 Tagen [82]. Allerdings konnten anhand von Fallbeispielen der Nachstudien des Verfassers im Gewicht langzeituntersuchte Zähne 300 Stunden (12,5 Tage) bis gar im Einzelfall 500 Stunden (20,8 Tage) verfolgt werden. Die Fallbeispiele bis zur 300 Stundenmarke wurden abgebrochen bei der ersten Gewichtskonstanz. Das 500-Stundenbeispiel zeigt uns allerdings, dass diese Gewichtsabnahmekonstanz eventuell auch nur eine scheinbare sein kann. Nach einer Zeit der Stagnation nimmt im 500 Stundenbeispiel das Gewicht weiterhin ab. Die Erklärung dieser Zeitdifferenz ist in dem Fortschritt der Wiegetechnik und der Exaktheit heutiger Messtechnik oder in einem Ausnahmeverhalten dieses Fallbeispiels zu finden.

Es steht zu vermuten, dass der Trocknungsprozess auf dem Bestreben zu einem Ausgleich des Flüssigkeitsgehaltes bzw. der Luftfeuchtigkeit aller miteinander kommunizierenden, flüssigkeitstragenden oder -haltenden Bereiche basiert.

Umgebungsklima, Mikro- und Nanoklima des Zahnes und seines Hartgewebes gleichen sich somit einander zunehmend an. Das Ende der Flüssigkeitsabgabe wird erst dann erreicht sein, wenn sich der durch den Trocknungsprozess angestrebte Ausgleich zwischen Pulpenklima, „Klima" des Hartsubstanzhohlraumsystems, des interkristallinen Bereichs und dem Klima des den Zahn umgebenden Raumes vollzogen hat und der Klimagradient zwischen den beteiligten Räumen beseitigt ist.

Nun sei die Langzeitentwicklung anhand ausgewählter Fallbeispiele demonstriert: Die Art Sättigungskurve der L*-Werte steigt zunächst gleichmäßig stark an, um bereits nach 30–60 Minuten und nochmals nach 6–7 Stunden eine massive rapide einsetzende Schwächung und Abnahme der Steilheit zu erfahren, welche durch Knicke innerhalb des Kurvenverlaufs imponiert. Der a*-Wert verhält sich zunächst ungerichtet, um in Folge dann etwa zwischen 6–7 Stunden zu einem Maximalwert anzuwachsen, von dort aus bis zu 122 Stunden permanent an Wert zu verlieren und bereits nach 40 Stunden unter den Ausgangswert bei flüssigkeitsgesättigtem Zustand zu gelangen. Der a*-Kurvenverlauf wirkt durch kleine Werteschwankungen innerhalb des Haupttrends etwas unruhig. Der Farbwert b* hingegen stürzt rapide in seiner Wertigkeit. Nach bereits 45 Minuten erreicht er seinen Tiefststand, steigt dann gleichmäßig gerichtet an, um ein Maximum zu erreichen, welches noch weit unterhalb des Ausgangswertes im flüssigkeitsgesättigten Zustand zu liegen kommt, um schließlich einen weiteren Abfall der b*-Werte einzuleiten, der dann in eine b*-Wertekonstanz nach 60 Stunden mündet. Dieser o. g.

Trend der Farbparameterwerte ist durch die Hauptstudien im Ausmaß bestätigt und in Beziehung zum Flüssigkeitsverlust bzw. Gewichtsverlust der Zähne sowohl bei Lufttrocknung als auch bei beschleunigter Zahntrocknung mittels thermogravimetrischer Feuchtigkeitsmessmethodik gesetzt worden.
Ein weiteres Beispiel zeigt einen Trend einer abnehmenden Steilheit der L*-Werteentwicklung, eine Wende im Abwärtstrend hin zu einem Anstieg der der a*-Werte, den Wechsel einer positiven Kurvensteigung der b*-, C*-, h-Werte in eine negative nach 28–30 Stunden. Die b*- und C*-Werte verfolgten zuvor bis zur 13-Stundenmarke ebenfalls ein absteigendes Moment. Die Lagen der a*- und h-Wertekurven sind stark abhängig vom Normbeobachtungswinkel. Die Farbveränderungen wurden 208 Stunden verfolgt.
Unruhige Werteverläufe insbesondere an Umkehrpunkten der Kurven lassen sich wie folgt mit einem kleinen Beispiel aus der Natur auf übertragene, rein illustrative und sehr vereinfachte Weise erklären: Man stelle sich vor, es würde ein spiegelnder Kristall, welcher in einem unruhigen Gebirgsbach mit seiner Oberfläche unmittelbar auf Niveau des Wasseroberfläche läge, mit Licht bestrahlt werden. Je nach momentan fließender Flüssigkeitsmenge wäre der Kristall von Wasser leicht überspült oder freiliegend.

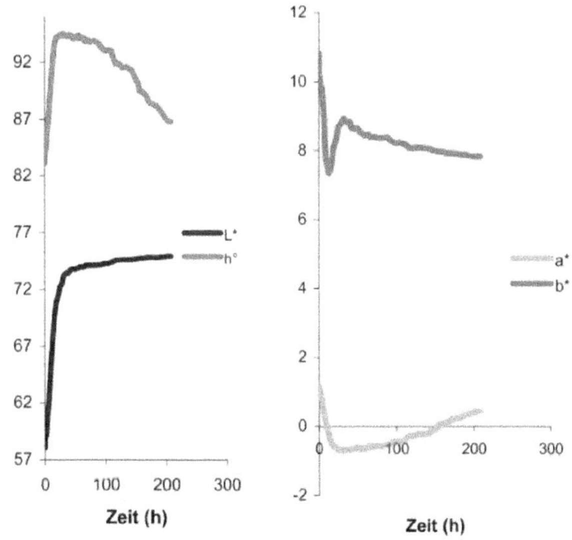

Abb. 7.-13 Langzeittrocknung eines Zahnbeispiels. Gemessen wurde zu mehr mehr als 150 Zeitpunkten.

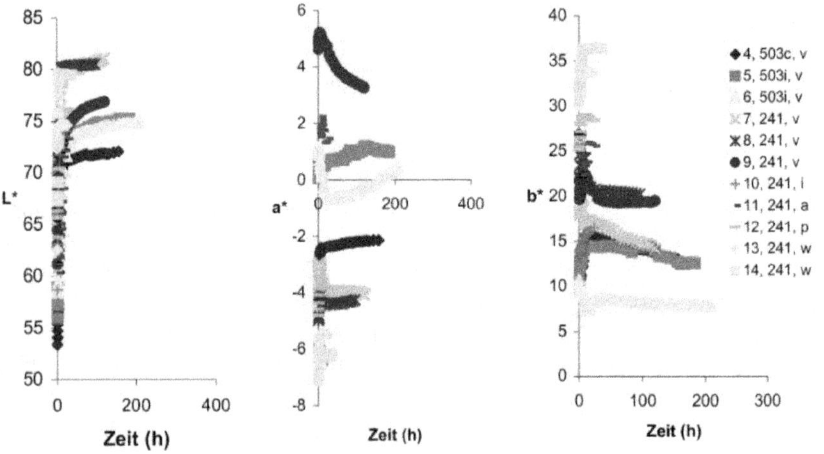

Abb. 7.-14 *Falldarstellungen 4–14 an oberen mittleren Frontzähnen: Farbmessungen an der Vestibularseite (v), mittigen Inzisalkante (i), der mittigen approximalen Seite der Zahnkrone (a), an der Palatinalseite der Zahnkrone (p) und an der mittleren bis oberen Zahnwurzel (w) mit den Spektralphotometern CM-503c (503c), CM-503i (503i) und mikroskopischen Chromameter CR-241. Ziel war es zu beobachten, ob an den verschiedenen Flächen von Zähnen ein messbarer Prozess einsetzt und dieser sich fortsetzt (der Prozess wurde für diese Arbeit nicht bis ans Ende verfolgt bzw. dargestellt).*

Eine Reflexion oder gar eine gerichtete Reflexion (Spiegelreflexion) würde unbeeinflusst nur in dem Falle des freiliegenden Kristalls ermöglicht. In den Momenten, in denen er überspült wird, kommt es zu einer Verzerrung des Lichtstrahles durch Brechungen und zu veränderten Absorptionen. Dieses Phänomen scheint abhängig nach dem Moment der Messung insbesondere dann sich zu verstärken, wenn Umkehrpunkte der Kurve eine Situationsänderung charakterisieren oder der Trend „unruhiger“ wird.

Nun sprechen Bergman und Siljestrand von einem breitflächigen Flüssigkeitsaustritt aus dem Schmelz [42, 43]. Allerdings weist Dentin eine höhere Permeabilität als Schmelz auf [241] und enthält mehr Wasser als der Schmelz [496].

Dass in den Studien des Verfassers dieses Werkes über eine so lange Zeit die Farbveränderungen erfassbar sind, hat die Grundlage in der weniger permeablen Schmelzschicht: Lediglich 2 % ihres Volumens hält sie für das Wasser bereit. 4 mm^3 sollen nach *Little und Carlström* innerhalb von 24 Stunden durch den Schmelz treten können (vgl. [85, 344]), die Flussgeschwindigkeit soll 0,1 mm pro Stunde betragen (vgl. [42, 43]). In Anbetracht der Schichtdicke des Schmelzes von maximal 2 mm (Randleisten, Höckerspitzen, Inzisalkanten) und einer maximalen Dentindicke von 2,8 mm beim Molar (Dentindicke vgl. [294, 327]) würden hieraus jedoch lediglich 20 Stunden der reinen Hartsubstanzdehydrierung aufgrund der geschwindigkeitsbestimmenden Wirkung des Schmelzes resultieren. Messungen der Farbe bis zu 208 Stunden sprechen für eine Kommunikation des Hartgewebes mit der Pulpenflüssigkeit sowie eine intensive Interaktion zwischen Dentin und

Schmelz. Der o. g. Sog durch Verdunstung des Wassers auf der Schmelzoberfläche wirkt sich hierbei via Hartgewebe auf die Pulpa aus. Der pulpennahe organische Anteil und die höhere Dentinkanälchenanzahl könnten höhere Strömungsgeschwindigkeiten erlauben, würden die organischen Anteile sowie die Dentinkanälchenanzahl und deren Querschnitt nicht Richtung Zahnoberfläche abnehmen. Der Permeabilitätswiderstand nimmt also mit der Entfernung von der Pulpa zu. Der Schmelz ist aufgrund seiner hohen Dichte auf zahnorganischer Seite geschwindigkeitsbestimmend. Die Dentinkanälchen sind hier als die „potenziellen Autobahnen" und der Schmelz als das „Nadelöhr" des Wassertransports, welches stauverursachend ist, zu bezeichnen. Die angesprochenen 20 Stunden für die potenzielle Entwässerung der Zahnhartsubstanz lassen sich allerdings dennoch farbmetrisch im Kurvenverlauf erkennen: Gehen wir davon aus, dass das Pulpencavum zwar ein mit der Außenwelt kommunizierender Raum, aber dennoch ein Raum ist, in dem sich naturgemäß Flüssigkeit befindet, welche beim toten Zahn keine ausschließlich stehende Flüssigkeit wie die eines Wasserglases, sondern in weiten Teilen zumindest nach einer Weile der Flüssigkeitsabgabe auch als Luftfeuchtigkeit im Pulpenraum gefangen ist, so lässt ein partielles oder vollständiges Entfernen der hartsubstanzeigenen Flüssigkeit die Pulpenfeuchtigkeit gleichmäßig als Flüssigkeitsstrom nachfließen. Dennoch hat der Trocknungsvorgang aufgrund fehlender pulpaler Nachflussmengen eine Abnahme des Flüssigkeitsbestands innerhalb des Hartgewebes zur Folge. Diese „Ausdünnung" der Hartsubstanzflüssigkeit kann in allen Langzeitmessungen an den Umkehrpunkten der Farbparameter nach 10–30 Stunden betrachtet werden.

In seiner Kurzzeitstudie konnte *Russel et al.* zeigen, dass nach 15-minütiger Kofferdamapplikation und 30-minütiger Kofferdamabstinenz farblich Quasi-Reversibilität gegeben ist (vgl. [481]).

Durch den Verfasser dieses hier vorliegenden Werkes konnte die Reversibilität der Prozesse dentaler Farb- und Gewichtsveränderungen auf Basis von Trocknung und Flüssigkeitsaufnahme nach unterschiedlichen Zeiten und auch nach Stunden und Tagen bewiesen werden. Zwar machen die Verzugszeit durch das Handling (u. a. Entnahme des Zahnes aus dem Wasserbad und Positionierung), die Messung selber und die Tatsache, dass während der Verzugszeit wieder der entgegengerichtete Prozess der Dehydrierung einsetzt, eine absolut-vollständige Rehydrierung bis auf das letzte 1/10.000 g methodisch absolut unmöglich, aber es ist mit höchster Wahrscheinlichkeit davon auszugehen, dass auch diese relativ vernachlässigbare Flüssigkeitsmenge in Wirklichkeit reversibel sein dürfte.

7.8 Subjektiv-Objektiv: „Komplementärprozessphänomen" und „Schichtungsphänomen"

Will man nun den Verlauf der Flüssigkeitsaufnahme und -abgabe betrachten und diese objektiven Farbmessungen mit den subjektiv-visuell bestimmten Farbringproben vergleichen, so muss eine Auswertungsmethodik zu diesem Zweck entwickelt werden: Jede subjektiv-visuell bestimmte Probe wird in L*-, a*-, b*-Werte der Farbringanalysen der Vorstudien transferiert, die Mittelwerte entsprechender Gruppengesamtheiten den Zeiten zugeordnet und in Diagrammen dargestellt. Hierfür wurden die Angaben der Fa. VITA sowie die Farbringanalysen der Voruntersuchungen der VITAPAN-classical- und VITAPAN-3D-MASTER-Farbringe herangezogen. Es existiert bei natürlich nassen Zähnen eine relativ große Übereinstimmung, insbesondere in den L*- und b*-Werten zwischen subjektiv-visueller und metrischer Farbbestimmung. Die subjektiv-visuell ermittelten L*-Werte verhalten sich anfänglich ebenso wie die objektiviert gemessenen. Bei der forcierten Trocknung steigt die Kurve mit zunehmender Zeit weniger stark und stagniert in einer Sättigung bereits vorzeitig auf einem sehr viel geringeren Niveau. Es fehlen im Farbringsortiment Proben im oberen Helligkeitsbereich. Ganz anders die Entwicklung der a*- und b*-Farbmaßzahlen. Während die Dehydrierung eine objektive Zunahme der a*- und b*-Werte in Form einer Sättigungskurve bewirkt, lässt hingegen die subjektiv-visuelle Bewertung dieses Prozesses eine fallende Abklingfunktion erkennen. Die Messungen des Spektralphotometers CM-503c (45/0°) und die subjektiven Bewertungen in den Farbmaßzahlen derselben Apparatur differieren in den zahnfeuchteren Bereichen und nähern sich mit der Dehydrierung einander an. Die subjektiv-visuell und messtechnisch objektiviert erfassten b*-Werte liegen zu Dehydrierungsbeginn näher beieinander und bewegen sich mit der Flüssigkeitsabgabe auseinander. Genau diametral verhält es sich mit der Bewertung der Farbmaßzahlen a* und b*, vergleicht man die subjektiv transferierten und objektiv gemessenen Werte des Spektralphotometers CM-503i (d/8°). Auch sind hier die Farbringproben insbesondere des VITAPAN-classical-Farbrings soweit eingeschränkt, sodass nicht alle a*- und b*-Farbbereiche repräsentiert werden. Die „Kurve des VITAPAN-3D-MASTER-Farbrings" ist aus diesem Grunde bedeutend näher mit diesen Farbmaßzahlen an der objektiven Messung dieser Werte. Die L*-Werte fallen mit dem VITAPAN 3D-MASTER geringfügig niedriger aus. Das Auge findet mit diesem Farbring innerhalb des Dehydrierungsprozesses heller wirkende Farbringproben, deren Wirkungen weniger durch die Helligkeit (L*) als vielmehr in den freundlicheren Farben des umfangreicheren Farbrings Begründung finden. Dies wird aufgrund des Sachverhalts bestätigt, dass die visuellen Farbmaßzahlen, insbesondere die a*-Werte, sich viel näher zur Messkurve befinden, welche den oponistischen Trend zu dem der gemessenen Werten aufgibt und jenem in geringerem Maße folgt. Die dem objektiv beschreibenden Dehydrierungsprozess gegensinnige, trendhafte Entwicklung der a*- und b*-Werte zu weniger roten und gelben, hin zu mehr grünen und blauen Farbanteilen, kann Begründung finden in der Schichtung und deren Auswirkung auf die Farbgebung des natürlichen Zahnes.

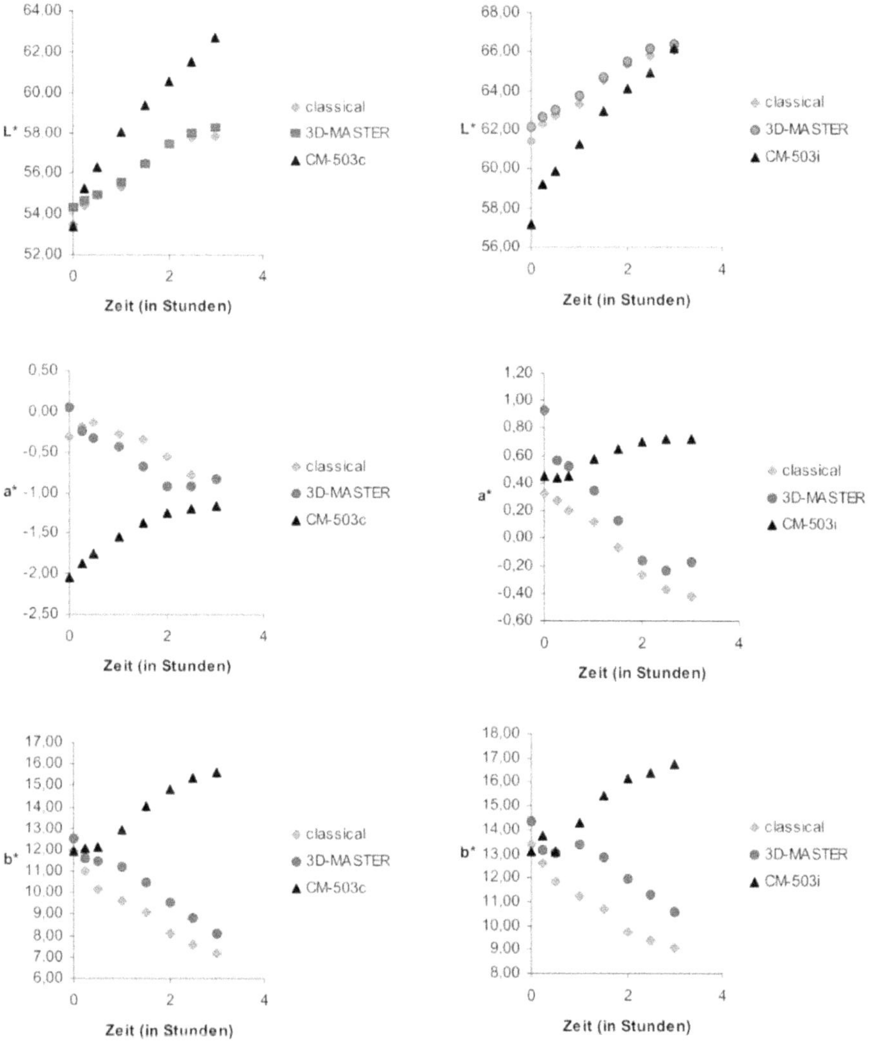

Abb. 7.-15 *Vergleich der während des Dehydrierungsprozesses visuell bestimmten Proben, angegeben in den Werten des Spektralphotometers CM-503c (links), des Spektralphotometers CM-503i (rechts). Mit der Trocknung wird a* und b* visuell aufgrund des Schichtungsphänomens (s. Text) relativ weniger visuell wahrgenommen als messtechnisch.*

Der Kurvenverlauf demonstriert uns eindrucksvoll die Wirksamkeit der Schichtungen in den unterschiedlichen Feuchtigkeitsgraden, in denen sich der Zahn gerade befindet. Die helligkeitsbestimmende Komponente, die Schmelzschicht, wird mit zunehmender Austrocknung heller und legt sich wie ein Schleier über die die eigentliche Farbe bestimmenden Dentinschichten der Tiefe. Visuell sind die leuchtenden Farben der Dentinschichten nicht mehr so stark wahrnehmbar, die Helligkeit des Schmelzes tritt in den Vordergrund, die charakteristische auf dem Dentin basierende Farbe bewegt sich zunehmend weniger gesättigt in den Hintergrund. Ganz anders verhält sich die Farbdetektion mit den Farbmessapparaturen. Ein Lichtblitz, aus dem Lichtgeber der Instrumente herausgeschossen, durchschlägt die oberste Schmelzlage nahezu vollständig und dringt zunehmend geschwächt, aber dennoch durch den gesamten Dentinkern hindurch. Das reflektierte Bewertungslicht, welches auf die Sensoren der Messapparatur trifft, enthält so bedeutend größere Informationen aus dem Zahninneren, als dies ein humaner Betrachter zu leisten imstande ist. Die Veränderungen der Farbsättigung sind visuell bei der Lufttrocknung aus besagtem Grund ebenfalls im Ausmaß bedeutend stärker wahrnehmbar, als sie objektiv erfasst werden können (Schichtungsphänomen).
Die Rehydrierung zeichnet eine der Dehydrierung gegenläufige Kurvenausprägung der L*a*b*-Werte. Die Amplituden der visuellen a*- und b*-Werte, deren Entwicklungen mit der Zeit gegensätzlich zu den der objektiv detektierten imponieren, sind größer als die der gemessenen. Ebenso wie bei den Messungen mit dem mikroskopischen Chromameter wirken alle diese Kurven unruhiger als die farbbeschreibenden Kurven der Flüssigkeitsabgabe.

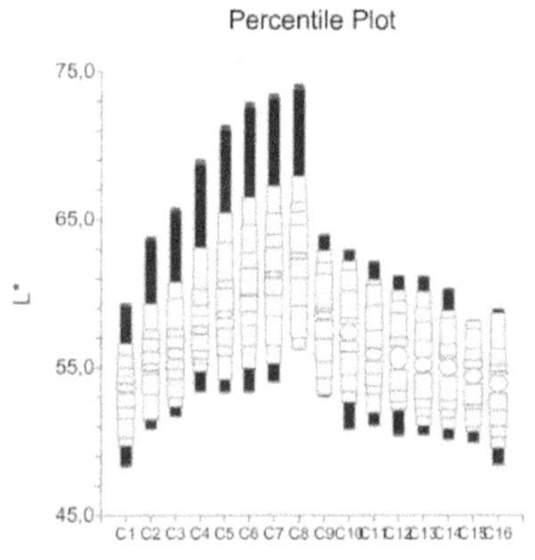

Abb. 7.-16 *Mit dem Trocknungsprozess (C1–C8) nehmen die zu den unterschiedlichen Messzeiten (C) erfassten L*-Werte zu und mit dem Rehydrierungsprozess (C9–C16) wieder ab. Ebenso verhält sich die Streuung der Messwerte.*

Die visuelle Bewertung der L*-Werte fällt aus den gleichen genannten Gründen niedriger aus als die der objektiven Messungen mit dem Spektralphotometer CM-503i. Viel länger bleibt nach Wasserzunahme die oberflächliche Helligkeit bestehen, während hingegen die subjektiven Bestimmungen bereits vollständige Reversibilität der a*- und b*-Werte zeigen. Der Dentinkern hat seine farbdominierende Rolle zurückgewonnen.

7.9 Glanzwirkung

Glanz wird von der d/8°-Messgeometrie eingeschlossen, das Licht diffus gestreut und detektiert; Glanz wird jedoch visuell erfasst. Bei den Glanz ausschließenden Apparaturen (45/0°-Messgeometrie) werden die Messwerte L* des nassen Zahnes anders und auf vergleichbarem Niveau der subjektiven Werte bewertet. Die Wirkung des Glanzes konnte so innerhalb der Subjektiv-objektiv-Vergleiche und Objektiv-Opbjektiv-Vergrgleiche (glanzeinschluss und -ausschluss) quantifiziert werden. Ähnlich gesehen werden die L*-Werte anfänglich während der Lufttrocknung subjektiv und objektiv mit dem Spektralphotometer. Die objektivierten Messergebnisse lassen die Kurve bedeutend steiler ansteigen als die Kurve der aus der Farbringanalyse der Voruntersuchungen transferierten L*-Werte des Spektralphotometers CM-503c (45/0°). Die L*-Werte der objektiven Messung des Spektralphotometers CM-503i liegen anfänglich auf einem viel niedrigeren Niveau als die L*-Werte der subjektiven Bestimmungen – transferiert aus der Farbringanalyse mit gleichnamiger Apparatur. Dieses lässt sich ebenfalls mit der anfänglichen Glanzwirkung des noch in den Rautiefen benetzten und auf diese Weise des in der Rauigkeit nivellierten Zahnes erklären. Die Helligkeitswerte des Spektralphotometers mit 45/0° liegen zu Beginn der Dehydrierung nahe den Werten der subjektiven Methodik. Die subjektive Wahrnehmung liegt nahe der objektiven Messung. Der Glanz hat hier eine größere Wirkung bei dem Spektralphotometer mit der Ulbricht'schen d/8°-Geometrie, bei dem sich das Licht lediglich diffus ausbreitet, die L*-Werte niedriger als die subjektiven Ergebnisse bewertet werden. Die d/8°-Apparatur bewertet zu Anfang des Flüssigkeitsabgabeprozesses weniger die Oberfläche, mehr Glanz und lässt den Dentinkern ein stärkeres Gewicht auf die Farbdetektion entfalten. Die subjektiven und objektiven L*-Werte des mikroskopischen Chromameters CR-241 liegen immer relativ nahe beieinander.

Interessant ist, dass zu Beginn der beschleunigten Dehydrierung bzw. während der diesen Beginn charakterisierenden gesamten Lufttrocknung die Proben des VITAPAN-3D-MASTER-Farbrings auf höherem L*-Niveau ausgesucht wurden als die des VITAPAN-classical-Farbrings. Ab der 2. Messung des beschleunigten Dehydrierungsprozesses werden ebenso wie bei allen subjektiven Folgebestimmungen mit dem VITAPAN-classical-Farbring die L*-Werte und bereits ab der 1. Messung zu Beginn der Dehydrierung die a*- und b*-Werte (transferiert aus den Analysen mit allen Apparaturen) in den Farben der Zähne der verschiedenen Hydrierungsgrade subjektiv höher charakterisiert. Die Übereinstimmungen der mit beiden Farbringen erfassten De- und Rehydrierungskurven sind zu Beginn der Prozesse groß. Die innerhalb der Flüssigkeitsaufnahme und -abgabe bewerteten Proben der erwähnten Farbringe liegen in den L*a*b*-Werten (der Farbringanalysen mithilfe der Spektralphotometer CM-503c und CM-503i des mikroskopischen Chromameters CR-241 und VITA-Angaben) während mittelfristiger Lufttrocknung bzw. anfänglicher Heizung nahe beieinander; erst nach fortgesetzter Heizung entsteht das zuvor beschriebene „Schichtungsphänomen".

Die visuellen subjektiven Erfassungen erbrachten zudem die wenn auch subjektive Erkenntnis, dass einer der wesentlichsten Faktoren für ein optimales Resultat beim visuellen Zahnfarbabgleich oder der Zahnfarbbestimmung genormtes Licht in Form einer Normlichtraumbeleuchtung ist. Die Farbproben der Farbskala kommen in ihren Farbcharakteristika stärker zur Geltung, wirken „plastischer", die Proben sind deutlicher farblich diskriminierbar und die Zuordnungen der Proben zu den Originalzähnen waren eindeutiger. Es resultierten hieraus eine Beschleunigung der Auswahlzeit und eine Erhöhung der auch subjektiv empfundenen Treffsicherheit in der Auswahl. Es wäre somit sinnvoll, notwendig und zu fordern, dass der Zahnfarbabgleich in der zahnärztlichen Praxis unter Normlicht unter standardisierten Bedingungen durchgeführt und gegebenenfalls durch die Bestimmung der Zahnfarbe unter mindestens einer weiteren Lichtart (Glühbirne, aktuelles Tageslicht, Leuchtstoffröhre usw.) ergänzt werden sollte, um der Metamerie Rechnung zu tragen.

7.10 Technologie und Hardware

Mit der Entwicklung von noch genauer operierenden Hochleistungsfarbmessapparaturen, welche nach heutigem Stand der Technik im Falle eines Bedarfs erstellt werden können und Ergebnisse von mehr als 3 Dezimalstellen hinter dem Komma relevant werden lassen, ist die Vermutung sowie die Hoffnung geknüpft, eine Farbveränderung über 3 Wochen entsprechend der Flüssigkeitsabgabezeit des Fallbeispiels 3 (Kap. 6.1) zu erfassen.

Zu der Anwendung von Spektralphotometern und Farbmessgeräten des Dreibereichsverfahrens in der zahnmedizinischen Praxis sowie in der Wissenschaft sei als Ergebnis aus diesen Studien der gravierende Einfluss des Gerätemodus, der Messgeometrie und des Messtypus (Kontakt/Non-Kontakt) erwähnt. Die sehr geringe Auswirkungen der Messöffnungsgröße, des Beobachtungswinkels (2°/10°) und der verwendeten Lichtart haben in Anbetracht der Wahrnehmungsgenauigkeit des menschlichen Auges, welches Farben erst ab einem Farbabstand von $\Delta E = 4$ [458], $\Delta E = 1{,}5$ [500], 1,5 [546, 598], L*a*b*-Unterschiede von 1 [289], b*-Unterschiede von 1,5 Einheiten [337], $\Delta E = 1$ [537] und von sogar $\Delta E^* = 0{,}4$ [506, 507], $\Delta E = 3$ [604] zu unterscheiden in der Lage ist, im zahnmedizinischen Bereich nur noch wissenschaftliche Relevanz. Im Gegensatz dazu wird als absolute Notwendigkeit für die Anwendung von Farbmessinstrumentarien für hochpräzise Aussagen und Methoden angesehen, neben dem Gerätetypus, -modus, der Messgeometrie auch zu wissen, anzugeben und allgemein standardisiert festzulegen, mit welch einer Lichtart, Messöffnungsgröße und unter welchem Betrachtungswinkel Farbe bestimmt werden soll, um so ein absolut präzises Resultat in exakt determinierten Grundlagen zu erreichen. Aufgrund der größeren Wertedifferenz insbesondere der Helligkeitswerte, des gleichmäßigen und gerichteteren Verhaltens der Farbmaßzahlen, der größeren Übereinstimmung mit den visuell durchgeführten subjektiven Farbbestimmungen als auch der Möglichkeit zur Erfassung einer Spektralkurve wird die Messung mit einem Spektralphotometer insbesondere mit einer Messgeometrie 45/0° unter einem Normbeobachtungswinkel von 2° und dem Normlicht D65 favorisiert. Allerdings ist hier eine Messung unter mehreren Lichtarten gleichzeitig mit einem Informationsgewinn verbunden und kann somit empfohlen werden.

Eine Farbringpalette, welche zur Farbrekonstruktion auch nach Trockenlegung eingesetzt werden soll, muss Zahnfarbräume aus den Farben der am häufigsten vorkommenden Zähne enthalten, welche sich in anderen, weniger Flüssigkeit tragenden bis absolut trockenen Zuständen befinden. In diesem Zusammenhang kann man von flüssigkeitsgehaltsabhängigen und zeitspezifischen Zahnfarbräumen sprechen. Die Ausdehnung einer neuen Farbpalette sollte in hellere sowie in weitere, mehr und weniger gesättigte Farbbereiche realisiert werden.

7.11 Für Wissenschaft und Industrie

Für alle Verfahren gilt es negative, ungewollte Einflussfaktoren zu vermeiden und optimierende Wirkungen zu stärken: Einflussfaktoren auf die visuell-subjektiv und vor allem auf die farbmetrisch erfassten Ergebnisse sind in dieser Arbeit gefunden bzw. erkundet, analysiert und quantifiziert, sowie deren Ursachen und Grundlagen als auch diejenigen von auftretenden Phänomenen und Effekten geklärt und erklärt worden (Grundlagenforschung). Ein jeder dieser Einflussfaktoren wurde über neue Methoden in seiner Wirkung und seinem Ausmaß auf die Ergebnisse einer isolierten Betrachtung unterzogen. Mit Wissen um das Wesen und Ausmaß dieser Einflussfaktoren lassen sich metrische Farberfassung und visuelle Farbbewertung in der (zahn-)medizinischen und ggf. der rechtsmedizinischen Praxis, in Wissenschaft und Forschung optimieren, Messergebnisse versierter interpretieren und lässt sich der Weg zu genaueren, standardisierten Messungen und Probenauswahlen vollziehen, die Ergebnisfindung verfeinern sowie Maßnahmen für eine exaktere Prozessbewältigung ergreifen.

Durch gezielte Veränderungen von Einflussfaktoren wird es des Weiteren möglich sein, eine bessere Übereinstimmung zwischen subjektiver und objektiver Erfassung der Zahnfarbe praxisgerecht zu ermöglichen und mit Kenntnis um die Entstehung derartiger beschriebener Wirkeffekte können nun günstige von diesen verstärkt und ungünstige reduziert oder vermieden werden. Hiermit ist die Grundlage für die industrielle Weiterentwicklung von dentalen Farbmessapparaturen als auch Farbringpaletten geschaffen.

Es wird eine Aussage getroffen über die für die zahnärztliche Praxis geeignetste Apparatur, Art der Apparatur, Messgeometrie, Normlichtart, Messflächengröße, den geeignetsten Normbeobachtungswinkel – eingesetzt als Alternative zum visuellen Farbabgleich.

Durch Vermeidung von ergebnisverzerrenden Einflüssen beispielsweise durch differierende Messflächen, Messflächenverschiebungen, Relations- / Winkelveränderungen zwischen Apparatur und Messobjekt wird für die Erfassungen ein Präzisionsgewinn hervorgerufen. Dieser ist mit einem eigens für diese Arbeit entwickelten Positionierungssystem erzielt worden und macht Präzisionsverfahren erst möglich. Die isolierte Betrachtung der Auswirkungen der einzelnen Bestandteile jenes Positionierungssystems isoliert voneinander soll deren Einflüsse auf die Messergebnisse transparent gestalten, dem Leser, dem Anwender von farberfassenden Apparaturen, dem Zahnarzt und Farbinteressierten verdeutlichen, mit welch einer Präzision gemessen werden kann und das Gefühl vermitteln, mit welch hoher Aussagekraft die durch jene Apparaturen gewonnenen Ergebnisse versehen sind, die Sicherheit in der Handhabung mit jenem System ermöglichen und dessen Exaktheit aufzeigen.

7.12 Ein jahrhundertealtes naturwissenschaftliches Dogma

Das Messen oder Einschätzen von Zuständen, Prozessen oder Sachverhalten ist aus dem Leben eines jeden Menschen und aus der Wissenschaft nicht mehr wegzudenken. Überall und alles wird gemessen und eingeschätzt: Temperatur, Geschwindigkeit, der Luftdruck, das Gewicht, ein Zustand, eine Situation, ein Ereignis .. Doch haben wir uns schon einmal gefragt, wenn wir mit einem Instrument einen Zustand messen, woher das Gerät weiß, dass das, was wir messen, den Zustand besitzt, den es angibt.

Wieso lässt sich mit einem Thermometer Grad in Celsius, mit einer Waage Gewicht in Gramm oder mit einem Tachometer die Geschwindigkeit in Kilometer oder Meilen pro Stunde bestimmen? Wieso kann ein Wissenschaftler die Helligkeit von Licht, die Stromstärke, die Farbe eines Körpers oder den Säuregehalt einer Flüssigkeit messen? Und woher weiß ein Arzt, welche Krankheit sein Patient hat, wie der Therapieerfolg einzuschätzen ist und die Prognose lauten kann?

Der einfachste, jedoch noch recht unbefriedigende Teil der Erklärung liegt im Begriff „Definition". Viele der uns allen bekannten Werte oder Zustandsbeschreibungen werden definiert und zumeist in irgendeiner Weise standardisiert. Das ist genauso sinnvoll wie notwendig, da solch ein Ergebnis für einen möglichst großen Teil der Nutzer allgemeinverständlich sein und an möglichst jedem Ort der Erde gelten sollte. Übereinkunft, Standardisierung und damit eine Vereinheitlichung schaffen Allgemeingültigkeit mit all ihren Vorteilen.

Wenn jedoch etwas allgemein gelten soll, muss zunächst ein wissenschaftlicher Beweis und damit verbunden die Reproduzierbarkeit – also die Wiederholbarkeit des Beweises – her. Und grundsätzlich muss aber auch etwas Weiteres, das alles Entscheidende unbedingt hinzukommen: die Referenz.

Das Wort Referenz geht zurück auf das lateinische „referre" und ist vergleichbar mit dem französischen „référence", was so viel bedeutet wie „auf etwas zurückführen", „sich auf etwas beziehen". Ein Referenzwert ist im engeren und in diesem Buch gemeinten Sinne auch ein Bezugswert. Referenzstadien sind hiernach Bezugsstadien; Referenzbeschreibungen sind Bezugsbeschreibungen; und Referenzinformationen sind Bezugsinformationen, auf die Bezug genommen wird.

Im Vorfeld einer jeden Aussage steht die wissenschaftliche Erforschung einer Aussage. Dies kann beispielsweise an Proben, den Referenzproben geschehen, an denen beispielweise Referenzwerte gemessen werden, ganz so, wie es in den Studien zu diesem Buch geschah. Es wird grundsätzlich mindestens einem Zustand oder einem Sachverhalt ein Erscheinungsbild (oder bei Messungen ein oder mehrere Messwerte) zugeordnet: Wenn wir heute die Feuchte oder den Flüssigkeitsgehalt messen wollen, hält die Wissenschaft und Industrie diverse chemische und physikalische Verfahren wie beispielsweise die Farbmessung und auf sichtbarem Licht basierende Spektralmessung des Verfassers bereit. Wie bei allen Methoden muss auch hier im Vorfeld zunächst eine Beziehung zwischen Ergebniswerten und Zuständen geschaffen werden, um später in der routinemäßigen Anwendung farbmetrisch oder spektral jeden Zustand (hier mittelbar den Flüssigkeitsgehalt) messen zu können. Sinnvollerweise muss mit dem gleichen oder baugleichen, besser mit demselben Instrument diese Beziehung geschaffen sein, mit dem später der Flüssigkeitsgehalt gemessen werden soll. Die Referenzmessungen geschehen an vergleichbaren Proben (Bezugsproben), deren Zustände – im Konkreten deren Wassergehalte – bekannt sind. Im schlechtesten Falle handelt es sich bei den in vorausgehenden Studien und später im Anwendungsfalle eingesetzten Systemen um unterschiedliche, die nach demselben (Mess-)Prinzip arbeiten und die zunächst durch Eichung bzw. Kalibrierung in Übereinstimmung gebracht wurden. Dieser Umweg ist bis heute zwingend notwendig, bleibt jedoch in jedem Falle nicht völlig ohne Einfluss und kann zu gravierenden Ungenauigkeiten führen. Das Herstellen der Beziehung zwischen dem Erscheinungsbild eines Körpers und einem Messwert oder einer Information ist bis heute unabdingbar, jedoch auch ein weiterer Umweg: Für unser Beispiel bedeutet das, dass eine Beziehung zwischen einem bekannten Flüssigkeitsgehalt und dem Messwert geschaffen werden muss. Der Flüssigkeitsgehalt wird dafür zunächst mit einem direkten Verfahren zur Flüssigkeitsgehaltserfassung gemessen. Werte aus der Farbmessung von Proben, deren Flüssigkeitsgehalt über direkte Verfahren, die Gravimetrie (Wiegen) oder Thermogravimetrie (zeitabhängiges Wiegen mit zusätzlichem Wärmeeinfluss), bekannt sind, weil sie hintereinander zeitnah in Messreihen erfasst wurden, werden mit den „Farbwerten" der Farb- bzw. Spektralmessungen an der Probe in Verbindung gebracht. Später kann ausschließlich mit einer „Farbmessung", die weniger als eine Sekunde dauert, der Flüssigkeitsgehalt oder der Feuchtegrad einer vergleichbaren Probe gemessen werden.

Aber auch das wiegetechnische Verfahren, auf deren Ergebnisse das farbmesstechnische Verfahren fußt, geht ebenfalls auf Referenzwerte, Kalibrierung und Eichung zurück. Definiert wurde der Flüssigkeitsverlust insbesondere als der Verlust von Massen des Untersuchungsobjekts.

Alles in allem lässt sich zusammenfassen: Die Welt der Messungen und Analysen basiert ausnahmslos auf Referenzen.

Ein wesentlicher Erkennungsfaktor von Referenz ist die Informations- bzw. Erfahrungssammlung an anderen, jedoch möglichst vergleichbaren, im besten Falle von gleichen aber nicht an denselben Objekten, Patienten, Proben o. ä.

Allen Bezügen ist also eines gemein: Alle neu erfassten Werte, Zustände oder Prozesse orientieren sich an mit Information verbundenen Werten, Zuständen oder Prozessen anderer „Bezugsobjekte", Bezugspatienten" (Probanden) oder „Bezugsproben" im Lichte vorausgegangener Studien. Messwerte orientieren sich an Referenzen – an Referenzwerten, Referenzbeschreibungen, die mit einer Information versehen wurde. Eine Aussage bezüglich der Information gelingt über den Vergleich von Werten oder Zustandserscheinungen mit den Referenzwerten und Referenzzuständen.

Eines haben Verfahren, die mit Referenz arbeiten, gemeinsam – und insbesondere Verfahren an biologischen Systemen: die Streuungsproblematik, inter- und intraindividuelle Unterschiede. Wo soll im Messfalle der konkrete Messwert eingeordnet werden im Streuungsfeld vorausgegangener Studien? Befindet sich der

Messwert im Bereich des einen oder anderen Extrems oder irgendwo dazwischen? Ein großes Problem im weiten Bereich der Life Sciences und Naturwissenschaften insgesamt.

Doch kann es nicht auch Verfahren geben, welche ohne Referenzen und Referenzobjekte – also ohne Zuhilfenahme konkreter vorausgegangener Studienergebnisse zu einem erfolgreichen Ergebnis führen? Was würde das für das bisher gültige naturwissenschaftliche Verständnis und für die allgemeingültigen Grundsätze bedeuten, wenn ein Verfahren gefunden würde, dass ohne den Gebrauch von Referenzdaten, ohne Erfahrungen an Vergleichsobjekten oder Zustandsbeschreibungen auskäme?

In jedem Falle würde ein derartiges Verfahren ein jahrhundertealtes Dogma bezogen auf Messungen und ein noch älteres Dogma bezüglich Erfahrung widerlegen, und zwar das Dogma der Referenzabhängigkeit, die bisher absolut notwendige Voraussetzung war.

In jedem Falle wäre es auch ein Verfahren ohne Streuungsproblematik, ohne interindividuelle Streuung, basierend auf diversen interindividuellen Einflussfaktoren. Infolgedessen wäre es eine sehr genaue Messung mit einem sehr genauen Ergebnis, vielleicht sogar mit einem Hochpräzisionsergebnis.

Die Voraussetzung hierfür wäre Reversibilität wie bei der flüssigkeitsbedingten Farb- und Gewichtsänderung. Die Reversibilität eines Prozesses wäre Voraussetzung für die Anwendbarkeit eines referenzunabhängigen Verfahrens, wie es innerhalb dieses Buches beschrieben wird, mit wahrscheinlich allen Vorteilen, die eine genauere Messung, Diagnose, Einschätzung etc. für die Naturwissenschaften und jeden Menschen haben kann.

7.13 Reversibilität und Wiederholbarkeit der Prozesse an ein und demselben Untersuchungsobjekt als Basis für neue Konzepte oder Ausgangspunkt einer neuen wissenschaftlichen Denkweise

Alle bisher in den Naturwissenschaften und Life Sciences verwendeten Methoden sind referenzabhängig, d. h., dass jede physikalische und physiologische Messung, jede chemische und biochemische Analyse, jede Erkenntnisgewinnung, jede medizinische Diagnostik und Therapie sowie auch die rechtsmedizinische Todeszeitbestimmung und jede Kenntnis und Erfahrung eines jeden auf dieser Erde lebenden Menschen bis zu diesem Zeitpunkt Referenzdaten, Referenzvergleichsmuster, Referenzwerte, Referenzerfahrungen o. ä. benötigt. Dieses sind Daten, Werte, Erfahrungen etc., die in zeitlich vorangegangenen Studien oder Erfahrungserfassungen an anderen Vergleichsobjekten, Vergleichssituationen, Vergleichszuständen, Vergleichsvorgängen oder Vergleichspatienten (s. z. B. Probanden bei Arzneimittelstudien) zunächst erfasst werden müssten, um für Aussagen im Anwendungsfalle zu Vergleichszwecken oder für Messungen bzw. Einschätzungen eines Zustandes oder Vorgangs herangezogen zu werden.

Erstmals werden vom Autor dieses gegenwärtigen Werks referenz<u>un</u>abhängige Verfahren exemplarisch vorgestellt, also Verfahren, die ohne Referenzen auskommen. Prozessreversibilität und -wiederholbarkeit sind hierfür unabdingbare Voraussetzung. Erkenntnisse / Ergebnisse sind zu erzielen ausschließlich durch Messungen / Informationsgewinn an ein und demselben Untersuchungsobjekt ohne ein Zurückgreifen auf Referenzen – vielleicht die Basis für neue Konzepte oder Ausgangspunkt einer neuen allgemeinen wissenschaftlichen Denkweise.

7.14 Denkbarer anwendungsorientierter Nutzen für die zahnärztliche und medizinische Praxis

7.14.1 Für Zahntechniker und Zahnärzte

Die Ergebnisse der Studien des Verfassers lassen den Zahnarzt wissen, bis zu welchem Zeitpunkt nach Trockenlegung der Zähne und ab einem welchen Zeitpunkt nach Kofferdamentnahme bzw. Trockenlegungsende und Beginn des Rehydrierungsprozesses er wieder die Zahnfarberfassung sowohl subjektiv-visuell mithilfe von Farbringproben als auch objektiv mittels Farbmessgerätes durchführen kann. Wenn ein Farbabstand (ΔE*), also eine Farbwertedifferenz, von weniger als je nach Publikation 0,4 bis 3 ΔE* (vgl. Kapitel 2) visuell nicht unterscheidbar ist, so sollte die Zahnfarbanalyse nicht oder maximal bis zu 5 Minuten nach Beginn der Trockenlegung der Zähne erfolgen; und es sollte nach 4 Stunden der Trockenlegung mindestens 2 Tage der Flüssigkeitsaufnahme abgewartet werden, um die Farbbestimmung an natürlicher Zahnfarbe durchführen zu können, oder mindestens ein Tag verstreichen, um eine Zahnfarbe im Toleranzbereich zu erhalten.

Der Farbbestimmende und Anwender von Farbmessapparaturen erhält zudem Informationen zur Qualität und Quantität von Glanzwirkung, Einflussfaktoren auf Farbmessung und subjektive Farbbewertungen feuchter, trocknender, trockener und flüssigkeitsaufnehmender Zähne. Es ist weiterhin eine Grundlage geschaffen worden für eine nun möglich werdende Rekonstruktion der Zahnfarbe anderer Hydrierungszustände. Das bedeutet konkret also auch eine Rekonstruktion der natürlichen Zahnfarbe, so wie sich diese im flüssigkeitsgesättigten Zustand normalerweise darstellt. Dies ist nun sowohl referenzabhängig als auch referenzunabhängig, also ohne Nutzung von Bezugsdaten, möglich.

An dieser Stelle können wir festhalten, dass die vom Verfasser erstellten Kurvenverläufe nach aktueller Messung in der Gegenwart, Rückschlüsse auf verstrichene nicht-gemessene Zeitpunkte und Rekonstruktionen der entsprechend vorherrschenden Farbgebungen des Zahnes zulassen können.

Der Flüssigkeitsgehalt des Zahnes bestimmt die Helligkeit, die Farbwerte, die Metamerieindizes sowie die Spektralkurve und deren Lage. Jedem Zeitpunkt der Trocknungs- und Flüssigkeitsaufnahmechronologie ist z. B. ein L*-, a*-, b*-, C*-, h-Wert, Metamerieindex, eine Spektralkurve, ein Flüssigkeitsgehalt zuzuordnen bzw. zugeordnet. Wird ein aktueller Flüssigkeitsgehalt gemessen bzw. farbmetrisch erfasst, können über die Charakteristika der Kurven Rückschlüsse auf vergangene und zukünftige Zeitpunkte und auf zu jenen Zeitpunkten zugeordnete Farbwerte bzw. Flüssigkeitsgehalte geschlossen werden. Jeder Zeitpunkt kann darüber hinaus anhand einer einmaligen Wertekombination eindeutig identifiziert werden.

7.14.2 Behandlungsmonitoring

Aufgrund der Charakteristika und des Ausmaßes der Kurvenverläufe und Werteentwicklungen wird ein Monitoring denkbar. Es ließe sich ein kritischer Grenzwert des Flüssigkeitsverlusts bzw. der Farbänderung, bis zu diesem die Pulpa beispielsweise durch behandlungserforderliche Trockenlegung des Zahnes keine irreversiblen Schädigungen erfährt, farbmetrisch (z. B. über L*-, a*-, b*-, C*-, h-Werte) formulieren. Der Behandler erhielte somit die Möglichkeit, während der Behandlung den Vorgang des Flüssigkeitsverlustes zu überwachen und vor Erreichen eines pulpenschädigenden Dehydrierungsgrades des Zahnes die Behandlung abzubrechen.

7.14.3 Für die Rechtsmedizin – forensische Ermittlung der Zeit des Zahnverlustes

An dieser Stelle sei noch einmal festgehalten, dass die in den Studien des Verfassers erstellten Kurvenverläufe nach aktueller Messung in der Gegenwart Rückschlüsse auf verstrichene nicht gemessene Zeitpunkte und die Rekonstruktionen entsprechend vorherrschender Farbgebungen des Zahnes zeitabhängig zulassen. Dies könnte sowohl für die Medizin, Rechtsmedizin als auch Zahnmedizin von Relevanz und großem Nutzen sein: Jedem Zeitpunkt kann eine einmalige Wertekombination (L*, a*, b*, C*, h, M), ein Flüssigkeitsgehalt und eine Spektralkurve aus spektralen Abschnitten zugeordnet werden und keinem zweiten Zeitpunkt ist eine vergleichbare Wertekombination zu eigen („Dentale Uhr/Dentaler Chronometer").

Wird ein aktueller Flüssigkeitsgehalt gemessen, bzw. farbanalytisch erfasst, kann über die Charakteristika der Kurven Rückschlüsse auf vergangene und zukünftige Zeitpunkte, Farbwerte bzw. Flüssigkeitsgehalte geschlossen werden. Der Flüssigkeitsgehalt des Zahnes bestimmt die Helligkeit, die Farbgrößen, die Metamerieindizes sowie die Spektralkurve und deren Lage. Kurvenverläufe und Diagramme der in den Studien gemessenen Werte könnten so als Referenzdaten für die Einordnung von Werten neuer, gegenwärtiger Messungen dienen und Rückschlüsse auf verstrichene, nicht gemessene Zeiträume ermöglichen.

Vom Verfasser wurde ein dentaler Prozess an extrahierten Zähnen Lebender beschrieben, der sich in mehreren Farbmesswerten und deren Kombination beschreiben und differenzieren lässt. Es wurde der Beweis geführt, dass diese Helligkeitszunahmen und Farbänderungen auf Trocknungsprozessen basieren dürften. Der Zahn dürfte wohl nicht zuletzt aufgrund der Beständigkeit des „mineralischen Skelettes" das einzige in seinen Prozessen (farbdetektierbare Trocknung, Flüssigkeitsaufnahme) reversible Gewebe des menschlichen Körpers darstellen, welches zumindest nahezu in denselben Zustand vor Trocknungsbeginn (Flüssigkeitsgehalt, Farbgebung) zurückversetzt werden kann. Zähne verlieren an Flüssigkeit, werden heller und verändern ihr messbares Reflexionsspektrum bzw. ihre Farbe über längerfristige Zeiträume. Innerhalb der Studien konnte an extrahierten Zähnen Lebender gezeigt werden, dass ein Zusammenhang zwischen Zeit und Farbmesswerten besteht, und dass Zustände und Zahnfarbwerte nahezu wieder erreicht werden können.

Zugunsten eines Genauigkeitsgewinns wird im Folgenden ein neuartiges Verfahren beschrieben, das die Ermittlung des Zeitpunktes bzw. Zustandes vor/bei Trocknungsbeginn eines Zahnes auch unabhängig von Referenzen, ohne Nutzung von Bezugswerten und unabhängig vom Vergleich aktuell erhobener Daten mit Bezugswerten empirischer Erfassungen ermöglicht – alleine durch ausschließliche Messung am Untersuchungsobjekt Zahn eines konkreten Falls:

1. Ein Zahn wird in einer festen und reproduzierbaren Relation zur Farbmessapparatur positioniert.

2. Eine farbmetrische Analyse des Zahnes schließt sich an und der Zeitpunkt der Analyse wird registriert (1. Messung zum Zeitpunkt t_x).
3. Mit anschließendem Flüssigkeitskontakt wird der Zahn solange flüssigkeitsgelagert, bis er zu seinem Flüssigkeitsgehalt und entsprechend zu seinen Farbwerten des flüssigkeitstragenden Zustands vor Trocknungsbeginn zurückgefunden hat.
4. Nun erfolgt neben einer weiteren Zeitpunktregistrierung eine farberfassende Messung im flüssigkeitstragenden Zustand, wobei zu t_y die Farbmesswerte den Werten zum Zeitpunkt vor Beginn des ersten Trocknungsprozesses entsprechen oder nahe kommen müssen.
5. Die sich hieran anschließende sukzessive erneute Trocknung des Zahns sollte unter möglichst ähnlichen Bedingungen (Umgebungstemperatur, Luftfeuchtigkeit usw.) erfolgen wie die erste Trocknung und mit mehreren Messungen begleitet werden, bis zu dem Zeitpunkt (t_z), bei dem die Farbmesswerte die vergleichbaren Werte der Messung (1. Messung) wieder erreicht haben.
6. Errechnung der Zeitdifferenz (t_z - t_y) zwischen der Messung vor abermaligem Trocknungsbeginn und der Messung, bei der die Werte der erneuten Trocknung die Werte der ersten Messung vor Flüssigkeitslagerung unter vergleichbaren Bedingungen wieder erreicht haben.
7. Die Zurückrechnung jener Zeitdifferenz (t_z - t_y) von dem Zeitpunkt der 1. Messung (t_x) in die Vergangenheit ergäbe den Zeitpunkt des Trocknungsbeginns.

Durch dieses Vorgehen wird der Einflussfaktor „individuelle Ausgangsfarbgebung“ (interindividuelle Unterschiede) ausgeschlossen. Das Verfahren setzt voraus, dass der Zahn den Trocknungsprozess bei der 1. Messung zum Zeitpunkt t_x noch nicht beendet hat. Es empfiehlt sich anstatt der Einzelmessungen Mehrfachmessungen in Form von Messreihen durchzuführen, um hier mehr Information (Teilkurvenentwicklung) zu den entsprechenden Zeiträumen zu erhalten, und die Messprozedur bei sukzessiver Trocknung zu automatisieren (eigenständig ausgelöste Messungen nach entsprechenden Zeitintervallen mit Registrierung).

Praktische Relevanz könnte dieses Vorgehen im Sinne einer Bestimmung der Zeit des Zahnverlustes beispielsweise bei forensisch relevantem Zahnverlust (z. B. externe Kraft, externe Kraft bei Todeseintritt, Unfall, Fremdverschulden) haben, wenn beispielsweise das Geschehen geklärt, Zeugenaussagen zum Tathergang oder zur Tatzeit verifiziert, Alibis überprüft werden müssten. Weitere Untersuchungen an frisch extrahierten Zähnen werden folgen. Die Bestimmung der Zeit des Zahnverlustes aufgrund von metrischen Analysen dürfte zumindest nahezu als belegt gelten. Denn ein Zahn verhält sich außerhalb des Körpers vergleichbar – unabhängig, ob er durch Extraktion, Fremdverschulden, Unfall, einer Straftat mit oder ohne Todesfolge verloren gegangen ist. Im letzteren Falle würde es sich um eine Todeszeitbestimmung handeln, nämlich dann, wenn der Tod zeitnah zum Ereignis des Zahnverlustes eingetreten ist. Es dürfte darüber hinaus kein unbeherrschbarer Unterschied im Verlauf des abermaligen Trocknungsprozesses im referenzunabhängigen Verfahrensansatz zu erwarten sein.

7.14.4 Theorie zu einem Verfahren zur Ermittlung der Todeszeit

Die allgemeine Voraussetzung zur Nutzung einer Methode zur Todeszeitbestimmung ist das Vorhandensein eines Prozesses, welcher durch den Tod ausgelöst und in Stadien (vgl. Leichenstarre, Totenflecke, Fäulnis) oder Werten (vgl. Körpertemperaturmethode) beschreib und differenzierbar sein muss. Zur Einordnung dieser Stadien oder Werte benötigte man bisher stets Ergebnisse (Diagramme, Nomogramme, Stadienbeschreibungen) vorausgegangener empirischer Studien, die als Referenz zur vergleichenden und zeitlichen Einordnung eines konkreten Zustandes eines aktuellen Falles dienen.

Ausnahmslos alle in der Literatur im Zusammenhang mit Todeszeitbestimmungen bisher beschriebene Prozesse sind hochindividuell (interindividuelle Streuung von Referenzdaten und -prozessen), unter normalen Bedingungen irreversibel und können nicht rückgängig gemacht werden.

Es wurde nun ein dentaler Prozess an extrahierten Zähnen Lebender beschrieben, der sich in mehreren verschiedenen Farbmesswerten und deren Kombination beschreiben und differenzieren lässt, und der Beweis geführt, dass beispielsweise Helligkeitszunahmen und Farbänderungen auf Trocknungsprozessen basieren müssen. Der Zahn stellt nicht zuletzt aufgrund der Beständigkeit des „mineralischen Skelettes“ das einzige in seinen Prozessen (Trocknung, Flüssigkeitsaufnahme) nahezu reversible Gewebe des menschlichen Körpers dar, welches in den Zustand vor Trocknungsbeginn (Flüssigkeitsgehalt, Farbgebung) zurückversetzt werden kann. Zähne verlieren an Flüssigkeit, werden heller und verändern ihr messbares Reflexionsspektrum bzw. ihre Farbe über längerfristige Zeiträume. Innerhalb der Studien konnte bewiesen werden, dass die Relation zwischen Zeit und Farbmesswerten besteht, Zustände und Zahnfarbwerte nahezu wieder erreicht werden können. Weiterhin konnte gezeigt werden, dass die Auflösung der mikroskopischen Zahnbenetzung und ein Einsetzen eines Wertetrends nach 0,5–1 Stunde zu erwarten ist.

Dem Verfasser dieses Werkes war aufgefallen, dass Zähne insbesondere von länger liegenden Leichen andersfarbig, heller und weniger transluzent wirken als von Lebenden.

Dass Zähne Toter heller wirken, ist in der Literatur in einem Satz erwähnt [122, 582]. Hierauf und aufgrund der Kurven und der Werteentwicklungen bei Trocknung und Rehydrierung sowie folgender Grundlagen begründet der Verfasser dieses gegenwärtig vorliegenden Werkes einen theoretischen Ansatz zu neuartigen Verfahren zur Todeszeitbestimmung: Die Speicheldrüsenproduktion findet im Cl^-- und HCO_3^--Transport in die Zelle der Drüsenendstücke an der basolateralen Membran Begründung. Dieser Transport wird durch eine basolateral gelegene $3Na^+$-$2K^+$-ATPase unterhalten, welche einen elektrochemischen Gradienten produziert. Luminal wird Cl^- sezerniert, das zusammen mit dem parazellulär passiv folgenden Na^+ und Wasser den Primärspeichel bildet, welcher durch aktive Antiporte von K^+, H^+ und HCO_3^- in den Ausführungsgängen modifiziert wird. Auch hier spielt die basolterale $3Na^+$-$2K^+$-ATPase eine Rolle (Physiologie vgl. [565]). Der

Tod eines Menschen dürfte durch Versiegen der für diese Vorgänge notwendigen chemischen Energie (ATP) den Speichelfluss relativ kurzfristig zum Erliegen bringen. Diese Annahme wird durch die Tatsache unterstützt, dass die durch ATP-Mangel basierte und in Fachkreisen bekannterweise zur Todeszeitbestimmung genutzte Entstehung der Leichenstarre insbesondere am Kieferwinkel innerhalb kürzester Zeit nach Todeseintritt einsetzt und ebenfalls zur Todeszeitschätzung verwendet wird. In diesem Zusammenhang scheint es für die kommenden, explorativen Studien an Leichen bedeutend zu sein, ob der Mund geöffnet oder geschlossen ist, in welcher Lage sich der Kopf und Körper befindet und wie sich das Umgebungsklima (Temperatur, Luftfeuchtigkeit) darstellt. So dürfte die Kopflage Auskunft erteilen, wo, an welcher Stelle der Speichel sich der Schwerkraft folgend sammelt oder gesammelt hatte. Demnach sollten Zahnareale, welche sich in diesen Bereichen oder im unmittelbaren Bereich der Ausführungsgänge (linguale Flächen der Unterkieferzähne oder Buccalflächen der ersten oder zweiten Oberkiefermolaren) befinden, wohl weniger geeignet sein – Hierarchie der zur Todeszeitdiagnostik herangezogenen Zahnbereiche. Nicht zuletzt müssten Faktoren wie Autolyse, Fäulnis etc. in das Studiendesign mit einbezogen werden. Eine spezielle Befundung könnte hierbei hilfreich sein.

Zur Verifizierung der Theorie müssen den Studien an Zähnen Lebender nun Feldstudien an Zähnen Toter folgen. Für Feldstudien, die an Leichenzähnen durchgeführt werden sollen, wird vorgeschlagen, neben der Erfassung des Zustands (Flüssigkeitsgehalt, Farbe, Spektrum) direkt an Leichen, deren Todeszeit bekannt ist, zur Erstellung eines Diagramms oder Nomogramms (Referenz) zusätzlich folgende Methode (referenzunabhängiges Studiendesign) anzuwenden:

I. Dem Toten wird ein entsprechender Zahn bzw. Zahnanteil entnommen, welcher in eine feste Relation zur Farbmessapparatur gebracht und fixiert wird.

II. Eine farbmetrische Analyse des Zahnes schließt sich an und der Zeitpunkt der Analyse wird registriert. (1. Messung – t_x)

III. Mit anschließender Flüssigkeitslagerung (z. B. speichelähnliche Flüssigkeit) findet der Zahn theoriegemäß nun mit zunehmender Flüssigkeitsaufnahme zu seinem Flüssigkeitsgehalt und entsprechend zu seinen Farbwerten, die er beim lebenden Menschen im flüssigkeitstragenden Zustand gehabt haben muss, zurück.

IV. Nun erfolgt neben einer weiteren Zeitpunktregistrierung eine farberfassende Messung im flüssigkeitstragenden Zustand, welcher theoriegemäß dem Übergang vom Lebenden zum Toten (t_y) entspräche.

V. Die sich hieran anschließende sukzessive Trocknung des Zahns sollte unter ähnlichen Bedingungen (Umgebungstemperatur, Luftfeuchtigkeit usw.) erfolgen und mit mehreren möglichst vielen Messungen begleitet werden, bis zu dem Zeitpunkt (t_z), bei dem die Farbmesswerte die vergleichbaren Werte der 1. Messung wieder erreicht haben.

VI. Errechnung der Zeitdifferenz (t_z - t_y) zwischen der Messung vor abermaligem Trocknungsbeginn und der Messung, bei der die Werte der erneuten Trocknung die Werte der ersten Messung vor Flüssigkeitslagerung unter vergleichbaren Bedingungen wieder erreicht haben. Diese Zeitspanne entspräche theoriegemäß der Zeit zwischen dem Tod und dem Zeitpunkt der 1. Messung (t_x) vor Flüssigkeitslagerung.

VII. Zurückrechnung jener Zeitdifferenz (t_z - t_y) von dem Zeitpunkt der 1. Messung (t_x) in die Vergangenheit.

Für diese Studien wird empfohlen, anstatt der Einzelmessungen (X, Y, Z) Mehrfachmessungen in Form von Messreihen (Xn, Yn, Zn) durchzuführen, um hier mehr Information (Teilkurvenentwicklung) zu den entsprechenden Zeiträumen zu erhalten. Es empfiehlt sich die Messprozedur bei sukzessiver Austrocknung zu automatisieren (eigenständig ausgelöste Messungen nach entsprechenden Zeitintervallen mit Registrierung). Sollte sich an Leichen das theoretische Verfahren verifizieren lassen, könnte aus Punkt 7 die Todeszeit berechnet werden. In diesem Falle wäre das vorstehend ausgeführte Vorgehen (Punkt I–VII) auch bereits das anwendungsorientierte Verfahren.

Zweifelsohne besteht im Bereich der Todeszeitbestimmung ein Bedarf nach neuen Methoden, denn klassische rechtsmedizinische Methoden wie die Ausprägung von Totenflecken, Leichenstarre, Abfall der Körpertemperatur sind in der Regel nach 48–72 Stunden nicht mehr zu nutzen. Viele bisher publizierten Methoden beispielsweise haben sich darüber hinaus nicht bewährt oder werden aufgrund ihrer Ungenauigkeiten kaum angewandt. Ein Verfahren zur Todeszeitbestimmung, welches Genauigkeit oder gar Präzision besitzt und über einen größeren Zeitraum als 3 Tage nach Todeseintritt einsetzbar wäre, dürfte nach Meinung des Autors als fundamentaler Fortschritt zu werten sein. Zahnfarbwerte beispielsweise können sich über mehr als 8 Tage verändern und hochpräzise gemessen werden.

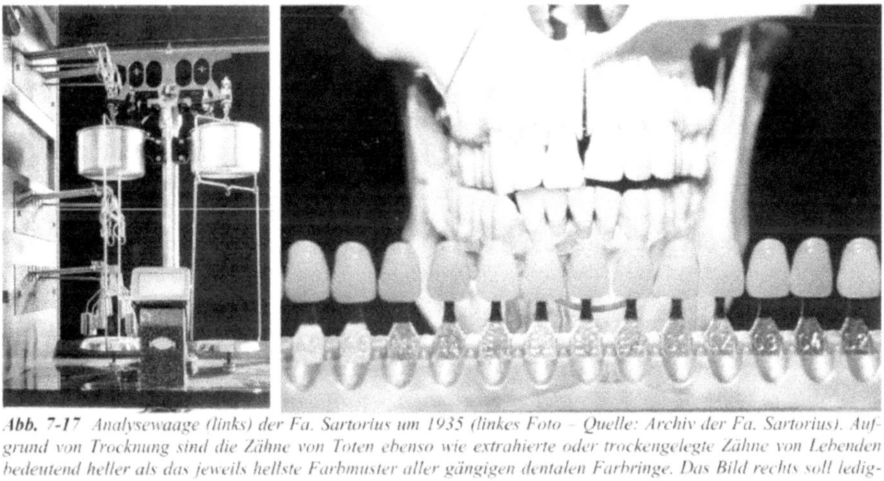

Abb. 7-17 *Analysewaage (links) der Fa. Sartorius um 1935 (linkes Foto – Quelle: Archiv der Fa. Sartorius). Aufgrund von Trocknung sind die Zähne von Toten ebenso wie extrahierte oder trockengelegte Zähne von Lebenden bedeutend heller als das jeweils hellste Farbmuster aller gängigen dentalen Farbringe. Das Bild rechts soll lediglich symbolisch und illustrativ dafür stehen, dass die Zähne von Toten eine größere Helligkeit besitzen als in diesem Falle die hellste Farbprobe des VITAPAN-cassical-Farbrings (B1 – 5. Probe von links).*

Vielversprechend sieht in diesem Zusammenhang das Ausmaß der Trocknungsprozesse an extrahierten Zähnen Lebender von bis zu 500 Stunden aus. Auch wäre es denkbar, dass anhand der Restflüssigkeitsmenge die zurückliegende Verdunstungszeit eingegrenzt werden könnte. In jedem Falle dürfte dieser theoretische und referenzunabhängige Verfahrensansatz aufgrund des Gesagten ein Novum in der Rechtsmedizin darstellen.

Zusammenfassend: Da Zähne Toter heller wirken als Zähne Lebender und diese Helligkeitszunahme auf Trocknungsprozessen basieren soll, dem Verfasser aufgefallen war, dass Zähne insbesondere von länger liegenden Leichen andersfarbig, heller und weniger transluzent (und ganz ähnlich wie die trocken[er]en Zähne dieser Arbeit) erscheinen als die von Lebenden, da die Speicheldrüsenproduktion (*3Na$^+$-2K$^+$-ATPase der Acini vgl. [565]*) der großen Speicheldrüsen aufgrund ATP-Mangels kurzfristig versiegen dürfte (*vgl. auch ATP-Mangel und Leichenstarre, die zur Todeszeitschätzung genutzt wird*) sowie dem Körper keine flüssigkeitstragende Nahrung nach dem Tode zugeführt wird und der Körper bis beispielsweise zu seiner Skelettierung an Flüssigkeit verliert, wären theoretisch ein referenzabhängiger methodischer Ansatz (a) (*Erfassung von dentalem Flüssigkeitsgehalt oder zahnfarblichen Zuständen direkt an Leichen, deren Todeszeit bekannt ist, zur Erstellung eines Zeit-Zustands-Diagramms / Nomogramms und zeitliche Einordnung über den Vergleich der Erfassungsergebnisse von Leichen, deren Todeszeit nicht bekannt ist, mit den Bezugswerten dieses Diagramms / Nomogramms*) und hinsichtlich Prozessreversibilität weiterhin ein referenzunabhängiger Ansatz (b) (*vgl. Vorgehen auf Seite zuvor an extrahierten Zähnen Lebender beispielhaft beschrieben – Punkte 1–7 -, wobei dann bei Verfahrensdurchführung am Originalzahn des Toten, dessen Todeszeit nicht bekannt ist, der flüssigkeitstragende Zustand theoriegemäß dem Zustand vor/bei Todeseintritt und die abermalige Trocknungszeit von t_z - t_y theoriegemäß dem Ausmaß des Zeitraums vom Todeseintritt bis zum Erreichen der Werte zum Zeitpunkt der 1. Messung entspräche und sich aus Punkt 7 theoriegemäß die Todeszeit individuell errechnen ließe*) zur Todeszeitbestimmung denkbar. Mit Blick auf die Möglichkeit apparativer Messung gleich mehrerer Werte und deren Kombinationen (Informationsgehalt) und das relativ vielversprechende zeitliche Ausmaß dentaler Trocknungsprozesse, auf ggf. eine Umgehung der interindividuellen Streuung von Referenzwerten/Referenzprozessen durch Prozesssimulation (höhere Aussagegenauigkeit?) (vgl. Ansatz b) (*s. auch Prozesse und Referenzwerte – vgl. Abfall der Körpertemperatur – oder Schätzungen zu Referenzstadien – vgl. Leichenstarre, Totenflecke – klassischer rechtsmedizinischer Methoden, die auf irreversiblen Prozessen basieren und in der Regel gemäß nach 48–72 Stunden nicht mehr zu nutzen sind*) wird vorgeschlagen, flüssigkeitsbasierte, insbesondere farbliche Prozesse in Studien nun an Leichenzähnen unter Berücksichtigung und Einbeziehung denkbarer prozessualer Einflussfaktoren wie z. B. Wahl von Zahn/Messfläche, Grad der Mundöffnung, Kopf-/Körperlage (Ort der Speichelansammlung), Speichel(ein)fluss, Autolyse, Fäulnisflüssigkeit, Temperatur und Luftfeuchtigkeit zu erkunden.

7.14.5 Identifikation, Biometrie und Zähne – der dentale Fingerabdruck

Die individuellen, zahnspezifischen Farbmesswerte und deren Kombination (s. Abb. 5.1.-2) sowie die Spektralkurven (spektrale Zusammensetzung s. Abb. 4.3.-4 u. 5.2.-1), welche durch die individuelle äußere (Kronenkrümmung, Zahngröße) und innere Geometrie (Ausrichtung, Größe, Form und Bau der Kristallstruktur, Anordnung und Anteile der interkristallinen Substanz) und Zusammensetzung (chemisch, Komposition aller am Aufbau von Zähnen beteiligte Bestandteile) sowie Strukturierung (Stärke der Schmelz- und Dentinschichtung und Ausmaß der Pulpa) der Krone bestimmt werden, sind für jeden Zahn einzigartig und könnten als ein persönliches Merkmal eines Menschen, dem Träger dieses Zahnes, genutzt werden, welches zu seiner Identifizierung (*opto-dentaler Fingerabdruck*) beiträgt.

Es ist ferner denkbar, dass weiterhin Zahnanteile einem Zahn oder Gebiss auf Basis dieser Technologien zugeordnet werden können.

Die Entwicklung der Farbmaßzahlen sowie die der Spektralkurven während der Flüssigkeitsabgabe und -aufnahmechronologie sind weiterhin dermaßen individuell und wären ebenfalls im Sinne *des biometrischen Einsatzes zur Identifikation* nutzbar (Reproduzierbarkeit von Zuständen).

Wir können ebenfalls sehen, dass dieselben Zähne in unterschiedlichen Hydrierungsgraden zwar eine unterschiedliche Reflexion besitzen, jedoch deren Spektralkurven gleichförmig sich ähneln und lediglich im Wesentlichen wie parallel verschoben wirken (vgl. Abb. 6.2.-1 und 6.2.-2), sodass die Identifikation von Lebenden und Toten universell möglich wird. Ferner können z. B. Spektralkurven von Toten mit den ursprünglich am Lebenden gewonnenen Spektralkurven verglichen und zur Deckung gebracht werden. Es wird keine Einschränkung in der Art des Individuums – Mensch und Tier – gesehen (universeller Ansatz). Der Einsatz dieser angewandten farberfassenden Technologie zur Identifikation/Authentifizierung von Individuen (Biometrik/Biometrie) wird für realisierbar und praktikabel gehalten.

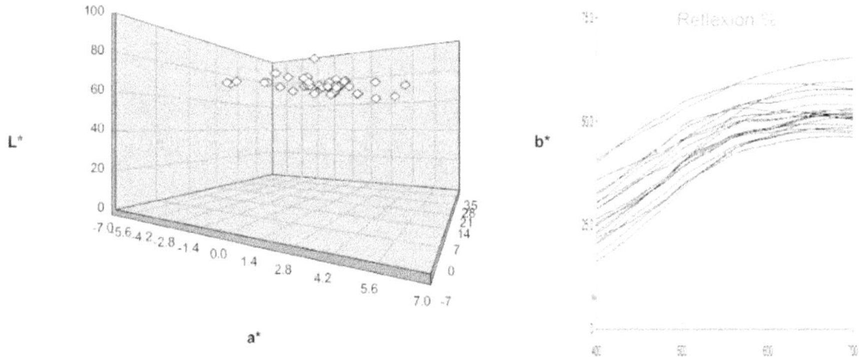

Abb. 7.-18 Hochindividuell sind Zahnfarbwerte der verschiedenen Zähne im Zahnfarbraum (links) und dentale Spektralkurven (rechts).

7.14.6 Und was bringt die Zukunft in diesem Bereich?

Die Forschung, sowohl was die visuelle Zahnfarbbestimmung und insbesondere was die technologische Seite angeht, ist in vollem Gange. Neue Techniken und Technologien, neuronale Netzwerke, völlig neue Methoden, neue Soft- und Hardware u.v.m. werden noch vieles auf diesem Gebiet bewegen und zur Optimierung der Farbästhetik beitragen helfen. Der Autor dieses Buches wird über seine weitere Forschung auf diesem Gebiet berichten.

Lesen Sie über den weiteren Fortschritt in Kürze.

8. Wissenswertes zu den Studien

Erstmalig wurden in den Studien des Verfassers – bestehend aus einer Reihe von Voruntersuchungen, dreier Hauptstudien und Nachuntersuchungen – u. a. mit 6 Hochpräzisionsspektralphotometern und Farbmesssystemen, 3 gravimetrischen und thermogravimetrischen Flüssigkeitsmessapparaturen anhand von über 100.000 Messdaten (Farbmaßzahlen, spektrale Erfassung) der Zusammenhang zwischen dentalem Flüssigkeitsgehalt, Trocknungs- und Flüssigkeitsaufnahmechronologie und dentaler Farbe unmittelbar bewiesen und gleichzeitig während dieser Prozesse sich ändernde Profile diverser Einflussfaktoren, Phänomene und Effekte bezüglich der Zahnfarbentstehung zu unterschiedlichen Prozesszeiten systematisch analysiert.

Der langjährige Weg von der Idee bis zum Ergebnis erstreckte sich über die Thematik des Flüssigkeitsgehaltes der Zähne, die Wissenschaft der Farblehre, die höhere Farbmetrik und Spektralphotometrie, führte über eine Reihe von Voruntersuchungen und -studien. Hier wurde entschieden und ausgewählt, welche Instrumentarien mit entsprechenden Messgeometrien, Lichtarten, Beobachtungswinkeln, Messflächen und Messmodus für die Farbmetrikstudien und Flüssigkeitserfassung eingesetzt werden sollen. Es wurde eine Leistungseinschätzung der verwendeten Messapparaturen und einer eigens für diese Studie entworfenen Präzisions(re)positionierungsmethodik und -vorrichtung vorgenommen, welche für die Farbmessungen von großer Bedeutung war. Schließlich mündete der Weg in den Hauptstudien: Die Voruntersuchungen entschieden über die Ausgestaltung des methodischen Designs der Hauptstudien und die Auswahl der zur Farb- und Flüssigkeitserfassung am geeignetsten scheinenden Instrumentarien aus einer Reihe erkundeter Flüssigkeits- und Farbmessapparturen verschiedener Hersteller zugunsten des Erzielens eines möglichst großen Erkenntnisgewinns, beschäftigten sich mit der Leistungseinschätzung und Genauigkeit der hier verwendeten Spektralphotometer und Dreibereichsmessgeräte sowie der Reproduzierbarkeit der Messergebnisse (Reihen-, Wiederholungsmessungen mit und ohne Repositionierungen freihand und mit Positionierungsbehelf).

Weiterhin wurde ein eigens für die Anwendung in dieser Arbeit und für die Zwecke der Farbmessung entwickeltes Präzisions(re)positionierungssystem (Präzisionsgeschiebe, Messtischchen mit Basisplattenrelief, Formrahmen und Fixiermasse) vorgestellt und einer Prüfung unterzogen, die sich isoliert einzeln allen Bestandteilen jenes Positionierungssystems widmete. So wurde die ergebnisbeeinflussende Wirkung der Positionierung des Zahnes unter den Farbmessgeräten, seiner Entfernung für die Notwendigkeit thermogravimetrischer und gravimetrischer Messungen und seiner Reponierungen an demselben Ort mit derselben Messfläche unter den Farbmessgeräten untersucht. Die Streuung der Messergebnisse mit Positionierungssystem bei verschiedenartigen Reponierungsversuchen mit wiederholter Positionierung des Gerätes auf dem Zahn, des Zahnes in einer Fixiermasse und der Fixiermasse in dem Basisplattenrelief kam der Messungenauigkeit der Apparatur in weiten Teilen sehr nahe und lag nach Optimierung nahezu innerhalb der Messgeräteungenauigkeit bei Messungen an planem Körper. Einflussfaktoren auf die Farbmessung durch Verlagerung der Messfläche wurden durch Verschiebeversuche für jedes Gerät und die Beeinflussung des Abstandes des Zahnes vom mikroskopischen Chromameter mit Nonkontaktmodus zusätzlich durch Schärfeversuche quantifiziert.

Des Weiteren wurden in den Untersuchungen und Studien beschleunigte, thermogravimetrisch kontrollierte, farberfasste De- und Rehydrierungen als auch gravimetrisch begleitete Lufttrocknungen und Rehydrierungen sowie die Abhängigkeit der Ergebnisse u. a. von Messapparatur, -geometrie, -modus (Kontakt- oder Nonkontaktmessung), Normbeobachtungswinkel, Normlicht und Messfläche an natürlich feuchten als auch trocken(er)en Zähnen erforscht.

Die Ergebnisse der farbmetrischen Analysen der VITAPAN-classical- und VITAPAN-3D-MASTER-Zahnfarbringe – Ausmessen aller Zahnfarbringproben – der Voruntersuchung dienten in den Hauptstudien zusätzlich dem Subjektiv-Objektiv- (visuell-messtechnisch) sowie dem Objektiv-Objektiv-Vergleich (Apparaturvergleich) real gemessener und visuell-subjektiv bestimmter Zahnfarben – ein mehrstufiges Vorgehen.

Flüssigkeitsgehalt, Zahngewicht, L*a*b*C*h-Werte wurden isoliert sowie in Kombination zu festgelegten Zeitpunkten der Trocknungschronologie analysiert, die Beziehung durch Messungen der Farbe mittels zweier Spektralphotometer und eines Dreibereichsmessgerätes als auch durch thermogravimetrische bzw. gravimetrische Messungen zwischen der Farbe des Zahnes, seines Flüssigkeitsgehaltes und dem Zeitfaktor innerhalb der Trocknungs- wie auch Flüssigkeitsaufnahmechronologie exploriert. So widmete sich die erste Studie dem Ausmaß der Farbveränderung und des Flüssigkeitsverlustes mit der Zeit bei beschleunigter Trocknung sowie die zweite Studie der Entwicklung der Farbveränderung und des Flüssigkeitsverlustes bei gleichem Vorgehen des Flüssigkeitsentzuges und die dritte Studie dem Farbverhalten und der Flüssigkeitsgehaltsentwicklung entlang einer Lufttrocknung und Rehydrierung im Verhältnis zum Zeitverlauf. Spektralkurven, die Farbmaßzahlen (L*, a*, b*, C*, h) und die aus ihnen entwickelten Zahnfarbräume, gravimetrische und thermogravimetrische Ergebnisse wurden in den Hauptstudien einer Betrachtung unterzogen, die visuell-subjektive Farberfassung mit den objektiven Farbmessungen über eine eigens für diese Arbeit entwickelte Auswertungsmethodik verglichen.

Die statistische Auswertung erfolgte über die Rangvarianzanalyse nach Friedmann, die je nach Variablenanzahl und Stichprobengröße durch nachgeschaltete nicht-parametrische Testungen in Form von multiplen Vergleichen nach Wilcoxon-Wilcox, Schaich-Hammerle oder Paarvergleichen nach Wilcoxon (mached paires) ergänzt wurde.

Die sich ergebenden Kurven der Farbmaßzahlen zeigten eine ganz charakteristische Entwicklung der gemessenen Werte. So nimmt beispielsweise der Helligkeitswert (L*) mit zunehmender Zeit des Flüssigkeitsentzugs zu, die a*- und b*-Werte verhalten sich ebenfalls über längere Zeiträume gerichtet, der Reflexionsanteil (%) nimmt zu, die Spektralkurve wird insbesondere in den höheren Wellenlängenbereichen des sichtbaren Lichtes nach oben verschoben und der Flüssigkeitsgehalt sowie das Zahngewicht nehmen ab. Unter beschleunigter Trocknung hat bereits nach 20 Minuten die Wertigkeit der Farbmaßzahlen L*, a*, b*, C* signifikant zugenommen und die von h, als auch die des Flüssigkeitsgehaltes, abgenommen. Ebenso besteht bei der Lufttrocknung nach einer Stunde für die L*-, a*-Werte und den Flüssigkeitsgehalt als auch nach 1,5–2 Stunden für die b*- und C*-Werte Signifikanz in Bezug auf die Ausgangswerte des flüssigkeitsgesättigten Zahnes. Bereits zu Beginn der Lufttrocknungsphase verhält sich L* (Helligkeit) gerichtet, alle anderen Farbmaßzahlen nehmen die beschriebenen Trends nach 30 Minuten auf. Die Farbveränderung und der Flüssigkeitsverlust sind reversibel.

Das Zahngewebe scheint das einzige Gewebe des menschlichen Körpers zu sein, das sich reversibel in den Zustand vor Trocknungsbeginn zurückversetzen lässt. Trocknungsbedingtes Farbverhalten konnte bis nach mehr als 8 Tagen (Langzeitfarberfassungen/-gewichtsmessungen der Nachuntersuchungen) aufgrund des eigens zur Farbmessung an Zähnen in dieser Arbeit entwickelten Positionierungssystems und damit verbundenen Messgenauigkeitsgewinns erfasst werden. Jedem Zeitpunkt kann eine Wertekombination oder eine Spektralkurve aus spektralen Abschnitten zugeordnet werden und keinem zweiten Zeitpunkt ist eine vergleichbare Wertekombination L*, a*, b*, C*, h, g, Spektralwerte) zu eigen („Dentale Uhr/Dentaler Chronometer").

Die Kurvenverläufe sowie ihre zeitliche Abfolge lassen aus phänomenologischer Sicht Rückschlüsse auf den Wasserfluss durch den Zahn zu. Es werden viele neue opto(patho)physiologische Erkenntnisse vorgestellt, u. a. in Bezug auf Pulpa-Dentin-Schmelzfluss, Sog-Kapillarwirkung, Dentalklimaausgleich; neue Theorien sind unmittelbar bewiesen worden.

Es wurde möglich, eine eindeutige Zuordnung der Farbcharakteristika zu den einzelnen Zahnstrukturen und -komponenten zu treffen und es dürfte sich nun der Zusammenhang zwischen dentaler Farbe und Flüssigkeitsgehalt von Zähnen, Farbveränderung sowie Flüssigkeitsverlust und -aufnahme beweisen und erklären („Flüssigkeits(Fluss)-Farbeffekt") lassen. Die Wirkung von Zahnkronenkrümmung und Struktur auf die objektiven Messergebnisse und die subjektiven Bewertungen der Zahnfarbe konnten getrennt voneinander in den Studien dieser Arbeit erforscht, zugeordnet und das vom Autor sogenannte „Schichtungsphänomen" und ein Paradoxon sowie deren Effekte und Ursachen beschrieben werden.

Unter Zuhilfenahme der Ergebnisse der Farbringanalysen der Voruntersuchungen war es möglich geworden, 1:1 subjektive und objektive Farbbewertungen flüssigkeitstragender, trocknender und trockener Zähne vergleichbar zu gestalten. Durch eigens entwickelte neue Methoden konnten nun Effekte – auch über die angesprochenen Prozesse (Flüssigkeitsabgabe, Flüssigkeitsaufnahme) – einzeln isoliert betrachtet werden, die farbliche und spektrale „Wahrnehmung" von Zähnen der verschiedenen Apparatursysteme mit entsprechenden Geometrien unter den unterschiedlichen Normbeobachtungswinkeln, Normlichtarten etc. auf den unterschiedlichen Messflächen durch variierende Kombination analysiert und die Einflüsse der einzelnen Komponenten auf die Messergebnisse quantifiziert und erklärt, Glanzwirkung und Spiegeleffekte in ihrem Ausmaß über die subjektiv-objektiv Vergleiche quantitativ und qualitativ erkundet werden. Die Kenntnis um Reversibilität, Zeitverlauf und gerichtetes Verhalten der o. g. Veränderungen lassen den Zahnarzt wissen, bis nach welch einer Zeit der Trockenlegung des Zahnes relativ mittels Watterollen oder absolut mittels Kofferdam noch eine möglichst natürliche Zahnfarbe bestimmbar ist und wie lange nach Ende der erfolgten Flüssigkeitsabgabe gewartet werden muss, um den Farbabgleich wieder durchführen zu können. Eine Farbrekonstruktion durch aktuelle instrumentelle Farbmessung am noch trocken(er)en Zahn ist möglich. Dies kann für den Zahnarzt nach unterlassenem Farbabgleich oder zur weiteren Optimierung der Farbgestaltung nach bereits vollzogenem trockenlegendem Eingriff interessant werden.

Weiterhin werden Möglichkeiten der Farbmessung und des Farbabgleichs sowie die Einflussfaktoren (z. B. Beleuchtung, Normlichtart, Sonnenlicht, Glanzwirkung, Rezeptionsfläche, Messfläche, eingesetztes Messinstrument, -geometrie, -modus, Kontakt/Nonkontakt, Beobachtungswinkel usw.) und ihre Wirkung auf die Ergebnisse aufgezeigt. Ein jeder dieser Einflussfaktoren konnte über die hier eigens entwickelten und auf den unterschiedlichsten Fragestellungen basierenden Methoden in seiner Wirkung und seinem Ausmaß auf die Ergebnisse erforscht werden. Durch die umfassenden, vernetzenden Betrachtungen und Auswertungen der Ergebnisse aus den Voruntersuchungen, Hauptstudien und Nachuntersuchungen war es innerhalb dieser Arbeit möglich geworden, eine ganze Reihe von Phänomenen und Effekten, Wirkungen, Störgrößen und Einflussfaktoren zu identifizieren, zu finden und zu erkunden, zu quantifizieren und zu analysieren und einer isolierten Betrachtung zu unterziehen, sowie deren Ursachen und Grundlagen als auch diejenigen von jenen auftretenden Phänomenen und Effekten zu klären und zu erklären (Grundlagenforschung). Mit Wissen um das Wesen und Ausmaß dieser Einflussfaktoren lassen sich jetzt die metrische Farberfassung und visuelle Farbbewertung in der zahnmedizinischen, ggf. (rechts)medizinischen Praxis, in Wissenschaft und Forschung optimieren, Messergebnisse versierter interpretieren und der Weg zu genaueren, standardisierten Messungen und Probenauswahlen einschlagen, die Ergebnisfindung verfeinern sowie Maßnahmen für eine exaktere Prozessbewältigung ergreifen. Messfehler können auf diese Weise verhindert, Fehlerfassungen im Ausmaß bewertet und eingeordnet werden. Durch gezielte Veränderungen von Einflussfaktoren wird es beispielsweise möglich sein, eine bessere Übereinstimmung zwischen subjektiver und objektiver Erfassung der Zahnfarbe praxisgerecht zu ermöglichen und mit Kenntnis um die Entstehung derartiger beschriebener Wirkeffekte können nun günstige verstärkt und ungünstige reduziert oder vermieden werden. Hiermit ist die Grundlage für die industrielle Weiterentwicklung von neuartigen dentalen Farbmessapparaturen als auch Farbringpaletten geschaffen.

Konkret bedeutet das: Die Einleitung zu den Voruntersuchungen beschreibt den Weg zur Auswahl der für diese Arbeit geeignetsten Instrumente aus einer Reihe von erkundeten Flüssigkeits- und Farbmessapparturen.

Die Voruntersuchungen selbst beschäftigen sich mit der Leistungseinschätzung, der Genauigkeit der drei hier verwendeten Farbmessapparaturen (Reihenmessungen), zweier Spektralphotometer mit d/8°- bzw. 45/0°-Messgeometrien als auch eines Dreibereichsmessgerätes mit der 45/0°-Messgeometrie und der Reproduzierbarkeit der Messergebnisse.

Weiterhin wurde erstmals vom Autor dieses Werks ein eigens für die Anwendung und für die Zwecke der Farbmessung entwickeltes optimal geeignetes Präzisionspositionierungs- und Präzisionsreponierungssystem (Präzisionsgeschiebe, Messtischchen mit Basisplattenrelief, Formrahmen und Fixiermasse) vorgestellt und einer Prüfung unterzogen. Die Prüfung widmete sich isoliert einzeln allen Bestandteilen jenes Positionierungssystems. Eine Positionierung des Zahnes unter den Farbmessgeräten, seine Entfernung für die Notwendigkeit der gravimetrischen sowie thermogravimetrischen Messung und seine Reponierung an exakt dem gleichen Ort mit exakt der gleichen Messfläche unter den Farbmessgeräten wird so ermöglicht, die Messergebnisse erhalten ein Höchstmaß an Genauigkeit. Die Streuung der Messergebnisse bei verschiedenartigen Reponierungsversuchen mit wiederholter Positionierung des Gerätes auf dem Zahn, des Zahnes in seiner Fixiermasse und der Fixiermasse in dem Basisplattenrelief kam der Messungenauigkeit der Apparatur in weiten Teilen sehr nahe und lag nach Optimierung nahezu innerhalb der Messgeräteungenauigkeit bei Messungen an planem Körper.

Ungenauigkeiten der Farbmessung durch Verlagerung der Messfläche werden durch Verschiebeversuche für jedes Gerät und die Beeinflussung des Abstandes des Zahnes vom mikroskopischen Chromameter mit Nonkontaktmodus zusätzlich durch Schärfeversuche quantifiziert.

Des Weiteren wurden beschleunigte, thermogravimetrisch kontrollierte, farberfasste Dehydrierungen als auch gravimetrisch begleitete Lufttrocknungen und Rehydrierungen durchgeführt, der Abhängigkeit der Ergebnisse von Messapparatur, -geometrie, -modus (Kontakt- oder Nonkontaktmessung), Normbeobachtungswinkel, Normlicht und Messfläche u. a., gemessen auch an Zähnen mit anderen als den natürlich vorkommenden Flüssigkeitsgehalten, nachgegangen und die VITAPAN-classical- und 3D-MASTER-Zahnfarbringe analysiert.

In den einzelnen Voruntersuchungen wurden sowohl isoliert der Flüssigkeitsgehalt, das Zahngewicht, die Farbe (L*-, a*-, b*-Werte) als auch in Kombination zu festgelegten Zeitpunkten der Trocknungschronologie gemessen.

In den Hauptstudien ist nun die Beziehung durch Messungen der Farbe mittels zweier Spektralphotometer und eines Dreibereichsmessgerätes als auch durch thermogravimetrische bzw. gravimetrische Messungen zwischen der Farbe des Zahnes, seines Flüssigkeitsgehaltes und dem Zeitfaktor innerhalb der Trocknungs- wie auch Flüssigkeitsaufnahmechronologie geknüpft.

Das Zahngewebe scheint das einzige Gewebe des menschlichen Körpers zu sein, das sich reversibel durch Flüssigkeitslagerung in den Ursprungszustand vor Trocknungsbeginn zurückversetzen lässt. Jedem Zeitpunkt des Trocknungs- und Flüssigkeitsaufnahmeprozesses kann eine Wertekombination oder eine Spektralkurve aus 30 oder mehr spektralen Abschnitten zugeordnet werden und keinem zweiten Zeitpunkt ist eine vergleichbare Wertekombination zu eigen.

Die neuen Erkenntnisse aus der Grundlagenforschung dieser Arbeit gaben Anlass zu Überlegungen zu neuen Lösungsansätzen und Methoden wie beispielsweise dem zahnärztlichen pulpenprotektiven Behandlungsmonitoring, zur Farbrekonstruktion, zur forensisch-medizinischen Todeszeitbestimmung, zur Nutzung dental basierter, biometrischer Daten zur Identifizierung von Lebenden und Toten. In der Nutzung der dentalen Farbanalyse und insbesondere der Spektralphotometrie aufgrund großer Übereinstimmungen von farbbeschreibenden Daten, erhoben in Reihen- und Wiederholungsmessungen an ein und denselben Zähnen, und entsprechenden Differenzen zwischen unterschiedlichen Zähnen wird eine neue biometrische Möglichkeit zur Identifikation von Lebenden und Toten gesehen (**„dentaler Fingerabdruck"**). Und für subjektiv-visuelle Verfahren wird eine dentale Farbringpalette vorgeschlagen, welche auf flüssigkeitsgehaltsabhängigen und zeitspezifischen Zahnfarbräumen basiert.

Reversibilität und Wiederholbarkeit der Prozesse an ein und demselben Untersuchungsobjekt als Basis für neue Konzepte: Alle bis dahin in den Naturwissenschaften und Life Sciences verwendeten Methoden sind referenzabhängig, d. h., dass jede physikalische Messung, jede chemische Analyse, jede Erkenntnisgewinnung, jede medizinische Diagnostik und Therapie sowie auch die rechtsmedizinische Todeszeitbestimmung **und jede Kenntnis eines jeden auf dieser Erde lebenden Menschen** etc. bis zu diesem Zeitpunkt Referenzdaten, Referenzvergleichsmuster, Referenzwerte, Referenzerfahrungen o. ä. benötigt. Dieses sind Daten, Werte, Erfahrungen etc., die in zeitlich vorangegangenen Studien oder Erfahrungen an Vergleichsobjekten, Vergleichssituationen, Vergleichszuständen, Vergleichsvorgängen oder Vergleichspatienten (s. z. B. Probanden bei Arzneimittelstudien) zunächst erfasst werden müssten, um für Aussagen im Anwendungsfalle zu Vergleichszwecken oder für Messungen bzw. Einschätzungen eines Zustandes oder Vorgangs herangezogen zu werden. Es wird anhand der Datenlage ein plausibler Weg gezeigt, der keine Vergleichsobjekte oder Referenzwerte oder Referenzerfahrungen benötigt. Alle Werte werden zusätzlich im neben dem referenzabhängigen Verfahrensansatz ausgeführten referenzunabhängigen Verfahrensansatz unmittelbar am Untersuchungsobjekt gewonnen. Interindividuelle Streuungsprobleme und damit interindividuelle Ungenauigkeiten, wie sie in den Life Sciences und insbesondere in der Medizin aufgrund der methodenimmanenten Streuungsproblematik (Nutzung der Daten von Probanden/Versuchsobjekten vorausgegangener Studien) allgegenwärtig sind, können theoretisch durch diesen neuen und durch die Versuche bewiesenen Denkansatz bei reversiblen Vorgängen im konkreten Fall vermieden bzw. ausgeschlossen werden.

Weitere Erkenntnisse, neuartigen Methoden mit Relevanz für die Wissenschaften entnehmen Sie bitte der Tabelle 8.1.

9. Literaturverzeichnis

1. *Abbott B. H., Caffesse R. G.:* The reliability of a colorimetric test in determining gingival inflammation. J Periodontol. Nov; 49(11):564–9 (1978)
2. *Adams E. Q.:* X-Z-planes in the 1931 I.C.I. system of colorimetry. J. opt. Soc. Amer. 32:168-173 (1942)
3. *Addy M., Moran J., Newcombe R., Warren P.:* The comparative tea staining potential of phenolic, chlorhexidine and anti-adhesive mouthrinses. J Clin Periodontol. Dec; 22(12):923–8 (1995)
4. *Aguilonius Franciscus:* Opticorum Libri Sex. Antwerpen (1613).
5. *Albert-Vanel M.:* Planetary Color, in: A. Hope und M. Walsh, The Color Compendium, New York (1990)
6. *Albrecht S.:* Farbnahme auf der IDS. Sehen Sie bei der Zahnfarbenbestimmung Rot? Zahnarzt – Wirtschaft – Praxis; (4):138–43 (1991)
7. *Al-Wahadni A., Ajlouni R., Al-Omari Q., Cobb D., Dawson D.:* Shade-match perception of porcelain-fused-to-metal restorations: a comparison between dentist and patient. J Am Dent Assoc. Sep; 133(9):1220–5; quiz 1260–1 (2002)
8. *Angmar Mansson B.:* Studies on the distribution and ultrastructure of the main components in human dental enamel. Dr. odont. Thesis, Stockholm (1970)
9. *Anil N., Hekimoglu C., Sahin S.:* The effect of accelerated aging on color stability of denture liners. J Oral Sci. Sep; 40(3):105–8 (1998)
10. *Anusavice K. J., Zhang N. Z., Moorhead J. E.:* Influence of P205, AgNO3, and FeCl3 on color and translucency of lithia-based glass-ceramics. Dent Mater. Jul; 10(4):230–5 (1994)
11. *Anusvice K., Barrett A., Moorhead J.:* Color shade matching performance of dental students and faculty dentists. J Dent Res 74:235–8 (1995)
12. *Applebaum E.:* Incipient dental caries. J. dent. Res 12:619–627 (1932)
13. *Aristoteles:* De sensu et sensato. De anima. Meteorologica.
14. *Armstrong W. D., Brekhus P. I.:* Chemical constitution of enamel and dentin. I. Principal components. L. biol. Chem., Baltimore 120:677–687 (1937)
15. *Armstrong W. D.:* Composition and crystal structure of the bone salt; in: E. C. Reifenstein: Metabolic interrelations. 11–31. J. Macy jr. Found., New York (1950)
16. *Armstrong W. G.:* A quantitative comparison of the amino acid composition of sound dentine, carious dentine and the collagenase resistance fraction of carious dentine. Arch. oral Biol., London 5:115–24 (1961)
17. *Asgar K.:* Chemical analysis of human teeth. J. dental Res., St. Louis 35:742–8 (1956)
18. *Askinas S. W., Kaiser D. A.:* Technique for making a customized shade guide. J Prosthet Dent. Aug; 42(2):234–5 (1979)
19. *Atkinson H. F.:* An investigation into the permeability of human enamel using osmotic methods. Brit. dent. J., 83:205–14 (1947)
20. *Aubry D.:* Systematische Farbanalyse – Grundvoraussetzung für den ästhetischen Erfolg. Quintessenz Zahntech. 15:1433 (1989).
21. *Auschill T. M., Hellwig E., Schmidale S., Hannig M., Arweiler N. B.:* [Effectiveness of various whitening techniques and their effects on the enamel surface] Schweiz Monatsschr Zahnmed.; 112(9):894–900 (2002)
22. *Barghi N., Lorenzana R. E.:* Optimum thickness of opaque and body porcelain. J Prosthet Dent. Oct; 48(4):429–31 (1982)
23. *Barghi N., Pedrero J. A., Bosch R. R.:* Effects of batch variation on shade of dental porcelain. J Prosthet Dent. Nov; 54(5):625–7 (1985)
24. *Barna G. J., Taylor J. W., King G. E., Pelleu G. B. Jr.:* The influence of selected light intensities on color perception within the color range of natural teeth. J Prosthet Dent. Oct; 46(4):450–3 (1981)
25. *Barrett A. A., Grimaudo N. J., Anusavice K. J., Yang M. C.:* Influence of tab and disk design on shade matching of dental porcelain. J Prosthet Dent. Dec; 88(6):591–7 (2002)
26. *Battistone G. C., Feldman M. H., Reba R. C.:* The manganese content of human enamel and dentine. Arch. oral Biol., London 12:1115–22 (1967)
27. *Bäuerle T., Lange R.:* Der Einfluß des Lichts bei der Farbauswahl. Quintessenz (32):2125–30 (1981)
28. *Baumann M. A., Schifferdecker B.:* Farbbestimmung bei Dentalkeramiken. Schweiz Monatsschr Zahnmed; 104:423 (1995)
29. *Baumann M. A., Schifferdecker B.:* [Color determination in dental ceramics] Schweiz Monatsschr Zahnmed.; 104(4):423–9 (1994)
30. *Baur A. J.:* Die Problematik der Farbwahl und Farbübermittlung. Quintessenz Zahntech; (12):1323–34 (1986)
31. *Bazola F. N., Malone W. F.:* A customized shade guide for vacuum-fired porcelain-gold combination crowns. J Am Dent Assoc. Jan; 74(1):114–8 (1967)
32. *Beck H., Richter M.:* Neukonstruktion des Dreifarben-Meßgerätes nach Guild-Bechstein. Farbe 7:141-52 (1958)
33. *Belli S., Tanriverdi F. F., Belli E.:* Colour stability of three esthetic laminate materials against to different staining agents. J Marmara Univ Dent Fac. Sep; 2(4):643–8 (1997)
34. *Benninghoff A.:* Anatomie – Makroskopische Anatomie, Embryologie und Histologie des Menschen. Band 1, Urban & Schwarzenberg, München, Wien, Baltimore (1994)
35. *Benson W.:* Principles of the science of colour, concisely stated to aid and promote their useful application in the decorative art. London (1868)
36. *Bentley C., Leonard R. H., Nelson C. F., Bentley S. A.:* Quantitation of vital bleaching by computer analysis of photographic images. J Am Dent Assoc. Jun; 130(6):809–16 (1999)
37. *Bentley C., Leonard R.:* Quantitation of vital bleaching by computer processing of photographic images. J Dent Res:75 (1996)
38. *Benz C., Engelhardt C., Hickel R.:* Measurement of tooth color with PhotoCD images. Transactions of the Academy of Dental Materials 9:262 (1996)
39. *Benz C., Erbshäuser M., Schreyger D., Hickel R.:* The accuracy of a digital camera in measuring tooth color. J Dent Res 75:339 (1996)
40. *Bergen S. G., McCasland J.:* Dental operatory lighting and tooth color discrimination. J Amer. dent. Assoc. Jan; 94(1):130–4 (1977)
41. *Bergman G.:* Microscopic demonstration of liquid flow through human dental enamel. Arch. Oral Biol. (1962)
42. *Bergman G.:* Microscopic demonstration of liquid flow through human dental enamel. Arch. Oral Biol. Vol. 8:233–4. Pergamon Press Ltd. Gr. Britain (1963)
43. *Bergman G., Siljestrand B.:* Water evaporation in vitro from human dental enamel. Arch. Oral Biol. Vol. 8:37–8. Pergamon Press Ltd. Oxford, London (1963)
44. *Bergman G. and Siljestrand, B.:* Water evaporation in vitro from human dental enamel. Arch. Oral Biol. Vol. 8, 37–8 (1962)
45. *Berrong J. M., Weed R. M., Schwartz I. S.:* Color stability of selected dual-cure composite resin cements. J Prosthodont. Mar; 2(1):24–7 (1993)
46. *Bezold v. W.:* Die Farbenlehre in Hinblick auf Kunst und Kunstgewerbe. Braunschweig 1874 – Über das Gesetz der Farbenmischung und die physiologischen Grundfarben. Annalen der Physiologischen Chemie 226:221–47 (1873)

47. *Bhussry B. R.:* Observations on sound (normal) and "altered" enamel of human teeth. Thesis. University of Rochester, Rochester, New York (1956)
48. *Bhussry B. R.:* Chemical and physical studies of enamel from human teeth. II. Specific gravity, nitrogen content and hardness rating of discoloured enamel. J. dent. Res. 37:1045–53.a (1958)
49. *Bhussry B. R.:* Chemical and physical studies of enamel from human teeth. III. Specific, gravity, nitrogen content and histological characteristics of opaque white enamel. J. dent. Res. 37:1054–9.b (1958)
50. *Billmeyer F. W., Saltzmann M.:* Principles of color technology. 2nd Ed., New York (NY): J. Wiley & Sons (1981)
51. *Billmeyer F. W., Saltzman M. J.:* Grundlagen der Farbtechnologie. Muster-Schmidt Verlag, Göttingen, Zürich (1993)
52. *Billmeyer Jr F. J.:* Survey of Color Order Systems, Color Research and Application 12:173–186 (1987)
53. *Billmeyer F. W., Saltzman M.:* Principles of color technology. New York: Interscience (1966)
54. *Bird M. J., French E. L., Woodside M. R., Morrison M. L., Hodge H. C.:* Chemical analysis of deciduous enamel and dentin. J. dental Res., St. Louis 19:413–23 (1940)
55. *Birren F.:* The Principles of color. New York (1969)
56. *Birren. F.:* Color dimensions, New York (1934)
57. *Birren F.:* The Printer's Art of Color, New York (1934)
58. *Bizhang M., Heiden A., Blunck U., Zimmer S., Seemann R., Roulet J. F.:* Intracoronal bleaching of discolored non-vital teeth, Oper Dent. Jul–Aug; 28:334–40 (2003)
59. *Blanc Ch.:* Grammaire des Arts du Dessin. E. Ausg. D.: The Grammar of Painting and Engraving. Chicago (1879)
60. *Bodecker C. F.:* A new theory of the cause of dental caries. Dent Cosmos 71:586–98 (1929)
61. *Böhme M., Böhme H. R.:* Der Einfluß hormonaler Kontrazeptiva und des Coffeins auf den Farnsworth-Munsell-100-Hue-Test. Zbl Gynäkol 107:1300 (1985)
62. *Böttger, H.:* Die Vollprothese. In: Häupl K., Meyer W., Schuchardt K. (Hrsg.): Die Zahn-, Mund- und Kieferheilkunde. Ein Handbuch für die zahnärztliche Praxis. Urban & Schwarzenberg, München (1959)
63. *Bolk L.* Das Gewicht der Zähne. Anat. Anz. 1924, Bd. 59 (1925)
64. *Boring E. G.:* Sensation and Perception in the History of Experimental Psychology. New York (1942)
65. *Bowes J. H., Murray M. M.:* The chemical composition of teeth. II. The composition of human enamel and dentine. Biochem. J., London 29:2721–7 (1935)
66. *Bowes J. H., Murray M. M.:* The chemical composition of teeth. III. The variations in chemical composition in relation to dental structure. Biochem. J., London 30:977–84 (1936)
67. *Bradbury J. H., Forbes W. F., Leeder J. D., West G. W.:* Proton magnetic resonance study of sorption of water and alcohols by wool. J. Polym. Sci. A2, 3191–6 (1964)
68. *Brännström, M.:* Na gra synpunkter pa orsaken till dentinets sensibliitet. Sverig. Tandläkar Förb. Tidn. 22 (1961)
69. *Brewer J. D., Glennon J. S., Garlapo D. A.:* Spectrophotometric analysis of a nongreening, metalfusing porcelain. J Prosthet Dent 65:634 (1991)
70. *Brockmann H.-H.:* Farbbestimmung und Farbanpassung natürlicher und künstlicher Zähne. Zahntechnik Heute 2:17 (1988)
71. *Brown, W. R. J., MacAdam D. L.:* Visual sensitivities to combined chromaticity and luminance differences. J. opt. Soc. Amer. 39:808–34 (1949)
72. *Brudevold F., Steadman L. T.:* A study of copper in human enamel. J. dental Res., St. Louis 34:209–16 (1955)
73. *Brudevold F., Steadman L. T.:* A study of tin in enamel. J. dental Res., St. Louis 35:749–52 (1956)
74. *Brudevold F., Steadman L. T., Smith F. A.:* Inorganic and organic components of tooth structure. Ann. N. Y. Acad. Sci., New York 85:110–32 (1960)
75. *Brudevold F., Störemark R.:* Chemistry of the mineral phase of enamel. In: Miles A. E. W.: Structural and Chemical Organization of teeth, vol. II. Academic Press. New York:247 (1967)
76. *Brudevold F.:* The role of fluorides in tooth chemistry and the prevention of dental caries. In: Eichler O., Farah A., Herken H. and Welch A. D.: Handb. of experim. pharmacology. Vol. XX/I:173–230. J. Springer, Berlin (W), Heidelberg, New York (1966)
77. *Brudevold F., Gardner D. E., Smith. F. A.:* The distribution of fluoride in human enamel. J. dent. Res. 35:420–29 (1956)
78. *Büning H., Trenkler G.:* Nichtparametrische Methoden, Springer:192 (1978)
79. *Buddecke E.:* Grundriss der Biochemie. 9. Auflage, De Gruyter, Berlin, New York (1994)
80. *Burchett P. J., Christensen L. C.:* Estimating age and sex by using color, form and alignment of anterior teeth. J. Prosthet. Dent. 59:175 (1988)
81. *Burgt van der T. P., ten Bosch J. J., Borsboom C. F., Kortsmit J. B.:* A comparison of new and conventional methods for quantification of tooth color. J Prosthet Dent 63:155 (1990)
82. *Burnett G. W., Zenewitz J. A.:* Studies of composition of teeth. VII. The moisture content of calcified tooth tissues. J. dental Res., St. Louis 37:581–9 (1958)
83. *Buyukyilmaz S., Ruyter I.E.:* Color stability of denture base polymers. Int J Prosthodont. Jul–Aug; 7 (4):372–82 (1994)
84. *Calonius P. E. B. and Visapää A.:* The inorganic constitutions of human teeth and bone examined by x-ray emission spectrography. Arch. oral Biol., London 10:9–13 (1965)
85. *Carlström C., Glas J. E., Angmar B.:* Ultra structure dental enamel. V. State of water in human enamel. J: Ultrastruct. Res. 8:24–39 (1963)
86. *Carlström D.:* Polarization microscopy of dental enamel with reference to incipient carious lesions. Advances oral Biol., New York 1:255–96 (1964)
87. *Carsten D. L.:* Successful shade matching – what does it take? Compend Contin Educ Dent. Mar; 24(3):175–8, 180, 182 passim; quiz 188 (2003)
88. *Cherkas L. A.:* Communicating precise color matching and cosmetic excellence. Dent Today. Apr; 20(4):52–7 (2001)
89. *Chevreul M. E.:* De la loi du contraste simultané des couleurs et de lässortiment des objets colorés. Paris (1839)
90. *Cheyne V. D., Oba J. T.:* Average weights of the permanent teeth, including the relative Amounts of enamel to dentin and cementum. J. Dent Res 22:181–4 (1943)
91. *Chiche G., Pinault A.:* Ästhetische Gestaltung festsitzenden Frontzahnersatzes. Quintessenz, Berlin (1994)
92. *Chung K. H.:* Effects of finishing and polishing procedures on the surface texture of resin composites. Dent Mater. Sep; 10(5):325–30 (1994)
93. *Cibirka R. M., Myers M., Downey M. C., Nelson S. K., Browning W. D., Hawkins I. K., Dickinson G. L.:* Clinical study of tooth shade lightening from dentist-supervised, patient-applied treatment with two 10% carbamide peroxide gels. J Esthet Dent., 11(6):325–31 (1999)
94. *CIE (Commission Internationale de l'Eclairage).* Colorimetry, official recommendations of the international Commission on Illumination 2nd De. *CIE* 15.2: Paris, Bureau Central de la *CIE* (1985)
95. *CIE (Commission Internationale de l'Eclairage).* Recommendations on uniform color spaces. color-difference equations. psychometric color terms. Supplement No. 2 to *CIE* Publication No. 15 (E-1.3.1) 1971. (TC-1.3) 1978. Bureau Central de la *CIE*. Paris (1978)

96. *Clark E. B.*: An analysis of tooth color. J Am Dent Assoc; (18):2093–103 (1931)
97. *Clark E. B.*: Seventy-fourth Annual Session of the American Dental Association; 9, 15, Buffalo (NY) (1932)
98. *Clark E. B.*: The Clark tooth colour system. Part 3. Dent Mag Oral Top 50:249–258 (1933)
99. *Clark E. B.*: The color problem in dentistry. Dent Dig. 37:499–509 (1931)
100. *Clark E. B.*: Tooth Color selection. J Am Dent Assoc; 20:1065–73 (1933)
101. *Clarke F. J. J.*: Measurement of colour of human teeth. In: McLean, J Wed. Dental Ceramics: Proceedings of the First International Symposium on Ceramics. Chicago: Quintessence Publishing Co Inc.:441–88 (1983)
102. *Claybaugh B., Olin P.*: Value comparison using video imaging. J Dent Res 74:235 (1995)
103. *Clelland N. L., Dorosti Y., Seghi R. R.*: Effects of carbamide peroxides on wear resistance and color change of enamel opposing porcelain. J Prosthodont 6;11(2):81–5 (2002)
104. *Coklica V., Brudevold F., Amdur B. H.*: The distribution and composition of density fractions from human crown dentine, Archs oral Biol. Vol. 14:451–60 (1969)
105. *Commission Internationale de l'Eclairage*: Verfahren zur Messung und Kennzeichnung der Farbwiedergabe-Eigenschaften von Lichtquellen. Publ. CIE Nr. 13. 2 (1974)
106. *Commission Internationale de l'Eclairage*: Colorimetry. Farbmessung. Publ. CIE Nr. 15 (1971)
107. *Commission Internationale de l'Eclairage*: Vocabulaire internationale de l'E'clairage. International lighting vocabulary. Internationales Wörterbuch der Lichttechnik. 3. Aufl. Publ. CIE Nr. 17 (1970)
108. *Commission Internationale de l'Eclairage*: Empfehlungen für empfindungsgemäß gleichförmige Farbenräume, Farbabstandsformeln und zugehörige Begriffe. Suppl. Nr. 2, Publ. CIE Nr. 15 (1978)
109. *Cook W. D., Chong M. P.*: Colour stability and visual perception of dimethacrylate based dental composite resins. Biomaterials. Jul; 6(4):257–64 (1985)
110. *Cook W. D., Vryonis P.*: Spectral distributions of dental colour-matching lamps. Aust Dent J. Feb; 30(1):15–21 (1985)
111. *Coolidge T. B., Jacobs M. H.*: Enamel carbonate in caries. J. Dent. Res. 36:765–68 (1957)
112. *Cremer H. D.*: Die chemische Untersuchung der Zähne In: Die Zahn-, Mund- und Kieferheilkunde, hrsg. v. W. Meyer:393–404. Urban & Schwarzenberg, München, Berlin (W) (1958)
113. *Culpepper W. D.*: A comparative study of shade-matching procedures. J. Prosth. Dent. 24:166 (1990)
114. *Culpepper W. D.*: Letter to the editor: a comparative study of shade-matching procedures. J Prosthet Dent. 1; 25(1):100–1 (1971)
115. *Culpepper W. D.*: A comparative study of shade matching procedures. J Prosthet Dent 1970 8; 24(2):166–73
116. *Dancy W. K., Yaman P., Dennison J. B., O'Brien W. J., Razzoog M. E.*: Color measurements as quality criteria for clinical shade matching of porcelain crown. J Esthet Restor Dent.; 15(2):114–21; discussion 122 (2003)
117. *Davis B. K., Aquilino S. A., Lund P. S., Diaz-Arnold A. M., Denehy G. E.*: Colorimetric evaluation of the effect of porcelain opacity on the resultant color of porcelain veneers. Int J Prosthodont. 3–4; 5(2):130–6 (1992)
118. *Davis B. K., Aquilino S. A., Lund P. S., Diaz-Arnold A. M., Denehy G. E.*: Subjective evaluation of the effect of porcelain opacity on the resultant color of porcelain veneers. Int J Prosthodont. 11–12; 3(6):567–72 (1990)
119. *Davis B. K., Johnston W. M., Saba R. F.*: Kubelka-Munk reflectance theory applied to porcelain veneer systems using a colorimeter. Int J Prosthodont. 5–6; 7(3):227–33 (1994)
120. *Davison S. P., Myslinski N. R.*: Shade selection by color vision-defective dental personnel. J Prosthet Dent. 1; 63(1):97–101 (1990)
121. *Deakins M.*: Changes in the ash, water, and organic content of pig enamel during calcification. J. dent. Res. 21:429–35 (1942)
122. *De Jonge Th. E.*: Anatomie der Zähne In: Zahn-, Mund-, Kieferheilkunde, Urban und Schwarzenberg, herausgegeben von Mayer W. München, Berlin (1958)
123. *Derbabian K., Marzola R., Donovan T. E., Arcidiacono A.*: The science of communicating the art of esthetic dentistry. Part III: precise shade communication. J Esthet RestorDent.; 13(3): 154–62 (2001)
124. *Desgrez A., Meunier J.*: Cr. 185,160 (1927)
125. *Deutsch D., Peer E.*: Development of enamel in human fetal teeth. J. dent. Res., Sp. Iss, 61:1543 (1982)
126. *Dietschi D., Campanile G., Holz J., Meyer J. M.*: Comparison of the color stability of ten new generation composites: An in vitro study. Dent Mater 10:353 (1994)
127. *DIN 5031*: Teil 1–7: Strahlungsphysik im optischen Bereich und Lichttechnik (1967-71)
128. *DIN 5033*: Teil 1–9: Farbmessung (1964 bis 1978)
129. *DIN 5033*: Farbmessung; Teil 1: Grundbegriffe der Farbmetrik; Teil 2: Normvalenz-Systeme; Teil 3: Farbmaßzahlen; Teil 4: Spektralverfahren, Teil 5: Gleichheitsverfahren; Teil 6: Dreibereichsverfahren; Teil 7: Meßbedingungen für Körperfarben; Teil 8: Meßbedingungen für Lichtquellen, Teil 9: Weißstandard für Farbmessung und Photometrie. Beuth Verlag, Berlin (1981)
130. *DIN 53236*: Prüfung von Farbmitteln; Meß- und Auswertebedingungen zur Bestimmung von Farbunterschieden bei Anstrichen, ähnlichen Beschichtungen und Kunststoffen. Beuth Verlag, Berlin
131. *DIN 55600*: Bestimmung der Signifikanz von Farbabständen bei Körperfarben nach der CIELAB-Formel (mit Beiblatt). Beuth Verlag, Berlin
132. *DIN 55981*: Bestimmung des relativen Farbstichs von nahezu weißen Proben. Beuth Verlag, Berlin
133. *DIN 61649 Teil 1 u. 2*: DIN-Farbenkarte. Nebst Beibl. 1-25: Farbmuster [matt] für Farbton 1 bis 24 u. unbunte Farben (1960/62); Beibl. 101-125: Farbmuster [glänzend] für Buntton 1-24 und unbunte Farben (1979ff.)
134. *DIN 6167*: Beschreibung der Vergilbung von nahezu weißen oder nahezu farblosen Materialien. Beuth Verlag, Berlin (1973)
135. *DIN 6169*: Blatt 2, 4, 5 und 6. Farbe 22:309-24 (1973)
136. *DIN 6169*: Farbwiedergabe, Teil 1: Allgemeine Begriffe; Teil 2: Farbwiedergabe-Eigenschaften von Lichtquellen; Teil 6: Verfahren zur Kennzeichnung der Farbwiedergabe in der Farbfernsehtechnik. Beuth Verlag, Berlin 1962–1973 (1973)
137. *DIN 6172*: Metamerie-Index von Probenpaaren bei Lichtartwechsel. Beuth Verlag, Berlin (1973)
138. *DIN 6173*: Farbabmusterung. Teil 1: Allgemeine Farbabmusterungsbedingungen; Teil 2: Beleuchtungsbedingungen für künstliches mittleres Tageslicht. Beuth Verlag, Berlin 1974 (1981)
139. *DIN 6174 (Vornorm)*: Farbmetrische Bestimmung von Farbabständen (1974)
140. *DIN 6174*: Farbmetrische Bestimmung von Farbabständen bei Körperfarben nach der CIELAB-Formel. Beuth Verlag, Berlin (1981)
141. *DIN 6174*: Farbmetrische Bestimmung von Farbabständen bei Körperfarben nach der CIELAB-Formel. Beuth Verlag, Berlin (1995)
142. *DIN 6175*: Farbtoleranzen in der Automobilindustrie. Teil 1: Unilackierungen, Teil 2: Effektlackierungen. Beuth Verlag, Berlin
143. *DIN 6176*: Entwurf – Farbmetrische Bestimmung von Farbabständen bei Körperfarben nach der DIN99-Formel. Beuth Verlag, Berlin
144. *DIN EN 27491*: Dentistry; Dental materials; Determination of colour stability of dental polymeric materials (ISO 7491; 1985). Beuth Verlag, Berlin (1991)
145. *DIN ISO 10012*: Forderungen an die Qualitätssicherung von Meßmitteln. Beuth Verlag, Berlin
146. *DIN-Fachbericht 49*: Verfahren zur Vereinbarung von Farbtoleranzen. ISSN 0179-275X. Beuth Verlag, Berlin
147. *Donahue J. L., Goodkind R. J., Schwabacher W. B., Aeppli D. P.*: Shade color discrimination by men and women. J Prosthet Dent. 5; 65(5):699–703 (1991)

148. *Doray P. G., Wang X., Powers J. M., Burgess J. O.:* Accelerated aging affects color stability of provisional restorative materials. J Prosthodont. 9; 6 (3):183–8 (1997)
149. *Doray P. G., Li D., Powers J. M.:* Color stability of provisional restorative materials after accelerated aging. J Prosthodont. 12; 10 (4):212–6 (2001)
150. *Döring G.:* Der Vergleich zweier neuer Farbsysteme (ACC und NCS) mit der DIN-6164-Farbordnung. Farbe 29:53–75 (1981)
151. *Douglas R. D., Przybylska M.:* Predicting porcelain thickness required for dental shade matches. J Prosthet Dent. 8; 82(2):143–9 (1999)
152. *Douglas R. D.:* Color stability of new-generation indirect resins for prosthodontic application. J Prosthet Dent. 2; 83(2):166–70 (2000)
153. *Douglas R. D.:* Precision of in vivo colorimetric assessments of teeth. J Prosthet Dent. 5; 77(5):464–70 (1997)
154. *DR. LANGE:* Grundlagen der Farbmessung, Anwendungsbericht Nr. 10d (1998)
155. *DR. LANGE:* Objektive Farbzahlbestimmung in der chemischen, pharmazeutischen und kosmetischen Industrie, Anwendungsbericht Nr. 3. 8d (1998)
156. *Eastoe J. E.:* Chemical organization of the organic matrix of dentine. In Miles A. E. W.: Structure and Chemical Organization of Teeth, vol. II. Academic Press, London:279 (1967)
157. *Eastoe J. E., Eastoe B.:* The Organic Constituents of Mammalian Compact Bone, Biochem. J 57:453 (1954)
158. *Ebbinghaus H.:* Grundzüge der Psychologie. Berlin 1902. – Theorie des Farbensehens. Zeitschrift für Psychologie 5:33.54 (1893).
159. *Ecker G. A., Moser J. B.:* Visual and instrumental discrimination steps between two adjacent porcelain shades. J Prosthet Dent. 9; 58(3):286–91 (1987)
160. *Editrice il Rostro:* Computer Graphics CAD/CAM Image Processing, Milano (1981)
161. *Eickhorst M.:* Wichtige Gütemerkmale zur Beleuchtung zahntechnischer Arbeitsplätze. Dental-Labor 34:1529 (1986)
162. *Eickhorst M.:* Gutes Licht am zahntechnischen Arbeitsplatz. Dental-Labor 40:85 (1992)
163. *European Patent Application:* Dental color mixture indicator device, 93116194.7, EP 0 591 958 A1 Hall, Neal Rex (Patent zum VITAPAN 3D-MASTER)
164. *Evans D. B., Barghi N., Malloy C. M., Windeler A. S.:* The influence of condensation method on porosity and shade of body porcelain. J Prosthet Dent. 4; 63(4):380–9 (1990)
165. *Everitt C. W. F.:* James Clerck *Maxwell* Physicist and Natural Philosopher. New York (1975)
166. *Faber F. J., Schlegel G.:* Einfluß von Farbtüchtigkeit, Geschlecht und Beruf auf die Zahnfarbauswahl. Dtsch Zahnärztl Z 4; 54(4):281–3 (1999)
167. *Faber F. J.:* Einfluß der Transparenz auf die meßtechnische Bewertung der Zahnfarbe [Med Diss]. Köln (1998)
168. *Faber F. J., Harflen S.:* Metrische Farbunterscheidung von Dentalkeramiken in Abhängigkeit vom Farbmeßgerät. Dtsch Zahnärztl Z 53, (9):651–3 (1998)
169. *Faber F. J., Schlegel G.:* Visuelle und meßtechnische Zuordnung der Zahnfarbe. Dtsch Zahnärztl Z 50, 661–3 (1995) Carl Hanser Verlag, München
170. *Farrell F. C.:* New concept for an old problem: custom shade guide vs. conventional shade guides. Trends Tech Contemp Dent Lab. 9; 3(7):57–8 (1986)
171. *Fauchard P.:* Frantzösischer Zahn-Artzt oder Tractat von den Zähnen. Joh. Andreas Rüdigern, Berlin (1733)
172. *Fay R. M., Servos T., Powers J. M.:* Color of restorative materials after staining and bleaching. Oper Dent. 9–10, 24 (5):292–6 (1999)
173. *Ferreira D., Monard L. A.:* Measurement of spectral reflectance and colorimetric properties of Vita shade guides. J Dent Assoc S Afr. 2; 46(2):63–5 (1991)
174. *Field G.:* Chromatics, of the Analogy, Harmony and Philosophy of Colours. London 1846 (neue Ausgabe der 1. Auflage von 1817); Rudiments of the Painter's Art, or A Grammar of Colouring. London (1850)
175. *Finagin W. B.:* Shade taking made easy. J Md State Dent Assoc. 12; 16(3):195 (1973)
176. *Fischer O. D.:* Untersuchungen über die Farbe der Augen zur Farbe der Zähne und Gesichtsformen. Med. Diss., Düsseldorf (1974)
177. *Fischman S. L., Truelove R. B., Hart R., Cancro L. P.:* The laboratory and clinical safety evaluation of a dentifrice containing hydrogen peroxide and baking soda. J Clin Dent.; 3(4):104–10 (1992)
178. *Fludd R.:* Medicina Catholica. 2 Bände, Frankfurt. C. Rötelli (1629–1631)
179. *Forsius A. S.:* Physica, Manuskript. 1611, Veröffentlichung, ACTA Bibliothecae Regiae Stockholmiensis:315–21 (1971)
180. *Friedmann M.:* The use of ranks to avoid the assumption of normality implicit in the analysis of variation. J. Amer. Stat. Assoc. 32:675–701 (1937)
181. *Gabriel S.:* Chemische Untersuchungen – die Mineralstoffe der Knochen und Zähne. Ztschr. F. Physiol Chem. 18:257 (1894)
182. *Gage J.:* Kulturgeschichte der Farbe: Von der Antike bis zur Gegenwart. Maier Verlag, Ravensburg:169, 170, 194, 201, 203, 221 (1994)
183. *Geary J. L., Kinirons M. J.:* Colour perception of laboratory-fired samples of body-coloured ceramic. J Dent. 2; 27(2):145–8 (1999)
184. *Geary J. L., Kinirons M. J.:* Use of a common shade guide to test the perception of differences in the shades and value by members of the dental team. Prim Dent Care. 7; 6(3):107–10 (1999)
185. *Gerlach R. W., Barker M. L., Hyde J. D., Jones M. B., Cordero R. E.:* Effects of a tartar control whitening dentifrice on tooth shade in a population with long-standing natural stain. J Clin Dent.; 12(2):47–50 (2001)
186. *Gerlach R. W., Gibb R. D., Sagel P. A.:* A randomized clinical trial comparing a novel 5.3 % hydrogen peroxide whitening strip to 10 %, 15 %, and 20 % carbamide peroxide tray-based bleaching systems. Compend Conton Educ Dent Suppl. 6; (29):S22–8; quiz S42–3 (2000)
187. *Gerlach R. W., Gibb R. D., Sagel P. A.:* Initial color change and color retention with a hydrogen peroxide bleaching strip. Am J Dent. 2; 15 (1):3–7 (2002)
188. *Gerritsen F.:* Entwicklung der Farbenlehre. Göttingen (1985)
189. *Gettleman L.:* The problem of corrosion and tarnish of dental restaurative and implant metals, Biomater Med Devices Artif Organs. 7(2):191–8 (1979)
190. *Geurtsen W.:* Kunststoff-Füllung in: Ketterl W. (Hrsg): Zahnerhaltung I. Urban & Schwarzenberg, München (1992)
191. *Gnan Ch.:* Farbenlehre 1. Quintessenz Zahntech: (20): 383 (1994)
192. *Gnan Ch.:* Farbenlehre 2. Quintessenz Zahntech; (10):1269–74 (1995)
193. *Gnan Ch.:* Farbenlehre 3. Quintessenz Zahntech; (1):101–8 (1997)
194. *Godwin J.:* Robert Fludd: Hermetic philosopher and surveyor of two worlds. London (1979)
195. *Godwin J.:* Athanasius Kircher: A Renaissance Man and the Quest for Lost Knowledge. London (1979)
196. *Goethe v. J. W.:* Zur Farbenlehre. Tübingen 1810 – Zur Farbenlehre. Didaktischer Teil, München (1963)
197. *Goethe v. J. W.:* Geschichte der Farbenlehre, 1. und 2. Teil, München (1963)
198. *Goldstein G. R., Schmitt G. W.:* Repeatability of a specially designed intraoral colorimeter. J Prosthet Dent. 6; 69(6):616–9 (1993)
199. *Goodkind R. J., Keenan K. M., Schwabacher W. B.:* A comparison of Chromascan and spectrophotometric color measurements of 100 natural teeth. J Prosthet Dent 1; 53(1):105–9 (1985)

200. *Goodkind R. J., Loupe M. J.:* Teaching of color in predoctoral and postdoctoral dental education J Prosthet Dent. 1992 5; 67(5):713–7 (1988)
201. *Goodkind R. J., Schwabacher W. B.:* Use of a fiber-optic colorimeter for in vivo color measurements of 2830 anterior teeth. J Prosthet Dent. 11; 58(5):535–42 (1987)
202. *Grajower R., Revah A., Sorin S.:* Reflectance spectra of natural and acrylic resin teeth. J Prosthet Dent. 11; 36 (5):570–9 (1976)
203. *Grajower R., Fuss Z., Hirschfeld Z.:* Reflectance spectra of composite resins on liner. J Prosthet Dent 41:650 (1979)
204. *Groh C. L., O'Brien W. J., Boenke K. M.:* Differences in color between fired porcelain and shade guides. Int J Prosthodont. 11–12; 5(6):510–4 (1992)
205. *Grüsser O.-J., Grüsser-Cornehls U.:* Gesichtssinn und Okulomotorik. In: Schmidt R. F., Thews G. (Hrsg): Physiologie des Menschen. 26. Auflage, Springer, Berlin, Heidelberg (1995)
206. *Guild J.,* The colorimetric properties of the spectrum. Philos. Trans. Roy. Soc. London A 230:149-87 (1931)
207. *Haase E.:* Vitapan 3D-Master – Treffsicherheit in der Zahnfarbe – ästhetisch, aber auch wirtschaftlich wichtig. Dental Impuls; (1):42–3 (1999)
208. *Haase E.:* Zahnfarbnahme – Qualitätssicherung in der Prothetik. Zahnärztliche Mitteilungen; (89):40–3 (1999)
209. *Haber R. N., Hershenson M.:* The psychology of visual perception. London: Holt Rinehart:60 (1974)
210. *Hagedorn U.:* Über die Bestimmung der Zahnfarbe für zahnärztliche Restaurationen mit objektiven Methoden. Med Diss, Münster (1994)
211. *Hagel P., A. Bergua, Hausmann R.:* Bestimmung der Todeszeit durch biochemische Analyse und Tyndallometrie des Kammerwassers. 97. Jahrestagung der DOG (1999)
212. *Hall N. R.:* MDS thesis (1988)
213. *Hall N. R.:* Tooth colour selection. Aust Pros J: 5:41–46 (1991)
214. *Hall N. R., Kafalias M. C.:* Composite colour matching: the development and evaluation of a restorative colour matching system. Aust Prosthodont J.; 5:47–52 (1991)
215. *Hall N. R.:* Tooth colour selection: the application of colour science to dental colour matching. Aust Prosthodont J.; 5:41–6 (1991)
216. *Hammad I. A:* Intrarater repeatability of shade selections with two shade guides. J Prosthet Dent. 1; 89(1):50–3 (2003)
217. *Hammel S. A., Swift E. J., Lund P. S.:* Colorimetric evaluation of Vita shade composite resins. J Dent Res 72, Abstr. 2226 (1993)
218. *Hård A.:* A descriptive color system with application for environmental design. Man-Environment-Systems 5:161–7 (1975)
219. *Hård A.:* CCS Colour Atlas. Stockholm (1978)
220. *Hård A.:* Philosophy of the Hering-Johansson Natural Color System. D: Proceedings of the Internatuinal Colour Meeting, Luzern 1:357–5 (1965)
221. *Härd A.:* Die Farbe 15, 296 (1966)
222. *Hardy A. C.:* A recording photoelectric color analyser. J. opt. Soc. Amer. 18:96–117 (1929)
223. *Hardy. A. C.:* Handbook of colorimetry. Cambridge (Mass.): Technol. Press (1936)
224. *Harris M.:* The Natural System of Colours. Licester Fields, CA (1766)
225. *Harrison* H. E.: The sodium content of bone and other calcified material. J. biol. Chem., Baltimore 120:457–62 (1937)
226. *Harten H. U.:* Physik für Mediziner, Springer-Verlag (1993)
227. *Hasegawa A., Ikeda I., Kawaguchi S.:* Color and translucency of in vivo natural central incisors. J Prosthet Dent. 4; 83(4):418–23 (2000)
228. *Hashiguchi H.:* Forschungen zur Farbe in der Mundhöhle, Bericht 1: Vorschlag eines dentalen Mikrokolorimeters und Farbmessung an Keramikzähnen (jap). Matsumoto Shigaku 6:59–67 (1980)
229. *Hayakawa I., Watanabe I., Hirano S., Nagao M., Seki T.:* A simple method for evaluating masticatory performance using a color-changeable chewing gum. Int J prosthodont. 3–4; 11 (2):173–6 (1998)
230. *Hegenbarth E. A.:* Color choice procedures for ceramic restorations. Dent Labor (Munch). 9; 30 (9):1251–5 (1982)
231. *Hegenbarth E. A.:* Color communication between office and laboratory. Color selection and color production in dental porcelain] Swiss Dent.; 3 (1–2):25–7 (1982)
232. *Hegenbarth E. A.:* Color choice procedures for ceramic restorations. Dent Labor (Munch). 30 (9):1251–5 (1982)
233. *Hegenbarth E. A.:* Creative color system. Quintessenz Zahntech.; 13 (9):978–91 (1987)
234. *Hegenbarth, E. A.:* Systematik der individuellen keramischen Farbgestaltung. Quintessenz, Berlin (1993)
235. *Hegenbarth E. A.:* Farbauswahl und Farbkommunikation im Procera®-AllCeram-System. Quintessenz Zahntech; (25)J:53–69 (1999)
236. *Heidemann D.:* Amalgamfreie Füllungstherapie. Urban & Fischer, München, Jena (2001)
237. *Heikinheimo O.* Vätskerörelser i dentin. Sverig. Tandläkar Förb. Tidn. 35:619–21 (1961)
238. *Heinenberg B.-J.:* Farbbestimmung für verschiedene Indikationen. Zahnarzt Magazin 3:20 (1994)
239. *Heisenberg W.:* Die Goethesche und die Newtonsche Farbenlehre im Lichte der modernen Physik. In: Gesammelte Werke, Band CI, München:146–60 (1984)
240. *Helfer A. R., Melnick S., Schilder H.:* Oral Surg Oral Med Oral Pathol. Oct; 34(4):661–70 (1972)
241. *Hellwig E., Klimek J., Attin T.:* Einführung in die Zahnerhaltung. 2. Auflage, Urban & Fischer, München, Jena (1999)
242. *Helmholtz H. v.:* Handbuch der physiologischen Optik. (1860)
243. *Hendricks S. B., Hill W. L.:* Inorganic constitution of bone. Science, N. Y. 96:255–7.9 (1942)
244. *Henning G.:* 8 Prozent der Zahnärzte und Zahntechniker haben Probleme mit dem Farbensehen. Dr. Henning & Co. Dental Engineering, Basel (1999)
245. *Henning G.:* Nur wer alle Farben richtig sieht, kann Zahnfarben perfekt bestimmen. Dr. Henning & Co. Dental Engineering, Basel (1999)
246. *Henning G.:* Tipps für fehlerfreie Farbbestimmung. Dr. Henning & Co. Dental Engineering, Basel (1999)
247. *Hering E.:* Zur Lehre vom Lichtsinn. Wien 1878. Grundzüge zur Lehre vom Lichtsinn. In: Gräfe-Sämisch, Hdb. d. Augenheilkde. I. Engelmann, Leipzig1905, Springer, Berlin (1920)
248. *Hersek N., Canay S., Uzun G., Yildiz F.:* Color stability of denture base acrylic resins in three food colorants. J Prosthet Dent. 4; 81 (4):375–9 (1999)
249. *Hersek N. E., Canay S. R., Yuksel G., Ersin A.:* Color stability of provisional bridge resins. J Esthet Dent.; 8 (6):284–9 (1996)
250. *Hesselgren S.:* Some basic facts about colour. Die Farbe 4, 304 (1955)
251. *Hesselgren S.:* Why Colour Order Systems?. Color Research and Application 9:220–8 (1984)
252. *Hesselgren S.:* Colour-Atlas. Stockholm (1951)
253. *Heydecke G., Zhang F., Razzoog M. E.:* In vitro color stability of double-layer veneers after accelerated aging. J Prosthet Dent. Jun; 85(6):551–7 (2001)
254. *Heymann H. O., Swift E. J. jr., Bayne S. C., May K. N. jr., Wilder A. D. jr., Mann G. B., Peterson C. A.:* Clinical evaluation of two carbamide peroxide tooth-whitening agents. Compend Contin Educ Dent.; 19(4):359–62, 364–6, 369 passim; quiz 376 (1998)
255. *Hiltebrandt C.:* Die Gestaltung der totalen Prothese. Verlag Zahnärztl. Welt, Konstanz (1954)
256. *Hindle J. P., Harrison A.:* Tooth colour analysis by a new optoelectronic system. Eur J Prosthodont Restor Dent. 7; 8(2):57–61 (2000)

257. *Hintz J. K., Bradley T. G., Eliades T.:* Enamel colour changes following whitening with 10 per cent carbamide peroxide: a comparison of orthodontically-bonded debonded and untreated teeth. Eur J Orthod. 4; 23(4):411–5 (2001)
258. *Hönl H.:* Die Ostwaldsche Systematik der Pigmentfarben in ihrem Verhältnis zur Young-Helmholtzschen Dreikomponenten-Theorie. Naturwissenschaften 21:487–494 und Naturwissenschaften 22, 520–524 (1954)
259. *Horn D. J., Bulan-Brady J., Hicks M. L.:* Sphere spectrophotometer versus human evaluation of tooth shade. J Endod.; 24(12):786–90 (1998)
260. *Hosoya Y., Goto G.:* [Primary tooth color I. Chromatic measurement using a color and color difference meter 1001 DP] Shoni Shikagaku Zasshi; 23 (1):69–77 (1985)
261. *Hosoya Y., Goto G.:* Primary tooth color II. Chromatic measurement with a light-guided color difference meter CD-270 Shoni Shikagaku Zasshi; 24 (3):428–37 (1986)
262. *Hosoya Y., Goto G.:* [Color differences between light-cured composite resin made shade guides and manufactured shade guides] Shikwa Gakuho ; 90(8):1077–87 (1990)
263. *Hotta M., Yamamoto K., Oguchi K., Kimura K.:* [Color shades of visible light-cured composite resins] Gifu Shika Gakkai Zasshi. 6; 16(1):216–9 (1989)
264. *Hovden K.:* Computerized shade selection and the complex Class IV composite. Dent Today.; 21(6):62–5 (2002)
265. *Hromatka A.:* Aus einem Rezeptbuch totalprothetischer Besonderheiten. ZWR 10, 483 (1972)
266. *Huang T. S., Kau J. T., Huang M. F.:* [Observation and identification of porcelain teeth color] Zhonghua Ya Yi Xue Hui Za Zhi. 7; 8(2):68–73 (1989)
267. *Hunter R. S.:* Photoelectric color difference meter. J. opt. Soc. Amer. 48:985-995 (1958)
268. *Hutschenreuter C. M.* [New tooth shade guide for anterior teeth in "individualized Prosthodontics"] Zahntechnik (Zur). 11–12; 26(6):480–1 (1968)
269. *Hruska A.* Der Werdegang bei der Herstellung einer festen Brücke In: Die Zahn-, Mund- und Kieferheilkunde 4. Band, Urban und Schwarzenberg, hrsg. Häuptel K., München, Berlin (1956)
270. *Ichesco W. R., Ellison R. L., Corcoran J. F., Krause D. C.:* A spectrophotometric analysis of dentinal leakage in the resected root: J Endod.; 17(10):503–7 (1991)
271. *Isaacs R. L., Bartizek R. D., Owens T. S., Walters P. A., Gerlach R. W.:* Maintenance of tooth color after prophylaxis: comparison of three dentifrices. J Clin Dent.; 12(2):51–5 (2001)
272. *Ishibashi K., Nagai N., Ito F., Shiraishi A., Dohi H.:* Neue Farbaufbaumethoden für Metallkeramikkronen durch CCM (jap). Shika-Giko 22, 4–9 (1994)
273. *Ishikawa S., Sato R., Furukawa K., Ishibashi K.:* [Colorimetric study of dental porcelain. The characteristics of the absorption and scattering coefficients] Nippon Hotetsu Shika Gakkai Zasshi. 6; 34(3):585–91 (1990)
274. *Ishikawa-Nagai S., Sato R., Furukawa K., Ishibashi K.:* Using a computer color-matching system in color reproduction of porcelain restorations. Part 1: Application of CCM to the opaque layer. Int J Prosthodont. 11–12; 5(6):495–502 (1992)
275. *Ishikawa-Nagai S., Sato R. R., Shiraishi A., Ishibashi K.:* Using a computer color-matching system in color reproduction of porcelain restorations. Part 3: A newly developed spectrophotometer designed for clinical application. Int J Prosthodont. 1–2; 7(1):50–5 (1994)
276. *Ishikawa-Nagai S., Sawafuji F., Tsuchitoi H., Sato R. R., Ishibashi K.:* Using a computer color-matching system in color reproduction of porcelain restorations. Part 2: Color reproduction of stratiform-layered porcelain samples. Int J Prosthodont. 11–12; 6(6):522–7 (1993)
277. *Jacobs M.:* The Art of Color. New Jersey 1923 – The Study of Color, with Lessons and Eyercises, arranged for Teachers, Artists, Students and Parents. New York 1925 – Color is Landscape Painting. New York (1955)
278. *Jahangiri L., Reinhardt S. B., Mehra R. V., Matheson P. B.:* Relationship between tooth shade value and skin color: an observational study. J Prosthet Dent.; 87(2):149–52 (2002)
279. *Job V., Swanson W. W.:* The Extracellular and intracellular Water in Bone and Cartilage, J. Biol. 122:485 (1938)
280. *Johansen E.:* Ultrastructural and chemical observations on dental caries. In: Mechanism of hard tissue destruction. Publication No. 75 of the Amer. Assoc. for the Advances of Sci.:187–211 (1963)
281. *Johnston W. M., Kao E. C.:* Assessment of appearance match by visual observation and clinical colorimetry. J Dent Res.; 68(5):819–22 (1989)
282. *Jorgenson M. W., Goodkind R. J.:* Spektrophotometric study of five porcelain shades to the dimensions of color, porcelain thickness and repeated firings. J Prosthet Dent 42:96 (1979)
283. *Judd D. B., Wyszecki G.:* Color in Business Science and Industry. 3rd ed., J Wiley Sons:353, New York (1975)
284. *Judd D. B.:* Optical specification of light-scattering materials. J Res NBS 19:287–317 (1937)
285. *Jungwirth P. J., Rawicz A. H., Lakowski R.:* Applications of neural networks to colour recognition. Biol Cybern. 11; 79(5):361–5 (1998)
286. *Kamitomai H.:* [Study on color of thermosetting resin for veneer crown] Nippon Hotetsu Shika Gakkai Zasshi.; 33 (1):193–207 (1989)
287. *Kaneko J., Inoue S., Kawakami S., Sano H.:* Bleaching effect of sodium percarbonate on discolored pulpless teeth in vitro. J Endod.; 26(1):25–8 (2000)
288. *Kappert H. F., Vollmann M.:* Farbnahme – Grundlagen und Aufbau des neuen Zahnfarbsystems der Vita-Zahnfabrik. ZT-Magazin für innovative Zahntechnik; (1):6–10 (1998)
289. *Kappert H. F. Bregler C.:* Objektivierte Farbbestimmung von Farbringzähnen und natürlichen Zähnen. Quintessenz Zahntech (18):1279–1301 (1992)
290. *Käyser A. F., Plasmans P. J., Snoek P. A.:* Kronen- und Brückenprothetik. Deutscher Ärzte-Verlag, Köln (1985)
291. *Kelly K. L., Judd D. B.:* The ISCC-NBS- Method of Designation Colors and a Dictionary of Color Names. National Bureau of Standards (USA), Number 553 (1955)
292. *Kelly K. L., Judd D. B.:* Color Universal Color Language and Dictionary of Names. National Bureau of Standards, Spez. Publ. Nummer 440 (1976)
293. *Keßler J. C.:* Dentist and laboratory: communication for success. J Am Dent Assoc. Dec; Spec No:97E–102E (1987)
294. *Ketterl W.:* Endodontie. Hüthig, Heidelberg (1984)
295. *Khokhar Z. A., Razzoog M. E., Yaman P.:* Color stability of restorative resins. Quintessence Int 22:733 (1991)
296. *Kim H. S., Um C. M.:* Color differences between resin composites and shade guides. Quintessence Int.; 27 (8):559–67 (1996)
297. *Kircher A.:* Ars magna sciendi. Amsterdam (1669)
298. *Kircher A.:* Ars magna lucis et umbrae. Rom (1646)
299. *Kishima N.:* Forschungen zur Leistungsfähigkeit des Farbensinns des Zahnarztes – Untersuchungen zur Genauigkeit von Zahnkronenfarbtafeln und zur Leistungsfähigkeit des Farbensinns bei deren Anwendung (jap). Nishihoshi 30:475–86 (1987)
300. *Kishima N., Shioya T. und Katayama I.:* Über die Leistungsfähigkeit des Farbensinns des Zahnarztes – Über das Identifizierungsvermögen zweier Punkte auf einer Farbtafel im Bereich der Zahnkronenfarben (jap). Nishishoshi 29:69–80 (1986)
301. *Kleber C. J., Moore M. H., Nelson B. J.:* Laboratory Assessment of tooth whitening by sodium bicarbonate dentifrices. J Clin Dent; 9(3), (4) (1998)

302. *Kleber C. J., Putt M. S., Nelson B. J.:* In vitro tooth whitening by a sodium bicarbonate/peroxide dentifrice. J Clin Dent.; 9(1):16–21 (1998)
303. *Knispel G.:* Factors affecting the process of color matching restorative materials to natural teeth. Quintessence Int.; 22(7):525–31 (1991)
304. *Kobes L.:* Fotooptische Untersuchungen zur Farbauswahl künstlicher Frontzähne. Dtsch. Zahnärztl. Z. 37–204 (1982)
305. *Koertge T. E., Brooks C. N., Sarbin A. G., Powers D., Gunsolley J. C.:* A longitudinal comparison of tooth whitening resulting from dentifrice use. J Clin Dent.; 9(3):67–71 (1998)
306. *Kohlmeyer B., Scheller H.:* Zahnfarbenbestimmung mit dem PC-gestützten Meßgerät „Digital Shade Guide". Dtsch Zahnärztl Z: 57(3):172–5 (2002)
307. *Koishi Y., Tanoue N., Matsumura H., Atsuta M.:* Colour reproducibility of a photo-activated prosthetic composite with different thicknesses. J Oral Rehabil. Sep; 28(9):799–804 (2001)
308. *Körber K-H.:* Zahnärztliche Prothetik. 3. Auflage. Thieme Verlag, Stuttgart, New York (1985)
309. *Körber K.:* Ceraplatinkronen, Hüthig Verlag, Heidelberg (1984)
310. *Kowitz G. M., Nathoo S. A., Rustogi K. N., Chmielewski M. B., Liang L. J., Wong R.:* Clinical comparison of Colgate Platinum Toothwhitening System and Rembrandt Gel Plus. Compend Suppl.; (17):S646–51 (1994)
311. *Kreudenstein Th. Spreter v.:* Über den Dentinliquor. Schweiz. med. Wochenschr., Basel 88:635–9 (1958)
312. *Kunin R., veröffentlicht in: Neumann, W. F. and Neumann, M. W.:* The Chemical Dynamics of Bone Mineral:44. The University of Chicago Press, Illinois (1958)
313. *Küppers H.:* Das Grundgesetz der Farbenlehre. 4. Auflage. Callwey, München 1987/1993 9. Aufl. Köln: DuMont (2000)
314. *Kufner G., Rinn, L. A.:* Farb- und Formgestaltung in der Metallkeramik. Dental-Labor 27:27 (1979)
315. *Know Y. H., Kwon T. Y., Kim H. I., Kim H. H.:* The effect of 30 % hydrogen peroxid on the compomers: J. Biomed Mater Res. 7, 15; 66B(1):306–10 (2003)
316. *Lambert H. J.:* Beschreibung einer mit dem Calaunischen Wachse ausgemalten Farbenpyramide. Haude & Spener, Berlin (1772)
317. *Leard A., Addy M.:* The propensity of different brands of tea and coffee to cause staining associated with chlorhexidine. J Clin Periodontol. 2; 24(2):115–8 (1997)
318. *Lee J. H.:* Dental Esthetics. Wright & Sons Ltd., Bristol (1962)
319. *Lee S. Y., Nathanson D., Giordano R.:* Colour stability of a new light-cured ceramic stain system subjected to glazing temperature. J Oral Rehabil.; 28(5):457–62 (2001)
320. *Lee Y. K., El Zawahry M., Noaman K. M., Powers J. M.:* Effect of mouthwash and accelerated aging on the color stability of esthetic restorative materials. Am J Dent. 6; 13 (3):159–61 (2000)
321. *Lee Y. K., Lim B. S., Kim C. W., Powers J. M.:* Comparison of color of resin composites of white and translucent shades with two shade guides. J Esthet Restor Dent.; 13(3):179–86 (2001)
322. *Lee Y. K., Yoon T. H., Lim B. S., Kim C. W., Powers J. M.:* Effects of colour measuring mode and light source on the colour of shade guides. J Oral Rehabil.; 29(11):1099–107 (2002)
323. *LeFevre M. L., Manly R. S.:* Moisture, inorganic and organic contents of enamel and dentine from carious teeth. J. amer. dental Assoc., Chicago 25:233–42 (1938)
324. *LeFevre M. L., Bale W. F., Hodge H. C.:* The chemical nature of the inorganic portion of fetal tooth substance. J. dental Res., St. Louis 16:85–101 (1937)
325. *LeFevre M. L., Hodge H. C.* J. Chemical Analysis of Tooth Samples Composed of Enamel, Dentine and Cementum. II. Dent. Res. 16:279-87 (1937)
326. *LeGeros R. Z., Bonel G., Legros R.:* Types of "H_2O" in human enamel and in precipitated apatites. Calcif. Tissue Res., Berlin (W) 26:111–8 (1979)
327. *Lehmann K. M., Hellwig E.:* Einführung in die restaurative Zahnheilkunde, Urban & Schwarzenberg, München – Wien – Baltimore, 7. Auflage (1993)
328. *Leibrock A., Behr M., Rosentritt M., Handel G.:* Vergleichende In-vitro-Farbbeständigkeitsprüfung zahnfarbener Werkstoffe. Dtsch Zahnärztl Z 51:242 (1996)
329. *Leibrock A., Rosentritt M., Behr M., Güray N., Handel G.:* Einflüsse unterschiedlicher Meßparameter auf die metrische Farbbestimmung mit dem Spektralfarbmeßgerät Castor TM. Carl Hanser Verlag, München, Dtsch Zahnärztl Z. 50:664–7 (1995)
330. *Leibrock A., Rosentritt M., Lang R., Behr M., Handel G.:* Colour stability of visible light-curing hybrid composites. Eur J Prosthodont Rest Dent 5, 125 (1997)
331. *Lemire P. A., Burk B.:* Color in dentistry. Hartford: JM Ney Co. (1975)
332. *Lemire P. A., Burk B.:* Farbe und Zahnersatz. Quintessenz, Berlin (1979)
333. *Lenhard M.:* Assessing tooth color change after repeated bleaching in vitro with a 10 percent carbamide peroxide gel. J Am Dent Assoc.; 127(11):1618–24; quiz 1665 (1996)
334. *Leonard R. H., Sharma A., Haywood V. B.:* Use of different concentrations of carbamide peroxide for bleaching teeth: an in vitro study. Quintessence Int.; 29(8):503–7 (1998)
335. *Leonhardt H.:* Anatomie – Histologie, Zytologie und Mikroanatomie des Menschen. Band 3, 8. Auflage, Thieme Verlag, Stuttgart, New York (1990)
336. *Leopold D.:* Farbmetrische Untersuchungen an Zahnersatz-Materialien – ein Beitrag zur Problematik der Zahnfarbe. Med. Diss., Kiel (1972)
337. *Liberman R., Combe E. C., Piddock V., Pawson C., Watts D. C.:* Development and Assessment of an objective method of colour change measurement for acrylic denture base resins. J Oral Rehabil.; 22(6):445–9 (1995)
338. *Lim B. S., Moon H J., Baek K. W., Hahn S. H., Kim C. W.:* Color stability of glass-ionomers and polyacid-modified resin-based composites in various environmental solutions. Am J Dent.; 14 (4):241–6 (2001)
339. *Little M. F., Cueto E. S. and Rowley J.:* Chemical and physical properties of altered and sound enamel – I. Arch. oral Biol. Vol. 7:173–84. Pergamon Press Ltd., Oxford, London (1962)
340. *Little M. F.:* Quoted by: Brudevold F. 1957. Changes in enamel with age. Proc. 25th Year Celebration 1930–1955, University of Rochester Dental Fellowship Program: 185–92. The University of Rochester Press, Rochester, New York (1955)
341. *Little M. F.:* Studies on the inorganic carbon dioxide component of human enamel – II. The effect of acid on enamel CO_2. J. dent. Res. 40, 903–14 (1961)
342. *Little M. F., Brudevold, F.:* A study of the inorganic carbon dioxide in intact human enamel – I. J. dent. Res. 37:991–1000 (1958)
343. *Little M. F., Posen J.:* Chemical and physical properties of "altered" and sound human enamel – II. Dissolution and residue light absorption (color). J. dent. Res. Dent Res 41: 471 – 475 . (1962)
344. *Little M. F., Cueto E. S., Rowley, J.:* Chemical and physical properties of altered and sound enamel I. Ash, Ca, P, Co_2, N, water, microradiolucency and density. Archs oral Biol. 1:173–84 (1962)
345. *Little M. F., Casciani F. S.:* The nature of water on sound human enamel. (A preliminary study). Arch. oral Biol., London 11:565–71 (1966)

346. *Little M. F., Steadman L. T.:* Chemical and physical properties of altered and sound enamel. IV. Arch. oral Biol., London 11:273–8 (1966)
347. *Little M. F., Casciani F. S., Rowley J.:* Site of fluoride accumulation in intact erupted human enamel. Arch. oral Biol., London 12:839–47 (1967)
348. *Little M. F., Cueto, E. J.* Some chemical and physical properties of "altered" enamel. J. dent. Res. 38:674–5 (1959)
349. *Logan H.:* 193 5. Zit. nach H. M. Leicester (1949)
350. *Losee F. L., Cutres T. W., Brown R.:* Natural elements of the periodic table in human dental enamel. Caries Res. 8:123 (1974)
351. *L'Ossio J. J.:* [Color selection through comparisons between natural teeth, shade guide teeth and samples of an acrylic resin, done by observers in different illumination and by colorimetric methods] Rev Fac Odontol Sao Paulo. 1–6; 16(1):45–59 (1978)
352. *Lu Z., Zhao Y.:* Study on the modification buring surface staining of PLAT castable ceramic restaurations, Hua Xi Yi Ke Xue Xue Bao. 3, 24(1):75–7 (1993)
353. *Lund P. S., Piotrowski T. J.:* Color changes of porcelain surface colorants resulting from firing. Int J Prosthodont. 1–2; 5(1):22–7 (1992)
354. *Lund P. S., Aquilino S. A.:* Effect of altered viewing part diameter on colorimetric measurement. J Dent Res 72, Abstr. 2211 (1993)
355. *Lund T. W., Schwabacher W. B., Goodkind R. J.:* Spectrophotometric study of the relationship between body porcelain color and applied metallic oxide pigments. J Prosthet Dent 53, 790 (1985)
356. *Luther R.:* Aus dem Gebiet der Farbreizmetrik. Zeitschrift für technische Physik 8:540–58 (1927)
357. *Ma T., Johnson G. H., Gordon G. E.:* Effects of chemical disinfectants on surface characteristics and color of three fixed prosthodontic crown materials. J Prosthet Dent. 11; 82(5):600–7 (1999)
358. *Ma T., Johnson G. H., Gordon G. E.:* Effects of chemical disinfectants on the surface characteristics and color of denture resins. J Prosthet Dent.; 77(2):197–204 (1997)
359. *MacAdam D. L., Wyszecki G.:* Spectral distribution of typical daylight as a function of correlated color temperature. J. opt. Soc. Amer. 54:1031-40, 1382 (1964)
360. *MacAdam D. L.:* On the Geometry of Color Space. Journal of the Franklin Institute 238:195–210 (1944)
361. *MacAdam D. L.:* Maximum visual eficiency of colored materials. J. opt. Soc. Amer. 25:361–7 (1935)
362. *MacAdam D. L.:* Sources of Colour Science. MIT Press, Cambridge/Mass. (1970)
363. *Marguerite F., Little M. F., Casciani F. S.:* The nature of water in sound human enamel. Archs oral Biol. Vol. 11:565–71. Pergamon Press Ltd, Oxford, London (1966)
364. *Matile H.:* Die Farbenlehre *Philipp Otto Runges*. 2. Aufl., München (1979)
365. *Matis B. A., Cochran M. A., Eckert G., Carlson T. J.* The efficacy and safety of a 10 % carbamide peroxide bleaching gel. Quintessence Int. Sep; 29(9):555–63 (1998)
366. *Matis B. A., Hamdan Y. S., Cochran M. A., Eckert G. J.:* A clinical evaluation of a bleaching agent used with and without reservoirs. Oper Dent.; 27(1):5–11 (2002)
367. *Matis B. A., Mousa H. N., Cochran M. A., Eckert G. J.:* Clinical evaluation of bleaching agents of different concentrations. Quintessence Int.; 31(5):303–10 (2000)
368. *Matis B. A. Wang Y. Jiang T., Eckert G. J.:* Extended at-home bleaching of tetracycline-stained teeth with different concentrations of carbamide peroxide. Quintessence Int.; 33(9):645–55 (2002)
369. *Matis B. A.:* Dentifrice whitening after professional bleaching. J Indiana Dent Assoc. Fall; 77(3):27–32 (1998)
370. *Matsui Y., Ohno K., Michi K., Hata H., Yamagata K., Ohtsuka S.:* The evaluation of masticatory function with low adhesive colour-developing chewing gum. J Oral Rehabil.; 23 (4): 251–6 (1996)
371. *Matsui Y., Neukam F. W., Wichmann M., Ohno K.:* Application of a low-adhesive color-developing chewing gum system to patients with osseointegrated impant-supported prostheses. Int J Oral Maxillofac Impants. 9–10, 10 (5):583.8 (1995)
372. *Maxwell J.C.:* Experiments on colour. Transactions of the Royal Society Edinburgh;21:275-298. (1855) – On the Theory of compound colours. Philosophical Transactions;150:57-84. (1860)
373. *Maxwell J. C.:* Experiments on colour, as perceived by the eye, with remarks on colour-blindness. Trans. Roy. Soc. Edinburgh 21:275-297 (1855/57)
374. *Mayer T.* De affinitate colorum commentatio. Göttingen 1775. In: Opera inedita, Bd. 1, hrsg. v. Lichtenberg G. C. (1775)
375. *McConnell D.:* A structural investigation of the isomorphism of the apatite group. Am. Miner. 23:1–19 (1938)
376. *McConnell D.:* Hydrogen ion incorporation in crystal. Science, N. Y.:141–71 (1963)
377. *McConnell D.:* Deficiency of phosphate ions in apatite. Naturwissenschaften 183:1–2 (1965)
378. *McLaren K.:* The development of the CIE 1976 (L*a*b*) uniform colour space and colour-difference formula. Journal of the Society of Dyers and Colourists 92:338–41 (1976)
379. *McLean J. W.:* The science and art of dental ceramics. Vol 1: The nature of dental ceramics and their clinical use. Quintessence Publishing Co Inc., Chicago (1979)
380. *McMaugh D. R.:* A comparative analysis of the color matching ability of dentistis, dental students and ceramic technicians. Aust Dent J 6; 22(3):165–7 (1977)
381. *Meyer E.:* Farbe und Form der natürlichen Frontzähne in Abhängigkeit vom Alter und Rückschlüsse auf die prothetische Versorgung. Dtsch. Zahnärztl. Z. 37, 198 (1982)
382. *Miller A., Long J., Cole J.:* Farbbestimmung – Kommunikation zwischen Zahnarzt und Labor. Quintessence Int; (44):855–62 (1993)
383. *Miller L.:* Round table discussion. In: McLean J. W. (Hg.) Dental Ceramics: Proceedings of the First International Symposium on Ceramics, Quintessence Publishing Co Inc., Chicago:523–4 (1983)
384. *Miller L. L.:* Shade matching. J Esthet Dent.; 5(4):143–53 (1993)
385. *Miller W. A., Eick J. D., Neiders M. E.:* Inorganic components of the peritubular dentine in young human permanent teeth. Caries Res., Basel 5:264-78 (1971)
386. *Millstein P. L., Harlan J., Nathanson D.:* Colour effect of denture base on denture tooth materials. J Oral Rehabil. 3; 15(2):173–9 (1988)
387. *Millstein P. L.:* Customized shade guide for denture construction. J Prosthet Dent. Dec; 52(6):901 (1984)
388. *Minolta (KK. Hrsg.):* Das Farbenlesen – Von der fühlenden zur wissenden Handhabung von Farbe (jap). (1990)
389. *Minolta:* „Exakte Farbkommunikation"! Broschüre der Minolta GmbH, Ahrensburg (1996)
390. *Miyagawa Y., Powers J. M., O'Brien W. J.:* Optical properties of direct restorative materials. J Dent Res 60:890 (1981)
391. *Mokhlis G. R., Matis B. A., Cochran M. A., Eckert G. J.:* A clinical evaluation of carbamide peroxide and hydrogen peroxide whitening agents during daytime use. J Am Dent Assoc. Sep; 131(9):1269–77 (2000)
392. *Monsenego G., Burdairon G., Clerjaud B.:* Fluorescence of dental porcelain. J Prosthet Dent.; 69(1):106–13 (1993)
393. *Monsenego G., Burdairon G., Porte C., Naud C.:* [Fluorescence of shade guides] Cah Prothese. 3; (73):85–91 (1991)
394. *Moser J. B., Wozniak W. T., Naleway C. A., Ayer W. A.:* Color vision in dentistry: A survey. J Am Dent Assoc; 110(4):509–10 (1985)
395. *Müller Ae.:* Die moderne Farbharmonielehre. Winterthur 1948 (1951)
396. *Müller Ae.:* Swiss Color Atlas SCA 2.541. Winterthur 1962 (1965)

397. *Müller Ae.:* Ästhetik der Farbe, in natürlichen Harmonien. Winterthur (1973)
398. *Müller W-D.:* Charakterisierung von RuO2-Ti02-Ti02 – Mischoxidstrukturen. Diss. A, Berlin (1987)
399. *Mühlreiter E.:* Anatomie des menschlichen Gebisses, Bearb. Von Th. De Jonge Cohen (1920)
400. *Muia P. J.:* Das vierdimensionale Zahnfarbsystem. Quintessenz, Berlin (1982)
401. *Muia P. J.:* Die Messung der zusammengesetzten Zahufarbe. Quintessenz 33:1195 (1982)
402. *Munsell A. H.:* A color notation. 1st ed. Munsell Color Co., Baltimore (1905)
403. *Munsell A. H.:* The atlas of the Munsell Color System. Boston (1915)
404. *Munsell A. H.:* Munsell Book of Color. Macbeth Division of Colmorgen Corp, Baltimore (1966)
405. *Murray M.:* The chemical composition of teeth. IV. The calcium, magnesium and phosphorus contents of the teeth of different animals. A brief consideration of the mechanism of calcification. Biochem. J., London 30:1567-71 (1936)
406. *Mutlu-Sagesen L., Ergun G., Ozkan Y., Bek B.:* Color stability of different denture teeth materials: an in vitro study. J Oral Sci. 9; 43(3):193–205 (2001)
407. *Nakagawa Y.:* Farbanalyse am natürlichen Zahn (jap). Shikai-Tenbo 46, 4 (1975)
408. *Nakamura T., Nakajima H., Salimee P., Hino T., Maruyama T.:* Effect of bleaching on vital discoloured teeth – a colorimetric evaluation in three patients. Asian J Aesthet Dent.; 1(1):25–8 (1993)
409. *Nathoo S., Santana E., Zhang Y. P., Lin N., Collins M., Klimpel K., DeVizio W., Giniger M.:* Comparative seven-day clinical evaluation of two tooth whitening products. Compend Contin Educ Dent.; 22(7):599–604, 606; quiz 608 (2001)
410. *Nathoo S. A., Chmielewski M. B., Rustogi K. N.:* Clinical evaluation of Colgate Platinum Professional Toothwhitening System and Rembrandt Lighten Bleaching Gel. Compend Suppl.; (17):S640–5 (1994)
411. *Naujoks R., Schade H., Zelinka F.:* Chemical composition of different areas of the enamel of deciduous and permanent teeth. (The content of Ca, P, $C0_2$, Na and N_2). Caries Res., Basel 1:137-43 (1967)
412. *Nemcsics A.:* The Colorspace of the Coloroid Color Order System, Color Research and Application 12:135–46 (1987)
413. *Nemcsics A.:* The Coloroid Color Order System, Color Research and Application 5:113–20 (1980)
414. *Newton I.:* Opticks. London (zahlreiche Neuauflagen) (1704)
415. *Niitani A., Chiba E., Gomi H., Yoshino T., Furutani N., Kobayashi K., Kaneko Y.:* Farbwissenschaftliche Betrachtung der Farbabstimmung natürlicher Zähne (jap). QDT 19/7:11 (1994)
416. *Noie F., O'Keefe K. L., Powers J. M.:* Color stability of resin cements after accelerated aging. Int. J Prosthodont. 1–2; 8(1):51–5 (1995)
417. *Nyberg N. D.:* Mathematische Grundlagen der Aufgabe, einen Farbkörper zu konstruieren. In: Fedorov, N. T., (Der gegenwärtige Stand der Farbmessung. Russ.):169-73 Moskau/Leningrad (1933)
418. *Nyberg N. D.:* Zum Aufbau des Farbenkörpers im Raum aller Lichtempfindungen. Zeitschrift für Physik 52:406–10 (1928)
419. *O'Brien W. J., Boenke K. M., Groh C. L.:* Coverage errors of two shade guides. Int J Prosthodont.; 4(1):45–50 (1991)
420. *O'Brien W. J., Groh C. L., Boenke K. M.:* A new, small-color-difference equation for dental shades. J Dent Res.; 69(11):1762–4 (1990)
421. *O'Brien W. J., Groh C. L., Boenke K. M.:* One-dimensional color order system for dental shade guides. Dent Mater. 11; 5(6):371–4 (1989)
422. *O'Brien W. J., Hemmendinger H., Boenke K. M., Linger J. B., Groh C. L.:* Color distribution of three regions of extracted human teeth. Dent Mater. 4; 13(3):179–85 (1997)
423. *O'Brien W. J., Kay K. S., Boenke K. M., Groh C. L.:* Sources of color variation on firing porcelain. Dent Mater. 7; 7(3):170–3 (1991)
424. *Odioso L. L., Gibb R. D., Gerlach R. W.:* Impact of demographic, behavioral, and dental care utilization parameters on tooth color and personal satisfaction. Compend Contin Educ Dent Suppl. 7; (29):S35–41, S43 (2000)
425. *Odioso L. L., Reno E. A.:* The impact of age on tooth colour. J Ir Dent Assoc., 47 (4):144–5 (2001)
426. *Okubo S. R., Kanawati A., Richards M. W., Childress S.:* Evaluation of visual and instrument shade matching. J Prosthet Dent. 12; 80(6):642–8 (1998)
427. *Ostwald W.:* Die Farbenfibel. Leipzig (1916)
428. *Ostwald W.:* Der Farbatlas. Leipzig (1917)
429. *Ostwald W.*, Farbnormen-Atlas [Farbmuster in 4 Kästen]. Unesma, Leipzig (1923-24)
430. *Ostwald W.:* Farbkreis, Farbharmonie. 5. Auflage, Musterschmidt, Göttingen, Franfurt, Zürich (1963)
431. *Over L. M., Andres C. J., Moore B. K., Goodacre C. J., Munoz C. A.:* Using a colorimeter to develop an intrinsic silicone shade guide for facial prostheses: J Posthodont. 12; 7(4):237–49 (1998)
432. *Owen E. B.:* A study of the human complexion and a means of determining hues and shades in edentulous cases. J. Am. Dent. Ass. 8:944 (1925)
433. *Owen E. B.:* Color in dentistry. J. Am. Dent. Ass. 22:790 (1935)
434. *Papa J., Cain C., Messer H. H.:* Moisture content of vital vs endodontically treaded teeth, Endod Dent Traumatol. 4; 10(2):91–3 (1994)
435. *Paravina R. D., Powers J. M., Fay R. M.:* Color comparison of two shade guides. Int J Prosthodont. 1–2; 15(1):73–8 (2002)
436. *Paravina R. D.:* Evaluation of a newly developed visual shade-matching apparatus. Int J Prosthodont. 11–12; 15(6):528–34 (2002)
437. *Pashley D. H., Livingston M. J., Outhwaite W. C.:* Rate of permeation of isotopes, through human dentin, in vitro. J. dent. Res. 56:83 (1977)
438. *Pashley D. H., Livingston M. J.:* Effect of molecular size on permeability coefficients in human dentine. Arch. oral Viol. 23:391 (1978)
439. *Pashley D. H., Livingston M. J., Reeder O. W., Horner J.:* Effects of the degree of tubule occlusion on the permeability of human dentine, in vitro. Arch.oral.Biol. 23:1127 (1978)
440. *Paul S., Peter A., Pietrobon N., Hammerle C. H.:* Visual and spectrophotometric shade analysis of human teeth. J Dent Res. 8; 81(8):578–82 (2002)
441. *Pernkopf E.:* Die Zähne des Dauer- und Milchgebisses. In: Zahn-, Mund-, und Kieferkrankheiten, herausgegeben von Mayer, Urban und Schwarzenberg, München, Berlin (1958)
442. *Perrine G. A., Reichl R. B., Baisden M. K., Hondrum S. O.:* Comparison of 10 % carbamide peroxide and sodium perborate for intracoronal bleaching. Gen Dent. 4–7; 48(3):264–70 (2000)
443. *Picard J., Cartier P., Cartier A.:* Variations de la mineralization des tissus dentaires au cours de la carie. C. R Soc. Biol., Paris 146:1488-91 (1952)
444. *Pimentel G. C., McClellan A. L.:* The Hydrogen Bond: 296. Freeman, San Francisco (1960)
445. *Pizzamiglio E.:* A color selection technique. J Prosthet Dent. 11; 66(5):592–6 (1991)
446. *Platon:* Timaios, 67D–68 C in der Stephanus-Numerierung
447. *Polyzois G. L., Yannikakis S. A., Zissis A. J., Demetriou P. P.:* Color changes of denture base materials after disinfection and sterilization immersion. Int J Prosthodont.; 10(1):83–9 (1997)

448. *Polyzois G. L., Yannikakis S. A., Zissis A. J.:* Color stability of visible light-cured, hard direct denture reliners: an in vitro investigation. Int J Prosthodont. 3–4; 12(2):140–6 (1999)
449. *Ponti R., Mahers E., Huntington E., Titley M., Warsaw P.:* Measurement of tooth colour by digital image analysis. J Dent Res 75:340 (1966)
450. *Pope A.:* Tone relations in painting. Cambridge 1922 – An introduction to the language of drawing and painting. Cambridge 1929 – The Painter's Terms. Cambridge (1929)
451. *Pople J. A., Schneider W. G., Bernstein H. J.:* High Resolution Nuclear Magnetic Resonance:460.462. McGraw-Hill, New York (1959)
452. *Powers J., Dennison J. B., Lepeak J.:* Parameters that affect the color of direct restorative resins. J Dent Res 57:876 (1978)
453. *Preston J. D., Bergen S. F.:* Color science and dental art. CV Mosby, St Louis (1980)
454. *Preston J. D.:* Farbe in der zahnärztlichen Keramik. In: Schärer P., Rinn L. A., Kopp F. R (Hrsg): Ästhetische Richtlinien für die rekonstruktive Zahnheilkunde. Quintessenz, Berlin:13–26 (1980)
455. *Preston J. D.:* Current status of shade selection and color matching. Quintessence Int.; 16(1):47–58 (1985)
456. *Quellet D., Case H., Hearly R.:* Double blind whitening Night-Guard study using ten percent carbamide peroxide. 4(3):79–83 (1992)
457. *Raab W. H.-M., Rosiwal S. M., Reithmeyer K., Bergmann H. W.:* Die Differenzreflektometrie als mögliche Prozeßkontrolle für den Lasereinsatz in der Zahnheilkunde. Dtsch Zahnärztl Z 46:729 (1991)
458. *Raecke H.:* Farbveränderungen von zahnärztlichen Kunststoffen durch Bestrahlung mit Xenon-Lampen. Zahnmed Diss. FU Berlin (1979)
459. *Ragain J., Johnston W., Wan Q.:* Comparison of color between composite resin and shade guides. J Dent Res 75:380 (1996)
460. *Ragain J. C. Jr., Johnston W. M.:* Minimum color differences for discriminating mismatch between composite and tooth color. J Esthet Restor Dent.; 13(1):41–8 (2001)
461. *Rapoport S. M.:* Medizinische Biochemie. Volk und Gesundheit, Berlin (1964)
462. *Retief D. H., Cleaton-Jones P. E., Turkstra J., de Wet W. J.:* The quantitative analysis of sixteen elements in normal human enamel and dentine by neutron activation analysis and high-resolution gamma-spectrometry. Arch. oral Biol., London 16:1257-67 (1971)
463. *Richter M.:* Das System der DIN-Farbenkarte. Farbe: 85-ff. (1952/53)
464. *Richter M.:* Einführung in die Farbmetrik. De Gruyter, Berlin, New York (1981)
465. *Richter M.:* Untersuchungen zur Aufstellung eines empfindungsgemäß gleichabständigen Farbsystem. Zeitschrift für wissenschaftliche Photographie 45:139–62 (1950)
466. *Richter M.:* Die Transformation der trichromatischen Koordinaten einer Farbe auf Ostwaldkoeffizienten. Z. techn. Phys. 12:582–7 (1931)
467. *Rinn L. A.:* Angewandte Farblehre in der Metallkeramik (I, II). Quintessenz Zahntech. 11:1251 u. 1383 (1985)
468. *Robinson C., Briggs H. D., Atkinson P. J., Weatherell J. A.:* Chemical changes during formation and maturation of human deciduous enamel. Arch. Oral Biol. 26:1027 (1981)
469. *Robinson R. A., Elliott S. R.:* The Water Content of Bone, J. Bone Surg. 39A(1):167 (1957)
470. *Roeters J., de Kloet H.:* Kosmetische Zahnheilkunde mit Hilfe von Komposit. Quintessenz, Berlin (1992)
471. *Rood Nicholas O.:* Modern Chromatics with Application to Art and Industry. Chicago (1879)
472. *Rösch S.:* Die Kennzeichnung der Farben. Physikalische Zeitschrift 29:83–91 (1928)
473. *Rosenstiel S. F., Gegauff A. G., Johnston W. M.:* Duration of tooth color change after bleaching. J Am Dent Assoc. 4; 122(4):54–9 (1991)
474. *Rosenstiel S. F., Gegauff A. G., Johnston W. M.:* Randomized clinical trial of the efficacy and safety of a home bleaching procedure. Quintessence Int. 5; 27(6):413–24 (1996)
475. *Rosenstiel S. F., Johnston W. M.:* The effects of manipulative variables on the color of ceramic metal restorations. J Prosthet Dent. 9; 60(3):297–303 (1988)
476. *Rosenstiel S. F., Porter S. S., Johnston W. M.:* Colour measurements of all ceramic crown systems. J Oral Rehabil. 9; 16(5):491–501 (1989)
477. *Rosentritt M., Esch J., Behr M., Handel G.:* In-vivo colour stability of removable partial denture. Quintessenz Int. (1998)
478. *Rosentritt M., Lang R., Behr M., Handel G.:* Veränderung der Farbe von Füllungs- und Verblendkompositen durch Kurzzeit-UV-Exposition. Dtsch Zahnärztl Z 53, 9:655 (1998)
479. *Rowles, S. L.:* Chemistry of the mineral phase of dentine. In: Miles, A. E. W.: Structural and Chemical Organization of Teeth, vol. II. Academic Press, New York:201 (1967)
480. *Runge Ph. O.:* Farbenkugel. Hamburg (1810)
481. *Russel M. D., Gulfraz M., Moss B. W.:* In vivo measurement of colour changes in natural teeth. J Oral Rehabil. 9; 27 (9):786–92 (2000)
482. *Rustogi K. N., Curtis J.:* Development of a quantitative measurement to assess the whitening effects of two different oxygenating agents on teeth in vivo. Compend Suppl.; (17):S631–4 (1994)
483. *Ruyter I. E., Nilner K., Möller B.:* Colour stability of dental composite resin materials for crown and bridge veneers. Dent Mat 3, 246–51 (1987)
484. *Sachs L.:* Angewandte Statistik, Springer Verlag. Kap. 76 (1997)
485. *Sachs L.:* Angewandte Statistik, Springer Verlag. Kap. 422 (1997)
486. *Sakata T., Yamazaki M., Sugiyama Y., Suda N., Okuda R., Wakumoto S.:* [Application of a fiber colorimeter in the field of conservative dentistry. I. Basic study of the color measurement on the anterior restorative materials and the gingiva of periodontal patients] Nippon Shika Zairyo Kikai Gakkai Zasshi. Jun; 27:37–42 (1972)
487. *Salerno:* Urban und Fischer, München, Jena (2003)
488. *Saleski C. G.:* Color, light, and shade matching. J Prosthet Dent. 3; 27(3):263–8 (1972)
489. *Sase T.:* [The effect of environment on shade matching procedures. Effect of background and light] Shikwa Gakuho. 5; 85(5):679–85 (1985)
490. *Savory A., Brudevold F.:* The distribution of nitrogen in human enamel. J. dental Res., St. Louis 38:436–42 (1959)
491. *Schaich E., Hamerle A.:* Verteilungsfreie stat. Prüfverfahren. Springer (1984)
492. *Schiffermüller I.:* Versuch eines Farbensystem. Wien (1772)
493. *Schmidt H.:* Das Problem Fluorgehalt des Zahnes/Kariesresistenz. Schweiz. Monatsschr. Zahnheilkd., Zürich 58:539–86 (1948)
494. *Schosland U.:* Farbe, Form und Stellung der Frontzähne in Abhängigkeit vom Alter. Med. Diss., F.U. Berlin (1974)
495. *Schriever A., Rosiwal S., Becker J., Heidemann D.:* Relative Farbbestimmung dentaler Werkstoffe unter Anwendung spektraler Reflexionsmessungen. Dtsch Zahnärztl Z Jan; 48(1):167–9 (1993)
496. *Schroeder H. E.:* Orale Strukturbiologie – Entwicklungsgeschichte, Struktur und Funktion normaler Hart- und Weichgewebe der Mundhöhle und des Kiefergelenks, 5. Auflage, Thieme Verlag, Stuttgart, New York (2000)
497. *Schwabacher W. B., Goodkind R. J.:* Three-dimensional color coordinates of natural teeth compared with three shade guides. J Prosthet Dent. 10; 64(4):425–31 (1990)

498. *Seghi R. R., Gritz M. D., Kim J.:* Colorimetric changes in composites resulting from visible-light-initiated polymerization. Dent Mater. 4; 6(2):133–7 (1990)
499. *Seghi R. R., Johnston W. M., O'Brien W. J.:* Spectrophotometric analysis of color differences between porcelain systems. J prossthet Dent 7; 56(7)d:35–40 (1986)
500. *Seghi R. R., Johnston W. M., O'Brien W. J.:* Performance Assessment of colorimetric devices on dental porcelains. J Dent Res.12; 68(12):1755–9 (1989)
501. *Seghi R. R.:* Effects of instrument-measuring geometry on colorimetric Assessments of dental porcelain. J Dent Res 5; 69(5):1180–3 (1990)
502. *Seghi R. R., Hewlett E. R., Kim J.:* Visual and instrumental colorimetric Assessments of small color differences on translucent dental porcelain. J Dent Res 68 (12):1760 (1989)
503. *Seher J., Viohl J.:* In-vitro-Verfärbungen von Kunststoffen durch Farbstoffe und UV-Strahlung. Dtsch Zahnärztl Z 47:634 (1992)
504. *Seluk W. L., LaLonde T. D.:* Esthetics and communication with a custom shade guide. Dent Clin North Am.; 29(4):741–51 (1985)
505. *Senty E. L.:* The maxillary cuspid and missing lateral incisors: esthetics and occlusion. Angle Orthod. 10; 46(4):365–71 (1976)
506. *Setz J., Geis-Gerstorfer J., Weber H.:* Objektive Zahnfarbbestimmung – Fehlerquellen werden ausgeschaltet. Dental Lab; 40(4):667 (1992)
507. *Setz J.: Zahnfarbringe* – Untersuchungen, Kritik und mögliche Verbesserungen. Dental Lab 1992; 40(11):1903–6 (1992)
508. *Setz J., Engel E.:* In vivo colour stability of resin-veneered telescopic dentures. A double blind pilot study. J Prosthet Dent 77:486 (1997)
509. *Setz J., Engel E.:* Klinische Untersuchungen zur Farbbeständigkeit von Verblendkunststoffen. Dtsch Zahnärztl Z 49:735 (1994)
510. *Shelby D. S.:* Anterior restoration, fixed bridgework and esthetics. Charles C. Thomas, Springfield (1976)
511. *Shofu. ShadeEye-Ex. Chroma Meter:* The new standard in color matching. Portland, Oregon: Shofu Dental Corporation, Laboratoy Division (1999)
512. *Shotwell J. L., Razzoog M. E., Koran A.:* Color stability of long-term soft denture liners. J Prosthet Dent. 11; 68(5):836–8 (1992)
513. *Sikkens GmbH:* Acoat Color Codification System. Handbuch für Farbgestaltung. Sikkens (1978)
514. *Silbernagl S., Despopoulos A.:* Taschenatlas der Physiologie. 4. Aufl., Thieme, Stuttgart (1991)
515. *Silvestrini N.:* Sistema die Colori Color Order Systems, Ausstellung auf der Biennale in Venedig. CMN-System (1986)
516. *Sim C. P., Yap A. U., Teo J.:* Color perception among different dental personnel. Oper Dent. Sep–Oct; 26(5):435–9 (2001)
517. *Simon F. T.:* Color Order. In: Grum F. und Bartleson C. J.: Optical Radiation Measurements, Band 2, Color Measurement, New York:165–235 (1980)
518. *Sölch R.:* Die Evolution der Farben – GOETHES Farbenlehre in neuem Licht. Maier, Ravensburg (1999)
519. *Söremark R., Samsahl K..* Gamma-ray spectrometric analysis of elements in normal human enamel. Arch. oral Biol., Spec. Suppl., London 6:275–83 (1961)
520. *Söremark R., Lundberg M.:* Gamma ray spectrometric analysis of the concentration of Cr, Ag, Fe, Co, Pt, and Rb in normal enamel Acta. Odont. Scand. 22:255 (1964)
521. *Söremark R., Gron P.:* Chloride distribution in human dental enamel as determined by electron probe microanalysis. Arch. oral Biol., London 11:861–6 (1966)
522. *Sorensen J. A., Torres T. J.:* Improved color matching of metal-ceramic restorations. Part I: A systematic method for shade determination. J Prosthet Dent. 8; 58(2):133–9 (1987)
523. *Sorensen J. A., Torres T. J.:* Improved color matching of metal ceramic restorations. Part II: Procedures for visual communication. J Prosthet Dent. 12; 58(6):669–77 (1987)
524. *Sorensen J. A., Torres T. J.:* Improved color matching of metal-ceramic restorations. Part III: Innovations in porcelain application. J Prosthet Dent. 1; 59(1):1–7 (1988)
525. *Sowerba J.:* A New Elucidation of Colours, Original, Prismatic, and Material: Showing their Concordance in Three Primitives, Yellow, Red, and Blue: and the Means of Producing, Measuring, and Mixing Them: with Some Observations on the Accuracy of Sir Isaac Newton. London (1809)
526. *Speranskaja N. I.:* Determination of spectrum color coordinates for twenty-seven normal observers. Optics and Spectroscopy 7:424–8 (1959)
527. *Spillmann W.:* Ein Leben für die Farbe: Das Werk von Dr. Aemilius Müller. Winterthur, Applica 24:717 (1984)
528. *Spreter von Kreudenstein T. H., Stuben J.:* Dentinstoffwechselstudien. III. Mitteilung: Die thermische Methode zum Nachweis des Dentinliquors. Dtsch Zahnärztl. Z. 10:1178–82 (1955)
529. *Sproull R. C.:* Color matching in dentistry I. The three-dimensional nature of color. J Prosthet Dent. 4; 29(4):416–24 (1973)
530. *Sproull R. C.:* Color matching in dentistry II. Practical applications of the organization of color. J Prosthet Dent. 5; 29(5):556–66 (1973)
531. *Sproull R. C.:* Color matching in dentistry III. J Pros Dent: 2, 31(2):146–54 (1974)
532. *Sproull R. C.:* Color matching problems in dentistry. In: ISCC Subcommittee for Problem 35 Report. Color Res Appl: 1 (3):134–6 (1976)
533. *Stavridakis M. M., Papazoglou E., Seghi R. R., Johnston W. M., Brantley W. A.:* Effect of different high-palladium metal-ceramic alloys on the color of opaque porcelain. J Prosthodont. 6;9(2):71–6 (2000)
534. *Steadman L. T., Hodge H. C., Horn H. W.:* Spectrochemical studies of potassium in bone and tooth substance. J. biol. Chem., Baltimore 140:71–6 (1941)
535. *Stiles W. S.:* A modified Helmholtz line element in brightness-colour space. Proceedings of the Physical Society London 58:41–65 (1946)
536. *Stiles W. S.:* The basic data of colour-matching. Phys. Soc. London Yearbook:44–65 (1955)
537. *Stober T., Gilde H., Lenz P.:* Color stability of highly filled composite resin materials for facings. Dent Mater. 1; 17(1):87–94 (2001)
538. *Stroppe M.:* Die Problematik der Farbanalyse und ihre Übermittlung. Quintessenz Zahntech 14, 715 (1988)
539. *Stüben J., Spreter v. Kreudenstein Th.:* Dentinstoffwechselstudien. V. Mitt. Papierchromatographische Untersuchungen über den Gehalt an freien Aminosäuren im Dentinliquor menschlicher Zähne. Dt. zahnärztl. Z., München 11:1448–54 (1956)
540. *Sturm W.:* [The behavior of natural and artificial teeth under various light sources] Zahnarztl Welt Zahnarztl Rundsch ZWR Zahnarztl Reform. 1, 10; 67 (1):14–5 (1966)
541. *Suliemann M., Addy M., Rees J. S.:* Development and evaluation of a method in vitro to study the effectiveness of tooth bleaching. J Dent. 8; 31(6):415–22 (2003)
542. *Swepston J. H., Miller A. W. 3rd.:* Esthetic matching. J Prosthet Dent. 11; 54(5):623–5 (1985)
543. *Swift E. J. Jr., Hammel S. A., Lund P. S.:* Colorimetric evaluation of vita shade resin composites. Int J Prosthodont. 7–8; 7(4):356–61 (1994)
544. *Sykora O.:* Fabrication of a posterior shade guide for removable partial dentures. J Prosthet Dent. 8; 50(2):287–8 (1983)
545. *Szep S., Gerhardt T., Heidemann D.:* Objektivierte Farbbestimmung von >>Schmelz- und Dentinkompositen<< im Vergleich zur Vita-Farbpalette. Dtsch Zahnärztl Z Hansa Verlag, München; 50(3):217–23 (1995)

546. *Taira M., Wakasa K., Yamaki M., Tanaka N., Shintani H.:* Studies of machinable ceramics for dental applications. I. Color analysis. Dent Mater J. Dec; 8(2):206–14 (1989)
547. *Takada A., Kaneko J., Sasaki T., Kawanoue S., Komatsu H., Shimokobe H.:* Die Veränderungen der mit einem dentalen Kolorimeter (Prototyp) im Frontzahnbereich ermittelten Farbmeßwerte unter verschiedenen Bedingungen (jap). Nishihoshi 38 (Sonderausgabe Frühling), 125 (1995)
548. *Takahashi T.:* [Clinical study employing a photoelectric colorimeter to study discoloration of gingiva after cementation of crowns] Shikwa Gakuho. 3; 84(3):427–77 (1984)
549. *Takeda T., Ishigami K., Shimada A., Ohki K.:* A study of discoloration of the gingiva by artificial crowns. Int J Prosthodont.3; 9 (2):197–202 (1996)
550. *Takeda T.:* [Chromatic study on gingiva using spectroradiometry. Concerning the anterior teeth of young people] Nippon Hotetsu Shika Gakkai Zasshi.; 31 (2):363–70 (1987)
551. *Tanoue N., Koishi Y., Matsumura H., Atsuta M.:* Curing depth of different shades of a photo-activated prosthetic composite material. J Oral Rehabil.; 28(7):618–23 (2001)
552. *Tanzer G.:* Angewandte Kunst in der prothetischen Stomatologie. Hüthig, Heidelberg (1968)
553. *Terada Y., Maeyama S., Murakami T., Sugimura N., Iga F., Hirayasu R.:* [Chromatic studies of porcelain veneered crown. Influence of the dentin porcelain on the color of opaque porcelain fused on the metal substructure] Nippon Hotetsu Shika Gakkai Zasshi. 6; 33 (3):577.81. (1989)
554. *Terada Y., Sakai T., Hirayasu R.:* The masking ability of an opaque porcelain: a spectrophotometric study. Int J Prosthodont. 5–6; 2 (3), 259–64 (1989)
555. *Ten Cate A. R.:* Oral histology. Mosby, St. Luis (1985)
556. *Terstiege H.:* Demonstration der Entstehung der Spektralwertkurven. Farbe 17:209–23 (1968)
557. *Thibodeau E. A., D'Ambrosio J. A.:* Measurement of lip and skin pigmentation using reflectance spectrophotometry. Eur J Oral Sci. 8; 105 (4):373–5 (1997)
558. *Tonnquist G.:* Das Natürliche Farbsystem NCS. DIN Mitteilungen 9:462–9 (1986)
559. *Trampisch H. J., Windeler J.:* Medizinische Statistik. Springer-Verlag, Berlin, Heidelberg, New York (2000)
560. *Travis D.:* Effective Color Displays, Computer and People Series, Academic Press, London (1991)
561. *Trautz O. R.:* X-ray diffraction of biological and synthetic apatites. Ann. N. Y. Acad. Sci., New York 60:696–712 (1955)
562. *Trautz O. R.:* X-ray diffraction of apatites:706. In: Recent Advances in the Study of Structure Composition and Growth of Mineralized Tissues, New York academy of Science Vol. 60, article 5 (1955)
563. *Tripodakis A. P.:* [Shade selection in fixed prosthodontics] Odontostomatol Proodos. 12; 43(6):539–48 (1989)
564. *Tung F. F., Goldstein G. R., Jang S., Hittelman E.:* The repeatability of an intraoral dental colorimeter. J Prosthet Dent. 12; 88(6):585–90 (2002)
565. *Vaupel P., Ewe K.:* Funktion des Magen-Darm-Kanals – Mundhöhle, Pharynx und Oesophagus. In: R.F. Schmidt, G. Thews. Physiologie des Menschen. Springer (1995)
566. *van der Burgt T. P., ten Bosch J. J., Borsboom P. C., Kortsmit W. J.:* A comparison of new and conventional methods for quantification of tooth color. J Prosthet Dent. 63 (2):155–62 (1990)
567. *van der Burgt T. P., ten Bosch J.J., Borsboom P.C., Plasschaert A. J.:* A new method for matching tooth colors with color standards. J Dent Res. 5; 64(5):837–41 (1985)
568. *Vichi A., Ferrari M., Davidson C. L.:* Influence of ceramic and cement thickness on the masking of various types of opaque posts. J Prosthet Dent. 4; 83(4):412–7 (2000)
569. *Vita-Zahnfabrik (Produktinformation):* Farbnahme. Das neue Farbsystem VITAPAN 3D-MASTER. Vita-Zahnfabrik, Bad Säckingen (1998)
570. *Vollmann M.:* VITAPAN 3D-MASTER – Theorie und Praxis. Dental Lab; 46(8): 1247–54 (1998)
571. *Voß W.:* Taschenbuch der Statistik, Fachbuchverlag Carl Hansa, Leipzig (2000)
572. *Wainright W.:* 1933. Zit. nach H. M. Leicester (1949)
573. *Waller R.:* A catalogue of simple and mixt colour; Philosophical Transactions of the Royal Society, XVI (1686)
574. *Ware O. H.:* Customized shade guide. J Prosthet Dent. 9; 52(3):449–50 (1984)
575. *Wasson W., Schuman N.:* Color vision and dentistry. Quintessence Int. 5; 23(5):349–53 (1992)
576. *Weatherell J. A., Robinson C., Hallsworth A. S.:* Changes in the fluoride concentration of the labial enamel surface with age. Caries Res., Basel 6:312–24 (1972)
577. *Weatherell J. A.:* A rapid complexometric method for the estimation of calcium in bone, dentine and enamel. Clin. chem. Acta, Amsterdam 5:610–12 (1960)
578. *Weatherell J. A., Robinson C.:* The inorganic composition of teeth. In: Zipkin, J.: Biologic Mineralisation:43. Wiley, New York 1973
579. *Wee A. G., Kang E. Y., Johnston W. M., Seghi R. R.:* Evaluating porcelain color match of different porcelain shade-matching systems. J Esthet Dent.; 12(5):271–80 (2000)
580. *Wee A. G., Monaghan P., Johnston W. M.:* Variation in color between intended matched shade and fabricated shade of dental porcelain. J Prosthet Dent. 6; 87(6):657–66 (2002)
581. *Westfall R. S.:* The development of Newton's theory of color. Isis 53, 339–358 (1962)
582. *Wetzel G.:* Lehrbuch der Anatomie für Zahnärzte. Jena (1951)
583. *White D. J., Kozak K. M., Zoladz J. R., Duschner H. J., Gotz H.:* Effects of tooth-whitening gels on enamel and dentin ultrastructure – a confocal laser scanning microscopy pilot study. Compend Contin Educ Dent Suppl. Jun; (29):S29–34; quiz S43 (2000)
584. *Wickersham G. T., Seale N. S., Frysh H.:* Color change and fracture resistance of two prevenecred stainless-steel crowns after sterilization. Pediatr Dent. Sep–Oct; 20(5):336–40 (1998)
585. *Wilcoxon F., Wilcox R. A.:* Some rapid approximate statistical procedure. Lederle Laboratories, Pearl River, New York (1964)
586. *Wozniak W. T., Moser J. B.* How to improve shade matching in the dental operatory. Council on Dental Materials, Instruments, and Equipment. J Am Dent Assoc. Feb; 102(2):209–10 (1981)
587. *Wozniak W. T., Siew E. D., Lim J., McGill C. L., Sabri Z., Moser J. B.:* Color mixing in dental porcelain. Dent Mater Jul; 9(4):229–33 (1993)
588. *Wright W. D.:* A trichromatic colorimeter with spectral primaries. Trans. opt. Soc. London 29:225–42 (1927/28)
589. *Wright W. D.:* The Measurement of Colour. 4. Aufl. Hilger& Watts, London (1969)
590. *Wu M. K., Kontakionis E. G., Wesselink P. R.:* Decoloration of 1 % methylene blue solution in contact with dental filling materials. J Dent. 9; 26(7):585–9 (1998)
591. *Wu X., Song S.:* [Color analysis of Vita shade guide] Zhonghua Kou Qiang Yi Xue Za Zhi. 7; 31(4):227–9 (1996)
592. *Wu X., Xu H., Song S.:* [The Study of color stability of ceramic stains subjected to glazing temperature] Zhonghua Kou Qiang Yi Xue Za Zhi. Nov; 32 (6):350–2 (1997)
593. *Wundt W.:* Grundzüge der physiologischen Psychologie. Leipzig 1874.
594. *Wyszecki G., Stiles W. S.:* Colour science-concepts and methods. Quantitative data and formulas. J Wiley Sons, New York (1982)

595. *Wyszecki G., Stiles W. S.:* Color Science. New York (1967)
596. *Wyszecki G.:* Farbsysteme. 2. Aufl. Musterschmidt, Göttingen (1962)
597. *X-Rite:* Die Sprache der Farben (2000)
598. *Yamamoto M.:* Die Entwicklung des Vintage-Halo-CCS-Systems: Computergesteuerte Farbbestimmung und innovative Keramikwerkstoffe. Quintessenz, Berlin (1998)
599. *Yamashiro M.:* [A study on colorimetry of oral mucosal lesions] Kokubyo Gakkai Zasshi. 3; 63(1):188–207 (1996)
600. *Yamazaki M., Sakata T., Suda N., Okuda R., Wakumoto S.:* [Application of the fiber colorimeter in the field of conservative dentistry. 2. Study of the discoloration of anterior restorative materials] Nippon Shika Zairyo Kikai Gakkai Zasshi. 3; 30(1):34–40 (1973)
601. *Yang H., Sun J., Wang Z.:* [Color comparison of VITA shade guide and metal ceramic restoration] Hua Xi Kou Qiang Yi Xue Za Zhi. 5; 17(2):147–9 (1999)
602. *Yannikakis S. A., Zissis A. J., Polyzois G. L., Caroni C.:* Color stability of provisional resin restorative materials. J Prosthet Dent. 11; 80(5):533–9 (1998)
603. *Yap A. U., Bhole S., Tan K. B.:* Shade match of tooth-colored restorative materials based on a commercial shade guide. Quintessence Int. 9; 26(10):697–702 (1995)
604. *Yap A. U., Sim C. P., Loh W. L., Teo J. H.:* Human-eye versus computerized color matching. Oper Dent. 11–12; 24(6):358–63 (1999)
605. *Yap A. U., Tan K. B., Bhole S.:* Comparison of aesthetic properties of tooth-colored restorative materials. Oper Dent. 7–8; 22(4):167–72 (1997)
606. *Yap A. U.:* Color attributes and accuracy of Vita-based manufacturers' shade guides. Oper Dent. 9–10; 23(5):266–71 (1998)
607. *Yonemura G. T.:* CIE 1960 UCS diagram and the Müller theory of color vision. Farbe 20:142–50 (1971)
608. *Yoon S. H., Brudevold F., Smith F. A., Gardner D. E.:* Fluoride, calcium, phosphate, ash, and water content of human dental pulp. J. dental Res., St. Louis 44:696–700 (1965)
609. *Yorty J. S., Richards M. W., Kanawati A., Davis S., House R. C., Okubo S. R.:* A simple screening test for color matching in dentistry. Gen Dent. 5–6; 48(3):272–6 (2000)
610. *Young L. Jr., Glaros A. G., Moore D. J., Collins J. F.:* Assessing shade differences in acrylic resin denture and natural teeth. J Prosthet Dent. 6; 71(6):575–80 (1994)

10. Anhang

Ergebnisse zu Kap. 4

L*	a*	b*	L*	a*	b*
[illegible]	[illegible]	[illegible]	[illegible]	[illegible]	[illegible]

[illegible]

[illegible]			
[illegible]	[illegible]	[illegible]	[illegible]

[illegible]

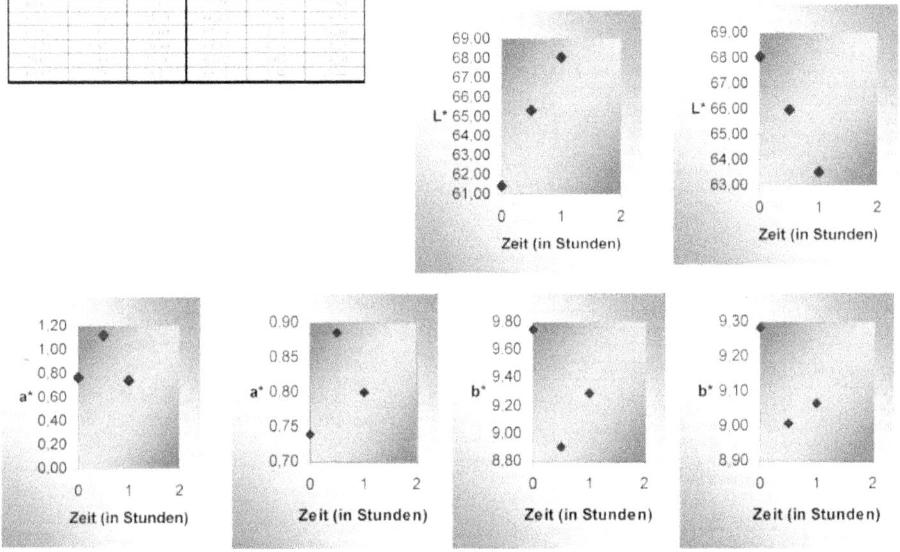

[illegible]

Dehydrierung (in Stunden)	L*	a*	b*
0	61,6	1,2	9,9
	61,8	1,1	10,0
	61,7	1,4	9,9
	61,1	1,1	9,8
0,5	63,3	0,8	8,1
	63,1	0,8	8,3
	63,4	0,9	8,9
	62,7	0,9	9,1
Rehydrierung (in Stunden)	**L***	**a***	**b***
0,5	61,5	1,3	9,5
	61,9	0,9	9,1
	61,8	0,8	9,5
	61,8	1,5	9,4

← Tab. 11-3 In-vivo-Messungen mit dem Spektraldensitometer 528 der Fa. X-Rite – (Proband 2). Die natürliche Zahnfarbe ist mit A3 bestimmt worden. Die Messungen erfolgten mit einem konstruierten Positionierungsbehelf.

Dehydrierung			
(in Stunden)	L*	a*	b*
0	61,4	1,2	9,9
	61,5	1,4	10,0
	60,8	1,2	10,1
	61,1	1,1	8,7
	61,4	1,1	9,9
0,5	63,3	0,9	7,9
	63,3	0,9	7,9
	62,4	0,9	7,6
	61,5	0,8	7,4
	63,0	0,9	8,2
1	64,6	0,9	8,8
	64,5	0,9	9,3
	63,1	0,9	9,2
	64,5	0,8	9,3
	64,8	0,9	8,1
Rehydrierung			
(in Stunden)	L*	a*	b*
2	61,3	1,1	10,0
	61,6	1,2	10,0
	61,7	1,0	9,5
	61,6	1,1	9,7
	61,5	1,1	9,5

Tab. 11-4 In-vivo-Messungen mit dem Spektro-pen der Fa. Dr. Lange (Proband 3). Die Zahnfarbe ist ebenfalls mit A3 bestimmt worden. Die Messungen erfolgten mit einem konstruierten Positionierungsbehelf.

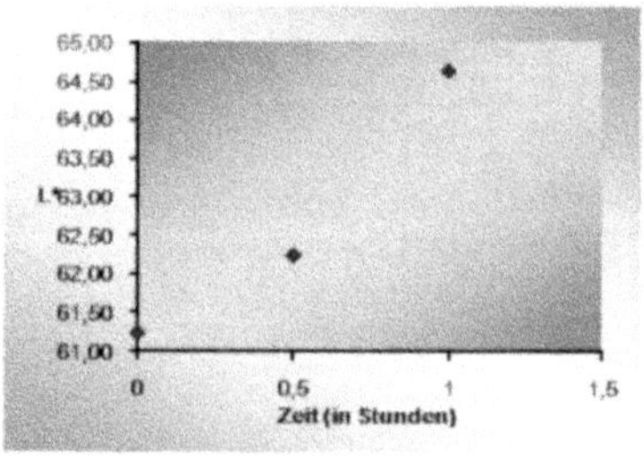

Abb. 11-2

Dehydrierung (in Stunden)	L*	a*	b*
0	57,82	0,61	9,24
0,25	58,18	3,17	15,49
0,5	59,32	4,82	16,15
0,75	60,05	3,82	13,31
1	60,60	0,49	19,81
2	64,96	0,93	21,03
3	65,79	1,72	20,99
4	66,22	1,07	21,38
	66,29	1,93	21,72
	66,57	2,49	22,94
	66,64	2,51	22,87
Rehydrierung (in Stunden)	**L***	**a***	**b***
0,25	65,65	3,00	22,52
0,5	64,28	3,47	22,19
0,75	64,30	3,44	22,12
1	63,73	3,06	22,46

← Tab. 11-5 In-vivo-Messungen mit dem Chroma-Meter CR-300 der Fa. Minolta Proband 4. Die Messungen erfolgten mit einem konstruierten Positionierungsbehelf

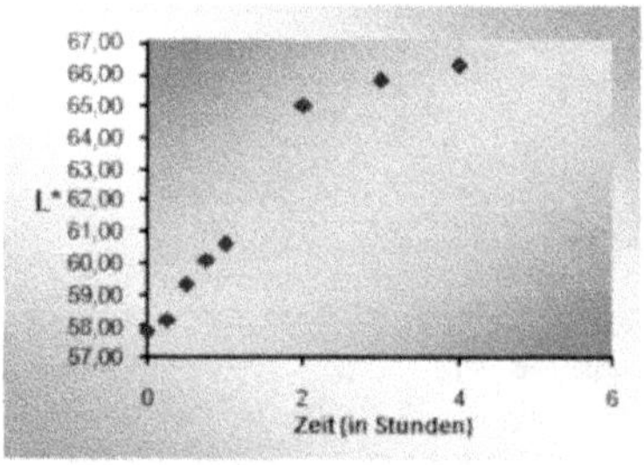

Dehydrierung (in Stunden)	L*	a*	b*
0	63,21	5,01	15,84
0,25	65,01	4,97	16,75
0,5	65,48	1,45	12,60
	65,97	1,29	13,03
1	64,43	0,58	14,55
	65,79	3,54	14,44
	64,69	3,74	14,44

Tab. 11-6 In-vivo-Messungen mit dem Chroma-Meter CR-300 der Fa. Minolta – Proband 5. Die Messungen erfolgten mit einem konstruierten Positionierungsbehelf.

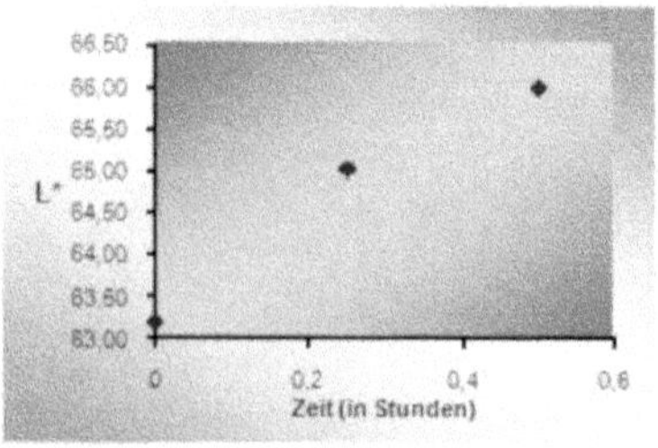

Abb. 11-3 Diagramm zu Tab. 11-5 - In vivo-Messungen mit dem Chroma-Meter CR-300 der Fa. Minolta – Proband 4 (oben) →

Abb. 11-4 Diagramm zu Tab. 11-6 – In-vivo-Messungen mit dem Chroma-Meter CR-300 der Fa. Minolta Proband 5 (unten) →

Gewichtsentwicklung durch Wasserabgabe									
	Dehydrierung in Stunden								
Zahn	0	0,25	0,5	1	1,5	2	2,5	3	4
1	[illegible]	[illegible]	[illegible]	[illegible]	[illegible]	[illegible]	[illegible]	[illegible]	[illegible]
2	[illegible]	[illegible]	[illegible]	[illegible]	[illegible]	[illegible]	[illegible]	[illegible]	[illegible]
3	[illegible]	[illegible]	[illegible]	[illegible]	[illegible]	[illegible]	[illegible]	[illegible]	[illegible]
4	[illegible]	[illegible]	[illegible]	[illegible]	[illegible]	[illegible]	[illegible]	[illegible]	[illegible]
5	[illegible]	[illegible]	[illegible]	[illegible]	[illegible]	[illegible]	[illegible]	[illegible]	[illegible]
6	[illegible]	[illegible]	[illegible]	[illegible]	[illegible]	[illegible]	[illegible]	[illegible]	[illegible]
7	[illegible]	[illegible]	[illegible]	[illegible]	[illegible]	[illegible]	[illegible]	[illegible]	[illegible]
8	[illegible]	[illegible]	[illegible]	[illegible]	[illegible]	[illegible]	[illegible]	[illegible]	[illegible]
9	[illegible]	[illegible]	[illegible]	[illegible]	[illegible]	[illegible]	[illegible]	[illegible]	[illegible]
10	[illegible]	[illegible]	[illegible]	[illegible]	[illegible]	[illegible]	[illegible]	[illegible]	[illegible]
11	[illegible]	[illegible]	[illegible]	[illegible]	[illegible]	[illegible]	[illegible]	[illegible]	[illegible]
12	[illegible]	[illegible]	[illegible]	[illegible]	[illegible]	[illegible]	[illegible]	[illegible]	[illegible]
13	[illegible]	[illegible]	[illegible]	[illegible]	[illegible]	[illegible]	[illegible]	[illegible]	[illegible]
14	[illegible]	[illegible]	[illegible]	[illegible]	[illegible]	[illegible]	[illegible]	[illegible]	[illegible]
15	[illegible]	[illegible]	[illegible]	[illegible]	[illegible]	[illegible]	[illegible]	[illegible]	[illegible]

Tab. 11.7: Zu Kap. 4 – Gewichtsentwicklung während des De- und Rehydrierungsprozesses: Gewichtsentwicklung innerhalb des Dehydrierungsprozesses gemessen an 15 Zähnen mit der Mikrowaage MC 5 von der Fa. Sartorius (Messung in 1/1.000.000 g).

Gewichtsentwicklung durch Wasseraufnahme								
	Rehydrierung in Stunden							
Zahn	0	0,5	1	2	4	8	16	48
1	[illegible]	[illegible]	[illegible]	[illegible]	[illegible]	[illegible]	[illegible]	[illegible]
2	[illegible]	[illegible]	[illegible]	[illegible]	[illegible]	[illegible]	[illegible]	[illegible]
3	[illegible]	[illegible]	[illegible]	[illegible]	[illegible]	[illegible]	[illegible]	[illegible]
4	[illegible]	[illegible]	[illegible]	[illegible]	[illegible]	[illegible]	[illegible]	[illegible]
5	[illegible]	[illegible]	[illegible]	[illegible]	[illegible]	[illegible]	[illegible]	[illegible]
6	[illegible]	[illegible]	[illegible]	[illegible]	[illegible]	[illegible]	[illegible]	[illegible]
7	[illegible]	[illegible]	[illegible]	[illegible]	[illegible]	[illegible]	[illegible]	[illegible]
8	[illegible]	[illegible]	[illegible]	[illegible]	[illegible]	[illegible]	[illegible]	[illegible]
9	[illegible]	[illegible]	[illegible]	[illegible]	[illegible]	[illegible]	[illegible]	[illegible]
10	[illegible]	[illegible]	[illegible]	[illegible]	[illegible]	[illegible]	[illegible]	
11	[illegible]	[illegible]	[illegible]	[illegible]	[illegible]	[illegible]	[illegible]	
12	[illegible]	[illegible]	[illegible]	[illegible]	[illegible]	[illegible]	[illegible]	
13	[illegible]	[illegible]	[illegible]	[illegible]	[illegible]	[illegible]		
14	[illegible]	[illegible]	[illegible]	[illegible]	[illegible]	[illegible]		
15	[illegible]	[illegible]	[illegible]	[illegible]	[illegible]	[illegible]		

Tab. 11.8: Zu Kap. 4 – Gewichtsentwicklung während des De- und Rehydrierungsprozesses (Fortsetzung): Gewichtsentwicklung innerhalb des Rehydrierungsprozesses gemessen an 15 Zähnen mit der Mikrowaage MC 5 der Fa. Sartorius.

Messung	Spektralphotometer CM 503i (45/0°)						Spektralphotometer CM 503c (d/8°)					
	D 65			D 50			D 65			D 50		
	L*	a*	b*	L*	a*	b*	L*	a*	b*	L*	a*	b*
1	[illegible]	[illegible]	[illegible]	[illegible]	[illegible]	[illegible]	[illegible]	[illegible]	[illegible]	[illegible]	[illegible]	[illegible]
2	[illegible]	[illegible]	[illegible]	[illegible]	[illegible]	[illegible]	[illegible]	[illegible]	[illegible]	[illegible]	[illegible]	[illegible]
3	[illegible]	[illegible]	[illegible]	[illegible]	[illegible]	[illegible]	[illegible]	[illegible]	[illegible]	[illegible]	[illegible]	[illegible]
4	[illegible]	[illegible]	[illegible]	[illegible]	[illegible]	[illegible]	[illegible]	[illegible]	[illegible]	[illegible]	[illegible]	[illegible]
5	[illegible]	[illegible]	[illegible]	[illegible]	[illegible]	[illegible]	[illegible]	[illegible]	[illegible]	[illegible]	[illegible]	[illegible]
6	[illegible]	[illegible]	[illegible]	[illegible]	[illegible]	[illegible]	[illegible]	[illegible]	[illegible]	[illegible]	[illegible]	[illegible]
7	[illegible]	[illegible]	[illegible]	[illegible]	[illegible]	[illegible]	[illegible]	[illegible]	[illegible]	[illegible]	[illegible]	[illegible]
8	[illegible]	[illegible]	[illegible]	[illegible]	[illegible]	[illegible]	[illegible]	[illegible]	[illegible]	[illegible]	[illegible]	[illegible]
9	[illegible]	[illegible]	[illegible]	[illegible]	[illegible]	[illegible]	[illegible]	[illegible]	[illegible]	[illegible]	[illegible]	[illegible]
10	[illegible]	[illegible]	[illegible]	[illegible]	[illegible]	[illegible]	[illegible]	[illegible]	[illegible]	[illegible]	[illegible]	[illegible]

Tab. 11.9: Zu Kap. 6 – Wiederholungsmessungen

Messung	Mikroskopisches Chromameter CR 241 (45/0°)					
	0,3 mm Messfl.			1,8 mm Messfl.		
	L*	a*	b*	L*	a*	b*
1	[illegible]	[illegible]	[illegible]	[illegible]	[illegible]	[illegible]
2	[illegible]	[illegible]	[illegible]	[illegible]	[illegible]	[illegible]
3	[illegible]	[illegible]	[illegible]	[illegible]	[illegible]	[illegible]
4	[illegible]	[illegible]	[illegible]	[illegible]	[illegible]	[illegible]
5	[illegible]	[illegible]	[illegible]	[illegible]	[illegible]	[illegible]
6	[illegible]	[illegible]	[illegible]	[illegible]	[illegible]	[illegible]
7	[illegible]	[illegible]	[illegible]	[illegible]	[illegible]	[illegible]
8	[illegible]	[illegible]	[illegible]	[illegible]	[illegible]	[illegible]
9	[illegible]	[illegible]	[illegible]	[illegible]	[illegible]	[illegible]
10	[illegible]	[illegible]	[illegible]	[illegible]	[illegible]	[illegible]

Tab. 11.10: Zu Kap. 6 – Untersuchung anhand von [illegible] Messwerten: Hierbei wurden am Spektralphotometer CM 503i, CM 503c und das mikroskopische Chromameter CR 241 (0,3 mm Messöffnung, 1,8 mm Messöffnung) sowie der Einfluss der Normlichtart D65 und D50 als auch die Messflächengröße 3 mm, 0,3 mm und 1,8 mm einer Betrachtung unterzogen. Festzuhalten ist, dass die Lichtart einen nur geringen, die Größe der Messfläche bereits einen deutlich erkennbaren und die Art des Messgerätes und seine Messgeometrie einen wesentlichen Einfluss auf die Messergebnisse der L-Werte hat. Anders verhält es sich mit den a*-Werten. Hierbei haben sowohl die Messgeometrie und die Lichtart einen wesentlichen Einfluss auf die Ergebnisse. Die Größe der Messfläche ist an dieser Stelle nur von untergeordneter Relevanz.*

Gerichtete Verschiebung der Messfläche längs der Zahnachse												
	Spektralphotometer CM-503c (45/0°)						Spektralphotometer CM-503i (d/8°)					
mm	D 65			D 50			D 65			D 50		
	L*	a*	b*	L*	a*	b*	L*	a*	b*	L*	a*	b*
0	63,98	-0,29	7,40	64,08	0,8	7,29	70,39	1,34	9,37	70,46	2,73	9,35
0,5	63,63	-0,22	7,15	63,72	0,85	7,05	70,42	1,30	9,45	70,78	2,69	9,45
1	63,16	-0,72	6,61	63,25	0,78	6,50	70,25	1,22	9,26	70,40	2,57	9,23
1,5	62,81	0,20	5,76	62,88	0,62	5,65	69,75	1,14	8,98	69,85	2,40	8,94
2	62,87	-0,21	5,18	62,95	0,60	5,03	68,52	1,05	8,56	68,66	2,34	8,52
2,5	61,82	0,22	4,42	61,86	0,52	4,32	65,26	1,06	7,84	65,41	2,28	7,78
3	59,70	-0,25	3,06	59,74	0,39	3,55	62,33	1,09	6,55	62,45	2,26	6,62
3,5	54,08	-0,32	2,12	54,10	0,07	2,08	60,14	1,02	5,74	60,27	2,05	5,60
4	53,90	-0,40	2,01	53,82	0,03	1,83	59,76	0,96	4,22	59,82	1,76	4,13
4,5	46,65	-0,42	0,43	46,68	0,01	0,29	57,62	0,93	2,39	57,68	1,34	1,23

Tab. 11-11 Zu Kap. 4.3.3 – Verschiebetest: Verschiebung (mm) der Messfläche auf der unter der Messapparatur befindlichen Zahnkrone. Es wird die Messfläche in Millimeter- und Halbmillimeterschritten aus dem Ursprungsfeld im mittleren Drittel der Zahnkrone (0) in Richtung Wurzel verlagert. Es wurden unter jeder Positionierung gemessen. Hierbei soll der Einfluss der Messfläche auf die Messergebnisse erfasst und die Notwendigkeit einer exakten Positionierung und Repositionierung bewertet und im Gerätevergleich quantifiziert werden. Die Darstellung zeigt die Messergebnisse der L-Wertemessungen mit den Spektralphotometern CM-503c und CM-503i unter einem 2°-Beobachtungswinkel und den Normlichtarten D65 und D50.*

Gerichtete Verschiebung der Messfläche längs der Zahnachse						
mm	Mikroskopisches Chromameter CR-241 (45/0°)					
	0,3 mm Messfläche			1,8 mm Messfläche		
	L*	a*	b*	L*	a*	b*
0	74,94	1,97	16,95	74,25	[illegible]	15,51
0,5	74,60	2,85	16,23	73,70	1,58	15,7
1	75,12	2,45	16,70	74,52	1,39	14,07
1,5	75,48	2,40	15,24	74,51	1,69	14,38
2	76,86	-1,15	13,61	74,52	1,8	13,07
2,5				74,12	2,15	11,53
3				76,11	3,09	9,15
3,5				76,25	2,62	9,37
4				53,63	5,17	7,62

← Tab. 11-12 Zu Kap. 4 – Verschiebetest, gerichtete Verschiebung (mm) der im mittleren Drittel befindlichen Messfläche auf unter der Messapparatur befindlichen Zahnkrone in definierten Schritten in Richtung auf seine Wurzel. Es wurde unter einem Normwinkel von 2° und einem Normbeobachtungswinkel von 2° mit dem mikroskopischen Chromameter CR-241 gemessen.

Gerichtete Verschiebung der Messfläche			
in mm	L*	a*	b*
2	76,86	-1,15	13,61
1,5	75,48	2,40	15,24
1	75,11	2,45	16,79
0,5	74,60	2,85	16,22
0	74,94	1,98	16,96
-0,5	75,18	1,76	15,89
-1	76,46	-0,18	13,56
-1,5	77,66	2,92	6,81
-2	78,31	-3,02	10,97
-2,5	79,63	-3,13	13,70

← Tab. 11-13 Zu Kap. 4 Auswirkung einer definierten und gerichteten Verschiebungen des Objektes unter dem mikroskopischen Chroma Meter CR-241. Beschreibung der Auswirkung einer Verlagerung (mm) der Messfläche (0,3 mm Durchmesser) aus dem mittleren Drittel (0) längst der Zahnachse in Richtung cervical (-) und nach inzisal (+) auf die L-Werte. Nach jedem dieser in Millimeter und Halbmillimeter definierten Schritte der Messflächenverlagerung wurden Messungen unter 2°-Normbeobachtungswinkel und Normlichtart D65 durchgeführt.*

Gerichtete Verschiebung der Messfläche			
in mm	L*	a*	b*
3	73,17	2,15	11,58
2	74,52	1,80	14,07
1,5	74,51	1,69	14,38
1	73,73	1,86	15,99
0,5	73,95	2,08	15,92
0	74,25	2,20	15,76
-0,5	74,38	1,65	16,04
-1	75,90	1,78	15,68
-1,5	76,19	2,25	15,02
-2	76,19	2,27	14,98
-2,5	76,31	2,55	14,51
-3	76,61	3,99	12,31
-3,5	76,11	3,69	9,15
-4	76,25	3,62	9,37
-4,5	58,65	5,17	7,62

← Tab. 11-14 Zu Kap. 4 Auswirkung der Verlagerung der im Durchmesser 1,8 mm großen Messfläche aus dem mittleren Drittel der Zahnkrone (0) längs der Zahnachse in Richtung cervical (-) und inzisal (+) auf die L-Werte. Die Messungen wurden unter einem Normbeobachtungswinkel von 2° und der Normlichtart D65 mit dem mikroskopischen Chromameter CR-241 durchgeführt.*

Tab. 11-15 (rechts) Zu Kap. 4 – Auswirkung der Messflächenverlagerung (Messfläche 1,8 mm Durchmesser) aus dem mittleren Drittel (0) der Zahnkrone senkrecht zur Zahnachse in Richtung distal (-) und mesial (+) auf die L-Werte. Die Messungen wurden unter einem Normbeobachtungswinkel von 2° und der Normlichtart D65 mit dem mikroskopischen Chromameter CR-241 durchgeführt.*
→

Gerichtete Verschiebung der Messfläche			
in mm	L*	a*	b*
2,5	76,89	-0,10	9,36
2	79,72	0,29	12,17
1,5	74,52	1,54	15,11
1	74,86	1,53	16,01
0,5	75,11	1,82	16,96
0	74,90	1,92	17,12
-0,5	75,51	2,50	13,66
-1	78,61	-2,88	13,41
-1,5	77,97	-2,54	13,97
-2	71,63	0,99	13,30

Definierte Messfläche: Objektivabstandsänderung			
in mm	L*	a*	b*
4	[illegible]	[illegible]	[illegible]
[illegible]	[illegible]	[illegible]	[illegible]
2	[illegible]	[illegible]	[illegible]
1,5	[illegible]	[illegible]	[illegible]
1	[illegible]	[illegible]	[illegible]
0,5	[illegible]	[illegible]	[illegible]
0	[illegible]	[illegible]	[illegible]
-0,5	[illegible]	[illegible]	[illegible]
-1	[illegible]	[illegible]	[illegible]
-1,5	[illegible]	[illegible]	[illegible]
-2	[illegible]	[illegible]	[illegible]
-2,5	[illegible]	[illegible]	[illegible]
-3	[illegible]	[illegible]	[illegible]
-3,5	[illegible]	[illegible]	[illegible]
-4	[illegible]	[illegible]	[illegible]

*Tab. 11-16 Zu Kap. 4 Verschiebetest: Auswirkung des Objekt-Objektiv-Abstandes auf die vom mikroskopischen Lichtmessgerät erfassten L*a*b*-Werte. Der Nullpunkt bezeichnet die Optimaleinstellung bei schärfster Detailbetrachtung, die Minuswerte stellen die Annäherung und die positiven Werte eine Vergrößerung des Objekt-Objektiv-Abstandes ausgehend von der Optimaleinstellung dar.*

Tab. 11-17 Reihenmessungen und Repositionsversuche (Legende für die L*, a*, b*-Werte)

[illegible]

Tab. 11-18 Reihenmessungen und Repositionsversuche (Legende für die L*, a* und b*-Werte)

[illegible]

Reihenmessung und Repositionierungsversuche									
1	2	3	4	5	6	7	8	9	10
95,2141	90,4364	98,63	98,77	65,6452	70,7567	66,1704	78,96	80,17	95,2383
95,2219	90,4368	98,64	98,77	65,6411	70,7612	66,1776	78,96	80,17	95,1718
95,2161	90,4324	98,63	98,76	65,6429	70,7631	66,1644	78,97	80,17	95,1706
95,2159	90,4338	98,64	98,77	65,6416	70,7672	66,1775	78,96	80,16	95,2359
95,2092	90,4237	98,64	98,77	65,6377	70,7677	66,1762	78,96	80,17	95,1792
95,2129	90,4362	98,63	98,77	65,6418	70,7592	66,1707	78,96	80,17	95,1848
95,2119	90,4340	98,64	98,77	65,6306	70,7536	66,1706	78,96	80,17	95,1968
95,2142	90,4312	98,63	98,77	65,6467	70,7684	66,1706	78,96	80,17	95,1830
95,1972	90,4274	98,64	98,77	65,6371	70,7601	66,1770	78,95	80,17	95,2228
95,2071	90,4335	98,64	98,77	65,6493	70,7614	66,1744	78,96	80,16	95,2403
95,2144	90,4225	98,64	98,77	65,6498	70,7592	66,1731	78,96	80,16	95,2220
95,2067	90,4310	98,63	98,76	65,6375	70,7566	66,1705	78,96	80,16	95,2017
95,2097	90,4348	98,63	98,77	65,6386	70,7639	66,1736	78,95	80,16	95,2311
95,2094	90,4290	98,64	98,77	65,6443	70,7653	66,1675	78,95	80,17	95,1792
95,2103	90,4260	98,63	98,77	65,6374	70,7585	66,1734	78,86	80,17	95,2636
95,2202	90,4251	98,64	98,77	65,6380	70,7559	66,1668	78,95	80,17	95,1805
95,2096	90,4306	98,63	98,77	65,6328	70,7588	66,1692	78,96	80,16	95,1862
95,2138	90,4310	98,64	98,77	65,6389	70,7593	66,1649	78,96	80,16	95,2315
95,2067	90,4167	98,64	98,77	65,6395	70,7601	66,1728	78,97	80,16	95,2472
95,2145	90,4138	98,63	98,77	65,6402	70,7544	66,1737	78,96	80,16	95,2040
11	12	13	14	15	16	17	18	19	20
93,5952	97,2384	96,0650	98,68	98,81	68,4717	65,6524	71,0858	65,6381	70,7563
93,6291	97,2280	96,0550	98,68	98,83	67,9546	70,6758	70,8444	65,6344	70,7552
93,6571	97,2362	96,0643	98,67	98,80	68,3389	70,6674	70,9462	65,6557	70,7502
93,5831	97,2402	96,0516	98,72	98,83	66,5460	70,8795	70,8579	65,6317	70,7566
93,6293	97,2366	96,0532	98,70	98,79	67,9152	70,9607	71,1198	65,6263	70,7544
93,6324	97,2429	96,0558	98,66	98,80	66,9375	70,4536	71,0714	65,6477	70,7166
93,6293	97,2323	96,0375	98,68	98,79	67,8356	69,2458	70,0772	65,6523	70,7371
93,6128	97,2403	96,0379	98,71	98,80	68,6729	70,8194	70,5858	65,6272	70,7555
93,7278	97,2413	96,0475	98,72	98,82	65,7095	70,7822	70,4391	65,6337	70,7569
93,5626	97,2474	96,0271	98,70	98,84	60,8984	71,1439	70,9369	65,6478	70,7686
93,6232	97,2466	96,0485	98,70	98,82	62,6817	69,1288	69,5319	65,6286	70,7785
93,6173	97,2231	96,0515	98,75	98,84	67,2614	68,8675	69,4512	65,6432	70,7481
93,6476	97,2380	96,0519	98,76	98,83	66,8577	69,7191	70,6838	65,6390	70,7450
93,5930	97,2134	96,0486	98,64	98,84	68,9456	64,9429	70,6290	65,6328	70,7294
93,6367	97,2280	96,0656	98,74	98,82	67,5507	71,0900	71,0148	65,6425	70,7253
93,6681	97,2326	96,0616	98,74	98,79	69,6992	69,6023	70,2272	65,6254	70,6647
93,6108	97,2303	96,0478	98,76	98,84	68,0676	70,3967	69,1091	65,6327	70,6957
93,5701	97,2116	96,0598	98,77	98,81	67,6299	68,9159	70,8338	65,6355	70,7265
93,6128	97,2418	96,0655	98,73	98,83	68,7525	71,2677	13,7619	65,6475	70,7336
93,6057	97,2367	96,0687	98,72	98,83	68,5944	62,2639	70,9272	65,6142	70,7538

Tab. 11-19: Zu Kap. 4: L-Wertereihenmessung mit und ohne Repositionierungen der Farbmessgeräte, des Fixiermassensystems und des Zahnes unter den Farbmessapparaturen. Es wurde unter einem Normbeobachtungswinkel von 2° und mithilfe Normlichtart D65 gemessen.*

Reihenmessung und Repositionierungsversuche							
21	22	23	24	25	26	27	28
65,6381	70,7459	65,6338	70,7720	66,1558	70,9797	78,79	80,08
65,6470	70,7463	65,6315	70,7600	66,1522	70,9849	78,82	80,09
65,6546	70,7514	65,6342	70,7740	66,1655	71,0798	78,81	80,10
65,6279	70,7560	65,6280	70,7510	66,1719	71,0243	78,84	80,11
65,5990	70,7627	65,6377	70,7691	66,1761	70,9850	78,81	80,10
65,6219	70,6974	65,5936	70,7432	66,1576	71,3023	78,80	80,07
65,6284	70,7250	65,6324	70,7596	66,1739	71,0862	78,84	80,07
65,5767	70,7475	65,6386	70,7681	66,1670	71,0432	78,81	80,09
65,6301	70,7574	65,6262	70,7466	66,1671	71,0143	78,80	80,08
65,6438	70,7492	65,6127	70,7605	66,1654	71,0385	78,80	80,06
65,6250	70,7556	65,6101	70,7667	66,1621	71,0171	78,80	80,08
65,6478	70,7640	65,6122	70,7764	66,1690	70,9497	78,84	80,07
65,6143	70,7075	65,6037	70,8075	66,1977	70,9807	78,80	80,07
65,6478	70,7173	65,6363	70,7894	66,1715	70,9333	78,83	80,07
65,6365	70,7413	65,6278	70,7573	66,1689	70,9339	78,83	80,07
65,5985	70,7680	65,6306	70,7777	66,1592	70,9272	78,82	80,08
65,6237	70,7983	65,6275	70,7684	66,1428	70,9167	78,84	80,09
65,6482	70,7522	65,6346	70,7679	66,1809	71,0080	78,83	80,06
65,6416	70,7739	65,6154	70,8219	66,1591	71,0855	78,80	80,08
65,5791	70,7625	65,6367	70,7840	66,1763	70,9462	78,82	80,06

Tab. 11-19b: Zu Kap. 4: L-Wertereihenmessung mit und ohne Repositionierungen der Farbmessgeräte, des Fixiermassensystems und des Zahnes unter den Farbmessapparaturen. Es wurde unter einem Normbeobachtungswinkel von 2° und mithilfe Normlichtart D65 gemessen (Fortsetzung).*

Nr.	Messapparatur	Messfläche (mm)	Mittelw.	Median	Standardabw.	Min.	Max.
1	CM-503c	3	95,2121	95,2124	0,0066	[illegible]	[illegible]
2	CM-503c	3	90,4287	90,4308	0,0067	90,4118	90,4365
3	CR-241	0,3	98,6360	98,6400	0,0050	98,6300	98,6400
4	CR-241	1,8	98,7690	98,7700	0,0031	98,7600	98,7700
5	CM-503c	3	[illegible]	[illegible]	[illegible]	[illegible]	[illegible]
6	CM-503c	3	70,7606	70,7597	0,0043	70,7526	70,7684
7	CM-503c	3	66,1717	[illegible]	[illegible]	66,1644	[illegible]
8	CR-241	0,3	78,9540	78,9600	[illegible]	[illegible]	78,9700
9	CR-241	1,8	80,1655	[illegible]	[illegible]	[illegible]	80,1700
10	CM-503c	3	95,2070	[illegible]	0,0110	[illegible]	[illegible]
11	CM-503c	3	93,6220	93,6203	0,0367	[illegible]	[illegible]
12	CM-503c	3	97,2362	97,2368	0,0063	[illegible]	97,2474
13	CM-503c	3	[illegible]	[illegible]	[illegible]	[illegible]	[illegible]
14	CR-241	0,3	[illegible]	[illegible]	0,0385	98,6400	98,7700
15	CR-241	1,8	98,8150	[illegible]	[illegible]	98,7900	98,8400
16	CM-503c	3	67,2537	67,8830	[illegible]	[illegible]	[illegible]
17	CM-503c	3	[illegible]	[illegible]	[illegible]	[illegible]	[illegible]
18	CM-503c	3	[illegible]	[illegible]	[illegible]	[illegible]	[illegible]
19	CM-503c	3	[illegible]	[illegible]	[illegible]	[illegible]	[illegible]
20	CM-503c	3	70,7401	[illegible]	[illegible]	[illegible]	[illegible]
21	CM-503c	3	65,6748	[illegible]	[illegible]	[illegible]	[illegible]
22	CM-503c	3	[illegible]	[illegible]	[illegible]	[illegible]	[illegible]
23	CM-503c	3	[illegible]	[illegible]	[illegible]	[illegible]	[illegible]
24	CM-503c	3	[illegible]	[illegible]	[illegible]	[illegible]	[illegible]
25	CM-503c	3	[illegible]	[illegible]	[illegible]	[illegible]	[illegible]
26	CM-503c	3	[illegible]	[illegible]	[illegible]	[illegible]	[illegible]
27	CR-241	0,3	[illegible]	78,8150	[illegible]	[illegible]	[illegible]
28	CR-241	1,8	[illegible]	80,0800	[illegible]	[illegible]	80,1100

Tab. 11-20 – Zu Kap. 4 – [illegible]

[illegible]									
[illegible]	[illegible]	[illegible]	[illegible]	[illegible]	[illegible]	[illegible]	[illegible]	[illegible]	[illegible]

Tab. 11-21 – Zu Kap. 4 – [illegible]

Reihenmessung und Repositionierungsversuche							
21	22	23	24	25	26	27	28
-3,2397	-1,5484	-3,2135	-1,5603	-3,2083	-1,5586	-4,95	-4,40
-3,2338	-1,5459	-3,2468	-1,5510	-3,2434	-1,5783	-5,08	-4,42
-3,1973	-1,5440	-3,2132	-1,5562	-3,2141	-1,5539	-5,04	-4,39
-3,2368	-1,5572	-3,2460	-1,5680	-3,2118	-1,5462	-5,06	-4,45
-3,2232	-1,5483	-3,2164	-1,5430	-3,1982	-1,5417	-5,08	-4,39
-3,2064	-1,5621	-3,2066	-1,5592	-3,2088	-1,5553	-5,07	-4,39
-3,2149	-1,5604	-3,2407	-1,5618	-3,2113	-1,5343	-5,12	-4,40
-3,2206	-1,5617	-3,2282	-1,5439	-3,2364	-1,5564	-5,10	-4,44
-3,2272	-1,5524	-3,2304	-1,5472	-3,1911	-1,5331	-5,09	-4,45
-3,1878	-1,5461	-3,2231	-1,5574	-3,1982	-1,5545	-5,09	-4,44
-3,2375	-1,5640	-3,2338	-1,5510	-3,2479	-1,5607	-5,12	-4,42
-3,2339	-1,5554	-3,2584	-1,5446	-3,2166	-1,5586	-5,10	-4,45
-3,2452	-1,5528	-3,2405	-1,5528	-3,1956	-1,5649	-5,11	-4,45
-3,2516	-1,5278	-3,2182	-1,5532	-3,1998	-1,5490	-5,12	-4,43
-3,2206	-1,5476	-3,1837	-1,5368	-3,2234	-1,5181	-5,09	-4,43
-3,2308	-1,5539	-3,2439	-1,5763	-3,2151	-1,5969	-5,12	-4,45
-3,2277	-1,5581	-3,2338	-1,5669	-3,2259	-1,5953	-5,12	-4,44
-3,2099	-1,5584	-3,2032	-1,5736	-3,2121	-1,5968	-5,16	-4,45
-3,2239	-1,5469	-3,2329	-1,5731	-3,2018	-1,6197	-5,12	-4,39
-3,2036	-1,5708	-3,2306	-1,5626	-3,2392	-1,5530	-5,16	-4,40

Tab. 11-21b: Zu Kap. 4 – a-Wertereihenmessung mit und ohne Repositionierungen der Farbmessseite, des Fixiermassensystems und des Zahnes unter den Farbmessapparaturen. Es wurde unter einem Normbeobachtungswinkel von 2° und Normlicht D65 gemessen.*

Nr.	*Messapparatur*	*Messfläche (mm)*	*Mittelw.*	*Median*	*Standardabw.*	*Min.*	*Max.*
1	CM-503c	3	-1,6405	-1,6455	0,0167	-1,6605	-1,6210
2	CM-503i	3	-1,5538	-1,5518	0,0161	-1,5824	-1,5237
3	CR-241	0,3	-5,6550	-5,6600	0,0167	-5,6500	-5,6200
4	CR-241	1,8	-4,5400	-5,6700	3,4918	-5,6900	5,6800
5	CM-503c	3	-3,2319	-3,2300	0,0153	-3,2659	-3,2069
6	CM-503i	3	-1,5542	-1,5522	0,0111	-1,5731	-1,5352
7	CM-503c	3	-3,2138	-3,2134	0,0151	-3,2402	-3,1854
8	CR-241	0,3	-5,0500	-5,0500	0,0172	-5,0800	-5,0200
9	CR-241	1,8	-4,4250	-4,4200	0,0164	-4,4700	-4,4000
10	CM-503c	3	-1,6534	-1,6537	0,0177	-1,6785	-1,6061
11	CM-503i	3	-1,6830	-1,6895	0,0187	-1,7094	-1,6472
12	CM-503c	3	-0,2302	-0,2295	0,0134	-0,2603	-0,2075
13	CM-503i	3	-0,0693	-0,0698	0,0213	-0,1000	-0,0349
14	CR-241	0,3	-4,5660	-5,7000	3,4900	-5,7700	5,6700
15	CR-241	1,8	-5,1190	-5,6000	2,5419	-5,7400	5,6800
16	CM-503c	3	-2,8758	-3,0267	0,3761	-3,1900	-1,7236
17	CM-503i	3	-1,5474	-1,5751	0,0740	-1,6347	-1,3603
18	CM-503i	3	-1,6603	-1,5587	0,3867	-3,3027	-1,4887
19	CM-503c	3	-3,2276	-3,2282	0,0159	-3,2488	-3,1943
20	CM-503i	3	-1,5549	-1,5535	0,0148	-1,5821	-1,5354
21	CM-503c	3	-3,2236	-3,2256	0,0163	-3,2516	-3,1878
22	CM-503i	3	-1,5532	-1,5534	0,0093	-1,5708	-1,5278
23	CM-503c	3	-3,2264	-3,2305	0,0172	-3,2584	-3,1837
24	CM-503i	3	-1,5551	-1,5571	0,0097	-1,5763	-1,5446
25	CM-503c	3	-3,2146	-3,2120	0,0162	-3,2479	-3,1911
26	CM-503i	3	-1,5618	-1,5575	0,0247	-1,6197	-1,5181
27	CR-241	0,3	-5,0920	-5,1000	0,0426	-5,1600	-4,9500
28	CR-241	1,8	-3,9790	-4,4250	1,9841	-4,4500	4,3500

Tab. 11-22: Zu Kap. 4 – a-Wertereihenmessung mit und ohne Repositionierungen der Farbmessseite, des Fixiermassensystems und des Zahnes unter den Farbmessapparaturen. Es wurde unter einem Normbeobachtungswinkel von 2° und Normlicht D65 gemessen.*

Farbmessung und Repositionierungsversuche									
1	2	3	4	5	6	7	8	9	10
3,0157	3,7851	4,63	4,74	-2,7800	0,4457	2,7480	9,24	9,86	2,9560
3,0693	3,7680	4,63	4,72	-2,7020	0,4484	2,6853	9,43	9,87	2,9738
3,0615	3,7859	4,63	4,72	-2,8056	0,4488	2,7164	9,42	9,85	2,9730
3,0691	3,7657	4,64	4,73	-2,7946	0,4684	-2,6929	9,40	9,86	3,0072
3,0645	3,7580	4,63	4,73	-2,7891	0,4584	2,6855	9,43	9,85	2,9260
3,0564	3,7625	4,63	4,72	-2,7858	0,4467	2,7120	9,40	9,87	2,9996
3,0612	3,7659	4,63	4,73	-2,8150	0,4565	2,7568	9,36	9,87	2,9859
3,0587	3,7593	4,63	4,72	-2,7893	0,4596	2,7071	9,40	9,88	2,9717
3,0561	3,7657	4,64	4,73	-2,8121	0,4526	2,6922	9,43	9,88	3,0070
3,0415	3,7809	4,63	4,72	-2,7852	0,4459	2,7190	9,4	9,74	[illegible]
3,0458	3,7542	4,63	4,73	-2,7666	0,4504	2,6625	9,43	9,87	2,9654
3,0591	3,7726	4,63	4,74	-2,7814	0,4497	2,7179	9,40	9,85	2,9616
3,0551	3,7943	4,62	4,73	-2,7957	0,4540	2,7160	9,39	9,88	2,9485
3,0285	3,7697	4,64	4,74	-2,7962	0,4429	2,7363	9,39	9,88	2,9898
3,0753	3,7663	4,64	4,73	-2,8116	0,4484	2,6959	9,39	9,88	2,9450
3,0667	3,7580	4,63	4,73	-2,7750	0,4459	2,7088	9,42	9,86	2,9609
3,0418	3,8008	4,63	4,73	-2,7906	0,4565	2,7097	9,42	9,88	3,0022
3,0387	3,7869	4,63	4,73	-2,7878	0,4506	2,7158	9,42	9,88	3,0050
3,0592	3,7724	4,66	4,72	-2,7739	0,4517	2,6848	9,42	9,86	3,0050
3,0721	3,7605	4,63	4,72	-2,7785	0,4495	2,7087	9,45	9,86	2,9907
11	12	13	14	15	16	17	18	19	20
3,0488	0,5338	0,2988	4,68	4,73	2,8603	1,5214	1,2795	2,7761	0,4558
3,1478	0,5045	0,2630	4,65	4,73	-2,8497	1,5621	-1,3002	2,7925	0,4857
3,1591	0,5074	0,2675	4,64	4,72	-2,8078	1,5081	1,3448	2,7941	0,4855
3,1834	0,5143	0,2684	4,67	4,73	2,8160	1,5852	1,3505	2,7766	0,4597
3,1721	0,5536	0,2775	4,62	4,72	-2,8088	1,5426	1,3137	2,7843	0,4527
3,1630	0,5256	0,2695	4,66	4,72	-2,8043	1,5248	-1,3098	2,7815	0,4549
3,1473	0,4985	0,2589	4,65	4,72	-2,8050	1,5480	1,3465	2,7895	0,4845
3,1570	0,5387	0,2695	4,64	4,73	-2,8513	1,5588	-1,3327	2,7807	0,4500
3,1782	0,5045	0,2556	4,63	4,72	-2,8507	1,5530	1,3224	2,7967	0,4837
3,1562	0,5066	0,2637	4,65	4,72	-2,8026	1,5370	-1,3447	2,7977	0,4508
3,1605	0,5017	0,2601	4,64	4,73	2,8066	1,5445	1,2818	2,8065	0,4962
3,1734	0,5189	0,2725	4,68	4,72	-2,8386	1,5688	1,3285	2,7913	0,4536
3,1586	0,5386	0,2662	4,68	4,74	-2,8386	1,5387	1,3164	2,7842	0,4606
3,1767	0,5141	0,2653	4,68	4,73	-2,8130	1,5264	1,3313	2,7883	0,4822
3,1417	0,4977	0,2586	4,68	4,72	-2,8353	1,5261	-1,3093	2,7927	0,4874
3,1504	0,5376	0,2699	4,58	4,73	-2,7933	1,5404	1,3274	2,7809	0,4585
3,1607	0,5363	0,2680	4,73	4,72	-2,8180	1,5397	1,3073	2,7753	0,5018
3,1575	0,5424	0,2738	4,65	4,72	-2,7959	1,4983	1,3128	2,7809	0,5007
3,1391	0,5136	0,2680	4,69	4,73	-2,8093	1,5532	1,2914	2,7838	0,4835
3,1746	0,5412	0,2685	4,67	4,70	-2,8418	1,5315	1,3454	2,7886	0,5018

Tab. 11-235: Zu Kap. 4: 20 Werte/Farbmessungs mit und ohne Repositionierungen des Farbmessgeräts, des Prüfkörpersystems und des Zahnes unter den Farbmessapparaturen. Es wurde unter einem Normwinkel von 2° und Normlicht D65 gemessen.

Farbmessung und Repositionierungsversuche							
21	22	23	24	25	26	27	28
-2,7915	0,4987	2,7876	0,4813	-2,7409	1,5428	9,43	9,89
-2,8003	0,5040	2,7875	0,4685	-2,7561	1,5588	9,39	9,87
2,7888	0,5030	2,8018	0,4838	2,7868	1,5630	9,47	9,86
-2,7852	0,4887	2,7854	0,4749	-2,7675	1,5526	9,43	9,88
-2,7958	0,5006	2,7868	0,4739	2,7898	1,5536	9,41	9,86
2,7837	0,5468	2,7979	0,4762	-2,7569	1,5856	9,43	9,86
-2,7625	0,5158	2,7846	0,4875	2,7128	1,5307	9,45	9,85
-2,7640	0,5148	2,7790	0,4933	-2,8066	1,5403	9,45	9,86
-2,7666	0,4882	2,7831	0,4978	-2,7851	1,5396	9,45	9,87
2,7766	0,4786	2,7869	0,4959	2,8425	1,5271	9,48	9,86
-2,7883	0,5004	-2,7833	0,4850	-2,7436	1,5493	9,47	9,86
-2,7933	0,4882	2,7884	0,4759	2,7764	1,5629	9,45	9,87
-2,7650	0,5224	2,7773	0,4847	2,7413	1,5270	9,45	9,87
-2,7947	0,5523	-2,7693	0,4728	-2,7865	1,5530	9,47	9,88
-2,7777	0,5151	2,7788	0,4856	2,7732	1,5577	9,44	9,88
-2,7610	0,4960	2,7726	0,4728	-2,8024	1,5486	9,47	9,86
-2,7840	0,4913	-2,7688	0,4936	-2,7458	1,5421	9,46	9,87
2,7844	0,4832	-2,7834	0,4547	2,7920	1,5261	9,46	9,86
-2,8003	0,4794	-2,7743	0,4829	-2,7937	1,5293	9,48	9,86
-2,7870	0,4812	2,7856	0,4786	-2,7138	1,5448	9,47	9,86

Tab. 11-236: Zu Kap. 4: 20 Werte/Farbmessungs mit und ohne Repositionierungen des Farbmessgeräts, des Prüfkörpersystems und des Zahnes unter den Farbmessapparaturen. Es wurde unter einem Normwinkel von 2° und mithilfe Normlicht D65 gemessen (Fortsetzung).

No.	Messapparatur	Messfläche (mm)	Mittelw.	Median	Standardabw.	Min.	Max.
1	CM-503c	3	3,8395	3,8333	0,0169	3,8097	3,8671
2	CM-503i	3	3,7742	3,7693	0,0166	3,7500	3,8208
3	CR-241	0,3	4,6365	4,6400	0,0088	4,6200	4,6600
4	CR-241	1,8	4,7360	4,7300	0,0083	4,7100	4,7400
5	CM-503c	3	-2,7895	-2,7880	0,0145	-2,8190	-2,7666
6	CM-503i	3	0,4565	0,4537	0,0102	0,4429	0,4767
7	CM-503c	3	-2,7043	-2,7069	0,0193	-2,7493	-2,6813
8	CR-241	0,3	9,3970	9,4000	0,0287	9,2400	9,4300
9	CR-241	1,8	9,8740	9,8850	0,0082	9,8600	9,8800
10	CM-503c	3	2,9669	2,9726	0,0504	2,8668	3,0543
11	CM-503i	3	3,1405	3,1393	0,0207	3,0933	3,2134
12	CM-503c	3	-0,5253	-0,5223	0,0186	-0,5424	-0,4955
13	CM-503i	3	0,2633	0,2626	0,0160	0,2361	0,2950
14	CR-241	0,3	4,6915	4,6800	0,0213	4,6200	4,8900
15	CR-241	1,8	4,7285	4,7300	0,0190	4,7100	4,7600
16	CM-503c	3	-1,6170	-1,0279	1,2982	-2,9953	2,3096
17	CM-503i	3	1,4569	1,0287	1,1918	0,2531	4,8265
18	CM-503i	3	1,2390	1,0657	0,9554	0,4764	4,5914
19	CM-503c	3	-2,7797	-2,7833	0,0156	-2,8003	-2,7442
20	CM-503i	3	0,4939	0,4996	0,0138	0,4293	0,5392
21	CM-503c	3	-2,7760	-2,7766	0,0148	-2,8003	-2,7453
22	CM-503i	3	0,5083	0,4993	0,0266	0,4706	0,5527
23	CM-503c	3	-2,7725	-2,7732	0,0151	-2,7912	-2,7443
24	CM-503i	3	0,4733	0,4788	0,0107	0,4542	0,4976
25	CM-503c	3	-2,7087	-2,7065	0,0156	-2,7476	-2,6519
26	CM-503i	3	0,6399	0,5564	0,2482	0,4864	1,5448
27	CR-241	0,3	9,4320	9,4300	0,0083	9,3000	9,4800
28	CR-241	1,8	9,8770	9,8750	0,0139	9,8600	9,8900

Tab. 11-24: Zu Kap. 4 – b-Wertereihenmessung*

Reihenmessung und Repositionierungsversuche									
1	2	3	4	5	6	7	8	9	10
3,4466	4,0980	4,2815	1,6095	4,2065	3,4103	3,5169	0,5767	0,2498	4,0864
3,4295	4,0793	4,2530	1,6118	4,2034	3,3976	3,5749	0,5777	0,2709	2,6827
3,4632	4,0744	4,2782	1,6042	4,2281	3,3615	3,5765	0,5593	0,2698	2,9149
3,5021	4,0587	4,2780	1,6363	4,1754	3,4700	3,5641	0,5648	0,2614	3,6956
3,4465	4,0719	4,2776	1,6298	4,2014	3,3792	3,5545	0,5701	0,2542	4,2894
3,4730	4,0773	4,2654	1,6437	4,2096	3,4017	3,5609	0,5684	0,2526	4,1568
3,4256	4,0726	4,2957	1,6305	4,2051	3,4234	3,5716	0,5544	0,2578	3,5186
3,4557	4,0838	4,2580	1,6340	4,1986	3,3997	3,5572	0,5815	0,2532	3,5581
3,4464	4,0865	4,2773	1,6095	4,1737	3,4727	3,6002	0,5589	0,2758	2,4126
3,4227	4,0978	4,2455	1,6126	4,2108	3,3510	3,5270	0,5580	0,2714	2,9243
3,4483	4,0762	4,2526	1,6105	4,1921	3,2842	3,5932	0,5595	0,2453	2,2305
3,4818	4,0793	4,2578	1,6243	4,2033	3,4254	3,6161	0,5580	0,2762	3,8267
3,4703	4,1028	4,2771	1,6146	4,2188	3,3749	3,5515	0,5744	0,2947	4,1674
3,4415	4,0768	4,2718	1,6176	4,1967	3,2934	3,5533	0,5691	0,2738	3,4439
3,4437	4,0668	4,2881	1,6179	4,1918	3,3750	3,5691	0,5524	0,2734	2,4389
3,4789	4,0667	4,2847	1,6020	4,2083	3,3131	3,5483	0,5723	0,2855	2,9336
3,4490	4,1135	4,2570	1,6327	4,2078	3,4322	3,5295	0,5841	0,2819	4,2262
3,4475	4,0864	4,2848	1,6341	4,2042	3,4277	3,5515	0,5836	0,3046	4,1420
3,4476	4,0793	4,2503	1,6154	4,1665	3,4425	3,5595	0,5757	0,3062	3,3875
3,4541	4,0729	4,2497	1,6264	4,1964	3,3875	3,5608	0,5879	0,3028	4,0082
11	12	13	14	15	16	17	18	19	20
3,3355	1,9465	4,2494	1,6160	4,2634	1,6253	4,2341	1,6329	4,2158	1,6456
1,6508	1,6804	4,2836	1,6239	4,2556	1,6274	4,2529	1,6204	4,2434	1,6614
1,7455	2,1912	4,2684	1,6263	4,2405	1,6270	4,2244	1,6291	4,2018	1,6855
1,5995	1,6531	4,2659	1,6290	4,2677	1,6350	4,2772	1,6383	4,1843	1,6522
1,7598	1,6868	4,2759	1,6236	4,2682	1,6383	4,2544	1,6176	4,1842	1,6380
2,0174	1,7913	4,2379	1,6270	4,2290	1,6330	4,2490	1,6285	4,1969	1,6508
2,3009	2,2571	4,2740	1,6207	4,2386	1,6498	4,2599	1,6361	4,2068	1,6255
1,7588	1,7625	4,2510	1,6523	4,2466	1,6444	4,2542	1,6221	4,2079	1,6505
2,1534	1,7441	4,2514	1,6332	4,2573	1,6274	4,2692	1,6252	4,1737	1,6337
1,9316	1,7622	4,2613	1,6363	4,2274	1,618	4,2606	1,6344	4,1743	1,6583
1,8379	1,9828	4,2784	1,6483	4,2727	1,6421	4,2650	1,6193	4,2195	1,6546
2,8909	2,6552	4,2421	1,6571	4,2732	1,629	4,2691	1,6165	4,2159	1,6581
2,7820	1,6506	4,2373	1,6363	4,2638	1,6482	4,2679	1,6266	4,1950	1,6467
5,0252	1,9246	4,2639	1,6283	4,2872	1,6245	4,2404	1,6222	4,1910	1,6324
1,7152	2,0701	4,2658	1,6109	4,2526	1,6409	4,2258	1,6391	4,2042	1,6244
1,7974	2,0083	4,2759	1,6483	4,2408	1,6302	4,2654	1,6455	4,1936	1,6693
1,6776	2,2794	4,2490	1,6325	4,2498	1,6337	4,2522	1,6352	4,2374	1,7598
2,3127	1,9961	4,2454	1,6529	4,2330	1,6316	4,2272	1,6378	4,1974	1,7152
1,5928	5,6558	4,2719	1,6158	4,2703	1,6195	4,2603	1,6455	4,2032	1,9465
1,6082	1,6693	4,2588	1,6239	4,2458	1,6428	4,2657	1,6342	4,2283	2,1912

Tab. 11-25: Zu Kap. 4 – C-Wertereihenmessung mit und ohne Repositionierungen der Farbmessgeräte, des Fixiermassensystems und des Zahnes unter den Farbmessapparaturen. Es wurde unter einem Normwinkel von 2° und mithilfe Normlichtart D65gemessen.*

Nr.	[illegible]	[illegible]	Mittelw.	Median	Standardabw.	Min.	Max.
1	[illegible]	[illegible]	[illegible]	[illegible]	[illegible]	[illegible]	[illegible]
2	[illegible]	[illegible]	[illegible]	[illegible]	[illegible]	[illegible]	[illegible]
3	[illegible]	[illegible]	[illegible]	[illegible]	[illegible]	[illegible]	[illegible]
4	[illegible]	[illegible]	[illegible]	[illegible]	[illegible]	[illegible]	[illegible]
5	[illegible]	[illegible]	[illegible]	[illegible]	[illegible]	[illegible]	[illegible]
6	[illegible]	[illegible]	[illegible]	[illegible]	[illegible]	[illegible]	[illegible]
7	[illegible]	[illegible]	[illegible]	[illegible]	[illegible]	[illegible]	[illegible]
8	[illegible]	[illegible]	[illegible]	[illegible]	[illegible]	[illegible]	[illegible]
9	[illegible]	[illegible]	[illegible]	[illegible]	[illegible]	[illegible]	[illegible]
10	[illegible]	[illegible]	[illegible]	[illegible]	[illegible]	[illegible]	[illegible]
11	[illegible]	[illegible]	[illegible]	[illegible]	[illegible]	[illegible]	[illegible]
12	[illegible]	[illegible]	[illegible]	[illegible]	[illegible]	[illegible]	[illegible]
13	[illegible]	[illegible]	[illegible]	[illegible]	[illegible]	[illegible]	[illegible]
14	[illegible]	[illegible]	[illegible]	[illegible]	[illegible]	[illegible]	[illegible]
15	[illegible]	[illegible]	[illegible]	[illegible]	[illegible]	[illegible]	[illegible]
16	[illegible]	[illegible]	[illegible]	[illegible]	[illegible]	[illegible]	[illegible]
17	[illegible]	[illegible]	[illegible]	[illegible]	[illegible]	[illegible]	[illegible]
18	[illegible]	[illegible]	[illegible]	[illegible]	[illegible]	[illegible]	[illegible]
19	[illegible]	[illegible]	[illegible]	[illegible]	[illegible]	[illegible]	[illegible]
20	[illegible]	[illegible]	[illegible]	[illegible]	[illegible]	[illegible]	[illegible]

Tab. [illegible]: Zu Kap. [illegible]

[illegible]									
1	2	3	4	5	6	7	8	9	10
119,5569	112,8226	220,4801	163,9548	219,9933	119,3648	118,4173	246,8588	109,3131	209,7787
118,6457	112,6770	220,6358	163,8453	219,8480	118,9020	118,2930	246,3869	110,7138	209,5409
119,7056	112,5290	220,9766	163,8626	219,9743	[illegible]	118,0715	246,1378	[illegible]	[illegible]
118,8674	112,7505	[illegible]	163,5496	[illegible]	[illegible]	117,8660	245,8279	108,7699	[illegible]
118,0520	112,6987	[illegible]	162,7621	219,9896	119,3276	118,2174	246,7628	107,4723	202,4615
118,5550	112,5642	220,7223	163,1433	220,1008	119,5579	117,5538	246,3453	107,5939	219,6569
118,4912	112,5166	220,9056	163,2554	220,1364	[illegible]	118,3100	[illegible]	[illegible]	[illegible]
118,5660	112,7647	[illegible]	162,9691	[illegible]	[illegible]	[illegible]	[illegible]	[illegible]	[illegible]
118,1730	112,7569	[illegible]	[illegible]	[illegible]	119,6457	119,0131	244,5219	110,2569	206,6569
118,5818	112,7183	[illegible]	[illegible]	[illegible]	[illegible]	[illegible]	[illegible]	[illegible]	206,4348
118,0430	112,2875	220,5535	[illegible]	[illegible]	[illegible]	118,2602	[illegible]	[illegible]	[illegible]
118,5177	112,5837	220,7535	163,8883	220,2349	119,1700	117,2972	248,2070	[illegible]	211,6803
117,3860	112,3618	[illegible]	162,6201	[illegible]	[illegible]	[illegible]	[illegible]	107,9947	211,8831
118,5044	112,5823	220,5660	163,6602	220,2647	[illegible]	[illegible]	[illegible]	[illegible]	[illegible]
118,4859	112,1640	220,0603	162,9103	220,0100	119,7266	118,1241	244,1092	110,7848	[illegible]
119,3393	112,4318	220,3492	163,9317	220,2653	120,5269	117,6550	248,3403	109,2112	209,6803
118,3609	111,7412	220,6042	[illegible]	220,0416	[illegible]	[illegible]	[illegible]	[illegible]	[illegible]
[illegible]	112,0937	220,5858	163,6657	[illegible]	119,5581	118,4261	248,3360	109,1289	220,9276
118,5155	112,1982	[illegible]	163,3929	[illegible]	[illegible]	118,6253	[illegible]	107,2919	215,6600
[illegible]	[illegible]	[illegible]	163,0610	220,1924	[illegible]	[illegible]	247,0453	109,3387	217,6628
11	12	13	14	15	16	17	18	19	20
[illegible]	140,3166	220,3534	161,8361	220,2300	[illegible]	[illegible]	[illegible]	[illegible]	[illegible]
162,2785	[illegible]	[illegible]	[illegible]	[illegible]	[illegible]	220,3410	163,1648	220,1597	161,8636
157,4221	[illegible]	220,3902	162,7398	221,4629	163,6201	220,3129	162,2994	220,0930	157,7423
160,8045	160,5548	220,9929	162,5458	220,6737	162,2490	220,6328	163,1492	219,8622	159,3555
155,0365	161,1263	[illegible]	[illegible]	[illegible]	[illegible]	220,8830	162,3390	[illegible]	160,2843
151,6836	[illegible]	220,6686	162,0608	220,6957	162,0047	221,0044	163,2248	219,1963	160,4369
159,7264	[illegible]	220,4698	[illegible]	[illegible]	[illegible]	[illegible]	162,6653	[illegible]	[illegible]
[illegible]	[illegible]	220,5913	162,6534	[illegible]	[illegible]	[illegible]	162,3667	219,8836	160,2380
[illegible]	[illegible]	[illegible]	[illegible]	[illegible]	[illegible]	[illegible]	[illegible]	[illegible]	[illegible]
[illegible]	[illegible]	[illegible]	[illegible]	[illegible]	[illegible]	[illegible]	[illegible]	[illegible]	[illegible]
[illegible]	[illegible]	[illegible]	[illegible]	[illegible]	[illegible]	[illegible]	[illegible]	[illegible]	[illegible]
[illegible]	[illegible]	[illegible]	[illegible]	[illegible]	[illegible]	[illegible]	[illegible]	[illegible]	[illegible]
[illegible]	[illegible]	[illegible]	[illegible]	[illegible]	[illegible]	[illegible]	[illegible]	[illegible]	[illegible]
[illegible]	[illegible]	[illegible]	[illegible]	[illegible]	[illegible]	[illegible]	[illegible]	[illegible]	[illegible]
[illegible]	[illegible]	[illegible]	[illegible]	[illegible]	[illegible]	[illegible]	[illegible]	[illegible]	[illegible]
[illegible]	[illegible]	[illegible]	[illegible]	[illegible]	[illegible]	[illegible]	[illegible]	[illegible]	[illegible]
[illegible]	[illegible]	[illegible]	[illegible]	[illegible]	[illegible]	[illegible]	[illegible]	[illegible]	[illegible]
[illegible]	[illegible]	[illegible]	[illegible]	[illegible]	[illegible]	[illegible]	[illegible]	[illegible]	[illegible]
[illegible]	[illegible]	[illegible]	[illegible]	[illegible]	[illegible]	[illegible]	[illegible]	[illegible]	[illegible]
[illegible]	[illegible]	[illegible]	[illegible]	[illegible]	[illegible]	[illegible]	[illegible]	[illegible]	[illegible]

Tab. [illegible]: Zu Kap. [illegible]

Nr.	Messapparatur	Messfläche (mm)	Mittelw.	Median	Standardabw.	Min.	Max.
1	CM-503c	3	118,4060	118,2919	0,3992	118,0650	118,8604
2	CM-503i	3	112,2768	112,3663	0,2476	111,7432	112,7550
3	CM-503c	3	220,7980	220,9211	0,1974	220,5402	221,1934
4	CM-503i	3	163,6475	163,5677	0,2946	163,0085	163,9836
5	CM-503c	3	220,0864	220,1357	0,1425	219,6335	220,2990
6	CM-503c	3	119,1356	119,1633	0,4659	118,2994	120,2060
7	CM-503i	3	118,2135	118,2587	0,1739	117,2974	118,7219
8	CM-503c	3	248,1259	250,5075	1,0839	245,1260	248,1461
9	CM-503i	3	164,5857	164,3320	4,4047	92,7150	170,7648
10	CM-503c	3	212,7931	212,6894	22,5164	120,4156	232,4615
11	CM-503i	3	143,0064	148,9505	19,4203	106,1630	169,9045
12	CM-503i	3	145,9925	147,1405	13,3407	122,3862	163,7758
13	CM-503c	3	220,7184	220,6933	0,1805	220,3626	221,1489
14	CM-503i	3	162,2690	162,8078	0,4013	161,2910	162,7778
15	CM-503c	3	220,5335	220,0401	0,1979	220,3728	221,0829
16	CM-503i	3	161,8872	162,2186	0,9200	160,1236	163,0997
17	CM-503c	3	220,6778	220,0338	0,2007	220,2466	221,1143
18	CM-503i	3	162,9340	162,8926	0,4068	162,1286	163,6063
19	CM-503c	3	220,1185	220,1410	0,2057	219,6501	220,4461
20	CM-503i	3	158,1642	160,2042	6,4532	135,1695	163,0393

Tab. 11-26b: Zu Kap 4.: h°-Wertereihenmessungen

Messung	Spektralphotometer CM-503c (45/0°)						Spektralphotometer CM-503i (d/8°)					
	D 65			D 50			D 65			D 50		
	L*	a*	b*	L*	a*	b*	L*	a*	b*	L*	a*	b*
1	97,05	-0,18	-0,53	97,04	-0,26	-0,54	98,72	-0,31	-0,57	98,71	-0,37	-0,59
2	97,05	-0,21	-0,50	97,04	-0,29	-0,51	98,69	-0,33	-0,59	98,70	-0,33	-0,59
3	97,05	-0,27	-0,45	97,04	-0,29	-0,46	98,71	-0,36	-0,67	98,69	-0,32	-0,60
4	97,03	-0,21	-0,52	97,04	-0,29	-0,54	98,70	-0,35	-0,35	98,70	-0,36	-0,61
5	97,04	-0,23	-0,49	97,06	-0,20	-0,52	98,71	-0,35	-0,35	98,69	-0,35	-0,59
6	97,05	-0,22	-0,49	97,03	-0,20	-0,49	98,71	-0,41	-0,59	98,69	-0,46	-0,60
7	97,05	-0,19	-0,50	97,04	-0,20	-0,52	98,70	-0,42	-0,60	98,69	-0,43	-0,60
8	97,03	-0,20	-0,50	97,04	-0,28	-0,52	98,69	-0,46	-0,64	98,65	-0,47	-0,61
9	97,03	-0,29	-0,50	97,02	-0,27	-0,50	98,70	-0,45	-0,65	98,68	-0,46	-0,62
10	97,04	-0,27	-0,51	97,03	-0,28	-0,53	98,69	-0,44	-0,61	98,67	-0,45	-0,61

Tab. 11-27: Messungen an planer Fläche

Messung	Mikroskopisches Chromameter (45/0°)					
	0,3 mm Messfl.			1,8 mm Messfl.		
	L*	a*	b*	L*	a*	b*
1	97,52	-0,07	-1,33	98,10	-0,21	-1,06
2	97,52	-0,04	-1,32	98,09	-0,19	-1,06
3	97,52	-0,08	-1,30	98,09	-0,19	-1,06
4	97,52	-0,07	-1,31	98,10	-0,20	-1,05
5	97,51	-0,01	-1,32	98,09	-0,19	-1,06
6	97,51	-0,06	-1,30	98,10	-0,21	-1,06
7	97,51	-0,05	-1,30	98,10	-0,23	-1,04
8	97,52	-0,11	-1,29	98,10	-0,25	-1,02
9	97,52	-0,08	-1,29	98,10	-0,22	-1,05
10	97,51	-0,05	-1,30	98,10	-0,21	-1,03

← Tab. 11-28: Messungen an planer Fläche mit dem mikroskopischen Chromameter CR-241

Messung	Spektralphotometer CM-503c (45/0°)						Spektralphotometer CM-503i (d/8°)					
	D 65			D 50			D 65			D 50		
	L*	a*	b*	L*	a*	b*	L*	a*	b*	L*	a*	b*
1	72,34	-1,69	5,81	72,57	-0,98	5,70	77,55	0,15	9,23	77,69	1,52	9,25
2	72,22	-1,67	5,74	72,27	-0,97	5,63	77,58	0,15	9,19	77,71	1,31	9,20
3	72,30	-1,65	5,74	72,35	-0,95	5,62	77,49	0,20	9,44	77,63	1,39	9,47
4	71,97	-1,35	5,19	72,02	-0,73	5,11	77,87	0,30	9,21	78,01	1,46	9,23
5	72,10	-1,62	5,73	72,15	-0,93	5,62	77,92	0,17	9,13	78,06	1,33	9,16
6	72,99	-1,44	5,16	73,04	-0,87	5,70	77,75	0,18	9,09	77,89	1,33	9,11
7	72,09	-1,30	5,98	72,15	-0,38	5,91	77,42	0,15	9,19	77,55	1,31	9,21
8	71,93	-1,38	5,93	71,99	-0,67	5,85	77,94	0,30	9,18	78,08	1,46	9,21
9	71,83	-1,62	5,72	71,88	-0,92	5,61	77,71	0,36	9,34	77,85	1,53	9,38
10	71,91	-1,57	5,74	71,96	-0,87	5,64	77,96	0,13	9,30	78,16	1,28	9,31

Tab. 11-29: Messungen an planer Fläche mit Freihandpositionierung und Repositionierungen

Messung	Spektralphotometer CM-503c (45/0°)						Spektralphotometer CM-503i (d/8°)					
	D 65			D 50			D 65			D 50		
	L*	a*	b*	L*	a*	b*	L*	a*	b*	L*	a*	b*
1	58,15	-1,48	7,65	58,24	-0,59	0,63	63,74	1,20	10,90	63,92	2,43	11,00
2	59,15	-1,30	8,08	58,25	-0,44	0,59	63,64	1,36	11,13	63,83	2,62	11,24
3	57,60	-1,39	7,22	57,67	-0,63	0,69	63,27	1,48	11,51	62,47	2,78	11,63
4	59,06	-1,28	7,59	59,15	-0,48	0,64	63,91	1,31	11,13	64,10	2,58	11,23
5	60,72	-1,10	8,04	60,82	-0,24	0,59	64,01	1,33	11,31	64,20	2,60	11,47
6	57,52	-1,50	7,22	57,60	-0,74	0,60	64,26	1,33	11,34	64,46	2,60	11,44
7	58,41	-1,41	7,66	58,49	-0,60	0,64	64,14	1,37	11,30	64,35	2,65	11,41
8	58,81	-1,40	7,77	58,90	-0,58	0,63	63,74	1,27	11,04	63,93	2,52	11,14
9	58,60	-1,62	7,37	58,67	-0,57	0,76	63,47	1,32	10,94	63,66	2,55	11,00
10	58,02	-1,54	7,26	58,10	-0,77	0,68	64,26	1,21	11,26	64,45	2,45	11,36

Tab. 11-30: Messungen an der vestibulären Fläche einer Zahnkrone mit Freihandpositionierung und Repositionierungen

Messung	Spektralphotometer CM-503c (45/0°)						Spektralphotometer CM-503i (d/8°)					
	D 65			D 50			D 65			D 50		
	L*	a*	b*	L*	a*	b*	L*	a*	b*	L*	a*	b*
1	64,56	0,51	8,28	64,67	0,62	8,18	20,73	3,16	10,85	20,95	2,67	10,85
2	64,56	0,49	8,30	64,67	0,64	8,19	20,73	3,17	10,86	20,96	2,68	10,86
3	64,56	0,50	8,27	64,66	0,63	8,19	20,72	3,16	10,89	20,90	2,66	10,85
4	64,56	0,51	8,31	64,57	0,62	8,20	20,72	3,17	10,88	20,90	[illegible]	[illegible]
5	64,56	0,51	8,30	64,60	0,62	8,19	20,74	3,18	10,92	20,97	2,69	10,87
6	64,55	0,50	8,29	64,66	0,63	8,19	20,71	3,26	10,85	20,92	2,67	10,88
7	64,55	0,52	8,30	64,60	0,61	8,24	20,72	3,16	10,88	20,90	[illegible]	[illegible]
8	64,51	0,52	8,31	64,56	0,61	8,22	[illegible]	3,18	10,90	[illegible]	2,67	10,87
9	64,55	0,50	8,29	64,55	0,64	9,10	20,73	3,16	10,86	20,88	2,64	10,88
10	64,54	0,53	8,31	64,56	0,61	8,25	20,75	3,15	10,92	[illegible]	2,67	10,90
1	64,54	0,51	8,34	64,61	0,62	8,11	20,70	3,15	10,88	20,97	2,68	10,87
2	64,53	0,51	8,28	64,64	0,67	8,14	20,81	3,17	10,88	20,99	2,67	10,88
3	64,53	0,52	8,27	64,65	0,60	8,17	20,72	[illegible]	10,93	20,88	2,68	10,86
4	64,54	0,52	8,32	64,65	0,60	8,13	20,58	3,18	10,90	20,86	2,67	10,90
5	64,55	0,52	8,28	64,60	0,61	8,27	20,79	3,17	10,89	20,87	2,66	10,88
6	64,54	0,54	8,23	64,65	0,62	8,15	20,79	[illegible]	10,86	20,91	2,67	10,88
7	64,54	0,50	8,27	64,65	0,62	8,14	20,78	3,16	10,90	20,96	2,68	10,86
8	64,54	0,53	8,26	64,65	0,61	8,16	20,73	3,16	10,91	20,93	2,68	10,91
9	64,55	0,51	[illegible]	64,64	0,61	8,15	[illegible]	[illegible]	10,90	20,90	[illegible]	10,88
10	64,54	0,51	8,27	64,61	0,62	8,12	20,77	3,17	10,89	20,98	2,66	10,87
1	64,56	0,50	8,28	64,67	0,62	8,18	20,75	3,18	10,89	20,92	2,67	10,85
2	64,56	0,51	8,31	64,65	0,62	8,20	20,74	3,16	10,85	20,92	2,65	10,86
3	64,56	0,52	8,31	64,67	0,62	8,20	20,73	3,17	10,88	20,91	2,66	10,87
4	64,56	0,49	8,30	64,67	0,64	8,19	20,72	[illegible]	10,88	20,90	2,67	10,88
5	64,56	0,52	8,30	64,66	0,63	8,18	[illegible]	[illegible]	10,89	20,95	2,66	10,87
6	64,55	0,50	8,30	64,66	0,63	8,19	20,73	3,18	10,89	20,90	2,67	10,86
7	64,56	0,50	8,29	64,66	0,62	8,18	[illegible]	3,17	10,88	20,94	2,67	10,87
8	64,55	0,50	8,29	64,66	0,63	8,19	20,73	3,18	10,88	20,90	2,66	10,86
9	64,56	0,53	8,31	64,66	0,63	8,21	20,74	3,18	10,92	20,92	2,68	10,87
10	64,55	0,51	8,30	64,56	0,61	8,20	[illegible]	[illegible]	10,90	[illegible]	[illegible]	[illegible]

Tab. 11.31: Reproduzierungen des Zahnes unter das mit Positionierungssystem

Messung	mikrosk. Chromameter CR-241 (45/0°)					
	0,3 mm Messfl.			0,8 mm Messfl.		
	L*	a*	b*	L*	a*	b*
1	74,86	1,62	17,84	75,32	1,82	17,24
2	74,86	1,63	17,85	75,32	1,81	17,23
3	74,86	1,61	17,85	75,32	1,80	17,23
4	74,84	1,62	17,85	75,32	1,80	17,24
5	74,84	1,63	17,84	75,32	1,79	17,23
6	74,84	1,61	17,85	75,32	1,80	17,23
7	74,85	1,60	17,84	75,32	1,81	17,24
8	74,84	1,60	17,85	75,32	1,79	17,23
9	74,83	1,60	17,82	75,32	1,80	17,23
10	74,83	1,62	17,83	[illegible]	1,80	17,23
1	[illegible]	1,62	17,84	75,32	1,81	17,23
2	74,81	1,62	17,85	75,32	1,81	17,23
3	74,82	1,62	17,83	75,32	1,80	17,23
4	74,83	1,61	17,85	75,32	1,80	17,22
5	74,80	1,62	17,85	75,32	1,79	17,23
6	74,80	1,63	17,84	75,32	1,80	17,23
7	74,82	1,63	17,82	75,32	1,81	17,24
8	74,83	1,63	17,83	75,32	1,79	17,23
9	74,83	1,62	17,83	75,32	1,80	17,23
10	74,83	1,62	17,85	75,32	1,82	17,23
1	74,84	1,63	17,84	74,83	1,61	17,84
2	74,83	1,63	17,83	74,83	1,62	17,82
3	74,83	1,63	17,83	74,83	1,61	17,80
4	74,83	1,62	17,83	74,84	1,63	17,81
5	74,83	1,63	17,83	74,82	1,69	17,80
6	74,83	1,63	17,82	74,83	1,62	17,82
7	74,84	1,63	17,84	74,83	1,61	17,80
8	74,83	1,63	17,83	74,83	1,67	17,97
9	74,84	1,63	17,83	74,83	1,63	17,82
10	74,83	1,62	17,83	74,83	[illegible]	[illegible]

Tab. 11.32: Reproduzierungen des Zahnes unter das mit Positionierungssystem

*Tab. 11.33: andere Farbwertmessung der Farbmuster des VITAPAN classical unter L*a*b*-Observer. Diese Angaben stammen von der Fa. VITA (Quelle: VITA).*

VITAPAN classical	*L**	*a**	*b**
A1	81,99	2,30	17,27
A2	81,49	3,03	20,32
A3	78,73	[illegible]	[illegible]
A3,5	76,26	6,58	25,67
A4	71,01	6,88	28,01
B1	85,61	1,29	16,52
B2	81,65	2,77	[illegible]
B3	78,54	5,06	26,79
B4	77,41	4,88	26,63
C1	76,81	2,07	16,81
C2	75,58	3,31	20,12
C3	72,47	4,01	20,88
C4	67,38	5,29	21,52
D2	78,25	3,58	17,31
D3	77,18	4,87	21,30
D4	76,75	3,15	25,29

VITAPAN 3D-MASTER	L*	a*	b*	VITAPAN 3D-MASTER	L*	a*	b*
1M1	86,65	2,42	14,69	3M3	76,76	6,61	21,69
1M2	86,33	3,21	20,34	3R1.5	76,70	5,33	22,52
2L1.5	81,56	3,59	19,46	3R2.5	78,78	6,89	25,44
2L2.5	81,28	4,25	25,59	4L1.5	71,59	5,42	20,40
2M1	81,30	4,21	15,53	4L2.5	71,46	3,12	17,20
2M2	81,54	4,28	[illegible]	4M1	71,8	5,16	16,42
2M3	[illegible]	5,02	24,44	4M2	72,51	[illegible]	22,05
2R1.5	81,32	4,46	17,59	4M3	71,84	8,16	28,85
2R2.5	81,53	5,44	23,99	4R1.5	71,37	6,55	19,55
3L1.5	81,29	4,34	21,70	4R2.5	71,59	5,18	25,26
3L2.5	76,42	5,46	26,02	5M1	67,34	6,19	18,50
3M1	76,53	4,05	13,92	5M2	67,29	8,35	23,37
3M2	77,12	5,24	[illegible]	5M3	67,59	10,54	40,08

*Tab. 11-34: (links) Farbcharakterisierung der Farbringmuster des VITAPAN 3D-MASTER in den L*a*b*-Werten. Diese Angaben stammen von der Fa. VITA (Quelle: VITA).*

Exemplarische Ergebnisse der Voruntersuchungen

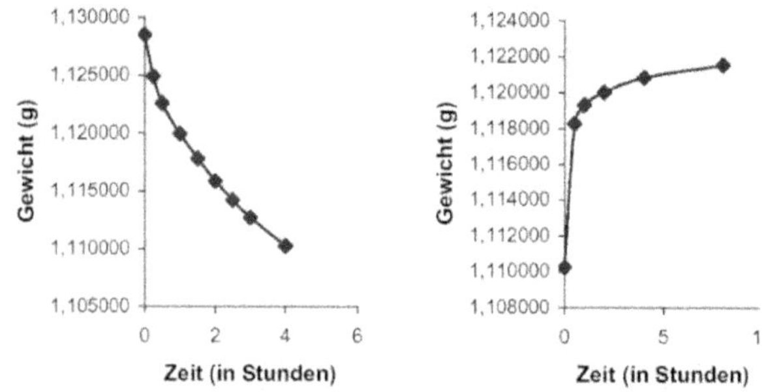

Abb. 11-5 Gewichtsentwicklung innerhalb des De- (links) und Rehydrierungsprozesses (rechts) gemessen an 15 Zähnen mit der Mikrowaage MC 5 von der Fa. Sartorius (Messung bis 1-1.000.000 g). Bild unten: Detaildarstellung zu Dehydrierungsbeginn.

Ergebnisse der Analyse des VITAPAN classical- und 3D-Master Farbringes

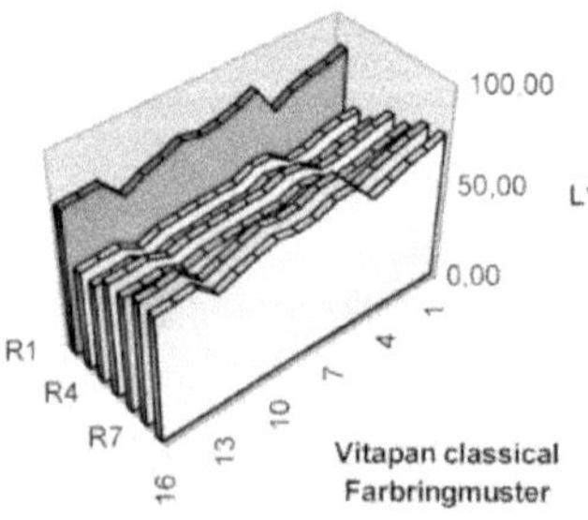

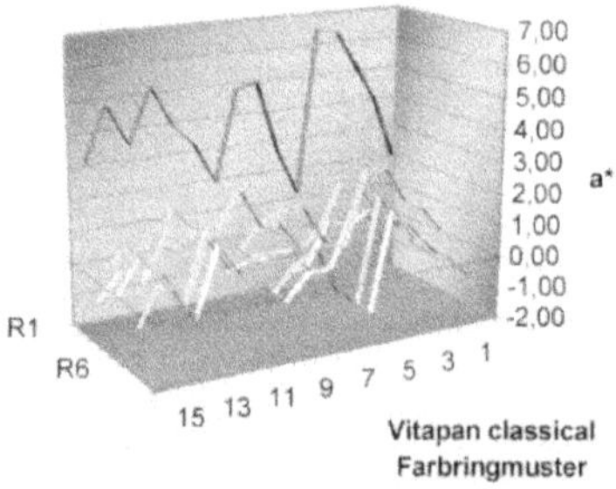

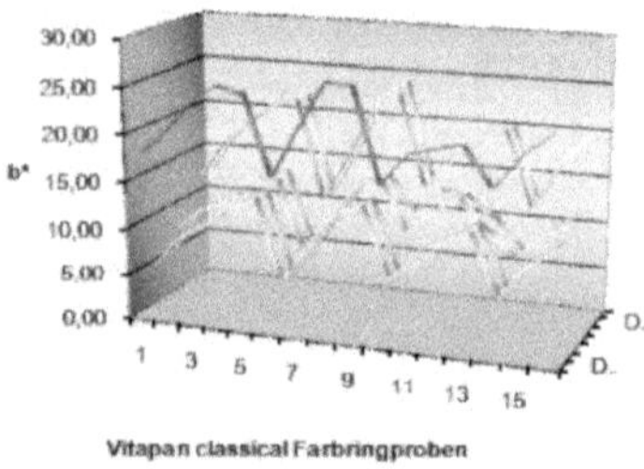

*Abb. 11-6 Darstellung der Analyse des VITAPAN classical-Zahnfarbringes. Alle Zahnfarbproben wurden mit den Spektralphotometern CM-503c unter Normlicht D65 (R2) und D50 (R3), CM-503i unter Normlicht D65 (R4) und D50 (R5) auf einer Messfläche von 3 mm und dem mikroskopischen Chroma-Meter CR-241 unter Normlicht D65 auf einer Meßfläche von 0,3 mm (R6) als auch von 1,8 mm (R7) in ihren L*a*b*-Werten erfaßt, welche mit den Angaben der Fa. VITA (R1) zu den identischen Farbproben verglichen wurden. Zu den Variablen s. Tab. 11-34b.*

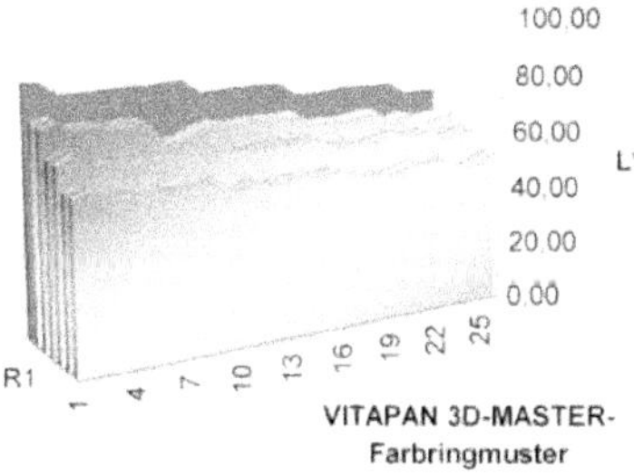

*Abb. 11-[illegible] Darstellung der Ausmessung des VITAPAN 3D-MASTER Zahnfarbringes. Alle Zahnfarbproben wurden mit den Spektralphotometern CM-503i unter Normlicht D65 (R1) und D50 (R2), CM-503i unter Normlicht D65 (R3) und D50 (R4) und dem mikroskopischen Chromameter CR 241 mit einer Messfläche von 0,3 mm (R5) [illegible] L*a*b* Werte [illegible] mit den Angaben von Fa. VITA [illegible] (s. Tab. [illegible] und Anhang Tab. 11-35 bis 11-36).*

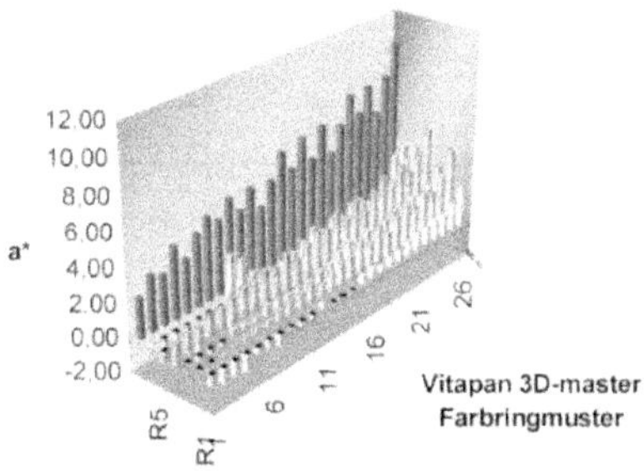

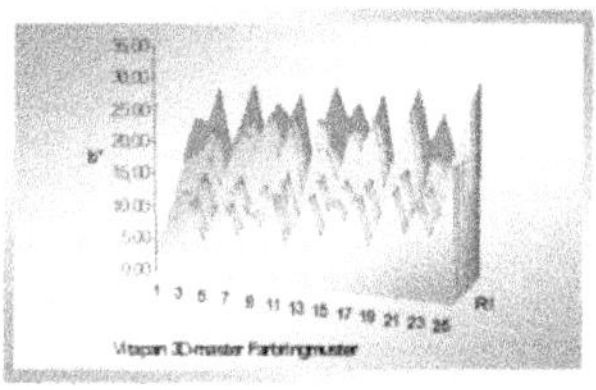

Nr.	VITAPAN classical	VITAPAN 3D-MASTER	Nr.	VITAPAN classical	VITAPAN 3D-MASTER
1	A1	1M1	14	D2	3M3
2	A2	1M2	15	D3	3R1.5
3	A3	2L1.5	16	D4	3R2.5
4	A3.5	2L2.5	17		4L1.5
5	A4	2M1	18		4L2.5
6	B1	2M2	19		4M1
7	B2	2M3	20		4M2
8	B3	2R1.5	21		4M3
9	B4	2R2.5	22		4R1.5
10	C1	3L1.5	23		4R2.5
11	C2	3L2.5	24		5M1
12	C3	3M1	25		5M2
13	C4	3M2	26		5M3

Tab. 11-34b Diagrammschlüssel. Jeder Nummer ist ein VITAPAN-Zahnfarbringmuster zugeordnet. Aufbau der VITAPAN classical- und 3D-MASTER-Farbringe. Die Anwendung von Farbmessgeräten an planen, homogenen Flächen ist ein Standardverfahren in der wissenschaftlichen Forschung und der industriellen Produktüberwachung zur Qualitätskontrolle. Die Messung an gekrümmten Oberflächen und komplex geformten Zahnkronen hat einen Einfluss auf die Ergebnisse, insbesondere, wenn mit anderen verschiedenen Spektralphotometern oder Dreibereichsmessgeräten unterschiedlicher Messgeometrien gemessen wird. Um diese Ergebnisse vergleichen zu können, wurden alle konfektionierten Farbringmuster der VITAPAN classical und des VITAPAN 3D-MASTER mit den Spektralphotometern CM 503i [illegible] Messgeometrie), CM 503i [illegible] Messgeometrie) und dem mikroskopischen Chromameter (45/0 Messgeometrie) ausgemessen und mit den Ergebnissen der VITA Forschungsabteilung (SPEKTRAFLASH SF 600 Plus CT von DATACOLOR, [illegible]) verglichen und in den nachfolgenden Diagrammen beschrieben. Die horizontale Achse der Diagramme enthält die Zahnringprobe von 1 (A1) bis 16 (D4) für den VITAPAN classical bzw. 1 (1M1) bis 26 (5M3) für den VITAPAN 3D-MASTER (s. Legende oben und nachstehende Tabellen).

Vitapan classical	Spektralphotometer CM-503c (45/0°) D 65			D 50			Spektralphotometer CM-503i d/8° D 65			D 50			Mikroskopisches Chromameter CR-241 (45/0°) 0,3 mm Messfläche			1,8 mm Messfläche		
	L*	a*	b*	L*	a*	b*	L*	a*	b*	L*	a*	b*	L*	a*	b*	L*	a*	b*
A1	58,29	-1,16	5,51	58,34	-0,43	5,44	67,54	-0,71	7,85	67,64	0,26	7,63	73,59	-0,63	12,18	74,47	-0,85	12,39
A2	57,74	-0,63	8,65	57,55	0,34	8,67	65,64	-0,13	10,21	65,78	1,05	10,25	71,28	-0,20	16,41	71,37	-0,16	16,42
A3	55,61	0,43	9,92	55,74	0,67	9,95	63,15	0,17	11,27	63,31	1,45	11,35	68,87	0,34	18,80	69,47	0,30	18,95
A3,5	52,01	0,24	12,19	52,19	1,58	12,26	60,32	1,02	13,71	60,54	2,57	13,84	65,59	0,88	20,96	65,65	1,06	21,83
A4	51,06	0,42	13,45	51,25	1,83	13,54	58,85	1,15	14,24	59,08	2,71	14,39	61,79	1,99	21,66	62,17	1,71	21,88
B1	58,00	-1,00	4,75	56,63	0,49	4,68	65,02	-0,59	6,80	65,10	0,26	6,78	72,21	-1,40	10,84	72,22	-1,47	10,85
B2	58,10	-1,13	8,60	58,20	-0,19	8,53	65,62	-0,69	10,10	65,75	0,54	10,07	71,28	-0,83	16,03	71,34	-0,92	16,04
B3	53,98	-0,51	12,34	54,14	0,85	12,34	61,94	0,18	13,91	62,14	1,74	13,98	67,12	0,60	21,41	67,45	0,21	22,05
B4	53,72	-0,52	13,76	52,90	0,98	13,77	61,74	0,20	14,96	61,05	1,65	14,85	66,12	0,22	23,17	66,72	0,18	24,07
C1	53,44	-0,74	6,48	53,52	0,06	6,42	61,22	0,19	9,95	51,43	1,35	11,30	68,18	-0,57	13,21	68,31	-0,60	13,41
C2	52,33	-0,45	8,20	52,40	0,64	9,28	60,35	0,85	12,30	60,58	2,59	13,96	65,22	0,08	16,63	65,52	0,64	16,15
C3	51,35	-0,17	10,68	51,50	1,03	10,73	59,85	1,35	13,80	60,03	1,45	13,50	63,01	0,47	17,98	62,73	0,50	17,90
C4	47,44	0,56	12,13	47,62	1,87	12,23	56,90	-0,89	11,05	57,25	1,60	11,30	58,47	1,50	20,13	58,52	1,52	20,05
D2	53,29	-0,58	5,57	55,36	0,22	5,86	61,13	0,11	8,22	61,25	1,10	8,26	67,83	-0,45	11,99	67,86	-0,56	12,07
D3	52,86	-0,12	9,17	52,65	0,90	9,21	60,47	0,70	11,01	60,64	1,36	11,11	65,96	0,45	16,88	66,04	0,42	17,03
D4	51,85	-0,95	11,06	52,02	0,32	11,01	60,29	-0,53	12,43	60,46	[illegible]	12,44	65,79	-0,82	19,70	65,64	-0,78	20,05

Tab. 11-35: Zu Kap. 4. Ergebnisse der Analyse des VITAPAN classical-Farbringes. Gemessen wurde mit den Spektralphotometern CM-503c und CM-503i als auch mit dem mikroskopischen Chromameter CR-241 unter einem Normbeobachtungswinkel von 2° und unter Nutzung der oben angegebenen Normlichtarten (D65, D50)

Vitapan 3D-Master	Spektralphotometer CM-503c (45/0°) D 65			D 50			Spektralphotometer CM-503i (d/8°) D 65			D 50			Mikroskopisches Chromameter CR-241 (45/0°) 0,3 mm Messfläche			1,8 mm Messfläche		
	L*	a*	b*	L*	a*	b*	L*	a*	b*	L*	a*	b*	L*	a*	b*	L*	a*	b*
1M1	58,23	-0,62	4,75	58,28	-0,13	4,51	65,67	-0,08	6,80	65,77	0,74	5,85	73,48	-0,77	10,28	75,18	-0,98	9,80
1M2	60,27	-0,39	5,25	60,36	-0,07	5,54	68,67	-0,33	10,44	63,82	0,86	10,48	73,74	-1,13	14,64	76,11	-1,23	14,38
2L1,5	56,25	-0,89	7,91	56,34	0,00	7,90	64,67	-0,22	10,20	64,82	0,95	10,25	72,34	-1,01	15,97	72,94	-1,08	16,09
2L2,5	56,94	-1,07	11,20	57,08	0,15	13,19	64,77	-0,22	13,49	64,96	1,27	13,53	72,54	-1,74	15,46	73,38	-1,56	19,84
2M1	54,68	-0,42	5,22	54,75	0,19	5,23	62,19	0,38	7,57	63,30	1,30	7,60	71,42	-0,19	11,31	71,73	0,00	11,39
2M2	56,12	-0,52	8,62	56,24	0,49	8,64	64,85	0,29	10,99	64,64	1,34	11,08	72,05	-0,26	17,02	72,81	-0,37	[illegible]
2M3	54,98	-0,37	10,87	55,11	0,45	10,89	63,94	0,30	13,62	64,14	1,81	13,71	71,81	-0,94	20,20	71,83	-0,68	21,48
2R1,5	55,39	0,04	6,41	55,49	0,70	6,43	63,71	0,72	8,82	63,58	1,76	8,91	64,08	2,74	17,60	64,14	1,61	[illegible]
2R2,5	56,76	-0,31	10,38	56,90	0,83	10,42	64,92	0,81	12,70	65,12	2,06	13,60	[illegible]	1,65	21,26	64,48	[illegible]	[illegible]
3L1,5	52,73	-0,59	8,25	52,36	0,84	9,27	60,44	0,61	11,10	60,61	1,68	11,31	[illegible]	0,12	16,24	67,24	0,21	[illegible]
3L2,5	54,42	0,25	13,27	54,60	1,17	13,32	62,12	0,67	14,92	62,59	2,30	15,04	68,42	0,11	22,65	68,60	0,82	[illegible]
3M1	52,55	-0,08	6,75	52,64	0,64	6,18	60,97	0,55	8,17	61,13	1,62	8,26	67,35	0,19	11,45	67,26	0,24	12,56
3M2	55,18	-0,01	10,22	55,52	1,13	10,27	61,68	0,72	12,16	61,87	2,22	12,22	67,94	0,85	18,70	68,42	0,58	[illegible]
3M3	56,34	-0,08	13,58	56,54	1,41	14,91	61,98	0,97	15,91	62,22	2,63	15,61	68,05	0,91	18,77	68,08	0,77	19,03
3R1,5	52,86	0,45	7,72	52,98	1,17	7,85	60,94	1,14	9,86	61,11	2,50	9,99	67,59	0,97	14,20	67,76	1,13	[illegible]
3R2,5	54,16	1,08	13,44	54,36	2,02	13,54	61,75	1,67	15,08	61,99	3,32	15,24	67,59	0,92	22,08	68,15	1,69	22,08
4L1,5	51,02	0,37	11,83	51,19	1,54	11,96	58,60	1,13	12,36	58,05	2,53	12,40	63,68	1,22	19,14	64,13	[illegible]	[illegible]
4L2,5	53,33	0,60	14,67	53,55	2,21	14,70	58,29	1,62	15,71	59,01	3,22	15,89	63,67	1,52	24,17	61,99	[illegible]	[illegible]
4M1	49,67	0,62	7,86	49,79	1,50	[illegible]	57,50	1,26	8,92	57,86	2,31	9,09	63,52	1,09	14,19	63,80	1,48	14,34
4M2	51,01	0,86	12,43	51,21	2,22	12,51	59,01	1,70	13,57	59,24	3,22	13,74	64,77	2,41	20,85	64,77	1,92	20,54
4M3	52,25	1,94	16,57	52,50	2,71	15,67	59,58	1,96	17,69	59,87	3,83	17,82	64,65	2,10	26,31	65,10	1,88	26,63
4R1,5	52,12	1,16	8,95	50,59	2,27	10,08	58,33	1,94	11,27	58,54	3,24	11,37	61,45	-0,01	12,33	61,68	0,01	13,03
4R2,5	51,98	1,31	14,50	52,31	2,86	14,84	59,02	2,32	15,41	59,28	4,01	15,63	62,76	-0,12	19,84	62,95	-0,16	19,80
5M1	47,53	1,31	8,83	47,69	2,33	9,96	55,55	2,08	10,26	55,27	3,26	10,94	59,23	2,60	16,56	60,13	1,39	15,47
5M2	48,76	[illegible]	14,38	48,99	[illegible]	14,54	56,77	2,46	14,88	57,03	4,09	15,08	60,14	3,30	22,54	60,99	3,37	22,60
5M3	51,97	2,42	21,50	52,25	4,34	21,09	58,13	3,26	29,85	58,48	5,39	21,11	61,52	4,01	29,57	61,62	3,90	29,64

Tab. 11-36: Zu Kap. 4. Ergebnisse der Analyse des VITAPAN 3D-MASTER- Farbringes. Gemessen wurde mit den Spektralphotometern CM-503c und CM-503i als auch mit dem mikroskopischen Chromameter CR-241 unter einem Normbeobachtungswinkel von 2° und unter Nutzung der oben angegebenen Normlichtarten (D65, D50)

Zahn Nr.	Messung	Farbmessungen zur Dehydrierung: Spektralphotometer CM-503c (45/0°), D65: L*	a*	b*	M	D50: L*	a*	b*	M	Spektralphotometer CM-503i (d/8°), D65: L*	a*	b*	M	D50: L*	a*	b*	M
1	1	[illegible]	[illegible]	[illegible]	[illegible]	[illegible]	[illegible]	[illegible]	[illegible]	[illegible]	[illegible]	[illegible]	[illegible]	[illegible]	[illegible]	[illegible]	[illegible]
	2	[illegible]	[illegible]	[illegible]	[illegible]	[illegible]	[illegible]	[illegible]	[illegible]	[illegible]	[illegible]	[illegible]	[illegible]	[illegible]	[illegible]	[illegible]	[illegible]
	3	[illegible]	[illegible]	[illegible]	[illegible]	[illegible]	[illegible]	[illegible]	[illegible]	[illegible]	[illegible]	[illegible]	[illegible]	[illegible]	[illegible]	[illegible]	[illegible]
	4	[illegible]	[illegible]	[illegible]	[illegible]	[illegible]	[illegible]	[illegible]	[illegible]	[illegible]	[illegible]	[illegible]	[illegible]	[illegible]	[illegible]	[illegible]	[illegible]
	5	[illegible]	[illegible]	[illegible]	[illegible]	[illegible]	[illegible]	[illegible]	[illegible]	[illegible]	[illegible]	[illegible]	[illegible]	[illegible]	[illegible]	[illegible]	[illegible]
2	1	[illegible]	[illegible]	[illegible]	[illegible]	[illegible]	[illegible]	[illegible]	[illegible]	[illegible]	[illegible]	[illegible]	[illegible]	[illegible]	[illegible]	[illegible]	[illegible]
	2	[illegible]	[illegible]	[illegible]	[illegible]	[illegible]	[illegible]	[illegible]	[illegible]	[illegible]	[illegible]	[illegible]	[illegible]	[illegible]	[illegible]	[illegible]	[illegible]
	3	[illegible]	[illegible]	[illegible]	[illegible]	[illegible]	[illegible]	[illegible]	[illegible]	[illegible]	[illegible]	[illegible]	[illegible]	[illegible]	[illegible]	[illegible]	[illegible]
	4	[illegible]	[illegible]	[illegible]	[illegible]	[illegible]	[illegible]	[illegible]	[illegible]	[illegible]	[illegible]	[illegible]	[illegible]	[illegible]	[illegible]	[illegible]	[illegible]
	5	[illegible]	[illegible]	[illegible]	[illegible]	[illegible]	[illegible]	[illegible]	[illegible]	[illegible]	[illegible]	[illegible]	[illegible]	[illegible]	[illegible]	[illegible]	[illegible]
3	1	[illegible]	[illegible]	[illegible]	[illegible]	[illegible]	[illegible]	[illegible]	[illegible]	[illegible]	[illegible]	[illegible]	[illegible]	[illegible]	[illegible]	[illegible]	[illegible]
	2	[illegible]	[illegible]	[illegible]	[illegible]	[illegible]	[illegible]	[illegible]	[illegible]	[illegible]	[illegible]	[illegible]	[illegible]	[illegible]	[illegible]	[illegible]	[illegible]
	3	[illegible]	[illegible]	[illegible]	[illegible]	[illegible]	[illegible]	[illegible]	[illegible]	[illegible]	[illegible]	[illegible]	[illegible]	[illegible]	[illegible]	[illegible]	[illegible]
	4	[illegible]	[illegible]	[illegible]	[illegible]	[illegible]	[illegible]	[illegible]	[illegible]	[illegible]	[illegible]	[illegible]	[illegible]	[illegible]	[illegible]	[illegible]	[illegible]
	5	[illegible]	[illegible]	[illegible]	[illegible]	[illegible]	[illegible]	[illegible]	[illegible]	[illegible]	[illegible]	[illegible]	[illegible]	[illegible]	[illegible]	[illegible]	[illegible]
4	1	[illegible]	[illegible]	[illegible]	[illegible]	[illegible]	[illegible]	[illegible]	[illegible]	[illegible]	[illegible]	[illegible]	[illegible]	[illegible]	[illegible]	[illegible]	[illegible]
	2	[illegible]	[illegible]	[illegible]	[illegible]	[illegible]	[illegible]	[illegible]	[illegible]	[illegible]	[illegible]	[illegible]	[illegible]	[illegible]	[illegible]	[illegible]	[illegible]
	3	[illegible]	[illegible]	[illegible]	[illegible]	[illegible]	[illegible]	[illegible]	[illegible]	[illegible]	[illegible]	[illegible]	[illegible]	[illegible]	[illegible]	[illegible]	[illegible]
	4	[illegible]	[illegible]	[illegible]	[illegible]	[illegible]	[illegible]	[illegible]	[illegible]	[illegible]	[illegible]	[illegible]	[illegible]	[illegible]	[illegible]	[illegible]	[illegible]
	5	[illegible]	[illegible]	[illegible]	[illegible]	[illegible]	[illegible]	[illegible]	[illegible]	[illegible]	[illegible]	[illegible]	[illegible]	[illegible]	[illegible]	[illegible]	[illegible]

↑ Tab. 11.[illegible] Zu Kap. 4: Farbmessungen zur Dehydrierung. Gemessen wurde mit den Spektralphotometern CM-503c und CM-503i unter dem Normbeobachtungswinkel 2°, dem Normlicht D65 und D50 sowie mit dem mikroskopischen Chromameter CR-241 (0,3 mm; 1,8 mm) ebenfalls unter dem Normbeobachtungswinkel 2° mit dem Normlicht D65.

Zahn Nr.	Messung	Farbmessungen zur Dehydrierung (Fortsetzung): Mikroskopisches Chromameter CR-241 (45/0°), D65 / 0,3 mm: L*	a*	b*	D65 / 1,8 mm: L*	a*	b*	VITAPAN classical	3D-MASTER	Gewicht (g)
1	1	61,66	4,46	24,51	60,47	3,44	24,81			
	2	61,60	4,51	24,45	60,49	3,43	24,80			
	3	61,63	4,52	24,46	60,50	3,43	24,82	A3	3R25	1,3090
	4	61,64	4,47	24,45	60,51	3,43	24,81			
	5	61,66	4,47	24,41	60,52	3,44	24,77			
2	1	70,30	2,42	21,88	69,88	0,13	20,38			
	2	70,32	2,40	21,83	69,90	0,12	20,41			
	3	70,34	2,41	21,77	69,92	0,14	20,37	A3,5	3L25	0,3514
	4	70,36	-2,40	21,75	69,93	0,15	20,32			
	5	70,35	2,41	21,72	69,95	0,12	20,30			
3	1	59,47	2,43	16,23	60,51	2,62	16,07			
	2	59,48	2,39	16,23	60,55	2,59	16,03			
	3	59,49	2,39	16,25	60,55	2,68	16,03	A4	4R25	0,2222
	4	59,49	2,42	16,23	60,56	2,60	16,01			
	5	59,50	2,41	16,21	60,56	2,58	16,01			
4	1	70,86	-1,40	15,29	69,80	-0,73	15,83			
	2	70,90	-1,38	15,25	69,80	-0,71	15,83			
	3	70,92	-1,37	15,23	69,82	-0,74	15,83	B2	2M2	1,5443
	4	70,93	-1,39	15,21	69,83	-0,70	15,80			
	5	70,95	-1,38	15,17	69,84	-0,69	15,80			

← Tab. 11.38 Zu Kap. 4: Farbmessungen Dehydrierung. Gemessen wurde mit den Spektralphotometern CM-503c und CM-503i unter dem Normbeobachtungswinkel 2° und dem Normlicht D65 als auch D50 sowie mit dem mikroskopischen Chromameter CR-241 (0,3 mm; 1,8 mm) ebenfalls unter dem Normbeobachtungswinkel 2° und dem Normlicht D65 (Fortsetzung).

Zahn Nr.	Messung	Farbmessungen nach Dehydrierung															
		Spektralphotometer CM-503c (45/0°)								Spektralphotometer CM-503i (d/8°)							
		D65				D50				D65				D50			
		L*	a*	b*	M	L*	a*	b*	M	L*	a*	b*	M	L*	a*	b*	M
1	1	68,80	1,05	20,41	0,87	69,10	3,35	20,41	0,87	66,35	2,97	22,62	1,07	66,73	5,47	22,74	1,07
	2	68,01	1,06	20,42	0,87	69,11	3,36	20,42	0,87	66,35	2,97	22,63	1,06	66,71	5,47	22,75	1,06
	3	68,02	1,07	20,40	0,87	69,12	3,36	20,40	0,87	66,35	2,98	22,60	1,07	66,71	5,38	22,72	1,07
	4	68,81	1,06	20,42	0,87	69,11	3,36	20,41	0,87	66,35	2,98	22,61	1,07	66,72	5,48	22,73	1,07
	5	68,80	1,06	20,43	0,87	69,10	3,36	20,40	0,87	66,34	2,98	22,61	1,07	66,71	5,49	22,73	1,07
2	1	75,01	-0,64	14,31	0,22	75,19	1,02	14,28	0,22	79,47	0,06	13,93	1,88	79,67	1,68	14,98	1,88
	2	75,00	-0,63	14,28	0,22	75,19	1,07	14,25	0,22	79,47	0,06	13,95	1,88	79,67	1,69	15,00	1,88
	3	75,01	-0,63	14,30	0,22	75,19	1,03	14,26	0,22	79,47	0,05	13,96	1,88	79,67	1,69	15,00	1,88
	4	75,00	-0,63	14,30	0,22	75,18	1,03	14,27	0,22	79,44	0,02	13,98	1,88	79,64	1,66	14,98	1,88
	5	75,00	-0,64	14,31	0,22	75,18	1,02	14,28	0,22	79,46	0,06	13,95	1,88	79,66	1,70	15,01	1,88
3	1	70,21	-0,80	4,22	0,95	70,25	-0,30	4,17	0,95	73,60	-0,08	6,31	2,70	73,68	0,71	6,33	2,70
	2	70,22	-0,82	4,20	0,95	70,26	-0,32	4,15	0,95	73,60	-0,05	6,34	2,70	73,69	0,70	6,36	2,70
	3	70,22	-0,83	4,19	0,95	70,27	-0,33	4,14	0,95	73,60	-0,07	6,30	2,70	73,68	0,72	6,32	2,70
	4	70,22	-0,82	4,20	0,95	70,26	-0,33	4,14	0,95	73,61	-0,08	6,31	2,70	73,70	0,70	6,33	2,70
	5	70,22	-0,82	4,20	0,95	70,26	-0,33	4,14	0,95	73,61	-0,08	6,33	2,70	73,70	0,70	6,35	2,70
4	1	73,52	-0,85	10,72	0,17	73,65	0,42	10,68	0,17	79,51	0,24	13,20	1,95	79,71	1,79	13,25	1,95
	2	73,51	-0,85	10,71	0,18	73,64	0,42	10,66	0,18	79,50	0,24	13,22	1,95	79,70	1,80	13,28	1,95
	3	73,51	-0,85	10,72	0,18	73,64	0,42	10,67	0,18	79,51	0,24	13,23	1,95	79,71	1,80	13,28	1,95
	4	73,51	-0,85	10,73	0,18	73,64	0,41	10,68	0,18	79,51	0,24	13,23	1,95	79,70	1,79	13,28	1,95
	5	73,52	-0,85	10,72	0,18	73,65	0,41	10,68	0,18	79,51	0,24	13,22	1,95	79,70	1,80	13,28	1,95

Tab. 11-39: Zu Kap. 4. – Farbmessungen nach Dehydrierung. Gemessen wurde mit den Spektralphotometern CM-503c und CM503i unter dem Normbeobachtungswinkel 2° und dem Normlicht D65 als auch D50 sowie mit dem mikroskopischen Chromameter CR-241 (0,3 mm, 1,8 mm) ebenfalls unter dem Normbeobachtungswinkel 2° und dem Normlicht D65.

Zahn Nr.	Messung	Farbmessungen nach Dehydrierung (Fortsetzung)								
		Mikroskopisches Chromameter CR-241 (45/0°)						VITAPAN		Gewicht (g)
		D65 / 0,3 mm			D65 / 1,8 mm			classical	3D-MASTER	(Gewichtsverluste in %)
		L*	a*	b*	L*	a*	b*			
1	1	70,54	4,61	30,93	68,62	5,66	29,52			
	2	70,54	4,61	30,94	68,62	5,65	29,51			
	3	70,54	4,61	30,94	68,63	5,67	29,51	A1	2L1,5	1,8938
	4	70,54	4,61	30,94	68,63	5,67	29,51			(7,789)
	5	70,54	4,62	30,93	68,62	5,70	29,53			
2	1	82,57	-1,50	21,27	81,02	0,68	20,23			
	2	82,56	-1,54	21,29	81,02	0,71	20,22			
	3	82,57	-1,53	21,27	81,02	0,72	20,21	B1	1M1	0,8941
	4	82,57	-1,52	21,28	81,03	0,67	20,23			(6,830)
	5	82,56	-1,47	21,25	81,03	0,70	20,23			
3	1	75,18	2,05	12,84	74,99	2,22	14,82			
	2	75,19	2,07	12,84	74,99	2,26	14,83			
	3	75,19	2,08	12,85	74,99	2,27	14,82	>B1	>1M1	0,8789
	4	75,19	2,07	12,84	75,00	2,22	14,83			(4,692)
	5	75,19	2,08	12,85	74,99	2,23	14,83			
4	1	83,60	0,36	14,26	82,56	0,71	15,29			
	2	83,60	0,33	14,23	82,56	0,75	15,27			
	3	83,61	0,36	14,24	82,55	0,76	15,27	B1	1M1	0,9844
	4	83,61	0,37	14,24	82,55	0,75	15,27			(5,732)
	5	83,61	0,34	14,24	82,55	0,76	15,26			

Tab. 11-40: Zu Kap. 4. – Farbmessungen nach Dehydrierung. Gemessen wurde mit den Spektralphotometern CM-503c und CM503i unter dem Normbeobachtungswinkel 2° und dem Normlicht D65 als auch D50 sowie mit dem mikroskopischen Chromameter CR-241 (0,3 mm, 1,8 mm) ebenfalls unter dem Normbeobachtungswinkel 2° und dem Normlicht D65 (Fortsetzung).

Zahn Nr.	Messung	Farbmessungen vor Dehydrierung: Spektralphotometer CM-503c (45/0°) D65 L*	a*	b*	M	D50 L*	a*	b*	M	Spektralphotometer CM-503i (d/8°) D65 L*	a*	b*	M	D50 L*	a*	b*	M
5	1	58,41	1,66	[illegible]	[illegible]	[illegible]	[illegible]	[illegible]	0,16	64,50	0,35	19,35	1,43	[illegible]	[illegible]	19,21	[illegible]
	2	58,42	1,66	13,46	0,16	[illegible]	[illegible]	13,24	0,16	64,51	0,36	19,36	1,43	[illegible]	[illegible]	[illegible]	[illegible]
	3	58,45	1,61	13,36	0,18	58,66	0,90	13,19	0,15	64	[illegible]	[illegible]	1,45	64,70	[illegible]	19,36	[illegible]
	4	[illegible]	1,62	[illegible]	[illegible]	58,88	0,93	13,38	[illegible]	[illegible]	[illegible]	[illegible]	1,43	64,80	[illegible]	19,18	[illegible]
	5	58,82	1,62	13,52	0,17	58,67	[illegible]	13,36	[illegible]	[illegible]	0,35	[illegible]	[illegible]	[illegible]	[illegible]	19,40	[illegible]
6	1	45,73	[illegible]	[illegible]	[illegible]	45,81	0,26	6,46	[illegible]	[illegible]	[illegible]	10,43	2,16	56,92	[illegible]	10,55	2,16
	2	45,73	0,56	6,55	0,67	45,81	0,26	6,40	0,62	56,66	2,65	[illegible]	2,16	56,90	[illegible]	10,50	[illegible]
	3	[illegible]	0,56	[illegible]	0,72	45,87	0,27	6,45	0,62	[illegible]	[illegible]	10,46	[illegible]	[illegible]	[illegible]	[illegible]	[illegible]
	4	[illegible]	[illegible]	6,51	[illegible]	45,82	0,26	6,31	[illegible]	56,51	2,68	10,38	2,16	56,60	[illegible]	[illegible]	2,16
	5	[illegible]	[illegible]	[illegible]	0,62	45,83	0,28	[illegible]	[illegible]	[illegible]	[illegible]	10,42	[illegible]	[illegible]	[illegible]	[illegible]	[illegible]
7	1	[illegible]	2,34	[illegible]	[illegible]	[illegible]	[illegible]	[illegible]	[illegible]	[illegible]	[illegible]	[illegible]	1,30	[illegible]	5,58	[illegible]	1,20
	2	[illegible]	[illegible]	[illegible]	0,36	48,18	4,52	[illegible]	0,36	[illegible]	[illegible]	20,14	1,30	[illegible]	[illegible]	19,26	[illegible]
	3	[illegible]	2,34	18,15	[illegible]	48,20	4,52	18,14	[illegible]	[illegible]	[illegible]	[illegible]	1,30	[illegible]	[illegible]	[illegible]	[illegible]
	4	[illegible]	2,38	[illegible]	[illegible]	[illegible]	4,54	[illegible]	[illegible]	[illegible]	[illegible]	[illegible]	1,31	55,68	[illegible]	[illegible]	[illegible]
	5	[illegible]	[illegible]	18,18	0,26	[illegible]	[illegible]	[illegible]	[illegible]	[illegible]	[illegible]	[illegible]	[illegible]	[illegible]	[illegible]	[illegible]	[illegible]
8	1	[illegible]	0,48	15,06	[illegible]	[illegible]	[illegible]	[illegible]	[illegible]	[illegible]	[illegible]	[illegible]	[illegible]	56,78	[illegible]	[illegible]	1,78
	2	[illegible]	0,48	15,07	[illegible]	45,74	[illegible]	15,96	[illegible]	[illegible]	[illegible]	[illegible]	1,76	[illegible]	3,20	[illegible]	[illegible]
	3	[illegible]	[illegible]	[illegible]	[illegible]	[illegible]	[illegible]	[illegible]	[illegible]	[illegible]	[illegible]	[illegible]	[illegible]	[illegible]	[illegible]	[illegible]	[illegible]
	4	[illegible]	[illegible]	15,01	[illegible]	[illegible]	[illegible]	[illegible]	[illegible]	[illegible]	[illegible]	[illegible]	[illegible]	[illegible]	[illegible]	[illegible]	[illegible]
	5	45,90	0,37	[illegible]	[illegible]	45,78	1,18	[illegible]	[illegible]	[illegible]	[illegible]	[illegible]	[illegible]	[illegible]	[illegible]	[illegible]	[illegible]

Tab. 11-41: Zu Kap. 4 – Farbmessungen vor Dehydrierung. Gemessen wurde mit den Spektralphotometern CM-503c und CM-503i unter dem Normalbeobachtungswinkel 2° und dem Normlicht D65 als auch D50 sowie mit dem mikroskopischen Chromameter CR-241 (0,3 mm; 1,8 mm) ebenfalls unter dem Normalbeobachtungswinkel 2° und dem Normlicht D65.

Zahn Nr.	Messung	Farbmessungen vor Dehydrierung (Fortsetzung): Mikroskopisches Chromameter CR-241 (45/0°) D65 0,3 mm L*	a*	b*	D65 1,8 mm L*	a*	b*	VITAPAN classical	3D-MASTER	Gewicht (g)
5	1	71,18	0,75	30,52	72,28	1,22	28,68			
	2	71,20	0,73	[illegible]	72,49	[illegible]	28,95			
	3	71,21	0,73	30,21	72,50	1,22	28,91	B2	[illegible]	[illegible]
	4	71,23	0,72	30,22	72,30	1,29	28,97			
	5	71,23	0,74	30,20	72,51	1,25	28,98			
6	1	62,82	4,30	20,06	62,78	4,58	18,66			
	2	62,86	4,28	20,08	62,80	4,59	18,60			
	3	62,86	4,29	20,03	62,82	4,58	18,60	A3	[illegible]	[illegible]
	4	62,87	4,30	20,04	62,85	[illegible]	18,58			
	5	62,88	4,28	20,02	62,87	4,86	18,58			
7	1	[illegible]	5,67	[illegible]	62,81	5,03	[illegible]			
	2	[illegible]	5,68	25,53	62,82	[illegible]	26,51			
	3	[illegible]	5,69	25,50	[illegible]	[illegible]	[illegible]	A4	[illegible]	[illegible]
	4	[illegible]	5,66	25,49	[illegible]	5,04	[illegible]			
	5	[illegible]	5,69	25,48	62,84	5,06	26,40			
8	1	60,43	5,10	[illegible]	[illegible]	5,85	27,60			
	2	60,47	5,13	25,98	[illegible]	[illegible]	[illegible]			
	3	60,49	5,09	25,97	61,04	5,84	27,59	C4	[illegible]	[illegible]
	4	[illegible]	5,12	25,90	[illegible]	5,87	27,56			
	5	60,51	5,12	25,89	[illegible]	5,87	27,56			

Tab. 11-42: Zu Kap. 4 – Farbmessungen vor Dehydrierung. Gemessen wurde mit den Spektralphotometern CM-503c und CM-503i unter dem Normalbeobachtungswinkel 2° und dem Normlicht D65 als auch D50 sowie mit dem mikroskopischen Chromameter CR-241 (0,3 mm; 1,8 mm) ebenfalls unter dem Normalbeobachtungswinkel 2° und dem Normlicht D65 (Fortsetzung).

Zahn Nr.	Messung	Farbmessungen nach Dehydrierung															
		Spektralphotometer CM-503c (45/0°)								Spektralphotometer CM-503i (d/8°)							
		D65				D50				D65				D50			
		L*	a*	b*	M	L*	a*	b*	M	L*	a*	b*	M	L*	a*	b*	M
5	1	75,85	0,54	19,92	0,78	76,13	2,76	19,95	0,78	77,65	2,50	23,28	1,03	78,02	5,04	23,41	1,03
	2	75,85	0,55	19,91	0,78	76,14	2,76	19,92	0,78	77,65	2,49	23,25	1,03	78,01	5,02	23,39	1,03
	3	75,84	0,54	19,92	0,78	76,13	2,75	19,93	0,78	77,65	2,48	23,23	1,03	78,02	5,01	23,36	1,03
	4	75,85	0,54	19,95	0,78	76,13	2,75	19,96	0,78	77,65	2,51	23,24	1,03	78,02	5,06	23,37	1,03
	5	75,84	0,54	19,95	0,78	76,13	2,76	19,96	0,78	77,64	2,51	23,25	1,03	78,01	5,04	23,39	1,03
6	1	63,76	0,28	9,04	0,37	63,90	1,36	9,07	0,37	67,40	2,09	11,01	2,11	67,60	3,44	11,18	2,11
	2	63,76	0,25	9,06	0,37	63,90	1,33	9,09	0,37	67,39	2,09	11,00	2,11	67,60	3,44	11,17	2,11
	3	63,77	0,26	9,05	0,37	63,91	1,34	9,08	0,37	67,40	2,11	11,00	2,11	67,61	3,46	11,17	2,11
	4	63,77	0,28	9,03	0,37	63,90	1,36	9,07	0,37	67,40	2,10	10,99	2,11	67,60	3,45	11,16	2,11
	5	63,77	0,28	9,03	0,37	63,90	1,36	9,07	0,37	67,40	2,11	11,00	2,11	67,60	3,46	11,17	2,11
7	1	60,32	4,25	23,57	1,27	60,71	6,93	23,61	1,27	66,22	3,98	21,12	1,08	66,59	6,48	21,23	1,08
	2	60,32	4,27	23,55	1,26	60,71	6,95	23,58	1,26	66,23	3,95	21,13	1,08	66,59	6,45	21,23	1,08
	3	60,31	4,27	23,58	1,27	60,71	6,95	23,62	1,27	66,22	3,96	21,10	1,08	66,59	6,45	21,21	1,08
	4	60,32	4,27	23,55	1,27	60,71	6,95	23,59	1,27	66,22	3,94	21,10	1,08	66,58	6,43	21,20	1,08
	5	60,32	4,27	23,55	1,27	60,71	6,95	23,59	1,27	66,20	3,94	21,10	1,08	66,58	6,43	21,20	1,08
8	1	64,96	1,62	24,83	1,17	65,22	4,22	24,79	1,17	69,62	3,73	25,24	0,91	70,03	6,40	25,39	0,91
	2	64,96	1,65	24,83	1,17	65,22	4,25	24,79	1,17	69,63	3,74	25,24	0,91	70,04	6,42	25,39	0,91
	3	64,60	1,65	24,83	1,17	65,22	4,25	24,79	1,17	69,63	3,74	25,24	0,91	70,04	6,41	25,39	0,91
	4	64,90	1,65	24,83	1,17	65,22	4,25	24,79	1,17	69,63	3,72	25,23	0,91	70,04	6,39	25,38	0,91
	5	64,90	1,65	24,83	1,17	65,22	4,25	24,79	1,17	69,60	3,66	25,23	0,91	70,04	6,39	25,38	0,91

Tab. 11-43: Zu Kap. 4 – Farbmessungen nach Dehydrierung. Gemessen wurde mit den Spektralphotometern CM-503c und CM503i unter dem Normbeobachtungswinkel 2° und dem Normlicht D65 als auch D50 sowie mit dem mikroskopischen Chromameter CR-241 (0,3 mm, 1,8 mm) ebenfalls unter dem Normbeobachtungswinkel 2° und dem Normlicht D65.

Zahn Nr.	Messung	Farbmessungen nach Dehydrierung (Fortsetzung)								
		Mikroskopisches Chromameter CR-241 (45/0°)						VITAPAN		Gewicht (g)
		D65 / 0,3 mm			D65 / 1,8 mm			classical	3D-MASTER	(Gewichtsverluste in %)
		L*	a*	b*	L*	a*	b*			
5	1	75,55	5,11	35,28	77,82	5,12	33,58			
	2	75,54	5,12	35,24	77,83	5,05	33,60			1,0707
	3	75,55	5,09	35,28	77,82	5,06	33,60	B1	1M1	(6,190)
	4	75,54	5,12	35,29	77,82	5,08	33,58			
	5	75,55	5,12	35,28	77,81	5,06	33,58			
6	1	70,83	4,23	19,84	71,59	5,41	18,91			
	2	70,82	4,27	19,86	71,59	5,42	18,88			
	3	70,82	4,23	19,87	71,59	5,42	18,91	A3	2R2,5	0,9037
	4	70,82	4,26	19,84	71,58	5,46	18,88			(5,012)
	5	70,82	4,24	19,84	71,59	5,41	18,90			
7	1	70,61	4,55	25,35	69,08	6,05	26,58			
	2	70,60	4,59	25,35	69,07	6,01	26,57			
	3	70,66	4,63	25,34	69,08	6,07	26,57	A3,5	4M3	1,0838
	4	70,61	4,59	25,36	69,08	6,06	26,58			(6,724)
	5	70,66	4,60	25,35	69,07	6,00	26,57			
8	1	68,60	7,36	29,42	72,09	5,68	29,95			
	2	68,61	7,35	29,44	72,08	5,70	29,96			
	3	68,61	7,34	29,45	72,08	5,72	29,94	A2	2L2,5	1,116
	4	68,60	7,37	29,38	72,09	5,67	29,97			(5,418)
	5	68,61	7,37	29,40	72,08	5,72	29,93			

Tab. 11-44: Zu Kap. 4 – Farbmessungen nach Dehydrierung. Gemessen wurde mit den Spektralphotometern CM-503c und CM503i unter dem Normbeobachtungswinkel 2° und dem Normlicht D65 als auch D50 sowie mit dem mikroskopischen Chromameter CR-241 (0,3 mm, 1,8 mm) ebenfalls unter dem Normbeobachtungswinkel 2° und dem Normlicht D65 (Fortsetzung).

Farbmessungen von Dehydrierung																	
Zahn Nr.	Messung	Spektralphotometer CM-503c (45/0°)								Spektralphotometer CM-503i (d/8°)							
		D65				D50				D65				D50			
		L*	a*	b*	M	L*	a*	b*	M	L*	a*	b*	M	L*	a*	b*	M
[illegible]	1	[illegible]	[illegible]	[illegible]	[illegible]	[illegible]	[illegible]	[illegible]	[illegible]	[illegible]	[illegible]	[illegible]	[illegible]	[illegible]	[illegible]	[illegible]	[illegible]
	2	[illegible]	[illegible]	[illegible]	[illegible]	[illegible]	[illegible]	[illegible]	[illegible]	[illegible]	[illegible]	[illegible]	[illegible]	[illegible]	[illegible]	[illegible]	[illegible]
	3	[illegible]	[illegible]	[illegible]	[illegible]	[illegible]	[illegible]	[illegible]	[illegible]	[illegible]	[illegible]	[illegible]	[illegible]	[illegible]	[illegible]	[illegible]	[illegible]
	4	[illegible]	[illegible]	[illegible]	[illegible]	[illegible]	[illegible]	[illegible]	[illegible]	[illegible]	[illegible]	[illegible]	[illegible]	[illegible]	[illegible]	[illegible]	[illegible]
	5	[illegible]	[illegible]	[illegible]	[illegible]	[illegible]	[illegible]	[illegible]	[illegible]	[illegible]	[illegible]	[illegible]	[illegible]	[illegible]	[illegible]	[illegible]	[illegible]
10	1	[illegible]	[illegible]	[illegible]	[illegible]	[illegible]	[illegible]	[illegible]	[illegible]	[illegible]	[illegible]	[illegible]	[illegible]	[illegible]	[illegible]	[illegible]	[illegible]
	2	[illegible]	[illegible]	[illegible]	[illegible]	[illegible]	[illegible]	[illegible]	[illegible]	[illegible]	[illegible]	[illegible]	[illegible]	[illegible]	[illegible]	[illegible]	[illegible]
	3	[illegible]	[illegible]	[illegible]	[illegible]	[illegible]	[illegible]	[illegible]	[illegible]	[illegible]	[illegible]	[illegible]	[illegible]	[illegible]	[illegible]	[illegible]	[illegible]
	4	[illegible]	[illegible]	[illegible]	[illegible]	[illegible]	[illegible]	[illegible]	[illegible]	[illegible]	[illegible]	[illegible]	[illegible]	[illegible]	[illegible]	[illegible]	[illegible]
	5	[illegible]	[illegible]	[illegible]	[illegible]	[illegible]	[illegible]	[illegible]	[illegible]	[illegible]	[illegible]	[illegible]	[illegible]	[illegible]	[illegible]	[illegible]	[illegible]
11	1	[illegible]	[illegible]	[illegible]	[illegible]	[illegible]	[illegible]	[illegible]	[illegible]	[illegible]	[illegible]	[illegible]	[illegible]	[illegible]	[illegible]	[illegible]	[illegible]
	2	[illegible]	[illegible]	[illegible]	[illegible]	[illegible]	[illegible]	[illegible]	[illegible]	[illegible]	[illegible]	[illegible]	[illegible]	[illegible]	[illegible]	[illegible]	[illegible]
	3	[illegible]	[illegible]	[illegible]	[illegible]	[illegible]	[illegible]	[illegible]	[illegible]	[illegible]	[illegible]	[illegible]	[illegible]	[illegible]	[illegible]	[illegible]	[illegible]
	4	[illegible]	[illegible]	[illegible]	[illegible]	[illegible]	[illegible]	[illegible]	[illegible]	[illegible]	[illegible]	[illegible]	[illegible]	[illegible]	[illegible]	[illegible]	[illegible]
	5	[illegible]	[illegible]	[illegible]	[illegible]	[illegible]	[illegible]	[illegible]	[illegible]	[illegible]	[illegible]	[illegible]	[illegible]	[illegible]	[illegible]	[illegible]	[illegible]
12	1	[illegible]	[illegible]	[illegible]	[illegible]	[illegible]	[illegible]	[illegible]	[illegible]	[illegible]	[illegible]	[illegible]	[illegible]	[illegible]	[illegible]	[illegible]	[illegible]
	2	[illegible]	[illegible]	[illegible]	[illegible]	[illegible]	[illegible]	[illegible]	[illegible]	[illegible]	[illegible]	[illegible]	[illegible]	[illegible]	[illegible]	[illegible]	[illegible]
	3	[illegible]	[illegible]	[illegible]	[illegible]	[illegible]	[illegible]	[illegible]	[illegible]	[illegible]	[illegible]	[illegible]	[illegible]	[illegible]	[illegible]	[illegible]	[illegible]
	4	[illegible]	[illegible]	[illegible]	[illegible]	[illegible]	[illegible]	[illegible]	[illegible]	[illegible]	[illegible]	[illegible]	[illegible]	[illegible]	[illegible]	[illegible]	[illegible]
	5	[illegible]	[illegible]	[illegible]	[illegible]	[illegible]	[illegible]	[illegible]	[illegible]	[illegible]	[illegible]	[illegible]	[illegible]	[illegible]	[illegible]	[illegible]	[illegible]

Tab. 11-45 Zu Kap. 4 – Farbmessungen von Dehydrierung: Gemessen wurde mit den Spektralphotometern CM-503c und CM503i unter dem Normbeobachtungswinkel 2° und dem Normlicht D65 als auch D50 sowie mit dem mikroskopischen Chromameter CR-241 (0,3 mm; 1,8 mm) ebenfalls unter dem Normbeobachtungswinkel 2° und dem Normlicht D65

Farbmessungen von Dehydrierung (Fortsetzung)									
Zahn Nr.	Messung	Mikroskopisches Chromameter CR-241 (45/0°)						VITAPAN		Gewicht (g)
		D65 ; 0,3 mm			D65 ; 1,8 mm			classical	3D-MASTER	
		L*	a*	b*	L*	a*	b*			
[illegible]	1	67,24	[illegible]	22,56	67,32	0,37	22,82			
	2	67,28	[illegible]	22,73	67,36	[illegible]	22,80			
	3	67,25	[illegible]	[illegible]	67,36	0,49	22,78	[illegible]	[illegible]	[illegible]
	4	67,20	[illegible]	22,69	67,27	0,47	22,74			
	5	67,26	[illegible]	22,65	67,28	0,40	22,75			
10	1	73,27	0,07	24,30	73,05	0,76	24,26			
	2	73,29	0,11	24,15	73,07	0,76	24,21			
	3	73,29	0,13	24,17	73,06	0,77	24,21	[illegible]	[illegible]	[illegible]
	4	73,31	0,12	24,18	73,08	0,73	24,24			
	5	73,33	0,12	24,18	73,09	0,72	24,23			
[illegible]	1	[illegible]	[illegible]	[illegible]	[illegible]	[illegible]	[illegible]			
	2	[illegible]	[illegible]	[illegible]	[illegible]	[illegible]	[illegible]			
	3	76,78	[illegible]	13,41	[illegible]	[illegible]	[illegible]	[illegible]	[illegible]	[illegible]
	4	76,76	[illegible]	13,45	[illegible]	[illegible]	15,65			
	5	[illegible]	[illegible]	13,41	[illegible]	[illegible]	[illegible]			
[illegible]	1	[illegible]	[illegible]	[illegible]	[illegible]	[illegible]	[illegible]			
	2	[illegible]	[illegible]	[illegible]	[illegible]	[illegible]	[illegible]			
	3	[illegible]	[illegible]	15,18	[illegible]	[illegible]	[illegible]	[illegible]	[illegible]	[illegible]
	4	[illegible]	[illegible]	[illegible]	[illegible]	[illegible]	[illegible]			
	5	[illegible]	[illegible]	[illegible]	[illegible]	[illegible]	[illegible]			

Tab. 11-46 Zu Kap. 4 – Farbmessungen von Dehydrierung: Gemessen wurde mit den Spektralphotometern CM-503c und CM503i unter dem Normbeobachtungswinkel 2° und dem Normlicht D65 als auch D50 sowie mit dem mikroskopischen Chromameter CR-241 (0,3 mm; 1,8 mm) ebenfalls unter dem Normbeobachtungswinkel 2° und dem Normlicht D65 (Fortsetzung)

Farbmessungen nach Dehydrierung																	
Zahn Nr.	Messung	Spektralphotometer CM-503c (45/0°)								Spektralphotometer CM-503i (d/8°)							
		D65				D50				D65				D50			
		L*	a*	b*	M	L*	a*	b*	M	L*	a*	b*	M	L*	a*	b*	M
9	1	70,20	-1,56	13,34	0,12	70,35	0,02	13,23	0,12	74,33	-0,12	15,70	1,73	74,58	1,70	15,71	1,73
	2	70,20	-1,59	13,39	0,13	70,36	0,04	13,28	0,13	74,39	-0,10	15,74	1,72	74,61	1,73	15,76	1,72
	3	70,19	-1,54	13,40	0,13	70,35	0,01	13,30	0,13	74,40	-0,09	15,73	1,73	74,62	1,73	15,74	1,73
	4	70,19	-1,54	13,40	0,13	70,35	0,01	13,30	0,13	74,40	-0,13	15,76	1,73	74,62	1,70	15,76	1,73
	5	70,19	-1,54	13,40	0,13	70,35	0,01	13,30	0,13	74,40	-0,12	15,71	1,73	74,62	1,71	15,72	1,73
10	1	72,48	0,91	22,47	1,03	72,81	3,36	22,42	1,03	74,36	1,85	24,25	1,01	74,72	4,50	24,28	1,01
	2	72,49	0,92	22,50	1,03	72,81	3,38	22,42	1,03	74,36	1,84	24,23	1,01	74,72	4,50	24,25	1,01
	3	72,50	0,92	22,47	1,03	72,82	3,38	22,44	1,03	74,36	1,84	24,25	1,01	74,72	4,50	24,27	1,01
	4	72,50	0,91	22,46	1,03	72,82	3,37	22,43	1,03	74,36	1,83	24,23	1,01	74,72	4,49	24,26	1,01
	5	72,49	0,92	22,50	1,03	72,81	3,37	22,42	1,03	74,37	1,83	24,23	1,01	74,73	4,49	24,26	1,01
11	1	84,20	1,95	9,73	0,31	82,30	-0,81	9,64	0,31	84,22	-1,27	13,25	1,99	84,38	0,29	13,20	1,99
	2	84,19	1,92	9,70	0,32	82,29	-0,79	9,61	0,32	84,21	-1,28	13,20	2,00	84,37	0,29	13,15	2,00
	3	84,19	1,95	9,71	0,32	82,28	-0,82	9,61	0,32	84,21	-1,28	13,19	2,00	84,37	0,28	13,13	2,00
	4	84,20	1,94	9,74	0,32	82,30	-0,80	9,64	0,32	84,21	-1,27	13,22	1,99	84,37	0,29	13,18	1,99
	5	84,19	1,92	9,71	0,32	82,28	-0,82	9,62	0,32	84,21	-1,27	13,22	2,00	84,37	0,28	13,17	2,00
12	1	71,59	-0,34	15,00	0,34	71,79	1,49	14,92	0,34	75,26	0,45	13,66	1,87	75,47	2,11	13,67	1,87
	2	71,58	-0,35	15,00	0,34	71,79	1,43	14,92	0,34	75,25	0,45	13,66	1,88	75,46	2,11	13,67	1,88
	3	71,59	-0,36	14,99	0,34	71,79	1,42	14,91	0,34	75,25	0,46	13,65	1,88	75,46	2,12	13,66	1,88
	4	71,59	-0,33	14,97	0,34	71,79	1,45	14,89	0,34	75,26	0,44	13,64	1,88	75,46	2,13	13,65	1,88
	5	71,60	-0,34	14,98	0,34	71,81	1,44	14,89	0,34	75,26	0,45	13,63	1,88	75,47	2,11	13,64	1,88

Tab. 11-47: Zu Kap. 4 – Farbmessungen nach Dehydrierung. Gemessen wurde mit den Spektralphotometern CM-503c und CM503i unter dem Normbeobachtungswinkel 2° und dem Normlicht D65 als auch D50 sowie mit dem mikroskopischen Chromameter CR-241 (0,3 mm, 1,8 mm) ebenfalls unter dem Normbeobachtungswinkel 2° und dem Normlicht D65

Farbmessungen nach Dehydrierung (Fortsetzung)										
Zahn Nr.	Messung	Mikroskopisches Chromameter CR-241 (45/0°)						VITAPAN		Gewicht (g)
		D65 / 0,3 mm			D65 / 1,8 mm			classical	3D-MASTER	(Gewichtsverluste in %)
		L*	a*	b*	L*	a*	b*			
9	1	77,89	0,51	23,53	77,74	0,37	23,90			
	2	77,89	0,52	23,48	77,73	0,40	23,87			
	3	77,88	0,54	23,49	77,73	0,40	23,87	A1	2L1,5	0,9593
	4	77,88	0,51	23,49	77,74	0,40	23,85			(5,148)
	5	77,89	0,54	23,48	77,74	0,38	23,88			
10	1	77,69	3,02	33,60	78,89	2,57	29,91			
	2	77,68	2,99	33,55	78,89	2,57	29,92			
	3	77,68	3,05	33,53	78,89	2,58	29,91	A1	3M2	0,9777
	4	77,68	3,00	33,51	78,90	2,57	29,92			(8,837)
	5	77,68	3,04	33,51	78,89	2,55	29,91			
11	1	86,40	-0,02	16,94	88,05	0,90	17,58			
	2	86,42	-0,07	16,97	88,05	0,90	17,58			
	3	86,40	-0,07	16,96	88,05	0,91	17,58	~A1/B1	~1M1	0,8358
	4	86,39	-0,04	16,97	88,05	0,90	17,58			(6,999)
	5	86,40	-0,06	16,97	88,05	0,92	17,58			
12	1	63,44	1,50	14,65	64,54	2,87	15,00			
	2	63,46	1,51	14,63	64,55	2,87	15,00			
	3	63,47	1,51	14,60	64,56	2,90	14,98	B2	2M2	0,902
	4	63,48	1,52	14,59	64,58	2,84	14,97			(6,011)
	5	63,49	1,52	14,56	64,59	2,87	14,95			

Tab. 11-48: Zu Kap. 4 – Farbmessungen nach Dehydrierung. Gemessen wurde mit den Spektralphotometern CM-503c und CM503i unter dem Normbeobachtungswinkel 2° und dem Normlicht D65 als auch D50 sowie mit dem mikroskopischen Chromameter CR-241 (0,3 mm, 1,8 mm) ebenfalls unter dem Normbeobachtungswinkel 2° und dem Normlicht D65 (Fortsetzung)

Zahn	[illegible]	[illegible]	Rehydrierung in Stunden								
	-0,5	0	1	2	12	19	27	36	44	58
[illegible]	[illegible]	[illegible]	[illegible]	[illegible]	[illegible]	[illegible]	[illegible]	[illegible]	[illegible]	[illegible]

Zahn	[illegible]	[illegible]	Rehydrierung in Stunden								
	-0,5	0	1	2	12	19	27	36	44	58
[illegible]	[illegible]	[illegible]	[illegible]	[illegible]	[illegible]	[illegible]	[illegible]	[illegible]	[illegible]	[illegible]

Tab. 11-49 – 11-50 Zu Kap. 4 – Rehydrierung [illegible] Zähne

Zahn	[illegible]	[illegible]	Rehydrierung in Stunden								
	-0,5	0	1	2	12	19	27	36	44	58
[illegible]	[illegible]	[illegible]	[illegible]	[illegible]	[illegible]	[illegible]	[illegible]	[illegible]	[illegible]	[illegible]

Zahn	[illegible]	[illegible]	Rehydrierung in Stunden								
	-0,5	0	1	2	12	19	27	36	44	58
[illegible]	[illegible]	[illegible]	[illegible]	[illegible]	[illegible]	[illegible]	[illegible]	[illegible]	[illegible]	[illegible]

Zahn	Zahnfarbbestimmung mit den VITAPAN – Zahnfarbringen: vor Dehydrierung classical	vor Dehydrierung 3D-MASTER	nach Dehydrierung classical	nach Dehydrierung 3D-MASTER
a	C2	4L1,5	A2	2L2,5
b	B4	3M3	B2	2M3
c	A2	1M1	A1	1M1
d	B2	2M2	A1	1M1
e	C4	4R1,5	A2	2L2,5
f	3C	3L1,5	A1	1M2
g	C3	3L2,5	A2	1M2
h	C2	3L1,5	D3	1M1
i	A3	2L2,5	B1	1M1
k	C4	5M3	A3	3L1,5
l	C4	5M3	D3	2L1,5
m	B4	3M3	A2	2L2,5
n	D4	2L2,5	A1	1M2
o	B3	2M3	A3	2L2,5
p	D4	2M3	B1	1M1
q	C2	3M2	B2	2M3
r	C3	2L2,5	B1	1M1
s	C4	5M3	A1	1M2
t	A3	3L2,5	B1	1M1
u	D3	3L2,5	A2	2M3
v	D4	2L2,5	A2	2L1,5

← Tab. 11.-51 Zu Kap. 4. – Rehydrierung völlig trockener Zähne

Helligkeit (L*) gemessen mit dem mikroskopischen Chromameter CR-241 (d:0,3 mm) unter einem Normbeobachtungswinkel von 2° und Nutzung der Normlichtart D65 – Rehydrierung in Stunden

Zahn	0	1	2	3	12	19	27	36	44	58
a	79,43	78,61	76,19	76,51	75,6	75,86	74,54	74,13	73,16	72,59
b	74,23	69,69	68,08	67,35	66,31	65,43	64,67	64,34	64,35	64,27
c	80,14	80,35	78,35	77,25	74,45	74,29	72,91	71,48	70,9	70,17
d	81,18	80,26	78,78	81,21	80,34	76,18	76,96	74,67	74,01	74,83
e	81,18	81,79	77,98	77,15	73,96	72,12	71,4	72,65	71,96	71,24
f	79,77	79,65	79,43	79,57	77,26	75,87	75,16	74,01	73,63	72,91
g	72,31	70,23	68,47	66,37	61,37	60	60,05	64,01	59,87	59,31
h	82,26	76,87	75,68	75,08	72,41	71,91	70,63	69,68	69,12	68,5
i	81,5	76,96	75,6	75,06	73,12	71,55	70,86	69,78	69,12	68,73
k	70,14	66,59	66,96	66,15	66,91	66,61	66,19	65,29	63,86	64,49
l	79,69	74,61	74,34	74,28	67,08	65,16	64,2	63,49	63,43	64,01
m	83,54	81,45	79,58	78,69	75,22	75,77	75,15	74,47	73,52	73,18
n	85,56	77,97	74,03	73,12	70,95	70,5	69,99	68,73	68,45	68,14
o	82,41	81,93	81,64	80,81	78,44	77,67	76,06	74,34	73,76	73,16
p	76,14	74,61	74,56	75,52	70,71	69,76	68,37	67,1	66,57	65,67
q	79,91	74,05	74,41	71,23	69,65	69,42	69,09	69,5	69,63	70,69
r	81,08	79,46	76,85	75,83	72,33	72,51	70,97	70,38	70,8	69,12
s	78,22	72,14	68,08	66,12	65,57	64,1	63,55	62,75	61,78	62,98
t	81,91	74,68	71,4	70,82	70,58	69,83	67,74	63,22	63,47	63,22
u	80,24	77,94	75,2	75,32	75,09	74,45	73,21	73,08	74,25	72,15
v	83,19	79,65	79,24	78,56	76,29	75,4	73,32	71,79	71,29	70,53

Tab. 11.-52 Zu Kap. 4. – Rehydrierung völlig luftgetrockneter Zähne

a* Werte des mikroskopischen Chromameters CR-241 (d:0,3 mm) gemessen unter einem Normbeobachtungswinkel von 2° und Normlichtart D65 – Rehydrierung in Stunden

Zahn	0	1	2	3	12	19	27	36	44	58
a	4,65	6,07	2,22	5,57	5,86	7,18	7,31	7,13	7,90	7,67
b	0,78	0,5	0,98	1,02	1,02	1,13	1,02	1,19	1,2	1,08
c	-2,65	-1,7	-1,85	-1,98	-2,26	-2,07	-1,88	-1,69	-1,5	-1,55
d	0,31	-0,55	-0,36	-7,3	-7,56	-2,79	-3,88	-3,01	0,63	-2,03
e	1,98	1,47	8,18	9,01	1,75	-2,68	1,07	-3,87	-4,94	-4,72
f	-1,47	-1,31	-1,61	-1,59	-1,73	-1,78	-1,55	-1,44	-1,33	-0,98
g	-1,67	-1,31	-1,51	-1,82	-0,86	-1,04	-0,71	-0,84	-0,59	-0,83
h	-1,09	-0,74	-1,1	-1,18	-3,95	-4,01	-4,56	-4,94	-5,03	-5,29
i	3,74	0,67	-1,05	-1,16	-1,36	-1,14	-1,05	-0,91	-0,79	-0,87
k	-0,7	1,59	-3,73	4,12	2,98	-1,58	-1,69	-2,39	-2,58	-3,24
l	3,41	-0,91	2,44	2,31	2,14	2,22	2,37	2,73	2,43	2,21
m	-4,27	2,28	1,57	1,81	2,69	5,68	2,56	3,46	2,64	2,65
n	0,87	-0,4	-0,07	-0,39	-0,5	-0,13	-0,42	0,02	0,42	0,44
o	-4,67	0,61	-0,61	-0,49	0,22	-0,30	-0,75	-0,92	-0,25	-0,28
p	-0,51	-0,95	-1,52	-1,36	-1,71	1,72	-1,63	0,47	-1,34	-1,31
q	0,74	1,16	1,87	1,34	0,78	-1,97	-2,4	-2,31	2,73	-2,28
r	-4,65	-4,03	-3,44	-4,15	-2,3	-2,17	-2,48	-4,34	-5,41	-4,83
s	-1,32	-2,2	-1,62	-1,1	-3,19	-1,58	1,59	0,75	-0,95	-0,93
t	-0,47	1,47	-0,95	-0,56	1,52	-1,34	-1,7	-1,36	-1,32	-0,24
u	-0,25	0,1	-0,6	-0,27	-0,5	-0,55	-0,27	-0,59	-2,57	-0,21
v	-2,19	-2,23	-2,3	-2,57	-2,49	-2,48	-2,3	-2,11	-2,06	-2,03

Tab. 11.-53 Zu Kap. 4. – Rehydrierung völlig luftgetrockneter Zähne

b*-Werte des mikroskopischen Chromameter CR-241 (d:0,3 mm) gemessen unter einem Normbeobachtungswinkel von 2° Normlichtart D65 – Rehydrierung in Stunden

Zahn	0	1	2	3	12	19	27	36	44	58
a	16,43	15,9	18,43	17,15	23,24	20,35	19,37	19,2	18,94	18,5
b	24,51	22,99	18,43	23,25	22,42	20,71	20,87	20,78	20,83	21,24
c	16,94	16,75	23,99	18,36	18,37	18,73	17,78	17,68	17,36	17,22
d	17,87	19,64	18,12	22,08	20,56	20,04	19,54	19,3	18,37	18,35
e	10,83	13,98	20,92	16,12	12,34	16,47	12,72	14,02	14,51	13,81
f	17,32	17,78	15,69	18,28	19,49	18,62	17,96	17,87	17,4	16,4
g	16,54	17,62	19,14	20,48	17,59	16,36	16,47	16,24	16,19	16,76
h	12,73	20,71	21,49	25,15	25,96	25,31	26,42	26,87	27,22	27,21
i	20,28	20,49	21,9	21,13	19,40	15,62	18,69	18,13	17,92	17,68
k	24,71	22,92	25,41	25,95	25,91	25,86	25,16	22,14	20,15	20,2
l	19,82	19,23	17,82	18,6	25,08	25,15	25,29	24,41	24,02	24,16
m	16,96	15,02	14,8	15,27	16,77	15,51	15,82	15,83	16,15	15,77
n	16,17	17,24	19,21	20,58	20,05	19,17	19,25	18,44	18,62	17,97
o	26,13	26,76	26,69	27,09	24,61	24,31	23,76	22,94	22,57	22,57
p	18,75	19,32	18,56	18,90	22,08	21,58	20,63	17,55	19,86	19,79
q	13,57	16,48	14,96	17,03	12,89	12,9	12,45	12,39	13,3	12,58
r	17,65	15,97	21,33	21,16	18,36	18,95	18,12	18,13	18,04	17,59
s	13,89	13,46	15,97	15,74	14,73	14,63	14,21	14,5	14,24	13,98
t	11,34	15,56	15,97	17,42	15,29	14,97	16,62	16,4	14,98	15,75
u	24,52	24	26,21	25,55	24,39	25,11	24,48	24,05	24,12	23,95
v	18,91	21,64	22,51	22,85	21,02	20,75	19,87	19,36	19,05	18,51

Tab. 11.-54 Zu Kap. 4. – Rehydrierung völlig luftgetrockneter Zähne

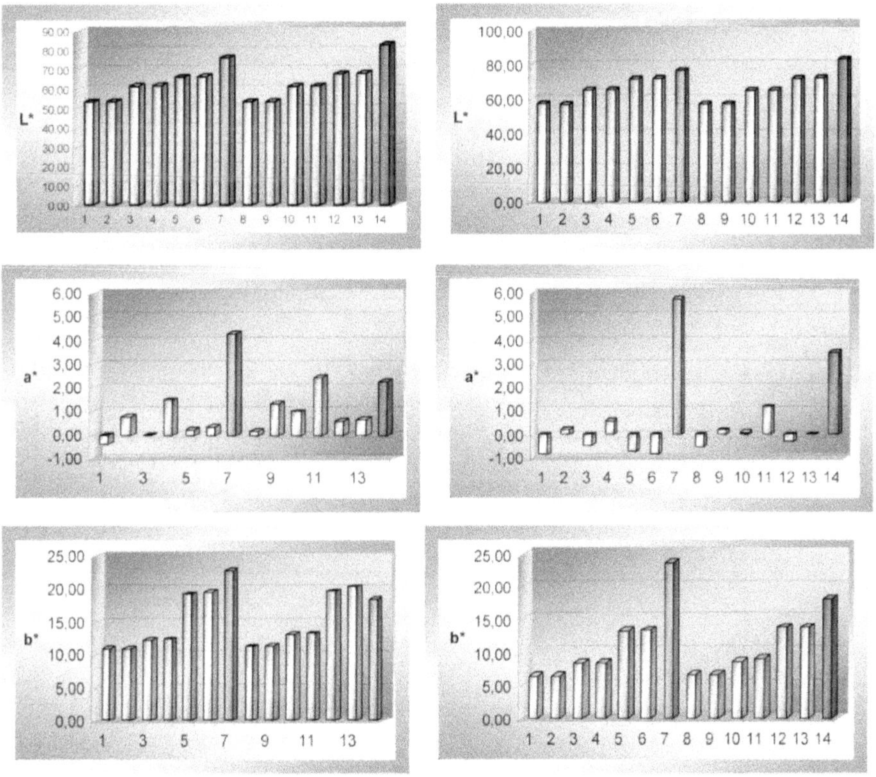

[illegible] VITAPAN classical (1-7) und VITAPAN 3D MASTER (8-14) [illegible]

Farbmessungen vor Dehydrierung																	
Zahn Nr.	Messung	Spektralphotometer CM-503c (45/0°)								Spektralphotometer CM-503i (d/8°)							
		D65				D50				D65				D50			
		L	a	b	M	L	a	b	M	L	a	b	M	L	a	b	M
1	1	50,22	-1,93	5,65	0,75	50,26	-1,20	5,48	0,75	59,40	0,64	9,71	2,26	59,55	1,85	9,72	2,26
	2	50,27	-1,92	5,65	0,75	50,31	-1,21	5,48	0,75	59,44	0,58	9,79	2,25	59,60	1,84	9,79	2,25
	3	50,28	-1,93	5,67	0,75	50,32	-1,21	5,48	0,75	59,44	0,60	9,77	2,25	59,60	1,86	9,78	2,25
	4	50,61	-1,84	6,18	0,68	50,66	-1,06	6,03	0,68	59,44	0,60	9,77	2,25	59,60	1,86	9,78	2,25
	5	50,60	-1,85	6,21	0,68	50,65	-1,07	6,05	0,68	59,44	0,60	9,77	2,25	59,60	1,86	9,78	2,25
2	1	53,63	0,21	8,29	0,31	53,75	1,35	8,19	0,31	61,29	1,87	11,40	1,38	61,40	3,42	11,40	1,38
	2	53,66	0,20	8,28	0,31	53,78	1,33	8,18	0,31	61,29	1,88	11,37	1,99	61,50	3,42	11,36	1,99
	3	53,67	0,22	8,22	0,32	53,80	1,35	8,12	0,32	61,28	1,87	11,40	1,93	61,52	3,42	11,36	1,93
	4	53,69	0,23	8,14	0,33	53,81	1,35	8,05	0,33	61,28	1,87	11,40	1,93	61,52	3,42	11,36	1,93
	5	53,69	0,23	8,14	0,33	53,81	1,35	8,05	0,33	61,28	1,87	11,40	1,93	61,52	3,42	11,36	1,93
3	1	52,50	-1,67	3,68	1,00	52,52	-1,23	3,55	1,00	60,87	0,61	7,47	2,51	60,93	1,65	7,50	2,51
	2	52,71	-1,68	3,55	1,02	52,73	-1,24	3,43	1,02	60,90	0,71	7,42	2,51	61,03	1,65	7,44	2,51
	3	52,80	-1,69	3,40	1,04	52,81	-1,27	3,28	1,04	60,96	0,68	7,39	2,52	61,09	1,65	7,41	2,52
	4	52,93	-1,72	3,38	1,04	52,59	-1,30	3,25	1,04	61,03	0,67	7,34	2,53	61,18	1,64	7,36	2,53
	5	53,04	-1,71	3,31	1,05	53,06	-1,30	3,19	1,05	61,10	0,65	7,30	2,51	61,22	1,61	7,32	2,53
4	1	68,30	-1,20	4,42	0,92	68,34	-0,67	4,34	0,92	72,78	-0,10	4,10	2,95	72,84	0,44	4,08	2,95
	2	67,77	-1,22	4,25	0,94	67,81	-0,71	4,16	0,94	72,90	-0,12	4,08	2,95	72,96	0,42	4,07	2,95
	3	67,54	-1,13	4,60	0,89	67,59	-0,57	4,52	0,89	73,03	-0,12	4,09	2,95	73,09	0,41	4,07	2,95
	4	67,32	-1,17	4,55	0,90	67,36	-0,62	4,46	0,90	73,21	-0,12	4,09	2,95	73,27	0,42	4,08	2,95
	5	68,52	-1,05	4,43	0,88	68,61	-0,48	4,34	0,88	73,41	-0,16	4,11	2,95	73,47	0,38	4,10	2,95
5	1	53,65	-1,29	8,50	0,37	53,74	-0,21	8,35	0,37	58,77	0,78	12,15	1,98	58,96	2,33	12,12	1,99
	2	53,70	-1,29	8,49	0,37	53,79	-0,20	8,34	0,37	58,75	0,78	12,10	2,00	58,93	2,32	12,08	2,00
	3	53,75	-1,31	8,49	0,37	53,84	-0,22	8,35	0,37	58,76	0,77	12,13	2,00	58,95	2,31	12,10	2,00
	4	53,76	-1,30	8,50	0,37	53,85	-0,21	8,33	0,37	58,77	0,78	12,13	2,00	58,95	2,32	12,10	2,00
	5	53,79	-1,31	8,50	0,37	53,88	-0,22	8,36	0,37	58,78	0,79	12,12	2,00	58,97	2,33	12,09	2,00

Tab. 11-55: Zu Kap. 5.1

Farbmessungen vor Dehydrierung (Fortsetzung)									
Zahn Nr.	Messung	Mikroskopisches Chromameter CR-241 (45/0°)						VITAPAN		Gewicht (g)
		D65 / 0,3 mm			D65 / 1,8 mm			classical	3D-MASTER	
		L	a	b	L	a	b			
1	1	67,28	-0,07	19,35	68,73	0,03	16,80			
	2	67,25	-0,08	19,33	68,74	0,03	16,80			
	3	67,28	-0,06	19,33	68,75	0,00	16,08	D 4	3 L 2,5	1,1179
	4	67,29	-0,06	19,34	68,74	0,00	16,80			
	5	67,29	0,05	19,32	68,75	-0,01	16,81			
2	1	68,79	1,60	16,93	69,63	1,79	16,45			
	2	68,80	1,63	16,90	69,66	1,82	16,36			
	3	68,81	1,64	16,88	69,67	1,80	16,37	B 2	2 M 1	1,5998
	4	68,83	1,66	16,85	69,68	1,79	16,39			
	5	68,83	1,64	16,85	69,61	1,80	16,33			
3	1	69,00	1,67	17,22	68,13	1,78	18,52			
	2	69,04	1,68	17,13	68,13	1,85	18,51			
	3	69,08	1,69	17,13	68,18	1,86	18,41	A 3,5	3 R 2,5	1,2984
	4	69,13	1,68	17,07	68,24	1,86	18,23			
	5	69,39	1,68	16,99	68,31	1,86	18,23			
4	1	79,13	0,84	10,39	78,08	0,53	10,43			
	2	79,42	0,80	10,33	78,24	0,48	10,56			
	3	79,68	0,86	10,25	78,40	0,53	10,28	A 1	2 M 1	0,8936
	4	79,93	0,86	10,19	78,55	0,53	10,20			
	5	80,20	0,84	10,11	78,71	0,52	10,10			
5	1	67,14	0,93	19,67	66,88	1,09	20,02			
	2	67,16	0,94	19,63	66,88	1,12	19,99			
	3	67,16	0,95	19,61	66,88	1,08	19,98	B 4	3 L 2,5	1,3939
	4	67,17	0,95	19,95	66,93	1,06	19,50			
	5	67,19	0,97	19,56	66,95	1,08	19,85			

Tab. 11-55 (Fortsetzung): Zu Kap. 5.1

Zahn Nr.	Messung	Farbmessungen nach Devitalisierung															
		Spektralphotometer CM-503c (45/0°)								Spektralphotometer CM-503i (d/8°)							
		D65				D50				D65				D50			
		L	a	b	M	L	a	b	M	L	a	b	M	L	a	b	M
1	1	[illegible]	[illegible]	[illegible]	[illegible]	[illegible]	[illegible]	[illegible]	[illegible]	[illegible]	[illegible]	[illegible]	[illegible]	[illegible]	[illegible]	[illegible]	[illegible]
	2	[illegible]	[illegible]	[illegible]	[illegible]	[illegible]	[illegible]	[illegible]	[illegible]	[illegible]	[illegible]	[illegible]	[illegible]	[illegible]	[illegible]	[illegible]	[illegible]
	3	[illegible]	[illegible]	[illegible]	[illegible]	[illegible]	[illegible]	[illegible]	[illegible]	[illegible]	[illegible]	[illegible]	[illegible]	[illegible]	[illegible]	[illegible]	[illegible]
	4	[illegible]	[illegible]	[illegible]	[illegible]	[illegible]	[illegible]	[illegible]	[illegible]	[illegible]	[illegible]	[illegible]	[illegible]	[illegible]	[illegible]	[illegible]	[illegible]
	5	[illegible]	[illegible]	[illegible]	[illegible]	[illegible]	[illegible]	[illegible]	[illegible]	[illegible]	[illegible]	[illegible]	[illegible]	[illegible]	[illegible]	[illegible]	[illegible]
2	1	[illegible]	[illegible]	[illegible]	[illegible]	[illegible]	[illegible]	[illegible]	[illegible]	[illegible]	[illegible]	[illegible]	[illegible]	[illegible]	[illegible]	[illegible]	[illegible]
	2	[illegible]	[illegible]	[illegible]	[illegible]	[illegible]	[illegible]	[illegible]	[illegible]	[illegible]	[illegible]	[illegible]	[illegible]	[illegible]	[illegible]	[illegible]	[illegible]
	3	[illegible]	[illegible]	[illegible]	[illegible]	[illegible]	[illegible]	[illegible]	[illegible]	[illegible]	[illegible]	[illegible]	[illegible]	[illegible]	[illegible]	[illegible]	[illegible]
	4	[illegible]	[illegible]	[illegible]	[illegible]	[illegible]	[illegible]	[illegible]	[illegible]	[illegible]	[illegible]	[illegible]	[illegible]	[illegible]	[illegible]	[illegible]	[illegible]
	5	[illegible]	[illegible]	[illegible]	[illegible]	[illegible]	[illegible]	[illegible]	[illegible]	[illegible]	[illegible]	[illegible]	[illegible]	[illegible]	[illegible]	[illegible]	[illegible]
3	1	[illegible]	[illegible]	[illegible]	[illegible]	[illegible]	[illegible]	[illegible]	[illegible]	[illegible]	[illegible]	[illegible]	[illegible]	[illegible]	[illegible]	[illegible]	[illegible]
	2	[illegible]	[illegible]	[illegible]	[illegible]	[illegible]	[illegible]	[illegible]	[illegible]	[illegible]	[illegible]	[illegible]	[illegible]	[illegible]	[illegible]	[illegible]	[illegible]
	3	[illegible]	[illegible]	[illegible]	[illegible]	[illegible]	[illegible]	[illegible]	[illegible]	[illegible]	[illegible]	[illegible]	[illegible]	[illegible]	[illegible]	[illegible]	[illegible]
	4	[illegible]	[illegible]	[illegible]	[illegible]	[illegible]	[illegible]	[illegible]	[illegible]	[illegible]	[illegible]	[illegible]	[illegible]	[illegible]	[illegible]	[illegible]	[illegible]
	5	[illegible]	[illegible]	[illegible]	[illegible]	[illegible]	[illegible]	[illegible]	[illegible]	[illegible]	[illegible]	[illegible]	[illegible]	[illegible]	[illegible]	[illegible]	[illegible]
4	1	[illegible]	[illegible]	[illegible]	[illegible]	[illegible]	[illegible]	[illegible]	[illegible]	[illegible]	[illegible]	[illegible]	[illegible]	[illegible]	[illegible]	[illegible]	[illegible]
	2	[illegible]	[illegible]	[illegible]	[illegible]	[illegible]	[illegible]	[illegible]	[illegible]	[illegible]	[illegible]	[illegible]	[illegible]	[illegible]	[illegible]	[illegible]	[illegible]
	3	[illegible]	[illegible]	[illegible]	[illegible]	[illegible]	[illegible]	[illegible]	[illegible]	[illegible]	[illegible]	[illegible]	[illegible]	[illegible]	[illegible]	[illegible]	[illegible]
	4	[illegible]	[illegible]	[illegible]	[illegible]	[illegible]	[illegible]	[illegible]	[illegible]	[illegible]	[illegible]	[illegible]	[illegible]	[illegible]	[illegible]	[illegible]	[illegible]
	5	[illegible]	[illegible]	[illegible]	[illegible]	[illegible]	[illegible]	[illegible]	[illegible]	[illegible]	[illegible]	[illegible]	[illegible]	[illegible]	[illegible]	[illegible]	[illegible]
5	1	[illegible]	[illegible]	[illegible]	[illegible]	[illegible]	[illegible]	[illegible]	[illegible]	[illegible]	[illegible]	[illegible]	[illegible]	[illegible]	[illegible]	[illegible]	[illegible]
	2	[illegible]	[illegible]	[illegible]	[illegible]	[illegible]	[illegible]	[illegible]	[illegible]	[illegible]	[illegible]	[illegible]	[illegible]	[illegible]	[illegible]	[illegible]	[illegible]
	3	[illegible]	[illegible]	[illegible]	[illegible]	[illegible]	[illegible]	[illegible]	[illegible]	[illegible]	[illegible]	[illegible]	[illegible]	[illegible]	[illegible]	[illegible]	[illegible]
	4	[illegible]	[illegible]	[illegible]	[illegible]	[illegible]	[illegible]	[illegible]	[illegible]	[illegible]	[illegible]	[illegible]	[illegible]	[illegible]	[illegible]	[illegible]	[illegible]
	5	[illegible]	[illegible]	[illegible]	[illegible]	[illegible]	[illegible]	[illegible]	[illegible]	[illegible]	[illegible]	[illegible]	[illegible]	[illegible]	[illegible]	[illegible]	[illegible]

Tab. 11.35 (Fortsetzung): Zu Kap. 5.1

Zahn Nr.	Messung	Farbmessungen nach Devitalisierung (Fortsetzung)								
		Mikroskopisches Chromameter CR-241 (45/0°)						VITAPAN		Gewicht (g) (Gewichtsverluste in %)
		D65 / 0,3 mm			D65 / 1,8 mm			classical	3D-MASTER	
		L	a	b	L	a	b			
1	1	[illegible]	[illegible]	[illegible]	[illegible]	[illegible]	[illegible]			
	2	[illegible]	[illegible]	[illegible]	[illegible]	[illegible]	[illegible]			[illegible]
	3	[illegible]	[illegible]	[illegible]	[illegible]	[illegible]	[illegible]	[illegible]	[illegible]	[illegible]
	4	[illegible]	[illegible]	[illegible]	[illegible]	[illegible]	[illegible]			
	5	[illegible]	[illegible]	[illegible]	[illegible]	[illegible]	[illegible]			
2	1	[illegible]	[illegible]	[illegible]	[illegible]	[illegible]	[illegible]			
	2	[illegible]	[illegible]	[illegible]	[illegible]	[illegible]	[illegible]			[illegible]
	3	[illegible]	[illegible]	[illegible]	[illegible]	[illegible]	[illegible]	[illegible]	[illegible]	[illegible]
	4	[illegible]	[illegible]	[illegible]	[illegible]	[illegible]	[illegible]			
	5	[illegible]	[illegible]	[illegible]	[illegible]	[illegible]	[illegible]			
3	1	[illegible]	[illegible]	[illegible]	[illegible]	[illegible]	[illegible]			
	2	[illegible]	[illegible]	[illegible]	[illegible]	[illegible]	[illegible]			[illegible]
	3	[illegible]	[illegible]	[illegible]	[illegible]	[illegible]	[illegible]	[illegible]	[illegible]	[illegible]
	4	[illegible]	[illegible]	[illegible]	[illegible]	[illegible]	[illegible]			
	5	[illegible]	[illegible]	[illegible]	[illegible]	[illegible]	[illegible]			
4	1	[illegible]	[illegible]	[illegible]	[illegible]	[illegible]	[illegible]			
	2	[illegible]	[illegible]	[illegible]	[illegible]	[illegible]	[illegible]			[illegible]
	3	[illegible]	[illegible]	[illegible]	[illegible]	[illegible]	[illegible]	[illegible]	[illegible]	[illegible]
	4	[illegible]	[illegible]	[illegible]	[illegible]	[illegible]	[illegible]			
	5	[illegible]	[illegible]	[illegible]	[illegible]	[illegible]	[illegible]			
5	1	[illegible]	[illegible]	[illegible]	[illegible]	[illegible]	[illegible]			
	2	[illegible]	[illegible]	[illegible]	[illegible]	[illegible]	[illegible]			[illegible]
	3	[illegible]	[illegible]	[illegible]	[illegible]	[illegible]	[illegible]	[illegible]	[illegible]	[illegible]
	4	[illegible]	[illegible]	[illegible]	[illegible]	[illegible]	[illegible]			
	5	[illegible]	[illegible]	[illegible]	[illegible]	[illegible]	[illegible]			

Tab. 11.35 (Fortsetzung): Zu Kap. 5.1

Farbmessungen vor Dehydrierung																	
Zahn Nr.	Messung	Spektralphotometer CM-503c (45/0°)								Spektralphotometer CM-503i (d/8°)							
		D65				D50				D65				D50			
		L	a	b	M	L	a	b	M	L	a	b	M	L	a	b	M
6	1	52,05	-1,83	6,77	0,62	52,11	-0,99	6,62	0,62	59,63	0,24	9,19	2,34	59,77	1,41	9,18	2,34
	2	52,29	-1,84	6,71	0,63	52,35	-1,01	6,56	0,63	59,66	0,25	9,19	2,34	59,80	1,41	9,17	2,34
	3	52,49	-1,86	6,69	0,63	52,55	-1,03	6,53	0,63	59,72	0,23	9,18	2,34	59,85	1,40	9,16	2,34
	4	52,60	-1,87	6,68	0,63	52,66	-1,05	6,52	0,63	59,76	0,23	9,15	2,35	59,90	1,40	9,13	2,35
	5	52,71	-1,87	6,65	0,64	52,76	-1,04	6,50	0,64	59,80	0,21	9,16	2,35	59,94	1,38	9,14	2,35
7	1	50,95	-2,36	4,95	0,79	50,97	-1,70	4,72	0,79	61,55	-0,83	9,32	2,33	61,66	0,35	9,19	2,33
	2	50,94	-2,39	4,98	0,79	50,96	-1,70	4,75	0,79	61,56	-0,82	9,32	2,33	61,66	0,41	9,19	2,33
	3	50,96	-2,41	4,97	0,79	50,98	-1,72	4,74	0,79	61,59	-0,83	9,32	2,33	61,70	0,40	9,19	2,33
	4	50,97	-2,37	4,96	0,79	50,99	-1,69	4,73	0,79	61,60	-0,83	9,32	2,33	61,71	0,40	9,19	2,33
	5	50,98	-2,37	4,97	0,79	51,00	-1,69	4,73	0,79	61,63	-0,64	9,33	2,33	61,72	0,39	9,21	2,33
8	1	53,72	-1,45	10,02	0,26	53,83	-0,24	9,88	0,26	59,46	0,98	11,48	2,08	59,64	2,42	11,49	2,08
	2	53,78	-1,45	10,03	0,26	53,89	-0,24	9,89	0,26	59,55	0,98	11,50	2,07	59,74	2,43	11,51	2,07
	3	53,82	-1,45	10,06	0,25	53,93	-0,24	9,92	0,25	59,60	0,98	11,51	2,07	59,78	2,42	11,52	2,07
	4	53,84	-1,45	10,06	0,25	53,96	-0,21	9,90	0,25	59,63	0,98	11,52	2,07	59,81	2,42	11,54	2,07
	5	53,88	-1,44	10,06	0,25	53,95	-0,23	9,92	0,25	59,65	0,98	11,54	2,07	59,84	2,42	11,55	2,07
9	1	51,39	-2,02	7,94	0,50	51,46	-1,06	7,78	0,50	61,06	0,51	11,91	2,06	61,24	1,98	11,91	2,06
	2	51,42	-2,03	7,94	0,50	51,49	-1,07	7,78	0,50	61,08	0,52	11,89	2,06	61,26	1,98	11,90	2,06
	3	51,45	-2,03	7,93	0,50	51,52	-1,07	7,76	0,50	61,10	0,52	11,87	2,07	61,28	1,97	11,87	2,07
	4	51,48	-2,05	7,90	0,50	51,55	-1,06	7,74	0,50	61,12	0,49	11,84	2,07	61,30	1,94	11,84	2,07
	5	51,52	-2,03	7,88	0,51	51,58	-1,08	7,72	0,51	61,14	0,49	11,82	2,07	61,32	1,94	11,82	2,07
10	1	54,49	-1,92	8,49	0,39	54,57	-0,85	8,30	0,39	62,42	0,04	11,39	2,09	62,59	1,50	11,32	2,09
	2	54,50	-1,91	8,51	0,38	54,58	-0,81	8,31	0,38	62,43	0,02	11,38	2,09	62,59	1,48	11,32	2,09
	3	54,54	-1,91	8,54	0,38	54,62	-0,81	8,34	0,38	62,45	0,08	11,41	2,09	62,61	1,54	11,35	2,09
	4	54,56	-1,91	8,55	0,38	54,64	-0,81	8,35	0,38	62,47	0,06	11,42	2,09	62,63	1,51	11,36	2,09
	5	54,56	-1,91	8,55	0,38	54,64	-0,81	8,35	0,38	62,49	0,05	11,44	2,09	62,65	1,51	11,37	2,09

Tab. 11-55 (Fortsetzung): Zu Kap. 5.1

Farbmessungen vor Dehydrierung (Fortsetzung)									
Zahn Nr.	Messung	Mikroskopisches Chromameter CR-241 (45/0°)						VITAPAN		Gewicht (g)
		D65 / 0,3 mm			D65 / 1,8 mm			classical	3D-MASTER	
		L	a	b	L	a	b			
6	1	69,11	-0,42	20,49	69,61	-1,92	18,45			
	2	69,15	-0,44	20,48	69,63	-1,92	18,44			
	3	69,15	-0,41	20,46	69,66	-1,92	18,41	D4	3 L 1,5	1,3572
	4	69,18	-0,41	20,46	69,68	-1,92	18,38			
	5	69,22	-0,41	20,48	69,71	-1,92	18,34			
7	1	70,68	-3,05	14,95	71,12	-2,97	14,72			
	2	70,68	-3,06	14,98	71,13	-2,94	14,72			
	3	70,69	-3,06	14,97	71,15	-2,95	14,68	B2	2 R 1,5	0,9838
	4	70,71	-3,06	14,97	71,18	-2,94	14,67			
	5	70,72	-3,05	14,95	71,22	-2,96	14,62			
8	1	65,67	1,05	17,67	66,95	1,38	17,72			
	2	65,73	1,03	17,63	66,97	1,37	17,71			
	3	65,74	1,04	17,58	66,99	1,38	17,71	A4	1 L 2,5	1,1825
	4	65,77	1,06	17,52	67,01	1,38	17,69			
	5	65,83	1,03	17,47	67,04	1,37	17,64			
9	1	67,83	-0,51	21,41	68,45	-0,08	20,30			
	2	67,83	-0,48	21,39	68,36	-0,09	20,28			
	3	67,85	-0,52	21,45	68,46	-0,07	20,27	D3	3 R 2,5	1,3298
	4	67,85	-0,45	21,40	68,47	-0,07	20,25			
	5	67,85	-0,50	21,39	68,49	-0,08	20,23			
10	1	68,80	-1,23	19,15	70,73	-1,95	18,06			
	2	68,81	-1,25	19,15	70,74	-1,96	18,02	B3	2 M 3	1,3928
	3	68,82	-1,24	19,17	70,75	-1,94	18,00			
	4	68,82	-1,21	19,15	70,76	-1,96	18,00			
	5	68,83	-1,22	19,14	70,77	-1,95	17,96			

Tab. 11-55 (Fortsetzung): Zu Kap. 5.1

Farbmessungen nach Dehydrierung																	
Zahn Nr.	Messung	Spektralphotometer CM-503c (45/0°)								Spektralphotometer CM-503i (d/8°)							
		D65				D50				D65				D50			
		L	a	b	M	L	a	b	M	L	a	b	M	L	a	b	M
6	1	[illegible]	[illegible]	[illegible]	[illegible]	[illegible]	[illegible]	[illegible]	[illegible]	[illegible]	[illegible]	[illegible]	[illegible]	[illegible]	[illegible]	[illegible]	[illegible]
	2	[illegible]	[illegible]	[illegible]	[illegible]	[illegible]	[illegible]	[illegible]	[illegible]	[illegible]	[illegible]	[illegible]	[illegible]	[illegible]	[illegible]	[illegible]	[illegible]
	3	[illegible]	[illegible]	[illegible]	[illegible]	[illegible]	[illegible]	[illegible]	[illegible]	[illegible]	[illegible]	[illegible]	[illegible]	[illegible]	[illegible]	[illegible]	[illegible]
	4	[illegible]	[illegible]	[illegible]	[illegible]	[illegible]	[illegible]	[illegible]	[illegible]	[illegible]	[illegible]	[illegible]	[illegible]	[illegible]	[illegible]	[illegible]	[illegible]
	5	[illegible]	[illegible]	[illegible]	[illegible]	[illegible]	[illegible]	[illegible]	[illegible]	[illegible]	[illegible]	[illegible]	[illegible]	[illegible]	[illegible]	[illegible]	[illegible]
[illegible]	1	[illegible]	[illegible]	[illegible]	[illegible]	[illegible]	[illegible]	[illegible]	[illegible]	[illegible]	[illegible]	[illegible]	[illegible]	[illegible]	[illegible]	[illegible]	[illegible]
	2	[illegible]	[illegible]	[illegible]	[illegible]	[illegible]	[illegible]	[illegible]	[illegible]	[illegible]	[illegible]	[illegible]	[illegible]	[illegible]	[illegible]	[illegible]	[illegible]
	3	[illegible]	[illegible]	[illegible]	[illegible]	[illegible]	[illegible]	[illegible]	[illegible]	[illegible]	[illegible]	[illegible]	[illegible]	[illegible]	[illegible]	[illegible]	[illegible]
	4	[illegible]	[illegible]	[illegible]	[illegible]	[illegible]	[illegible]	[illegible]	[illegible]	[illegible]	[illegible]	[illegible]	[illegible]	[illegible]	[illegible]	[illegible]	[illegible]
	5	[illegible]	[illegible]	[illegible]	[illegible]	[illegible]	[illegible]	[illegible]	[illegible]	[illegible]	[illegible]	[illegible]	[illegible]	[illegible]	[illegible]	[illegible]	[illegible]
[illegible]	1	[illegible]	[illegible]	[illegible]	[illegible]	[illegible]	[illegible]	[illegible]	[illegible]	[illegible]	[illegible]	[illegible]	[illegible]	[illegible]	[illegible]	[illegible]	[illegible]
	2	[illegible]	[illegible]	[illegible]	[illegible]	[illegible]	[illegible]	[illegible]	[illegible]	[illegible]	[illegible]	[illegible]	[illegible]	[illegible]	[illegible]	[illegible]	[illegible]
	3	[illegible]	[illegible]	[illegible]	[illegible]	[illegible]	[illegible]	[illegible]	[illegible]	[illegible]	[illegible]	[illegible]	[illegible]	[illegible]	[illegible]	[illegible]	[illegible]
	4	[illegible]	[illegible]	[illegible]	[illegible]	[illegible]	[illegible]	[illegible]	[illegible]	[illegible]	[illegible]	[illegible]	[illegible]	[illegible]	[illegible]	[illegible]	[illegible]
	5	[illegible]	[illegible]	[illegible]	[illegible]	[illegible]	[illegible]	[illegible]	[illegible]	[illegible]	[illegible]	[illegible]	[illegible]	[illegible]	[illegible]	[illegible]	[illegible]
[illegible]	1	[illegible]	[illegible]	[illegible]	[illegible]	[illegible]	[illegible]	[illegible]	[illegible]	[illegible]	[illegible]	[illegible]	[illegible]	[illegible]	[illegible]	[illegible]	[illegible]
	2	[illegible]	[illegible]	[illegible]	[illegible]	[illegible]	[illegible]	[illegible]	[illegible]	[illegible]	[illegible]	[illegible]	[illegible]	[illegible]	[illegible]	[illegible]	[illegible]
	3	[illegible]	[illegible]	[illegible]	[illegible]	[illegible]	[illegible]	[illegible]	[illegible]	[illegible]	[illegible]	[illegible]	[illegible]	[illegible]	[illegible]	[illegible]	[illegible]
	4	[illegible]	[illegible]	[illegible]	[illegible]	[illegible]	[illegible]	[illegible]	[illegible]	[illegible]	[illegible]	[illegible]	[illegible]	[illegible]	[illegible]	[illegible]	[illegible]
	5	[illegible]	[illegible]	[illegible]	[illegible]	[illegible]	[illegible]	[illegible]	[illegible]	[illegible]	[illegible]	[illegible]	[illegible]	[illegible]	[illegible]	[illegible]	[illegible]
[illegible]	1	[illegible]	[illegible]	[illegible]	[illegible]	[illegible]	[illegible]	[illegible]	[illegible]	[illegible]	[illegible]	[illegible]	[illegible]	[illegible]	[illegible]	[illegible]	[illegible]
	2	[illegible]	[illegible]	[illegible]	[illegible]	[illegible]	[illegible]	[illegible]	[illegible]	[illegible]	[illegible]	[illegible]	[illegible]	[illegible]	[illegible]	[illegible]	[illegible]
	3	[illegible]	[illegible]	[illegible]	[illegible]	[illegible]	[illegible]	[illegible]	[illegible]	[illegible]	[illegible]	[illegible]	[illegible]	[illegible]	[illegible]	[illegible]	[illegible]
	4	[illegible]	[illegible]	[illegible]	[illegible]	[illegible]	[illegible]	[illegible]	[illegible]	[illegible]	[illegible]	[illegible]	[illegible]	[illegible]	[illegible]	[illegible]	[illegible]
	5	[illegible]	[illegible]	[illegible]	[illegible]	[illegible]	[illegible]	[illegible]	[illegible]	[illegible]	[illegible]	[illegible]	[illegible]	[illegible]	[illegible]	[illegible]	[illegible]

Tab. 11.53 (Fortsetzung): Zu Kap. 5.1

Farbmessungen nach Dehydrierung (Fortsetzung)										
Zahn Nr.	Messung	Mikroskopisches Chromameter CR-241 (45/0°)						VITAPAN		Gewicht (g)
		D65 - 0,3 mm			D65 - 1,8 mm			classical	3D-MASTER	(Gewichtsverluste in %)
		L	a	b	L	a	b			
6	1	[illegible]	[illegible]	[illegible]	[illegible]	[illegible]	[illegible]			
	2	[illegible]	[illegible]	[illegible]	[illegible]	[illegible]	[illegible]			[illegible]
	3	[illegible]	[illegible]	[illegible]	[illegible]	[illegible]	[illegible]	[illegible]	[illegible]	[illegible]
	4	[illegible]	[illegible]	[illegible]	[illegible]	[illegible]	[illegible]			
	5	[illegible]	[illegible]	[illegible]	[illegible]	[illegible]	[illegible]			
[illegible]	1	[illegible]	[illegible]	[illegible]	[illegible]	[illegible]	[illegible]			
	2	[illegible]	[illegible]	[illegible]	[illegible]	[illegible]	[illegible]			[illegible]
	3	[illegible]	[illegible]	[illegible]	[illegible]	[illegible]	[illegible]	[illegible]	[illegible]	[illegible]
	4	[illegible]	[illegible]	[illegible]	[illegible]	[illegible]	[illegible]			
	5	[illegible]	[illegible]	[illegible]	[illegible]	[illegible]	[illegible]			
[illegible]	1	[illegible]	[illegible]	[illegible]	[illegible]	[illegible]	[illegible]			
	2	[illegible]	[illegible]	[illegible]	[illegible]	[illegible]	[illegible]			[illegible]
	3	[illegible]	[illegible]	[illegible]	[illegible]	[illegible]	[illegible]	[illegible]	[illegible]	[illegible]
	4	[illegible]	[illegible]	[illegible]	[illegible]	[illegible]	[illegible]			
	5	[illegible]	[illegible]	[illegible]	[illegible]	[illegible]	[illegible]			
[illegible]	1	[illegible]	[illegible]	[illegible]	[illegible]	[illegible]	[illegible]			
	2	[illegible]	[illegible]	[illegible]	[illegible]	[illegible]	[illegible]			[illegible]
	3	[illegible]	[illegible]	[illegible]	[illegible]	[illegible]	[illegible]	[illegible]	[illegible]	[illegible]
	4	[illegible]	[illegible]	[illegible]	[illegible]	[illegible]	[illegible]			
	5	[illegible]	[illegible]	[illegible]	[illegible]	[illegible]	[illegible]			
[illegible]	1	[illegible]	[illegible]	[illegible]	[illegible]	[illegible]	[illegible]			
	2	[illegible]	[illegible]	[illegible]	[illegible]	[illegible]	[illegible]			[illegible]
	3	[illegible]	[illegible]	[illegible]	[illegible]	[illegible]	[illegible]	[illegible]	[illegible]	[illegible]
	4	[illegible]	[illegible]	[illegible]	[illegible]	[illegible]	[illegible]			
	5	[illegible]	[illegible]	[illegible]	[illegible]	[illegible]	[illegible]			

Tab. 11.53 (Fortsetzung): Zu Kap. 5.1

Zahn Nr.	Messung	Farbmessungen vor Dehydrierung: Spektralphotometer CM-503c (45/0°) D65 L	a	b	M	D50 L	a	b	M	Spektralphotometer CM-503i (d/8°) D65 L	a	b	M	D50 L	a	b	M
11	1	53,20	-1,73	11,64	0,14	53,32	-0,34	11,46	0,14	60,30	0,63	14,90	1,77	60,52	2,41	14,90	1,77
	2	53,21	-1,73	11,59	0,14	53,34	-0,35	11,41	0,14	60,33	0,63	14,91	1,77	60,55	2,41	14,91	1,77
	3	53,22	-1,74	11,57	0,14	53,34	-0,35	11,40	0,14	60,35	0,65	14,94	1,76	60,57	2,44	14,94	1,76
	4	53,24	-1,74	11,59	0,14	53,36	-0,34	11,42	0,14	60,43	0,65	14,38	1,76	60,65	2,43	14,98	1,76
	5	53,26	-1,72	11,60	0,14	53,38	-0,32	11,42	0,14	60,52	0,66	15,08	1,76	60,74	2,45	15,08	1,76
12	1	53,40	-1,14	7,76	0,50	53,48	-0,19	7,66	0,50	61,50	0,67	11,07	2,13	61,67	2,04	11,11	2,13
	2	53,41	-1,16	7,80	0,49	53,50	-0,20	7,70	0,49	61,51	0,66	11,09	2,13	61,68	2,04	11,12	2,13
	3	53,57	-1,13	7,89	0,48	53,66	-0,16	7,79	0,48	61,62	0,57	10,88	2,15	61,79	2,02	10,92	2,15
	4	53,51	-1,14	7,84	0,49	53,60	-0,17	7,75	0,49	61,63	0,66	10,85	2,15	61,80	2,01	10,89	2,15
	5	53,52	-1,15	7,86	0,48	53,61	-0,18	7,76	0,48	61,64	0,64	10,87	2,15	61,81	2,01	10,91	2,15
13	1	54,96	-1,73	3,52	0,98	54,97	-1,26	3,43	0,98	63,98	-0,53	7,08	2,58	64,08	0,40	7,05	2,58
	2	55,17	-1,74	3,48	0,99	55,19	-1,27	3,33	0,99	64,00	-0,50	7,10	2,57	64,10	0,43	7,07	2,57
	3	55,31	-1,25	3,49	0,99	55,33	-1,29	3,34	0,99	64,03	-0,53	7,10	2,57	64,13	0,43	7,07	2,57
	4	55,40	-1,74	3,52	0,99	55,41	-1,27	3,37	0,99	64,06	-0,50	7,11	2,57	64,16	0,44	7,07	2,57
	5	55,45	-1,73	3,56	0,98	55,47	-1,26	3,41	0,98	64,09	-0,51	7,13	2,57	64,18	0,42	7,10	2,57
14	1	53,59	-1,35	6,14	0,68	53,65	-0,58	6,03	0,68	62,60	0,45	9,74	2,27	62,75	1,68	9,77	2,27
	2	53,60	-1,34	6,13	0,68	53,66	-0,58	6,02	0,68	62,63	0,42	9,80	2,27	62,77	1,65	9,77	2,27
	3	53,61	-1,36	6,12	0,68	53,67	-0,59	6,01	0,68	62,65	0,44	9,74	2,27	62,80	1,67	9,77	2,27
	4	53,63	-1,34	6,09	0,69	53,68	-0,57	5,98	0,69	62,64	0,43	9,73	2,27	62,79	1,66	9,76	2,27
	5	53,64	-1,36	6,13	0,68	53,70	-0,59	6,03	0,68	62,66	0,43	9,75	2,27	62,81	1,66	9,78	2,27
15	1	46,20	0,14	4,30	0,82	46,33	0,76	4,17	0,82	54,05	1,64	6,81	2,49	54,19	2,61	6,91	2,49
	2	46,22	0,15	4,19	0,82	46,28	0,77	4,17	0,82	54,08	1,62	6,81	2,49	54,22	2,60	6,91	2,49
	3	46,24	0,17	4,26	0,82	46,31	0,80	4,24	0,82	54,11	1,64	6,81	2,49	54,25	2,62	6,91	2,49
	4	46,26	0,14	4,29	0,81	46,33	0,77	4,27	0,81	54,13	1,64	6,71	2,50	54,26	2,57	6,81	2,50
	5	46,26	0,19	4,39	0,80	46,33	0,84	4,37	0,80	54,14	1,63	6,78	2,49	54,28	2,66	6,89	2,49

Tab. 11-55 (Fortsetzung). Zu Kap. 5.1

Zahn Nr.	Messung	Farbmessungen vor Dehydrierung (Fortsetzung): Mikroskopisches Chromameter CR-241 (45/0°) D65 / 0,3 mm L	a	b	D65 / 1,8 mm L	a	b	VITAPAN classical	3D-MASTER	Gewicht (g)
11	1	68,95	0,22	24,87	69,56	0,53	23,51			
	2	69,02	0,22	24,88	69,68	0,52	23,63			
	3	69,07	0,22	24,92	69,83	0,51	23,69	B 4	4 L 2,5	1,2328
	4	69,12	0,23	24,95	69,93	0,50	23,73			
	5	69,18	0,17	25,00	70,02	0,47	23,76			
12	1	68,66	0,61	20,96	69,05	0,87	19,62			
	2	68,67	0,67	20,91	69,07	0,88	19,56			
	3	68,69	0,68	20,90	69,09	0,89	19,52	B 4	4 L 2,5	1,1175
	4	68,71	0,64	20,87	69,11	0,91	19,48			
	5	68,72	0,63	20,84	69,11	0,91	19,46			
13	1	70,98	-0,45	14,31	70,34	-0,13	14,36			
	2	71,04	-0,44	14,26	70,33	-0,11	14,36			
	3	71,06	-0,45	14,24	70,39	-0,12	14,33	B 2	2 R 1,5	1,0651
	4	71,12	-0,43	14,20	70,32	-0,08	14,32			
	5	71,14	-0,45	14,17	70,42	-0,14	14,31			
14	1	70,21	0,31	19,82	70,78	0,01	18,61			
	2	70,30	0,33	19,82	70,70	0,06	18,57			
	3	70,31	0,35	19,82	70,71	0,06	18,54	A 3	3 L 1,5	1,3811
	4	70,32	0,32	19,82	70,73	0,02	18,54			
	5	70,33	0,38	19,79	70,73	0,03	18,50			
15	1	61,53	0,36	-1,28	64,32	1,61	8,39			
	2	61,53	0,38	-1,32	64,31	1,62	8,37			
	3	61,54	0,33	-1,33	64,32	1,62	8,39	C 4	5 M 1	1,1169
	4	61,54	0,38	-1,32	64,32	1,62	8,36			
	5	61,53	0,36	-1,38	64,33	1,64	8,36			

Tab. 11-55 (Fortsetzung). Zu Kap. 5.1

Zahn Nr.	Messung	Farbmessungen nach [illegible]															
		Spektralphotometer CM-503c (45/0°)								Spektralphotometer CM-503i (d/8°)							
		D65				D50				D65				D50			
		L	a	B	M	L	a	b	M	L	a	b	M	L	a	b	M
[illegible]	1	[illegible]	[illegible]	[illegible]	[illegible]	[illegible]	[illegible]	[illegible]	[illegible]	[illegible]	[illegible]	[illegible]	[illegible]	[illegible]	[illegible]	[illegible]	[illegible]
	2	[illegible]	[illegible]	[illegible]	[illegible]	[illegible]	[illegible]	[illegible]	[illegible]	[illegible]	[illegible]	[illegible]	[illegible]	[illegible]	[illegible]	[illegible]	[illegible]
	3	[illegible]	[illegible]	[illegible]	[illegible]	[illegible]	[illegible]	[illegible]	[illegible]	[illegible]	[illegible]	[illegible]	[illegible]	[illegible]	[illegible]	[illegible]	[illegible]
	4	[illegible]	[illegible]	[illegible]	[illegible]	[illegible]	[illegible]	[illegible]	[illegible]	[illegible]	[illegible]	[illegible]	[illegible]	[illegible]	[illegible]	[illegible]	[illegible]
	5	[illegible]	[illegible]	[illegible]	[illegible]	[illegible]	[illegible]	[illegible]	[illegible]	[illegible]	[illegible]	[illegible]	[illegible]	[illegible]	[illegible]	[illegible]	[illegible]
[illegible]	1	[illegible]	[illegible]	[illegible]	[illegible]	[illegible]	[illegible]	[illegible]	[illegible]	[illegible]	[illegible]	[illegible]	[illegible]	[illegible]	[illegible]	[illegible]	[illegible]
	2	[illegible]	[illegible]	[illegible]	[illegible]	[illegible]	[illegible]	[illegible]	[illegible]	[illegible]	[illegible]	[illegible]	[illegible]	[illegible]	[illegible]	[illegible]	[illegible]
	3	[illegible]	[illegible]	[illegible]	[illegible]	[illegible]	[illegible]	[illegible]	[illegible]	[illegible]	[illegible]	[illegible]	[illegible]	[illegible]	[illegible]	[illegible]	[illegible]
	4	[illegible]	[illegible]	[illegible]	[illegible]	[illegible]	[illegible]	[illegible]	[illegible]	[illegible]	[illegible]	[illegible]	[illegible]	[illegible]	[illegible]	[illegible]	[illegible]
	5	[illegible]	[illegible]	[illegible]	[illegible]	[illegible]	[illegible]	[illegible]	[illegible]	[illegible]	[illegible]	[illegible]	[illegible]	[illegible]	[illegible]	[illegible]	[illegible]
[illegible]	1	[illegible]	[illegible]	[illegible]	[illegible]	[illegible]	[illegible]	[illegible]	[illegible]	[illegible]	[illegible]	[illegible]	[illegible]	[illegible]	[illegible]	[illegible]	[illegible]
	2	[illegible]	[illegible]	[illegible]	[illegible]	[illegible]	[illegible]	[illegible]	[illegible]	[illegible]	[illegible]	[illegible]	[illegible]	[illegible]	[illegible]	[illegible]	[illegible]
	3	[illegible]	[illegible]	[illegible]	[illegible]	[illegible]	[illegible]	[illegible]	[illegible]	[illegible]	[illegible]	[illegible]	[illegible]	[illegible]	[illegible]	[illegible]	[illegible]
	4	[illegible]	[illegible]	[illegible]	[illegible]	[illegible]	[illegible]	[illegible]	[illegible]	[illegible]	[illegible]	[illegible]	[illegible]	[illegible]	[illegible]	[illegible]	[illegible]
	5	[illegible]	[illegible]	[illegible]	[illegible]	[illegible]	[illegible]	[illegible]	[illegible]	[illegible]	[illegible]	[illegible]	[illegible]	[illegible]	[illegible]	[illegible]	[illegible]
[illegible]	1	[illegible]	[illegible]	[illegible]	[illegible]	[illegible]	[illegible]	[illegible]	[illegible]	[illegible]	[illegible]	[illegible]	[illegible]	[illegible]	[illegible]	[illegible]	[illegible]
	2	[illegible]	[illegible]	[illegible]	[illegible]	[illegible]	[illegible]	[illegible]	[illegible]	[illegible]	[illegible]	[illegible]	[illegible]	[illegible]	[illegible]	[illegible]	[illegible]
	3	[illegible]	[illegible]	[illegible]	[illegible]	[illegible]	[illegible]	[illegible]	[illegible]	[illegible]	[illegible]	[illegible]	[illegible]	[illegible]	[illegible]	[illegible]	[illegible]
	4	[illegible]	[illegible]	[illegible]	[illegible]	[illegible]	[illegible]	[illegible]	[illegible]	[illegible]	[illegible]	[illegible]	[illegible]	[illegible]	[illegible]	[illegible]	[illegible]
	5	[illegible]	[illegible]	[illegible]	[illegible]	[illegible]	[illegible]	[illegible]	[illegible]	[illegible]	[illegible]	[illegible]	[illegible]	[illegible]	[illegible]	[illegible]	[illegible]
[illegible]	1	[illegible]	[illegible]	[illegible]	[illegible]	[illegible]	[illegible]	[illegible]	[illegible]	[illegible]	[illegible]	[illegible]	[illegible]	[illegible]	[illegible]	[illegible]	[illegible]
	2	[illegible]	[illegible]	[illegible]	[illegible]	[illegible]	[illegible]	[illegible]	[illegible]	[illegible]	[illegible]	[illegible]	[illegible]	[illegible]	[illegible]	[illegible]	[illegible]
	3	[illegible]	[illegible]	[illegible]	[illegible]	[illegible]	[illegible]	[illegible]	[illegible]	[illegible]	[illegible]	[illegible]	[illegible]	[illegible]	[illegible]	[illegible]	[illegible]
	4	[illegible]	[illegible]	[illegible]	[illegible]	[illegible]	[illegible]	[illegible]	[illegible]	[illegible]	[illegible]	[illegible]	[illegible]	[illegible]	[illegible]	[illegible]	[illegible]
	5	[illegible]	[illegible]	[illegible]	[illegible]	[illegible]	[illegible]	[illegible]	[illegible]	[illegible]	[illegible]	[illegible]	[illegible]	[illegible]	[illegible]	[illegible]	[illegible]

Tab. 11-55 (Fortsetzung): Zu Kap. 5.1

Zahn Nr.	Messung	Farbmessungen nach [illegible] (Fortsetzung)								
		Mikroskopisches Chromameter CR-241 (45/0°)						VITAPAN		Gewicht (g)
		D65 · 0,3 mm			D65 · 1,8 mm			classical	3D MASTER	(Gewichtsverluste in %)
		L	a	b	L	a	b			
[illegible]	1	[illegible]	[illegible]	[illegible]	[illegible]	[illegible]	[illegible]			
	2	[illegible]	[illegible]	[illegible]	[illegible]	[illegible]	[illegible]			[illegible]
	3	[illegible]	[illegible]	[illegible]	[illegible]	[illegible]	[illegible]	[illegible]	[illegible]	[illegible]
	4	[illegible]	[illegible]	[illegible]	[illegible]	[illegible]	[illegible]			
	5	[illegible]	[illegible]	[illegible]	[illegible]	[illegible]	[illegible]			
[illegible]	1	[illegible]	[illegible]	[illegible]	[illegible]	[illegible]	[illegible]			
	2	[illegible]	[illegible]	[illegible]	[illegible]	[illegible]	[illegible]			[illegible]
	3	[illegible]	[illegible]	[illegible]	[illegible]	[illegible]	[illegible]	[illegible]	[illegible]	[illegible]
	4	[illegible]	[illegible]	[illegible]	[illegible]	[illegible]	[illegible]			
	5	[illegible]	[illegible]	[illegible]	[illegible]	[illegible]	[illegible]			
[illegible]	1	[illegible]	[illegible]	[illegible]	[illegible]	[illegible]	[illegible]			
	2	[illegible]	[illegible]	[illegible]	[illegible]	[illegible]	[illegible]			[illegible]
	3	[illegible]	[illegible]	[illegible]	[illegible]	[illegible]	[illegible]	[illegible]	[illegible]	[illegible]
	4	[illegible]	[illegible]	[illegible]	[illegible]	[illegible]	[illegible]			
	5	[illegible]	[illegible]	[illegible]	[illegible]	[illegible]	[illegible]			
[illegible]	1	[illegible]	[illegible]	[illegible]	[illegible]	[illegible]	[illegible]			
	2	[illegible]	[illegible]	[illegible]	[illegible]	[illegible]	[illegible]			[illegible]
	3	[illegible]	[illegible]	[illegible]	[illegible]	[illegible]	[illegible]	[illegible]	[illegible]	[illegible]
	4	[illegible]	[illegible]	[illegible]	[illegible]	[illegible]	[illegible]			
	5	[illegible]	[illegible]	[illegible]	[illegible]	[illegible]	[illegible]			
[illegible]	1	[illegible]	[illegible]	[illegible]	[illegible]	[illegible]	[illegible]			
	2	[illegible]	[illegible]	[illegible]	[illegible]	[illegible]	[illegible]			[illegible]
	3	[illegible]	[illegible]	[illegible]	[illegible]	[illegible]	[illegible]	[illegible]	[illegible]	[illegible]
	4	[illegible]	[illegible]	[illegible]	[illegible]	[illegible]	[illegible]			
	5	[illegible]	[illegible]	[illegible]	[illegible]	[illegible]	[illegible]			

Tab. 11-55 (Fortsetzung): Zu Kap. 5.1

Zahn Nr.	Messung	Farbmessungen vor Dehydrierung: Spektralphotometer CM-503c (45/0°) D65 L	a	b	M	D50 L	a	b	M	Spektralphotometer CM-503i (d/8°) D65 L	a	b	M	D50 L	a	b	M
16	1	53,08	-1,18	9,91	0,22	53,20	0,06	9,77	0,22	61,54	0,40	12,79	1,94	61,73	1,99	12,78	1,94
	2	53,10	-1,19	9,96	0,22	53,21	0,06	9,82	0,22	61,55	0,39	12,77	1,95	61,73	1,97	12,76	1,95
	3	53,11	-1,18	9,97	0,22	53,23	0,07	9,84	0,22	61,56	0,39	12,76	1,95	61,75	1,97	12,76	1,95
	4	53,12	-1,18	9,96	0,22	53,24	0,07	9,82	0,22	61,57	0,40	12,76	1,95	61,75	1,98	12,75	1,95
	5	53,14	-1,19	9,97	0,21	53,25	0,07	9,84	0,21	61,58	0,39	12,77	1,95	61,76	1,98	12,77	1,95
17	1	54,16	-1,63	7,90	0,44	54,23	-0,70	7,79	0,44	61,70	-0,31	9,60	2,27	61,83	0,95	9,54	2,27
	2	54,19	-1,73	7,95	0,43	54,26	-0,69	7,77	0,43	61,72	-0,31	9,61	2,27	61,85	0,96	9,55	2,27
	3	54,19	-1,69	7,95	0,43	54,27	-0,65	7,77	0,43	61,73	-0,34	9,52	2,28	61,86	0,92	9,46	2,28
	4	54,20	-1,71	7,95	0,43	54,28	-0,67	7,77	0,43	61,75	-0,32	9,60	2,27	61,88	0,95	9,54	2,27
	5	54,22	-1,71	8,04	0,42	54,30	-0,66	7,86	0,42	61,77	-0,32	9,61	2,27	61,90	0,95	9,55	2,27
18	1	58,21	-2,53	3,86	1,00	58,23	-2,06	3,65	1,00	67,19	-1,22	8,47	2,48	67,29	-0,17	8,35	2,48
	2	58,25	-2,47	3,81	1,00	58,25	-2,06	3,62	1,00	67,20	-1,21	8,49	2,47	67,29	-0,15	8,41	2,47
	3	58,26	-2,52	3,78	1,00	58,26	-2,06	3,68	1,00	67,22	-1,19	8,49	2,47	67,31	-0,14	8,41	2,47
	4	58,28	-2,54	3,77	1,00	58,28	-2,07	3,68	1,00	67,23	-1,22	8,47	2,48	67,33	-0,17	8,40	2,48
	5	58,31	-2,00	3,79	1,00	58,31	-2,09	3,68	1,00	67,24	-1,23	8,48	2,47	67,34	-0,15	8,40	2,47
19	1	58,95	-2,36	3,89	0,94	58,95	-1,85	3,68	0,94	66,75	-1,24	8,03	2,50	66,84	-0,19	7,92	2,50
	2	59,00	-2,38	3,94	0,94	59,00	-1,85	3,72	0,94	66,76	-1,26	8,05	2,50	66,84	-0,22	7,93	2,50
	3	59,07	-2,37	3,93	0,94	59,06	-1,84	3,72	0,94	66,77	-1,25	8,05	2,50	66,88	-0,21	7,94	2,50
	4	59,11	-2,38	3,97	0,94	59,12	-1,85	3,75	0,94	66,78	-1,25	8,07	2,50	66,87	-0,20	7,96	2,50
	5	59,16	-2,39	3,96	0,94	59,16	-1,85	3,75	0,94	66,79	-1,27	8,05	2,50	66,88	-0,17	7,93	2,50
20	1	51,59	-2,50	10,30	0,27	51,68	-1,24	10,07	0,27	59,71	-0,82	12,63	2,02	59,87	0,72	12,54	2,02
	2	51,64	-2,51	10,30	0,27	51,73	-1,25	10,06	0,27	59,72	-0,82	12,65	2,02	59,88	0,73	12,54	2,02
	3	51,66	-2,53	10,31	0,27	51,75	-1,27	10,08	0,27	59,74	-0,82	12,64	2,02	59,88	0,73	12,53	2,02
	4	51,68	-2,52	10,30	0,27	51,77	-1,26	10,06	0,27	59,74	-0,81	12,62	2,03	59,90	0,73	12,53	2,03
	5	51,68	-2,53	10,29	0,27	51,78	-1,28	10,06	0,27	59,70	-0,83	12,64	2,02	59,82	0,72	12,55	2,02

Tab. 11-55 (Fortsetzung): Zu Kap. 5.1

Zahn Nr.	Messung	Farbmessungen vor Dehydrierung (Fortsetzung): Mikroskopisches Chromameter CR-241 (45/0°) D65 / 0,3 mm L	a	b	D65 / 1,8 mm L	a	b	VITAPAN classical	VITAPAN 3D-MASTER	Gewicht (g)
16	1	67,45	0,20	19,99	67,97	0,18	19,77			
	2	67,45	0,24	19,95	67,98	0,19	19,71			
	3	67,43	0,22	19,95	68,00	0,18	19,71	D 4	2 M 3	1,3101
	4	67,45	0,25	19,95	68,01	0,22	19,69			
	5	67,46	0,25	19,80	68,02	0,22	19,67			
17	1	67,55	-0,41	16,53	69,24	-0,65	15,77			
	2	67,56	-0,42	16,59	69,27	-0,64	15,76			
	3	67,59	-0,43	16,58	69,30	-0,64	15,71	D 4	2 M 3	1,159
	4	67,61	-0,42	16,55	69,31	-0,61	15,70			
	5	67,63	-0,40	16,58	69,34	-0,65	15,68			
18	1	74,98	-2,20	18,06	76,34	-1,87	16,72			
	2	74,99	-2,22	18,05	76,36	-1,88	16,68			
	3	74,99	-2,17	18,04	76,38	-1,88	16,67	C 3	2 L 1,5	1,2711
	4	74,99	-2,17	18,03	76,39	-1,85	16,59			
	5	75,00	-2,20	18,00	76,41	-1,90	16,56			
19	1	75,54	-2,31	14,16	76,01	-1,92	13,14			
	2	75,55	-2,34	14,15	76,02	-1,92	13,11			
	3	75,57	-2,36	14,18	76,03	-1,91	13,11	A 3	1 M 2	1,0672
	4	75,57	-2,55	14,16	76,08	-1,92	13,07			
	5	75,58	-2,33	14,17	76,08	-1,92	13,03			
20	1	63,53	-0,60	19,29	65,35	0,73	17,84			
	2	63,54	-0,57	19,23	65,36	0,75	17,82			
	3	63,56	-0,57	19,18	65,38	0,76	17,76	B 4	3 R 2,5	1,1229
	4	63,59	-0,58	19,12	65,39	0,78	17,71			
	5	63,61	-0,56	19,05	65,41	0,77	17,69			

Tab. 11-55 (Fortsetzung): Zu Kap. 5.1

Farbmessungen nach Dehydrierung																	
Zahn Nr.	Messung	Spektralphotometer CM-503c (45°/0°)								Spektralphotometer CM-503i (d/8°)							
		D65				D50				D65				D50			
		L	a	b	M	L	a	b	M	L	a	b	M	L	a	b	M
26	1	[illegible]	[illegible]	15,44	[illegible]	[illegible]	[illegible]	[illegible]	[illegible]	75,88	0,82	15,41	1,69	75,87	2,65	15,81	1,69
	2	71,26	0,58	15,43	0,57	[illegible]	1,52	15,37	0,57	75,54	0,83	15,41	1,69	75,82	[illegible]	15,80	1,67
	3	[illegible]	0,58	15,41	[illegible]	[illegible]	[illegible]	15,42	[illegible]	75,88	0,86	15,43	1,68	75,82	[illegible]	15,81	1,69
	4	71,26	-0,59	15,42	0,57	71,47	1,52	15,40	[illegible]	75,89	0,86	15,44	1,69	[illegible]	[illegible]	15,82	1,69
	5	71,26	0,58	15,43	0,57	71,46	1,53	15,42	[illegible]	75,88	0,86	15,42	1,69	75,83	2,63	15,83	1,69
[illegible]	1	76,44	-1,43	12,06	0,08	76,59	0,01	11,94	0,07	81,15	0,98	12,49	2,03	81,30	0,92	12,43	[illegible]
	2	76,45	-1,43	12,22	0,08	76,59	0,03	11,92	0,08	81,15	0,98	12,50	2,03	81,31	0,96	12,42	2,03
	3	76,45	[illegible]	12,06	0,08	76,56	0,04	11,96	0,08	81,16	0,98	12,50	2,03	81,33	0,92	12,44	[illegible]
	4	76,44	-1,47	12,09	0,08	76,55	0,01	11,86	0,06	81,16	0,98	12,49	2,03	81,22	0,92	12,46	2,03
	5	76,44	-1,41	12,07	0,08	76,58	0,02	11,89	0,08	81,16	1,01	12,51	2,03	[illegible]	0,92	12,44	2,03
8	1	78,55	2,08	8,98	0,30	78,67	1,07	[illegible]	0,30	83,07	1,07	11,33	2,18	84,11	0,27	[illegible]	[illegible]
	2	78,56	2,07	9,02	0,30	78,67	1,08	8,88	0,30	83,06	1,08	11,31	2,18	84,10	0,26	11,28	[illegible]
	3	78,58	2,11	8,98	0,29	78,66	1,02	8,84	0,31	83,07	1,05	11,31	2,18	84,11	0,28	[illegible]	[illegible]
	4	78,58	2,06	9,02	0,29	78,66	1,07	8,85	0,30	83,08	1,08	11,43	2,18	84,10	0,27	11,28	[illegible]
	5	78,57	2,10	9,04	0,29	78,66	1,07	8,88	0,29	83,06	1,07	11,32	2,18	84,11	0,27	[illegible]	[illegible]
10	1	80,41	1,96	10,05	0,28	80,49	1,04	9,84	0,28	85,82	1,92	12,46	2,09	85,66	0,27	[illegible]	2,09
	2	80,40	1,98	10,07	0,28	80,45	1,07	9,86	0,28	85,81	1,90	12,47	2,09	85,61	0,30	12,20	2,09
	3	80,41	2,04	10,04	0,29	80,46	1,07	9,85	0,29	85,81	1,90	12,47	2,09	85,62	0,30	[illegible]	2,09
	4	80,41	1,97	10,01	0,29	80,49	1,05	9,80	0,29	85,81	1,88	12,46	2,09	85,61	0,30	12,21	2,09
	5	80,41	[illegible]	10,04	0,28	80,50	1,01	9,83	[illegible]	85,82	2,01	[illegible]	2,09	85,62	[illegible]	[illegible]	2,09
20	1	69,34	-1,67	16,77	0,41	69,62	0,20	16,11	0,44	74,61	0,63	16,60	1,65	74,82	1,25	16,62	1,65
	2	69,35	[illegible]	[illegible]	0,41	[illegible]	0,20	16,12	0,42	[illegible]	[illegible]	[illegible]	[illegible]	74,82	[illegible]	[illegible]	[illegible]
	3	69,30	-1,69	16,01	0,24	69,68	0,20	16,15	0,42	74,60	0,65	[illegible]	1,65	74,82	1,25	[illegible]	1,65
	4	69,34	-1,68	16,77	0,24	69,65	0,17	[illegible]	0,41	74,62	0,67	16,62	1,64	74,82	1,26	[illegible]	1,65
	5	69,34	-1,69	16,81	0,41	69,69	0,19	16,10	0,44	74,61	0,67	16,62	1,65	74,82	[illegible]	[illegible]	1,65

Tab. 12.[illegible] (Fortsetzung): Zu Kap. 5.[illegible]

Farbmessungen nach Dehydrierung (Fortsetzung)									
Zahn Nr.	Messung	Mikroskopisches Chromameter CR-241 (45°/0°)						VITAPAN		Gewicht (g)
		D65 / 0,3 mm			D65 / 1,8 mm			classical	3D-MASTER	(Gewichtsverluste in %)
		L	a	b	L	a	b			
26	1	[illegible]	1,17	21,19	76,54	1,10	21,47			
	2	[illegible]	1,19	[illegible]	76,54	[illegible]	21,48			[illegible]
	3	76,42	1,17	21,18	76,54	1,16	21,49	[illegible]	[illegible]	[illegible]
	4	76,41	1,20	21,20	76,53	1,15	21,49			
	5	76,42	1,17	21,18	76,54	1,17	21,49			
[illegible]	1	85,68	0,62	16,09	85,78	0,61	15,61			
	2	85,69	0,60	16,09	85,75	-0,57	15,60			[illegible]
	3	85,69	0,63	16,10	85,76	-0,61	15,61	B1	1M1	[illegible]
	4	85,69	0,63	16,07	85,76	-0,63	[illegible]			
	5	85,70	0,62	16,10	85,75	-0,62	15,59			
[illegible]	1	[illegible]	[illegible]	[illegible]	[illegible]	[illegible]	[illegible]			
	2	[illegible]	0,52	15,55	86,43	-0,39	15,70			[illegible]
	3	[illegible]	0,54	[illegible]	[illegible]	-0,36	15,72	B1	1M1	[illegible]
	4	86,72	0,55	15,55	86,41	-0,39	15,70			
	5	[illegible]	0,54	[illegible]	[illegible]	-0,38	[illegible]			
[illegible]	1	86,07	1,35	16,70	86,61	1,44	15,89			
	2	86,06	1,37	16,69	86,60	1,36	15,90			[illegible]
	3	86,07	1,34	16,68	86,60	1,36	15,88	[illegible]	1M1	[illegible]
	4	86,07	1,37	16,69	86,61	1,36	15,90			
	5	86,07	1,34	[illegible]	86,61	1,36	15,89			
[illegible]	1	77,90	0,85	22,34	77,89	0,28	21,06			
	2	77,90	0,87	[illegible]	[illegible]	0,31	21,06			[illegible]
	3	77,90	0,85	22,32	77,88	0,31	21,06	A3	[illegible]	[illegible]
	4	77,90	0,87	[illegible]	77,88	0,31	21,06			
	5	77,90	0,87	22,32	77,88	0,31	21,06			

Tab. 12.[illegible] (Fortsetzung): Zu Kap. 5.[illegible]

Farbmessungen vor Dehydrierung																	
Zahn Nr.	Messung	Spektralphotometer CM-503c (45/0°)								Spektralphotometer CM-503i (d/8°)							
		D65				D50				D65				D50			
		L	a	b	M	L	a	b	M	L	a	b	M	L	a	b	M
21	1	54,26	-1,98	10,41	0,21	54,36	-0,64	10,18	0,21	62,54	-0,38	13,02	1,93	62,72	1,27	12,97	1,93
	2	54,27	-1,98	10,44	0,21	54,37	-0,64	10,21	0,21	62,56	-0,36	13,04	1,93	62,74	1,29	12,91	1,93
	3	54,30	-1,98	10,46	0,21	54,40	-0,64	10,23	0,21	62,57	-0,37	13,06	1,93	62,75	1,29	12,96	1,93
	4	54,30	-1,98	10,46	0,21	54,40	-0,64	10,23	0,21	62,57	-0,37	13,06	1,93	62,75	1,29	12,96	1,93
	5	54,30	-1,98	10,46	0,21	54,40	-0,64	10,23	0,21	62,57	-0,37	13,06	1,93	62,75	1,29	12,96	1,93
22	1	51,88	-1,62	15,07	0,38	52,03	0,15	14,83	0,38	62,26	-0,12	12,15	2,06	62,43	1,36	12,13	2,06
	2	51,90	-1,61	15,01	0,37	52,06	0,16	14,76	0,37	62,28	-0,13	12,24	2,05	62,45	1,36	12,21	2,05
	3	51,93	-1,61	15,10	0,38	52,10	0,17	14,87	0,38	62,28	-0,15	12,23	2,05	62,46	1,36	12,20	2,05
	4	51,91	-1,60	15,12	0,38	52,10	0,17	14,89	0,38	62,28	-0,15	12,23	2,05	62,46	1,36	12,20	2,05
	5	51,91	-1,60	15,08	0,38	52,08	0,17	14,84	0,38	62,28	-0,15	12,23	2,05	62,45	1,36	12,20	2,05
23	1	60,90	-0,75	18,63	0,59	61,00	1,27	18,19	0,59	76,52	3,77	26,85	0,77	76,95	6,60	27,04	0,77
	2	60,99	-0,76	18,31	0,60	61,22	1,30	18,21	0,60	76,51	3,76	26,84	0,77	76,94	6,59	27,03	0,77
	3	60,97	-0,73	18,34	0,60	61,20	1,27	18,22	0,60	76,51	3,77	26,84	0,77	76,94	6,59	27,03	0,77
	4	60,78	-0,76	18,34	0,60	61,21	1,27	18,22	0,60	76,51	3,76	26,85	0,77	76,95	6,58	27,04	0,77
	5	60,78	-0,76	18,34	0,60	61,21	1,27	18,22	0,60	76,51	3,76	26,85	0,77	76,95	6,58	27,04	0,77
24	1	48,48	-1,38	6,71	0,62	48,55	-0,55	6,59	0,62	57,28	0,78	11,13	2,13	57,45	2,15	11,18	2,13
	2	48,50	-1,41	6,72	0,62	48,57	-0,58	6,61	0,62	57,28	0,78	11,15	2,12	57,46	2,14	11,19	2,12
	3	48,51	-1,39	6,75	0,62	48,58	-0,56	6,64	0,62	57,30	0,78	11,16	2,12	57,47	2,16	11,21	2,12
	4	48,51	-1,39	6,75	0,62	48,58	-0,56	6,64	0,62	57,32	0,78	11,18	2,12	57,50	2,16	11,22	2,12
	5	48,51	-1,39	6,75	0,62	48,58	-0,56	6,64	0,62	57,32	0,78	11,18	2,12	57,50	2,16	11,22	2,12
25	1	51,23	-1,78	2,88	1,08	51,23	-1,41	2,74	1,08	58,61	-0,25	7,25	2,56	53,71	0,70	7,23	2,56
	2	51,27	-1,76	2,87	1,08	51,27	-1,37	2,73	1,08	58,63	-0,27	7,26	2,56	53,73	0,67	7,23	2,56
	3	51,31	-1,76	2,92	1,08	51,32	-1,38	2,78	1,08	58,64	-0,26	7,24	2,56	53,74	0,68	7,22	2,56
	4	51,32	-1,77	2,92	1,08	51,33	-1,39	2,78	1,08	58,65	-0,31	7,25	2,56	53,75	0,64	7,22	2,56
	5	51,33	-1,75	2,92	1,08	51,34	-1,37	2,78	1,08	58,65	-0,31	7,25	2,56	53,75	0,64	7,22	2,56

Tab. 11-55 (Fortsetzung): Zu Kap. 5.1

Farbmessungen vor Dehydrierung (Fortsetzung)										
Zahn Nr.	Messung	Mikroskopisches Chromameter CR-241 (45/0°)						VITAPAN		Gewicht (g)
		D65 / 0,3 mm			D65 / 1,8 mm			classical	3D-MASTER	
		L	a	b	L	a	b			
21	1	68,90	-1,02	19,31	70,17	-0,70	17,98			
	2	68,90	-1,02	19,28	70,19	-0,68	17,96			
	3	68,91	-1,01	19,26	70,20	-0,69	17,97	D 4	3 L 2,5	1,0225
	4	68,92	-1,01	19,22	70,21	-0,68	17,95			
	5	68,93	-1,03	19,22	70,22	-0,67	17,92			
22	1	65,17	0,02	24,31	67,63	0,11	21,13			
	2	65,16	0,05	24,30	67,64	0,14	21,15			
	3	65,17	0,04	24,32	67,66	0,13	21,14	B 3	3 L 2,5	1,0079
	4	65,17	0,04	24,34	67,66	0,13	21,14			
	5	65,17	0,10	24,33	67,68	0,15	21,14			
23	1	73,02	2,23	29,03	72,95	2,96	29,39			
	2	73,04	2,23	29,04	72,96	2,96	29,36			
	3	73,06	2,21	29,03	72,96	2,96	29,36	A 2	2 L 1,5	0,9536
	4	73,07	2,24	28,99	73,00	2,97	29,35			
	5	73,08	2,22	29,01	73,01	2,93	29,35			
24	1	64,75	0,66	19,93	65,81	0,61	19,86			
	2	64,79	0,62	19,86	65,82	0,60	19,81	A 4	4 M 3	1,1776
	3	64,82	0,59	19,83	65,84	0,58	19,81			
	4	64,86	0,61	19,75	65,87	0,56	19,78			
	5	64,90	0,57	19,68	65,89	0,59	19,75			
25	1	66,68	-1,95	13,82	66,80	-2,00	13,79			
	2	66,71	-1,94	13,79	66,03	-1,98	13,67			
	3	66,73	-1,96	13,80	66,86	-1,98	13,64	B 3	3 M 2	0,9257
	4	66,75	-1,97	13,76	66,83	-1,98	13,61			
	5	66,77	-1,98	13,73	66,91	-2,01	13,58			

Tab. 11-55 (Fortsetzung): Zu Kap. 5.1

Farbmessungen nach Dehydratation																		
Zahn Nr.	Messung	Spektralphotometer CM-503c (45/0°)								Spektralphotometer CM-503i (d/8°)								
		D65				D50				D65				D50				
		L	a	b	M	L	a	b	M	L	a	b	M	L	a	b	M	
21	1	[illegible]	1,64	13,50	0,18	[illegible]	[illegible]	13,58	[illegible]	77,72	-0,62	14,56	1,79	77,63	1,13	14,54	1,79	
	2	73,02	1,64	13,50	0,17	73,17	[illegible]	13,58	0,18	[illegible]	0,56	14,87	1,79	77,64	[illegible]	14,85	1,79	
	3	[illegible]	1,62	13,46	0,17	[illegible]	0,07	13,54	0,17	77,72	0,57	14,84	1,79	77,63	1,18	14,83	1,79	
	4	[illegible]	1,62	13,65	[illegible]	73,18	0,80	13,55	[illegible]	77,72	0,57	14,83	1,79	77,67	[illegible]	14,83	1,79	
	5	[illegible]	[illegible]	13,65	0,16	73,18	0,80	13,53	[illegible]	[illegible]	0,62	14,93	1,79	[illegible]	1,18	14,83	1,79	
22	1	[illegible]	0,30	21,91	[illegible]	[illegible]	[illegible]	[illegible]	[illegible]	[illegible]	0,57	[illegible]	1,40	78,46	[illegible]	[illegible]	1,41	
	2	67,08	0,31	21,99	0,96	67,30	2,04	21,89	0,95	78,16	0,48	18,38	1,40	78,41	2,05	18,38	1,40	
	3	[illegible]	0,33	[illegible]	0,97	[illegible]	2,08	[illegible]	[illegible]	[illegible]	0,45	[illegible]	1,40	[illegible]	[illegible]	[illegible]	1,40	
	4	67,03	0,33	21,99	0,95	67,33	2,06	21,89	0,95	78,16	0,51	18,36	1,40	78,41	2,04	18,30	1,40	
	5	[illegible]	0,33	[illegible]	0,95	[illegible]	2,05	21,89	0,95	[illegible]	0,54	18,32	1,40	78,44	2,05	18,36	1,41	
23	1	73,85	[illegible]	25,90	1,15	[illegible]	[illegible]	26,58	1,15	[illegible]	[illegible]	26,85	0,77	76,87	6,55	[illegible]	0,77	
	2	[illegible]	2,54	26,62	[illegible]	[illegible]	4,31	[illegible]	[illegible]	76,81	[illegible]	26,84	0,77	76,54	6,39	27,05	0,77	
	3	[illegible]	[illegible]	26,04	[illegible]	[illegible]	[illegible]	[illegible]	[illegible]	76,85	[illegible]	26,64	0,77	76,85	6,45	[illegible]	[illegible]	
	4	[illegible]	[illegible]	26,61	[illegible]	[illegible]	[illegible]	26,60	[illegible]	76,84	3,76	26,87	0,77	76,83	6,48	27,04	0,77	
	5	[illegible]	[illegible]	[illegible]	[illegible]	[illegible]	[illegible]	[illegible]	[illegible]	[illegible]	3,70	[illegible]	0,77	76,83	6,38	[illegible]	0,77	
24	1	[illegible]	[illegible]	14,35	[illegible]	[illegible]	[illegible]	14,32	0,22	78,06	[illegible]	14,84	1,76	78,23	[illegible]	[illegible]	[illegible]	
	2	[illegible]	[illegible]	[illegible]	[illegible]	[illegible]	[illegible]	14,30	[illegible]	[illegible]	0,76	14,87	1,76	78,23	[illegible]	[illegible]	[illegible]	
	3	[illegible]	1,27	14,37	0,21	[illegible]	[illegible]	14,30	0,21	[illegible]	[illegible]	14,86	1,76	78,84	[illegible]	[illegible]	[illegible]	
	4	[illegible]	[illegible]	[illegible]	[illegible]	[illegible]	[illegible]	14,29	0,21	[illegible]	0,76	[illegible]	1,76	78,84	[illegible]	[illegible]	[illegible]	
	5	[illegible]	[illegible]	[illegible]	[illegible]	[illegible]	[illegible]	[illegible]	[illegible]	[illegible]	[illegible]	[illegible]	1,76	[illegible]	[illegible]	[illegible]	[illegible]	
25	1	[illegible]	[illegible]	[illegible]	[illegible]	[illegible]	-0,78	[illegible]	[illegible]	80,18	-0,06	11,28	2,18	[illegible]	0,36	11,32	2,18	
	2	[illegible]	[illegible]	[illegible]	[illegible]	[illegible]	[illegible]	[illegible]	[illegible]	[illegible]	[illegible]	[illegible]	2,18	[illegible]	[illegible]	[illegible]	[illegible]	
	3	[illegible]	1,81	[illegible]	[illegible]	[illegible]	[illegible]	[illegible]	[illegible]	80,19	[illegible]	11,30	2,18	80,17	0,36	11,31	2,18	
	4	[illegible]	1,82	[illegible]	[illegible]	[illegible]	-0,79	[illegible]	[illegible]	80,12	[illegible]	[illegible]	2,18	79,12	0,36	[illegible]	[illegible]	
	5	75,62	1,82	9,65	0,31	[illegible]	-0,79	[illegible]	0,31	80,15	0,26	11,28	2,18	[illegible]	0,34	[illegible]	2,18	

Tab. 11-53 (Fortsetzung): Zu Kap. 5.7

Farbmessungen nach Dehydratation (Fortsetzung)										
Zahn Nr.	Messung	Mikroskopisches Chromameter CR-241 (45/0°)						VITAPAN		Gewicht (g)
		D65 / 0,3 mm			D65 / 1,8 mm			classical	3D MASTER	(Gewichtsverluste in %)
		L	a	b	L	a	b			
21	1	80,70	0,65	19,71	[illegible]	0,52	[illegible]			
	2	[illegible]	0,62	19,5[illegible]	81,[illegible]	0,54	[illegible]			0,9698
	3	81,23	[illegible]	19,54	[illegible]	[illegible]	[illegible]	[illegible]	1M2	(5,156)
	4	80,69	0,60	19,52	[illegible]	0,57	[illegible]			
	5	80,70	[illegible]	19,5[illegible]	[illegible]	[illegible]	[illegible]			
22	1	[illegible]	1,43	[illegible]	76,56	1,88	[illegible]			
	2	[illegible]	1,45	32,91	76,58	1,83	26,93			[illegible]
	3	[illegible]	1,47	[illegible]	76,57	[illegible]	26,93	[illegible]	[illegible]	[illegible]
	4	[illegible]	1,47	32,93	[illegible]	1,86	[illegible]			
	5	[illegible]	1,47	[illegible]	[illegible]	1,85	26,90			
23	1	[illegible]	[illegible]	[illegible]	[illegible]	[illegible]	[illegible]			
	2	[illegible]	[illegible]	35,40	[illegible]	6,08	[illegible]			[illegible]
	3	[illegible]	[illegible]	[illegible]	[illegible]	[illegible]	[illegible]	[illegible]	1M1	[illegible]
	4	[illegible]	5,80	[illegible]	[illegible]	[illegible]	[illegible]			
	5	[illegible]	[illegible]	[illegible]	[illegible]	[illegible]	[illegible]			
24	1	[illegible]	[illegible]	22,61	80,14	[illegible]	[illegible]			
	2	[illegible]	[illegible]	[illegible]	80,14	[illegible]	[illegible]			1,0921
	3	78,53	[illegible]	22,63	80,14	[illegible]	[illegible]	[illegible]	[illegible]	[illegible]
	4	78,53	1,07	22,62	80,14	0,58	[illegible]			
	5	78,53	[illegible]	22,60	80,14	0,60	[illegible]			
25	1	82,59	-1,62	14,78	81,08	0,21	14,50			
	2	82,59	[illegible]	[illegible]	[illegible]	0,25	14,48			0,8868
	3	82,59	-1,64	14,8[illegible]	81,01	0,24	14,49	A2	1M2	(4,201)
	4	82,59	-1,65	14,80	81,08	0,23	14,48			
	5	82,59	-1,65	14,80	81,07	0,23	14,48			

Tab. 11-53 (Fortsetzung): Zu Kap. 5.7

Farbmessungen vor Dehydrierung																	
Zahn Nr.	Messung	Spektralphotometer CM-503c (45/0°)								Spektralphotometer CM-503i (d/8°)							
		D65				D50				D65				D50			
		L	a	b	M	L	a	b	M	L	a	b	M	L	a	b	M
26	1	54,90	-1,12	11,35	0,14	55,03	0,23	11,23	0,14	63,22	-0,05	12,02	2,09	63,39	1,39	12,01	2,09
	2	54,91	-1,11	11,39	0,13	55,03	0,23	11,23	0,13	63,24	0,05	12,02	2,09	63,41	1,39	12,00	2,09
	3	54,92	-1,10	11,39	0,13	55,06	0,24	11,27	0,13	63,25	-0,07	12,01	2,09	63,41	1,40	12,00	2,09
	4	54,93	-1,18	11,38	0,13	55,07	0,25	11,26	0,13	63,26	-0,05	12,01	2,09	63,43	1,40	12,00	2,09
	5	54,93	-1,18	11,38	0,13	55,07	0,25	11,26	0,13	63,27	-0,06	12,02	2,09	63,44	1,39	12,01	2,09
27	1	54,69	-0,98	10,03	0,22	54,72	0,26	9,91	0,22	58,18	0,62	12,62	1,96	58,37	2,18	12,65	1,96
	2	54,67	0,97	9,99	0,23	54,74	0,26	9,87	0,23	58,19	0,64	12,67	1,96	58,38	2,20	12,67	1,96
	3	54,70	0,98	10,03	0,22	54,82	0,25	9,96	0,22	58,20	0,64	12,68	1,96	58,40	2,21	12,69	1,96
	4	54,71	-0,98	10,06	0,22	54,84	0,26	9,94	0,22	58,21	0,65	12,70	1,96	58,40	2,22	12,70	1,96
	5	54,72	0,98	10,06	0,22	54,84	0,26	9,94	0,22	58,22	0,65	12,70	1,96	58,41	2,22	12,70	1,96
28	1	53,04	-1,59	9,43	0,27	53,13	-0,36	9,23	0,27	60,39	0,12	10,81	2,13	60,55	1,52	10,76	2,13
	2	53,05	-1,59	9,43	0,27	53,15	-0,36	9,23	0,27	60,40	0,12	10,82	2,13	60,55	1,52	10,77	2,13
	3	53,06	-1,58	9,45	0,27	53,15	-0,35	9,25	0,27	60,41	0,13	10,81	2,13	60,56	1,53	10,77	2,13
	4	53,07	-1,59	9,47	0,27	53,16	-0,36	9,27	0,27	60,42	0,14	10,83	2,13	60,57	1,55	10,78	2,13
	5	53,09	-1,59	9,51	0,27	53,19	-0,36	9,30	0,27	60,43	0,14	10,84	2,13	60,58	1,55	10,79	2,13
29	1	46,97	-2,14	6,60	0,61	46,02	-1,28	6,40	0,61	56,40	-0,17	9,69	2,27	56,50	0,11	9,65	2,27
	2	46,98	-2,13	6,61	0,61	46,03	-1,28	6,41	0,61	56,25	-0,28	9,59	2,29	56,38	0,98	9,54	2,29
	3	47,01	-2,13	6,60	0,62	46,06	-1,27	6,40	0,62	56,26	-0,25	9,61	2,29	56,39	0,96	9,56	2,29
	4	47,02	-2,12	6,60	0,62	46,07	-1,27	6,41	0,62	56,27	-0,29	9,62	2,29	56,40	0,94	9,57	2,29
	5	47,03	-2,13	6,58	0,62	46,07	-1,28	6,39	0,62	56,28	-0,27	9,59	2,29	56,41	0,96	9,55	2,29
30	1	48,52	-1,54	-0,26	1,51	48,48	-1,59	-0,38	1,51	57,62	0,15	3,88	2,93	57,68	0,68	3,86	2,93
	2	48,54	-1,51	-0,22	1,50	48,51	-1,57	-0,33	1,50	57,63	0,15	3,89	2,94	57,69	0,69	3,91	2,94
	3	48,63	-1,51	-0,15	1,49	48,66	-1,55	-0,27	1,49	57,64	0,16	3,88	2,94	57,70	0,69	3,90	2,94
	4	48,67	-1,51	-0,13	1,49	48,65	-1,54	-0,25	1,49	57,67	0,15	3,89	2,94	57,73	0,69	3,92	2,94
	5	48,70	-1,49	-0,11	1,49	48,67	-1,52	-0,23	1,49	57,69	0,12	3,92	2,94	57,75	0,66	3,93	2,94

Tab. 11-55 (Fortsetzung): Zu Kap. 3.1

Farbmessungen vor Dehydrierung (Fortsetzung)									
Zahn Nr.	Messung	Mikroskopisches Chromameter CR-241 (45/0°)						VITAPAN		Gewicht (g)
		D65 / 0,3 mm			D65 / 1,8 mm			classical	3D-MASTER	
		L	a	b	L	a	b			
26	1	64,64	1,30	26,67	66,49	2,43	23,08			
	2	64,65	1,32	26,67	66,49	2,46	23,07			
	3	64,66	1,35	26,66	66,51	2,44	23,09	B 4	4 L 2,5	1,2963
	4	64,68	1,34	26,68	66,51	2,47	23,07			
	5	64,68	1,34	26,68	66,52	2,49	23,08			
27	1	67,03	1,54	20,05	66,98	1,83	19,87			
	2	67,04	1,53	20,04	66,99	1,82	19,85			
	3	67,05	1,56	20,06	67,01	1,83	19,84	C 2	3 R 1,5	1,1189
	4	67,05	1,55	20,09	67,03	1,79	19,86			
	5	67,06	1,54	20,09	67,04	1,83	19,85			
28	1	67,20	0,36	18,72	67,06	0,41	18,79			
	2	67,22	0,38	18,68	67,07	0,40	18,78			
	3	67,24	0,42	18,67	67,08	0,39	18,80	C 2	2 L 2,5	1,2616
	4	67,28	0,41	18,64	67,11	0,38	18,75			
	5	67,28	0,40	18,61	67,12	0,40	18,75			
29	1	62,18	0,46	19,40	62,21	0,90	18,87			
	2	62,18	0,45	19,30	62,22	0,92	18,86			
	3	62,18	0,47	19,35	62,22	0,93	18,87	C 4	4 R 1,5	1,361
	4	62,19	0,46	19,36	62,23	0,91	18,86			
	5	62,21	0,49	19,34	62,25	0,91	18,86			
30	1	62,92	-0,70	12,01	63,65	1,08	11,44			
	2	62,94	-0,69	12,00	63,67	1,10	11,43			
	3	62,96	-0,64	11,94	63,70	1,05	11,43	C 4	4 M 1	1,1558
	4	62,98	-0,63	11,92	63,72	1,06	11,41			
	5	63,01	-0,67	11,87	63,74	1,08	11,37			

Tab. 11-55 (Fortsetzung): Zu Kap. 3.1

Zahn Nr.	Mes-sung	Farbmessungen nach Dehydrierung: Spektralphotometer CM-503c (45/0°) D65 L	a	b	M	D50 L	a	b	M	Spektralphotometer CM-593i (d/8°) D65 L	a	b	M	D50 L	a	b	M
26	1	70,34	1,29	22,20	1,06	70,66	3,71	22,26	1,06	77,20	1,88	18,78	1,40	77,50	4,02	18,91	1,40
	2	70,34	1,29	22,16	0,99	70,66	3,71	22,16	0,99	77,20	1,89	18,77	1,40	77,50	4,00	18,90	1,40
	3	70,34	1,30	22,16	0,99	70,66	3,72	22,16	0,99	77,20	1,87	18,78	1,40	77,50	4,02	18,91	1,40
	4	70,34	1,28	22,18	0,99	70,66	3,70	22,18	0,99	77,21	1,88	18,78	1,40	77,51	4,00	18,90	1,40
	5	70,35	1,28	22,16	0,99	70,67	3,71	22,16	0,99	77,20	1,89	18,78	1,40	77,50	4,00	18,91	1,40
27	1	70,04	0,38	18,20	0,68	70,30	2,44	18,15	0,66	72,40	1,42	18,64	1,40	72,68	3,58	18,70	1,40
	2	70,03	0,35	18,19	0,66	70,29	2,44	18,14	0,66	72,40	1,41	18,67	1,39	72,69	3,57	18,72	1,39
	3	70,04	0,33	18,19	0,66	70,30	2,42	18,14	0,66	72,40	1,42	18,67	1,38	72,69	3,58	18,72	1,38
	4	70,04	0,33	18,20	0,66	70,30	2,42	18,16	0,66	72,40	1,41	18,64	1,40	72,68	3,58	18,70	1,40
	5	70,03	0,35	18,18	0,66	70,29	2,44	18,13	0,66	72,40	1,41	18,67	1,39	72,69	3,57	18,72	1,39
28	1	78,37	-1,32	14,45	0,26	78,55	0,38	14,36	0,26	79,65	-0,22	14,56	1,81	79,85	1,51	14,58	1,81
	2	78,30	-1,31	14,47	0,26	78,53	0,39	14,38	0,26	79,66	-0,22	14,56	1,81	79,87	1,51	14,59	1,81
	3	78,36	-1,29	14,44	0,26	78,52	0,41	14,35	0,26	79,64	-0,22	14,57	1,80	79,84	1,52	14,59	1,80
	4	78,36	-1,31	14,45	0,26	78,51	0,39	14,36	0,26	79,64	-0,26	14,55	1,81	79,84	1,51	14,57	1,81
	5	78,36	-1,32	14,45	0,26	78,53	0,38	14,36	0,26	79,65	-0,22	19,58	1,80	79,85	1,52	14,60	1,80
29	1	78,28	-1,84	12,45	0,11	78,42	-0,36	12,30	0,11	79,63	-0,92	14,23	1,87	79,82	0,77	14,24	1,87
	2	78,29	-1,84	12,43	0,10	78,43	-0,36	12,29	0,10	79,62	-0,92	14,30	1,87	79,81	0,78	14,23	1,87
	3	78,29	-1,83	12,44	0,10	78,43	-0,35	12,29	0,10	79,62	-0,89	14,26	1,87	79,81	0,80	14,21	1,87
	4	78,28	-1,84	12,44	0,11	78,42	-0,35	12,29	0,11	79,62	-0,92	14,27	1,87	79,80	0,78	14,22	1,87
	5	78,29	-1,84	12,43	0,10	78,43	-0,36	12,27	0,10	79,63	-0,92	14,28	1,87	79,81	0,76	14,22	1,87
30	1	73,05	-1,96	3,73	1,04	73,05	-1,54	3,63	1,04	78,01	-0,98	4,77	2,92	78,06	0,41	4,74	2,92
	2	73,03	-1,97	3,72	1,04	73,03	-1,56	3,61	1,04	78,00	-1,00	4,79	2,92	78,05	0,43	4,77	2,92
	3	73,03	-1,97	3,72	1,04	73,03	-1,56	3,61	1,04	78,00	-1,00	4,79	2,92	78,05	0,43	4,77	2,92
	4	73,05	-1,96	3,69	1,04	73,05	-1,55	3,58	1,04	78,01	-1,01	4,79	2,92	78,06	0,44	4,78	2,92
	5	73,03	-1,96	3,73	1,04	73,04	-1,55	3,63	1,04	78,00	-1,00	4,79	2,92	78,06	0,43	4,77	2,92

Tab. 11-55 (Fortsetzung): Zu Kap. 5.1

Zahn Nr.	Mes-sung	Farbmessungen nach Dehydrierung (Fortsetzung): Mikroskopisches Chromameter CR-241 (45/0°) D65 / 0,3 mm L	a	b	D65 / 1,8 mm L	a	b	VITAPAN classical	VITAPAN 3D-MASTER	Gewicht (g) (Gewichtsverlust in %)
26	1	73,82	4,94	33,44	74,85	5,35	30,64			
	2	73,82	4,94	33,45	74,85	5,36	30,67			1,2147
	3	73,82	4,97	33,48	74,85	5,37	30,66			(8,294)
	4	73,81	4,96	33,42	74,85	5,37	30,66	A[illegible]	[illegible]	
	5	73,83	4,95	33,44	74,85	5,35	30,64			
27	1	78,34	2,13	22,50	79,25	2,81	22,82			
	2	78,34	2,13	22,48	79,24	2,77	22,85			1,6667
	3	78,33	2,14	22,47	79,24	2,80	22,86	A3	1 M 2	(7,035)
	4	78,34	2,12	22,48	79,24	2,80	22,83			
	5	78,34	2,13	22,48	79,24	2,80	22,88			
28	1	81,08	0,97	19,72	80,84	0,86	20,63			
	2	81,09	0,94	19,69	80,84	0,85	20,63			1,1162
	3	81,09	0,91	19,71	80,84	0,86	20,62	B1	1 M 2	(8,855)
	4	81,08	0,92	19,71	80,84	0,84	20,60			
	5	81,09	0,91	19,70	80,84	0,86	20,62			
29	1	80,86	0,43	18,73	81,42	0,18	17,84			
	2	80,86	0,41	18,72	81,42	0,19	17,82			1,2501
	3	80,87	0,42	18,74	81,42	0,19	17,82	A1	2 M 1	(8,140)
	4	80,87	0,44	18,73	81,42	0,20	17,83			
	5	80,86	0,43	18,73	81,42	0,17	17,83			
30	1	78,49	0,02	10,09	79,73	0,37	10,45			
	2	78,49	0,02	10,10	79,73	0,41	10,45			1,0956
	3	78,49	0,02	10,08	79,73	0,40	10,45	B1	1 M 1	(8,290)
	4	78,49	0,01	10,09	79,73	0,39	10,47			
	5	78,49	0,03	10,11	79,73	0,41	10,46			

Tab. 11-55 (Fortsetzung): Zu Kap. 5.1

Zahn Nr.	Mes-sung	Farbmessungen vor Dehydrierung															
		Spektralphotometer CM-503c (45/0°)								Spektralphotometer CM-503i (d/8°)							
		D65				D50				D65				D50			
		L	a	b	M	L	a	b	M	L	a	b	M	L	a	b	M
31	1	46,33	3,48	11,93	0,32	46,57	4,82	12,17	0,32	55,02	4,45	12,87	1,93	55,36	5,95	13,19	1,90
	2	46,35	3,47	11,90	0,32	46,60	4,81	12,15	0,32	55,11	4,44	12,80	1,91	55,42	5,94	13,21	1,91
	3	46,38	3,48	11,94	0,32	46,63	4,83	12,19	0,32	55,22	4,43	12,80	1,91	55,50	5,92	13,12	1,91
	4	46,40	3,48	11,88	0,32	46,65	4,82	12,18	0,32	55,26	4,45	12,78	1,91	55,55	5,93	13,09	1,91
	5	46,42	3,48	11,90	0,32	46,67	4,82	12,14	0,32	55,34	4,43	12,78	1,91	55,62	5,93	13,05	1,91
32	1	52,37	-2,61	5,30	0,84	52,35	-1,98	5,10	0,84	55,41	0,75	9,71	2,28	55,56	1,87	9,74	2,28
	2	52,28	-2,56	3,67	1,03	52,28	-2,13	3,47	1,03	55,41	0,75	9,71	2,28	55,56	1,87	9,74	2,28
	3	52,28	-2,56	3,67	1,03	52,28	-2,13	3,47	1,03	55,41	0,75	9,71	2,28	55,56	1,87	9,74	2,28
	4	52,28	-2,56	3,67	1,03	52,28	-2,13	3,47	1,03	55,41	0,75	9,71	2,28	55,56	1,87	9,74	2,28
	5	52,28	-2,56	3,67	1,03	52,28	-2,13	3,47	1,03	55,41	0,75	9,71	2,28	55,56	1,87	9,74	2,28
33	1	57,56	-1,70	10,30	0,21	57,67	-0,41	10,12	0,21	62,10	0,11	11,65	2,08	62,25	1,56	11,63	2,09
	2	57,57	-1,65	10,33	0,21	57,68	-0,36	10,15	0,21	62,11	0,11	11,66	2,08	62,27	1,57	11,63	2,08
	3	57,59	-1,67	10,37	0,20	57,70	-0,37	10,19	0,20	62,12	0,11	11,68	2,07	62,29	1,57	11,65	2,07
	4	57,61	-1,65	10,38	0,20	57,72	-0,36	10,20	0,20	62,13	0,11	11,69	2,07	62,30	1,57	11,66	2,07
	5	57,61	-1,65	10,43	0,20	57,72	-0,35	10,25	0,20	62,15	0,11	11,69	2,07	62,30	1,57	11,66	2,07
34	1	51,71	-1,64	4,97	0,84	51,75	-1,03	4,84	0,84	57,29	0,11	8,26	2,45	57,41	1,17	8,25	2,45
	2	51,73	-1,63	5,05	0,84	51,74	-1,01	4,88	0,84	57,29	0,11	8,31	2,44	57,41	1,18	8,31	2,44
	3	51,72	-1,61	5,05	0,83	51,77	-0,99	4,91	0,83	57,49	0,12	8,27	2,45	57,42	1,17	8,27	2,45
	4	51,70	-1,63	5,02	0,83	51,77	-0,99	4,91	0,83	57,31	0,11	8,30	2,44	57,43	1,16	8,30	2,44
	5	51,71	-1,63	5,00	0,84	51,76	-1,01	4,89	0,84	57,31	0,11	8,29	2,44	57,43	1,18	8,29	2,44
35	1	53,17	-0,96	9,07	0,36	53,28	0,12	9,00	0,36	57,85	1,15	12,84	1,96	58,05	2,68	12,91	1,96
	2	53,18	-0,97	9,10	0,36	53,29	0,11	9,03	0,36	57,87	1,15	12,89	1,96	58,08	2,69	12,92	1,96
	3	53,18	-0,97	9,10	0,36	53,29	0,12	9,05	0,36	57,88	1,14	12,87	1,96	58,08	2,67	12,94	1,96
	4	53,19	-0,95	9,12	0,36	53,30	0,14	9,05	0,36	57,89	1,17	12,90	1,96	58,09	2,67	12,97	1,96
	5	53,20	-0,95	9,14	0,36	53,31	0,13	9,06	0,36	57,89	1,14	12,89	1,96	58,10	2,68	12,92	1,96

Tab. 11-55 (Fortsetzung): Zu Kap. 5.1

Zahn Nr.	Mes-sung	Farbmessungen vor Dehydrierung (Fortsetzung)								
		Mikroskopisches Chromameter CR-241 (45/0°)						VITAPAN		Gewicht (g)
		D65 / 0,3 mm			D65 / 1,8 mm			classical	3D-MASTER	
		L	a	b	L	a	b			
31	1	59,59	4,04	20,95	59,70	4,94	20,40			
	2	59,94	4,04	20,82	59,75	4,95	20,31			
	3	59,90	4,01	20,76	59,81	4,96	20,25	C 4	5 M 3	1,1963
	4	60,07	4,02	20,60	59,86	4,95	20,15			
	5	60,14	4,03	20,48	59,93	4,92	20,08			
32	1	59,82	2,82	23,20	63,77	1,24	19,46			
	2	59,82	2,83	23,22	63,79	1,24	19,44			
	3	59,82	2,86	23,22	63,82	1,26	19,46	B 4	4 M 3	0,9428
	4	59,83	2,86	23,12	63,83	1,25	19,43			
	5	59,83	2,87	23,22	63,86	1,24	19,41			
33	1	73,88	-6,94	18,52	67,84	1,28	18,60			
	2	73,91	-6,98	18,48	67,84	1,24	18,55			
	3	73,92	-6,95	18,44	67,88	1,28	18,55	A 3	2 M 3	1,0165
	4	73,93	-6,91	18,40	67,90	1,25	18,51			
	5	73,95	-6,95	18,40	67,92	1,24	18,47			
34	1	72,86	-6,22	14,67	66,60	-0,20	16,64			
	2	72,88	-6,22	14,67	66,62	0,00	16,61			
	3	72,89	-6,24	14,63	66,63	-0,01	16,62	C 3	3 R 2,5	1,1175
	4	72,92	-6,25	14,61	66,65	-0,01	16,62			
	5	72,92	-6,23	14,59	66,65	-0,02	16,59			
35	1	66,52	4,56	21,65	66,83	2,34	21,16			
	2	66,54	4,57	21,58	66,84	2,37	21,18			
	3	66,56	4,59	21,51	66,85	2,56	21,13	B 4	4 L 2,5	1,2848
	4	66,58	4,55	21,48	66,87	2,56	21,08			
	5	66,60	4,58	21,42	66,89	2,56	21,03			

Tab. 11-55 (Fortsetzung): Zu Kap. 5.1

Zahn Nr.	Messung	Farbmessungen nach Dehydrierung: Spektralphotometer CM-503c (45/0°) D65 L	a	b	M	D50 L	a	b	M	Spektralphotometer CM-503i (d/8°) D65 L	a	b	M	D50 L	a	b	M
31	1	69,41	2,22	12,43	0,19	69,63	2,74	12,54	0,19	72,50	2,48	12,48	1,91	72,74	4,01	12,64	1,91
	2	69,40	2,20	12,33	0,19	69,62	2,72	12,55	0,19	72,80	2,47	12,45	1,91	72,74	4,02	12,64	1,91
	3	69,43	2,19	12,48	0,19	69,64	2,72	12,53	0,19	72,59	2,41	12,39	1,91	72,73	4,05	12,63	1,91
	4	69,39	2,21	12,44	0,19	69,63	2,72	12,55	0,16	72,81	2,38	12,47	1,91	72,75	4,00	12,62	1,91
	5	69,41	2,22	12,47	0,20	69,63	2,74	12,59	0,20	72,80	2,46	12,46	1,92	72,75	4,03	12,61	1,92
32	1	69,86	0,45	15,51	0,11	69,88	1,10	15,57	0,11	70,86	1,74	16,86	1,58	71,13	3,66	16,97	1,58
	2	69,59	0,45	15,62	0,11	69,88	1,10	15,57	0,11	70,88	1,77	16,87	1,58	71,13	3,64	16,98	1,58
	3	69,88	0,44	15,61	0,11	69,88	1,10	15,56	0,11	70,86	1,74	16,87	1,58	71,13	3,66	16,98	1,58
	4	69,89	0,44	15,61	0,11	69,88	1,11	15,56	0,11	70,87	1,75	16,86	1,58	71,14	3,67	16,98	1,58
	5	69,90	0,37	15,62	0,11	69,85	[illegible]	15,60	0,11	70,86	1,77	16,86	1,58	71,13	3,64	16,97	1,58
33	1	75,08	0,21	17,27	0,54	75,32	1,27	17,26	0,55	77,64	0,02	15,17	1,76	77,85	1,74	15,19	1,76
	2	75,09	0,20	17,30	0,55	75,31	1,28	17,25	0,55	77,64	0,01	15,15	1,76	77,85	1,76	15,18	1,76
	3	75,09	0,20	17,28	0,55	75,31	1,29	17,25	0,55	77,65	0,05	15,16	1,76	77,85	1,75	15,19	1,76
	4	75,08	0,21	17,31	0,55	75,31	1,28	17,25	0,55	77,63	0,04	15,17	1,76	77,86	1,75	15,19	1,76
	5	75,09	0,20	17,28	0,55	75,31	1,29	17,25	0,55	77,65	0,04	15,17	1,76	77,86	1,74	15,19	1,76
34	1	67,93	0,20	10,08	0,26	68,04	0,20	9,97	0,26	72,78	0,42	11,01	2,18	72,93	0,92	11,00	2,18
	2	67,91	0,23	10,05	0,26	68,03	0,21	9,97	0,26	72,79	0,43	11,01	2,18	72,94	0,96	10,99	2,18
	3	67,91	0,21	10,07	0,26	68,02	0,23	9,98	0,26	72,79	0,44	11,03	2,18	72,94	0,96	11,01	2,18
	4	67,92	0,22	10,09	0,26	68,02	0,22	9,96	0,26	72,79	0,43	11,03	2,18	72,94	0,96	11,01	2,18
	5	67,91	0,22	10,05	0,26	68,02	0,22	9,96	0,26	72,79	0,43	11,01	2,18	72,94	0,91	10,99	2,18
35	1	76,92	0,04	17,98	0,48	76,94	2,08	17,60	0,50	72,48	3,61	18,23	1,45	72,77	5,61	18,58	1,45
	2	76,91	0,04	17,98	0,48	76,94	2,08	17,60	0,49	72,48	3,61	18,24	1,45	72,76	5,62	18,55	1,45
	3	76,90	0,04	17,99	0,48	76,95	2,05	17,61	0,49	72,48	3,62	18,23	1,45	72,77	5,61	18,55	1,45
	4	76,90	0,04	17,97	0,48	76,95	2,05	17,58	0,49	72,48	3,61	18,24	1,45	72,77	5,61	18,55	1,45
	5	76,93	0,01	17,97	0,48	76,94	2,07	17,57	0,48	72,48	3,61	18,25	1,45	72,77	5,60	18,56	1,45

Tab. 11-55 (Fortsetzung): Zu Kap. 5.1

Zahn Nr.	Messung	Farbmessungen nach Dehydrierung (Fortsetzung): Mikroskopisches Chromameter CR-241 (45/0°) D65 - 0,3 mm L	a	b	D65 - 1,8 mm L	a	b	VITAPAN classical	VITAPAN 3D-MASTER	Gewicht (g) (Gewichtsverluste in %)
31	1	74,94	2,78	16,20	74,43	4,56	15,73			
	2	74,94	2,78	16,19	74,43	4,58	15,72			1,1222
	3	74,94	2,77	16,20	74,43	4,56	15,71	D2	1L1,5	16,196
	4	74,94	2,80	16,16	74,43	4,54	15,71			
	5	74,94	2,78	16,17	74,43	4,59	15,71			
32	1	77,09	6,59	23,96	76,41	7,13	25,42			
	2	77,09	6,58	24,01	76,41	7,12	25,47			0,8825
	3	77,08	6,64	23,98	76,41	7,12	25,47	A2	2M1	[illegible]
	4	77,09	6,63	23,98	76,41	7,14	25,41			
	5	77,08	6,58	24,01	76,41	7,12	25,47			
33	1	88,48	6,13	17,42	78,31	1,63	20,01			
	2	88,47	6,16	17,42	78,31	1,63	20,01			0,8467
	3	88,47	6,13	17,39	78,31	1,64	20,06	B1	2M1	16,586
	4	88,47	6,10	17,39	78,31	1,65	20,04			
	5	88,47	6,17	17,41	78,32	1,65	20,05			
34	1	82,00	2,84	16,00	79,30	0,69	16,65			
	2	82,00	2,83	16,00	79,29	0,67	16,63			1,1852
	3	82,01	2,84	16,02	79,31	0,66	16,65	A3	2R1,5	[illegible]
	4	82,01	2,84	16,02	79,29	0,66	16,84			
	5	82,00	2,83	16,00	79,29	0,68	16,64			
35	1	75,98	2,94	24,92	77,13	3,08	23,24			
	2	75,98	2,96	24,93	77,12	3,06	23,24			1,1911
	3	75,99	2,96	24,91	77,13	3,08	23,24	B3	3L2,5	[illegible]
	4	75,98	2,99	24,86	77,13	3,08	23,22			
	5	75,97	2,99	24,94	77,12	3,06	23,23			

Tab. 11-55 (Fortsetzung): Zu Kap. 5.1

Zahn Nr.	Messung	Farbmessungen vor Dehydrierung															
		Spektralphotometer CM-503c (45/0°)								Spektralphotometer CM-503i (d/8°)							
		D65				D50				D65				D50			
		L	a	b	M	L	a	b	M	L	a	b	M	L	a	b	M
36	1	63,56	-1,85	8,97	0,35	63,65	-0,73	8,81	0,35	68,80	-0,91	10,93	2,18	68,94	0,45	10,88	2,18
	2	63,58	-1,85	8,90	0,34	63,67	-0,72	8,94	0,34	68,81	-0,92	10,97	2,18	68,95	0,45	10,90	2,18
	3	63,58	-1,83	8,90	0,34	63,67	-0,71	8,93	0,34	68,82	-0,92	11,00	2,18	68,96	0,44	10,93	2,18
	4	63,58	-1,86	8,11	0,34	63,68	-0,73	8,95	0,34	68,83	-0,92	11,00	2,18	68,97	0,44	10,93	2,18
	5	63,39	-1,82	8,11	0,34	63,68	-0,69	8,96	0,34	68,88	-0,91	11,02	2,18	68,99	0,45	10,93	2,18
37	1	60,59	-1,63	12,63	0,15	60,73	-0,12	12,45	0,15	64,03	-0,04	15,61	1,73	63,25	1,81	15,55	1,73
	2	60,59	-1,62	12,65	0,15	60,73	-0,11	12,47	0,15	64,06	-0,03	15,61	1,73	63,27	1,81	15,56	1,73
	3	60,60	-1,63	12,64	0,15	60,74	-0,11	12,46	0,15	64,08	-0,02	15,63	1,73	63,29	1,82	15,57	1,73
	4	60,61	-1,63	12,69	0,15	60,76	-0,11	12,52	0,15	64,10	-0,03	15,62	1,73	63,31	1,81	15,56	1,73
	5	60,64	-1,63	12,66	0,15	60,79	-0,11	12,49	0,15	64,10	-0,05	15,67	1,73	63,32	1,80	15,62	1,73
38	1	49,09	0,65	5,98	0,68	49,11	0,11	5,90	0,68	54,53	1,27	8,08	2,42	54,67	2,32	8,16	2,42
	2	49,05	0,69	6,01	0,68	49,12	0,08	5,94	0,68	54,53	1,26	8,08	2,43	54,68	2,31	8,16	2,43
	3	49,05	0,67	5,95	0,69	49,13	0,10	5,88	0,69	54,54	1,28	8,05	2,43	54,68	2,32	8,15	2,43
	4	49,06	0,65	5,96	0,69	49,13	0,11	5,89	0,69	54,56	1,26	8,10	2,43	54,70	2,31	8,18	2,43
	5	49,08	0,66	5,96	0,69	49,15	0,10	5,89	0,69	54,53	1,26	8,17	2,43	54,71	2,30	8,15	2,43
39	1	51,92	-1,88	11,65	0,16	51,04	-0,51	11,47	0,16	61,28	-0,24	14,50	1,87	61,48	1,45	14,45	1,87
	2	51,98	-1,87	11,73	0,16	51,10	-0,50	11,55	0,16	61,30	-0,24	14,52	1,87	61,50	1,45	14,47	1,87
	3	52,02	-1,87	11,76	0,16	51,16	-0,50	11,57	0,16	61,32	-0,23	14,57	1,87	61,52	1,46	14,42	1,87
	4	51,09	-1,90	11,82	0,16	51,22	-0,52	11,63	0,16	61,33	-0,25	14,57	1,87	61,55	1,45	14,52	1,87
	5	51,12	-1,85	11,83	0,15	51,24	-0,47	11,65	0,15	61,34	-0,24	14,58	1,86	61,54	1,46	14,53	1,86
40	1	56,05	-2,18	5,83	0,77	56,09	-1,49	5,66	0,77	57,90	-0,66	9,21	2,40	57,02	0,46	9,15	2,40
	2	56,07	-2,18	5,83	0,77	56,11	-1,49	5,66	0,77	57,92	-0,68	9,17	2,41	57,04	0,43	9,11	2,41
	3	56,09	-2,15	5,82	0,77	56,12	-1,49	5,65	0,77	57,92	-0,68	9,22	2,40	58,04	0,44	9,16	2,40
	4	56,10	-2,19	5,82	0,77	56,14	-1,49	5,65	0,77	57,94	-0,68	9,18	2,41	58,06	0,44	9,12	2,41
	5	56,12	-2,20	5,84	0,77	56,15	-1,50	5,67	0,77	57,95	-0,67	9,27	2,40	58,07	0,46	9,21	2,40

Tab. 11-55 (Fortsetzung): Zu Kap. 3.1

Zahn Nr.	Messung	Farbmessungen vor Dehydrierung (Fortsetzung)								
		Mikroskopisches Chromameter CR-241 (45/0°)						VITAPAN		Gewicht (g)
		D65 / 0,3 mm			D65 / 1,8 mm			classical	3D-MASTER	
		L	a	b	L	a	b			
36	1	73,34	-0,73	17,37	73,58	-0,70	17,54			
	2	73,37	-0,75	17,34	73,60	-0,70	17,55			
	3	73,40	-0,75	17,32	73,62	-0,73	17,59	B 2	2 L 1,5	0,8724
	4	73,45	-0,74	17,23	73,63	-0,69	17,56			
	5	73,48	-0,74	17,17	73,63	-0,69	17,58			
37	1	72,96	0,54	21,50	73,42	-0,10	20,29			
	2	72,96	0,54	21,49	73,43	-0,09	20,30			
	3	72,96	0,55	21,46	73,43	-0,09	20,29	A 2	1 L 2,5	0,9731
	4	72,96	0,57	21,46	73,43	-0,07	20,27			
	5	73,01	0,56	21,43	73,45	-0,12	20,30			
38	1	61,54	2,29	17,72	63,27	1,98	17,34			
	2	61,56	2,31	17,63	63,29	1,96	17,30			
	3	61,58	2,33	17,60	63,31	2,00	17,26	C 4	4 R 1,5	1,3039
	4	61,61	2,26	17,58	63,33	1,93	17,25			
	5	61,63	2,31	17,51	63,35	1,97	17,18			
39	1	75,60	-6,55	18,97	72,27	-0,79	20,64			
	2	75,60	-6,55	19,01	72,28	-0,81	20,63			
	3	75,60	-6,54	18,97	72,28	-0,74	20,64	B 3	3 M 2	1,2538
	4	75,60	-6,52	18,95	72,31	-0,82	20,67			
	5	75,61	-6,51	18,92	72,31	-0,76	20,64			
40	1	68,34	-0,05	13,68	68,20	0,20	15,12			
	2	68,34	-0,03	13,69	68,22	0,22	15,12			
	3	68,36	-0,05	13,68	68,23	0,21	15,09	A 3	3 L 1,5	1,1343
	4	68,37	-0,04	13,66	68,25	0,20	15,10			
	5	68,38	-0,04	13,66	68,26	0,20	15,08			

Tab. 11-55 (Fortsetzung): Zu Kap. 3.1

Zahn Nr.	Messung	Farbmessungen nach Dehydrierung: Spektralphotometer CM-503c (45/0°) D65 L	a	b	M	D50 L	a	b	M	Spektralphotometer CM-508 (d/8°) D65 L	a	b	M	D50 L	a	b	M
36	1	77,32	-0,78	15,94	0,42	77,86	0,66	15,53	0,42	80,21	-0,66	16,33	1,67	80,52	1,25	16,34	1,67
	2	77,34	-0,77	15,94	0,42	77,84	0,68	15,52	0,42	80,32	-0,65	16,30	1,67	80,52	1,25	16,27	1,67
	3	77,31	-0,77	15,93	0,42	77,84	0,66	15,8[illegible]	0,42	80,26	-0,66	16,30	1,67	80,57	1,28	16,36	1,67
	4	77,34	-0,77	15,92	0,42	77,84	0,65	15,91	0,42	80,30	-0,67	16,40	1,67	80,51	1,24	16,26	1,67
	5	77,35	-0,78	15,93	0,42	77,88	0,68	15,85	0,42	80,30	-0,63	16,29	1,67	80,32	1,2[illegible]	16,36	1,67
37	1	74,51	0,90	19,95	0,81	74,75	1,34	19,82	0,81	76,13	0,27	21,16	1,27	76,42	2,6[illegible]	21,14	1,27
	2	74,52	0,88	19,91	0,81	74,77	1,36	19,78	0,81	76,12	0,27	21,09	1,27	76,42	2,64	21,13	1,27
	3	74,53	0,86	19,92	0,81	74,77	1,36	19,79	0,81	76,13	0,28	21,16	1,27	76,42	2,65	21,12	1,27
	4	74,57	0,88	19,94	0,81	74,77	1,37	19,81	0,81	76,31	0,26	21,13	1,27	76,43	2,64	21,11	1,27
	5	74,52	0,88	19,93	0,81	74,7[illegible]	1,3[illegible]	19,8[illegible]	0,81	76,15	0,28	21,13	1,28	76,42	2,64	21,10	1,28
38	1	67,96	-0,22	13,95	0,70	68,34	1,41	13,97	0,70	72,16	1,17	12,35	1,05	72,38	2,7[illegible]	12,8[illegible]	1,05
	2	67,98	-0,2[illegible]	13,99	0,70	68,3[illegible]	1,3[illegible]	13,9[illegible]	0,70	72,12	1,15	12,28	1,04	72,33	2,7[illegible]	12,8[illegible]	1,05
	3	67,95	-0,21	14,00	0,70	68,34	1,40	13,98	0,70	72,14	1,17	12,28	1,05	72,35	2,77	12,86	1,05
	4	67,91	-0,22	13,98	0,70	68,33	1,41	13,95	0,70	72,16	1,16	12,37	1,04	72,38	2,77	12,87	1,05
	5	67,94	-0,23	14,03	0,70	68,33	1,37	13,98	0,70	72,14	1,17	12,32	1,05	72,35	2,77	12,86	1,05
39	1	67,07	-0,03	23,93	1,08	67,27	2,48	23,66	1,08	72,17	1,52	23,42	1,10	72,39	4,04	23,59	1,10
	2	67,01	0,03	23,94	1,08	67,32	2,46	23,66	1,08	72,12	1,53	23,43	1,10	72,40	4,04	23,57	1,10
	3	67,06	0,04	23,93	1,08	67,27	2,48	23,62	1,08	72,16	1,52	23,36	1,10	72,39	4,04	23,51	1,10
	4	67,10	-0,06	23,93	1,08	67,32	2,46	23,65	1,08	72,15	1,51	23,45	1,10	72,36	4,05	23,60	1,10
	5	67,02	-0,07	23,91	1,08	67,25	2,4[illegible]	23,65	1,08	72,16	1,53	23,43	1,10	72,39	4,05	23,59	1,10
40	1	74,86	-0,94	15,37	0,28	75,12	0,92	15,31	0,28	78,05	0,19	16,24	1,17	78,23	1,66	16,21	1,17
	2	74,8[illegible]	-0,94	15,42	0,28	75,1[illegible]	0,88	15,25	0,28	78,06	0,21	16,18	1,17	78,23	1,65	16,14	1,17
	3	74,84	-0,94	15,33	0,28	75,1[illegible]	0,89	15,24	0,28	78,06	0,2[illegible]	16,19	1,17	78,23	1,64	16,15	1,17
	4	74,85	-0,97	15,34	0,28	75,13	0,90	15,26	0,28	78,06	0,22	16,21	1,17	78,23	1,67	16,19	1,17
	5	74,82	-0,93	15,34	0,28	75,12	0,89	15,26	0,28	78,06	0,21	16,19	1,17	78,2[illegible]	1,67	16,18	1,17

Tab. 11.55 (Fortsetzung): Zu Kap. 5.1

Zahn Nr.	Messung	Farbmessungen nach Dehydrierung (Fortsetzung): Mikroskopisches Chromameter CR-241 (45/0°) D65 - 0,3 mm L	a	b	D65 - 1,8 mm L	a	b	VITAPAN classical	VITAPAN 3D-MASTER	Gewicht (g) (Gewichtsverluste in %)
36	1	82,36	0,85	17,95	81,16	0,29	19,02			
	2	82,28	-0,85	17,92	81,00	-0,30	19,02			0,5247
	3	82,28	-0,85	17,94	81,08	0,28	19,01	A1	1M1,5	(5,06%)
	4	82,29	0,85	17,93	81,00	0,32	19,01			
	5	82,30	0,85	17,92	81,05	0,30	19,02			
37	1	80,77	1,11	23,58	81,31	0,21	23,39			
	2	80,77	1,14	23,55	81,31	0,22	23,35			0,5128
	3	80,72	1,15	23,57	81,31	0,22	23,39	A2	2R1,5	(6,12%)
	4	80,75	1,13	23,58	81,35	0,20	23,39			
	5	80,75	1,12	23,57	81,33	0,20	23,39			
38	1	77,66	2,20	17,18	77,14	2,31	19,60			
	2	77,64	2,20	17,15	77,20	2,32	19,59			0,7235
	3	77,71	2,20	17,17	77,19	2,33	19,62	D3	1L2,5	(6,78%)
	4	77,64	2,22	17,16	77,20	2,33	19,[illegible]			
	5	77,64	2,22	17,16	77,22	2,33	19,58			
39	1	82,50	4,57	26,61	78,69	1,59	27,60			
	2	82,50	4,51	26,55	78,69	1,60	27,59			0,5037
	3	82,49	4,54	26,68	78,69	1,59	27,61	B4	3M3	(7,28%)
	4	82,50	4,56	26,65	78,69	1,61	27,60			
	5	82,49	4,54	26,57	78,69	1,62	27,59			
40	1	89,00	0,68	16,93	89,12	0,57	18,36			
	2	89,01	0,71	16,91	89,16	0,55	18,35			1,084
	3	89,07	0,74	16,91	89,15	0,59	18,35	B[illegible]	1M1	(7,07%)
	4	89,00	0,72	16,89	89,16	0,59	18,35			
	5	89,06	0,75	16,90	89,16	0,58	18,36			

Tab. 11.55 (Fortsetzung): Zu Kap. 5.1 Erfassung der Farbdifferenz zwischen flüssigkeitsgesättigten und trockenen Zähnen in Relation zum deren Flüssigkeitsgehalt.

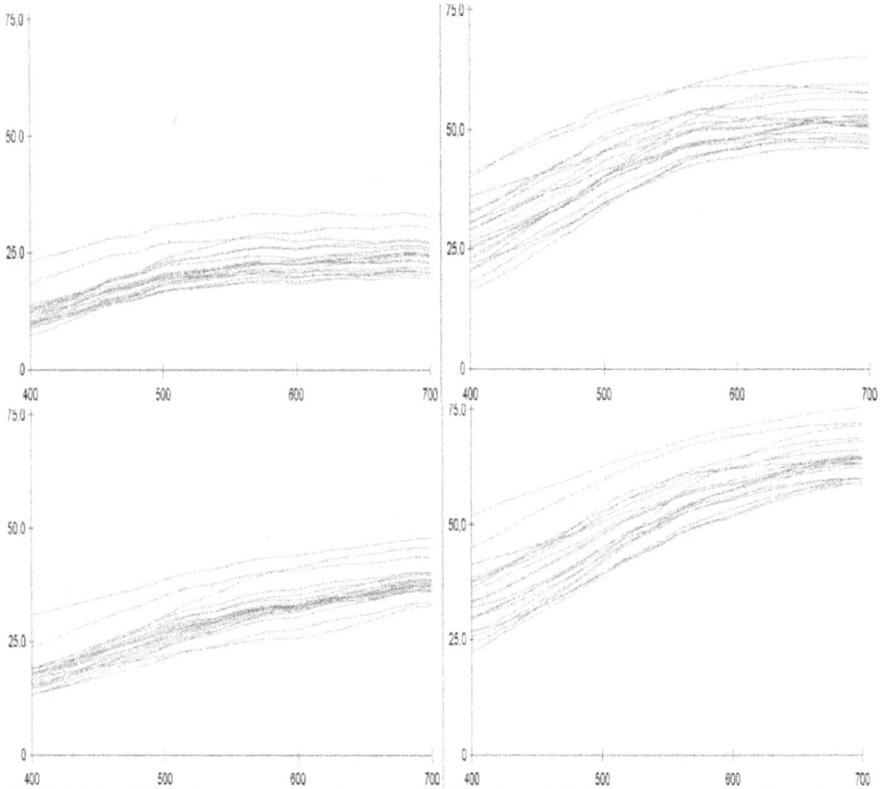

Abb. 11-9 Zu Kap. 5.2 – Spektralkurven der Spektralphotometer CM-503c (oben) und CM-503i (unten) von feuchten (links) und trockenen (rechts) natürlichen Zähnen. Die blaue bzw. grüne Kurve bildet die gemittelte Spektralkurve von 20 Zähnen. Die Ordinate enthält die Reflexion in % und die Abszisse die Wellenlängen (nm).

L* Wertemessungen zu definierten Zeitpunkten mit dem Spektralphotometer CM-503i (?) unter einem Normbeobachtungswinkel von 2° und Nutzung der Normlichtart D65									
Dehydrierung in Minuten									
Zahn	0	5	10	15	20	25	30	35	40
1	49,6555	61,4757	62,3337	62,3605	67,5557	69,5366	69,4201	69,6073	[illegible]
2	53,5301	61,5671	59,5455	66,2751	67,1930	[illegible]	68,3315	69,3159	[illegible]
3	53,3050	59,4612	66,1100	[illegible]	75,1366	[illegible]	75,7251	74,2840	74,1366
4	63,5417	76,8176	80,1565	81,5249	82,1216	81,3194	81,7331	[illegible]	81,1581
5	53,6494	60,5895	63,4727	65,4129	67,3851	70,2101	70,5025	70,9466	[illegible]
6	51,7421	55,7083	[illegible]	[illegible]	[illegible]	[illegible]	[illegible]	[illegible]	[illegible]
7	50,3678	61,5861	63,8578	67,5855	65,2450	68,8414	68,8767	69,2176	[illegible]
8	52,2631	62,4574	[illegible]	[illegible]	[illegible]	[illegible]	[illegible]	71,3669	[illegible]
9	[illegible]	[illegible]	[illegible]	71,3650	[illegible]	[illegible]	[illegible]	73,4187	[illegible]
10	49,4277	61,7962	66,3665	68,3965	69,8710	71,0892	70,9541	71,3034	[illegible]
11	57,8130	58,0176	62,4363		69,6704		71,6634		
12	52,2530	57,6822	63,5662		72,3660		[illegible]		
13	55,4434	68,4720	[illegible]		76,2700		76,7602		
14	56,4127	71,0417	76,3120		79,6268		79,7646		
15	55,8153	65,5298	69,8055		72,7774		[illegible]		
16	52,9023	58,6612	66,2264		68,9865		68,8512		
17	51,5723	61,2130	66,6574		[illegible]		70,5506		
18	53,5082	64,5743	67,4218		66,3571		69,1372		
19	56,8783	65,2550	[illegible]		74,0987		74,3836		
20	59,1234	66,7461	72,2278		75,2640		[illegible]		

Dehydrierung in Minuten									
Zahn	45	50	60	70	90	110	130	150	163
1	[illegible]	[illegible]	[illegible]	[illegible]	[illegible]	71,0186	73,9666	[illegible]	
2	60,0550	69,7850	80,0414	70,6880	71,2348	72,3248	72,9296	[illegible]	
3	74,1094	[illegible]	[illegible]	[illegible]	[illegible]	[illegible]	[illegible]	[illegible]	
4	80,9110	[illegible]	[illegible]	[illegible]	[illegible]	[illegible]	[illegible]	[illegible]	
5	[illegible]	[illegible]	[illegible]	[illegible]	[illegible]	[illegible]	[illegible]	[illegible]	
6	[illegible]	[illegible]	[illegible]	[illegible]	[illegible]	[illegible]	[illegible]	[illegible]	
7	69,4423	69,3472	[illegible]	[illegible]	[illegible]	70,5808	[illegible]	[illegible]	
8	[illegible]	[illegible]	[illegible]	[illegible]	[illegible]	[illegible]	[illegible]	[illegible]	
9	[illegible]	[illegible]	[illegible]	[illegible]	[illegible]	[illegible]	77,1544	77,6292	
10	[illegible]	[illegible]	[illegible]	[illegible]	[illegible]	[illegible]	[illegible]	74,2470	
11		74,3275			75,3066				[illegible]
12		71,8004			72,6686				72,4500
13		77,0626			77,5470				77,3532
14		80,0640			[illegible]				80,4771
15		73,6060			[illegible]				74,7602
16		69,8600			[illegible]				70,7365
17		[illegible]			72,6148				[illegible]
18		69,1635			69,8649				70,3507
19		74,4330			74,5056				74,5607
20		75,9736			75,7492				[illegible]

Zu Kap. 5.2 Farbanpassung einer bestehenden Trocknungschronologie

a*-Wertemessungen zu definierten Zeitpunkten mit dem Spektralphotometer CM-503c (45/0°) unter einem Normbeobachtungswinkel von 2° und Nutzung der Normlichtart D65									
	Dehydrierung in Minuten								
Zahn	**0**	**5**	**10**	**15**	**20**	**25**	**30**	**35**	**40**
1	-1,8921	-1,4234	-1,3840	-1,2356	-1,1782	-1,1773	-1,0720	-1,2093	-1,1184
2	-2,2940	-1,8326	-1,9342	-1,9642	-1,7784	-1,9662	-1,7367	-1,9244	-1,7662
3	-1,2968	-0,9634	-0,7924	-0,5566	-0,4749	-0,6139	-0,5867	-0,6556	-0,5051
4	-1,3063	0,1373	0,3852	0,3217	0,4985	0,5956	0,5733	0,5351	0,5994
5	-1,3852	-1,1361	-1,1208	-0,5560	-0,6764	-0,5928	-0,7298	-0,5911	-0,7586
6	-2,9407	-2,4751	-2,9993	-3,6422	-3,5510	-3,4017	-2,4501	-3,3470	-3,4601
7	-2,0147	0,3444	-0,1363	0,2473	0,5626	0,5393	0,5293	0,4911	0,5678
8	-1,8675	-1,4853	-1,5491	-1,3688	-1,4933	-1,4912	-1,3837	-1,3504	-1,3303
9	-2,8311	-1,3923	-1,3128	-1,3625	-1,1727	-1,0723	-0,9293	-0,9105	-0,8500
10	-0,4504	-0,1395	0,1473	0,4495	0,4664	0,4248	0,4372	0,3577	0,3812
11	-1,3350	-1,3224	-1,3267		-0,5639		-0,8582		
12	-1,0138	-0,8668	-0,4894		-0,4733		-0,4321		
13	-2,1833	-1,6138	-1,4758		-1,3406		-1,4472		
14	-2,1100	-2,3738	-2,2331		-2,3298		-2,0357		
15	-2,0898	-1,7869	-1,6586		-1,8827		-1,5549		
16	-1,7851	-0,8374	-0,9478		-1,0215		-0,8030		
17	-1,6166	-1,1077	-1,2351		-1,4948		-1,4413		
18	-1,1034	0,0310	-0,1579		-0,1526		0,0046		
19	-1,7930	-1,2312	-1,0830		0,8091		-0,8777		
20	-1,4212	-0,4416	0,3222		-0,5713		0,6882		
	Dehydrierung in Minuten								
Zahn	**45**	**50**	**60**	**70**	**90**	**110**	**130**	**150**	**163**
1	-3,1823	-2,0883	-1,1347	-1,0772	-1,5055	-1,3614	-1,1318	-0,9137	
2	-3,9714	-1,9642	-1,8244	-1,5609	-1,5981	-1,3360	-1,3528	-1,5015	
3	-0,7303	-0,6555	-0,7260	-0,6918	-0,6277	-0,5983	-0,6560	-0,6081	
4	0,6302	0,6823	0,7154	0,7160	0,3562	0,5775	0,5558	0,5469	
5	-0,7016	-0,7585	-0,8084	-0,7837	-0,8132	-0,7212	-0,8127	-0,1137	
6	-3,7901	-3,5172	-3,7245	-3,6764	-3,8060	-3,7068	-3,8025	-3,8574	
7	0,5342	0,5829	0,5645	0,6563	0,4220	0,4962	0,7592	0,8817	
8	-1,3608	-1,3088	-1,3791	-1,2840	-1,4569	-1,4676	-1,3459	-1,5021	
9	-0,8368	-0,7468	-0,8026	-0,7187	-0,9116	-0,8686	-0,7493	-0,5151	
10	0,4002	0,2869	0,2588	0,3606	0,4020	0,3518	0,1627	0,1556	
11		0,0686			-0,7353				-0,7220
12		0,0969			-0,3657				0,1858
13		-1,4467			-1,5163				-1,6342
14		-1,8445			-1,9051				-2,0030
15		-1,3752			-1,5446				-1,4500
16		-0,7634			-0,6180				-0,4718
17		-1,0457			-1,5648				-1,5583
18		-0,0183			-0,1967				-0,2792
19		-0,3917			-0,6476				-0,6155
20		1,3459			1,4113				1,4743

Zu Kap. 5.2

b*-Wertemessungen zu definierten Zeitpunkten mit dem Spektralphotometer CM-503c (45/0°) unter einem Normbeobachtungswinkel von 2° und Nutzung der Normlichtart D65									
	Dehydrierung in Minuten								
Zahn	**0**	**5**	**10**	**15**	**20**	**25**	**30**	**35**	**40**
1	11,3373	10,5637	11,2639	14,3508	14,6243	15,4006	15,4424	15,2104	15,3348
2	12,6280	12,8074	8,6102	12,9674	11,3258	15,0327	14,9066	15,0468	15,4444
3	8,4482	12,4093	13,4254	10,5283	11,2833	10,9365	10,8993	10,9183	10,7802
4	7,3734	9,2333	9,0121	8,6090	8,9867	9,3536	9,4737	9,5370	9,3900
5	11,1938	9,7396	6,7368	12,3692	13,6702	14,5480	14,8614	15,1230	13,0695
6	8,0850	10,5917	11,0896	11,6503	11,8337	11,0638	11,5411	11,3698	11,1475
7	11,7124	15,5013	15,0135	17,1233	17,4465	17,9773	18,0113	17,9441	18,7140
8	7,2649	11,0372	7,5579	9,9216	9,4867	10,7545	10,2433	9,9194	9,0617
9	12,0361	13,6665	14,0675	15,5065	15,6463	14,7766	14,4980	13,3117	14,0558
10	7,6343	7,1136	6,5296	6,7618	9,1314	9,6237	9,5673	9,2412	9,2787
11	7,7625	4,1626	5,1172		7,4006		8,3318		
12	13,6598	10,8333	12,3843		16,6413		15,6853		
13	9,7534	9,3192	11,7388		13,6702		11,7425		
14	6,5490	5,4578	8,2908		8,4587		9,0638		
15	11,3239	10,6456	13,6867		13,6106		13,2308		
16	16,6265	19,6639	22,9640		21,9875		21,7173		
17	12,3834	11,4178	11,0846		15,5036		13,5344		
18	15,2156	15,9912	18,4936		18,5872		18,2753		
19	12,6507	17,8318	19,2288		19,3822		19,6055		
20	16,5296	13,2613	20,6574		20,4451		20,3363		
	Dehydrierung in Minuten								
Zahn	**45**	**50**	**60**	**70**	**90**	**110**	**130**	**150**	**163**
1	15,5310	15,4613	15,7076	15,9439	15,4460	15,5276	16,6126	17,6917	
2	15,2188	15,2239	15,3638	15,4755	15,1138	15,3564	15,4193	15,5290	
3	10,8363	10,5028	11,0168	11,5368	11,6434	11,8610	12,1288	12,3844	
4	9,6782	9,7043	9,9849	13,0677	9,8183	9,6860	10,4652	10,5700	
5	14,6257	14,1042	13,9390	14,2742	14,6868	15,3326	15,6108	16,4267	
6	11,3353	10,9634	10,8840	10,9464	11,2327	11,5450	11,6180	11,8887	
7	18,3047	18,2988	18,5613	18,6996	18,6190	18,9070	19,6605	20,1085	
8	9,2442	8,8233	8,8608	8,8653	9,3068	9,8557	10,8630	11,6323	
9	14,3131	14,2086	14,3651	14,0640	14,6736	15,3274	15,7165	16,1303	
10	9,4844	9,4070	9,5068	9,5949	9,8714	10,1768	10,9027	11,2306	
11		8,5673			8,7165				9,0700
12		15,5090			15,7210				16,0534
13		12,2521			12,3497				12,4402
14		9,1578			9,1165				9,5683
15		12,8339			13,4916				14,0115
16		21,7783			23,6790				23,0647
17		14,3566			14,4514				14,9173
18		17,6100			17,8580				15,4529
19		19,6850			19,7676				19,9560
20		21,0426			21,9470				21,1062

Zu Kap. 5.2 Farberfassung einer beschleunigten Trocknungschronologie

[illegible]									
	Dehydrierung in Minuten								
Zahn	0	5	10	15	20	25	30	35	40
1	[illegible]	[illegible]	[illegible]	[illegible]	[illegible]	[illegible]	[illegible]	[illegible]	[illegible]
2	[illegible]	[illegible]	[illegible]	[illegible]	[illegible]	[illegible]	[illegible]	[illegible]	[illegible]
3	[illegible]	[illegible]	[illegible]	[illegible]	[illegible]	[illegible]	[illegible]	[illegible]	[illegible]
4	[illegible]	[illegible]	[illegible]	[illegible]	[illegible]	[illegible]	[illegible]	[illegible]	[illegible]
5	[illegible]	[illegible]	[illegible]	[illegible]	[illegible]	[illegible]	[illegible]	[illegible]	[illegible]
6	[illegible]	[illegible]	[illegible]	[illegible]	[illegible]	[illegible]	[illegible]	[illegible]	[illegible]
7	[illegible]	[illegible]	[illegible]	[illegible]	[illegible]	[illegible]	[illegible]	[illegible]	[illegible]
8	[illegible]	[illegible]	[illegible]	[illegible]	[illegible]	[illegible]	[illegible]	[illegible]	[illegible]
9	[illegible]	[illegible]	[illegible]	[illegible]	[illegible]	[illegible]	[illegible]	[illegible]	[illegible]
10	[illegible]	[illegible]	[illegible]	[illegible]	[illegible]	[illegible]	[illegible]	[illegible]	[illegible]
11	[illegible]	[illegible]	[illegible]		[illegible]		[illegible]		
12	[illegible]	[illegible]	[illegible]		[illegible]		[illegible]		
13	[illegible]	[illegible]	[illegible]		[illegible]		[illegible]		
14	[illegible]	[illegible]	[illegible]		[illegible]		[illegible]		
15	[illegible]	[illegible]	[illegible]		[illegible]		[illegible]		
16	[illegible]	[illegible]	[illegible]		[illegible]		[illegible]		
17	[illegible]	[illegible]	[illegible]		[illegible]		[illegible]		
18	[illegible]	[illegible]	[illegible]		[illegible]		[illegible]		
19	[illegible]	[illegible]	[illegible]		[illegible]		[illegible]		
20	[illegible]	[illegible]	[illegible]		[illegible]		[illegible]		
	Dehydrierung in Minuten								
Zahn	45	50	60	70	90	110	130	150	165
1	[illegible]	[illegible]	[illegible]	[illegible]	[illegible]	[illegible]	[illegible]	[illegible]	
2	[illegible]	[illegible]	[illegible]	[illegible]	[illegible]	[illegible]	[illegible]	[illegible]	
3	[illegible]	[illegible]	[illegible]	[illegible]	[illegible]	[illegible]	[illegible]	[illegible]	
4	[illegible]	[illegible]	[illegible]	[illegible]	[illegible]	[illegible]	[illegible]	[illegible]	
5	[illegible]	[illegible]	[illegible]	[illegible]	[illegible]	[illegible]	[illegible]	[illegible]	
6	[illegible]	[illegible]	[illegible]	[illegible]	[illegible]	[illegible]	[illegible]	[illegible]	
7	[illegible]	[illegible]	[illegible]	[illegible]	[illegible]	[illegible]	[illegible]	[illegible]	
8	[illegible]	[illegible]	[illegible]	[illegible]	[illegible]	[illegible]	[illegible]	[illegible]	
9	[illegible]	[illegible]	[illegible]	[illegible]	[illegible]	[illegible]	[illegible]	[illegible]	
10	[illegible]	[illegible]	[illegible]	[illegible]	[illegible]	[illegible]	[illegible]	[illegible]	
11		[illegible]			[illegible]				[illegible]
12		[illegible]			[illegible]				[illegible]
13		[illegible]			[illegible]				[illegible]
14		[illegible]			[illegible]				[illegible]
15		[illegible]			[illegible]				[illegible]
16		[illegible]			[illegible]				[illegible]
17		[illegible]			[illegible]				[illegible]
18		[illegible]			[illegible]				[illegible]
19		[illegible]			[illegible]				[illegible]
20		[illegible]			[illegible]				[illegible]

Zu Kap. 5.2 Farbmessung einer beschleunigten Trocknungschronologie

[illegible]									
	Dehydrierung in Minuten								
Zahn	0	5	10	15	20	25	30	35	40
1	[illegible]	[illegible]	[illegible]	[illegible]	[illegible]	[illegible]	[illegible]	[illegible]	[illegible]
2	[illegible]	[illegible]	[illegible]	[illegible]	[illegible]	[illegible]	[illegible]	[illegible]	[illegible]
3	[illegible]	[illegible]	[illegible]	[illegible]	[illegible]	[illegible]	[illegible]	[illegible]	[illegible]
4	[illegible]	[illegible]	[illegible]	[illegible]	[illegible]	[illegible]	[illegible]	[illegible]	[illegible]
5	[illegible]	[illegible]	[illegible]	[illegible]	[illegible]	[illegible]	[illegible]	[illegible]	[illegible]
6	[illegible]	[illegible]	[illegible]	[illegible]	[illegible]	[illegible]	[illegible]	[illegible]	[illegible]
7	[illegible]	[illegible]	[illegible]	[illegible]	[illegible]	[illegible]	[illegible]	[illegible]	[illegible]
8	[illegible]	[illegible]	[illegible]	[illegible]	[illegible]	[illegible]	[illegible]	[illegible]	[illegible]
9	[illegible]	[illegible]	[illegible]	[illegible]	[illegible]	[illegible]	[illegible]	[illegible]	[illegible]
10	[illegible]	[illegible]	[illegible]	[illegible]	[illegible]	[illegible]	[illegible]	[illegible]	[illegible]
11	[illegible]	[illegible]	[illegible]		[illegible]		[illegible]		
12	[illegible]	[illegible]	[illegible]		[illegible]		[illegible]		
13	[illegible]	[illegible]	[illegible]		[illegible]		[illegible]		
14	[illegible]	[illegible]	[illegible]		[illegible]		[illegible]		
15	[illegible]	[illegible]	[illegible]		[illegible]		[illegible]		
16	[illegible]	[illegible]	[illegible]		[illegible]		[illegible]		
17	[illegible]	[illegible]	[illegible]		[illegible]		[illegible]		
18	[illegible]	[illegible]	[illegible]		[illegible]		[illegible]		
19	[illegible]	[illegible]	[illegible]		[illegible]		[illegible]		
20	[illegible]	[illegible]	[illegible]		[illegible]		[illegible]		
	Dehydrierung in Minuten								
Zahn	45	50	60	70	90	110	130	150	165
1	[illegible]	[illegible]	[illegible]	[illegible]	[illegible]	[illegible]	[illegible]	[illegible]	
2	[illegible]	[illegible]	[illegible]	[illegible]	[illegible]	[illegible]	[illegible]	[illegible]	
3	[illegible]	[illegible]	[illegible]	[illegible]	[illegible]	[illegible]	[illegible]	[illegible]	
4	[illegible]	[illegible]	[illegible]	[illegible]	[illegible]	[illegible]	[illegible]	[illegible]	
5	[illegible]	[illegible]	[illegible]	[illegible]	[illegible]	[illegible]	[illegible]	[illegible]	
6	[illegible]	[illegible]	[illegible]	[illegible]	[illegible]	[illegible]	[illegible]	[illegible]	
7	[illegible]	[illegible]	[illegible]	[illegible]	[illegible]	[illegible]	[illegible]	[illegible]	
8	[illegible]	[illegible]	[illegible]	[illegible]	[illegible]	[illegible]	[illegible]	[illegible]	
9	[illegible]	[illegible]	[illegible]	[illegible]	[illegible]	[illegible]	[illegible]	[illegible]	
10	[illegible]	[illegible]	[illegible]	[illegible]	[illegible]	[illegible]	[illegible]	[illegible]	
11		[illegible]			[illegible]				[illegible]
12		[illegible]			[illegible]				[illegible]
13		[illegible]			[illegible]				[illegible]
14		[illegible]			[illegible]				[illegible]
15		[illegible]			[illegible]				[illegible]
16		[illegible]			[illegible]				[illegible]
17		[illegible]			[illegible]				[illegible]
18		[illegible]			[illegible]				[illegible]
19		[illegible]			[illegible]				[illegible]
20		[illegible]			[illegible]				[illegible]

Zu Kap. 5.2 Farbmessung einer beschleunigten Trocknungschronologie

L*-Wertemessungen zu definierten Zeitpunkten mit dem Spektralphotometer CM-503c (45/0°) unter einem Normbeobachtungswinkel von 2° und Nutzung der Normlichtart D50									
	Dehydrierung in Minuten								
Zahn	**0**	**5**	**10**	**15**	**20**	**25**	**30**	**35**	**40**
1	49,7884	61,6885	62,3517	67,5423	67,7057	69,7229	69,6895	69,8370	69,9998
2	53,6329	63,6819	60,3763	66,4146	64,3118	68,3636	65,7916	69,4900	69,4521
3	53,7987	66,5908	69,2408	72,9736	73,1279	73,9306	73,8690	74,4274	74,2734
4	63,6708	76,9615	80,2951	81,6810	81,4644	81,4675	81,2843	81,2287	81,3391
5	54,8240	60,6893	63,3883	65,2456	67,5360	70,3093	70,6615	71,1892	71,2827
6	51,7914	65,8481	71,2463	72,7624	72,8732	73,2607	73,6443	73,4018	73,4747
7	59,5085	61,7771	64,0859	68,0585	68,4950	69,0068	69,1325	69,5426	69,3877
8	52,2556	62,5862	64,1283	70,1852	70,6424	72,8101	72,8496	73,4196	73,3634
9	56,9430	70,7530	71,3574	74,5813	75,0388	75,4161	75,4852	75,5060	75,7630
10	49,5744	61,9283	68,3104	68,4633	70,0321	71,1999	71,0864	71,3353	71,6864
11	52,8075	58,9810	62,4739		68,9261		72,8105		
12	52,4105	57,8171	61,7349		70,4186		70,8962		
13	55,5340	68,5704	74,1422		76,3501		76,9146		
14	59,4101	71,4695	76,3187		79,1130		79,7953		
15	53,9789	62,0533	68,0207		72,8821		73,4376		
16	53,1649	58,9023	66,6057		69,1753		69,1269		
17	51,7673	61,3482	66,2026		70,5097		70,6913		
18	53,9804	64,2933	67,6691		68,7362		68,5839		
19	57,0332	68,4515	72,6825		74,5333		74,6274		
20	59,3150	68,9475	73,5193		75,5284		75,9343		
	Dehydrierung in Minuten								
Zahn	**45**	**50**	**60**	**70**	**90**	**110**	**130**	**150**	**163**
1	70,2397	70,2701	70,1363	70,5217	71,1817	71,2029	71,2703	71,3283	
2	69,7843	69,5230	70,1200	70,8647	71,4101	72,3096	73,1316	73,2591	
3	74,6891	74,5547	74,8780	75,0857	75,5998	75,8110	75,9658	76,0846	
4	81,0484	81,0432	80,9194	80,9590	81,7218	81,5390	81,0361	80,8291	
5	71,9220	71,4970	71,9359	71,9869	72,6244	71,9211	72,0603	72,4565	
6	73,8396	73,8876	74,2340	74,8633	76,1188	76,6641	76,5633	77,1675	
7	68,6657	69,0071	69,5235	69,9850	70,5443	70,6076	70,7174	70,9417	
8	73,7985	73,9086	74,3098	74,3349	75,2546	75,8332	76,0578	76,3247	
9	75,3937	75,6842	75,7793	76,3609	76,9439	77,1591	77,7377	77,7235	
10	72,0719	72,3017	72,4758	72,5147	72,2859	72,4829	72,2599	72,4607	
11		74,8679			75,3226				75,5331
12		73,0144			73,5811				73,6499
13		77,2253			77,8848				77,4046
14		80,1368			80,5190				80,5713
15		73,8432			74,3031				74,9151
16		70,7331			70,7268				71,0514
17		71,5932			72,3933				72,3834
18		69,4037			70,0576				70,4931
19		74,0884			74,6898				74,7952
20		76,2327			76,0712				76,9430

Zu Kap. 5.2 Farberfassung einer beschleunigten Trocknungschronologie.

a*-Wertemessungen zu definierten Zeitpunkten mit dem Spektralphotometer CM-503c (45/0°) unter einem Normbeobachtungswinkel von 2° und Nutzung der Normlichtart D50									
	Dehydrierung in Minuten								
Zahn	**0**	**5**	**10**	**15**	**20**	**25**	**30**	**35**	**40**
1	-0,5061	-0,0587	0,0534	0,4362	0,4598	0,6064	0,7552	0,5800	0,7286
2	-0,7698	-0,4968	-0,5819	-0,3976	-0,4274	-0,3325	0,0129	-0,2133	0,0630
3	-0,5661	0,3647	0,4588	0,3077	0,5592	0,6695	0,7228	0,6452	0,6839
4	-2,5080	1,5370	1,5079	1,4562	1,2863	1,7251	1,7539	1,6977	1,9868
5	-0,0886	-0,1868	0,0748	0,6260	0,9946	1,0349	1,1083	0,9706	0,9027
6	-1,8680	-2,1253	-2,1247	-2,2985	-2,3207	-2,3807	-2,0867	-2,1872	-2,1738
7	0,3195	1,2965	1,6598	2,2741	2,3522	2,5312	2,0983	2,5622	2,6943
8	-0,9162	-0,0600	-0,3056	-0,2385	-0,3819	-0,2589	-0,1754	-0,2534	-0,2363
9	0,2358	0,4722	0,4436	0,4817	0,6286	0,6667	0,7236	0,7506	0,9212
10	0,5014	1,0214	1,2611	1,7011	1,7224	1,6520	1,6617	1,9622	1,5948
11	-0,5605	-0,9035	-0,6763		-0,9870		-0,3514		
12	0,0515	0,4899	1,0492		1,3657		1,3125		
13	-0,9596	-0,4218	-0,6957		0,0862		0,0232		
14	-2,3911	-1,7199	-1,2565		-1,0700		-0,6352		
15	-0,5781	-0,4232	-0,3345		-0,3490		0,0234		
16	0,1262	1,3627	1,5504		1,7823		1,5631		
17	-0,1442	0,2362	0,2535		0,2449		0,2170		
18	0,6718	1,7359	1,9083		1,9131		1,9361		
19	-0,5916	0,8247	1,1526		1,2952		1,3075		
20	0,4487	1,2932	2,8213		2,6873		2,9428		
	Dehydrierung in Minuten								
Zahn	**45**	**50**	**60**	**70**	**90**	**110**	**130**	**150**	**163**
1	0,6877	0,7202	0,6792	0,7530	0,4789	0,5240	0,7437	1,0935	
2	-0,1862	-0,0229	-0,0383	0,2092	0,3471	0,4532	0,2247	0,2570	
3	0,5621	0,6426	0,5465	0,6490	0,7358	0,8232	0,7800	0,8657	
4	1,8652	1,9046	1,9614	1,9628	1,7620	1,7821	2,1479	2,1643	
5	0,8728	0,9143	0,8460	0,8952	0,9137	1,0852	1,2145	1,7953	
6	-2,2535	-2,3016	-2,3760	-2,5887	-2,4833	-2,4399	-2,5531	-2,4697	
7	2,6423	2,6531	2,6769	2,7813	2,3662	2,8672	2,9693	3,2648	
8	-0,3658	-0,2367	-0,3763	-0,2046	-0,3646	-0,3603	-0,2542	-0,1235	
9	0,8440	0,9213	0,8715	0,9483	0,7931	0,9038	1,0641	1,3217	
10	1,5290	1,5232	1,5746	1,3418	1,4620	1,3110	1,3551	1,3799	
11		0,3580			0,3056				0,3571
12		1,7121			1,5277				1,5766
13		0,6365			-0,0284				-0,1160
14		-0,7505			-0,9036				-0,8759
15		0,1590			0,3487				0,2251
16		1,8125			1,8364				2,0298
17		0,3065			0,0978				0,1855
18		1,9276			1,7371				1,7209
19		1,6321			1,5744				1,6008
20		3,4083			3,3596				3,8047

Zu Kap. 5.2 Farberfassung einer beschleunigten Trocknungschronologie.

Zahn	Dehydrierung in Minuten								
	0	8	10	15	20	24	30	35	40
[illegible]	[illegible]	[illegible]	[illegible]	[illegible]	[illegible]	[illegible]	[illegible]	[illegible]	[illegible]

Zahn	Dehydrierung in Minuten								
	45	60	64	79	90	114	136	150	162
[illegible]	[illegible]	[illegible]	[illegible]	[illegible]	[illegible]	[illegible]	[illegible]	[illegible]	[illegible]

Zu Kap. 5.2 Farberfassung einer beschleunigten Trocknungschronologie

Zahn	Dehydrierung in Minuten								
	0	5	10	15	20	24	30	35	40
[illegible]	[illegible]	[illegible]	[illegible]	[illegible]	[illegible]	[illegible]	[illegible]	[illegible]	[illegible]

Zahn	Dehydrierung in Minuten								
	45	60	64	79	90	114	136	150	162
[illegible]	[illegible]	[illegible]	[illegible]	[illegible]	[illegible]	[illegible]	[illegible]	[illegible]	[illegible]

Zu Kap. 5.2 Farberfassung einer beschleunigten Trocknungschronologie

b-Wertemessungen zu definierten Zeitpunkten mit dem Spektralphotometer CM-503i (45/0°) unter einem Normalbeobachtungswinkel von 2° und Nutzung der Normlichtart D65									
	Dehydrierung in Minuten								
Zahn	0	5	10	15	20	25	30	35	40
1	93,6504	96,3609	90,2745	89,2464	88,1076	87,7214	87,4359	87,8018	87,5242
2	92,5504	92,6389	93,0567	91,6137	92,1304	90,1306	89,9113	90,4280	89,8312
3	91,8431	87,5398	87,9337	88,6778	85,5967	86,2754	86,1529	85,2451	86,3299
4	93,9446	72,3866	80,5554	80,6277	80,0137	79,2774	79,8746	79,7662	79,8713
5	90,0230	90,6811	89,3338	85,8609	86,1554	85,8549	86,0581	86,4228	86,1752
6	103,7853	101,3417	100,2940	100,9016	101,3948	100,8367	100,4770	101,1022	100,9716
7	88,2575	84,6787	83,8345	82,4426	82,2403	81,9845	81,7446	81,8520	81,6414
8	96,8180	90,2906	92,4819	92,5101	92,3480	91,5683	91,8667	91,6865	91,4176
9	93,6562	88,2219	88,2798	87,2806	87,6457	87,4010	86,9186	86,9805	86,6426
10	86,3202	83,7819	81,8629	80,2065	79,9753	84,1491	79,9792	80,3961	80,2546
11	94,2253	100,1060	92,1863		90,4335		87,4560		
12	89,7835	87,5507	83,2879		84,9437		84,4697		
13	95,3347	92,8665	90,4497		89,3237		90,1146		
14	104,0724	108,9304	95,6551		93,4028		91,1894		
15	92,8828	93,3030	90,0294		90,2682		86,8979		
16	89,5508	86,8011	86,1028		86,3671		83,8597		
17	95,6787	88,7407	85,8472		89,0582		89,0505		
18	87,9239	83,5544	84,1218		84,1144		83,9580		
19	91,3397	87,5293	86,8302		85,1506		86,0992		
20	88,4298	84,1239	82,3183		82,6443		81,7829		

	Dehydrierung in Minuten								
Zahn	45	50	60	70	90	110	130	159	163
1	87,7433	87,4837	87,3386	87,1379	88,2408	88,0520	87,4187	86,3410	
2	90,7086	90,0821	89,1332	89,2185	89,4579	88,2986	89,1583	88,9398	
3	87,8362	86,3974	85,9369	86,6774	86,2763	86,9193	86,5631	85,9836	
4	79,2802	79,0208	78,6145	78,9011	79,6109	79,4251	78,3463	78,4780	
5	86,4734	86,2668	86,5565	86,7641	86,4193	85,6331	85,5787	83,7165	
6	101,7806	101,6116	102,5993	101,6984	102,5636	102,1833	102,5688	101,9797	
7	81,7609	81,1100	81,0871	81,5185	82,1290	81,9478	81,3690	81,5465	
8	92,9178	91,5619	92,5491	91,5614	93,2653	91,7643	91,1555	90,6767	
9	86,6349	86,2937	86,8156	86,7713	86,8363	80,0080	86,1768	85,1096	
10	81,8131	80,6892	81,1128	81,2710	81,3168	81,3014	81,8625	81,9727	
11		87,6505			85,0082				87,7377
12		83,6641			82,4106				84,0133
13		89,8175			80,0587				80,5433
14		94,2510			95,7421				95,3299
15		89,2145			89,3672				89,0722
16		83,2416			83,3429				84,0757
17		88,2738			89,6995				89,2765
18		83,3721			84,2463				84,1429
19		85,2327			85,4046				85,5664
20		80,6474			80,5956				80,0589

Zu Kap. 5.2 Farberfassung einer beschleunigten Trocknungschronologie

[illegible]									
	Dehydrierung in Minuten								
Zahn	0	5	10	15	20	25	30	35	40
1	[illegible]	[illegible]	[illegible]	[illegible]	[illegible]	[illegible]	[illegible]	[illegible]	[illegible]
2	[illegible]	[illegible]	[illegible]	[illegible]	[illegible]	[illegible]	[illegible]	[illegible]	[illegible]
3	[illegible]	[illegible]	[illegible]	[illegible]	[illegible]	[illegible]	[illegible]	[illegible]	[illegible]
4	[illegible]	[illegible]	[illegible]	[illegible]	[illegible]	[illegible]	[illegible]	[illegible]	[illegible]
5	[illegible]	[illegible]	[illegible]	[illegible]	[illegible]	[illegible]	[illegible]	[illegible]	[illegible]
6	[illegible]	[illegible]	[illegible]	[illegible]	[illegible]	[illegible]	[illegible]	[illegible]	[illegible]
7	[illegible]	[illegible]	[illegible]	[illegible]	[illegible]	[illegible]	[illegible]	[illegible]	[illegible]
8	[illegible]	[illegible]	[illegible]	[illegible]	[illegible]	[illegible]	[illegible]	[illegible]	[illegible]
9	[illegible]	[illegible]	[illegible]	[illegible]	[illegible]	[illegible]	[illegible]	[illegible]	[illegible]
10	[illegible]	[illegible]	[illegible]	[illegible]	[illegible]	[illegible]	[illegible]	[illegible]	[illegible]
11	[illegible]	[illegible]	[illegible]		[illegible]		[illegible]		
12	[illegible]	[illegible]	[illegible]		[illegible]		[illegible]		
13	[illegible]	[illegible]	[illegible]		[illegible]		[illegible]		
14	[illegible]	[illegible]	[illegible]		[illegible]		[illegible]		
15	[illegible]	[illegible]	[illegible]		[illegible]		[illegible]		
16	[illegible]	[illegible]	[illegible]		[illegible]		[illegible]		
17	[illegible]	[illegible]	[illegible]		[illegible]		[illegible]		
18	[illegible]	[illegible]	[illegible]		[illegible]		[illegible]		
19	[illegible]	[illegible]	[illegible]		[illegible]		[illegible]		
20	[illegible]	[illegible]	[illegible]		[illegible]		[illegible]		
	Dehydrierung in Minuten								
Zahn	45	50	60	70	90	110	130	159	163
1	[illegible]	[illegible]	[illegible]	[illegible]	[illegible]	[illegible]	[illegible]	[illegible]	
2	[illegible]	[illegible]	[illegible]	[illegible]	[illegible]	[illegible]	[illegible]	[illegible]	
3	[illegible]	[illegible]	[illegible]	[illegible]	[illegible]	[illegible]	[illegible]	[illegible]	
4	[illegible]	[illegible]	[illegible]	[illegible]	[illegible]	[illegible]	[illegible]	[illegible]	
5	[illegible]	[illegible]	[illegible]	[illegible]	[illegible]	[illegible]	[illegible]	[illegible]	
6	[illegible]	[illegible]	[illegible]	[illegible]	[illegible]	[illegible]	[illegible]	[illegible]	
7	[illegible]	[illegible]	[illegible]	[illegible]	[illegible]	[illegible]	[illegible]	[illegible]	
8	[illegible]	[illegible]	[illegible]	[illegible]	[illegible]	[illegible]	[illegible]	[illegible]	
9	[illegible]	[illegible]	[illegible]	[illegible]	[illegible]	[illegible]	[illegible]	[illegible]	
10	[illegible]	[illegible]	[illegible]	[illegible]	[illegible]	[illegible]	[illegible]	[illegible]	
11		[illegible]			[illegible]				[illegible]
12		[illegible]			[illegible]				[illegible]
13		[illegible]			[illegible]				[illegible]
14		[illegible]			[illegible]				[illegible]
15		[illegible]			[illegible]				[illegible]
16		[illegible]			[illegible]				[illegible]
17		[illegible]			[illegible]				[illegible]
18		[illegible]			[illegible]				[illegible]
19		[illegible]			[illegible]				[illegible]
20		[illegible]			[illegible]				[illegible]

Zu Kap. 5.2 Farberfassung einer beschleunigten Trocknungschronologie.

Zahn	0	5	10	15	20	25	30	35	40
[illegible]	[illegible]	[illegible]	[illegible]	[illegible]	[illegible]	[illegible]	[illegible]	[illegible]	[illegible]

Zahn	45	50	60	70	90	120	130	150	165
[illegible]	[illegible]	[illegible]	[illegible]	[illegible]	[illegible]	[illegible]	[illegible]	[illegible]	[illegible]

Zu Kap. 5.2 Farbanpassung unter beschleunigten Trocknungsbedingungen [illegible]

Zahn	0	5	10	15	20	25	30	35	40
[illegible]	[illegible]	[illegible]	[illegible]	[illegible]	[illegible]	[illegible]	[illegible]	[illegible]	[illegible]

Zahn	45	50	60	70	90	120	130	150	165
[illegible]	[illegible]	[illegible]	[illegible]	[illegible]	[illegible]	[illegible]	[illegible]	[illegible]	[illegible]

Zu Kap. 5.2 Farbanpassung unter beschleunigten Trocknungsbedingungen [illegible]

C*-Wertemessungen zu definierten Zeitpunkten mit dem Spektralphotometer CM-503c (45/0°) unter einem Normbeobachtungswinkel von 2° und Nutzung der Normlichtart C									
	Dehydrierung in Minuten								
Zahn	0	5	10	15	20	25	30	35	40
1	14,3021	13,8557	13,5488	14,6412	14,2930	15,7057	15,7154	15,5087	15,6102
2	13,0943	12,3896	9,0131	13,3539	13,0828	15,4246	15,3235	15,5569	15,8752
3	8,2276	11,6638	10,3296	11,7075	12,4521	11,1317	11,0329	11,0092	10,8817
4	7,7140	9,9886	9,1352	8,5141	9,0727	9,5606	9,5527	9,4557	9,0361
5	11,4827	5,9617	9,9461	12,5861	15,2077	14,8763	14,8075	14,3450	14,1806
6	8,7909	11,6841	12,7802	12,1580	12,6134	13,1376	12,2917	12,1063	11,9625
7	11,5424	11,1945	15,2144	17,4305	17,0688	18,2000	18,2317	18,1674	18,4725
8	8,1822	12,2278	9,8857	10,3327	9,6975	10,6459	10,5146	10,1096	9,8074
9	12,9462	16,1422	13,7807	15,8259	15,6035	15,0537	14,7548	14,3535	14,2942
10	7,4069	9,4538	9,6643	9,8716	9,5005	9,1312	9,4625	9,2349	9,3889
11	9,0057	5,9050	5,3166		7,7914		9,5129		
12	14,7090	11,6508	12,6832		16,8788		15,8978		
13	10,2010	9,5446	11,6136		11,4429		12,0340		
14	7,1584	6,0847	8,7506		9,2099		9,4681		
15	11,7284	11,0480	14,0074		13,9460		13,8550		
16	17,0133	15,9287	23,3229		22,4212		22,9377		
17	12,7206	11,7286	12,9589		15,3326		14,8068		
18	15,4094	16,1878	18,7343		18,8276		18,5108		
19	13,0114	18,1428	19,5489		19,6819		19,6636		
20	16,3565	15,4287	21,3067		20,6893		20,6072		

	Dehydrierung in Minuten								
Zahn	45	50	60	75	90	110	130	150	163
1	15,8131	15,7503	16,0720	16,2216	15,7418	15,8223	16,6827	17,0723	
2	15,6275	15,5949	15,7378	15,8163	15,4076	15,6501	15,7419	15,8434	
3	11,0250	11,0397	11,2036	11,4251	11,8466	12,0436	12,3211	12,5572	
4	9,7931	9,9078	10,1119	10,1576	9,7287	9,7666	10,4943	10,7921	
5	14,2460	14,3232	14,2052	14,4507	14,8901	15,6661	15,8380	16,5637	
6	11,9454	11,7542	11,7232	11,6876	12,3861	12,3027	12,4997	12,7431	
7	18,5338	18,4440	18,5480	18,9237	18,8402	19,5419	19,9059	20,3565	
8	9,5660	9,1754	8,8256	8,9012	9,5637	10,1164	11,1649	11,8023	
9	14,5597	14,4777	14,0276	14,9221	14,9183	15,5342	15,9583	16,3648	
10	9,5493	9,6135	9,8217	10,1136	9,7445	10,3687	11,0300	11,9785	
11		9,7781			9,8791				9,3564
12		15,7055			15,9305				16,2360
13		12,5586			12,6552				12,7488
14		9,5147			9,5072				9,9667
15		13,1137			13,9843				14,3119
16		23,0271			22,9930				23,3833
17		14,6452			14,7650				15,2612
18		17,8417			17,4788				17,5827
19		19,9665			20,0519				20,2433
20		21,2796			21,8521				22,3737

Zu Kap. 5.2 Farberfassung einer beschleunigten Trocknungschronologie.

h-Wertemessungen zu definierten Zeitpunkten mit dem Spektralphotometer CM-503c (45/0°) unter einem Normbeobachtungswinkel von 2° und Nutzung der Normlichtart C									
	Dehydrierung in Minuten								
Zahn	0	5	10	15	20	25	30	35	40
1	101,5497	99,2749	99,0766	97,0157	96,9760	96,8502	96,1094	96,6512	97,2550
2	102,1758	103,4344	104,8350	100,7122	103,9434	97,2568	98,8518	95,0971	98,8437
3	100,7295	96,3026	96,6030	95,0727	94,7951	95,1616	95,2650	95,6883	95,4489
4	102,6254	97,5668	96,3652	96,2140	89,5042	93,1113	89,0570	89,3089	88,9980
5	99,0483	99,7020	98,6500	93,9315	95,1708	91,8614	96,9206	95,3817	95,2731
6	111,4319	108,2343	103,2466	106,5085	108,2590	103,8706	108,2658	106,9286	108,7331
7	97,2151	93,6639	92,2782	91,3551	91,0656	93,5416	96,9622	93,7261	96,5422
8	105,2800	99,0540	102,1568	103,2769	102,0870	100,2507	99,2732	100,5472	100,5731
9	102,5793	97,1292	97,3059	97,7254	96,5739	95,3085	95,8432	95,5679	93,8607
10	95,6489	93,3268	93,4241	89,7845	89,6672	90,8998	89,7994	91,1568	90,9228
11	103,9867	108,1413	105,3636		99,3397		97,1296		
12	98,6081	96,6762	94,3525		93,7806		93,3614		
13	104,5592	101,8236	99,0400		98,5680		99,0748		
14	111,5117	114,9782	106,5512		105,7525		106,5417		
15	101,9064	102,2261	98,5805		99,0205		98,7176		
16	96,3063	94,4958	94,4735		94,7226		94,2178		
17	99,4303	97,6398	97,6638		97,7426		97,7260		
18	96,2147	92,3616	92,6879		92,8794		92,3651		
19	100,0387	95,9608	95,7726		94,7805		94,7303		
20	96,9538	93,8910	95,8629		91,7231		90,1573		

	Dehydrierung in Minuten								
Zahn	45	50	60	75	90	110	130	150	163
1	96,4773	96,1545	96,2356	95,9946	96,9310	96,7663	96,0850	95,7064	
2	97,3636	97,7786	98,7823	97,9211	95,1895	96,9637	97,8988	97,5359	
3	96,0997	95,7132	96,0958	95,7764	95,3394	95,1048	95,3534	95,2587	
4	88,7425	88,5306	88,4215	88,4342	89,1972	87,8893	87,8249	87,9569	
5	95,3851	95,2426	95,4681	95,3136	95,5355	94,8755	94,4286	92,5462	
6	109,3954	109,3206	110,1588	110,2080	110,2841	109,6786	110,0388	109,4892	
7	90,6145	90,5358	90,5335	90,3512	90,9738	91,7721	90,0694	89,7836	
8	100,6169	100,4332	101,2069	100,1248	100,9852	100,5362	100,1673	99,8960	
9	95,5303	95,2181	94,9412	95,0648	94,7170	95,4025	94,8971	94,0631	
10	90,5482	90,6942	90,8192	90,9407	91,2084	91,7303	91,3442	91,5252	
11		96,6992			97,6205				96,7829
12		92,5292			93,2995				93,8618
13		98,7967			99,1444				99,4698
14		103,5126			104,2263				103,8837
15		95,3575			95,3864				97,9046
16		94,1063			93,6558				95,2812
17		97,4366			98,2016				97,8789
18		92,3984			92,8720				92,6789
19		93,8812			94,0346				93,9682
20		89,1861			88,5854				88,5103

Zu Kap. 5.2 Farberfassung einer beschleunigten Trocknungschronologie

Zahn	0	5	10	15	20	25	30	35	40

Dehydrierung in Minuten

Zahn	45	50	60	70	90	110	130	150	[illegible]

Zu Kap. 5.2 Fortsetzung …

Dehydrierung in Minuten

Zahn	0	5	10	15	20	25	30	35	40

Dehydrierung in Minuten

Zahn	45	50	60	70	90	110	130	150	[illegible]

Zu Kap. 5.2 Fortsetzung …

b*-Wertemessungen zu definierten Zeitpunkten mit dem Spektralphotometer CM-508i (45/0°) unter einem Normbeobachtungswinkel von 10° und Nutzung der Normlichtart D65									
	Dehydrierung in Minuten								
Zahn	0	5	10	15	20	25	30	35	40
1	11,2989	11,5531	11,2305	14,3146	13,9776	15,3695	15,3876	15,1642	15,2791
2	12,7839	11,0620	8,6772	13,0018	11,3596	15,0654	14,9273	15,4826	15,4595
3	8,4855	11,3857	10,2571	11,4289	11,1834	10,8690	10,7702	10,5449	10,6288
4	7,4330	9,4764	8,9025	8,6989	8,8741	9,2246	9,3429	9,2727	9,5631
5	11,2289	8,7289	9,3120	12,3317	12,9943	14,3906	14,0143	14,0627	11,0270
6	8,3134	11,1034	11,1775	12,7013	11,9848	11,6190	11,6737	11,4921	11,3852
7	11,3230	14,0154	14,8427	17,0270	17,3452	17,8687	17,8082	17,8340	18,1386
8	7,4701	11,9272	8,5741	9,8098	9,5825	10,3130	10,1975	9,9722	9,3975
9	12,2772	13,7920	14,8167	15,4315	15,2764	14,6866	14,3894	14,6000	13,9317
10	7,2939	9,3999	9,4746	9,8017	9,7586	9,5506	9,3640	9,1679	9,2022
11	7,8255	5,1766	5,4232		7,3284		8,7362		
12	13,9767	10,8048	12,7025		16,5367		14,5474		
13	9,8769	9,2449	11,3082		13,6473		12,7324		
14	6,6857	5,5523	8,3774		8,8950		9,0965		
15	11,5026	10,7344	13,4903		13,6033		12,7682		
16	16,7692	19,5801	22,0228		24,0315		21,6270		
17	12,4551	11,4423	12,6218		14,9529		14,4498		
18	13,1987	12,7971	18,3081		18,2428		18,0712		
19	12,7393	17,3166	16,3876		19,5317		19,2524		
20	16,5338	15,0306	20,6487		20,2186		20,1370		

	Dehydrierung in Minuten								
Zahn	45	50	60	70	90	110	130	150	165
1	15,4740	15,4769	15,7226	15,8154	15,9405	15,4763	16,3507	17,6181	
2	15,2684	15,2219	15,3347	15,4438	15,0519	15,2690	15,5487	15,5627	
3	10,7616	10,7810	10,9415	11,1638	11,5743	11,7746	12,0443	12,2988	
4	9,5411	9,6559	9,9531	9,9958	9,4062	9,5261	10,2175	10,4215	
5	13,9668	14,0475	13,8127	14,1624	14,5000	15,3620	15,5296	16,2966	
6	11,2378	11,0816	10,9985	10,9501	11,3243	11,6275	12,2988	11,9733	
7	18,1972	18,3505	18,2486	18,5311	18,5198	18,5027	19,5174	19,8803	
8	9,1060	8,8252	8,5128	8,6082	9,2882	9,8510	10,8686	11,6159	
9	14,5944	14,7168	14,7302	14,2783	14,5128	15,1755	15,5555	15,5556	
10	9,3979	9,4285	9,6585	9,9158	9,2557	10,1319	10,3389	11,3601	
11		8,4856			8,6174				9,0712
12		15,3412			15,5612				15,8627
13		12,2307			12,5460				12,1563
14		8,7708			9,1434				9,0448
15		12,7820			13,3301				13,9630
16		21,5847			22,5608				22,9238
17		13,5521			14,3535				14,8442
18		17,4145			17,0593				17,1658
19		19,5191			19,6084				19,8461
20		20,7769			21,3168				21,3329

Zu Kap. 5.2 Farberfassung einer beschleunigten Trocknungschronologie.

C*-Wertemessungen zu definierten Zeitpunkten mit dem Spektralphotometer CM-508i (45/0°) unter einem Normbeobachtungswinkel von 10° und Nutzung der Normlichtart D65									
	Dehydrierung in Minuten								
Zahn	0	5	10	15	20	25	30	35	40
1	11,2586	11,5627	11,2074	14,3152	13,9780	15,3695	15,3824	15,1643	14,9757
2	12,8624	11,1059	8,7688	13,0344	11,3965	15,1066	14,9031	15,5025	15,4337
3	8,5009	11,3858	10,2574	11,4742	11,2509	10,8719	10,7531	10,5468	10,6537
4	7,4225	9,6160	8,5618	8,7341	8,9415	9,3047	9,4244	9,3043	9,4523
5	11,2921	8,7639	9,3231	12,3320	12,9471	14,3357	14,0176	14,0665	13,9505
6	8,5973	11,7199	12,4060	12,4632	12,2657	12,1051	11,9433	11,7982	11,8071
7	11,3163	13,9312	14,9714	17,0405	17,4147	17,8981	17,9735	17,9178	18,2236
8	7,4581	11,9388	9,6032	9,9723	9,4063	10,3317	10,2108	9,9617	9,6891
9	12,2487	13,7829	14,5761	15,4534	15,2264	14,6507	14,3986	14,0033	13,9342
10	7,2943	9,3087	9,5267	9,7217	9,7166	9,6465	9,3230	9,3162	9,2327
11	7,8761	5,2851	5,4098		7,5147		9,2565		
12	13,9880	10,8052	12,7101		16,5471		15,5680		
13	9,9691	9,2833	11,3244		11,6554		11,7449		
14	6,9596	5,8053	8,4767		9,0008		9,1797		
15	11,5254	10,7592	13,5763		13,6168		12,7190		
16	16,7820	19,6875	22,9821		21,9397		21,8438		
17	12,4764	11,4446	12,6240		14,9583		14,4534		
18	13,1987	15,8121	18,3509		18,4367		18,1187		
19	12,7480	17,8169	19,1815		19,5391		19,2606		
20	16,5348	15,1066	20,7535		20,2284		20,2588		

	Dehydrierung in Minuten								
Zahn	45	50	60	70	90	110	130	150	165
1	15,4740	15,4271	15,7231	15,8261	15,9008	15,4764	16,5512	17,6237	
2	15,2623	15,2444	15,3673	15,4501	15,0577	15,2692	15,3525	15,4651	
3	10,7622	10,7848	10,9437	11,1652	11,5740	11,7769	12,0482	12,3038	
4	9,6326	9,7520	9,9545	9,9978	9,5751	9,4075	10,3374	10,5595	
5	13,9691	14,0502	13,9148	14,1651	14,5928	15,3679	15,5381	16,2809	
6	11,5686	11,3850	11,3357	11,2871	11,6674	11,9812	12,0528	12,2965	
7	18,2849	18,2587	18,3366	18,5892	18,5972	18,8875	19,6492	20,3057	
8	9,2158	8,8912	8,5355	8,6298	9,2900	9,8500	10,8585	11,6280	
9	14,1970	14,1148	14,2337	14,2243	14,5350	15,1794	15,5615	15,9357	
10	9,4368	9,4711	9,6791	9,9653	9,7935	10,1474	10,8316	11,2047	
11		8,4655			9,6174				8,9712
12		15,3783			15,3801				15,8047
13		12,9415			12,3633				12,4659
14		9,2361			9,2272				9,6592
15		12,7884			13,3420				13,9686
16		21,7018			22,5571				22,9779
17		14,2532			14,3593				14,8525
18		17,4640			17,0983				17,2022
19		19,6178			19,7164				19,9669
20		20,9598			21,5364				22,0510

Zu Kap. 5.2 Farberfassung einer beschleunigten Trocknungschronologie.

[illegible]

Zahn	Dehydrierung in Minuten 0	5	10	15	20	25	30	35	40
1	[illegible]	[illegible]	[illegible]	[illegible]	[illegible]	[illegible]	[illegible]	[illegible]	[illegible]
2	[illegible]	[illegible]	[illegible]	[illegible]	[illegible]	[illegible]	[illegible]	[illegible]	[illegible]
3	[illegible]	[illegible]	[illegible]	[illegible]	[illegible]	[illegible]	[illegible]	[illegible]	[illegible]
4	[illegible]	[illegible]	[illegible]	[illegible]	[illegible]	[illegible]	[illegible]	[illegible]	[illegible]
5	[illegible]	[illegible]	[illegible]	[illegible]	[illegible]	[illegible]	[illegible]	[illegible]	[illegible]
6	[illegible]	[illegible]	[illegible]	[illegible]	[illegible]	[illegible]	[illegible]	[illegible]	[illegible]
7	[illegible]	[illegible]	[illegible]	[illegible]	[illegible]	[illegible]	[illegible]	[illegible]	[illegible]
8	[illegible]	[illegible]	[illegible]	[illegible]	[illegible]	[illegible]	[illegible]	[illegible]	[illegible]
9	[illegible]	[illegible]	[illegible]	[illegible]	[illegible]	[illegible]	[illegible]	[illegible]	[illegible]
10	[illegible]	[illegible]	[illegible]	[illegible]	[illegible]	[illegible]	[illegible]	[illegible]	[illegible]
11	[illegible]	[illegible]	[illegible]		[illegible]		[illegible]		
12	[illegible]	[illegible]	[illegible]		[illegible]		[illegible]		
13	[illegible]	[illegible]	[illegible]		[illegible]		[illegible]		
14	[illegible]	[illegible]	[illegible]		[illegible]		[illegible]		
15	[illegible]	[illegible]	[illegible]		[illegible]		[illegible]		
16	[illegible]	[illegible]	[illegible]		[illegible]		[illegible]		
17	[illegible]	[illegible]	[illegible]		[illegible]		[illegible]		
18	[illegible]	[illegible]	[illegible]		[illegible]		[illegible]		
19	[illegible]	[illegible]	[illegible]		[illegible]		[illegible]		
20	[illegible]	[illegible]	[illegible]		[illegible]		[illegible]		

Zahn	Dehydrierung in Minuten 45	50	60	70	90	110	130	150	165
1	[illegible]	[illegible]	[illegible]	[illegible]	[illegible]	[illegible]	[illegible]	[illegible]	
2	[illegible]	[illegible]	[illegible]	[illegible]	[illegible]	[illegible]	[illegible]	[illegible]	
3	[illegible]	[illegible]	[illegible]	[illegible]	[illegible]	[illegible]	[illegible]	[illegible]	
4	[illegible]	[illegible]	[illegible]	[illegible]	[illegible]	[illegible]	[illegible]	[illegible]	
5	[illegible]	[illegible]	[illegible]	[illegible]	[illegible]	[illegible]	[illegible]	[illegible]	
6	[illegible]	[illegible]	[illegible]	[illegible]	[illegible]	[illegible]	[illegible]	[illegible]	
7	[illegible]	[illegible]	[illegible]	[illegible]	[illegible]	[illegible]	[illegible]	[illegible]	
8	[illegible]	[illegible]	[illegible]	[illegible]	[illegible]	[illegible]	[illegible]	[illegible]	
9	[illegible]	[illegible]	[illegible]	[illegible]	[illegible]	[illegible]	[illegible]	[illegible]	
10	[illegible]	[illegible]	[illegible]	[illegible]	[illegible]	[illegible]	[illegible]	[illegible]	
11		[illegible]			[illegible]				[illegible]
12		[illegible]			[illegible]				[illegible]
13		[illegible]			[illegible]				[illegible]
14		[illegible]			[illegible]				[illegible]
15		[illegible]			[illegible]				[illegible]
16		[illegible]			[illegible]				[illegible]
17		[illegible]			[illegible]				[illegible]
18		[illegible]			[illegible]				[illegible]
19		[illegible]			[illegible]				[illegible]
20		[illegible]			[illegible]				[illegible]

[illegible]

Zahn	Dehydrierung in Minuten 0	5	10	15	20	25	30	35	40
1	[illegible]	[illegible]	[illegible]	[illegible]	[illegible]	[illegible]	[illegible]	[illegible]	[illegible]
2	[illegible]	[illegible]	[illegible]	[illegible]	[illegible]	[illegible]	[illegible]	[illegible]	[illegible]
3	[illegible]	[illegible]	[illegible]	[illegible]	[illegible]	[illegible]	[illegible]	[illegible]	[illegible]
4	[illegible]	[illegible]	[illegible]	[illegible]	[illegible]	[illegible]	[illegible]	[illegible]	[illegible]
5	[illegible]	[illegible]	[illegible]	[illegible]	[illegible]	[illegible]	[illegible]	[illegible]	[illegible]
6	[illegible]	[illegible]	[illegible]	[illegible]	[illegible]	[illegible]	[illegible]	[illegible]	[illegible]
7	[illegible]	[illegible]	[illegible]	[illegible]	[illegible]	[illegible]	[illegible]	[illegible]	[illegible]
8	[illegible]	[illegible]	[illegible]	[illegible]	[illegible]	[illegible]	[illegible]	[illegible]	[illegible]
9	[illegible]	[illegible]	[illegible]	[illegible]	[illegible]	[illegible]	[illegible]	[illegible]	[illegible]
10	[illegible]	[illegible]	[illegible]	[illegible]	[illegible]	[illegible]	[illegible]	[illegible]	[illegible]
11	[illegible]	[illegible]	[illegible]		[illegible]		[illegible]		
12	[illegible]	[illegible]	[illegible]		[illegible]		[illegible]		
13	[illegible]	[illegible]	[illegible]		[illegible]		[illegible]		
14	[illegible]	[illegible]	[illegible]		[illegible]		[illegible]		
15	[illegible]	[illegible]	[illegible]		[illegible]		[illegible]		
16	[illegible]	[illegible]	[illegible]		[illegible]		[illegible]		
17	[illegible]	[illegible]	[illegible]		[illegible]		[illegible]		
18	[illegible]	[illegible]	[illegible]		[illegible]		[illegible]		
19	[illegible]	[illegible]	[illegible]		[illegible]		[illegible]		
20	[illegible]	[illegible]	[illegible]		[illegible]		[illegible]		

Zahn	Dehydrierung in Minuten 45	50	60	70	90	110	130	150	165
1	[illegible]	[illegible]	[illegible]	[illegible]	[illegible]	[illegible]	[illegible]	[illegible]	
2	[illegible]	[illegible]	[illegible]	[illegible]	[illegible]	[illegible]	[illegible]	[illegible]	
3	[illegible]	[illegible]	[illegible]	[illegible]	[illegible]	[illegible]	[illegible]	[illegible]	
4	[illegible]	[illegible]	[illegible]	[illegible]	[illegible]	[illegible]	[illegible]	[illegible]	
5	[illegible]	[illegible]	[illegible]	[illegible]	[illegible]	[illegible]	[illegible]	[illegible]	
6	[illegible]	[illegible]	[illegible]	[illegible]	[illegible]	[illegible]	[illegible]	[illegible]	
7	[illegible]	[illegible]	[illegible]	[illegible]	[illegible]	[illegible]	[illegible]	[illegible]	
8	[illegible]	[illegible]	[illegible]	[illegible]	[illegible]	[illegible]	[illegible]	[illegible]	
9	[illegible]	[illegible]	[illegible]	[illegible]	[illegible]	[illegible]	[illegible]	[illegible]	
10	[illegible]	[illegible]	[illegible]	[illegible]	[illegible]	[illegible]	[illegible]	[illegible]	
11		[illegible]			[illegible]				[illegible]
12		[illegible]			[illegible]				[illegible]
13		[illegible]			[illegible]				[illegible]
14		[illegible]			[illegible]				[illegible]
15		[illegible]			[illegible]				[illegible]
16		[illegible]			[illegible]				[illegible]
17		[illegible]			[illegible]				[illegible]
18		[illegible]			[illegible]				[illegible]
19		[illegible]			[illegible]				[illegible]
20		[illegible]			[illegible]				[illegible]

Zu Kap. [illegible]

a*-Wertemessungen zu definierten Zeitpunkten mit dem Spektralphotometer CM-503c (45/0°) unter einem Normalbeobachtungswinkel von 10° und Nutzung der Normlichtart D65									
	Dehydrierung in Minuten								
Zahn	0	5	10	15	20	25	30	35	40
1	0,1121	0,6842	0,6746	1,2096	1,3944	1,5691	1,5630	1,5016	1,6062
2	-0,0626	0,3358	-0,3219	-0,4426	3,2921	0,7729	0,9229	0,8305	0,9284
3	0,3668	1,2156	1,1648	1,5636	[illegible]	1,3433	1,4265	1,3456	1,3659
4	0,0200	1,8980	2,0144	1,9477	2,0616	2,2356	2,2768	2,2152	2,3048
5	0,0460	0,4329	0,8370	1,3952	1,6432	1,5644	[illegible]	[illegible]	[illegible]
6	[illegible]	1,4445	[illegible]	1,4774	1,3283	-1,3992	1,2932	-1,3981	-1,3534
7	1,0880	2,0443	2,2052	2,1999	1,4253	1,4598	1,5690	2,5271	1,6325
8	-0,4094	0,7057	0,2532	0,2665	1,2827	0,4455	0,5708	0,4337	0,2476
9	-0,9658	1,3857	1,3412	1,3986	1,5362	1,5606	1,6637	1,6289	1,6678
10	0,3757	1,5148	1,8465	2,1397	2,1083	2,1705	[illegible]	2,0848	2,0203
11	-0,8093	0,5048	0,2073		0,4852		[illegible]		
12	0,7867	1,3782	[illegible]		2,4002		2,4233		
13	-0,3873	0,7143	0,6103		0,6124		0,7133		
14	-1,1506	-1,2857	-0,8039		-0,4387		[illegible]		
15	0,0026	0,3962	0,7939		0,7583		0,4514		
16	[illegible]	1,3563	1,3656		1,6032		2,3682		
17	0,5257	0,9674	1,0601		1,1971		1,1819		
18	[illegible]	[illegible]	[illegible]		3,3441		3,0540		
19	0,4754	1,8847	2,2939		2,4536		2,4653		
20	1,4520	2,2394	[illegible]		3,8502		4,1538		

	Dehydrierung in Minuten								
Zahn	45	50	60	70	90	110	130	150	163
1	1,5737	1,6567	1,8640	1,7439	1,4532	2,2683	2,1745	2,1743	
2	[illegible]	0,9529	0,9529	1,1692	1,3206	1,4366	1,3385	1,2882	
3	1,2680	1,3237	1,2948	1,5670	1,4993	1,5720	1,5453	1,6281	
4	2,2703	2,2382	2,5026	2,5145	2,2828	2,3064	2,2685	2,3232	
5	1,7018	1,7484	1,6883	1,7505	1,2929	2,0033	2,1336	2,2457	
6	-1,4650	-1,4757	-1,3945	-1,5062	-1,6310	-1,5636	-1,6518	-1,5696	
7	3,6205	3,6330	3,6482	3,7745	3,5614	3,6736	4,0370	4,2207	
8	0,3636	0,3858	0,2507	0,4292	0,3136	0,3877	0,4763	0,6524	
9	1,7222	1,8047	1,7229	2,0035	1,7470	1,8607	2,0612	2,3192	
10	1,9847	1,9902	1,9856	2,0313	1,9438	2,0907	2,1803	2,1444	
11		0,9230			0,9835				0,9787
12		2,6078			2,4615				2,6283
13		0,7438			0,7452				0,6526
14		-0,0994			-0,2138				-0,2137
15		0,9095			0,9956				1,0087
16		2,2289			2,3042				2,3504
17		1,2236			1,0098				1,3822
18		3,0045			2,8130				3,0156
19		2,7655			[illegible]				2,7936
20		4,6859			3,9224				5,1532

Zu Kap. 5.2 Farbverlassung einer beschleunigten Trocknungschronologie

b*-Wertemessungen zu definierten Zeitpunkten mit dem Spektralphotometer CM-503c (45/0°) unter einem Normalbeobachtungswinkel von 10° und Nutzung der Normlichtart D65									
	Dehydrierung in Minuten								
Zahn	0	5	10	15	20	25	30	35	40
1	11,3265	13,2569	11,2508	14,5355	13,2094	[illegible]	15,4392	15,3923	15,3107
2	13,6447	10,9902	8,7998	12,0866	11,5606	15,0193	15,9418	15,4626	15,4250
3	8,9236	11,4522	10,2027	11,3295	11,2321	10,9261	10,8303	10,6881	10,8817
4	9,4677	9,0222	[illegible]	8,7229	8,9081	9,3591	9,4573	9,3335	9,4837
5	11,2069	8,7169	12,9773	12,5092	13,0206	14,6384	14,5485	15,0002	15,0336
6	8,5155	10,9990	11,9869	11,9395	11,8232	11,6443	11,5168	11,9429	11,7262
7	11,5966	12,0534	12,0893	12,1273	12,5505	12,9826	12,9894	12,5864	12,1228
8	9,3247	[illegible]	[illegible]	9,8248	9,5723	10,3169	10,2649	[illegible]	9,9008
9	12,0356	[illegible]	14,5626	15,4343	15,7385	15,2305	14,7994	14,3301	14,9603
10	[illegible]	[illegible]	8,7293	[illegible]	9,7489	9,6034	[illegible]	9,9401	[illegible]
11	[illegible]	[illegible]	7,5846		7,5564		9,3582		
12	15,5534	13,8799	[illegible]		16,0755		[illegible]		
13	[illegible]	8,2075	10,0956		11,6464		[illegible]		
14	6,3429	5,8340	8,2548		8,8290		[illegible]		
15	11,3660	10,6889	13,6588		13,5806		[illegible]		
16	16,8508	[illegible]	[illegible]		21,4700		[illegible]		
17	12,3908	11,4550	[illegible]		[illegible]		[illegible]		
18	17,2084	15,9950	18,4520		18,5419		[illegible]		
19	12,6972	17,8271	19,2157		19,5697		19,2920		
20	[illegible]	[illegible]	20,8275		[illegible]		[illegible]		

	Dehydrierung in Minuten								
Zahn	45	50	60	70	90	110	130	150	163
1	15,8044	15,4591	15,5897	[illegible]	[illegible]	[illegible]	16,5561	[illegible]	
2	15,2194	15,2029	15,3359	15,3354	15,0733	15,5152	15,3744	[illegible]	
3	10,8493	[illegible]	[illegible]	[illegible]	11,0536	[illegible]	[illegible]	[illegible]	
4	[illegible]	[illegible]	[illegible]	[illegible]	[illegible]	[illegible]	10,1552	10,5600	
5	14,0086	14,0076	13,9587	13,9587	14,6359	15,4348	[illegible]	16,3429	
6	11,3083	10,9336	10,8487	10,8487	11,3840	11,4940	11,3672	11,5332	
7	18,3161	[illegible]	18,3678	18,3678	18,6276	18,9375	[illegible]	20,1228	
8	9,2926	8,8814	8,5177	8,5177	[illegible]	9,5238	10,3818	11,3641	
9	[illegible]	[illegible]	14,3135	14,3135	14,6826	15,2564	15,6648	16,0966	
10	9,8676	9,5015	9,7101	[illegible]	9,5251	10,1860	10,9061	11,2309	
11		8,5226			[illegible]				9,0280
12		[illegible]			15,6931				15,9947
13		12,2169			12,3110				12,4222
14		[illegible]			[illegible]				9,5455
15		[illegible]			13,3360				13,9231
16		21,5553			22,6545				23,0466
17		14,3058			14,3074				14,8954
18		[illegible]			17,2568				17,5087
19		[illegible]			19,7349				19,9452
20		21,0602			21,3673				22,0826

Zu Kap. 5.2 Farbverlassung einer beschleunigten Trocknungschronologie

[illegible]									
	Dehydrierung in Minuten								
Zahl	0	5	10	15	20	25	30	35	40
1	[illegible]	[illegible]	[illegible]	[illegible]	[illegible]	[illegible]	[illegible]	[illegible]	[illegible]
2	[illegible]	[illegible]	[illegible]	[illegible]	[illegible]	[illegible]	[illegible]	[illegible]	[illegible]
3	[illegible]	[illegible]	[illegible]	[illegible]	[illegible]	[illegible]	[illegible]	[illegible]	[illegible]
4	[illegible]	[illegible]	[illegible]	[illegible]	[illegible]	[illegible]	[illegible]	[illegible]	[illegible]
5	[illegible]	[illegible]	[illegible]	[illegible]	[illegible]	[illegible]	[illegible]	[illegible]	[illegible]
6	[illegible]	[illegible]	[illegible]	[illegible]	[illegible]	[illegible]	[illegible]	[illegible]	[illegible]
7	[illegible]	[illegible]	[illegible]	[illegible]	[illegible]	[illegible]	[illegible]	[illegible]	[illegible]
8	[illegible]	[illegible]	[illegible]	[illegible]	[illegible]	[illegible]	[illegible]	[illegible]	[illegible]
9	[illegible]	[illegible]	[illegible]	[illegible]	[illegible]	[illegible]	[illegible]	[illegible]	[illegible]
10	[illegible]	[illegible]	[illegible]	[illegible]	[illegible]	[illegible]	[illegible]	[illegible]	[illegible]
[illegible]	[illegible]	[illegible]	[illegible]		[illegible]		[illegible]		

Zu Kap. 5.2 Farberfassung einer beschleunigten Trocknungstechnologie

[illegible]									
	Dehydrierung in Minuten								
Zahl	45	50	60	70	90	110	130	150	165
[illegible]	[illegible]	[illegible]	[illegible]	[illegible]	[illegible]	[illegible]	[illegible]	[illegible]	[illegible]

[illegible]									
	Dehydrierung in Minuten								
Zahl	0	5	10	15	20	25	30	35	40
[illegible]	[illegible]	[illegible]	[illegible]	[illegible]	[illegible]	[illegible]	[illegible]	[illegible]	[illegible]

	Dehydrierung in Minuten								
Zahl	45	50	60	70	90	110	130	150	165
[illegible]	[illegible]	[illegible]	[illegible]	[illegible]	[illegible]	[illegible]	[illegible]	[illegible]	[illegible]

Zu Kap. 5.2 Farberfassung einer beschleunigten Trocknungstechnologie

L*-Wertemessungen zu definierten Zeitpunkten mit dem Spektralphotometer CM-503c (45/0°) unter einem Normbeobachtungswinkel von 10° und Nutzung der Normlichtart C									
	Dehydrierung in Minuten								
Zahn	0	5	10	15	20	25	30	35	40
1	49,5587	62,1047	61,6181	65,9669	67,3428	69,1123	68,9890	69,2700	68,7820
2	52,7042	61,2705	59,7612	65,9237	65,8873	68,3957	68,1257	68,9003	68,8587
3	53,4701	66,1731	68,8742	72,4806	72,8614	73,4697	73,4117	73,0697	73,8450
4	63,5839	76,5318	79,8884	81,2832	81,0856	81,0414	80,8843	80,8187	80,9685
5	53,4001	60,3471	63,2032	66,0874	67,5231	69,3083	70,6923	70,5028	70,6031
6	51,5429	63,4844	70,5410	72,3657	72,4714	72,2657	72,6497	73,3163	73,8913
7	50,3567	61,2016	63,4601	67,3437	67,7637	68,2455	68,3778	68,2919	68,6348
8	52,0247	62,1187	65,2318	69,2652	70,2602	72,4079	72,4580	73,0226	72,2780
9	56,3177	69,6112	71,1815	73,9669	74,1796	74,8233	74,8158	75,0303	75,1266
10	49,2726	61,5408	69,1975	68,0298	69,6437	70,7241	70,6841	71,3228	73,3899
11	52,4000	58,7721	62,2710		68,6032		72,4206		
12	51,9011	57,3813	61,2983		67,7366		70,2301		
13	55,1800	68,2148	73,5050		72,8014		76,4557		
14	58,3423	76,8958	76,1123		78,7808		76,2487		
15	51,5244	62,5511	61,4927		72,5535		72,9146		
16	52,3807	73,1417	65,4213		65,5529		68,2584		
17	51,2421	60,8819	65,6965		69,9166		70,1119		
18	55,2976	64,1253	66,9062		67,9473		67,9244		
19	56,5586	67,2476	71,8398		73,5551		73,8502		
20	58,6953	66,3155	70,6449		74,2170		75,0422		

	Dehydrierung in Minuten								
Zahn	45	50	60	70	90	110	130	150	167
1	69,6636	69,6485	69,5013	69,8801	70,5230	70,5521	70,6942	70,6158	
2	69,2934	69,2470	69,5275	70,2499	70,5132	71,6042	72,5408	72,0026	
3	74,1564	74,1085	74,4177	74,6767	75,1098	75,3128	75,3988	75,3677	
4	80,6365	80,5626	80,9838	80,4728	81,2302	81,4013	80,5622	80,3352	
5	70,9530	70,9200	71,3817	71,3144	71,3289	71,2303	72,3187	72,2378	
6	73,4432	73,8803	74,4278	75,4907	75,7250	76,2561	76,1666	76,0525	
7	68,8095	68,8435	69,0567	69,2055	69,7808	69,8204	69,9166	70,0908	
8	73,4164	73,5582	73,7666	73,9921	75,4143	75,4377	75,6226	75,3648	
9	75,1100	75,1982	75,3472	75,5648	76,3307	76,5113	76,7261	76,5278	
10	71,6559	71,7647	71,6344	72,2022	72,8553	73,0417	72,7881	73,0178	
11		74,1010			74,3086				75,0422
12		71,4927			72,6211				71,4747
13		76,3303			76,6656				77,0459
14		79,7569			80,1366				80,2681
15		73,3344			74,2678				74,2733
16		69,2049			69,8198				70,1201
17		71,2050			72,2247				72,2552
18		68,6667			68,7797				69,2891
19		73,5553			73,5585				73,9490
20		75,8377			75,1329				74,9921

Zu Kap. 5.2 Farberfassung einer beschleunigten Trocknungschronologie

a*-Wertemessungen zu definierten Zeitpunkten mit dem Spektralphotometer CM-503c (45/0°) unter einem Normbeobachtungswinkel von 10° und Nutzung der Normlichtart C									
	Dehydrierung in Minuten								
Zahn	0	5	10	15	20	25	30	35	40
1	-1,5703	-0,8457	-0,8180	-0,5321	-0,3952	-0,4372	-0,5406	-0,4678	-0,3897
2	-1,7636	-1,3259	-1,5048	-1,3988	-1,2544	-1,2091	-1,0422	-1,1043	-1,1052
3	-0,8549	-0,3082	-0,2739	0,0748	0,0651	0,0745	-0,0140	-0,1153	-0,0931
4	0,0509	0,1507	0,7345	1,0027	0,8260	1,0195	1,0366	0,8923	0,9651
5	0,8560	0,7263	0,5730	0,3545	0,1079	0,0656	0,0588	0,1499	0,1398
6	2,3962	2,2460	2,9736	3,0167	2,9125	2,9436	2,8705	2,8066	2,8131
7	0,4087	0,2036	0,4824	0,9655	1,0458	1,0931	1,2097	1,2515	1,3021
8	-1,2913	-0,8638	-1,0695	-1,0424	-0,9639	-0,9161	-0,8344	-0,8907	-0,9221
9	-1,2718	-0,9074	-0,6339	0,3600	-0,3462	-0,3208	-0,4217	-0,1263	-0,1371
10	-0,4922	0,1327	0,4918	0,7542	0,7652	0,7484	0,7472	0,6643	0,6856
11	-1,1238	-1,1036	-0,8530		-0,5342		-0,4450		
12	-1,0708	-0,3918	0,0678		0,2046		0,4806		
13	2,7437	-1,1462	-0,6088		0,5980		0,8792		
14	2,0889	-2,0189	-1,3406		-1,6108		-1,5212		
15	-0,7658	-0,7274	-1,0357		-1,0890		-0,8993		
16	-1,3020	-0,0123	0,0865		-0,1803		0,2200		
17	-1,1038	-0,5803	-0,6022		-0,5912		-0,0831		
18	0,4084	0,7224	0,1136		0,1559		0,7558		
19	-1,3961	-0,9605	-0,1527		-0,0855		0,0215		
20	0,6609	0,7900	1,5647		1,3106		1,6363		

	Dehydrierung in Minuten								
Zahn	45	50	60	70	90	110	130	150	167
1	-0,4271	-0,3003	-0,3670	-0,3040	-0,5398	-0,5610	-0,3430	-0,0253	
2	-1,2418	-1,0287	-1,0047	-0,8493	-0,7326	0,5344	0,7515	-0,7082	
3	-0,1929	-0,1290	0,1318	0,1470	0,0908	0,0369	-0,0133	-0,0019	
4	1,0143	1,0559	1,0895	1,2053	0,9005	1,0378	1,2545	1,2315	
5	-0,1490	-0,1203	0,1575	0,1726	-0,1336	-0,0142	0,0852	0,3865	
6	2,9408	2,8748	3,0096	3,0005	3,0818	3,0614	3,1400	3,3404	
7	1,2434	1,2432	1,2767	1,3548	1,3466	1,3292	1,3685	1,6435	
8	-0,8818	-0,7591	-0,7653	-0,7499	-0,7932	-0,7255	-0,9793	-0,9237	
9	-0,1443	-0,0632	-0,1005	-0,0963	-0,1446	-0,0960	0,0460	0,2233	
10	0,6217	0,6134	0,5912	0,5906	0,5381	0,5442	0,5553	0,5754	
11		-0,2918			-0,2485				-0,2208
12		0,6196			0,4339				0,3643
13		0,0896			0,7231				0,8954
14		-3,3252			-3,4236				-3,3054
15		-0,7259			-0,7652				-0,7486
16		0,2661			0,4625				0,6129
17		-0,5803			-0,7891				-0,7494
18		0,4017			0,6308				0,6286
19		0,2916			0,2552				0,2661
20		2,0973			2,3317				2,4165

Zu Kap. 5.2 Farberfassung einer beschleunigten Trocknungschronologie

[illegible]

Zahn	0	5	10	15	20	25	30	35	40
1	[illegible]	[illegible]	[illegible]	[illegible]	[illegible]	[illegible]	[illegible]	[illegible]	[illegible]
2	[illegible]	[illegible]	[illegible]	[illegible]	[illegible]	[illegible]	[illegible]	[illegible]	[illegible]
3	[illegible]	[illegible]	[illegible]	[illegible]	[illegible]	[illegible]	[illegible]	[illegible]	[illegible]
4	[illegible]	[illegible]	[illegible]	[illegible]	[illegible]	[illegible]	[illegible]	[illegible]	[illegible]
5	[illegible]	[illegible]	[illegible]	[illegible]	[illegible]	[illegible]	[illegible]	[illegible]	[illegible]
6	[illegible]	[illegible]	[illegible]	[illegible]	[illegible]	[illegible]	[illegible]	[illegible]	[illegible]
7	[illegible]	[illegible]	[illegible]	[illegible]	[illegible]	[illegible]	[illegible]	[illegible]	[illegible]
8	[illegible]	[illegible]	[illegible]	[illegible]	[illegible]	[illegible]	[illegible]	[illegible]	[illegible]
9	[illegible]	[illegible]	[illegible]	[illegible]	[illegible]	[illegible]	[illegible]	[illegible]	[illegible]
10	[illegible]	[illegible]	[illegible]	[illegible]	[illegible]	[illegible]	[illegible]	[illegible]	[illegible]
11	[illegible]	[illegible]	[illegible]		[illegible]		[illegible]		
12	[illegible]	[illegible]	[illegible]		[illegible]		[illegible]		
13	[illegible]	[illegible]	[illegible]		[illegible]		[illegible]		
14	[illegible]	[illegible]	[illegible]		[illegible]		[illegible]		
15	[illegible]	[illegible]	[illegible]		[illegible]		[illegible]		
16	[illegible]	[illegible]	[illegible]		[illegible]		[illegible]		
17	[illegible]	[illegible]	[illegible]		[illegible]		[illegible]		
18	[illegible]	[illegible]	[illegible]		[illegible]		[illegible]		
19	[illegible]	[illegible]	[illegible]		[illegible]		[illegible]		
20	[illegible]	[illegible]	[illegible]		[illegible]		[illegible]		

Dehydrierung in Minuten

Zahn	45	50	60	70	90	110	130	150	165
1	[illegible]	[illegible]	[illegible]	[illegible]	[illegible]	[illegible]	[illegible]	[illegible]	
2	[illegible]	[illegible]	[illegible]	[illegible]	[illegible]	[illegible]	[illegible]	[illegible]	
3	[illegible]	[illegible]	[illegible]	[illegible]	[illegible]	[illegible]	[illegible]	[illegible]	
4	[illegible]	[illegible]	[illegible]	[illegible]	[illegible]	[illegible]	[illegible]	[illegible]	
5	[illegible]	[illegible]	[illegible]	[illegible]	[illegible]	[illegible]	[illegible]	[illegible]	
6	[illegible]	[illegible]	[illegible]	[illegible]	[illegible]	[illegible]	[illegible]	[illegible]	
7	[illegible]	[illegible]	[illegible]	[illegible]	[illegible]	[illegible]	[illegible]	[illegible]	
8	[illegible]	[illegible]	[illegible]	[illegible]	[illegible]	[illegible]	[illegible]	[illegible]	
9	[illegible]	[illegible]	[illegible]	[illegible]	[illegible]	[illegible]	[illegible]	[illegible]	
10	[illegible]	[illegible]	[illegible]	[illegible]	[illegible]	[illegible]	[illegible]	[illegible]	
11		[illegible]			[illegible]				[illegible]
12		[illegible]			[illegible]				[illegible]
13		[illegible]			[illegible]				[illegible]
14		[illegible]			[illegible]				[illegible]
15		[illegible]			[illegible]				[illegible]
16		[illegible]			[illegible]				[illegible]
17		[illegible]			[illegible]				[illegible]
18		[illegible]			[illegible]				[illegible]
19		[illegible]			[illegible]				[illegible]
20		[illegible]			[illegible]				[illegible]

Zu Kap. 5.2 [illegible]

[illegible]

Zahn	0	5	10	15	20	25	30	35	40
1	[illegible]	[illegible]	[illegible]	[illegible]	[illegible]	[illegible]	[illegible]	[illegible]	[illegible]
2	[illegible]	[illegible]	[illegible]	[illegible]	[illegible]	[illegible]	[illegible]	[illegible]	[illegible]
3	[illegible]	[illegible]	[illegible]	[illegible]	[illegible]	[illegible]	[illegible]	[illegible]	[illegible]
4	[illegible]	[illegible]	[illegible]	[illegible]	[illegible]	[illegible]	[illegible]	[illegible]	[illegible]
5	[illegible]	[illegible]	[illegible]	[illegible]	[illegible]	[illegible]	[illegible]	[illegible]	[illegible]
6	[illegible]	[illegible]	[illegible]	[illegible]	[illegible]	[illegible]	[illegible]	[illegible]	[illegible]
7	[illegible]	[illegible]	[illegible]	[illegible]	[illegible]	[illegible]	[illegible]	[illegible]	[illegible]
8	[illegible]	[illegible]	[illegible]	[illegible]	[illegible]	[illegible]	[illegible]	[illegible]	[illegible]
9	[illegible]	[illegible]	[illegible]	[illegible]	[illegible]	[illegible]	[illegible]	[illegible]	[illegible]
10	[illegible]	[illegible]	[illegible]	[illegible]	[illegible]	[illegible]	[illegible]	[illegible]	[illegible]
11	[illegible]	[illegible]	[illegible]		[illegible]		[illegible]		
12	[illegible]	[illegible]	[illegible]		[illegible]		[illegible]		
13	[illegible]	[illegible]	[illegible]		[illegible]		[illegible]		
14	[illegible]	[illegible]	[illegible]		[illegible]		[illegible]		
15	[illegible]	[illegible]	[illegible]		[illegible]		[illegible]		
16	[illegible]	[illegible]	[illegible]		[illegible]		[illegible]		
17	[illegible]	[illegible]	[illegible]		[illegible]		[illegible]		
18	[illegible]	[illegible]	[illegible]		[illegible]		[illegible]		
19	[illegible]	[illegible]	[illegible]		[illegible]		[illegible]		
20	[illegible]	[illegible]	[illegible]		[illegible]		[illegible]		

Dehydrierung in Minuten

Zahn	45	50	60	70	90	110	130	150	165
1	[illegible]	[illegible]	[illegible]	[illegible]	[illegible]	[illegible]	[illegible]	[illegible]	
2	[illegible]	[illegible]	[illegible]	[illegible]	[illegible]	[illegible]	[illegible]	[illegible]	
3	[illegible]	[illegible]	[illegible]	[illegible]	[illegible]	[illegible]	[illegible]	[illegible]	
4	[illegible]	[illegible]	[illegible]	[illegible]	[illegible]	[illegible]	[illegible]	[illegible]	
5	[illegible]	[illegible]	[illegible]	[illegible]	[illegible]	[illegible]	[illegible]	[illegible]	
6	[illegible]	[illegible]	[illegible]	[illegible]	[illegible]	[illegible]	[illegible]	[illegible]	
7	[illegible]	[illegible]	[illegible]	[illegible]	[illegible]	[illegible]	[illegible]	[illegible]	
8	[illegible]	[illegible]	[illegible]	[illegible]	[illegible]	[illegible]	[illegible]	[illegible]	
9	[illegible]	[illegible]	[illegible]	[illegible]	[illegible]	[illegible]	[illegible]	[illegible]	
10	[illegible]	[illegible]	[illegible]	[illegible]	[illegible]	[illegible]	[illegible]	[illegible]	
11		[illegible]			[illegible]				[illegible]
12		[illegible]			[illegible]				[illegible]
13		[illegible]			[illegible]				[illegible]
14		[illegible]			[illegible]				[illegible]
15		[illegible]			[illegible]				[illegible]
16		[illegible]			[illegible]				[illegible]
17		[illegible]			[illegible]				[illegible]
18		[illegible]			[illegible]				[illegible]
19		[illegible]			[illegible]				[illegible]
20		[illegible]			[illegible]				[illegible]

Zu Kap. 5.2 [illegible]

b-Wertemessungen zu definierten Zeitpunkten mit dem Spektralphotometer CM-503c (45/0) unter einem Normalbeobachtungswinkel von 10° und Nutzung der Normlichtart C									
	Dehydrierung in Minuten								
Zahn	0	5	10	15	20	25	30	35	40
1	96,9277	94,1614	94,1305	92,4441	92,0230	93,6188	91,2843	91,7583	91,4359
2	97,8165	96,7623	98,7750	98,6139	96,1616	94,3382	93,9548	94,3017	93,8535
3	95,9187	91,5450	91,5428	89,2750	89,8336	90,3005	90,1931	90,6179	90,3950
4	97,4672	86,6754	85,2420	85,4268	84,8352	84,5400	84,2386	84,9082	84,7611
5	94,7054	93,0176	93,9667	92,2437	90,4697	90,1536	90,2684	91,1075	90,5535
6	107,2517	106,7774	103,6701	103,9244	103,5877	103,4460	103,5695	104,7775	103,9863
7	92,5052	88,0711	88,1623	96,7883	86,5617	88,1259	88,1033	[illegible]	88,0845
8	100,5261	95,1413	96,3424	96,0700	95,8812	95,0200	96,5313	95,1051	96,8532
9	97,7864	93,5245	92,4456	92,3583	91,7214	91,4552	90,9554	91,9161	90,6310
10	91,7204	88,8140	87,8458	89,3032	88,3346	87,5708	85,4171	85,8896	85,7647
11	98,1840	102,9911	101,1916		93,9604		92,1168		
12	94,3521	93,0661	89,9065		90,0885		88,5732		
13	98,9889	92,0261	94,5788		93,7103		94,3308		
14	107,1640	109,8956	103,3974		100,2470		99,4880		
15	97,8108	96,7260	94,2089		94,2671		93,8719		
16	93,7610	90,0557	83,3681		90,3013		88,4208		
17	94,3937	92,7881	92,7136		92,8167		92,5044		
18	91,5102	87,3950	87,7880		87,7229		87,5321		
19	95,3793	91,2481	98,4531		90,0278		89,9650		
20	92,2659	88,3055	85,9675		86,7151		85,4536		

	Dehydrierung in Minuten								
Zahn	45	50	60	70	90	110	130	150	163
1	91,5724	91,2926	91,1312	91,0929	91,9826	91,8455	91,1804	90,3536	
2	94,6224	94,0255	93,9767	93,0947	93,2095	91,9931	92,8248	92,6079	
3	91,0213	90,6418	90,9470	90,2331	90,2851	90,0728	90,3466	90,0781	
4	85,9856	83,7935	85,8877	85,6859	84,4097	84,3086	83,1593	85,2982	
5	90,6178	90,4881	90,8463	90,5106	90,5180	90,0526	89,6538	87,9447	
6	109,5660	104,4607	105,2339	105,2525	108,1616	104,6958	104,9549	101,4057	
7	86,1093	86,3876	85,9228	85,8546	86,4813	86,2835	85,6138	85,3286	
8	95,2855	95,0555	95,7319	94,9975	95,9099	85,5489	95,1233	94,5437	
9	90,5920	90,2577	90,3022	90,0234	90,5369	90,5390	89,8315	89,9243	
10	86,2355	86,2903	85,5506	86,6146	86,5842	85,9389	87,0430	87,1607	
11		91,3645			91,6427				91,2591
12		87,7016			88,2133				87,9791
13		93,9674			94,2814				94,7879
14		98,1806			99,3438				98,8675
15		93,2443			93,2495				93,0480
16		89,7934			88,4325				88,8292
17		92,3321			93,9309				92,7582
18		87,3803			87,8285				87,9508
19		89,1523			89,2672				89,2386
20		84,3513			83,3412				83,2150

Zu Kap. 5.2 Farberfassung einer beschleunigten Trocknungschronologie

L*-Wertemessungen zu definierten Zeitpunkten mit dem Spektralphotometer CM-2600d (d/8) unter einem Normalbeobachtungswinkel von 2° und Nutzung der Normlichtart D65									
	Dehydrierung in Minuten								
Zahn	0	5	10	15	20	25	30	35	40
1	60,0868	66,6946	72,1553	72,0443	75,0037	75,0349	75,5975	75,5068	75,5723
2	61,8459	65,6621	70,0868	68,1432	73,7368	73,1905	74,9517	73,9856	75,2974
3	61,5321	69,2855	74,8190	73,5213	72,6628	77,6687	78,1163	78,1031	78,3242
4	70,3073	83,0310	84,8090	85,2686	84,6506	84,6840	84,8934	84,6179	85,1018
5	50,7942	65,7052	68,2659	68,2474	73,3662	73,5938	73,1412	74,3523	74,5586
6	63,4396	72,1883	73,5152	78,6214	79,3120	79,2881	79,8219	79,7121	80,0085
7	57,2346	64,5613	69,9285	72,0667	72,5080	72,6347	72,8619	73,1443	73,2412
8	62,2202	69,4862	73,8221	74,0225	77,9535	78,2015	79,0865	78,9500	79,1629
9	65,0465	74,5100	77,4846	78,4115	79,5287	80,0847	80,1942	80,4367	80,5252
10	56,1673	64,5270	66,3215	68,7245	72,3076	73,3667	73,6941	73,6270	73,5976
11	62,0250	65,5005	67,5355		75,5066		76,3555		
12	61,1122	66,6110	65,0625		73,6651		73,5061		
13	63,2870	75,3360	77,7038		80,1128		80,8214		
14	68,4079	78,6016	80,2393		82,8434		83,9879		
15	62,3062	72,1625	72,5757		76,4308		77,7239		
16	63,9776	70,4324	72,4847		73,5050		75,3984		
17	60,5780	70,4602	70,0905		75,0287		76,2318		
18	60,6224	70,6303	71,9264		71,3455		73,7236		
19	61,9354	72,7828	75,1798		75,9176		76,6282		
20	67,3813	74,3460	73,3084		76,5621		78,6645		

	Dehydrierung in Minuten								
Zahn	45	50	60	70	90	110	130	150	163
1	75,6426	76,0194	75,6139	76,4175	76,3755	76,8772	76,6242	76,3936	
2	75,3640	73,5696	75,5403	75,7907	75,5832	76,6379	77,1288	78,5670	
3	78,3214	78,4903	78,4821	78,7623	78,9766	79,2240	79,4724	79,4759	
4	84,9997	81,8271	83,9465	85,8335	85,8172	85,6966	85,7109	84,2859	
5	74,5530	74,4983	74,4304	73,4913	73,2905	74,1024	73,9712	73,0371	
6	80,0182	80,3156	80,5939	80,6672	80,9834	81,3676	81,4257	81,9809	
7	73,3221	73,4482	73,5006	73,9429	74,0581	74,1047	74,1971	74,4117	
8	79,4542	79,6751	79,8303	80,2509	80,5914	80,8277	80,6697	80,6496	
9	80,4452	80,5965	80,4978	80,8972	81,3324	81,6553	81,5943	81,4033	
10	74,1206	74,3276	74,5093	74,3988	74,6808	75,0733	75,0909	75,6916	
11		76,4734			77,0101				80,0298
12		76,3883			76,4734				76,9062
13		81,1819			81,1329				81,3793
14		84,5551			84,7149				84,7325
15		78,2909			78,8275				79,1622
16		76,3844			76,6689				77,8846
17		76,9026			77,3126				78,4016
18		74,0296			74,6115				75,4175
19		76,4148			76,8224				76,9084
20		79,1786			79,1091				79,4892

Zu Kap. 5.2 Farberfassung einer beschleunigten Trocknungschronologie

Zahn	0	5	15	18	20	25	30	35	40
[illegible]	[illegible]	[illegible]	[illegible]	[illegible]	[illegible]	[illegible]	[illegible]	[illegible]	[illegible]

Zahn	45	50	60	70	90	110	130	150	163
[illegible]	[illegible]	[illegible]	[illegible]	[illegible]	[illegible]	[illegible]	[illegible]	[illegible]	[illegible]

Zu Kap. 5.7 [illegible]

Zahn	0	5	10	15	20	25	30	35	40
[illegible]	[illegible]	[illegible]	[illegible]	[illegible]	[illegible]	[illegible]	[illegible]	[illegible]	[illegible]

Zahn	45	50	60	70	90	110	130	150	163
[illegible]	[illegible]	[illegible]	[illegible]	[illegible]	[illegible]	[illegible]	[illegible]	[illegible]	[illegible]

Zu Kap. 5.7 [illegible]

C*-Werteerfassungen zu definierten Zeitpunkten mit dem Spektralphotometer CM-503i (d/8°) unter einem Normalbeobachtungswinkel von 2° und Nutzung der Normlichtart D65

Zahn	Dehydrierung in Minuten 0	5	10	15	20	25	30	35	40
1	14,8409	12,7310	14,4580	15,9185	16,6955	16,6756	16,7442	16,7178	16,5990
2	13,6272	11,5062	13,6895	13,8181	16,4929	16,2100	17,3547	17,4786	17,4762
3	13,3830	12,6794	14,1121	13,6253	13,5111	13,5692	13,2149	13,2505	13,0067
4	8,9242	8,2136	8,6963	7,9329	8,9103	9,0385	8,9716	9,3154	8,7403
5	15,4147	12,1297	15,7662	15,0308	17,4121	17,6266	17,8009	17,2134	16,9401
6	12,9112	13,3847	13,4662	13,5674	15,2240	[illegible]	[illegible]	15,9636	14,8090
7	14,0935	15,5356	15,5665	15,5234	17,9858	18,1964	17,9010	18,2204	18,1083
8	12,5684	15,8073	15,5308	12,9432	14,1012	13,8975	13,6488	13,9251	13,9306
9	15,1093	15,6862	15,9201	15,6491	16,0598	15,8549	15,3758	14,8589	14,8314
10	8,8137	9,2558	9,7474	9,5293	10,0691	9,8665	9,2358	9,2444	9,8526
11	11,9935	9,7623	8,7573		8,4208		11,2838		
12	13,7039	15,3169	14,6708		18,0447		17,2842		
13	13,1483	12,1082	12,6791		17,9133		12,8153		
14	11,3484	10,8750	10,6563		11,9674		11,6357		
15	13,7609	15,0558	15,0142		15,0251		14,9310		
16	14,5345	20,3815	20,6742		20,8721		20,8629		
17	15,0707	15,4335	14,6330		16,4330		16,7135		
18	18,4572	19,7649	20,6089		19,7256		19,8485		
19	16,5629	21,4968	23,1015		20,4440		23,6013		
20	18,0951	19,8896	21,2524		23,8562		23,3814		

Zahn	Dehydrierung in Minuten 45	50	60	70	90	110	130	150	163
1	16,7883	16,7540	16,6270	14,5648	14,3675	15,8548	15,8890	16,5061	
2	17,4930	13,0068	17,8473	16,1303	16,2552	16,5231	16,3718	16,5039	
3	13,2008	13,0118	13,0835	13,0653	13,4287	13,8267	13,2632	13,3363	
4	8,8271	9,0946	9,0547	8,3217	8,4623	9,2134	8,7065	9,6158	
5	16,9578	16,9192	17,0509	16,0601	18,4726	18,7513	19,1934	19,0257	
6	[illegible]	[illegible]	14,4269	13,4648	13,9904	14,2484	14,3260	15,0126	
7	18,0632	18,0266	18,2172	16,3628	17,9806	17,7158	18,0736	19,6524	
8	12,8131	12,5012	12,2332	11,6709	13,1028	13,0207	13,2367	13,3057	
9	14,8454	14,5792	16,0750	14,0141	14,4836	15,2676	15,5308	16,5309	
10	8,8822	8,8875	9,6686	8,2771	9,3157	9,7501	10,0698	10,1256	
11		10,0461			10,4524	10,1883			10,7430
12		16,7860			17,1301	16,6208			17,1101
13		13,1523			13,1098	13,6847			13,6850
14		11,5183			11,2832	11,3623			11,7509
15		12,3733			14,0308	13,9471			13,7189
16		15,1331			15,6870	15,5636			15,3695
17		16,4639			16,3946	16,3537			16,8512
18		19,0093			18,7535	18,9013			18,8693
19		21,8718			22,0194	21,4792			22,4306
20		23,5868			23,6842	23,8862			[illegible]

Zu Kap. 5.2 Farberfassung einer beschleunigten Trocknungschronologie

b-Werteerfassungen zu definierten Zeitpunkten mit dem Spektralphotometer CM-503i (d/8°) unter einem Normalbeobachtungswinkel von 2° und Nutzung der Normlichtart D65

Zahn	Dehydrierung in Minuten 0	5	10	15	20	25	30	35	40
1	86,6732	86,0439	87,0130	86,6993	87,2914	87,1417	87,4263	87,2218	87,5641
2	90,5305	89,0430	90,2372	89,9063	91,0394	90,7886	91,1136	90,2192	91,1332
3	83,2917	83,5426	83,9262	83,2276	80,8202	84,2053	84,5930	84,3370	84,7403
4	88,0788	85,3888	85,2929	84,1239	84,3488	83,0855	83,0685	83,2747	82,0962
5	86,2925	85,4266	85,6066	85,5432	85,7815	86,2820	86,6427	86,4603	86,0319
6	96,1191	96,4836	95,6877	97,6166	95,6843	97,5321	97,9657	97,3456	97,8074
7	83,6168	83,8943	83,4518	82,5846	82,7168	83,1257	82,8530	83,1969	83,6602
8	87,1360	86,1923	86,6318	86,0117	83,1273	86,0023	87,0845	86,9742	87,0673
9	87,3064	88,6801	89,9226	89,3778	87,2345	88,5957	88,5746	89,1473	87,5130
10	87,2441	82,3914	80,0505	77,7849	80,6817	81,0467	81,1982	81,2506	81,4976
11	86,2120	84,4233	84,2165		82,3363		84,7108		
12	85,0362	82,0518	83,2163		83,1198		84,3556		
13	88,9865	90,0366	90,3300		90,6732		90,1139		
14	85,3962	92,7454	92,9019		91,5635		92,0780		
15	86,3537	88,1147	89,7698		90,0136		90,7731		
16	86,1446	87,6920	87,9418		86,4472		86,8037		
17	85,9883	86,8857	84,2301		83,5752		83,9186		
18	85,4056	84,1316	84,6967		83,5312		83,7609		
19	87,8751	87,4352	87,0947		86,9545		86,6539		
20	87,4277	85,0660	83,6723		81,9532		81,9182		

Zahn	Dehydrierung in Minuten 45	50	60	70	90	110	130	150	163
1	87,3060	87,5821	87,1351	88,2441	85,8084	85,4197	87,5232	88,2258	
2	90,7935	91,4709	90,2416	90,6197	90,6245	89,6491	89,4230	89,7331	
3	84,6147	85,1529	84,0283	83,3187	84,9753	85,3808	85,0732	85,2073	
4	83,7196	83,5917	83,9241	85,0893	85,5062	84,7356	82,7206	83,4784	
5	86,5767	86,5606	86,8193	86,5369	86,3497	85,3872	85,8758	85,0082	
6	97,9416	98,1868	97,9624	98,2643	97,6567	97,3524	97,4809	97,4101	
7	83,2952	83,6268	83,5886	83,6058	84,4703	83,7299	84,1382	83,2107	
8	86,5214	86,4985	86,2445	86,4953	86,5249	85,1767	87,1965	86,8694	
9	89,2428	89,3343	89,4317	87,5961	88,7620	88,6019	88,0987	87,2139	
10	81,4393	81,8169	82,1862	82,4922	83,0992	83,3861	83,2521	83,3345	
11		83,6434			82,5433	83,0743			83,8468
12		84,0903			83,0740	84,7815			85,2429
13		90,2491			89,2683	91,4416			90,7085
14		89,4092			90,1840	90,2658			91,0935
15		89,4311			89,0078	89,7209			89,6061
16		86,6126			86,0785	85,6470			86,2925
17		85,0652			85,8611	85,5314			86,2030
18		83,5779			83,3568	83,4889			83,2085
19		86,4046			85,8976	85,1230			86,2847
20		81,5275			80,6794	80,6766			81,5884

Zu Kap. 5.2 Farberfassung einer beschleunigten Trocknungschronologie

Zahn	0	5	10	15	20	25	30	35	40
1	[illegible]	[illegible]	[illegible]	[illegible]	[illegible]	[illegible]	[illegible]	[illegible]	[illegible]
2	[illegible]	[illegible]	[illegible]	[illegible]	[illegible]	[illegible]	[illegible]	[illegible]	[illegible]
3	[illegible]	[illegible]	[illegible]	[illegible]	[illegible]	[illegible]	[illegible]	[illegible]	[illegible]
4	[illegible]	[illegible]	[illegible]	[illegible]	[illegible]	[illegible]	[illegible]	[illegible]	[illegible]
5	[illegible]	[illegible]	[illegible]	[illegible]	[illegible]	[illegible]	[illegible]	[illegible]	[illegible]
6	[illegible]	[illegible]	[illegible]	[illegible]	[illegible]	[illegible]	[illegible]	[illegible]	[illegible]
7	[illegible]	[illegible]	[illegible]	[illegible]	[illegible]	[illegible]	[illegible]	[illegible]	[illegible]
8	[illegible]	[illegible]	[illegible]	[illegible]	[illegible]	[illegible]	[illegible]	[illegible]	[illegible]
9	[illegible]	[illegible]	[illegible]	[illegible]	[illegible]	[illegible]	[illegible]	[illegible]	[illegible]
10	[illegible]	[illegible]	[illegible]	[illegible]	[illegible]	[illegible]	[illegible]	[illegible]	[illegible]
[illegible]	[illegible]	[illegible]	[illegible]		[illegible]		[illegible]		

Dehydrierung in Minuten

Zahn	45	50	60	70	90	110	130	150	163
[illegible]	[illegible]	[illegible]	[illegible]	[illegible]	[illegible]	[illegible]	[illegible]	[illegible]	[illegible]

Zu Kap. 5.2 Farberfassung einer beschleunigten Trocknungschronologie

Dehydrierung in Minuten

Zahn	0	5	10	15	20	25	30	35	40
[illegible]	[illegible]	[illegible]	[illegible]	[illegible]	[illegible]	[illegible]	[illegible]	[illegible]	[illegible]

Dehydrierung in Minuten

Zahn	45	50	60	70	90	110	130	150	163
[illegible]	[illegible]	[illegible]	[illegible]	[illegible]	[illegible]	[illegible]	[illegible]	[illegible]	[illegible]

Zu Kap. 5.2 Farberfassung einer beschleunigten Trocknungschronologie

b*-Wertemessungen zu definierten Zeitpunkten mit dem Spektralphotometer CM-503i (d/8°) unter einem Normalbeobachtungswinkel von 2° und Nutzung der Normlichtart D50									
	Dehydrierung in Minuten								
Zahn	0	5	10	15	20	25	30	35	40
1	14,8211	12,7104	14,4656	15,9352	15,7041	16,6625	16,7105	16,7278	16,3120
2	14,9523	11,5741	12,5552	12,7924	16,4309	16,1635	17,2938	17,4173	17,4086
3	12,3690	13,6740	14,1219	13,8344	13,6265	11,5176	13,2138	13,2326	13,1142
4	8,9603	8,2325	8,0245	7,9417	8,9195	8,6687	8,2845	9,1230	8,5046
5	15,3619	12,1143	15,5302	15,0172	17,4092	17,6115	17,2952	17,2882	16,0393
6	12,5143	15,1361	15,8310	15,029	15,2677	15,1652	14,3483	14,8117	14,8271
7	14,6517	14,4682	15,4226	15,5666	17,8468	18,2286	17,8517	18,1664	18,0888
8	12,5599	13,9064	15,0473	12,9998	14,1287	12,8533	13,6616	13,6102	13,0108
9	14,0233	15,5739	15,8044	15,8768	15,9834	15,6985	15,1028	14,9151	14,0226
10	6,7804	9,3346	9,1041	9,2761	16,4370	9,8070	9,2028	9,2107	8,9744
11	11,8949	9,7858	8,8184		10,0253		16,7974		
12	18,2134	15,4103	14,8579		15,0429		17,2898		
13	12,0939	12,1588	12,6626		11,5764		12,6083		
14	11,3555	10,1716	10,8813		11,6262		11,6116		
15	12,6893	13,0857	14,9724		14,0690		15,9119		
16	14,5245	16,5805	22,3381		20,6679		20,8082		
17	15,0493	15,4414	14,8294		16,5033		16,7420		
18	18,4192	19,5643	20,0565		19,1255		19,8329		
19	16,0233	21,4567	22,6540		20,4947		21,3528		
20	18,5808	19,8313	21,2218		23,4113		23,3646		

	Dehydrierung in Minuten								
Zahn	45	50	60	70	90	110	130	150	163
1	16,3046	16,4483	16,5916	14,8783	14,9277	15,5632	15,5603	18,5077	
2	17,3039	17,0312	17,1053	16,1202	16,2498	16,5191	16,4694	16,3943	
3	13,3062	13,0336	13,1017	13,0836	12,4378	13,5534	12,5618	13,9404	
4	8,8336	9,0967	9,0662	8,3312	8,4766	8,7237	8,7071	9,0658	
5	16,9466	16,9122	17,0361	18,0856	18,3837	18,7103	19,1632	18,6935	
6	14,3154	14,3001	14,1684	13,4656	13,7640	14,0168	13,0982	14,7836	
7	18,0146	18,0484	18,1657	16,7277	17,6989	17,6702	18,2054	19,3679	
8	12,5491	12,5402	12,2884	11,7185	12,1357	12,5478	12,1357	14,3908	
9	14,8754	14,9665	14,0645	14,0161	14,4713	15,2956	12,5121	16,5716	
10	8,8623	8,8619	9,0464	8,7304	9,2606	9,7335	9,5417	10,7867	
11		17,1465			18,6088				10,7797
12		16,7854			17,1465				17,0582
13		17,0127			13,2273				13,6537
14		11,4987			11,4330				11,7458
15		15,4242			14,9245				15,0889
16		22,1413			20,9948				23,3783
17		16,3303			16,4243				16,9104
18		16,1228			18,5045				18,8757
19		21,8207			21,9640				22,3891
20		22,4693			22,8747				23,2977

Zu Kap. 5.2 Farberfassung einer beschleunigten Trocknungschronologie

C*-Wertemessungen zu definierten Zeitpunkten mit dem Spektralphotometer CM-503i (d/8°) unter einem Normalbeobachtungswinkel von 2° und Nutzung der Normlichtart D50									
	Dehydrierung in Minuten								
Zahn	0	5	10	15	20	25	30	35	40
1	12,9853	12,9862	14,6758	14,1517	16,0296	16,0153	16,0254	16,0557	16,7210
2	15,0238	11,6665	12,7487	12,8839	16,5765	16,3676	17,3672	17,5132	17,4910
3	13,6809	13,6080	14,4749	13,9676	13,9376	13,5441	13,5357	13,5466	13,4061
4	9,0513	8,4046	8,1936	8,1167	9,1765	9,2348	9,1775	9,3569	9,5733
5	15,6039	12,3867	15,6260	15,5671	17,7244	17,9155	17,8656	17,8709	17,2071
6	12,8220	15,1186	15,5419	15,2069	15,3701	15,1966	14,8296	14,9124	14,7361
7	15,0685	14,9220	15,8219	15,8010	18,4169	18,8467	18,3245	18,5534	18,3362
8	13,2327	14,1464	15,2842	13,1583	14,1237	14,0411	13,8714	13,8424	13,2692
9	14,1068	15,6136	16,0077	15,7681	16,1971	15,8539	15,3808	15,0697	15,0748
10	9,1308	9,6882	9,6122	9,7143	14,4386	10,2077	9,5754	9,5826	9,3266
11	12,1049	10,0213	9,0400		8,6051		16,5720		
12	18,9128	15,6959	15,2638		18,4068		17,6081		
13	12,4984	12,2329	12,7351		11,9580		12,7621		
14	11,5834	10,5011	10,8216		11,6726		11,6736		
15	13,7465	15,1115	15,0235		15,0681		16,0346		
16	14,6232	19,7358	23,0649		20,9546		20,7126		
17	15,3155	13,7697	15,0184		16,5102		17,0313		
18	19,5601	20,0152	20,5183		19,6047		20,3484		
19	16,2148	21,7370	22,3469		20,6045		21,8687		
20	19,3147	20,2955	21,7830		26,1868		24,0353		

	Dehydrierung in Minuten								
Zahn	45	50	60	70	90	110	130	150	163
1	16,6203	16,5520	16,8191	15,0426	15,0556	15,7472	16,0646	18,7867	
2	17,4671	17,1085	17,2042	16,2119	16,3730	16,6431	16,6046	17,0176	
3	13,4003	13,3672	13,3811	12,3402	12,7298	13,8268	13,8482	14,2353	
4	9,0584	9,3052	9,3071	8,4856	8,6598	8,9100	8,8267	9,9222	
5	17,2142	17,1674	17,3093	18,3265	18,6576	19,0101	19,5017	19,3849	
6	14,9771	14,2847	14,1716	13,4967	13,7862	14,0140	13,9994	14,7630	
7	18,4898	18,5181	18,6425	17,1982	17,4443	18,0925	18,4578	20,0069	
8	12,6550	12,3272	12,4138	11,9104	12,3334	12,7227	12,7184	14,6103	
9	15,0397	15,0898	15,1218	14,1566	14,6142	15,4507	12,7381	16,7063	
10	9,2125	9,1984	9,3732	9,0654	9,6107	10,0290	10,2986	11,0619	
11		10,9554			10,7770	10,4730			11,0487
12		17,2022			17,5645	16,9983			17,3160
13		13,1966			13,5788	12,8835			13,7486
14		11,3543			11,5145	11,4384			11,8061
15		14,8471			15,0625	15,0313			15,8284
16		22,4522			21,2225	20,8668			21,5850
17		16,7939			16,7155	16,3675			17,1784
18		19,5072			18,9066	18,1311			19,2138
19		22,1998			22,3390	21,7772			22,5925
20		24,2587			23,7830	26,6235			24,5316

Zu Kap. 5.2 Farberfassung einer beschleunigten Trocknungschronologie

[illegible]

Zahn	0	5	10	15	20	25	30	35	40
1	[illegible]	[illegible]	[illegible]	[illegible]	[illegible]	[illegible]	[illegible]	[illegible]	[illegible]
[illegible]	[illegible]	[illegible]	[illegible]	[illegible]	[illegible]	[illegible]	[illegible]	[illegible]	[illegible]

Zahn	45	50	60	70	90	110	130	150	163
1	[illegible]	[illegible]	[illegible]	[illegible]	[illegible]	[illegible]	[illegible]	[illegible]	
[illegible]	[illegible]	[illegible]	[illegible]	[illegible]	[illegible]	[illegible]	[illegible]	[illegible]	[illegible]

Zu Kap. 5.2 Farberfassung einer beschichteten Trocknungstechnologie

[illegible]

Zahn	0	5	10	15	20	25	30	35	40
1	[illegible]	[illegible]	[illegible]	[illegible]	[illegible]	[illegible]	[illegible]	[illegible]	[illegible]
[illegible]	[illegible]	[illegible]	[illegible]	[illegible]	[illegible]	[illegible]	[illegible]	[illegible]	[illegible]

Zahn	45	50	60	70	90	110	130	150	163
1	[illegible]	[illegible]	[illegible]	[illegible]	[illegible]	[illegible]	[illegible]	[illegible]	
[illegible]	[illegible]	[illegible]	[illegible]	[illegible]	[illegible]	[illegible]	[illegible]	[illegible]	[illegible]

Zu Kap. 5.2 Farberfassung einer beschichteten Trocknungstechnologie

a*-Wertemessungen zu definierten Zeitpunkten mit dem Spektralphotometer CM-5(C) (d/8°) unter einem Normbeobachtungswinkel von 2° und Nutzung der Normlichtart C									
	Dehydrierung in Minuten								
Zahn	**0**	**5**	**10**	**15**	**20**	**25**	**30**	**35**	**40**
1	0,3413	0,3478	0,1641	0,2417	0,1160	0,1594	0,0647	0,1373	0,0491
2	-0,7479	-0,4435	-0,6025	-0,2596	-0,8956	-0,7206	-1,0893	-0,8945	-1,0303
3	0,7775	0,5575	0,8989	0,9876	0,7165	0,7807	0,5839	0,7321	0,6456
4	-0,0723	0,3081	0,2961	0,3217	0,6517	0,6081	0,5805	0,6655	0,5269
5	0,2633	0,4663	0,5563	0,5591	0,5312	0,5007	0,3241	0,3716	0,3042
6	-1,6334	-2,2834	-2,7136	-2,3301	-2,6646	-2,5940	-2,5894	-2,4601	-2,5519
7	1,1775	1,2932	1,0253	1,1694	1,2918	1,4438	1,2782	1,4387	1,2736
8	0,0619	0,3091	0,2683	0,3540	0,0894	0,1966	0,5016	0,3095	0,1754
9	-0,8256	-0,2361	-0,5263	-0,5955	-0,6330	-0,2813	-0,2902	-0,0693	-0,2155
10	0,9741	0,8251	1,1976	1,2605	1,1321	1,1188	1,0228	1,0167	0,9340
11	0,2923	0,5542	0,5093		0,6463		1,0602		
12	-0,0706	0,9675	1,0355		0,8139		0,9448		
13	-0,6567	-0,4844	-0,5829		-0,5265		-0,5346		
14	1,0888	-0,9379	-0,8442		-0,7873		-0,6948		
15	-0,6866	-0,5359	0,5211		0,5693		0,5795		
16	0,6164	0,0514	0,9063		0,3457		0,4582		
17	0,5057	0,2419	1,3925		0,5931		0,4066		
18	0,7235	1,2073	1,2832		1,3734		1,4115		
19	-0,5415	0,1297	0,2516		0,2855		0,3597		
20	0,3104	1,2609	1,6862		2,3292		2,3778		

	Dehydrierung in Minuten								
Zahn	**45**	**50**	**60**	**70**	**90**	**110**	**130**	**150**	**163**
1	0,1119	0,0512	0,1491	-0,1432	-0,0584	-0,0653	0,0382	0,3116	
2	-0,9218	-1,1489	-0,8342	-0,6063	-0,8358	-0,5881	-0,4661	-0,5706	
3	0,6651	0,5498	0,5966	0,5153	0,6076	0,5350	0,5896	0,5346	
4	0,5467	0,4137	0,3630	0,2498	0,3757	0,4169	0,4751	0,5138	
5	0,3542	0,2660	0,3251	0,3685	0,4367	0,4172	0,6669	0,8898	
6	-2,4849	-2,5718	-2,5940	-2,4429	-2,3671	-2,4584	-2,4563	-2,4692	
7	1,2589	1,2677	1,2886	0,8907	0,9426	1,0746	1,0879	1,4369	
8	0,2413	0,1552	0,2637	0,2512	0,2647	0,0871	0,2951	0,1841	
9	-0,1472	-0,2184	-0,1942	-0,4641	-0,2726	-0,2520	-0,1137	-0,1122	
10	0,9533	1,8081	0,8634	0,7932	0,7930	0,7704	0,7538	0,7391	
11		1,0922			0,8255				0,6640
12		1,0402			1,0932				0,7272
13		-0,5879			-0,5112				0,6012
14		-0,5583			-0,5144				0,7147
15		-0,4324			-0,4365				-0,5328
16		0,4650			0,6036				0,4396
17		0,5286			0,5863				0,3452
18		1,3323			1,3688				1,5500
19		0,4663			0,6855				0,5552
20		2,4743			2,7602				2,6487

Zu Kap. 5.2 Farberfassung einer beschleunigten Trocknungschronologie

b*-Wertemessungen zu definierten Zeitpunkten mit dem Spektralphotometer CM-5(C) (d/8°) unter einem Normbeobachtungswinkel von 2° und Nutzung der Normlichtart C									
	Dehydrierung in Minuten								
Zahn	**0**	**5**	**10**	**15**	**20**	**25**	**30**	**35**	**40**
1	14,9901	12,8515	14,5066	14,0534	15,8691	16,8439	16,8737	15,5590	16,6728
2	15,2214	13,7521	15,8580	13,9576	16,6607	16,4036	17,3377	17,6802	17,6236
3	13,4808	12,7566	14,1954	13,7632	13,7069	13,5868	12,8096	12,9601	12,1828
4	9,0213	8,2782	8,0657	7,9858	8,8458	8,0085	8,0167	8,1915	8,3134
5	18,3650	17,3316	18,4825	17,7625	17,5767	17,5592	17,4756	17,5804	17,1137
6	13,0168	15,4683	15,6875	15,3612	15,2680	15,3114	15,1305	15,1048	14,8154
7	14,7857	14,5736	17,5787	15,7092	18,0398	18,1780	18,5630	18,7293	18,7233
8	12,7043	16,0478	15,1770	17,0497	14,2477	13,9365	13,7825	13,7057	13,9145
9	14,7945	15,8788	16,1157	15,8565	16,2465	15,5697	15,5478	15,0487	15,0550
10	8,8227	9,3063	9,2232	9,2973	10,0638	9,5289	9,2222	9,3435	9,6024
11	7,0168	12,8227	8,5369		17,8118		16,5970		
12	13,0609	15,1272	15,5598		18,3575		17,4118		
13	12,9489	12,3260	12,8356		12,6510		12,7584		
14	11,8036	10,8342	11,0456		11,7683		11,7648		
15	13,9410	15,2430	15,1964		15,2053		15,1084		
16	14,3358	18,7678	22,8659		20,8730		20,8685		
17	15,2145	13,5553	14,7191		16,6280		16,3828		
18	18,6237	19,6578	20,1863		19,2271		19,9552		
19	16,2528	21,7348	22,3804		22,6619		23,8244		
20	19,3126	19,9651	21,3427		25,5727		23,4277		

	Dehydrierung in Minuten								
Zahn	**45**	**50**	**60**	**70**	**90**	**110**	**130**	**150**	**163**
1	16,3548	16,5043	16,7437	15,0226	15,0545	15,7226	16,0726	16,0955	
2	17,6595	17,2928	17,4482	16,3357	18,4396	16,7301	16,6578	17,0043	
3	13,1794	13,1111	13,1780	13,1668	13,5258	12,6487	12,6568	14,0469	
4	8,8685	9,0846	9,1455	8,7787	8,5269	8,7712	8,7766	9,6435	
5	17,1311	17,1047	17,2167	18,2361	18,5910	18,0131	19,3748	19,1828	
6	14,6509	14,4858	14,4412	13,8526	14,1080	14,2816	14,2439	15,0882	
7	18,0887	18,2017	18,5419	16,8886	17,2283	17,5359	18,2017	19,7344	
8	12,9748	13,6197	12,2779	11,7787	12,2105	12,6538	12,6740	14,3433	
9	15,0978	15,0497	15,2585	14,5774	14,6015	15,2338	15,7045	16,6022	
10	8,6983	8,9922	9,0415	8,8035	9,3565	9,8807	10,0641	10,8455	
11		17,2503			16,7483				16,8077
12		16,3879			17,2591				17,3130
13		13,2801			13,4739				13,8935
14		11,6449			11,9827				11,9137
15		14,6954			15,3065				15,9034
16		22,3673			21,3851				21,5732
17		16,4348			16,5417				17,0468
18		19,1730			19,8064				18,9309
19		22,0054			22,3330				22,6575
20		23,6125			23,5603				23,4080

Zu Kap. 5.2 Farberfassung einer beschleunigten Trocknungschronologie

[illegible]									
	Dehydrierung in Minuten								
Zahn	0	5	10	15	20	25	30	35	40
1	[illegible]	[illegible]	[illegible]	[illegible]	[illegible]	[illegible]	[illegible]	[illegible]	[illegible]
2	[illegible]	[illegible]	[illegible]	[illegible]	[illegible]	[illegible]	[illegible]	[illegible]	[illegible]
3	[illegible]	[illegible]	[illegible]	[illegible]	[illegible]	[illegible]	[illegible]	[illegible]	[illegible]
4	[illegible]	[illegible]	[illegible]	[illegible]	[illegible]	[illegible]	[illegible]	[illegible]	[illegible]
5	[illegible]	[illegible]	[illegible]	[illegible]	[illegible]	[illegible]	[illegible]	[illegible]	[illegible]
6	[illegible]	[illegible]	[illegible]	[illegible]	[illegible]	[illegible]	[illegible]	[illegible]	[illegible]
7	[illegible]	[illegible]	[illegible]	[illegible]	[illegible]	[illegible]	[illegible]	[illegible]	[illegible]
8	[illegible]	[illegible]	[illegible]	[illegible]	[illegible]	[illegible]	[illegible]	[illegible]	[illegible]
9	[illegible]	[illegible]	[illegible]	[illegible]	[illegible]	[illegible]	[illegible]	[illegible]	[illegible]
10	[illegible]	[illegible]	[illegible]	[illegible]	[illegible]	[illegible]	[illegible]	[illegible]	[illegible]
[illegible]	[illegible]	[illegible]	[illegible]		[illegible]		[illegible]		
[illegible]	[illegible]	[illegible]	[illegible]		[illegible]		[illegible]		
[illegible]	[illegible]	[illegible]	[illegible]		[illegible]		[illegible]		
[illegible]	[illegible]	[illegible]	[illegible]		[illegible]		[illegible]		
[illegible]	[illegible]	[illegible]	[illegible]		[illegible]		[illegible]		
[illegible]	[illegible]	[illegible]	[illegible]		[illegible]		[illegible]		
[illegible]	[illegible]	[illegible]	[illegible]		[illegible]		[illegible]		
[illegible]	[illegible]	[illegible]	[illegible]		[illegible]		[illegible]		
[illegible]	[illegible]	[illegible]	[illegible]		[illegible]		[illegible]		
[illegible]	[illegible]	[illegible]	[illegible]		[illegible]		[illegible]		

	Dehydrierung in Minuten								
Zahn	45	50	60	70	90	110	130	150	165
[illegible]	[illegible]	[illegible]	[illegible]	[illegible]	[illegible]	[illegible]	[illegible]	[illegible]	
[illegible]	[illegible]	[illegible]	[illegible]	[illegible]	[illegible]	[illegible]	[illegible]	[illegible]	
[illegible]	[illegible]	[illegible]	[illegible]	[illegible]	[illegible]	[illegible]	[illegible]	[illegible]	
[illegible]	[illegible]	[illegible]	[illegible]	[illegible]	[illegible]	[illegible]	[illegible]	[illegible]	
[illegible]	[illegible]	[illegible]	[illegible]	[illegible]	[illegible]	[illegible]	[illegible]	[illegible]	
[illegible]	[illegible]	[illegible]	[illegible]	[illegible]	[illegible]	[illegible]	[illegible]	[illegible]	
[illegible]	[illegible]	[illegible]	[illegible]	[illegible]	[illegible]	[illegible]	[illegible]	[illegible]	
[illegible]	[illegible]	[illegible]	[illegible]	[illegible]	[illegible]	[illegible]	[illegible]	[illegible]	
[illegible]	[illegible]	[illegible]	[illegible]	[illegible]	[illegible]	[illegible]	[illegible]	[illegible]	
[illegible]		[illegible]			[illegible]	[illegible]			[illegible]
[illegible]		[illegible]			[illegible]	[illegible]			[illegible]
[illegible]		[illegible]			[illegible]	[illegible]			[illegible]
[illegible]		[illegible]			[illegible]	[illegible]			[illegible]
[illegible]		[illegible]			[illegible]	[illegible]			[illegible]
[illegible]		[illegible]			[illegible]	[illegible]			[illegible]
[illegible]		[illegible]			[illegible]	[illegible]			[illegible]
[illegible]		[illegible]			[illegible]	[illegible]			[illegible]
[illegible]		[illegible]			[illegible]	[illegible]			[illegible]
[illegible]		[illegible]			[illegible]	[illegible]			[illegible]

[illegible]

[illegible]									
	Dehydrierung in Minuten								
Zahn	0	5	10	15	20	25	30	35	40
1	[illegible]	[illegible]	[illegible]	[illegible]	[illegible]	[illegible]	[illegible]	[illegible]	[illegible]
2	[illegible]	[illegible]	[illegible]	[illegible]	[illegible]	[illegible]	[illegible]	[illegible]	[illegible]
3	[illegible]	[illegible]	[illegible]	[illegible]	[illegible]	[illegible]	[illegible]	[illegible]	[illegible]
4	[illegible]	[illegible]	[illegible]	[illegible]	[illegible]	[illegible]	[illegible]	[illegible]	[illegible]
5	[illegible]	[illegible]	[illegible]	[illegible]	[illegible]	[illegible]	[illegible]	[illegible]	[illegible]
6	[illegible]	[illegible]	[illegible]	[illegible]	[illegible]	[illegible]	[illegible]	[illegible]	[illegible]
7	[illegible]	[illegible]	[illegible]	[illegible]	[illegible]	[illegible]	[illegible]	[illegible]	[illegible]
8	[illegible]	[illegible]	[illegible]	[illegible]	[illegible]	[illegible]	[illegible]	[illegible]	[illegible]
9	[illegible]	[illegible]	[illegible]	[illegible]	[illegible]	[illegible]	[illegible]	[illegible]	[illegible]
10	[illegible]	[illegible]	[illegible]	[illegible]	[illegible]	[illegible]	[illegible]	[illegible]	[illegible]
[illegible]	[illegible]	[illegible]	[illegible]		[illegible]		[illegible]		
[illegible]	[illegible]	[illegible]	[illegible]		[illegible]		[illegible]		
[illegible]	[illegible]	[illegible]	[illegible]		[illegible]		[illegible]		
[illegible]	[illegible]	[illegible]	[illegible]		[illegible]		[illegible]		
[illegible]	[illegible]	[illegible]	[illegible]		[illegible]		[illegible]		
[illegible]	[illegible]	[illegible]	[illegible]		[illegible]		[illegible]		
[illegible]	[illegible]	[illegible]	[illegible]		[illegible]		[illegible]		
[illegible]	[illegible]	[illegible]	[illegible]		[illegible]		[illegible]		
[illegible]	[illegible]	[illegible]	[illegible]		[illegible]		[illegible]		
[illegible]	[illegible]	[illegible]	[illegible]		[illegible]		[illegible]		

	Dehydrierung in Minuten								
Zahn	45	50	60	70	90	110	130	150	165
[illegible]	[illegible]	[illegible]	[illegible]	[illegible]	[illegible]	[illegible]	[illegible]	[illegible]	
[illegible]	[illegible]	[illegible]	[illegible]	[illegible]	[illegible]	[illegible]	[illegible]	[illegible]	
[illegible]	[illegible]	[illegible]	[illegible]	[illegible]	[illegible]	[illegible]	[illegible]	[illegible]	
[illegible]	[illegible]	[illegible]	[illegible]	[illegible]	[illegible]	[illegible]	[illegible]	[illegible]	
[illegible]	[illegible]	[illegible]	[illegible]	[illegible]	[illegible]	[illegible]	[illegible]	[illegible]	
[illegible]	[illegible]	[illegible]	[illegible]	[illegible]	[illegible]	[illegible]	[illegible]	[illegible]	
[illegible]	[illegible]	[illegible]	[illegible]	[illegible]	[illegible]	[illegible]	[illegible]	[illegible]	
[illegible]	[illegible]	[illegible]	[illegible]	[illegible]	[illegible]	[illegible]	[illegible]	[illegible]	
[illegible]	[illegible]	[illegible]	[illegible]	[illegible]	[illegible]	[illegible]	[illegible]	[illegible]	
[illegible]		[illegible]			[illegible]	[illegible]			[illegible]
[illegible]		[illegible]			[illegible]	[illegible]			[illegible]
[illegible]		[illegible]			[illegible]	[illegible]			[illegible]
[illegible]		[illegible]			[illegible]	[illegible]			[illegible]
[illegible]		[illegible]			[illegible]	[illegible]			[illegible]
[illegible]		[illegible]			[illegible]	[illegible]			[illegible]
[illegible]		[illegible]			[illegible]	[illegible]			[illegible]
[illegible]		[illegible]			[illegible]	[illegible]			[illegible]
[illegible]		[illegible]			[illegible]	[illegible]			[illegible]
[illegible]		[illegible]			[illegible]	[illegible]			[illegible]

[illegible]

L*-Wertmessungen zu definierten Zeitpunkten mit dem Spektralphotometer CM-508i (d/8°) unter einem Normbeobachtungswinkel von 10° und Nutzung der Normlichtart D65									
	Dehydrierung in Minuten								
Zahn	0	5	10	15	20	25	30	35	40
1	59,6727	66,3252	71,0394	71,6405	74,5268	74,5586	75,1129	73,0285	76,8093
2	61,4435	65,2379	68,7053	67,8190	72,2812	73,3432	74,4758	74,4231	74,8174
3	61,1489	68,5857	74,3029	75,1682	77,2606	77,2083	77,7250	77,7116	78,1980
4	70,5443	78,7824	84,3093	85,0291	84,5793	84,4117	84,6740	84,3408	84,8349
5	57,3402	64,7271	67,5627	68,0369	72,6044	73,3051	[illegible]	73,6038	74,1989
6	67,1059	77,7854	77,9386	78,2793	78,4035	78,8396	76,2015	79,5108	79,6379
7	58,8325	64,4314	69,4855	70,6224	73,0874	73,1806	73,3512	72,6263	72,7564
8	61,8625	69,9415	72,3875	73,4913	77,4458	77,7059	78,6613	78,5548	78,0771
9	61,8679	74,0913	77,0407	77,9212	79,4855	79,6328	79,9687	80,0276	80,1860
10	56,2943	63,7995	69,0457	65,4436	72,4049	73,0730	73,1334	73,3518	73,5744
11	61,6857	67,2913	67,6739		70,4153		76,6536		
12	60,6806	66,1789	66,2283		73,1509		75,6868		
13	61,8574	74,9253	75,3479		79,3717		80,4085		
14	68,0868	78,2017	79,9268		82,9080		83,4505		
15	62,2341	71,7443	[illegible]		76,1057		77,5892		
16	63,5733	69,8836	71,8681		72,9216		74,8175		
17	60,1558	70,0183	73,2633		74,8521		75,7283		
18	60,3126	70,0720	71,2546		71,1989		72,6322		
19	61,4694	72,1622	74,5627		75,3436		76,0298		
20	66,8490	72,5429	74,1503		76,2446		77,9829		

	Dehydrierung in Minuten								
Zahn	45	50	60	70	90	110	130	150	163
1	75,1735	75,3508	75,5367	75,9880	75,9800	76,4300	76,1604	75,8560	
2	74,6853	75,0898	75,0845	75,3301	76,1256	76,3896	76,6514	76,0886	
3	77,8450	78,2047	78,0942	78,1757	78,5849	78,5250	78,7722	79,0653	
4	84,7322	84,6119	84,6726	85,6039	85,5567	85,4504	85,4086	84,5979	
5	74,0700	74,0170	73,9459	72,5890	73,7130	73,5750	73,4426	74,4898	
6	79,8273	79,9303	80,2669	80,2981	80,8015	80,9805	81,0316	81,5877	
7	72,8282	72,9729	72,9825	73,4609	73,4722	73,6918	73,6850	73,8372	
8	79,0752	79,5080	79,4654	79,8601	80,1793	80,2577	80,2761	80,2154	
9	80,0563	80,1376	80,0657	80,4918	80,9137	81,2237	81,1336	80,9235	
10	73,8543	74,1907	74,2301	74,1358	73,9343	74,7830	74,7655	75,3752	
11		78,2412			79,2733				79,6725
12		75,9991			76,5745				76,3249
13		80,5641			80,7588				81,0870
14		84,2790			84,3552				83,1089
15		77,7882			78,4006				78,5641
16		78,6791			78,3937				77,7750
17		76,5738			77,0149				77,9134
18		74,1742			74,6341				74,8716
19		75,8643			76,2076				76,2405
20		78,4930			78,4440				78,7762

Zu Kap. 5.2 Farberfassung einer beschleunigten Trocknungschronologie

a*-Wertmessungen zu definierten Zeitpunkten mit dem Spektralphotometer CM-508i (d/8°) unter einem Normbeobachtungswinkel von 10° und Nutzung der Normlichtart D65									
	Dehydrierung in Minuten								
Zahn	0	5	10	15	20	25	30	35	40
1	1,0844	1,7280	1,7762	1,7859	1,9734	2,0101	2,0254	1,8988	1,8822
2	0,8097	0,8336	0,8625	0,8385	0,9174	1,0601	0,9211	1,0233	0,9085
3	2,1092	2,1372	2,1600	2,2286	2,2307	2,2987	2,3167	2,2201	2,2184
4	0,9445	1,7487	1,2121	1,2141	1,6546	1,6429	1,5296	1,6690	1,5257
5	1,8065	1,7214	2,1042	2,1253	2,2502	2,3611	2,1693	2,2046	2,1125
6	-0,5937	-0,6158	-0,9926	0,8699	-0,8286	-0,5595	-0,8780	-0,7436	-0,8659
7	2,6098	2,7976	2,6902	2,6547	3,1168	3,3421	3,2334	3,2400	3,1486
8	1,5307	2,0554	1,8556	1,8273	1,7987	1,7850	1,6858	1,7743	1,6439
9	1,6847	1,4876	1,1262	1,2511	1,2758	1,4987	1,4463	1,6644	1,3367
10	1,5772	1,5696	2,1167	2,5762	2,1277	2,0827	1,9334	1,9215	1,8755
11	1,5723	1,6278	1,4568		1,6546		1,6682		
12	2,5281	2,5086	2,6892		2,7576		2,8131		
13	0,5309	0,8391	0,9880		0,6997		0,6628		
14	0,1782	0,2491	0,4297		0,5344		0,6637		
15	0,6738	0,7585	1,0084		1,0572		1,1086		
16	0,9527	2,1300	2,5393		2,7428		2,7098		
17	2,1284	2,4345	2,6155		2,4332		2,5736		
18	2,6534	3,5441	3,4532		3,4750		3,4972		
19	1,6388	2,3341	2,6259		2,8436		2,7261		
20	2,2097	3,4737	4,0228		5,2631		4,8604		

	Dehydrierung in Minuten								
Zahn	45	50	60	70	90	110	130	150	163
1	1,9340	1,5653	2,4027	1,5443	1,6192	1,6682	1,8136	2,3601	
2	1,0847	0,8500	1,1621	1,0164	1,2686	1,1380	1,4106	1,3266	
3	2,1356	2,0250	2,0368	1,9861	2,1006	2,0575	2,3019	2,1373	
4	1,5260	1,6324	1,7248	1,7942	1,5252	1,3946	1,4427	1,8932	
5	2,1473	2,8803	2,1559	2,2980	2,5967	2,4516	2,6278	2,8748	
6	-0,7852	-0,8098	-0,8274	-0,8443	-0,7071	-0,7632	-0,6613	-0,8953	
7	3,1552	3,1531	3,1718	2,8361	2,7166	2,8042	2,9090	3,1596	
8	1,7232	1,6210	1,0962	1,6149	1,6751	1,5313	1,6088	1,7833	
9	1,2636	1,4702	1,5580	1,2320	1,4964	1,3198	1,6753	2,0300	
10	1,8205	1,7711	1,7302	1,6514	1,7156	1,6871	1,2579	1,7969	
11		1,9397			2,0267				1,9295
12		2,4267			2,9622				3,0256
13		0,8639			0,9485				0,9708
14		0,7848			0,8092				0,6423
15		1,1762			1,3225				1,2312
16		2,8848			2,9647				2,8367
17		2,3954			2,3690				2,2674
18		3,8576			3,4264				3,3599
19		2,8228			3,0441				2,9707
20		3,9423			5,2442				4,9317

Zu Kap. 5.2 Farberfassung einer beschleunigten Trocknungschronologie

[illegible]

Zahn	0	5	10	15	20	25	30	35	40
	Dehydrierung in Minuten								
1	[illegible]	[illegible]	[illegible]	[illegible]	[illegible]	[illegible]	[illegible]	[illegible]	[illegible]
2	[illegible]	[illegible]	[illegible]	[illegible]	[illegible]	[illegible]	[illegible]	[illegible]	[illegible]
3	[illegible]	[illegible]	[illegible]	[illegible]	[illegible]	[illegible]	[illegible]	[illegible]	[illegible]
4	[illegible]	[illegible]	[illegible]	[illegible]	[illegible]	[illegible]	[illegible]	[illegible]	[illegible]
5	[illegible]	[illegible]	[illegible]	[illegible]	[illegible]	[illegible]	[illegible]	[illegible]	[illegible]
6	[illegible]	[illegible]	[illegible]	[illegible]	[illegible]	[illegible]	[illegible]	[illegible]	[illegible]
7	[illegible]	[illegible]	[illegible]	[illegible]	[illegible]	[illegible]	[illegible]	[illegible]	[illegible]
8	[illegible]	[illegible]	[illegible]	[illegible]	[illegible]	[illegible]	[illegible]	[illegible]	[illegible]
9	[illegible]	[illegible]	[illegible]	[illegible]	[illegible]	[illegible]	[illegible]	[illegible]	[illegible]
10	[illegible]	[illegible]	[illegible]	[illegible]	[illegible]	[illegible]	[illegible]	[illegible]	[illegible]
11	[illegible]	[illegible]	[illegible]		[illegible]		[illegible]		
12	[illegible]	[illegible]	[illegible]		[illegible]		[illegible]		
13	[illegible]	[illegible]	[illegible]		[illegible]		[illegible]		
14	[illegible]	[illegible]	[illegible]		[illegible]		[illegible]		
15	[illegible]	[illegible]	[illegible]		[illegible]		[illegible]		
16	[illegible]	[illegible]	[illegible]		[illegible]		[illegible]		
17	[illegible]	[illegible]	[illegible]		[illegible]		[illegible]		
18	[illegible]	[illegible]	[illegible]		[illegible]		[illegible]		
19	[illegible]	[illegible]	[illegible]		[illegible]		[illegible]		
20	[illegible]	[illegible]	[illegible]		[illegible]		[illegible]		

Zahn	45	50	60	70	80	110	130	150	165
	Dehydrierung in Minuten								
1	[illegible]	[illegible]	[illegible]	[illegible]	[illegible]	[illegible]	[illegible]	[illegible]	
2	[illegible]	[illegible]	[illegible]	[illegible]	[illegible]	[illegible]	[illegible]	[illegible]	
3	[illegible]	[illegible]	[illegible]	[illegible]	[illegible]	[illegible]	[illegible]	[illegible]	
4	[illegible]	[illegible]	[illegible]	[illegible]	[illegible]	[illegible]	[illegible]	[illegible]	
5	[illegible]	[illegible]	[illegible]	[illegible]	[illegible]	[illegible]	[illegible]	[illegible]	
6	[illegible]	[illegible]	[illegible]	[illegible]	[illegible]	[illegible]	[illegible]	[illegible]	
7	[illegible]	[illegible]	[illegible]	[illegible]	[illegible]	[illegible]	[illegible]	[illegible]	
8	[illegible]	[illegible]	[illegible]	[illegible]	[illegible]	[illegible]	[illegible]	[illegible]	
9	[illegible]	[illegible]	[illegible]	[illegible]	[illegible]	[illegible]	[illegible]	[illegible]	
10	[illegible]	[illegible]	[illegible]	[illegible]	[illegible]	[illegible]	[illegible]	[illegible]	
11		[illegible]			[illegible]				[illegible]
12		[illegible]			[illegible]				[illegible]
13		[illegible]			[illegible]				[illegible]
14		[illegible]			[illegible]				[illegible]
15		[illegible]			[illegible]				[illegible]
16		[illegible]			[illegible]				[illegible]
17		[illegible]			[illegible]				[illegible]
18		[illegible]			[illegible]				[illegible]
19		[illegible]			[illegible]				[illegible]
20		[illegible]			[illegible]				[illegible]

Zu Kap. 5.2 [illegible]

[illegible]

Zahn	0	5	10	15	20	25	30	35	40
	Dehydrierung in Minuten								
1	[illegible]	[illegible]	[illegible]	[illegible]	[illegible]	[illegible]	[illegible]	[illegible]	[illegible]
2	[illegible]	[illegible]	[illegible]	[illegible]	[illegible]	[illegible]	[illegible]	[illegible]	[illegible]
3	[illegible]	[illegible]	[illegible]	[illegible]	[illegible]	[illegible]	[illegible]	[illegible]	[illegible]
4	[illegible]	[illegible]	[illegible]	[illegible]	[illegible]	[illegible]	[illegible]	[illegible]	[illegible]
5	[illegible]	[illegible]	[illegible]	[illegible]	[illegible]	[illegible]	[illegible]	[illegible]	[illegible]
6	[illegible]	[illegible]	[illegible]	[illegible]	[illegible]	[illegible]	[illegible]	[illegible]	[illegible]
7	[illegible]	[illegible]	[illegible]	[illegible]	[illegible]	[illegible]	[illegible]	[illegible]	[illegible]
8	[illegible]	[illegible]	[illegible]	[illegible]	[illegible]	[illegible]	[illegible]	[illegible]	[illegible]
9	[illegible]	[illegible]	[illegible]	[illegible]	[illegible]	[illegible]	[illegible]	[illegible]	[illegible]
10	[illegible]	[illegible]	[illegible]	[illegible]	[illegible]	[illegible]	[illegible]	[illegible]	[illegible]
11	[illegible]	[illegible]	[illegible]		[illegible]		[illegible]		
12	[illegible]	[illegible]	[illegible]		[illegible]		[illegible]		
13	[illegible]	[illegible]	[illegible]		[illegible]		[illegible]		
14	[illegible]	[illegible]	[illegible]		[illegible]		[illegible]		
15	[illegible]	[illegible]	[illegible]		[illegible]		[illegible]		
16	[illegible]	[illegible]	[illegible]		[illegible]		[illegible]		
17	[illegible]	[illegible]	[illegible]		[illegible]		[illegible]		
18	[illegible]	[illegible]	[illegible]		[illegible]		[illegible]		
19	[illegible]	[illegible]	[illegible]		[illegible]		[illegible]		
20	[illegible]	[illegible]	[illegible]		[illegible]		[illegible]		

Zahn	45	50	60	70	80	110	130	150	165
	Dehydrierung in Minuten								
1	[illegible]	[illegible]	[illegible]	[illegible]	[illegible]	[illegible]	[illegible]	[illegible]	
2	[illegible]	[illegible]	[illegible]	[illegible]	[illegible]	[illegible]	[illegible]	[illegible]	
3	[illegible]	[illegible]	[illegible]	[illegible]	[illegible]	[illegible]	[illegible]	[illegible]	
4	[illegible]	[illegible]	[illegible]	[illegible]	[illegible]	[illegible]	[illegible]	[illegible]	
5	[illegible]	[illegible]	[illegible]	[illegible]	[illegible]	[illegible]	[illegible]	[illegible]	
6	[illegible]	[illegible]	[illegible]	[illegible]	[illegible]	[illegible]	[illegible]	[illegible]	
7	[illegible]	[illegible]	[illegible]	[illegible]	[illegible]	[illegible]	[illegible]	[illegible]	
8	[illegible]	[illegible]	[illegible]	[illegible]	[illegible]	[illegible]	[illegible]	[illegible]	
9	[illegible]	[illegible]	[illegible]	[illegible]	[illegible]	[illegible]	[illegible]	[illegible]	
10	[illegible]	[illegible]	[illegible]	[illegible]	[illegible]	[illegible]	[illegible]	[illegible]	
11		[illegible]			[illegible]	[illegible]			[illegible]
12		[illegible]			[illegible]	[illegible]			[illegible]
13		[illegible]			[illegible]	[illegible]			[illegible]
14		[illegible]			[illegible]	[illegible]			[illegible]
15		[illegible]			[illegible]	[illegible]			[illegible]
16		[illegible]			[illegible]	[illegible]			[illegible]
17		[illegible]			[illegible]	[illegible]			[illegible]
18		[illegible]			[illegible]	[illegible]			[illegible]
19		[illegible]			[illegible]	[illegible]			[illegible]
20		[illegible]			[illegible]	[illegible]			[illegible]

Zu Kap. 5.2 [illegible]

h-Wertemessungen zu definierten Zeitpunkten mit dem Spektralphotometer CM-503i (d/8°) unter einem Normbeobachtungswinkel von 10° und Nutzung der Normlichtart D65									
	Dehydrierung in Minuten								
Zahn	0	5	10	15	20	25	30	35	40
1	82,6038	82,0572	82,5870	82,5741	83,1647	83,0306	83,3246	83,0833	83,2980
2	86,9122	85,9323	86,1963	85,9069	86,7947	86,7304	87,9078	86,6083	86,9996
3	80,5331	79,6276	79,6547	79,6669	80,4515	80,1207	80,4916	80,2596	80,6159
4	82,8669	81,1840	81,2058	81,1156	79,1942	79,3496	79,6487	79,2158	79,9968
5	82,7035	81,8121	81,8183	81,8252	82,5156	82,2534	82,7623	82,8157	82,7023
6	93,3461	93,1676	93,6651	93,2769	93,4462	93,1778	93,5545	92,8594	93,8508
7	79,4318	78,5782	80,5781	80,7942	79,5552	79,4596	79,8556	79,2212	79,9620
8	83,3883	82,1717	83,2781	83,8082	82,9817	82,4914	82,8560	82,4166	83,6479
9	87,2981	84,6589	85,8317	85,3276	83,5624	83,6855	84,4742	83,7484	84,1603
10	77,8810	79,1642	76,7011	76,4075	77,6580	77,6716	77,8323	77,9121	78,1327
11	81,2926	80,3099	80,1033		78,5562		80,5693		
12	84,4350	80,2864	79,7654		81,2258		80,5662		
13	87,2164	86,0181	85,5020		86,6130		86,0632		
14	89,1043	88,4136	87,2752		87,2526		86,6915		
15	87,2667	87,3473	85,9031		86,0295		85,6275		
16	86,2367	83,5482	83,3512		82,5376		82,2625		
17	83,8539	80,8630	79,8269		83,3308		83,2627		
18	81,7103	80,0954	80,7285		79,4627		79,4852		
19	84,0645	83,4714	83,1698		83,0032		82,7388		
20	83,3168	79,8594	79,6296		78,4618		77,4487		

	Dehydrierung in Minuten								
Zahn	45	50	60	70	90	110	130	150	163
1	83,1334	83,3946	83,0118	83,0884	83,7023	83,7232	83,3905	83,3022	
2	86,6818	87,1085	86,2376	86,3629	85,3442	85,3268	85,9479	85,4261	
3	80,5366	80,9967	80,8255	81,1781	80,9057	81,1965	81,6193	81,3168	
4	79,8828	79,4975	79,8056	81,0617	81,2668	80,7164	80,3877	78,5868	
5	82,6944	82,3773	82,7034	82,6581	82,4973	82,5168	82,0834	81,2818	
6	93,3059	93,6862	93,5317	93,3671	92,9887	93,1173	92,7053	92,9867	
7	79,9158	79,9719	79,9893	80,9360	80,3797	82,5758	80,5525	79,5211	
8	82,7424	82,4379	81,5996	81,9573	81,9685	81,9246	83,1321	82,8507	
9	83,9877	84,1383	84,0188	84,8777	84,3496	84,2347	83,7550	83,8416	
10	78,1567	78,1297	78,5019	79,0865	79,2371	79,9043	79,3654	80,3562	
11		79,3958			78,6587	78,6530			79,5337
12		80,0556			79,9748	80,7012			81,1372
13		86,3966			85,8045	87,4186			86,1632
14		86,3613			85,9193	86,4553			86,3080
15		85,2822			84,5868	85,6867			85,4793
16		82,4756			81,8239	81,4242			82,3156
17		81,3621			81,6316	81,9256			82,2125
18		79,4538			79,7812	79,4340			79,9812
19		83,5734			83,1675	82,2567			82,5788
20		77,6019			76,7831	76,8648			77,6132

Zu Kap. 5.2 Farberfassung einer beschleunigten Trocknungschronologie

L* Wertemessungen zu definierten Zeitpunkten mit dem Spektralphotometer CM-503i (d/8°) unter einem Normbeobachtungswinkel von 10° und Nutzung der Normlichtart D65									
	Dehydrierung in Minuten								
Zahn	0	5	10	15	20	25	30	35	40
1	49,5647	66,5855	72,0272	71,9212	74,8783	74,8876	75,4406	75,3502	75,7240
2	61,7352	65,5779	69,9611	69,0353	73,5835	73,0475	74,7893	72,7412	75,1335
3	61,3277	70,1764	74,7622	75,4580	77,5176	77,5340	78,1885	77,0030	78,3432
4	70,7245	80,7586	81,7662	85,1003	84,5772	84,6080	84,8186	84,3415	85,0239
5	59,6754	64,9772	68,1856	68,3452	73,0272	72,3870	74,9062	74,2071	74,4417
6	62,1164	72,3281	75,1775	78,4665	79,3462	79,1233	79,4361	77,5509	79,8442
7	57,1292	65,7834	69,8995	70,9488	72,3621	72,3389	73,7246	73,3062	73,1438
8	62,3116	69,3663	72,6844	73,0023	77,7287	78,0756	78,8776	78,8117	79,2466
9	64,9231	73,5817	77,7383	78,2874	80,2013	79,9409	80,2559	80,3204	80,2865
10	56,6025	63,5760	66,3558	68,6758	72,2941	73,2888	73,5121	74,5002	73,9872
11	61,9286	67,5066	67,8847		76,6261		76,8507		
12	60,9814	66,4883	66,3456		73,8174		75,3863		
13	65,6265	75,2273	77,3529		79,9978		80,7858		
14	65,2644	78,4641	80,7989		82,7260		83,8710		
15	65,2809	73,0251	72,4406		76,2813		77,5833		
16	63,8456	70,2246	72,2932		75,2287		75,2289		
17	60,4582	70,1362	70,5735		74,8875		76,0866		
18	60,4763	70,4721	71,7660		74,1960		75,0612		
19	61,2925	72,3721	74,7867		75,3409		76,4447		
20	67,2142	74,1522	75,1961		76,2735		78,4758		
	Dehydrierung in Minuten								
Zahn	45	50	60	70	90	110	130	150	163
1	75,4960	75,8718	75,8624	76,2791	76,2395	76,2152	76,4820	76,2227	–
2	75,0011	75,3985	75,3792	75,6366	75,3321	76,7013	76,9641	75,4086	
3	78,2668	78,3774	78,3692	78,6486	78,5620	79,1072	79,0556	79,3561	
4	84,9220	84,4705	84,9580	85,7793	85,7523	85,0220	85,6371	84,8063	
5	74,4075	74,3529	74,2849	72,9476	75,0762	73,9450	73,8129	74,3835	
6	79,8587	80,1563	80,4539	80,5134	80,9247	81,2003	81,2651	81,8217	
7	73,1841	73,7091	73,3673	73,8130	73,8243	74,0566	74,0571	74,2654	
8	79,3363	79,5360	79,7193	80,1612	80,4801	80,7122	80,5497	80,5227	
9	80,3476	80,4375	80,3578	80,7625	81,1984	81,5211	81,4389	81,2821	
10	74,8546	74,2998	74,4413	74,1321	74,6101	74,9976	75,0149	75,6673	
11		78,9764			79,4441				79,9313
12		76,2503			76,3332				76,7613
13		81,0578			81,9413				81,2046
14		84,4407			83,6886				84,6181
15		78,1653			78,6590				79,2428
16		76,1986			76,8117				77,6940
17		76,8437			77,3482				78,2510
18		73,7743			74,4624				75,2617
19		76,2301			76,6406				76,7173
20		78,9952			78,9404				79,2135

Zu Kap. 5.2 Farberfassung einer beschleunigten Trocknungschronologie

[illegible]									
	Dehydrierung in Minuten								
Zahn	0	5	10	15	20	25	30	35	40
1	[illegible]	[illegible]	[illegible]	[illegible]	[illegible]	[illegible]	[illegible]	[illegible]	[illegible]
[illegible]	[illegible]	[illegible]	[illegible]	[illegible]	[illegible]	[illegible]	[illegible]	[illegible]	[illegible]
[illegible]	[illegible]	[illegible]	[illegible]	[illegible]	[illegible]	[illegible]	[illegible]	[illegible]	[illegible]
[illegible]	[illegible]	[illegible]	[illegible]	[illegible]	[illegible]	[illegible]	[illegible]	[illegible]	[illegible]
[illegible]	[illegible]	[illegible]	[illegible]	[illegible]	[illegible]	[illegible]	[illegible]	[illegible]	[illegible]
[illegible]	[illegible]	[illegible]	[illegible]	[illegible]	[illegible]	[illegible]	[illegible]	[illegible]	[illegible]
[illegible]	[illegible]	[illegible]	[illegible]	[illegible]	[illegible]	[illegible]	[illegible]	[illegible]	[illegible]
[illegible]	[illegible]	[illegible]	[illegible]	[illegible]	[illegible]	[illegible]	[illegible]	[illegible]	[illegible]
[illegible]	[illegible]	[illegible]	[illegible]	[illegible]	[illegible]	[illegible]	[illegible]	[illegible]	[illegible]
[illegible]	[illegible]	[illegible]	[illegible]	[illegible]	[illegible]	[illegible]	[illegible]	[illegible]	[illegible]
[illegible]	[illegible]	[illegible]	[illegible]		[illegible]		[illegible]		
[illegible]	[illegible]	[illegible]	[illegible]		[illegible]		[illegible]		
[illegible]	[illegible]	[illegible]	[illegible]		[illegible]		[illegible]		
[illegible]	[illegible]	[illegible]	[illegible]		[illegible]		[illegible]		
[illegible]	[illegible]	[illegible]	[illegible]		[illegible]		[illegible]		
[illegible]	[illegible]	[illegible]	[illegible]		[illegible]		[illegible]		
[illegible]	[illegible]	[illegible]	[illegible]		[illegible]		[illegible]		
[illegible]	[illegible]	[illegible]	[illegible]		[illegible]		[illegible]		
[illegible]	[illegible]	[illegible]	[illegible]		[illegible]		[illegible]		
[illegible]	[illegible]	[illegible]	[illegible]		[illegible]		[illegible]		
	Dehydrierung in Minuten								
Zahn	45	50	60	70	90	110	130	150	160
1	[illegible]	[illegible]	[illegible]	[illegible]	[illegible]	[illegible]	[illegible]	[illegible]	
[illegible]	[illegible]	[illegible]	[illegible]	[illegible]	[illegible]	[illegible]	[illegible]	[illegible]	
[illegible]	[illegible]	[illegible]	[illegible]	[illegible]	[illegible]	[illegible]	[illegible]	[illegible]	
[illegible]	[illegible]	[illegible]	[illegible]	[illegible]	[illegible]	[illegible]	[illegible]	[illegible]	
[illegible]	[illegible]	[illegible]	[illegible]	[illegible]	[illegible]	[illegible]	[illegible]	[illegible]	
[illegible]	[illegible]	[illegible]	[illegible]	[illegible]	[illegible]	[illegible]	[illegible]	[illegible]	
[illegible]	[illegible]	[illegible]	[illegible]	[illegible]	[illegible]	[illegible]	[illegible]	[illegible]	
[illegible]	[illegible]	[illegible]	[illegible]	[illegible]	[illegible]	[illegible]	[illegible]	[illegible]	
[illegible]	[illegible]	[illegible]	[illegible]	[illegible]	[illegible]	[illegible]	[illegible]	[illegible]	
[illegible]	[illegible]	[illegible]	[illegible]	[illegible]	[illegible]	[illegible]	[illegible]	[illegible]	
[illegible]		[illegible]			[illegible]				[illegible]
[illegible]		[illegible]			[illegible]				[illegible]
[illegible]		[illegible]			[illegible]				[illegible]
[illegible]		[illegible]			[illegible]				[illegible]
[illegible]		[illegible]			[illegible]				[illegible]
[illegible]		[illegible]			[illegible]				[illegible]
[illegible]		[illegible]			[illegible]				[illegible]
[illegible]		[illegible]			[illegible]				[illegible]
[illegible]		[illegible]			[illegible]				[illegible]
[illegible]		[illegible]			[illegible]				[illegible]

Zu Kap. 5.2 Entwicklung einer beschleunigten Trocknungsmethode

[illegible]									
	Dehydrierung in Minuten								
Zahn	0	5	10	15	20	25	30	35	40
1	[illegible]	[illegible]	[illegible]	[illegible]	[illegible]	[illegible]	[illegible]	[illegible]	[illegible]
[illegible]	[illegible]	[illegible]	[illegible]	[illegible]	[illegible]	[illegible]	[illegible]	[illegible]	[illegible]
[illegible]	[illegible]	[illegible]	[illegible]	[illegible]	[illegible]	[illegible]	[illegible]	[illegible]	[illegible]
[illegible]	[illegible]	[illegible]	[illegible]	[illegible]	[illegible]	[illegible]	[illegible]	[illegible]	[illegible]
[illegible]	[illegible]	[illegible]	[illegible]	[illegible]	[illegible]	[illegible]	[illegible]	[illegible]	[illegible]
[illegible]	[illegible]	[illegible]	[illegible]	[illegible]	[illegible]	[illegible]	[illegible]	[illegible]	[illegible]
[illegible]	[illegible]	[illegible]	[illegible]	[illegible]	[illegible]	[illegible]	[illegible]	[illegible]	[illegible]
[illegible]	[illegible]	[illegible]	[illegible]	[illegible]	[illegible]	[illegible]	[illegible]	[illegible]	[illegible]
[illegible]	[illegible]	[illegible]	[illegible]	[illegible]	[illegible]	[illegible]	[illegible]	[illegible]	[illegible]
[illegible]	[illegible]	[illegible]	[illegible]	[illegible]	[illegible]	[illegible]	[illegible]	[illegible]	[illegible]
[illegible]	[illegible]	[illegible]	[illegible]		[illegible]		[illegible]		
[illegible]	[illegible]	[illegible]	[illegible]		[illegible]		[illegible]		
[illegible]	[illegible]	[illegible]	[illegible]		[illegible]		[illegible]		
[illegible]	[illegible]	[illegible]	[illegible]		[illegible]		[illegible]		
[illegible]	[illegible]	[illegible]	[illegible]		[illegible]		[illegible]		
[illegible]	[illegible]	[illegible]	[illegible]		[illegible]		[illegible]		
[illegible]	[illegible]	[illegible]	[illegible]		[illegible]		[illegible]		
[illegible]	[illegible]	[illegible]	[illegible]		[illegible]		[illegible]		
[illegible]	[illegible]	[illegible]	[illegible]		[illegible]		[illegible]		
[illegible]	[illegible]	[illegible]	[illegible]		[illegible]		[illegible]		
	Dehydrierung in Minuten								
Zahn	45	50	60	70	90	110	130	150	162
1	[illegible]	[illegible]	[illegible]	[illegible]	[illegible]	[illegible]	[illegible]	[illegible]	
[illegible]	[illegible]	[illegible]	[illegible]	[illegible]	[illegible]	[illegible]	[illegible]	[illegible]	
[illegible]	[illegible]	[illegible]	[illegible]	[illegible]	[illegible]	[illegible]	[illegible]	[illegible]	
[illegible]	[illegible]	[illegible]	[illegible]	[illegible]	[illegible]	[illegible]	[illegible]	[illegible]	
[illegible]	[illegible]	[illegible]	[illegible]	[illegible]	[illegible]	[illegible]	[illegible]	[illegible]	
[illegible]	[illegible]	[illegible]	[illegible]	[illegible]	[illegible]	[illegible]	[illegible]	[illegible]	
[illegible]	[illegible]	[illegible]	[illegible]	[illegible]	[illegible]	[illegible]	[illegible]	[illegible]	
[illegible]	[illegible]	[illegible]	[illegible]	[illegible]	[illegible]	[illegible]	[illegible]	[illegible]	
[illegible]	[illegible]	[illegible]	[illegible]	[illegible]	[illegible]	[illegible]	[illegible]	[illegible]	
[illegible]	[illegible]	[illegible]	[illegible]	[illegible]	[illegible]	[illegible]	[illegible]	[illegible]	
[illegible]		[illegible]			[illegible]				[illegible]
[illegible]		[illegible]			[illegible]				[illegible]
[illegible]		[illegible]			[illegible]				[illegible]
[illegible]		[illegible]			[illegible]				[illegible]
[illegible]		[illegible]			[illegible]				[illegible]
[illegible]		[illegible]			[illegible]				[illegible]
[illegible]		[illegible]			[illegible]				[illegible]
[illegible]		[illegible]			[illegible]				[illegible]
[illegible]		[illegible]			[illegible]				[illegible]
[illegible]		[illegible]			[illegible]				[illegible]

Zu Kap. 5.2 Entwicklung einer beschleunigten Trocknungsmethode

C*-Wertemessungen zu definierten Zeitpunkten mit dem Spektralphotometer CM-503i (d/8°) unter einem Normalbeobachtungswinkel von 10° und Nutzung der Normlichtart D50									
	Dehydrierung in Minuten								
Zahn	0	5	10	15	20	25	30	35	40
1	12,2005	13,2867	14,7723	14,2428	17,0512	17,0369	17,0989	17,0770	16,8582
2	15,2577	11,7856	13,8361	11,9908	16,8813	16,4239	17,3376	17,6841	17,6554
3	13,3920	14,1203	14,5400	14,0366	14,0123	13,9131	13,6074	13,6063	13,4769
4	9,1014	8,4430	8,2254	8,1602	9,2145	9,3612	9,1641	9,4257	9,0682
5	18,8003	17,4764	15,7644	18,3090	17,8648	18,0738	17,7201	17,6366	17,3537
6	13,9387	15,7784	15,5037	15,4460	15,4170	15,3271	14,9823	14,9273	14,6259
7	15,3184	15,5367	15,5453	15,2281	18,5686	19,5098	18,3837	13,8105	16,0627
8	12,8539	16,2941	15,2868	13,2584	14,3039	14,1158	13,9404	13,5635	13,2639
9	14,2787	12,9997	16,1597	13,8774	16,3094	13,9439	15,4287	9,1503	15,1425
10	9,1647	9,7841	8,6358	9,7374	10,4310	10,2487	9,6103	9,6090	9,3622
11	12,1580	10,0563	9,0691		8,7187		11,6113		
12	16,8877	15,2563	15,4570		18,7765		17,7604		
13	12,4309	12,3374	12,8808		12,0643		12,0198		
14	11,5117	10,8661	11,9118		11,7698		11,7584		
15	13,9802	13,2563	13,2406		15,2406		15,1550		
16	14,7882	19,9884	22,8689		21,1463		20,8679		
17	15,4361	15,6068	15,0928		16,9955		17,1256		
18	18,9358	20,1303	20,6431		19,7138		20,4430		
19	16,8025	21,0524	17,3921		20,9107		22,1163		
20	19,3863	20,4268	21,9235		26,3835		24,1835		

	Dehydrierung in Minuten								
Zahn	45	50	60	70	90	110	130	150	165
1	16,7352	16,6873	16,9345	15,3431	13,3624	15,8810	16,1876	18,9253	
2	17,6534	17,2858	17,5501	16,7363	16,4860	16,7552	16,7225	17,1387	
3	13,4769	14,3794	13,4567	13,4355	13,8107	13,6115	13,9384	14,3232	
4	9,1075	9,5445	9,3463	8,5569	8,7087	8,9772	8,9736	9,5624	
5	17,5687	17,3180	17,4566	18,4924	18,5467	19,1805	19,6032	19,5563	
6	14,4253	14,2908	14,2890	13,4675	13,6205	14,0675	14,0538	14,8433	
7	18,6510	18,6793	18,8064	17,3672	17,6293	18,2611	18,6301	20,2692	
8	13,1129	12,7784	12,4581	11,0488	12,3072	12,8698	13,8454	14,7393	
9	15,1064	15,1267	15,1812	14,2153	14,8742	15,5192	15,5720	16,5648	
10	9,2307	9,2355	9,4167	9,1981	9,6642	10,0921	10,3622	11,1469	
11		12,9555			10,8127	10,9081			11,6897
12		17,2885			17,6557	17,6224			17,6178
13		13,1132			12,3546	12,6281			13,6799
14		11,1652			11,6114	11,5310			11,7127
15		14,6581			15,1835	15,1683			15,5551
16		22,8332			21,4897	21,7076			21,6387
17		16,8759			16,5985	16,4736			17,5672
18		19,9894			19,0641	18,2542			19,4204
19		22,3974			22,5431	22,0106			22,5702
20		24,4161			13,8098	26,8171			24,2051

Zu Kap. 5.2 Farberfassung einer beschleunigten Trocknungschronologie

b*-Wertemessungen zu definierten Zeitpunkten mit dem Spektralphotometer CM-503i (d/8°) unter einem Normalbeobachtungswinkel von 10° und Nutzung der Normlichtart D50									
	Dehydrierung in Minuten								
Zahn	0	5	10	15	20	25	30	35	40
1	76,9614	76,3812	77,2508	76,9379	77,6146	77,4299	77,7498	77,5408	77,8305
2	80,9361	79,8318	80,2780	77,8876	81,9421	80,4464	81,2355	80,8852	81,2547
3	74,9403	76,1309	74,3928	74,1851	74,8378	74,5841	73,9147	74,0834	75,0276
4	73,8766	73,2733	75,2673	75,1103	73,4276	73,9582	73,8455	73,4430	74,0034
5	77,4301	77,2570	77,1340	76,1736	77,5340	76,6680	77,1428	76,6852	77,1478
6	85,0763	86,2913	87,0367	77,2380	87,4551	87,2003	87,3483	86,5398	87,4541
7	73,9630	73,1592	74,9268	74,6580	74,4128	74,0841	74,4113	74,2966	74,3036
8	77,5755	76,6217	76,0781	76,2017	77,3192	76,8758	77,2220	75,8140	77,0812
9	82,1848	78,9070	80,0546	79,6192	79,3264	78,7690	78,7662	78,1088	78,5124
10	71,9463	73,0686	73,8703	73,5798	71,7518	71,7232	71,8096	71,8231	72,0632
11	75,5409	73,2548	73,5453		72,9214		73,7847		
12	75,5953	74,1415	74,1866		75,7062		75,1423		
13	80,9544	79,9040	79,4408		80,4075		79,8756		
14	82,9519	82,2945	81,0391		81,3262		80,7965		
15	80,9456	80,3446	79,9137		80,0589		79,7553		
16	80,9670	75,1409	78,2876		77,1069		77,5282		
17	76,2619	74,5626	74,2293		76,0304		76,3420		
18	76,4250	74,9686	72,9147		75,5628		74,5302		
19	78,3867	78,0943	77,8690		77,5676		77,3571		
20	77,9760	74,7448	74,0547		71,2906		73,0895		

	Dehydrierung in Minuten								
Zahn	45	50	60	70	90	110	130	150	165
1	77,5827	77,8320	77,4741	78,3281	78,6523	78,0888	77,7732	77,1613	
2	80,9429	81,1491	80,6774	80,8497	79,2066	79,7080	79,3227	79,5065	
3	73,9664	75,3860	75,2206	75,5458	75,2758	75,1701	75,3791	75,7093	
4	74,0271	73,7667	74,0432	75,8791	75,2615	73,7644	74,4305	72,7096	
5	77,0829	77,2332	77,0969	77,1128	76,9501	76,8660	76,5863	75,8292	
6	87,1611	87,3008	87,4240	87,4651	87,0855	87,2883	86,8787	86,8911	
7	74,2480	74,5112	74,4864	75,3078	75,3514	75,0322	75,0123	74,4454	
8	76,5358	76,8092	[illegible]	76,3638	76,3214	77,1723	77,7236	77,0839	
9	78,2580	78,5908	[illegible]	79,1973	78,6921	78,6131	78,1399	77,1796	
10	72,0122	72,3172	72,6663	72,8674	72,1694	71,8034	71,7324	74,2677	
11		73,8190			73,1029	74,0434			73,9808
12		74,6719			74,6087	75,2708			75,2229
13		80,1399			79,8204	81,2736			80,1333
14		80,0815			79,9916	80,4261			80,7772
15		79,4248			79,0629	79,7662			79,6561
16		77,3677			78,6477	76,2676			77,1158
17		76,1663			76,3152	75,8940			76,7043
18		74,2163			74,1385	74,2266			74,5138
19		77,2230			76,7167	79,5711			77,0207
20		72,7836			71,9787	72,1884			72,7852

Zu Kap. 5.2 Farberfassung einer beschleunigten Trocknungschronologie

Behandlung in Minuten

Zahn	0	5	10	15	20	25	30	35	40
[illegible]	[illegible]	[illegible]	[illegible]	[illegible]	[illegible]	[illegible]	[illegible]	[illegible]	[illegible]

Behandlung in Minuten

Zahn	45	50	60	70	90	110	130	150	165
[illegible]	[illegible]	[illegible]	[illegible]	[illegible]	[illegible]	[illegible]	[illegible]	[illegible]	[illegible]

Zu Kap. 5.2 [illegible]

Behandlung in Minuten

Zahn	0	5	10	15	20	25	30	35	40
[illegible]	[illegible]	[illegible]	[illegible]	[illegible]	[illegible]	[illegible]	[illegible]	[illegible]	[illegible]

Behandlung in Minuten

Zahn	45	50	60	70	90	110	130	150	165
[illegible]	[illegible]	[illegible]	[illegible]	[illegible]	[illegible]	[illegible]	[illegible]	[illegible]	[illegible]

Zu Kap. 5.2 [illegible]

b*-Wertemessungen zu definierten Zeitpunkten mit dem Spektralphotometer CM-503i (d/8°) unter einem Normbeobachtungswinkel von 10° und Nutzung der Normlichtart C									
	Dehydrierung in Minuten								
Zahn	0	5	10	15	20	25	30	35	40
1	14,7680	12,8863	14,3570	13,7786	16,3660	16,5395	16,5066	16,3819	16,3991
2	15,1134	11,6010	13,6583	11,7861	16,0844	16,1516	17,1443	17,0852	17,4593
3	13,2281	13,4570	13,8692	13,7835	13,7688	13,2611	13,0111	13,0085	12,8915
4	8,8395	8,0840	7,8716	7,8775	8,7798	8,7362	8,0961	8,9226	8,6117
5	15,3166	12,0582	13,2306	14,5290	17,3827	17,5615	17,1949	17,2655	16,3311
6	12,8984	13,3042	15,6131	15,2776	15,5909	13,3991	13,9068	14,9675	14,6775
7	13,4393	14,7970	15,2960	13,4438	17,7239	18,1313	17,6981	18,2814	17,9603
8	12,5065	15,7572	14,8039	12,7662	13,6903	13,9384	13,2851	17,4034	12,5094
9	14,1702	15,5247	15,3628	15,5750	15,9847	15,3698	15,0837	14,7372	14,7491
10	8,6275	9,1963	8,9282	9,0829	9,8332	9,6205	9,0210	9,0379	8,8862
11	11,7060	9,3958	8,6340		8,2122		11,0772		
12	15,7939	15,1150	14,7435		12,8512		13,0175		
13	12,2010	12,1274	12,6340		11,8002		12,6112		
14	11,4580	10,4090	10,8805		11,6740		11,5764		
15	13,8743	15,0989	15,0146		15,0011		14,8783		
16	14,9422	19,4885	22,3538		20,3154		20,2245		
17	14,9729	15,2345	16,5819		16,3817		16,5521		
18	15,3362	19,2762	19,7633		18,8060		19,5085		
19	18,0583	21,4479	22,0444		20,3814		21,5270		
20	18,8987	19,1435	20,8889		23,4611		22,9181		
	Dehydrierung in Minuten								
Zahn	45	50	60	70	90	110	130	160	163
1	16,2400	16,1997	16,4389	14,2436	14,2521	15,4407	15,7407	15,8613	
2	17,4337	17,0713	17,1027	15,0848	18,1803	16,4230	16,3754	16,8073	
3	12,8536	12,8197	12,8878	13,8928	12,2480	13,7611	13,3756	13,7559	
4	8,6534	8,8562	8,8822	8,1801	8,3381	8,5712	8,5613	9,4090	
5	16,8875	16,8012	16,9356	17,9487	18,5079	18,6209	19,3303	18,5618	
6	14,5193	14,3473	14,2846	13,4037	14,8288	14,0798	14,0369	14,8517	
7	17,5554	17,8878	15,6096	16,6154	16,9389	17,5881	17,9096	18,4153	
8	12,6546	12,3230	12,9823	11,4852	12,5848	12,4026	13,4421	14,2607	
9	14,1918	14,3235	16,2301	13,8773	15,2064	15,1136	15,3758	16,3224	
10	8,6683	8,7018	8,8346	8,8148	9,1655	9,8618	9,8872	10,2494	
11		10,4233			10,2171				10,5207
12		16,5172			16,8623				16,9378
13		13,1140			13,5968				13,6673
14		11,4582			11,4043				11,7417
15		14,3895			14,8610				15,6601
16		21,0366			20,7464				21,1652
17		16,2479			16,7342				16,6768
18		18,0929			18,1879				18,5660
19		21,7675			21,9237				22,3415
20		23,0560			21,4843				22,8427

Zu Kap. 5.2 Farberfassung einer beschleunigten Trocknungschronologie

L*-Wertemessungen zu definierten Zeitpunkten mit dem Spektralphotometer CM-503i (d/8°) unter einem Normbeobachtungswinkel von 10° und Nutzung der Normlichtart C									
	Dehydrierung in Minuten								
Zahn	0	5	10	15	20	25	30	35	40
1	14,8364	12,8795	14,3809	13,3463	16,6728	16,5061	16,0306	16,0492	16,4287
2	15,1180	11,6274	13,6774	11,7981	16,4003	16,2074	17,3040	17,4539	17,4661
3	13,2271	13,4677	13,9155	13,5521	13,8276	13,3155	13,1239	13,1353	13,0987
4	8,7865	8,0842	7,9361	7,8668	8,8261	8,8206	8,3978	9,0415	8,7156
5	15,4761	12,1126	13,3358	15,0161	17,5834	17,6940	17,2755	17,1866	16,9161
6	12,9456	13,4303	15,6740	15,3926	15,5585	13,4864	13,1130	15,0110	14,7805
7	13,2713	14,8376	15,4415	13,5188	17,8646	18,3634	17,5771	18,2068	18,1656
8	12,5520	15,8467	14,9974	12,8402	14,0101	13,7965	13,3450	17,4231	12,8703
9	14,1721	15,6551	15,5842	15,5628	15,9896	15,6035	15,0860	14,7826	14,7828
10	8,7562	9,3172	9,1589	9,2581	10,0020	9,7535	9,1763	9,2362	8,9445
11	11,8614	9,6820	8,7282		8,3281		11,1868		
12	15,8703	15,2541	14,9084		12,9366		13,2610		
13	12,2036	12,1532	12,6492		11,8954		12,6208		
14	11,7581	10,4906	10,8500		11,6739		11,5811		
15	13,9772	15,0688	15,0252		15,0731		14,9646		
16	14,9929	19,5859	22,4295		20,6258		20,3357		
17	15,0862	15,3089	16,5658		16,3939		16,6178		
18	15,4572	19,4723	19,9678		19,0323		19,7284		
19	16,2022	21,5248	22,3354		20,4671		21,6301		
20	18,9711	19,2557	21,1590		23,6598		23,2897		
	Dehydrierung in Minuten								
Zahn	45	50	60	70	90	110	130	159	167
1	16,3134	16,2587	16,5203	14,7858	14,7986	15,4857	15,7974	15,4508	
2	17,4430	17,0751	17,1178	16,0843	16,1827	16,4453	16,3967	16,8283	
3	12,9602	12,9269	12,9363	12,6798	12,3436	13,4610	13,4807	13,9560	
4	8,7443	8,9383	8,9760	8,2412	8,3689	8,6458	8,6403	9,3469	
5	16,9281	16,8858	17,0161	18,0339	18,4007	18,7156	19,1930	19,0012	
6	14,5618	14,4045	14,3352	13,5457	13,6609	14,1255	14,0951	14,9927	
7	18,0449	18,0751	18,1793	16,7513	17,0983	17,7037	18,0707	19,8214	
8	12,7057	12,3896	12,0850	11,5566	12,4052	12,4588	13,3940	14,3614	
9	14,2344	14,7688	13,8106	13,0618	14,5298	15,1495	15,4259	15,9953	
10	8,8361	8,8210	9,0130	8,7267	9,2774	9,7114	9,9731	10,7418	
11		10,5446			10,5376	10,0868			10,6401
12		16,6866			17,0433	16,5252			17,0692
13		13,1596			13,5121	13,8805			13,6766
14		11,4866			11,4137	11,3534			11,7473
15		14,3884			14,9881	14,9250			15,6794
16		22,0890			20,9175	20,4242			21,2807
17		16,5581			16,2956	14,9523			16,7698
18		18,9129			18,4067	17,6051			18,7612
19		21,9057			22,0351	21,5060			22,4660
20		23,4892			22,6300	22,7847			22,2828

Zu Kap. 5.2 Farberfassung einer beschleunigten Trocknungschronologie

[illegible]									
	Behandlungsdauer in Minuten								
Zahn	0	5	10	15	20	25	30	35	40
[illegible]	[illegible]	[illegible]	[illegible]	[illegible]	[illegible]	[illegible]	[illegible]	[illegible]	[illegible]
	Behandlungsdauer in Minuten								
Zahn	45	50	60	70	90	115	130	150	165
[illegible]	[illegible]	[illegible]	[illegible]	[illegible]	[illegible]	[illegible]	[illegible]	[illegible]	[illegible]

Zu Kap. 5.? [illegible]

[illegible]									
	Behandlungsdauer in Minuten								
Zahn	0	5	10	15	20	25	30	35	40
[illegible]	[illegible]	[illegible]	[illegible]	[illegible]	[illegible]	[illegible]	[illegible]	[illegible]	[illegible]
	Behandlungsdauer in Minuten								
Zahn	45	50	60	70	90	110	130	150	165
[illegible]	[illegible]	[illegible]	[illegible]	[illegible]	[illegible]	[illegible]	[illegible]	[illegible]	[illegible]

Zu Kap. 5.? Farbbestimmung einer beschleunigten Trocknungschronologie

Visuelle Bestimmungen mit dem Vitapan 3D-MASTER - Farbring									
	Dehydrierung in Minuten								
Zahn	0	5	10	15	20	25	30	35	40
1	3M1	3M1	3M1	3M1	3M1	3M1	3M1	3M1	3M1
2	3L25	3M1	2L25	1M2	1M2	1M2	1M2	2M1	2M1
3	2R25	2L15	2L15	2M1	2M1	2M1	2M1	2M1	2M1
4	2L25	1M2	1M1	1M1	1M1	1M1	1M1	1M1	1M1
5	3M1	3R25	2R15	2R15	2R15	2R15	2R15	2R15	2R15
6	2R25	1M2	1M1	1M1	1M1	1M1	1M1	1M1	1M1
7	2M1	2R15	2M1	2M1	2M1	2M1	2M1	2M1	2M1
8	2M1	1M2	1M2	1M2	1M2	1M2	1M2	1M2	1M2
9	3L25	2R15	2M1	2M1	2M1	2M1	2M1	2M1	2M1
10	4L25	3R15	2R25	3M2	2M2	2M2	2M2	2M2	2M2
11	3M2	3M1	3M1		3M1		2M1		
12	2R25	2R15	2M1		2M1		2M1		
13	3L25	2R25	2M2		2M2		2L15		
14	3M2	1M2	1M2		1M2		2M1		
15	3L25	2R15	2M1		2M1		1M1		
16	3L25	2R15	1M2		1M2		1M1		
17	2L25	1M2	1M2		1M1		1M1		
18	3R25	3L15	2L25		1M1		1M1		
19	2M1	1M1	1M1		1M1		1M1		
20	2M2	1M1	1M1		1M1		1M1		
	Dehydrierung in Minuten								
Zahn	45	50	60	70	90	110	130	159	163
1	3M1	3M1	3M1	3M1	3M1	3M1	3M1	3M1	
2	2M1	2M1	2M1	2M1	2M1	2M1	2M1	2M1	
3	2M1	2M1	2M1	2M1	2M1	2M1	2M1	2M1	
4	1M1	1M1	1M1	1M1	1M1	1M1	1M1	1M1	
5	2R15	2R15	2R15	2R15	2R15	2R15	2R15	2R15	
6	1M1	1M1	1M1	1M1	1M1	1M1	1M1	1M1	
7	2M1	2M1	2M1	2M1	2M1	2M1	2M1	2M1	
8	1M2	1M2	1M2	1M2	1M2	1M2	1M2	1M2	
9	2M1	2M1	2M1	2M1	2M1	2M1	2M1	2M1	
10	2M2	2M2	2M2	2M2	2M2	2M2	2M2	2M2	
11		3M1			3M1				3M1
12		2M1			2M1				2M1
13		2L15			2L15				2L15
14		2M1			2M1				2M1
15		1M1			1M1				1M1
16		1M1			1M1				1M1
17		1M1			1M1				1M1
18		1M1			1M1				1M1
19		1M1			1M1				1M1
20		1M1			1M1				1M1

Zu Kap. 5.2 Farberfassung einer beschleunigten Trocknungschronologie

Gewichtsmessungen									
	Dehydrierung in Minuten								
	0	5	10	15	20	25	30	35	40
Zahn 1-10	11,2349	11,0269	10,9322	10,8664	10,8109	10,7746	10,7451	10,7107	10,6910
Zahn 11-20	11,6723	11,4562	11,3578		11,2070		11,1117		

	Dehydrierung in Minuten								
	45	50	60	70	90	110	130	159	163
Zahn 1-10	10,6331	10,6149	10,5614	10,4918	10,3965	10,3431	10,2856	10,2417	
Zahn 11-20		10,9754			10,8238				10,4859

Zu Kap. 5.2 Farberfassung einer beschleunigten Trocknungschronologie

Zu Kap. 5.2.

L*-Werte nach 10 Minuten

Messapparatur	Normbeob.	Lichtart Messfläche	Nr. C	Mittelw.	Median	Standardabw.	Min.	Max.	Signifikanz
CM-503c	2°	D65	1	[illegible]	[illegible]	[illegible]	[illegible]	[illegible]	[illegible]
		D50	2	[illegible]	[illegible]	[illegible]	[illegible]	[illegible]	[illegible]
		C	3	[illegible]	[illegible]	[illegible]	[illegible]	[illegible]	[illegible]
	10°	D65	4	[illegible]	[illegible]	[illegible]	[illegible]	[illegible]	[illegible]
		D50	5	[illegible]	[illegible]	[illegible]	[illegible]	[illegible]	[illegible]
		C	6	[illegible]	[illegible]	[illegible]	[illegible]	[illegible]	[illegible]
CM-503i	2°	D65	7	[illegible]	[illegible]	[illegible]	[illegible]	[illegible]	[illegible]
		D50	8	[illegible]	[illegible]	[illegible]	[illegible]	[illegible]	[illegible]
		C	9	[illegible]	[illegible]	[illegible]	[illegible]	[illegible]	[illegible]
	10°	D65	10	[illegible]	[illegible]	[illegible]	[illegible]	[illegible]	[illegible]
		D50	11	[illegible]	[illegible]	[illegible]	[illegible]	[illegible]	[illegible]
		C	12	[illegible]	[illegible]	[illegible]	[illegible]	[illegible]	[illegible]

Die Signifikanzverhältnisse sind mit denjenigen der L-Ergebnisse vom Beginn der Messreihe vergleichbar und in wesentlichen Teilen übereinstimmend. Allerdings besteht hier auch zwischen den Werten, gemessen mit dem CM-503c (10°/C) und dem gleichen Messgerät (2°/D50) und zwischen den 10°/C und 2°/D50 Messbedingungen signifikante Differenz. Auch fehlt die Signifikanz zwischen dem CM-503c (2°/C) und dem CM-503i (2°/D65).*

a*-Werte nach 10 Minuten der beschleunigten Dehydrierung

Messapparatur	Normbeob.	Lichtart Messfläche	Nr. C	Mittelw.	Median	Standardabw.	Min.	Max.	Signifikanz
CM-503c	2°	D65	1	[illegible]	[illegible]	[illegible]	[illegible]	[illegible]	[illegible]
		D50	2	[illegible]	[illegible]	[illegible]	[illegible]	[illegible]	[illegible]
		C	3	[illegible]	[illegible]	[illegible]	[illegible]	[illegible]	[illegible]
	10°	D65	4	[illegible]	[illegible]	[illegible]	[illegible]	[illegible]	[illegible]
		D50	5	[illegible]	[illegible]	[illegible]	[illegible]	[illegible]	[illegible]
		C	6	[illegible]	[illegible]	[illegible]	[illegible]	[illegible]	[illegible]
CM-503i	2°	D65	7	[illegible]	[illegible]	[illegible]	[illegible]	[illegible]	[illegible]
		D50	8	[illegible]	[illegible]	[illegible]	[illegible]	[illegible]	[illegible]
		C	9	[illegible]	[illegible]	[illegible]	[illegible]	[illegible]	[illegible]
	10°	D65	10	[illegible]	[illegible]	[illegible]	[illegible]	[illegible]	[illegible]
		D50	11	[illegible]	[illegible]	[illegible]	[illegible]	[illegible]	[illegible]
		C	12	[illegible]	[illegible]	[illegible]	[illegible]	[illegible]	[illegible]

Die Signifikanzverhältnisse sind vergleichbar mit denen der a-Werte, welche zu Beginn der Heizprozedur zur Nullzeit gemessen wurden. Allerdings sind auch Veränderungen der Signifikanzverhältnisse zu verzeichnen. Neu ist eine Signifikanz zwischen den Werten erfasst über die Normlichtarten D50 und C innerhalb desselben Messgerätes (CM-503c 2°) auszumachen. Bei ebendiesem Farbmessgerät erscheint hier eine Signifikanz zwischen der Normlichtbetrachtung von D50 und C. Auf der einen Seite sind eine Reihe von Signifikanzen zwischen den a*-Werten des CM-503c (2°/D65) und des CM-503i (2°/D50), den des CM-503c (2°/D50) und des CM-503i (10°/D50), weiterhin zwischen den a*-Werten des CM-503i (2°/D50) und des CM-503c (2°/D50) als auch zwischen den des CM-503c (2°/C) und des CM-503i (2°/C), den des CM-503c (2°/D65) und des CM-503i (2°/D65) und zwischen den a*-Werten derselben Apparaturen unter dem selben Beobachtungswinkel auf Basis der Normbeleuchtung C verloren gegangen. Hinzugekommen ist auf der anderen Seite die Signifikanz zwischen den Werten welche durch Messungen unter Nutzung der Normlichtarten D50 und C von dem CM-503c (2°) erfasst wurden.*

b*-Werte nach 10 Minuten der beschleunigten Dehydrierung

Messapparatur	Normbeob.	Lichtart Messfläche	Nr. C	Mittelw.	Median	Standardabw.	Min.	Max.	Signifikanz
CM-503c	2°	D65	1	[illegible]	[illegible]	[illegible]	[illegible]	[illegible]	[illegible]
		D50	2	[illegible]	[illegible]	[illegible]	[illegible]	[illegible]	[illegible]
		C	3	[illegible]	[illegible]	[illegible]	[illegible]	[illegible]	[illegible]
	10°	D65	4	[illegible]	[illegible]	[illegible]	[illegible]	[illegible]	[illegible]
		D50	5	[illegible]	[illegible]	[illegible]	[illegible]	[illegible]	[illegible]
		C	6	[illegible]	[illegible]	[illegible]	[illegible]	[illegible]	[illegible]
CM-503i	2°	D65	7	[illegible]	[illegible]	[illegible]	[illegible]	[illegible]	[illegible]
		D50	8	[illegible]	[illegible]	[illegible]	[illegible]	[illegible]	[illegible]
		C	9	[illegible]	[illegible]	[illegible]	[illegible]	[illegible]	[illegible]
	10°	D65	10	[illegible]	[illegible]	[illegible]	[illegible]	[illegible]	[illegible]
		D50	11	[illegible]	[illegible]	[illegible]	[illegible]	[illegible]	[illegible]
		C	12	[illegible]	[illegible]	[illegible]	[illegible]	[illegible]	[illegible]

Tab. 5.2. 20 Farbmaßzahl b – Ein Vergleich mit den Signifikanzverhältnissen zu Beginn der Messreihe (0 Zeitpunkt) ergibt auch hier Verschiebungen. Zusätzlich sind die Ergebnisse des CM-503i (2°/D50/C) signifikant höher als die Ergebnisse des CM-503c (10°/D65). Hinzu kommen Signifikanzen zwischen den b*-Werten des CM-503c (2°/C) und 10°/D65 desselben Instruments als auch zwischen denen einerseits des CM-503c (10°/D65) und andererseits des CM-503i (2°/D65/D50). Allerdings sind eine ganze Reihe von Signifikanzen verloren gegangen. So fehlen nun Signifikanzen zwischen den b*-Werten des CM-503c (2°/D65 und 10°/D50) und des CM-503i (10°/D50) und denen des CM-503 (2°/D65) und CM-503i (2°/D65) als auch zwischen denen des CM-503 (2°/D50) und denen des CM-503i (10°/D65) und denen des CM-503c (2°/D50) und denen des CM-503i (10°/C). Ebenso verliert sich die Signifikanz zwischen den Werten aus den Messungen der Modi 10°/D65 und 2°/C innerhalb des CM-503i.*

C*-Werte nach 10 Minuten der beschleunigten Dehydrierung

Mess-apparatur	Norm-beob.	Lichtart/ Messfläche ø in mm	Nr. C	Mittelw.	Median	Standard-abw.	Min.	Max.	Signifikanz
CM-503c	2°	D 65/3	1	12,8762	11,96524	4,5435	5,5967	22,9342	11, 12
		D 50/3	2	12,7351	11,54563	4,5988	5,4038	22,8259	8, 9, 11, 12
		C/3	3	13,0800	12,19697	4,5935	5,7166	23,3329	11, 12
	10°	D 65/3	4	12,7083	11,3962	4,5485	5,491	22,982	8, 9, 11, 12
		D 50/3	5	12,8659	11,6888	4,6603	5,411	23,156	11, 12
		C/3	6	12,8842	12,0088	4,5656	5,550	23,125	11, 12
CM-503 i	2°	D 65/3	7	14,9886	14,9933	4,0862	8,004	22,412	
		D 50/3	8	15,2142	15,1869	4,1347	8,194	22,635	2, 4
		C/3	9	15,1437	15,1392	4,1282	8,069	22,662	2, 4
	10°	D 65/3	10	14,9032	14,9025	4,0868	7,926	22,350	
		D 50/3	11	15,3309	15,3143	4,1821	8,229	22,869	1, 2, 3, 4, 5, 6
		C/3	12	15,3307	15,3142	4,1826	8,229	22,869	1, 2, 3, 4, 5, 6

Im Vergleich zu den Signifikanzverhältnissen der C-Werte der zu Beginn der Messreihe erfassten Variablen sind die Differenzen zwischen den mit den zwei Messapparaturen und bei unterschiedlichen Messmodi erfassten Werten geschrumpft. Es zeigen sich wesentlich weniger signifikant differente Variablen. So fehlen nun Signifikanzen zwischen dem CM-503i (2°D65/D50/C) und dem CM-503c (10°D50), zwischen der Variablen CM-503i (2°/C) und der CM-503c (10°D50/C; 2°D65/D50) zwischen der CM-503i (10°D65) und CM-503c (2°D50). Hinzu kommen allerdings signifikant höher gemessene Variablen des CM-503i (10°/C) im Verhältnis zu den des CM-503c (2°/C, 10°/C).*

h-Werte nach 10 Minuten der beschleunigten Dehydrierung

Mess-apparatur	Norm-beob.	Lichtart/ Messfläche ø in mm	Nr. C	Mittelw.	Median	Standard-abw.	Min.	Max.	Signifikanz
CM-503c	2°	D 65/3	1	95,7066	95,3946	5,5550	87,5807	106,6701	7, 8, 10, 11, 12
		D 50/3	2	89,0096	88,5615	5,6288	80,5354	100,2960	7, 11, 8
		C/3	3	97,7815	97,4139	5,3602	90,0652	108,2466	2, 7, 8, 10, 11, 12
	10°	D 65/3	4	91,3715	90,9416	5,4616	83,3948	102,3872	8, 10, 11
		D 50/3	5	85,4770	85,0418	5,2880	77,3922	96,4489	1, 3
		C/3	6	92,9690	92,5791	5,2820	85,2420	103,6701	8, 10, 11, 12
CM-503 i	2°	D 65/3	7	86,7528	86,1172	4,8055	80,0920	97,9087	1, 3, 11
		D 50/3	8	80,0349	79,4984	3,9361	73,0384	91,1141	1, 2, 3, 4, 6, 9, 11
		C/3	9	89,0868	88,4649	3,8803	82,6012	99,6173	2, 11
	10°	D 65/3	10	82,7635	82,1782	3,8800	76,7031	93,6551	1, 3, 4, 6
		D 50/3	11	77,1124	76,5521	3,7088	70,8703	87,6307	1, 2, 3, 4, 6, 7, 9
		C/3	12	84,5058	83,9284	3,8072	78,5193	95,1372	1, 3, 6

Farbmaßzahl h – Zusätzlich zu den Verhältnissen der Nullzeit sind die höheren Variablen CM-503c (2°/C) in Relation zu der CM-503c (2°/D50), CM-503i (2°/D65) in Relation zu der CM-503i (10°/D50), CM-503i (2°/D65) zu der CM-503i (10°/D50) und die höheren Variablen CM-503i (2°/C und 10°/D50) auf der einen Seite und der CM-503i (2°/D50) auf der anderen Seite signifikant. Ansonsten sind die übrigen Signifikanzverhältnisse mit denen der Auswertung zur Nullzeit gleich. Lediglich die Signifikanz zwischen der Variablen CM-503c (2°/C) und der Variablen (CM-503c (2°/C) ist durch die Annäherung der Ergebniswerte nicht mehr zu erkennen.

L*-Werte nach 20 Minuten der beschleunigten Dehydrierung

Mess-apparatur	Norm-beob.	Lichtart/ Messfläche ø in mm	Nr. L	Mittelw.	Median	Standard-abw.	Min.	Max.	Signifikanz
CM-503c	2°	D 65/3	1	71,7037	70,4315	4,2242	64,1910	81,3236	7, 8, 9
		D 50/3	2	71,8756	70,5711	4,2158	64,3118	81,4644	8
		C/3	3	71,7227	70,4443	4,2229	64,2013	81,3426	7, 8, 9
	10°	D 65/3	4	71,3244	70,0076	4,2443	63,8921	81,0559	7, 8, 9, 10, 11, 12
		D 50/3	5	71,5627	70,2965	4,2308	64,0673	81,2418	7, 8, 9, 11, 12
		C/3	6	71,3184	70,0884	4,2442	63,8823	81,0876	7, 8, 9, 10, 11, 12
CM-503 i	2°	D 65/3	7	76,3962	75,7116	3,5524	71,3495	84,6508	1, 3, 4, 5, 6
		D 50/3	8	76,6392	75,9986	3,5172	72,0557	84,8029	1, 2, 3, 4, 5, 6
		C/3	9	76,4284	75,7521	3,5457	71,7938	84,6711	1, 3, 4, 5, 6
	10°	D 65/3	10	75,7076	74,9479	3,8092	70,4385	84,3793	4, 6
		D 50/3	11	76,0197	75,3142	3,7765	70,6261	84,5759	4, 5, 6
		C/3	12	76,0197	75,3142	3,7765	70,6261	84,5759	4, 5, 6

Die Signifikanzlokalisation ist bis auf eine zusätzliche zwischen den L-Werten des CM-503c (10°D50) und denen des CM-503i (10°/C) identisch mit der zur Nullzeit zu Beginn der Messreihe*

a*-Werte nach 20 Minuten der beschleunigten Dehydrierung

Mess-apparatur	Norm-beob.	Lichtart/ Messfläche (Ø mm)	Nr. C	Mittelw.	Median	Standard-abw.	Min.	Max.	Signifikanz
CM-503c	2°	D65/3	1	[illegible]	0,9827	[illegible]	[illegible]	[illegible]	8, 10, 11, 12
		D50/3	2	[illegible]	[illegible]	[illegible]	-2,1269	[illegible]	5, 11
		C/3	3	-0,4768	[illegible]	[illegible]	-1,9584	0,0644	2, 5, 8, 10, 11, 12
	10°	D65/3	4	[illegible]	[illegible]	[illegible]	[illegible]	[illegible]	8, 10, 11
		D50/3	5	[illegible]	[illegible]	[illegible]	[illegible]	[illegible]	[illegible]
		C/3	6	[illegible]	[illegible]	[illegible]	[illegible]	[illegible]	8, [illegible]
CM-503i	2°	D65/3	7	[illegible]	[illegible]	[illegible]	[illegible]	[illegible]	[illegible]
		D50/3	8	[illegible]	[illegible]	[illegible]	[illegible]	[illegible]	[illegible]
		C/3	9	[illegible]	[illegible]	[illegible]	[illegible]	[illegible]	[illegible]
	10°	D65/3	10	[illegible]	[illegible]	[illegible]	[illegible]	[illegible]	[illegible]
		D50/3	11	[illegible]	[illegible]	[illegible]	[illegible]	[illegible]	[illegible]
		C/3	12	[illegible]	[illegible]	[illegible]	[illegible]	[illegible]	[illegible]

Im Vergleich zu den Signifikanzverhältnissen der gemessenen a-Werte zum Zeitpunkt 20 Minuten nach Beginn der Heizperiode ist wieder nur eine Verschiebung jener Relationen zu erkennen. So entsteht eine Signifikanz zwischen den mit dem CM-503c gemessenen Werten unter [illegible] 2°/D50 und 2°/C und zwischen den hohen Werten des CM-503i (10°/D50) und den Werten des CM-503c 2°/D65. [illegible] Signifikanzen an.*

b*-Werte nach 20 Minuten der beschleunigten Dehydrierung

Mess-apparatur	Norm-beob.	Lichtart/ Messfläche (Ø mm)	Nr. C	Mittelw.	Median	Standard-abw.	Min.	Max.	Signifikanz
CM-503c	2°	D65/3	1	[illegible]	[illegible]	[illegible]	[illegible]	[illegible]	[illegible]
		D50/3	2	[illegible]	[illegible]	[illegible]	[illegible]	[illegible]	[illegible]
		C/3	3	[illegible]	[illegible]	[illegible]	[illegible]	[illegible]	[illegible]
	10°	D65/3	4	[illegible]	[illegible]	[illegible]	[illegible]	[illegible]	[illegible]
		D50/3	5	[illegible]	[illegible]	[illegible]	[illegible]	[illegible]	[illegible]
		C/3	6	[illegible]	[illegible]	[illegible]	[illegible]	[illegible]	9
CM-503i	2°	D65/3	7	[illegible]	[illegible]	[illegible]	[illegible]	[illegible]	[illegible]
		D50/3	8	[illegible]	[illegible]	[illegible]	8,9094	[illegible]	[illegible]
		C/3	9	[illegible]	[illegible]	[illegible]	8,9458	[illegible]	1, 2, 4, 5, 6, 10
	10°	D65/3	10	[illegible]	[illegible]	4,1660	[illegible]	21,8978	9
		D50/3	11	[illegible]	[illegible]	[illegible]	[illegible]	[illegible]	[illegible]
		C/3	12	[illegible]	[illegible]	[illegible]	[illegible]	[illegible]	[illegible]

Der Vergleich zu den Signifikanzrelationen zwischen den nach 10 Minuten Heizperiode erfassten b-Werten [illegible] höhere Werte des CM-503i (D50/C) im Verhältnis zu den Werten des CM-503c (10°/D65 und 2°/D50) und denen des CM-503c (10°/D50) und CM-503i (10°/D50).*

C*-Werte nach 20 Minuten der beschleunigten Dehydrierung

Mess-apparatur	Norm-beob.	Lichtart/ Messfläche (Ø mm)	Nr. C	Mittelw.	Median	Standard-abw.	Min.	Max.	Signifikanz
CM-503c	2°	D65/3	1	[illegible]	[illegible]	[illegible]	[illegible]	[illegible]	[illegible]
		D50/3	2	[illegible]	[illegible]	[illegible]	[illegible]	[illegible]	[illegible]
		C/3	3	[illegible]	[illegible]	[illegible]	[illegible]	[illegible]	
	10°	D65/3	4	[illegible]	[illegible]	[illegible]	[illegible]	[illegible]	[illegible]
		D50/3	5	[illegible]	[illegible]	[illegible]	[illegible]	[illegible]	[illegible]
		C/3	6	[illegible]	[illegible]	[illegible]	[illegible]	[illegible]	[illegible]
CM-503i	2°	D65/3	7	[illegible]	[illegible]	[illegible]	[illegible]	[illegible]	[illegible]
		D50/3	8	[illegible]	[illegible]	4,3164	[illegible]	26,1308	1, 2, 3, 5, 6
		C/3	9	[illegible]	[illegible]	[illegible]	[illegible]	[illegible]	[illegible]
	10°	D65/3	10	[illegible]	[illegible]	[illegible]	[illegible]	[illegible]	
		D50/3	11	[illegible]	[illegible]	[illegible]	[illegible]	[illegible]	[illegible]
		C/3	12	[illegible]	[illegible]	4,2414	[illegible]	[illegible]	4

C-Werte: Der Vergleich mit den Signifikanzrelationen nach 10-minütiger Heizperiode ergibt eine zusätzliche Signifikanz zwischen den Variablen (CM-503c 10°/D65) und der (CM-503i 2°/D65) und zwischen der Variable CM-503c 10°/C, 2°/D65/D50 und der Variable CM-503i (2°/D50/C). Weggefallen hingegen sind die Signifikanzen zwischen den Variablen CM-503c (10°/D50/C, 2°/D65) und der CM-503i (10°/C) und zwischen der CM-503i (2°/C) und der CM-503i (10°/D50/C).*

h-Werte nach 20 Minuten der beschleunigten Dehydrierung

Mess-apparatur	Norm-beob.	Lichtart/ Messfläche ø in mm	Nr. C	Mittelw.	Median	Standard-abw.	Min.	Max.	Signifikanz
CM-503c	2°	D65/3	1	93,4365	93,6787	5,1212	87,8799	106,7121	5, 8, 10, 11, 12
		D50/3	2	87,7483	87,0944	5,2043	79,9733	100,8948	3, 11
		C/3	3	96,5546	95,8264	4,9354	89,5942	108,2899	2,5,7,8,10,11,12
	10°	D65/3	4	90,0934	89,4471	4,9525	82,9672	102,3022	8, 10, 11
		D50/3	5	84,2517	83,6948	4,8712	76,8467	96,4135	1, 3
		C/3	6	91,7181	91,0056	4,8801	84,8352	103,5872	8, 10, 11
CM-503i	2°	D65/3	7	86,7711	86,2133	4,0320	81,0754	97,7788	3, 11
		D50/3	8	80,1020	79,7363	3,9415	73,9691	91,8078	1, 3, 4, 6, 9
		C/3	9	89,1057	88,5198	3,9065	83,5547	99,6907	8, 11
	10°	D65/3	10	82,7313	82,2251	3,9035	77,6380	93,4462	1, 3, 4, 6
		D50/3	11	77,3256	76,8178	3,7142	71,7518	87,4581	1, 2, 3, 4, 6, 7, 9
		C/3	12	84,4748	83,9477	3,8303	79,4596	93,9299	1, 3

Farbmaßzahl h – Eine Annäherung der Ergebnisse der Variablen CM-503c (10°/C) an die CM-503i (10°/C), der Variablen CM-503c (2°/D65) an die CM-503i (2°/D50) lassen diese Differenzen nicht mehr als signifikant bewerten Signifikanzen vgl. Vorzeit).

L*-Werte nach 90 Minuten der beschleunigten Dehydrierung

Mess-apparatur	Norm-beob.	Lichtart/ Messfläche ø in mm	Nr. C	Mittelw.	Median	Standard-abw.	Min.	Max.	Signifikanz
CM-503c	2°	D65/3	1	74,2869	74,3234	3,2698	69,5649	81,6203	7, 8, 9, 11
		D50/3	2	74,4473	74,7315	3,2382	70,0976	81,7718	8
		C/3	3	74,2666	74,5477	3,2652	69,8932	81,6401	8, 9
	10°	D65/3	4	73,8713	74,0704	3,3329	69,3788	81,3398	7, 8, 9, 10, 11, 12
		D50/3	5	74,1206	74,3560	3,2891	69,6949	81,5543	7, 8, 9, 11
		C/3	6	73,8632	74,0632	3,3323	69,3753	81,5362	7, 8, 9, 10, 11, 12
CM-503i	2°	D65/3	7	78,2370	77,2614	3,4052	73,2395	85,8112	1, 4, 5, 6
		D50/3	8	78,4751	77,5383	3,3219	73,5071	85,9496	1, 2, 3, 4, 5, 6
		C/3	9	78,2689	77,2976	3,3909	73,2675	85,8284	1, 3, 4, 5, 6
	10°	D65/3	10	77,9216	77,7183	3,4630	72,7120	85,3367	4, 6
		D50/3	11	78,2205	78,0291	3,4173	73,0362	85,7375	1, 4, 5, 6
		C/3	12	77,9243	77,7198	3,4603	72,7156	85,5575	4, 6

Bis auf die fehlenden signifikanten Wertedifferenzen zwischen den mit dem CM-503i (2°/C) und dem CM-503i (2°/D65) und zwischen den mit dem CM-503c (2°/D65) und dem CM-503i (10°/D50) gemessenen L-Werten – das CM-503i (10°/D50) misst signifikant höhere Werte als das CM-503c (2°/D65) – haben sich die Signifikanzverhältnisse zu denen zuvor bestehenden für die L*-Werte (s. Messungen nach 20 Minuten der Dehydrierung) nicht verändert.*

a*-Werte nach 90 Minuten der beschleunigten Dehydrierung

Mess-apparatur	Norm-beob.	Lichtart/ Messfläche ø in mm	Nr. C	Mittelw.	Median	Standard-abw.	Min.	Max.	Signifikanz
CM-503c	2°	D65/3	1	-0,3479	-0,7744	1,3047	-3,509	1,4113	8, 10, 11, 12
		D50/3	2	0,8049	0,7745	1,3340	-2,4883	3,7796	3, 10
		C/3	3	-1,4015	-1,4286	1,0300	-4,1776	0,5395	2,5,7,8,10,11,12
	10°	D65/3	4	0,2391	0,2714	1,2057	-2,8130	2,9967	8, 10, 11
		D50/3	5	1,6891	1,6157	1,4488	-1,6981	5,0224	1, 3, 6
		C/3	6	-0,1568	-0,1494	1,1734	-3,0818	2,3518	5, 8, 10, 11
CM-503i	2°	D65/3	7	0,9696	1,1741	1,3030	-1,8639	3,7108	3, 11
		D50/3	8	2,8086	2,6133	1,3655	-0,3381	6,2542	1, 3, 4, 6, 9
		C/3	9	0,3315	0,4715	1,0059	-2,3671	2,7095	8, 10, 11
	10°	D65/3	10	2,0317	1,8767	1,2201	-0,7071	5,2445	1, 3, 4, 6, 9
		D50/3	11	3,5889	3,1434	1,4720	0,7022	7,3933	1, 2, 3, 4, 6, 7, 9
		C/3	12	1,5706	1,5643	1,1228	-1,0736	4,5238	1, 3

Farbmaßzahl a – Die Signifikanten Differenzverhältnisse der nach 90-minütiger Heizperiode gemessenen Werte sind mit denen, welche nach einer Zeit von 20 Minuten erhoben wurden vergleichbar. Allerdings ist eine zusätzliche Signifikanz zwischen den Werten des CM-503c gemessen mit 10°/D50 und 2°/C und zwischen den des CM-503i 10°/D65 und 2°/C entstanden. Auch hier schmilzt die Differenz zwischen den Messwerten des CM-503c (10°/C) und des CM-503i (10°/C) auf eine nicht signifikante Größe.*

b*-Werte nach 90 Minuten der beschleunigten Dehydrierung

Mess-apparatur	Norm-beob.	Lichtart/ Messfläche (Ø mm)	Nr. C	Mittelw.	Median	Standard-abw.	Min.	Max	Signifikanz
CM-503c	2°	D65/3	1	14,7600	14,5536	4,1756	8,7165	23,6???	
		D50/3	2	14,1827	14,3612	4,1523	8,6?89	22,5??9	9
		C/3	3	14,6252	14,7180	4,2245	8,8124	22,9302	
	10°	D65/3	4	14,1799	14,4412	[illegible]	8,6174	22,5??8	[illegible]
		D50/3	5	14,2303	14,5???	4,1752	8,6756	22,6542	9
		C/3	6	14,5554	14,5384	4,1085	8,6613	22,6??6	
CM-503i	2°	D65/3	7	15,5607	15,5673	3,8657	8,9344	[illegible]	
		D50/3	8	15,4192	15,5???	3,9406	8,4765	22,9???	[illegible]
		C/3	9	15,7626	15,7???	3,8???	8,5269	22,6981	2, 4, 5
	10°	D65/3	10	15,1065	14,7??7	3,9???	[illegible]	[illegible]	
		D50/3	11	15,2524	14,8???	3,9943	8,4202	22,???	
		C/3	12	15,1599	14,8929	3,9734	8,?561	22,4???	

Nach 90-minütiger Herzperiode kommt es zu einer dramatischen Abnahme der Signifikanz unter den Differenzen zwischen den Variablen. Nur noch das CM-503i (2° C) misst auf einem signifikant höheren Niveau als das CM-503c (10° D65) und ebenfalls das CM-503i (2° C) erfasst die b-Farbwerte entsprechend höher als das CM-503c (10° D65 D50, 2° D50).*

C*-Werte nach 90 Minuten der beschleunigten Dehydrierung

Mess-apparatur	Norm-beob.	Lichtart/ Messfläche (Ø mm)	Nr. f	Mittelw.	Median	Standard-abw.	Min.	Max.	Signifikanz
CM-503c	2°	D65/3	1	14,???1	14,6090	4,1???	[illegible]	[illegible]	
		D50/3	2	14,2871	14,1???	4,2???	[illegible]	[illegible]	11
		C/3	3	14,5423	14,8266	4,1???	8,8???	22,9030	
	10°	D65/3	4	14,?140	14,4???	[illegible]	[illegible]	[illegible]	[illegible]
		D50/3	5	14,??54	[illegible]	4,1???	[illegible]	[illegible]	
		C/3	6	14,???1	[illegible]	[illegible]	[illegible]	[illegible]	
CM-503i	2°	D65/3	7	15,???8	[illegible]	[illegible]	[illegible]	[illegible]	
		D50/3	8	15,????	15,09??	[illegible]	[illegible]	23,?330	2
		C/3	9	15,48??	15,0825	4,1???	[illegible]	23,1??	
	10°	D65/3	10	15,??14	[illegible]	4,0???	[illegible]	[illegible]	
		D50/3	11	15,?028	15,1730	4,1634	8,7??7	23,??88	2, 1
		C/3	12	15,4488	15,3190	4,2149	8,6438	23,?9??	

Eine weitere Annäherung der unter den unterschiedlichen Messbedingungen mit zwei verschiedenen Spektrophotometern gemessenen Variablen lassen nur noch eine geringe Anzahl von signifikanten Differenzen erkennen. Lediglich das CM-503i (10° D50) misst entsprechend C-Werte höher als das CM-503c (10° D65, 2° D50) und unter den Messbedingungen 2° D50 höher als das CM-503c (10° D65).*

h-Werte nach 90 Minuten der beschleunigten Dehydrierung

Mess-apparatur	Norm-beob.	Lichtart/ Messfläche (Ø mm)	Nr. C	Mittelw.	Median	Standard-abw.	Min	Max	Signifikanz
CM-503c	2°	D65/3	1	91,1262	91,3?59	7,5???	[illegible]	[illegible]	8, 10, 11, 12
		D50/3	2	87,4?18	[illegible]	5,4???	[illegible]	[illegible]	[illegible]
		C/3	3	96,1330	[illegible]	7,1???	8?,2??2	10?,?041	[illegible]
	10°	D65/3	4	87,6?61	[illegible]	5,0???	8?,?9?8	[illegible]	8, 10, 11
		D50/3	5	87,8129	[illegible]	[illegible]	[illegible]	[illegible]	[illegible]
		C/3	6	9?,????	90,3???	[illegible]	8?,????	10?,????	8, 8, 10, 11
CM-503i	2°	D65/3	7	[illegible]	[illegible]	1,5???	8?,????	[illegible]	[illegible]
		D50/3	8	7?,?135	[illegible]	[illegible]	[illegible]	[illegible]	[illegible]
		C/3	9	85,9190	85,?0??	1,5781	8?,????	[illegible]	[illegible]
	10°	D65/3	10	8?,????	81,9?12	1,5???	[illegible]	[illegible]	[illegible]
		D50/3	11	78,?067	76,4??	1,5??3	7?,????	[illegible]	1, 3, [illegible], 6, 7, 9
		C/3	12	84,?63?	83,6778	[illegible]	[illegible]	84,4???	[illegible]

Farbmaßzahl h – Der Vergleich mit den Signifikanzverhältnissen der zum Zeitpunkt nach 30-minütiger Herzperiode gemessenen Werte mit den Variablen der Werte nach einem 90 Minuten-Intervall zeigt parallele Veränderungen. Die Signifikanz zwischen den Variablen CM-503c (10° D50)/CM-503c (2° D65) geht zugunsten der höheren Variable CM-503c (10° C) verloren. Auch verliert sich die Signifikanz zwischen den Variablen CM-503c (2° D65) und den Variablen CM-503c (10° D50) und CM-503i (2° C). Lediglich entsteht zwischen der größeren Variablen CM-503i (2° C) und der Variablen CM-503c (10° D65) signifikante Differenz.

L*-Werte nach 161 Minuten der beschleunigten Dehydrierung

Mess-Apparatur	Norm-beob.	Lichtart/ Messfläche ø in mm	Nr. C	Mittelw.	Median	Standard-abw.	Min.	Max.	Signifikanz
CM-503c	2°	D 65/3	1	74,5851	74,6536	2,9997	70,2597	80,6682	7, 8, 9
		D 50/3	2	74,7788	74,8649	2,9619	70,4931	80,8371	8
		C/3	3	74,6071	74,6720	2,9938	70,2888	80,6923	7, 8, 9
	10°	D 65/3	4	74,1666	74,1891	3,0707	69,7716	80,3535	7, 8, 9, 10, 11, 12
		D 50/3	5	74,4331	74,4816	3,0198	70,0887	80,5770	7, 8, 9, 11
		C/3	6	74,1614	74,1823	3,0693	69,7691	80,3577	7, 8, 9, 10, 11, 12
CM-503 i	2°	D 65/3	7	78,9503	78,9786	2,9977	74,4117	84,8839	1, 3, 4, 5, 6
		D 50/3	8	79,1975	79,2081	2,9540	74,7253	85,0500	1, 2, 3, 4, 5, 6
		C/3	9	78,9833	79,0057	2,9857	74,4574	84,9074	1, 3, 4, 5, 6
	10°	D 65/3	10	78,4871	78,4324	3,0580	73,8572	84,5929	4, 6
		D 50/3	11	78,8080	78,8242	3,0039	74,2654	84,8068	4, 5, 6
		C/3	12	78,4848	78,4385	3,0519	73,5668	84,5976	4, 6

Interessant ist das am Ende der Messreihe an völlig trockenen Zähnen genau die identischen Signifikanzverhältnisse vorherrschen wie zu Beginn der Messreihe an nassen Zähnen.

a*-Werte nach 161 Minuten der beschleunigten Dehydrierung

Mess-Apparatur	Norm-beob.	Lichtart/ Messfläche ø in mm	Nr. C	Mittelw.	Median	Standard-abw.	Min.	Max.	Signifikanz
CM-503c	2°	D 65/3	1	-0,7272	-0,6208	1,1794	-3,8574	1,4749	5, 8, 9, 10, 11, 12
		D 50/3	2	1,0185	1,2078	1,4172	-2,4697	3,8947	3, 11
		C/3	3	-1,3161	-1,2518	1,0960	-4,2537	0,5517	2, 5, 8, 9, 10, 11, 12
	10°	D 65/3	4	0,4195	0,5830	1,2843	-2,8010	3,0797	8, 11
		D 50/3	5	1,9396	2,1593	1,5239	-1,5996	5,1513	1, 3, 6
		C/3	6	-0,0141	0,1246	1,1980	-3,0984	2,4185	5, 8, 10, 11
CM-503 i	2°	D 65/3	7	0,9879	1,1545	1,0814	-1,9362	3,4205	11
		D 50/3	8	2,8960	2,7840	1,5127	-0,2063	5,9750	1, 3, 4, 6
		C/3	9	1,6673	1,3285	1,9406	-2,4862	5,9756	1, 3
	10°	D 65/3	10	2,1328	2,0877	1,1866	-0,6933	4,9912	3, 6
		D 50/3	11	3,7773	3,6346	1,4190	0,5050	7,1656	1, 2, 3, 4, 6, 7
		C/3	12	1,6445	1,6467	1,1079	-1,0807	4,2709	1, 3

Ein Vergleich der Signifikanzrelation zu den a-Werten der 90-Minutenzeit zeigt weitere Differenzverluste und ein weiteren Verlust an Signifikanzen. So bestehen nun keine signifikante Differenzen mehr zwischen der Variablen CM-503c (10°/D65) und CM-503i (10°/D65), zwischen den Variablen CM-503c (10° C) und CM-503i (10° C), zwischen den CM-503c (10°/D65, 2° D65), CM-503i (2° C) einerseits und der CM-503i (10°/D65) andererseits, zwischen Werten des CM-503i auf der einen Seite und Werten des gleichen Gerätes (10°/D65/D50, 2° D50) auf der anderen Seite. Allerdings kommen Signifikanzen zwischen den Messwerten des CM-503c (2° D65, 2° C) und den des CM-503i (2° C) hinzu.*

b*-Werte nach 161 Minuten der beschleunigten Dehydrierung

Mess-apparatur	Norm-beob.	Lichtart/ Messfläche ø in mm	Nr. C	Mittelw.	Median	Standard-abw.	Min.	Max.	Signifikanz
CM-503c	2°	D 65/3	1	15,1032	15,2376	4,0872	9,6700	23,0697	9
		D 50/3	2	15,0267	15,1294	4,3615	9,6382	22,9632	7, 8, 9
		C/3	3	15,2504	15,41195	4,1372	9,1737	23,3452	
	10°	D 65/3	4	15,0338	15,1560	4,0400	8,9712	22,9436	7, 8, 9, 11
		D 50/3	5	15,0769	15,1923	4,0895	9,0290	23,0460	9
		C/3	6	15,1012	15,2407	4,0681	9,0208	23,0867	9
CM-503 i	2°	D 65/3	7	16,2592	16,6788	3,8809	9,5331	23,1512	2, 4
		D 50/3	8	16,2975	16,7330	3,8987	9,6086	23,2977	2, 4
		C/3	9	16,4494	16,8666	3,9280	9,6436	23,4080	1, 3, 4, 5, 6, 10
	10°	D 65/3	10	16,0472	16,4031	3,8344	9,3525	22,7378	9
		D 50/3	11	16,2394	16,6340	3,8836	9,5216	23,1202	4
		C/3	12	16,1446	16,4996	3,8606	9,4080	22,8877	

Zusätzlich zu der Messung nach 90-minütiger Heizperiode sind die b-Variablen des CM-503i (10°/D50 und 2°/D65) signifikant höher als die des CM-503c (10°/D65) und die des CM-503i (2°/C) entsprechend höher als die des CM-503c (2°/D65, 10°/C). Signifikanz besteht weiterhin zwischen der Wertegemeinschaft des CM-503i (2°/D65/D50) und der des CM-503c (2°/D50) und innerhalb des Gerätes CM-503i zwischen den Ergebnissen der Modi 10°/D65 und 2°/C. Allerdings liegen die Messergebnisse, welche durch die unterschiedlichen Messvariablen eine Modifizierung erlangen, im Ganzen näher beieinander, sodass weniger Signifikanzen auszumachen sind als bei allen Messungen zu Beginn und bis zur 30 Minutenmarke.*

C*-Werte nach 161 Minuten der beschleunigten Dehydrierung

Mess-apparatur	Norm-beob.	Lichtart/ Messfläche	Nr. C	Mittelw.	Median	Standard-abw.	Min.	Max.	Signifikanz
CM-503c	2°	D65/3	1	15,1736	15,1127	4,0450	9,6987	23,0745	1
		D50/3	2	15,0154	15,1314	4,3902	9,0453	23,0520	2, 9, 11
		C/3	3	15,3890	[illegible]	4,0288	9,2384	23,3538	
	10°	D65/3	4	15,0754	15,1562	3,9443	8,5712	22,9776	7, 8, 9, 11
		D50/3	5	15,2486	15,2328	4,0856	9,0878	23,2084	12
		C/3	6	15,1498	15,2543	4,0530	9,0237	23,0668	12
CM-503i	2°	D65/3	7	[illegible]	[illegible]	[illegible]	[illegible]	24,3822	3
		D50/3	8	16,8902	16,9072	[illegible]	9,6125	24,0816	2, 3
		C/3	9	16,3802	16,3686	3,9336	9,6704	23,9385	2, 4
	10°	D65/3	10	16,2143	16,5410	3,9687	9,5427	23,2291	
		D50/3	11	16,7690	17,0868	[illegible]	9,8874	24,0081	1, 2, 4, 5, 6
		C/3	12	16,2552	16,3925	3,8064	9,5461	23,2825	

Im Vergleich der Signifikanzverhältnisse der [illegible]-Werte sind nun zum Ende der Messung Signifikanzen, welche in den Variablen der 90-Minutenmarke ausgeschlossen waren, wieder aufgetaucht. So besteht Signifikanz zwischen den Variablen CM-503c/10°/D65 und CM-503i 2°/D65/C als auch zwischen den Variablen CM-503c/10°/D50/6 ... 2°/D65 und CM-503i/10°/D50 und zwischen CM-503i/2°/D50 und CM-503i/2°/D50/C.

h-Werte nach 161 Minuten der beschleunigten Dehydrierung

Mess-apparatur	Norm-beob.	Lichtart/ Messfläche	Nr. C	Mittelw. (Mean)	Median	Standard-abw.	Min.	Max.	Signifikanz
CM-503c	2°	D65/3	4	92,3676	92,3432	5,1233	88,4316	107,9762	8, 10, 11, 12
		D50/3	5	86,7583	85,6770	5,5897	78,4760	101,9707	3, 11
		C/3	6	92,5133	94,5609	5,132	87,5500	109,4902	2, 3, 5, 8, 10, 11, 12
	10°	D65/3	1	88,0918	87,9750	5,1292	81,1176	103,7666	8, 10, 11
		D50/3	2	83,2653	83,2395	5,4281	75,8497	97,5514	5, 6
		C/3	3	90,6422	89,6581	5,6120	83,2982	104,2077	5, 8, 10, 11
CM-503i	2°	D65/3	10	86,6539	86,3938	3,6200	81,5884	97,4101	3, 11
		D50/3	11	80,6271	79,9641	3,5546	75,5576	96,7906	1, 3, 4, 6, 9
		C/3	12	89,0010	88,7179	3,5038	84,0281	99,3602	8, 10, 11
	10°	D65/3	7	82,5623	82,2641	3,4433	77,6182	92,0861	1, 3, 4, 6, 9
		D50/3	8	77,0837	76,9375	3,2898	72,3802	85,8910	1, 2, 3, 4, 6, 7, 9
		C/3	9	84,3158	84,0357	3,5744	79,4300	94,1998	1, 3

Die Signifikanzverhältnisse der h°-Werte sind mit denen der 90-Minutenmarke identisch.

Zu 5.3 Einfluss der De- und Rehydrierungsprozesse auf die Spektralkurven

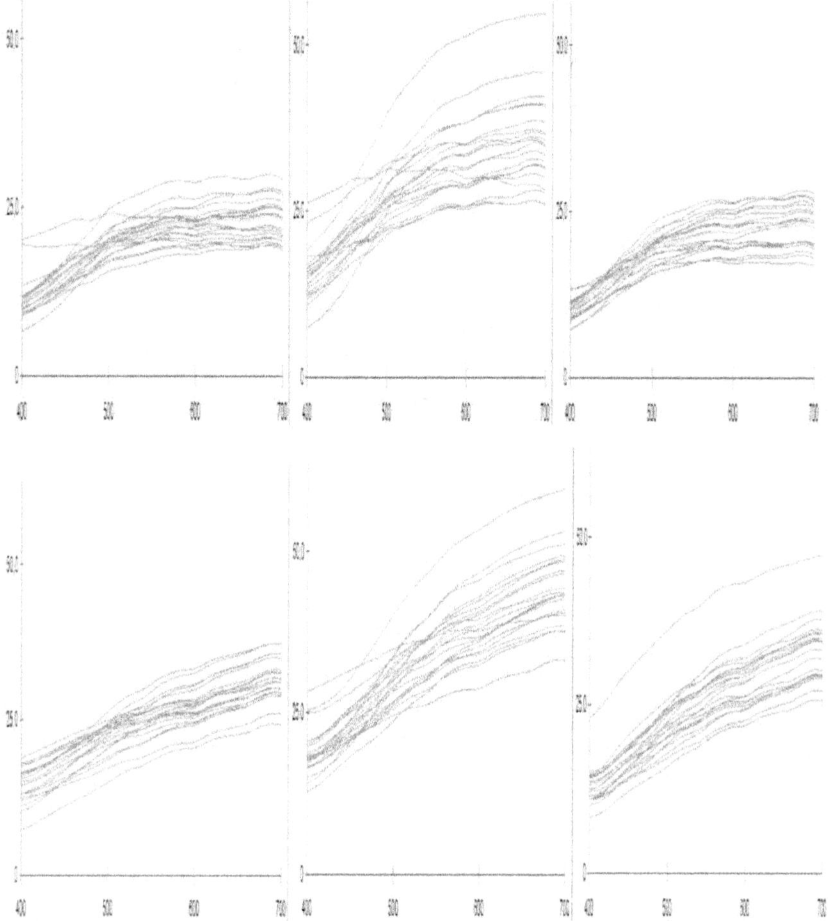

Abb. 11-10 Spektralkurven natürlich nasser Zähne vor dem Dehydrierungsprozess (links), nach 3-stündiger Lufttrocknung (Mitte) und nach 46-stündigem Rehydrierungsprozess (rechts) erfasst mit dem Spektralphotometer CM-503c (oben) und CM-503i (unten). Das Diagramm zeigt die mit den Spektralphotometern unter einem Normbeobachtungswinkel von 2° und dem Normlicht D65 gewonnenen Ergebnisse. Die Ordinate trägt die Werte der Reflexion (%) und die Abszisse die der Wellenlängen (nm). Die Spektralkurven (rechts und links) entsprechen in etwa denen von natürlich feuchten Zähnen in vivo. Die Kurven sind auf 100 Prozent bezogen.

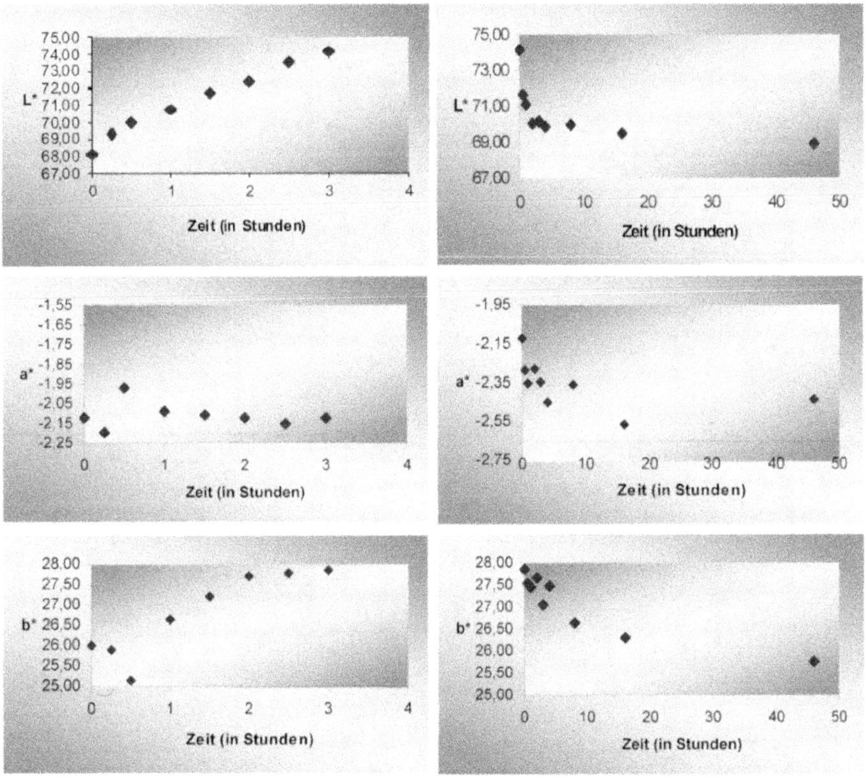
L*
a*
b*
Zeit (in Stunden)

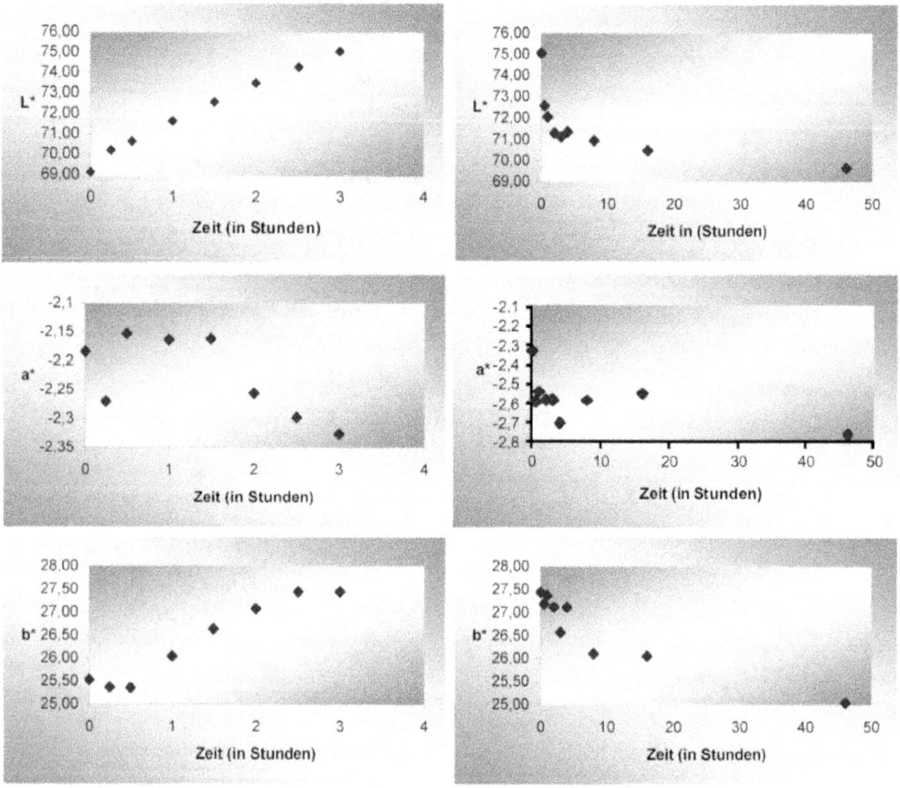

Abb. 11–12 Das Verhalten der L*a*b*C*h-Werte durch Lufttrocknung. Gemessen wurde mit dem mikroskopischen Chromameter CR 241 auf einer Messfläche von Ø 1,8 mm

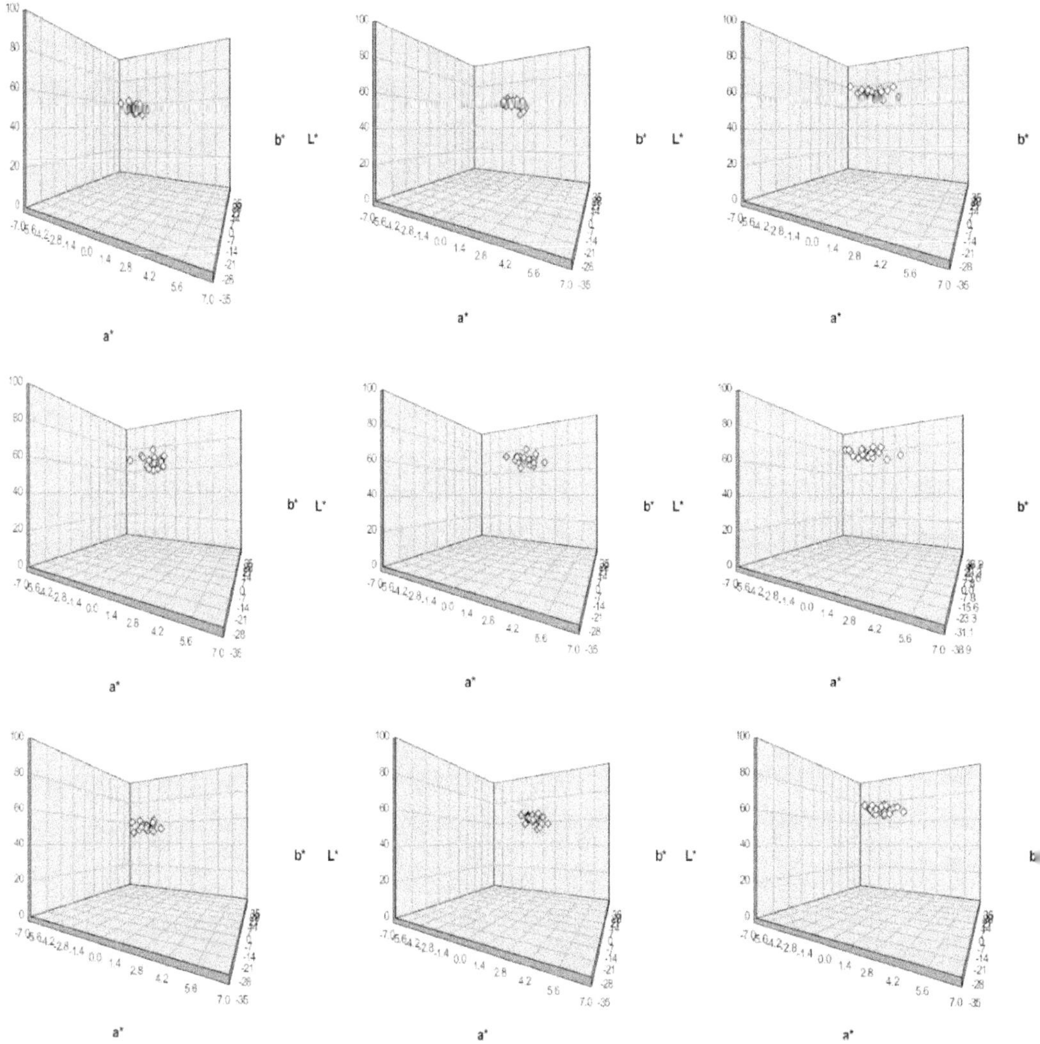

L*
a*
b*
0
20
40
60
80
100
-7.0
-5.6
-4.2
-2.8
-1.4
0.0
1.4
2.8
4.2
5.6
7.0
-35
-28
-21
-14
-7
0

L*-Wertemessungen zu definierten Zeitpunkten mit dem Spektralphotometer CM-503c (45/0°) unter einem Normbeobachtungswinkel von 2° und Nutzung der Normlichtart D65

	Dehydrierung in Stunden								Rehydrierung in Stunden							
Zahn	0	0,25	0,5	1	1,5	2	2,5	3	0,5	1	2	3	4	8	16	46
1	54,8703	54,4138	54,7375	55,6798	56,0520	56,7045	57,6682	58,0600	57,3178	56,9718	56,1250	56,1051	55,5025	55,5051	54,7711	54,6293
2	54,3094	51,3095	57,5535	57,8231	58,2157	58,4305	58,9577	59,4612	56,7787	56,6512	56,0641	55,7262	55,6013	55,2533	54,4549	54,3240
3	55,8713	55,4784	56,3753	58,2295	60,4670	62,3017	64,1292	65,3375	59,9715	59,2160	58,4337	57,7976	57,2432	56,1494	55,5090	54,6616
4	54,3152	56,3010	57,5191	58,6580	61,4464	61,6474	63,5352	64,3121	58,8029	57,9868	57,1269	56,8620	56,8697	55,6221	56,3642	54,3547
5	53,3169	53,5111	53,7235	55,7622	56,1752	57,7616	59,4452	60,8519	58,7974	55,5146	57,2352	57,1285	56,8572	55,7291	55,0634	54,7596
6	51,5056	51,4255	51,6448	49,5193	61,7340	64,5341	65,4327	66,3526	56,3084	53,7632	53,0877	53,1586	52,3160	52,4108	52,1993	51,0060
7	56,7182	55,5864	58,9660	60,4691	61,8430	63,3351	63,6963	65,5503	52,9304	62,2619	60,6573	60,3059	61,2455	58,8621	55,2813	58,0568
8	48,6526	52,2657	54,0127	57,3711	58,3750	59,9721	60,1629	61,2554	56,2702	55,7517	58,8061	58,1476	53,8597	51,7813	53,3803	50,1352
9	50,0147	51,3190	52,0213	53,5550	54,0150	54,5913	55,1244	56,2107	55,0151	52,8276	51,9020	52,2221	51,9457	52,5281	50,0973	51,0515
10	55,3218	56,3355	57,2462	57,7236	58,7268	59,9180	61,0169	62,2161	61,3842	61,0070	60,0785	59,5527	58,8259	57,4125	56,5560	55,6029
11	55,0293	57,6852	60,8029	61,4193	65,6568	66,6657	67,4800	68,1369	62,1500	60,0750	59,4454	58,9065	58,3641	56,0873	55,1228	55,2545
12	55,9351	57,6017	58,0895	59,4186	61,0155	62,9700	64,8218	66,2066	61,3066	61,2681	60,2048	59,2003	59,0983	58,4450	57,7814	56,3667
13	52,3840	54,9091	57,1965	58,9176	60,3223	62,7469	63,1613	64,3960	59,5476	55,8218	54,4136	53,6716	53,9446	52,3081	52,3294	52,6811
14	51,8768	55,4132	58,9551	57,1432	58,5784	59,0708	61,4520	62,3698	57,8156	55,6910	53,2331	52,0665	52,8232	52,1171	51,0465	51,0386
15	52,3469	55,0374	55,8839	56,6843	57,4472	58,0660	58,2829	59,8405	55,5180	54,1120	54,0546	52,5225	50,9886	51,9206	52,2508	52,2416
16	51,4842	50,8212	53,1267	54,6475	53,3168	53,3119	52,6174	56,2426	53,3475	50,2820	51,0415	50,5378	50,4199	50,1025	49,5591	48,3650
17	59,3261	63,8311	67,8123	69,0489	71,3665	72,9284	73,4897	74,1250	64,0101	62,9539	62,1964	61,2186	61,7865	60,3590	58,2062	58,9348
18	53,0161	54,6998	55,1864	55,8958	55,7883	55,5876	56,2849	56,6817	54,3290	53,2830	53,2512	53,3051	52,2147	53,1136	52,5749	52,0078
19	48,2416	51,4530	52,3016	55,6130	58,0683	59,6908	61,1149	62,4519	59,8131	57,8668	54,0528	52,4895	51,6469	50,7236	50,5727	49,4645
20	53,9792	54,6571	55,2380	55,9086	57,2430	59,3665	61,2242	62,8574	55,7220	56,0172	56,4687	56,6859	55,5936	55,3142	54,4736	54,8556

a*-Wertemessungen zu definierten Zeitpunkten mit dem Spektralphotometer CM-503c (45/0°) unter einem Normbeobachtungswinkel von 2° und Nutzung der Normlichtart D65

	Dehydrierung in Stunden								Rehydrierung in Stunden							
Zahn	0	0,25	0,5	1	1,5	2	2,5	3	0,5	1	2	3	4	8	16	46
1	-2,4239	-2,2420	-2,2182	-2,0721	-1,8909	-1,7646	-1,7143	-1,6838	-1,8193	-1,8604	-1,9358	-2,0547	-2,1135	-2,2078	-2,2719	-2,3712
2	-1,9364	-1,7772	-1,5971	-1,6058	-1,4882	-1,4494	-1,3749	-1,2987	-1,3517	-1,4258	-1,4493	-1,5538	-1,5140	-1,5442	-1,5992	-1,8277
3	-2,9305	-2,7386	-2,4461	-2,0958	-1,9321	-1,7977	-1,9316	-2,0132	-2,2500	-2,3134	-2,2737	-2,3589	-2,5617	-2,5741	-2,7315	-2,7964
4	-2,3409	-2,3711	-2,2191	-2,1789	-1,8987	-1,7088	-1,6968	-1,5968	-2,0571	-2,0587	-2,0854	-2,0838	-2,0062	-2,1883	-2,4000	-2,3252
5	-2,3046	-2,2498	-2,1708	-1,8897	-1,8074	-1,8675	-1,7881	-1,8348	-2,1748	-2,1571	-2,1766	-2,1529	-2,1643	-2,2206	-2,2166	-2,2531
6	-2,5423	-2,5105	-2,3220	-2,0881	-1,9367	-1,7955	-1,7855	-1,7877	-1,7844	-1,9717	-1,9727	-2,1558	-2,2318	-2,2586	-2,3884	-2,4500
7	-2,2780	-1,7521	-1,4291	-1,4873	-1,2810	-0,9287	-0,6821	-0,7832	-1,1612	-1,3980	-1,3110	-1,5128	-1,4588	-1,6649	-1,2149	-1,6982
8	-1,8158	-1,8398	-1,6704	-1,3735	-1,0186	-0,8000	-0,3672	-0,3061	-1,2397	-1,1078	-1,2666	-1,3347	-1,3989	-1,4525	-1,5457	-1,7750
9	-1,6798	-1,6079	-1,5147	-1,3378	-1,2402	-1,1573	-1,0281	-0,9230	-1,3480	-1,3801	-1,4023	-1,6224	-1,4559	-1,6244	-1,5963	-1,7248
10	-2,8133	-2,4153	-2,4457	-2,4047	-2,3707	-2,3614	-2,3381	-2,2980	-2,3685	-2,3808	-2,4048	-2,4155	-2,0745	-2,2514	-2,3027	-2,3462
11	-1,7704	-1,1703	-0,6717	-0,6951	-0,5488	-0,5417	-0,4805	-0,4861	-1,3958	-1,4621	-1,5519	-1,6363	-1,6409	-1,6299	-1,8433	-1,7207
12	-1,5165	-1,4468	-1,3959	-1,0311	-0,7687	-0,8224	-0,9545	-1,0973	-1,3258	-1,3432	-1,4261	-1,2637	-1,4361	-1,5606	-1,6738	-1,4909
13	-2,1988	-2,2262	-2,0172	-1,7970	-1,6248	-1,6063	-1,5647	-1,5990	-2,0136	-1,9732	-1,9433	-1,9723	-2,0407	-2,2381	-2,0984	-2,0666
14	-1,5612	-1,3746	-1,3361	-0,9053	-0,6404	-0,3332	-0,2923	-0,1897	-1,0296	-0,9165	-0,8936	-1,4171	-1,2328	-1,2675	-1,4063	-1,3888
15	-0,8130	-0,7295	-0,7026	-0,5224	-0,3222	-0,1704	0,0375	0,1120	-0,0806	-0,2372	-0,2872	-0,4038	-0,6853	-0,6930	-0,7181	-0,6719
16	-0,8914	-0,9839	-0,9069	-0,6369	-0,4363	-0,0184	0,0791	0,1148	-0,9649	-0,9192	-1,0075	-0,8471	-1,5606	-2,1210	-1,1095	-2,3775
17	-3,3149	-2,8265	-2,6392	-2,4658	-2,3148	-2,2293	-2,0154	-1,8381	-3,0050	-3,0312	-3,2534	-3,3368	-3,3817	-3,3258	-3,5385	-3,2566
18	-1,8891	-1,6088	-1,4557	-1,2520	-1,2990	-1,0843	-1,0810	-0,9594	-1,3043	-1,3873	-1,4661	-1,4584	-1,5872	-1,6896	-1,6394	-1,7140
19	-0,9518	-0,8235	-0,8874	-0,4603	-0,2984	-0,1831	-0,1820	-0,1274	-0,5625	-0,6449	-0,7509	-0,6864	-0,7249	-1,0318	-0,8830	-0,9857
20	-3,3121	-2,9990	-2,9386	-2,7846	-2,3301	-2,2752	-2,3455	-2,2815	-2,8830	-2,7929	-3,6146	-3,0602	-2,9642	-3,3302	-3,3482	-2,7668

b*-Wertemessungen zu definierten Zeitpunkten mit dem Spektralphotometer CM-503c (45/0°) unter einem Normbeobachtungswinkel von 2° und Nutzung der Normlichtart D65

	Dehydrierung in Stunden								Rehydrierung in Stunden							
Zahn	0	0,25	0,5	1	1,5	2	2,5	3	0,5	1	2	3	4	8	16	46
1	13,6403	13,4880	13,4707	13,7374	13,6941	14,2222	13,8616	13,6300	12,5441	13,3322	13,0250	13,4555	13,1134	12,6655	12,7228	11,2061
2	10,2662	10,2834	10,5260	10,9912	10,5795	10,8379	10,6811	10,7407	11,3646	11,1114	11,0138	10,5209	11,4642	11,3647	10,0672	10,3055
3	16,2123	17,0277	18,0280	19,8443	21,0722	23,2046	24,0212	24,3030	21,8317	21,0442	20,7030	19,9735	19,2379	18,6787	17,5414	16,9765
4	12,9367	12,5764	12,3122	12,4537	13,5130	13,6126	14,7077	15,9856	13,4174	13,9335	14,0479	13,9314	14,0878	13,2986	15,4418	15,0753
5	13,9692	14,2917	14,8158	15,0610	16,2595	17,4981	18,1260	19,1961	18,0109	17,4388	17,1870	16,7755	16,3820	16,0267	15,7254	14,7611
6	8,3366	8,3622	8,7011	7,9681	9,3755	10,0859	10,6649	9,5363	9,5730	9,5888	9,2459	9,1166	8,9031	8,8618	8,6986	8,6811
7	17,2083	17,0284	17,6819	17,6602	18,4609	19,8736	20,7380	21,5040	21,7709	21,5920	20,3822	19,7596	19,3735	18,6425	18,1230	17,3690
8	10,2241	8,4937	8,7429	10,0778	11,4657	13,2220	13,6647	13,8075	12,3194	12,2494	12,3898	12,0872	10,9134	10,8897	10,2241	11,2092
9	10,3415	11,4216	12,4472	12,7384	13,7968	13,3450	13,6230	13,9943	13,6573	13,5222	12,5412	12,9718	12,5355	11,9745	11,5762	11,3690
10	1,2769	1,3355	1,8908	1,4559	1,3981	1,6709	2,0803	2,2458	2,7178	2,7308	2,8113	1,5425	2,3681	3,0772	2,0692	1,2810
11	17,4823	18,4281	20,3763	21,4392	22,5567	22,8947	23,0747	23,1828	21,2738	21,4497	21,1992	20,4036	20,9236	19,0666	18,5518	17,3667
12	13,5108	11,7842	11,6885	13,1842	14,5441	16,2418	17,2196	17,7379	18,1078	17,9766	17,5363	15,9844	16,2429	16,0434	14,4095	14,2841
13	7,5343	7,2236	6,6084	7,6477	8,6458	9,2819	9,1277	9,5236	8,1432	9,2215	9,5548	8,4466	9,1488	7,6698	7,5744	7,3127
14	12,5425	12,3141	12,2912	13,0921	15,9240	18,3291	18,8843	18,2311	14,5652	14,7167	14,0467	13,8249	13,6687	13,6717	13,2542	12,1626
15	15,6302	13,9590	13,5196	12,4855	13,3114	13,7486	14,3763	14,7803	16,5130	17,7628	17,1837	16,8895	17,4096	16,8211	15,7045	15,5801
16	1,0061	4,8123	1,1083	2,4553	6,1303	8,1211	8,9760	8,8870	4,3278	3,2636	3,9174	0,8757	1,8069	4,7736	3,7678	2,9919
17	16,3616	20,3111	21,8946	22,7874	24,9288	24,8873	24,2687	23,4137	20,3410	19,8931	18,9040	18,2540	17,8959	17,2817	16,7730	16,1276
18	8,9642	8,5235	8,5230	9,2018	9,1361	9,5442	9,0816	9,6809	10,1941	10,5638	10,4130	10,0252	10,2803	9,7881	9,3867	9,5345
19	10,7800	10,1782	9,5547	11,6517	11,6685	13,8825	14,3114	14,7867	15,1095	16,1037	15,1753	12,6051	12,8419	12,5779	11,7567	10,3451
20	21,5588	22,0589	22,3022	22,2298	24,5282	25,1341	27,7285	29,3671	25,0717	23,9688	23,1833	23,1151	22,8452	22,2725	21,4601	20,8314

Zu Kap. 5.3 Farbmetrische Erfassung der Flüssigkeitsabgabe und Aufnahmechronologie luftgetrockneter Zähne

C*-Wertemessungen zu definierten Zeitpunkten mit dem Spektralphotometer CM-503i (45/0°) unter einem Normalbeobachtungswinkel von 2° und Nutzung der Normlichtart D65																
	Dehydrierung in Stunden								Rehydrierung in Stunden							
Zahn	0	0,25	0,5	1	1,5	2	2,5	3	0,5	1	2	3	4	8	16	40
1	[illegible]	[illegible]	[illegible]	[illegible]	[illegible]	[illegible]	[illegible]	[illegible]	[illegible]	[illegible]	[illegible]	[illegible]	[illegible]	[illegible]	[illegible]	[illegible]
2	[illegible]	[illegible]	[illegible]	[illegible]	[illegible]	[illegible]	[illegible]	[illegible]	[illegible]	[illegible]	[illegible]	[illegible]	[illegible]	[illegible]	[illegible]	[illegible]
3	[illegible]	[illegible]	[illegible]	[illegible]	[illegible]	[illegible]	[illegible]	[illegible]	[illegible]	[illegible]	[illegible]	[illegible]	[illegible]	[illegible]	[illegible]	[illegible]
4	[illegible]	[illegible]	[illegible]	[illegible]	[illegible]	[illegible]	[illegible]	[illegible]	[illegible]	[illegible]	[illegible]	[illegible]	[illegible]	[illegible]	[illegible]	[illegible]
5	[illegible]	[illegible]	[illegible]	[illegible]	[illegible]	[illegible]	[illegible]	[illegible]	[illegible]	[illegible]	[illegible]	[illegible]	[illegible]	[illegible]	[illegible]	[illegible]
6	[illegible]	[illegible]	[illegible]	[illegible]	[illegible]	[illegible]	[illegible]	[illegible]	[illegible]	[illegible]	[illegible]	[illegible]	[illegible]	[illegible]	[illegible]	[illegible]
7	[illegible]	[illegible]	[illegible]	[illegible]	[illegible]	[illegible]	[illegible]	[illegible]	[illegible]	[illegible]	[illegible]	[illegible]	[illegible]	[illegible]	[illegible]	[illegible]
8	[illegible]	[illegible]	[illegible]	[illegible]	[illegible]	[illegible]	[illegible]	[illegible]	[illegible]	[illegible]	[illegible]	[illegible]	[illegible]	[illegible]	[illegible]	[illegible]
9	[illegible]	[illegible]	[illegible]	[illegible]	[illegible]	[illegible]	[illegible]	[illegible]	[illegible]	[illegible]	[illegible]	[illegible]	[illegible]	[illegible]	[illegible]	[illegible]
10	[illegible]	[illegible]	[illegible]	[illegible]	[illegible]	[illegible]	[illegible]	[illegible]	[illegible]	[illegible]	[illegible]	[illegible]	[illegible]	[illegible]	[illegible]	[illegible]
11	[illegible]	[illegible]	[illegible]	[illegible]	[illegible]	[illegible]	[illegible]	[illegible]	[illegible]	[illegible]	[illegible]	[illegible]	[illegible]	[illegible]	[illegible]	[illegible]
12	[illegible]	[illegible]	[illegible]	[illegible]	[illegible]	[illegible]	[illegible]	[illegible]	[illegible]	[illegible]	[illegible]	[illegible]	[illegible]	[illegible]	[illegible]	[illegible]
13	[illegible]	[illegible]	[illegible]	[illegible]	[illegible]	[illegible]	[illegible]	[illegible]	[illegible]	[illegible]	[illegible]	[illegible]	[illegible]	[illegible]	[illegible]	[illegible]
14	[illegible]	[illegible]	[illegible]	[illegible]	[illegible]	[illegible]	[illegible]	[illegible]	[illegible]	[illegible]	[illegible]	[illegible]	[illegible]	[illegible]	[illegible]	[illegible]
15	[illegible]	[illegible]	[illegible]	[illegible]	[illegible]	[illegible]	[illegible]	[illegible]	[illegible]	[illegible]	[illegible]	[illegible]	[illegible]	[illegible]	[illegible]	[illegible]
16	[illegible]	[illegible]	[illegible]	[illegible]	[illegible]	[illegible]	[illegible]	[illegible]	[illegible]	[illegible]	[illegible]	[illegible]	[illegible]	[illegible]	[illegible]	[illegible]
17	[illegible]	[illegible]	[illegible]	[illegible]	[illegible]	[illegible]	[illegible]	[illegible]	[illegible]	[illegible]	[illegible]	[illegible]	[illegible]	[illegible]	[illegible]	[illegible]
18	[illegible]	[illegible]	[illegible]	[illegible]	[illegible]	[illegible]	[illegible]	[illegible]	[illegible]	[illegible]	[illegible]	[illegible]	[illegible]	[illegible]	[illegible]	[illegible]
19	[illegible]	[illegible]	[illegible]	[illegible]	[illegible]	[illegible]	[illegible]	[illegible]	[illegible]	[illegible]	[illegible]	[illegible]	[illegible]	[illegible]	[illegible]	[illegible]
20	[illegible]	[illegible]	[illegible]	[illegible]	[illegible]	[illegible]	[illegible]	[illegible]	[illegible]	[illegible]	[illegible]	[illegible]	[illegible]	[illegible]	[illegible]	[illegible]

h-Wertemessungen zu definierten Zeitpunkten mit dem Spektralphotometer CM-503i (45/0°) unter einem Normalbeobachtungswinkel von 2° und Nutzung der Normlichtart D65																
	Dehydrierung in Stunden								Rehydrierung in Stunden							
Zahn	0	0,25	0,5	1	1,5	2	2,5	3	0,5	1	2	3	4	8	16	40
1	[illegible]	[illegible]	[illegible]	[illegible]	[illegible]	[illegible]	[illegible]	[illegible]	[illegible]	[illegible]	[illegible]	[illegible]	[illegible]	[illegible]	[illegible]	[illegible]
2	[illegible]	[illegible]	[illegible]	[illegible]	[illegible]	[illegible]	[illegible]	[illegible]	[illegible]	[illegible]	[illegible]	[illegible]	[illegible]	[illegible]	[illegible]	[illegible]
3	[illegible]	[illegible]	[illegible]	[illegible]	[illegible]	[illegible]	[illegible]	[illegible]	[illegible]	[illegible]	[illegible]	[illegible]	[illegible]	[illegible]	[illegible]	[illegible]
4	[illegible]	[illegible]	[illegible]	[illegible]	[illegible]	[illegible]	[illegible]	[illegible]	[illegible]	[illegible]	[illegible]	[illegible]	[illegible]	[illegible]	[illegible]	[illegible]
5	[illegible]	[illegible]	[illegible]	[illegible]	[illegible]	[illegible]	[illegible]	[illegible]	[illegible]	[illegible]	[illegible]	[illegible]	[illegible]	[illegible]	[illegible]	[illegible]
6	[illegible]	[illegible]	[illegible]	[illegible]	[illegible]	[illegible]	[illegible]	[illegible]	[illegible]	[illegible]	[illegible]	[illegible]	[illegible]	[illegible]	[illegible]	[illegible]
7	[illegible]	[illegible]	[illegible]	[illegible]	[illegible]	[illegible]	[illegible]	[illegible]	[illegible]	[illegible]	[illegible]	[illegible]	[illegible]	[illegible]	[illegible]	[illegible]
8	[illegible]	[illegible]	[illegible]	[illegible]	[illegible]	[illegible]	[illegible]	[illegible]	[illegible]	[illegible]	[illegible]	[illegible]	[illegible]	[illegible]	[illegible]	[illegible]
9	[illegible]	[illegible]	[illegible]	[illegible]	[illegible]	[illegible]	[illegible]	[illegible]	[illegible]	[illegible]	[illegible]	[illegible]	[illegible]	[illegible]	[illegible]	[illegible]
10	[illegible]	[illegible]	[illegible]	[illegible]	[illegible]	[illegible]	[illegible]	[illegible]	[illegible]	[illegible]	[illegible]	[illegible]	[illegible]	[illegible]	[illegible]	[illegible]
11	[illegible]	[illegible]	[illegible]	[illegible]	[illegible]	[illegible]	[illegible]	[illegible]	[illegible]	[illegible]	[illegible]	[illegible]	[illegible]	[illegible]	[illegible]	[illegible]
12	[illegible]	[illegible]	[illegible]	[illegible]	[illegible]	[illegible]	[illegible]	[illegible]	[illegible]	[illegible]	[illegible]	[illegible]	[illegible]	[illegible]	[illegible]	[illegible]
13	[illegible]	[illegible]	[illegible]	[illegible]	[illegible]	[illegible]	[illegible]	[illegible]	[illegible]	[illegible]	[illegible]	[illegible]	[illegible]	[illegible]	[illegible]	[illegible]
14	[illegible]	[illegible]	[illegible]	[illegible]	[illegible]	[illegible]	[illegible]	[illegible]	[illegible]	[illegible]	[illegible]	[illegible]	[illegible]	[illegible]	[illegible]	[illegible]
15	[illegible]	[illegible]	[illegible]	[illegible]	[illegible]	[illegible]	[illegible]	[illegible]	[illegible]	[illegible]	[illegible]	[illegible]	[illegible]	[illegible]	[illegible]	[illegible]
16	[illegible]	[illegible]	[illegible]	[illegible]	[illegible]	[illegible]	[illegible]	[illegible]	[illegible]	[illegible]	[illegible]	[illegible]	[illegible]	[illegible]	[illegible]	[illegible]
17	[illegible]	[illegible]	[illegible]	[illegible]	[illegible]	[illegible]	[illegible]	[illegible]	[illegible]	[illegible]	[illegible]	[illegible]	[illegible]	[illegible]	[illegible]	[illegible]
18	[illegible]	[illegible]	[illegible]	[illegible]	[illegible]	[illegible]	[illegible]	[illegible]	[illegible]	[illegible]	[illegible]	[illegible]	[illegible]	[illegible]	[illegible]	[illegible]
19	[illegible]	[illegible]	[illegible]	[illegible]	[illegible]	[illegible]	[illegible]	[illegible]	[illegible]	[illegible]	[illegible]	[illegible]	[illegible]	[illegible]	[illegible]	[illegible]
20	[illegible]	[illegible]	[illegible]	[illegible]	[illegible]	[illegible]	[illegible]	[illegible]	[illegible]	[illegible]	[illegible]	[illegible]	[illegible]	[illegible]	[illegible]	[illegible]

L*-Wertemessungen zu definierten Zeitpunkten mit dem Spektralphotometer CM-503i (45/0°) unter einem Normalbeobachtungswinkel von 2° und Nutzung der Normlichtart D65																
	Dehydrierung in Stunden								Rehydrierung in Stunden							
Zahn	0	0,25	0,5	1	1,5	2	2,5	3	0,5	1	2	3	4	8	16	40
1	[illegible]	[illegible]	[illegible]	[illegible]	[illegible]	[illegible]	[illegible]	[illegible]	[illegible]	[illegible]	[illegible]	[illegible]	[illegible]	[illegible]	[illegible]	[illegible]
2	[illegible]	[illegible]	[illegible]	[illegible]	[illegible]	[illegible]	[illegible]	[illegible]	[illegible]	[illegible]	[illegible]	[illegible]	[illegible]	[illegible]	[illegible]	[illegible]
3	[illegible]	[illegible]	[illegible]	[illegible]	[illegible]	[illegible]	[illegible]	[illegible]	[illegible]	[illegible]	[illegible]	[illegible]	[illegible]	[illegible]	[illegible]	[illegible]
4	[illegible]	[illegible]	[illegible]	[illegible]	[illegible]	[illegible]	[illegible]	[illegible]	[illegible]	[illegible]	[illegible]	[illegible]	[illegible]	[illegible]	[illegible]	[illegible]
5	[illegible]	[illegible]	[illegible]	[illegible]	[illegible]	[illegible]	[illegible]	[illegible]	[illegible]	[illegible]	[illegible]	[illegible]	[illegible]	[illegible]	[illegible]	[illegible]
6	[illegible]	[illegible]	[illegible]	[illegible]	[illegible]	[illegible]	[illegible]	[illegible]	[illegible]	[illegible]	[illegible]	[illegible]	[illegible]	[illegible]	[illegible]	[illegible]
7	[illegible]	[illegible]	[illegible]	[illegible]	[illegible]	[illegible]	[illegible]	[illegible]	[illegible]	[illegible]	[illegible]	[illegible]	[illegible]	[illegible]	[illegible]	[illegible]
8	[illegible]	[illegible]	[illegible]	[illegible]	[illegible]	[illegible]	[illegible]	[illegible]	[illegible]	[illegible]	[illegible]	[illegible]	[illegible]	[illegible]	[illegible]	[illegible]
9	[illegible]	[illegible]	[illegible]	[illegible]	[illegible]	[illegible]	[illegible]	[illegible]	[illegible]	[illegible]	[illegible]	[illegible]	[illegible]	[illegible]	[illegible]	[illegible]
10	[illegible]	[illegible]	[illegible]	[illegible]	[illegible]	[illegible]	[illegible]	[illegible]	[illegible]	[illegible]	[illegible]	[illegible]	[illegible]	[illegible]	[illegible]	[illegible]
11	[illegible]	[illegible]	[illegible]	[illegible]	[illegible]	[illegible]	[illegible]	[illegible]	[illegible]	[illegible]	[illegible]	[illegible]	[illegible]	[illegible]	[illegible]	[illegible]
12	[illegible]	[illegible]	[illegible]	[illegible]	[illegible]	[illegible]	[illegible]	[illegible]	[illegible]	[illegible]	[illegible]	[illegible]	[illegible]	[illegible]	[illegible]	[illegible]
13	[illegible]	[illegible]	[illegible]	[illegible]	[illegible]	[illegible]	[illegible]	[illegible]	[illegible]	[illegible]	[illegible]	[illegible]	[illegible]	[illegible]	[illegible]	[illegible]
14	[illegible]	[illegible]	[illegible]	[illegible]	[illegible]	[illegible]	[illegible]	[illegible]	[illegible]	[illegible]	[illegible]	[illegible]	[illegible]	[illegible]	[illegible]	[illegible]
15	[illegible]	[illegible]	[illegible]	[illegible]	[illegible]	[illegible]	[illegible]	[illegible]	[illegible]	[illegible]	[illegible]	[illegible]	[illegible]	[illegible]	[illegible]	[illegible]
16	[illegible]	[illegible]	[illegible]	[illegible]	[illegible]	[illegible]	[illegible]	[illegible]	[illegible]	[illegible]	[illegible]	[illegible]	[illegible]	[illegible]	[illegible]	[illegible]
17	[illegible]	[illegible]	[illegible]	[illegible]	[illegible]	[illegible]	[illegible]	[illegible]	[illegible]	[illegible]	[illegible]	[illegible]	[illegible]	[illegible]	[illegible]	[illegible]
18	[illegible]	[illegible]	[illegible]	[illegible]	[illegible]	[illegible]	[illegible]	[illegible]	[illegible]	[illegible]	[illegible]	[illegible]	[illegible]	[illegible]	[illegible]	[illegible]
19	[illegible]	[illegible]	[illegible]	[illegible]	[illegible]	[illegible]	[illegible]	[illegible]	[illegible]	[illegible]	[illegible]	[illegible]	[illegible]	[illegible]	[illegible]	[illegible]
20	[illegible]	[illegible]	[illegible]	[illegible]	[illegible]	[illegible]	[illegible]	[illegible]	[illegible]	[illegible]	[illegible]	[illegible]	[illegible]	[illegible]	[illegible]	[illegible]

Zu Kap. 5.3 Farbmetrische Erfassung der Flüssigkeitsabgabe und Aufnahme luftgetrockneter Zähne

a^*-Wertemessungen zu definierten Zeitpunkten mit dem Spektralphotometer CM-503c (45/0°) unter einem Normbeobachtungswinkel von 2° und Nutzung der Normlichtart D50

	Dehydrierung in Stunden								Rehydrierung in Stunden							
Zahn	0	0,25	0,5	1	1,5	2	2,5	3	0,5	1	2	3	4	8	16	46
1	-0,9643	-0,8038	-0,7897	-0,5575	-0,3535	-0,1288	-0,0117	0,1417	-0,0359	-0,1106	-0,2643	-0,4012	-0,4099	-0,6479	-0,7711	-0,9703
2	-0,6395	-0,4481	-0,2490	-0,2520	-0,0989	-0,0667	-0,0081	0,0852	0,1672	0,0622	0,0247	-0,0857	-0,0527	-0,1319	-0,2067	-0,3460
3	-1,0629	-0,7908	-0,3962	0,1242	0,4530	0,7407	0,6905	0,6417	0,1772	0,0932	0,0483	-0,3020	-0,3868	-0,4555	-0,7250	-0,8422
4	-1,0298	-0,8008	-0,7756	-0,6813	-0,3259	-0,2162	0,0882	0,2208	-0,4974	-0,4380	-0,4561	-0,4656	-0,4310	-0,6394	-0,5360	-0,7970
5	-0,5928	-0,4967	-0,3707	-0,0631	0,1433	0,2884	0,3527	0,3900	-0,0488	-0,0843	-0,1340	-0,1538	-0,2074	-0,3023	-0,3933	-0,4653
6	-1,5089	-1,4698	-1,2186	-1,0813	-0,8327	-0,5284	-0,4620	-0,5997	-0,5630	-0,7878	-0,8347	-1,0245	-1,1216	-1,1540	-1,3181	-1,3811
7	-0,3860	0,1429	0,5379	0,4655	0,7623	1,2478	1,5694	1,5469	1,1838	0,9403	0,9056	0,6428	0,6323	0,3674	0,2913	0,2556
8	-0,5936	0,8148	0,6138	-0,0738	0,3911	0,7462	0,5707	0,8075	0,1931	0,4400	0,2277	0,0922	-0,1085	-0,1664	-0,3330	-0,4507
9	-0,3952	-0,2243	-0,0255	0,1808	0,3370	0,4441	0,5876	0,7392	0,2710	0,1607	0,0083	-0,0788	0,0375	-0,1870	-0,2039	-0,2044
10	-2,2865	-2,2957	-2,3366	-2,2884	-2,2233	-2,1797	-2,1162	-2,0455	-2,0519	-2,0314	-2,0676	-2,0130	-1,9585	-1,8732	-1,9774	-2,2028
11	0,1858	0,8712	1,5580	1,6335	1,8067	1,9386	2,0168	2,0241	0,9346	0,8796	0,7646	0,6180	0,6138	0,4848	0,2210	0,2383
12	0,1055	0,0327	0,0734	0,5915	1,0098	1,1341	1,0806	0,9867	0,8065	0,7729	0,6474	0,6788	0,5094	0,3589	0,0742	0,2488
13	-1,2613	-1,3933	-1,1928	-0,8590	-0,5698	-0,4764	-0,4521	-0,4955	-1,6131	-0,8391	-0,7704	-0,9268	-0,9884	-1,2810	-1,0756	-1,1313
14	-0,0928	0,0779	0,1156	0,6388	0,9874	1,4382	1,5464	1,6748	0,6495	0,7758	0,7844	0,1872	0,3150	0,2540	0,1334	0,6389
15	1,0047	0,9217	0,8527	1,0223	1,2719	1,4685	1,7444	1,8609	1,8283	1,7648	1,6851	1,5331	1,2968	1,2066	1,3067	1,1303
16	-0,8261	-0,5189	-0,8231	-0,3778	0,2889	0,9258	1,1304	1,0467	-0,4750	-0,2588	-0,5592	-0,7940	-1,3704	-1,5386	-0,7916	-2,0093
17	-1,3588	-0,4980	-0,2065	0,1775	0,4437	0,5310	0,6826	0,7561	-0,6962	-0,7691	-1,0832	-1,2300	-1,1228	-1,3190	-1,5884	-1,3473
18	-0,8116	-0,5929	-0,4378	-0,1614	-0,1231	0,0648	0,1459	0,1871	-0,0955	-0,1317	-0,2324	-0,2636	-0,3692	-0,5886	-0,5226	-0,6031
19	0,3508	0,4148	0,2852	0,9325	1,4040	1,4391	1,4099	1,6016	1,2170	1,2035	1,0044	0,8442	0,7742	0,4563	0,5229	0,2659
20	-0,9884	-0,5993	-0,5818	-0,3748	0,2643	0,4794	0,5432	0,7452	-0,2072	-0,1540	-0,5105	-0,5445	-0,4971	-0,7099	-0,9966	-0,4912

b^*-Wertemessungen zu definierten Zeitpunkten mit dem Spektralphotometer CM-503c (45/0°) unter einem Normbeobachtungswinkel von 2° und Nutzung der Normlichtart D50

	Dehydrierung in Stunden								Rehydrierung in Stunden							
Zahn	0	0,25	0,5	1	1,5	2	2,5	3	0,5	1	2	3	4	8	16	46
1	11,2553	11,2588	11,3032	11,9167	12,2612	13,0254	13,6799	14,8673	14,4234	14,1271	13,4717	13,2303	12,8454	12,4519	11,8968	11,4105
2	10,0469	10,1187	10,7358	10,3090	10,6945	10,6538	10,5078	10,6302	12,2728	11,5171	11,2717	11,2275	11,2607	10,8678	10,7066	10,9807
3	15,9216	16,7514	17,7632	19,5540	21,1295	22,9495	22,7559	24,0245	21,5886	21,2987	20,4785	19,6527	18,4988	18,3082	17,2542	16,6841
4	12,7152	12,3870	12,1293	12,2584	13,3302	13,4507	14,5784	15,3049	13,2384	13,8090	13,9649	13,7568	13,9047	13,3013	13,2607	12,8000
5	13,7087	14,0560	14,8812	14,9266	16,0180	17,1487	17,8734	18,9225	17,7281	17,1589	15,9206	16,5098	16,0651	15,7582	14,8689	14,9805
6	8,1195	8,1478	9,4971	7,7752	9,1832	9,9978	10,4834	9,3601	9,7099	9,3662	8,9827	8,9225	8,7293	8,6603	8,4975	8,3710
7	16,8278	16,9888	17,5419	17,4556	18,3235	19,7367	20,6548	21,4361	21,6234	21,4278	20,2296	19,5785	19,2163	18,4756	17,9610	17,7491
8	10,0703	8,5692	8,8694	10,3591	11,8665	13,1410	13,5598	13,8087	12,2025	13,1674	12,4409	11,9562	10,7948	10,7652	10,0864	11,1505
9	10,3150	11,2582	12,7832	12,3922	13,1475	13,3798	13,5435	13,9752	13,4072	13,3586	12,3816	12,7282	12,3676	11,8135	11,4167	11,0426
10	0,9860	0,9507	0,8557	0,9783	1,2723	1,4956	1,8298	2,0787	2,5381	2,3680	2,6625	3,1567	3,1883	2,9054	2,4918	3,1029
11	17,2805	18,2567	20,2543	21,2346	22,4359	22,7782	22,9563	23,0883	21,0813	21,2567	20,9393	20,2362	20,3042	18,8922	18,3336	17,1726
12	13,3138	11,6587	11,5291	12,9442	14,4174	16,1580	17,0751	17,6043	17,9049	17,7744	17,3341	15,8134	16,0459	15,8422	14,2060	14,0362
13	7,4725	7,0389	6,5770	7,8960	8,5051	9,1495	8,9907	8,9510	7,9787	9,9432	9,3092	8,2634	8,3217	7,3607	7,5481	7,3376
14	12,2009	12,1268	12,1368	12,9880	13,8263	15,1492	15,7621	16,0571	14,2438	14,6918	13,5238	13,6711	13,5184	12,9378	13,1052	12,6248
15	13,4952	13,8262	12,9857	12,7947	13,2589	13,6613	14,3188	14,2345	16,4343	17,1590	17,0771	16,7794	17,2584	16,3847	15,8540	15,4282
16	0,9608	3,9608	1,9682	3,4078	6,1172	8,0249	8,2947	8,3031	4,2874	3,7156	3,8124	0,4596	3,7983	4,6186	2,7096	2,8177
17	16,5394	20,2127	21,2806	23,4731	24,6199	24,5980	24,0037	23,7838	20,0245	19,5658	18,5655	17,9130	17,8717	16,6303	16,4296	15,8348
18	8,8136	8,3728	8,3577	9,0712	9,0137	9,4280	9,5692	9,5729	10,0575	10,4124	10,1584	9,4676	10,0288	9,6130	9,2039	9,1658
19	10,2650	10,0748	9,4925	11,5590	13,8214	13,7854	14,2367	14,7067	15,7144	15,3037	15,0504	12,7059	12,5145	12,4468	11,6421	10,7907
20	20,9470	21,7237	21,8001	21,9213	24,0723	25,8036	27,3945	29,0179	24,7127	24,6192	22,8324	22,9611	22,5031	21,9335	21,1060	23,5389

C^*-Wertemessungen zu definierten Zeitpunkten mit dem Spektralphotometer CM-503c (45/0°) unter einem Normbeobachtungswinkel von 2° und Nutzung der Normlichtart D50

	Dehydrierung in Stunden								Rehydrierung in Stunden							
Zahn	0	0,25	0,5	1	1,5	2	2,5	3	0,5	1	2	3	4	8	16	46
1	11,4264	11,2626	11,2305	11,9298	12,2677	13,0290	13,6788	14,8631	14,4234	14,1273	13,4883	13,2364	12,5011	12,4488	11,9218	11,4565
2	10,0673	10,1866	10,7188	10,4670	10,6950	10,6540	10,5878	10,6306	11,7746	11,5173	11,3717	11,3275	11,2698	10,8883	10,7086	10,9269
3	15,9570	16,7708	17,7636	19,5834	21,1292	22,9615	22,7686	24,0330	21,5352	21,2989	20,4786	19,6829	18,9527	18,3098	17,2684	16,7185
4	12,7524	12,4129	12,1541	12,2773	13,3541	13,4615	14,5583	15,3065	13,2488	13,8287	13,8724	13,7767	13,9108	13,3169	13,2745	12,8285
5	13,7214	14,0448	14,5625	14,9267	16,0187	17,1506	17,8760	18,8315	17,7282	17,1392	16,9211	16,5056	16,0968	15,7611	14,8541	14,5090
6	8,1585	8,2394	8,5871	7,8301	9,2226	10,0108	10,4936	9,3823	9,7233	9,4273	9,0015	8,9811	8,7923	8,7168	8,5015	8,5855
7	16,8322	16,8594	17,5580	17,4615	18,3394	19,7960	20,6944	21,4921	21,6658	21,4464	20,2498	19,5890	19,2252	18,4795	17,9634	17,7474
8	10,0876	8,5886	8,6111	10,8594	11,8730	13,1522	13,5838	13,8283	12,2030	13,1748	12,4460	11,9265	10,7884	10,7660	10,1810	11,0297
9	10,3834	11,2609	12,7835	12,9935	13,1518	13,3871	13,5602	13,0944	13,5056	13,3598	12,3816	12,7184	12,3677	11,3140	11,4182	11,0964
10	2,5904	2,4848	2,4884	2,4876	2,5371	2,6434	2,7875	2,9264	3,2047	3,2253	3,3710	3,7459	3,2418	3,4569	3,1826	2,4633
11	17,2345	18,2974	20,3139	21,2734	22,5131	22,8586	23,0447	23,1569	21,1028	21,2549	20,9835	20,2836	20,3136	18,9085	18,3336	17,3781
12	13,3148	11,6187	11,5293	12,9377	14,4128	16,1452	17,1092	17,6323	17,9231	17,7952	17,3460	15,8279	16,0340	15,8463	14,2091	14,0585
13	7,4794	7,3755	6,6680	7,5489	8,5122	9,2618	9,0164	8,9667	8,0429	9,9840	9,4118	8,3152	8,3802	7,5886	7,4167	7,4245
14	12,2912	12,1757	12,1313	12,9958	13,8823	15,2173	15,8378	16,1442	14,2532	14,6216	13,5532	13,6724	13,5276	12,9403	13,1659	12,6648
15	13,5278	13,5589	12,9330	12,8351	13,2614	13,7440	14,4243	14,8515	16,3596	17,2504	17,0660	16,8449	17,4071	16,4391	15,6730	15,4590
16	1,2730	3,9947	1,3335	2,4268	6,1246	8,0680	9,0655	8,1705	4,3130	3,7206	3,9522	1,1676	2,1998	4,3677	2,8228	2,9996
17	16,5942	20,2185	21,2870	23,4778	24,6289	24,5988	24,0150	23,1961	20,0156	19,5807	18,5971	17,9561	17,6069	17,0817	16,5862	15,9119
18	8,8528	8,2037	8,3991	9,0747	9,0145	9,4249	9,5718	9,5943	10,0527	10,4132	10,2510	9,8714	10,0356	9,0412	9,2187	9,1934
19	10,6645	10,0653	9,4869	11,5965	13,6835	13,8653	14,3250	14,7012	15,2650	15,9312	15,0850	12,5257	12,5482	12,4572	11,6560	10,3861
20	20,9649	21,7320	21,8763	21,9245	24,0238	25,8180	27,4600	29,0224	24,7136	24,6185	23,8381	22,9676	22,5088	21,9368	21,1285	23,5459

Zu Kap. 5.3 Farbmetrische Erfassung der Flüssigkeitsabgabe und Aufnahmechronologie luftgetrockneter Zähne

[illegible]																
	Dehydrierung in Stunden								Rehydrierung in Stunden							
Zahn	0	0.25	0.5	1	1.5	2	2.5	3	0.5	1	2	3	4	8	16	46
[illegible]	[illegible]	[illegible]	[illegible]	[illegible]	[illegible]	[illegible]	[illegible]	[illegible]	[illegible]	[illegible]	[illegible]	[illegible]	[illegible]	[illegible]	[illegible]	[illegible]
[illegible]	[illegible]	[illegible]	[illegible]	[illegible]	[illegible]	[illegible]	[illegible]	[illegible]	[illegible]	[illegible]	[illegible]	[illegible]	[illegible]	[illegible]	[illegible]	[illegible]
[illegible]	[illegible]	[illegible]	[illegible]	[illegible]	[illegible]	[illegible]	[illegible]	[illegible]	[illegible]	[illegible]	[illegible]	[illegible]	[illegible]	[illegible]	[illegible]	[illegible]
[illegible]	[illegible]	[illegible]	[illegible]	[illegible]	[illegible]	[illegible]	[illegible]	[illegible]	[illegible]	[illegible]	[illegible]	[illegible]	[illegible]	[illegible]	[illegible]	[illegible]
[illegible]	[illegible]	[illegible]	[illegible]	[illegible]	[illegible]	[illegible]	[illegible]	[illegible]	[illegible]	[illegible]	[illegible]	[illegible]	[illegible]	[illegible]	[illegible]	[illegible]

b) Werteänderungen zu definierten Zeitpunkten mit dem Spektralphotometer [illegible] unter einem Normalbeobachtungswinkel von 2° und Nutzung der Normlichtart [illegible]																
	Dehydrierung in Stunden								Rehydrierung in Stunden							
Zahn	0	0.25	0.5	1	1.5	2	2.5	3	0.5	1	2	3	4	8	16	46
[illegible]	[illegible]	[illegible]	[illegible]	[illegible]	[illegible]	[illegible]	[illegible]	[illegible]	[illegible]	[illegible]	[illegible]	[illegible]	[illegible]	[illegible]	[illegible]	[illegible]
[illegible]	[illegible]	[illegible]	[illegible]	[illegible]	[illegible]	[illegible]	[illegible]	[illegible]	[illegible]	[illegible]	[illegible]	[illegible]	[illegible]	[illegible]	[illegible]	[illegible]
[illegible]	[illegible]	[illegible]	[illegible]	[illegible]	[illegible]	[illegible]	[illegible]	[illegible]	[illegible]	[illegible]	[illegible]	[illegible]	[illegible]	[illegible]	[illegible]	[illegible]
[illegible]	[illegible]	[illegible]	[illegible]	[illegible]	[illegible]	[illegible]	[illegible]	[illegible]	[illegible]	[illegible]	[illegible]	[illegible]	[illegible]	[illegible]	[illegible]	[illegible]
[illegible]	[illegible]	[illegible]	[illegible]	[illegible]	[illegible]	[illegible]	[illegible]	[illegible]	[illegible]	[illegible]	[illegible]	[illegible]	[illegible]	[illegible]	[illegible]	[illegible]

c) Werteänderungen zu definierten Zeitpunkten mit dem Spektralphotometer [illegible] unter einem Normalbeobachtungswinkel von 2° und Nutzung der Normlichtart [illegible]																
	Dehydrierung in Stunden								Rehydrierung in Stunden							
Zahn	0	0.25	0.5	1	1.5	2	2.5	3	0.5	1	2	3	4	8	16	46
[illegible]	[illegible]	[illegible]	[illegible]	[illegible]	[illegible]	[illegible]	[illegible]	[illegible]	[illegible]	[illegible]	[illegible]	[illegible]	[illegible]	[illegible]	[illegible]	[illegible]
[illegible]	[illegible]	[illegible]	[illegible]	[illegible]	[illegible]	[illegible]	[illegible]	[illegible]	[illegible]	[illegible]	[illegible]	[illegible]	[illegible]	[illegible]	[illegible]	[illegible]
[illegible]	[illegible]	[illegible]	[illegible]	[illegible]	[illegible]	[illegible]	[illegible]	[illegible]	[illegible]	[illegible]	[illegible]	[illegible]	[illegible]	[illegible]	[illegible]	[illegible]
[illegible]	[illegible]	[illegible]	[illegible]	[illegible]	[illegible]	[illegible]	[illegible]	[illegible]	[illegible]	[illegible]	[illegible]	[illegible]	[illegible]	[illegible]	[illegible]	[illegible]
[illegible]	[illegible]	[illegible]	[illegible]	[illegible]	[illegible]	[illegible]	[illegible]	[illegible]	[illegible]	[illegible]	[illegible]	[illegible]	[illegible]	[illegible]	[illegible]	[illegible]

Zu Kap. 3.3 Farbmetrische Erfassung der Flüssigkeitsabgabe und Aufnahmechronologie luftgetrockneter Zähne

b*-Wertemessungen zu definierten Zeitpunkten mit dem Spektralphotometer CM-503c (45/0°) unter einem Normbeobachtungswinkel von 2° und Nutzung der Normlichtart C																
	Dehydrierung in Stunden								Rehydrierung in Stunden							
Zahn	0	0,25	0,5	1	1,5	2	2,5	3	0,5	1	2	3	4	8	16	46
1	[illegible]	[illegible]	[illegible]	[illegible]	[illegible]	[illegible]	[illegible]	[illegible]	[illegible]	[illegible]	[illegible]	[illegible]	[illegible]	[illegible]	[illegible]	[illegible]
2	[illegible]	[illegible]	[illegible]	[illegible]	[illegible]	[illegible]	[illegible]	[illegible]	[illegible]	[illegible]	[illegible]	[illegible]	[illegible]	[illegible]	[illegible]	[illegible]
3	[illegible]	[illegible]	[illegible]	[illegible]	[illegible]	[illegible]	[illegible]	[illegible]	[illegible]	[illegible]	[illegible]	[illegible]	[illegible]	[illegible]	[illegible]	[illegible]
4	[illegible]	[illegible]	[illegible]	[illegible]	[illegible]	[illegible]	[illegible]	[illegible]	[illegible]	[illegible]	[illegible]	[illegible]	[illegible]	[illegible]	[illegible]	[illegible]
5	[illegible]	[illegible]	[illegible]	[illegible]	[illegible]	[illegible]	[illegible]	[illegible]	[illegible]	[illegible]	[illegible]	[illegible]	[illegible]	[illegible]	[illegible]	[illegible]
6	[illegible]	[illegible]	[illegible]	[illegible]	[illegible]	[illegible]	[illegible]	[illegible]	[illegible]	[illegible]	[illegible]	[illegible]	[illegible]	[illegible]	[illegible]	[illegible]
7	[illegible]	[illegible]	[illegible]	[illegible]	[illegible]	[illegible]	[illegible]	[illegible]	[illegible]	[illegible]	[illegible]	[illegible]	[illegible]	[illegible]	[illegible]	[illegible]
8	[illegible]	[illegible]	[illegible]	[illegible]	[illegible]	[illegible]	[illegible]	[illegible]	[illegible]	[illegible]	[illegible]	[illegible]	[illegible]	[illegible]	[illegible]	[illegible]
9	[illegible]	[illegible]	[illegible]	[illegible]	[illegible]	[illegible]	[illegible]	[illegible]	[illegible]	[illegible]	[illegible]	[illegible]	[illegible]	[illegible]	[illegible]	[illegible]
10	[illegible]	[illegible]	[illegible]	[illegible]	[illegible]	[illegible]	[illegible]	[illegible]	[illegible]	[illegible]	[illegible]	[illegible]	[illegible]	[illegible]	[illegible]	[illegible]
11	[illegible]	[illegible]	[illegible]	[illegible]	[illegible]	[illegible]	[illegible]	[illegible]	[illegible]	[illegible]	[illegible]	[illegible]	[illegible]	[illegible]	[illegible]	[illegible]
12	[illegible]	[illegible]	[illegible]	[illegible]	[illegible]	[illegible]	[illegible]	[illegible]	[illegible]	[illegible]	[illegible]	[illegible]	[illegible]	[illegible]	[illegible]	[illegible]
13	[illegible]	[illegible]	[illegible]	[illegible]	[illegible]	[illegible]	[illegible]	[illegible]	[illegible]	[illegible]	[illegible]	[illegible]	[illegible]	[illegible]	[illegible]	[illegible]
14	[illegible]	[illegible]	[illegible]	[illegible]	[illegible]	[illegible]	[illegible]	[illegible]	[illegible]	[illegible]	[illegible]	[illegible]	[illegible]	[illegible]	[illegible]	[illegible]
15	[illegible]	[illegible]	[illegible]	[illegible]	[illegible]	[illegible]	[illegible]	[illegible]	[illegible]	[illegible]	[illegible]	[illegible]	[illegible]	[illegible]	[illegible]	[illegible]
16	[illegible]	[illegible]	[illegible]	[illegible]	[illegible]	[illegible]	[illegible]	[illegible]	[illegible]	[illegible]	[illegible]	[illegible]	[illegible]	[illegible]	[illegible]	[illegible]
17	[illegible]	[illegible]	[illegible]	[illegible]	[illegible]	[illegible]	[illegible]	[illegible]	[illegible]	[illegible]	[illegible]	[illegible]	[illegible]	[illegible]	[illegible]	[illegible]
18	[illegible]	[illegible]	[illegible]	[illegible]	[illegible]	[illegible]	[illegible]	[illegible]	[illegible]	[illegible]	[illegible]	[illegible]	[illegible]	[illegible]	[illegible]	[illegible]
19	[illegible]	[illegible]	[illegible]	[illegible]	[illegible]	[illegible]	[illegible]	[illegible]	[illegible]	[illegible]	[illegible]	[illegible]	[illegible]	[illegible]	[illegible]	[illegible]
20	[illegible]	[illegible]	[illegible]	[illegible]	[illegible]	[illegible]	[illegible]	[illegible]	[illegible]	[illegible]	[illegible]	[illegible]	[illegible]	[illegible]	[illegible]	[illegible]

C*-Wertemessungen zu definierten Zeitpunkten mit dem Spektralphotometer CM-503c (45/0°) unter einem Normbeobachtungswinkel von 2° und Nutzung der Normlichtart C																
	Dehydrierung in Stunden								Rehydrierung in Stunden							
Zahn	0	0,25	0,5	1	1,5	2	2,5	3	0,5	1	2	3	4	8	16	46
1	[illegible]	[illegible]	[illegible]	[illegible]	[illegible]	[illegible]	[illegible]	[illegible]	[illegible]	[illegible]	[illegible]	[illegible]	[illegible]	[illegible]	[illegible]	[illegible]
2	[illegible]	[illegible]	[illegible]	[illegible]	[illegible]	[illegible]	[illegible]	[illegible]	[illegible]	[illegible]	[illegible]	[illegible]	[illegible]	[illegible]	[illegible]	[illegible]
3	[illegible]	[illegible]	[illegible]	[illegible]	[illegible]	[illegible]	[illegible]	[illegible]	[illegible]	[illegible]	[illegible]	[illegible]	[illegible]	[illegible]	[illegible]	[illegible]
4	[illegible]	[illegible]	[illegible]	[illegible]	[illegible]	[illegible]	[illegible]	[illegible]	[illegible]	[illegible]	[illegible]	[illegible]	[illegible]	[illegible]	[illegible]	[illegible]
5	[illegible]	[illegible]	[illegible]	[illegible]	[illegible]	[illegible]	[illegible]	[illegible]	[illegible]	[illegible]	[illegible]	[illegible]	[illegible]	[illegible]	[illegible]	[illegible]
6	[illegible]	[illegible]	[illegible]	[illegible]	[illegible]	[illegible]	[illegible]	[illegible]	[illegible]	[illegible]	[illegible]	[illegible]	[illegible]	[illegible]	[illegible]	[illegible]
7	[illegible]	[illegible]	[illegible]	[illegible]	[illegible]	[illegible]	[illegible]	[illegible]	[illegible]	[illegible]	[illegible]	[illegible]	[illegible]	[illegible]	[illegible]	[illegible]
8	[illegible]	[illegible]	[illegible]	[illegible]	[illegible]	[illegible]	[illegible]	[illegible]	[illegible]	[illegible]	[illegible]	[illegible]	[illegible]	[illegible]	[illegible]	[illegible]
9	[illegible]	[illegible]	[illegible]	[illegible]	[illegible]	[illegible]	[illegible]	[illegible]	[illegible]	[illegible]	[illegible]	[illegible]	[illegible]	[illegible]	[illegible]	[illegible]
10	[illegible]	[illegible]	[illegible]	[illegible]	[illegible]	[illegible]	[illegible]	[illegible]	[illegible]	[illegible]	[illegible]	[illegible]	[illegible]	[illegible]	[illegible]	[illegible]
11	[illegible]	[illegible]	[illegible]	[illegible]	[illegible]	[illegible]	[illegible]	[illegible]	[illegible]	[illegible]	[illegible]	[illegible]	[illegible]	[illegible]	[illegible]	[illegible]
12	[illegible]	[illegible]	[illegible]	[illegible]	[illegible]	[illegible]	[illegible]	[illegible]	[illegible]	[illegible]	[illegible]	[illegible]	[illegible]	[illegible]	[illegible]	[illegible]
13	[illegible]	[illegible]	[illegible]	[illegible]	[illegible]	[illegible]	[illegible]	[illegible]	[illegible]	[illegible]	[illegible]	[illegible]	[illegible]	[illegible]	[illegible]	[illegible]
14	[illegible]	[illegible]	[illegible]	[illegible]	[illegible]	[illegible]	[illegible]	[illegible]	[illegible]	[illegible]	[illegible]	[illegible]	[illegible]	[illegible]	[illegible]	[illegible]
15	[illegible]	[illegible]	[illegible]	[illegible]	[illegible]	[illegible]	[illegible]	[illegible]	[illegible]	[illegible]	[illegible]	[illegible]	[illegible]	[illegible]	[illegible]	[illegible]
16	[illegible]	[illegible]	[illegible]	[illegible]	[illegible]	[illegible]	[illegible]	[illegible]	[illegible]	[illegible]	[illegible]	[illegible]	[illegible]	[illegible]	[illegible]	[illegible]
17	[illegible]	[illegible]	[illegible]	[illegible]	[illegible]	[illegible]	[illegible]	[illegible]	[illegible]	[illegible]	[illegible]	[illegible]	[illegible]	[illegible]	[illegible]	[illegible]
18	[illegible]	[illegible]	[illegible]	[illegible]	[illegible]	[illegible]	[illegible]	[illegible]	[illegible]	[illegible]	[illegible]	[illegible]	[illegible]	[illegible]	[illegible]	[illegible]
19	[illegible]	[illegible]	[illegible]	[illegible]	[illegible]	[illegible]	[illegible]	[illegible]	[illegible]	[illegible]	[illegible]	[illegible]	[illegible]	[illegible]	[illegible]	[illegible]
20	[illegible]	[illegible]	[illegible]	[illegible]	[illegible]	[illegible]	[illegible]	[illegible]	[illegible]	[illegible]	[illegible]	[illegible]	[illegible]	[illegible]	[illegible]	[illegible]

h-Wertemessungen zu definierten Zeitpunkten mit dem Spektralphotometer CM-503c (45/0°) unter einem Normbeobachtungswinkel von 2° und Nutzung der Normlichtart C																
	Dehydrierung in Stunden								Rehydrierung in Stunden							
Zahn	0	0,25	0,5	1	1,5	2	2,5	3	0,5	1	2	3	4	8	16	46
1	[illegible]	[illegible]	[illegible]	[illegible]	[illegible]	[illegible]	[illegible]	[illegible]	[illegible]	[illegible]	[illegible]	[illegible]	[illegible]	[illegible]	[illegible]	[illegible]
2	[illegible]	[illegible]	[illegible]	[illegible]	[illegible]	[illegible]	[illegible]	[illegible]	[illegible]	[illegible]	[illegible]	[illegible]	[illegible]	[illegible]	[illegible]	[illegible]
3	[illegible]	[illegible]	[illegible]	[illegible]	[illegible]	[illegible]	[illegible]	[illegible]	[illegible]	[illegible]	[illegible]	[illegible]	[illegible]	[illegible]	[illegible]	[illegible]
4	[illegible]	[illegible]	[illegible]	[illegible]	[illegible]	[illegible]	[illegible]	[illegible]	[illegible]	[illegible]	[illegible]	[illegible]	[illegible]	[illegible]	[illegible]	[illegible]
5	[illegible]	[illegible]	[illegible]	[illegible]	[illegible]	[illegible]	[illegible]	[illegible]	[illegible]	[illegible]	[illegible]	[illegible]	[illegible]	[illegible]	[illegible]	[illegible]
6	[illegible]	[illegible]	[illegible]	[illegible]	[illegible]	[illegible]	[illegible]	[illegible]	[illegible]	[illegible]	[illegible]	[illegible]	[illegible]	[illegible]	[illegible]	[illegible]
7	[illegible]	[illegible]	[illegible]	[illegible]	[illegible]	[illegible]	[illegible]	[illegible]	[illegible]	[illegible]	[illegible]	[illegible]	[illegible]	[illegible]	[illegible]	[illegible]
8	[illegible]	[illegible]	[illegible]	[illegible]	[illegible]	[illegible]	[illegible]	[illegible]	[illegible]	[illegible]	[illegible]	[illegible]	[illegible]	[illegible]	[illegible]	[illegible]
9	[illegible]	[illegible]	[illegible]	[illegible]	[illegible]	[illegible]	[illegible]	[illegible]	[illegible]	[illegible]	[illegible]	[illegible]	[illegible]	[illegible]	[illegible]	[illegible]
10	[illegible]	[illegible]	[illegible]	[illegible]	[illegible]	[illegible]	[illegible]	[illegible]	[illegible]	[illegible]	[illegible]	[illegible]	[illegible]	[illegible]	[illegible]	[illegible]
11	[illegible]	[illegible]	[illegible]	[illegible]	[illegible]	[illegible]	[illegible]	[illegible]	[illegible]	[illegible]	[illegible]	[illegible]	[illegible]	[illegible]	[illegible]	[illegible]
12	[illegible]	[illegible]	[illegible]	[illegible]	[illegible]	[illegible]	[illegible]	[illegible]	[illegible]	[illegible]	[illegible]	[illegible]	[illegible]	[illegible]	[illegible]	[illegible]
13	[illegible]	[illegible]	[illegible]	[illegible]	[illegible]	[illegible]	[illegible]	[illegible]	[illegible]	[illegible]	[illegible]	[illegible]	[illegible]	[illegible]	[illegible]	[illegible]
14	[illegible]	[illegible]	[illegible]	[illegible]	[illegible]	[illegible]	[illegible]	[illegible]	[illegible]	[illegible]	[illegible]	[illegible]	[illegible]	[illegible]	[illegible]	[illegible]
15	[illegible]	[illegible]	[illegible]	[illegible]	[illegible]	[illegible]	[illegible]	[illegible]	[illegible]	[illegible]	[illegible]	[illegible]	[illegible]	[illegible]	[illegible]	[illegible]
16	[illegible]	[illegible]	[illegible]	[illegible]	[illegible]	[illegible]	[illegible]	[illegible]	[illegible]	[illegible]	[illegible]	[illegible]	[illegible]	[illegible]	[illegible]	[illegible]
17	[illegible]	[illegible]	[illegible]	[illegible]	[illegible]	[illegible]	[illegible]	[illegible]	[illegible]	[illegible]	[illegible]	[illegible]	[illegible]	[illegible]	[illegible]	[illegible]
18	[illegible]	[illegible]	[illegible]	[illegible]	[illegible]	[illegible]	[illegible]	[illegible]	[illegible]	[illegible]	[illegible]	[illegible]	[illegible]	[illegible]	[illegible]	[illegible]
19	[illegible]	[illegible]	[illegible]	[illegible]	[illegible]	[illegible]	[illegible]	[illegible]	[illegible]	[illegible]	[illegible]	[illegible]	[illegible]	[illegible]	[illegible]	[illegible]
20	[illegible]	[illegible]	[illegible]	[illegible]	[illegible]	[illegible]	[illegible]	[illegible]	[illegible]	[illegible]	[illegible]	[illegible]	[illegible]	[illegible]	[illegible]	[illegible]

Zu Kap. 3.3 Farbmetrische Erfassung der Flüssigkeitsabgabe und Aufnahmechronologie luftgetrockneter Zähne.

1.) Wertmessungen zu definierten Zeitpunkten mit dem Spektralphotometer CM-503i (L*) unter einem Normbeobachtungswinkel von 10° und Nutzung der Normlichtart D65																
	Dehydrierung in Stunden								Rehydrierung in Stunden							
Zahn	0	0,25	0,5	1	1,5	2	2,5	3	0,5	1	2	3	4	8	16	48
[illegible]	[illegible]	[illegible]	[illegible]	[illegible]	[illegible]	[illegible]	[illegible]	[illegible]	[illegible]	[illegible]	[illegible]	[illegible]	[illegible]	[illegible]	[illegible]	[illegible]

2.) Wertmessungen zu definierten Zeitpunkten mit dem Spektralphotometer CM-503i (a*) unter einem Normbeobachtungswinkel von 10° und Nutzung der Normlichtart D65																
	Dehydrierung in Stunden								Rehydrierung in Stunden							
Zahn	0	0,25	0,5	1	1,5	2	2,5	3	0,5	1	2	3	4	8	16	48
[illegible]	[illegible]	[illegible]	[illegible]	[illegible]	[illegible]	[illegible]	[illegible]	[illegible]	[illegible]	[illegible]	[illegible]	[illegible]	[illegible]	[illegible]	[illegible]	[illegible]

3.) Wertmessungen zu definierten Zeitpunkten mit dem Spektralphotometer CM-503i (b*) unter einem Normbeobachtungswinkel von 10° und Nutzung der Normlichtart D65																
	Dehydrierung in Stunden								Rehydrierung in Stunden							
Zahn	0	0,25	0,5	1	1,5	2	2,5	3	0,5	1	2	3	4	8	16	48
[illegible]	[illegible]	[illegible]	[illegible]	[illegible]	[illegible]	[illegible]	[illegible]	[illegible]	[illegible]	[illegible]	[illegible]	[illegible]	[illegible]	[illegible]	[illegible]	[illegible]

Zu Kap. 5.3 Farbmetrische Erfassung der Flüssigkeitsabgabe und Aufnahmechronologie luftgetrockneter Zähne

C*-Wertemessungen zu definierten Zeitpunkten mit dem Spektralphotometer CM-503c (45/0°) unter einem Normbeobachtungswinkel von 10° und Nutzung der Normlichtart D65																
	Dehydrierung in Stunden								Rehydrierung in Stunden							
Zahn	0	0,25	0,5	1	1,5	2	2,5	3	0,5	1	2	3	4	8	16	40
1	11,9207	11,3414	11,6767	12,3474	12,9224	13,3845	14,0155	15,1968	14,7975	14,8217	12,7980	13,6514	13,3160	12,8824	12,3682	11,9286
2	10,8210	10,5976	10,7127	10,7706	11,0379	10,9877	10,8214	10,9298	12,1184	11,8724	11,5342	11,7197	11,6359	11,2352	11,0678	11,0451
3	16,4007	17,2333	18,1805	17,9929	21,4448	24,1711	24,1561	24,2541	21,9792	21,7621	20,3182	20,1496	19,4306	18,3017	17,7443	17,2377
4	13,1252	12,6094	12,4263	12,5269	13,9493	13,8266	14,7086	15,6110	13,4880	14,0566	14,1233	14,0225	14,1632	13,5962	13,5233	13,2163
5	14,2178	14,5214	15,0305	15,2216	16,4891	17,5550	18,2750	19,7435	18,2141	17,6467	17,4033	16,9797	16,3645	16,2596	15,3356	14,9537
6	8,7047	8,7179	8,9941	9,2507	9,6642	10,3558	10,5387	9,6966	10,0205	9,2565	9,3482	9,5615	9,1555	9,5405	8,9274	8,8552
7	17,0025	17,0384	17,6330	17,5361	18,4993	19,7916	20,6447	21,4431	21,2194	21,5587	20,2277	19,6970	19,1283	18,6188	18,1900	17,8882
8	10,5281	8,6275	8,8376	10,0898	11,9402	13,1813	13,5895	13,8470	12,3141	13,7559	12,5528	12,0450	10,9782	10,9004	10,9478	11,7928
9	10,6044	11,3183	12,3207	12,7802	13,3592	13,5366	13,6739	14,0855	13,7103	13,0955	12,6157	13,6044	12,5913	12,1606	11,6630	11,9835
10	2,6349	2,6338	2,6175	2,6292	2,7058	2,9454	3,0214	3,1560	3,5440	3,2550	3,6763	4,0757	4,6852	2,7823	2,4969	2,6483
11	17,3153	18,4043	20,3197	21,7734	22,4897	22,8236	22,9018	23,1066	21,3266	21,4789	21,2636	20,1375	20,5735	19,1374	18,6190	17,4193
12	13,6457	11,6878	11,7816	13,1295	14,3812	16,2529	17,2223	17,2604	18,1721	18,0881	17,6180	16,6363	16,3335	16,1411	14,3697	14,3573
13	7,8343	7,7352	6,9221	7,7922	8,7254	8,3542	9,1939	9,1419	7,6480	8,3965	8,7216	8,6392	8,7180	7,9646	7,7487	7,7670
14	12,5081	12,3445	12,7817	13,0812	13,9016	15,1897	15,8038	16,0886	14,2517	14,7036	14,6233	13,8599	12,6694	13,0846	12,2843	12,1954
15	15,6420	13,9153	13,0919	12,8772	13,2241	13,2038	14,3479	14,7432	16,4984	17,7541	17,1793	16,8661	17,4402	16,5344	15,7618	15,5897
16	7,1967	4,0348	1,5139	2,8326	6,0450	7,9112	8,3040	7,6392	4,3418	5,7266	5,9618	1,5743	2,2971	5,3836	2,2058	3,7749
17	17,1895	20,7196	21,7346	23,0178	25,6485	24,9849	24,3131	21,4249	20,3529	20,1246	19,1850	18,5627	18,1712	17,5923	17,1448	16,6423
18	9,1863	8,8594	8,0404	9,2668	9,7793	7,5892	9,7121	9,7041	10,2673	10,6481	10,5132	10,1306	10,3510	9,5340	9,5062	9,4612
19	10,8064	10,1902	9,6151	11,5993	13,6347	15,8108	14,2862	16,7172	15,2952	13,9879	13,1736	12,9092	12,6787	12,3984	11,7681	10,3440
20	24,5568	22,2631	22,5689	22,4197	24,4545	26,2451	27,8465	29,2669	23,5672	23,1396	23,3003	23,5534	23,0484	22,4955	21,7115	20,9600

h-Wertemessungen zu definierten Zeitpunkten mit dem Spektralphotometer CM-503c (45/0°) unter einem Normbeobachtungswinkel von 10° und Nutzung der Normlichtart D65																
	Dehydrierung in Stunden								Rehydrierung in Stunden							
Zahn	0	0,25	0,5	1	1,5	2	2,5	3	0,5	1	2	3	4	8	16	40
1	[illegible]	[illegible]	[illegible]	[illegible]	[illegible]	[illegible]	[illegible]	[illegible]	[illegible]	[illegible]	[illegible]	[illegible]	[illegible]	[illegible]	[illegible]	[illegible]
2	[illegible]	[illegible]	[illegible]	[illegible]	[illegible]	[illegible]	[illegible]	[illegible]	[illegible]	[illegible]	[illegible]	[illegible]	[illegible]	[illegible]	[illegible]	[illegible]
3	[illegible]	[illegible]	[illegible]	[illegible]	[illegible]	[illegible]	[illegible]	[illegible]	[illegible]	[illegible]	[illegible]	[illegible]	[illegible]	[illegible]	[illegible]	[illegible]
4	[illegible]	[illegible]	[illegible]	[illegible]	[illegible]	[illegible]	[illegible]	[illegible]	[illegible]	[illegible]	[illegible]	[illegible]	[illegible]	[illegible]	[illegible]	[illegible]
5	[illegible]	[illegible]	[illegible]	[illegible]	[illegible]	[illegible]	[illegible]	[illegible]	[illegible]	[illegible]	[illegible]	[illegible]	[illegible]	[illegible]	[illegible]	[illegible]
6	[illegible]	[illegible]	[illegible]	[illegible]	[illegible]	[illegible]	[illegible]	[illegible]	[illegible]	[illegible]	[illegible]	[illegible]	[illegible]	[illegible]	[illegible]	[illegible]
7	[illegible]	[illegible]	[illegible]	[illegible]	[illegible]	[illegible]	[illegible]	[illegible]	[illegible]	[illegible]	[illegible]	[illegible]	[illegible]	[illegible]	[illegible]	[illegible]
8	[illegible]	[illegible]	[illegible]	[illegible]	[illegible]	[illegible]	[illegible]	[illegible]	[illegible]	[illegible]	[illegible]	[illegible]	[illegible]	[illegible]	[illegible]	[illegible]
9	[illegible]	[illegible]	[illegible]	[illegible]	[illegible]	[illegible]	[illegible]	[illegible]	[illegible]	[illegible]	[illegible]	[illegible]	[illegible]	[illegible]	[illegible]	[illegible]
10	[illegible]	[illegible]	[illegible]	[illegible]	[illegible]	[illegible]	[illegible]	[illegible]	[illegible]	[illegible]	[illegible]	[illegible]	[illegible]	[illegible]	[illegible]	[illegible]
11	[illegible]	[illegible]	[illegible]	[illegible]	[illegible]	[illegible]	[illegible]	[illegible]	[illegible]	[illegible]	[illegible]	[illegible]	[illegible]	[illegible]	[illegible]	[illegible]
12	[illegible]	[illegible]	[illegible]	[illegible]	[illegible]	[illegible]	[illegible]	[illegible]	[illegible]	[illegible]	[illegible]	[illegible]	[illegible]	[illegible]	[illegible]	[illegible]
13	[illegible]	[illegible]	[illegible]	[illegible]	[illegible]	[illegible]	[illegible]	[illegible]	[illegible]	[illegible]	[illegible]	[illegible]	[illegible]	[illegible]	[illegible]	[illegible]
14	[illegible]	[illegible]	[illegible]	[illegible]	[illegible]	[illegible]	[illegible]	[illegible]	[illegible]	[illegible]	[illegible]	[illegible]	[illegible]	[illegible]	[illegible]	[illegible]
15	[illegible]	[illegible]	[illegible]	[illegible]	[illegible]	[illegible]	[illegible]	[illegible]	[illegible]	[illegible]	[illegible]	[illegible]	[illegible]	[illegible]	[illegible]	[illegible]
16	[illegible]	[illegible]	[illegible]	[illegible]	[illegible]	[illegible]	[illegible]	[illegible]	[illegible]	[illegible]	[illegible]	[illegible]	[illegible]	[illegible]	[illegible]	[illegible]
17	[illegible]	[illegible]	[illegible]	[illegible]	[illegible]	[illegible]	[illegible]	[illegible]	[illegible]	[illegible]	[illegible]	[illegible]	[illegible]	[illegible]	[illegible]	[illegible]
18	[illegible]	[illegible]	[illegible]	[illegible]	[illegible]	[illegible]	[illegible]	[illegible]	[illegible]	[illegible]	[illegible]	[illegible]	[illegible]	[illegible]	[illegible]	[illegible]
19	[illegible]	[illegible]	[illegible]	[illegible]	[illegible]	[illegible]	[illegible]	[illegible]	[illegible]	[illegible]	[illegible]	[illegible]	[illegible]	[illegible]	[illegible]	[illegible]
20	[illegible]	[illegible]	[illegible]	[illegible]	[illegible]	[illegible]	[illegible]	[illegible]	[illegible]	[illegible]	[illegible]	[illegible]	[illegible]	[illegible]	[illegible]	[illegible]

L*-Wertemessungen zu definierten Zeitpunkten mit dem Spektralphotometer CM-503c (45/0°) unter einem Normbeobachtungswinkel von 10° und Nutzung der Normlichtart D65																
	Dehydrierung in Stunden								Rehydrierung in Stunden							
Zahn	0	0,25	0,5	1	1,5	2	2,5	3	0,5	1	2	3	4	8	16	40
1	53,2464	54,1051	54,6501	55,5969	55,5204	56,5731	57,3213	58,2152	57,1750	56,9315	55,4867	55,6605	55,6099	55,1786	51,6498	51,5075
2	54,4038	57,2034	57,3159	57,7157	58,1081	58,3254	58,6528	59,3159	56,5116	55,5152	55,5226	55,6650	55,4601	55,3643	54,3473	54,0138
3	55,5996	55,2047	55,9227	57,3356	59,1611	62,0828	63,5920	65,2468	57,7627	58,0132	56,2530	57,5637	57,0443	56,0620	55,3254	54,5167
4	54,1867	56,3646	57,3781	58,4007	60,3558	61,4534	62,7998	64,6450	54,6535	57,4134	56,9738	56,2992	56,6581	55,4744	55,2150	54,2076
5	53,7931	54,3117	54,5798	55,1186	56,0126	57,6284	58,2564	60,6529	58,6243	58,3325	57,5552	56,9672	56,6989	55,5835	54,4877	54,3599
6	51,4037	51,3184	51,5668	59,5270	63,6346	64,7238	65,4196	66,0891	53,2015	53,6575	53,5860	53,0525	52,4139	52,2033	52,0990	50,9661
7	56,5633	55,3159	59,7489	60,2269	61,6855	63,1343	63,4994	65,5291	62,7646	62,0401	60,3148	61,5448	60,5484	59,6751	58,0137	58,7707
8	49,3336	52,6635	53,9412	57,2561	58,3495	59,9368	60,3042	61,2439	56,1401	55,6151	54,2561	54,0598	53,7344	53,6616	52,2258	49,9917
9	49,8881	51,6957	52,7994	53,2315	53,8872	54,6587	55,0018	56,0807	52,8700	52,4443	51,6758	52,0917	51,8092	51,4047	50,3780	50,9295
10	55,3904	56,1231	56,9723	57,7403	58,4060	59,8726	60,5770	62,2435	51,8541	61,5552	61,4254	59,4871	58,7711	57,5016	56,6961	55,5943
11	54,3825	56,5845	60,4998	55,2167	63,4453	66,4822	67,1899	67,9126	62,9438	63,2680	59,2477	58,7867	58,1641	56,4630	55,5551	55,0759
12	55,8489	57,4861	57,9791	59,1958	60,8838	62,7690	64,6614	66,0863	61,3000	61,8892	60,0487	58,1487	58,9438	58,3302	57,6088	56,2498
13	52,2998	54,8190	57,1134	58,5525	60,2747	61,6437	63,0796	64,3045	58,0439	56,5381	54,5095	53,5150	53,5478	52,5690	52,3387	52,8138
14	51,5456	53,4056	56,1268	57,0324	58,7431	59,7859	61,5095	62,4151	57,8691	55,5445	55,0775	51,9444	52,7423	51,9823	50,8686	50,0115
15	52,5006	54,9045	55,7288	56,5414	57,3348	57,9601	58,1539	58,7585	54,9709	53,9644	53,6008	52,3703	50,8382	51,8184	52,0862	52,0063
16	51,4839	50,7656	53,0921	54,6083	55,2458	55,2274	55,0259	56,1335	52,9646	50,6907	50,0836	50,3118	49,5786	50,0345	49,5454	50,0345
17	59,1455	63,6455	65,6010	68,8077	71,1504	72,6801	73,2566	73,8384	63,8057	62,7308	62,0092	61,0283	60,2796	60,1757	58,0739	58,7613
18	53,0032	54,3894	55,6490	55,7913	55,6835	56,2916	56,1780	56,5798	54,2168	55,3227	53,1159	53,2159	52,1948	52,3018	52,4678	51,3098
19	48,1857	51,3517	52,2552	55,8618	57,9418	59,5654	60,0825	62,3137	58,8691	57,7998	54,8089	52,3673	53,5663	50,6562	50,2565	49,3618
20	53,7548	54,4144	55,1151	55,2665	57,0684	59,1197	60,9764	61,5815	58,4784	57,7923	56,7041	56,4528	55,3640	55,5861	55,5513	54,5157

Zu Kap. 5.3 Farbmetrische Erfassung der Flüssigkeitsabgabe und Aufnahmechronologie luftgetrockneter Zähne

a) Wertemessungen zu definierten Zeitpunkten mit dem Spektralphotometer CM-503i (45/0°)
unter einem Normbeobachtungswinkel von 10° und Nutzung der Normlichtart D65

	Dehydrierung in Stunden								Rehydrierung in Stunden							
Zahn	0	0,25	0,5	1	1,5	2	2,5	3	0,5	1	2	3	4	8	16	36
[illegible]	[illegible]	[illegible]	[illegible]	[illegible]	[illegible]	[illegible]	[illegible]	[illegible]	[illegible]	[illegible]	[illegible]	[illegible]	[illegible]	[illegible]	[illegible]	[illegible]
[illegible]	[illegible]	[illegible]	[illegible]	[illegible]	[illegible]	[illegible]	[illegible]	[illegible]	[illegible]	[illegible]	[illegible]	[illegible]	[illegible]	[illegible]	[illegible]	[illegible]
[illegible]	[illegible]	[illegible]	[illegible]	[illegible]	[illegible]	[illegible]	[illegible]	[illegible]	[illegible]	[illegible]	[illegible]	[illegible]	[illegible]	[illegible]	[illegible]	[illegible]
[illegible]	[illegible]	[illegible]	[illegible]	[illegible]	[illegible]	[illegible]	[illegible]	[illegible]	[illegible]	[illegible]	[illegible]	[illegible]	[illegible]	[illegible]	[illegible]	[illegible]
[illegible]	[illegible]	[illegible]	[illegible]	[illegible]	[illegible]	[illegible]	[illegible]	[illegible]	[illegible]	[illegible]	[illegible]	[illegible]	[illegible]	[illegible]	[illegible]	[illegible]
[illegible]	[illegible]	[illegible]	[illegible]	[illegible]	[illegible]	[illegible]	[illegible]	[illegible]	[illegible]	[illegible]	[illegible]	[illegible]	[illegible]	[illegible]	[illegible]	[illegible]
[illegible]	[illegible]	[illegible]	[illegible]	[illegible]	[illegible]	[illegible]	[illegible]	[illegible]	[illegible]	[illegible]	[illegible]	[illegible]	[illegible]	[illegible]	[illegible]	[illegible]
[illegible]	[illegible]	[illegible]	[illegible]	[illegible]	[illegible]	[illegible]	[illegible]	[illegible]	[illegible]	[illegible]	[illegible]	[illegible]	[illegible]	[illegible]	[illegible]	[illegible]
[illegible]	[illegible]	[illegible]	[illegible]	[illegible]	[illegible]	[illegible]	[illegible]	[illegible]	[illegible]	[illegible]	[illegible]	[illegible]	[illegible]	[illegible]	[illegible]	[illegible]
[illegible]	[illegible]	[illegible]	[illegible]	[illegible]	[illegible]	[illegible]	[illegible]	[illegible]	[illegible]	[illegible]	[illegible]	[illegible]	[illegible]	[illegible]	[illegible]	[illegible]
[illegible]	[illegible]	[illegible]	[illegible]	[illegible]	[illegible]	[illegible]	[illegible]	[illegible]	[illegible]	[illegible]	[illegible]	[illegible]	[illegible]	[illegible]	[illegible]	[illegible]
[illegible]	[illegible]	[illegible]	[illegible]	[illegible]	[illegible]	[illegible]	[illegible]	[illegible]	[illegible]	[illegible]	[illegible]	[illegible]	[illegible]	[illegible]	[illegible]	[illegible]
[illegible]	[illegible]	[illegible]	[illegible]	[illegible]	[illegible]	[illegible]	[illegible]	[illegible]	[illegible]	[illegible]	[illegible]	[illegible]	[illegible]	[illegible]	[illegible]	[illegible]
[illegible]	[illegible]	[illegible]	[illegible]	[illegible]	[illegible]	[illegible]	[illegible]	[illegible]	[illegible]	[illegible]	[illegible]	[illegible]	[illegible]	[illegible]	[illegible]	[illegible]
[illegible]	[illegible]	[illegible]	[illegible]	[illegible]	[illegible]	[illegible]	[illegible]	[illegible]	[illegible]	[illegible]	[illegible]	[illegible]	[illegible]	[illegible]	[illegible]	[illegible]
[illegible]	[illegible]	[illegible]	[illegible]	[illegible]	[illegible]	[illegible]	[illegible]	[illegible]	[illegible]	[illegible]	[illegible]	[illegible]	[illegible]	[illegible]	[illegible]	[illegible]
[illegible]	[illegible]	[illegible]	[illegible]	[illegible]	[illegible]	[illegible]	[illegible]	[illegible]	[illegible]	[illegible]	[illegible]	[illegible]	[illegible]	[illegible]	[illegible]	[illegible]
[illegible]	[illegible]	[illegible]	[illegible]	[illegible]	[illegible]	[illegible]	[illegible]	[illegible]	[illegible]	[illegible]	[illegible]	[illegible]	[illegible]	[illegible]	[illegible]	[illegible]
[illegible]	[illegible]	[illegible]	[illegible]	[illegible]	[illegible]	[illegible]	[illegible]	[illegible]	[illegible]	[illegible]	[illegible]	[illegible]	[illegible]	[illegible]	[illegible]	[illegible]
[illegible]	[illegible]	[illegible]	[illegible]	[illegible]	[illegible]	[illegible]	[illegible]	[illegible]	[illegible]	[illegible]	[illegible]	[illegible]	[illegible]	[illegible]	[illegible]	[illegible]

b) Wertemessungen zu definierten Zeitpunkten mit dem Spektralphotometer CM-503i (45/0°)
unter einem Normbeobachtungswinkel von 10° und Nutzung der Normlichtart D65

	Dehydrierung in Stunden								Rehydrierung in Stunden							
Zahn	0	0,25	0,5	1	1,5	2	2,5	3	0,5	1	2	3	4	8	16	36
[illegible]	[illegible]	[illegible]	[illegible]	[illegible]	[illegible]	[illegible]	[illegible]	[illegible]	[illegible]	[illegible]	[illegible]	[illegible]	[illegible]	[illegible]	[illegible]	[illegible]
[illegible]	[illegible]	[illegible]	[illegible]	[illegible]	[illegible]	[illegible]	[illegible]	[illegible]	[illegible]	[illegible]	[illegible]	[illegible]	[illegible]	[illegible]	[illegible]	[illegible]
[illegible]	[illegible]	[illegible]	[illegible]	[illegible]	[illegible]	[illegible]	[illegible]	[illegible]	[illegible]	[illegible]	[illegible]	[illegible]	[illegible]	[illegible]	[illegible]	[illegible]
[illegible]	[illegible]	[illegible]	[illegible]	[illegible]	[illegible]	[illegible]	[illegible]	[illegible]	[illegible]	[illegible]	[illegible]	[illegible]	[illegible]	[illegible]	[illegible]	[illegible]
[illegible]	[illegible]	[illegible]	[illegible]	[illegible]	[illegible]	[illegible]	[illegible]	[illegible]	[illegible]	[illegible]	[illegible]	[illegible]	[illegible]	[illegible]	[illegible]	[illegible]
[illegible]	[illegible]	[illegible]	[illegible]	[illegible]	[illegible]	[illegible]	[illegible]	[illegible]	[illegible]	[illegible]	[illegible]	[illegible]	[illegible]	[illegible]	[illegible]	[illegible]
[illegible]	[illegible]	[illegible]	[illegible]	[illegible]	[illegible]	[illegible]	[illegible]	[illegible]	[illegible]	[illegible]	[illegible]	[illegible]	[illegible]	[illegible]	[illegible]	[illegible]
[illegible]	[illegible]	[illegible]	[illegible]	[illegible]	[illegible]	[illegible]	[illegible]	[illegible]	[illegible]	[illegible]	[illegible]	[illegible]	[illegible]	[illegible]	[illegible]	[illegible]
[illegible]	[illegible]	[illegible]	[illegible]	[illegible]	[illegible]	[illegible]	[illegible]	[illegible]	[illegible]	[illegible]	[illegible]	[illegible]	[illegible]	[illegible]	[illegible]	[illegible]
[illegible]	[illegible]	[illegible]	[illegible]	[illegible]	[illegible]	[illegible]	[illegible]	[illegible]	[illegible]	[illegible]	[illegible]	[illegible]	[illegible]	[illegible]	[illegible]	[illegible]
[illegible]	[illegible]	[illegible]	[illegible]	[illegible]	[illegible]	[illegible]	[illegible]	[illegible]	[illegible]	[illegible]	[illegible]	[illegible]	[illegible]	[illegible]	[illegible]	[illegible]
[illegible]	[illegible]	[illegible]	[illegible]	[illegible]	[illegible]	[illegible]	[illegible]	[illegible]	[illegible]	[illegible]	[illegible]	[illegible]	[illegible]	[illegible]	[illegible]	[illegible]
[illegible]	[illegible]	[illegible]	[illegible]	[illegible]	[illegible]	[illegible]	[illegible]	[illegible]	[illegible]	[illegible]	[illegible]	[illegible]	[illegible]	[illegible]	[illegible]	[illegible]
[illegible]	[illegible]	[illegible]	[illegible]	[illegible]	[illegible]	[illegible]	[illegible]	[illegible]	[illegible]	[illegible]	[illegible]	[illegible]	[illegible]	[illegible]	[illegible]	[illegible]
[illegible]	[illegible]	[illegible]	[illegible]	[illegible]	[illegible]	[illegible]	[illegible]	[illegible]	[illegible]	[illegible]	[illegible]	[illegible]	[illegible]	[illegible]	[illegible]	[illegible]
[illegible]	[illegible]	[illegible]	[illegible]	[illegible]	[illegible]	[illegible]	[illegible]	[illegible]	[illegible]	[illegible]	[illegible]	[illegible]	[illegible]	[illegible]	[illegible]	[illegible]
[illegible]	[illegible]	[illegible]	[illegible]	[illegible]	[illegible]	[illegible]	[illegible]	[illegible]	[illegible]	[illegible]	[illegible]	[illegible]	[illegible]	[illegible]	[illegible]	[illegible]
[illegible]	[illegible]	[illegible]	[illegible]	[illegible]	[illegible]	[illegible]	[illegible]	[illegible]	[illegible]	[illegible]	[illegible]	[illegible]	[illegible]	[illegible]	[illegible]	[illegible]
[illegible]	[illegible]	[illegible]	[illegible]	[illegible]	[illegible]	[illegible]	[illegible]	[illegible]	[illegible]	[illegible]	[illegible]	[illegible]	[illegible]	[illegible]	[illegible]	[illegible]
[illegible]	[illegible]	[illegible]	[illegible]	[illegible]	[illegible]	[illegible]	[illegible]	[illegible]	[illegible]	[illegible]	[illegible]	[illegible]	[illegible]	[illegible]	[illegible]	[illegible]

c) Wertemessungen zu definierten Zeitpunkten mit dem Spektralphotometer [illegible]
unter einem Normbeobachtungswinkel von 10° und Nutzung der Normlichtart D65

	Dehydrierung in Stunden								Rehydrierung in Stunden							
Zahn	0	0,25	0,5	1	1,5	2	2,5	3	0,5	1	2	3	4	8	16	36
[illegible]	[illegible]	[illegible]	[illegible]	[illegible]	[illegible]	[illegible]	[illegible]	[illegible]	[illegible]	[illegible]	[illegible]	[illegible]	[illegible]	[illegible]	[illegible]	[illegible]
[illegible]	[illegible]	[illegible]	[illegible]	[illegible]	[illegible]	[illegible]	[illegible]	[illegible]	[illegible]	[illegible]	[illegible]	[illegible]	[illegible]	[illegible]	[illegible]	[illegible]
[illegible]	[illegible]	[illegible]	[illegible]	[illegible]	[illegible]	[illegible]	[illegible]	[illegible]	[illegible]	[illegible]	[illegible]	[illegible]	[illegible]	[illegible]	[illegible]	[illegible]
[illegible]	[illegible]	[illegible]	[illegible]	[illegible]	[illegible]	[illegible]	[illegible]	[illegible]	[illegible]	[illegible]	[illegible]	[illegible]	[illegible]	[illegible]	[illegible]	[illegible]
[illegible]	[illegible]	[illegible]	[illegible]	[illegible]	[illegible]	[illegible]	[illegible]	[illegible]	[illegible]	[illegible]	[illegible]	[illegible]	[illegible]	[illegible]	[illegible]	[illegible]
[illegible]	[illegible]	[illegible]	[illegible]	[illegible]	[illegible]	[illegible]	[illegible]	[illegible]	[illegible]	[illegible]	[illegible]	[illegible]	[illegible]	[illegible]	[illegible]	[illegible]
[illegible]	[illegible]	[illegible]	[illegible]	[illegible]	[illegible]	[illegible]	[illegible]	[illegible]	[illegible]	[illegible]	[illegible]	[illegible]	[illegible]	[illegible]	[illegible]	[illegible]
[illegible]	[illegible]	[illegible]	[illegible]	[illegible]	[illegible]	[illegible]	[illegible]	[illegible]	[illegible]	[illegible]	[illegible]	[illegible]	[illegible]	[illegible]	[illegible]	[illegible]
[illegible]	[illegible]	[illegible]	[illegible]	[illegible]	[illegible]	[illegible]	[illegible]	[illegible]	[illegible]	[illegible]	[illegible]	[illegible]	[illegible]	[illegible]	[illegible]	[illegible]
[illegible]	[illegible]	[illegible]	[illegible]	[illegible]	[illegible]	[illegible]	[illegible]	[illegible]	[illegible]	[illegible]	[illegible]	[illegible]	[illegible]	[illegible]	[illegible]	[illegible]
[illegible]	[illegible]	[illegible]	[illegible]	[illegible]	[illegible]	[illegible]	[illegible]	[illegible]	[illegible]	[illegible]	[illegible]	[illegible]	[illegible]	[illegible]	[illegible]	[illegible]
[illegible]	[illegible]	[illegible]	[illegible]	[illegible]	[illegible]	[illegible]	[illegible]	[illegible]	[illegible]	[illegible]	[illegible]	[illegible]	[illegible]	[illegible]	[illegible]	[illegible]
[illegible]	[illegible]	[illegible]	[illegible]	[illegible]	[illegible]	[illegible]	[illegible]	[illegible]	[illegible]	[illegible]	[illegible]	[illegible]	[illegible]	[illegible]	[illegible]	[illegible]
[illegible]	[illegible]	[illegible]	[illegible]	[illegible]	[illegible]	[illegible]	[illegible]	[illegible]	[illegible]	[illegible]	[illegible]	[illegible]	[illegible]	[illegible]	[illegible]	[illegible]
[illegible]	[illegible]	[illegible]	[illegible]	[illegible]	[illegible]	[illegible]	[illegible]	[illegible]	[illegible]	[illegible]	[illegible]	[illegible]	[illegible]	[illegible]	[illegible]	[illegible]
[illegible]	[illegible]	[illegible]	[illegible]	[illegible]	[illegible]	[illegible]	[illegible]	[illegible]	[illegible]	[illegible]	[illegible]	[illegible]	[illegible]	[illegible]	[illegible]	[illegible]
[illegible]	[illegible]	[illegible]	[illegible]	[illegible]	[illegible]	[illegible]	[illegible]	[illegible]	[illegible]	[illegible]	[illegible]	[illegible]	[illegible]	[illegible]	[illegible]	[illegible]
[illegible]	[illegible]	[illegible]	[illegible]	[illegible]	[illegible]	[illegible]	[illegible]	[illegible]	[illegible]	[illegible]	[illegible]	[illegible]	[illegible]	[illegible]	[illegible]	[illegible]
[illegible]	[illegible]	[illegible]	[illegible]	[illegible]	[illegible]	[illegible]	[illegible]	[illegible]	[illegible]	[illegible]	[illegible]	[illegible]	[illegible]	[illegible]	[illegible]	[illegible]
[illegible]	[illegible]	[illegible]	[illegible]	[illegible]	[illegible]	[illegible]	[illegible]	[illegible]	[illegible]	[illegible]	[illegible]	[illegible]	[illegible]	[illegible]	[illegible]	[illegible]

Zu Kap. 5.3 – Farbmetrische Erfassung der Flüssigkeitsabgabe und -aufnahme [illegible] Zähne

[illegible]-Wertemessungen zu definierten Zeitpunkten mit dem Spektralphotometer CM-503c (45/0°) unter einem Normbeobachtungswinkel von 10° und Nutzung der Normlichtart [illegible]																
	Dehydrierung in Stunden								Rehydrierung in Stunden							
Zahn	0	0,25	0,5	1	1,5	2	2,5	3	0,5	1	2	3	4	8	16	46
1	[illegible]	[illegible]	[illegible]	[illegible]	[illegible]	[illegible]	[illegible]	[illegible]	[illegible]	[illegible]	[illegible]	[illegible]	[illegible]	[illegible]	[illegible]	[illegible]
2	[illegible]	[illegible]	[illegible]	[illegible]	[illegible]	[illegible]	[illegible]	[illegible]	[illegible]	[illegible]	[illegible]	[illegible]	[illegible]	[illegible]	[illegible]	[illegible]
3	[illegible]	[illegible]	[illegible]	[illegible]	[illegible]	[illegible]	[illegible]	[illegible]	[illegible]	[illegible]	[illegible]	[illegible]	[illegible]	[illegible]	[illegible]	[illegible]
4	[illegible]	[illegible]	[illegible]	[illegible]	[illegible]	[illegible]	[illegible]	[illegible]	[illegible]	[illegible]	[illegible]	[illegible]	[illegible]	[illegible]	[illegible]	[illegible]
5	[illegible]	[illegible]	[illegible]	[illegible]	[illegible]	[illegible]	[illegible]	[illegible]	[illegible]	[illegible]	[illegible]	[illegible]	[illegible]	[illegible]	[illegible]	[illegible]
6	[illegible]	[illegible]	[illegible]	[illegible]	[illegible]	[illegible]	[illegible]	[illegible]	[illegible]	[illegible]	[illegible]	[illegible]	[illegible]	[illegible]	[illegible]	[illegible]
7	[illegible]	[illegible]	[illegible]	[illegible]	[illegible]	[illegible]	[illegible]	[illegible]	[illegible]	[illegible]	[illegible]	[illegible]	[illegible]	[illegible]	[illegible]	[illegible]
8	[illegible]	[illegible]	[illegible]	[illegible]	[illegible]	[illegible]	[illegible]	[illegible]	[illegible]	[illegible]	[illegible]	[illegible]	[illegible]	[illegible]	[illegible]	[illegible]
9	[illegible]	[illegible]	[illegible]	[illegible]	[illegible]	[illegible]	[illegible]	[illegible]	[illegible]	[illegible]	[illegible]	[illegible]	[illegible]	[illegible]	[illegible]	[illegible]
10	[illegible]	[illegible]	[illegible]	[illegible]	[illegible]	[illegible]	[illegible]	[illegible]	[illegible]	[illegible]	[illegible]	[illegible]	[illegible]	[illegible]	[illegible]	[illegible]
11	[illegible]	[illegible]	[illegible]	[illegible]	[illegible]	[illegible]	[illegible]	[illegible]	[illegible]	[illegible]	[illegible]	[illegible]	[illegible]	[illegible]	[illegible]	[illegible]
12	[illegible]	[illegible]	[illegible]	[illegible]	[illegible]	[illegible]	[illegible]	[illegible]	[illegible]	[illegible]	[illegible]	[illegible]	[illegible]	[illegible]	[illegible]	[illegible]
13	[illegible]	[illegible]	[illegible]	[illegible]	[illegible]	[illegible]	[illegible]	[illegible]	[illegible]	[illegible]	[illegible]	[illegible]	[illegible]	[illegible]	[illegible]	[illegible]
14	[illegible]	[illegible]	[illegible]	[illegible]	[illegible]	[illegible]	[illegible]	[illegible]	[illegible]	[illegible]	[illegible]	[illegible]	[illegible]	[illegible]	[illegible]	[illegible]
15	[illegible]	[illegible]	[illegible]	[illegible]	[illegible]	[illegible]	[illegible]	[illegible]	[illegible]	[illegible]	[illegible]	[illegible]	[illegible]	[illegible]	[illegible]	[illegible]
16	[illegible]	[illegible]	[illegible]	[illegible]	[illegible]	[illegible]	[illegible]	[illegible]	[illegible]	[illegible]	[illegible]	[illegible]	[illegible]	[illegible]	[illegible]	[illegible]
17	[illegible]	[illegible]	[illegible]	[illegible]	[illegible]	[illegible]	[illegible]	[illegible]	[illegible]	[illegible]	[illegible]	[illegible]	[illegible]	[illegible]	[illegible]	[illegible]
18	[illegible]	[illegible]	[illegible]	[illegible]	[illegible]	[illegible]	[illegible]	[illegible]	[illegible]	[illegible]	[illegible]	[illegible]	[illegible]	[illegible]	[illegible]	[illegible]
19	[illegible]	[illegible]	[illegible]	[illegible]	[illegible]	[illegible]	[illegible]	[illegible]	[illegible]	[illegible]	[illegible]	[illegible]	[illegible]	[illegible]	[illegible]	[illegible]
20	[illegible]	[illegible]	[illegible]	[illegible]	[illegible]	[illegible]	[illegible]	[illegible]	[illegible]	[illegible]	[illegible]	[illegible]	[illegible]	[illegible]	[illegible]	[illegible]

[illegible]-Wertemessungen zu definierten Zeitpunkten mit dem Spektralphotometer CM-503c (45/0°) unter einem Normbeobachtungswinkel von 10° und Nutzung der Normlichtart [illegible]																
	Dehydrierung in Stunden								Rehydrierung in Stunden							
Zahn	0	0,25	0,5	1	1,5	2	2,5	3	0,5	1	2	3	4	8	16	46
1	[illegible]	[illegible]	[illegible]	[illegible]	[illegible]	[illegible]	[illegible]	[illegible]	[illegible]	[illegible]	[illegible]	[illegible]	[illegible]	[illegible]	[illegible]	[illegible]
2	[illegible]	[illegible]	[illegible]	[illegible]	[illegible]	[illegible]	[illegible]	[illegible]	[illegible]	[illegible]	[illegible]	[illegible]	[illegible]	[illegible]	[illegible]	[illegible]
3	[illegible]	[illegible]	[illegible]	[illegible]	[illegible]	[illegible]	[illegible]	[illegible]	[illegible]	[illegible]	[illegible]	[illegible]	[illegible]	[illegible]	[illegible]	[illegible]
4	[illegible]	[illegible]	[illegible]	[illegible]	[illegible]	[illegible]	[illegible]	[illegible]	[illegible]	[illegible]	[illegible]	[illegible]	[illegible]	[illegible]	[illegible]	[illegible]
5	[illegible]	[illegible]	[illegible]	[illegible]	[illegible]	[illegible]	[illegible]	[illegible]	[illegible]	[illegible]	[illegible]	[illegible]	[illegible]	[illegible]	[illegible]	[illegible]
6	[illegible]	[illegible]	[illegible]	[illegible]	[illegible]	[illegible]	[illegible]	[illegible]	[illegible]	[illegible]	[illegible]	[illegible]	[illegible]	[illegible]	[illegible]	[illegible]
7	[illegible]	[illegible]	[illegible]	[illegible]	[illegible]	[illegible]	[illegible]	[illegible]	[illegible]	[illegible]	[illegible]	[illegible]	[illegible]	[illegible]	[illegible]	[illegible]
8	[illegible]	[illegible]	[illegible]	[illegible]	[illegible]	[illegible]	[illegible]	[illegible]	[illegible]	[illegible]	[illegible]	[illegible]	[illegible]	[illegible]	[illegible]	[illegible]
9	[illegible]	[illegible]	[illegible]	[illegible]	[illegible]	[illegible]	[illegible]	[illegible]	[illegible]	[illegible]	[illegible]	[illegible]	[illegible]	[illegible]	[illegible]	[illegible]
10	[illegible]	[illegible]	[illegible]	[illegible]	[illegible]	[illegible]	[illegible]	[illegible]	[illegible]	[illegible]	[illegible]	[illegible]	[illegible]	[illegible]	[illegible]	[illegible]
11	[illegible]	[illegible]	[illegible]	[illegible]	[illegible]	[illegible]	[illegible]	[illegible]	[illegible]	[illegible]	[illegible]	[illegible]	[illegible]	[illegible]	[illegible]	[illegible]
12	[illegible]	[illegible]	[illegible]	[illegible]	[illegible]	[illegible]	[illegible]	[illegible]	[illegible]	[illegible]	[illegible]	[illegible]	[illegible]	[illegible]	[illegible]	[illegible]
13	[illegible]	[illegible]	[illegible]	[illegible]	[illegible]	[illegible]	[illegible]	[illegible]	[illegible]	[illegible]	[illegible]	[illegible]	[illegible]	[illegible]	[illegible]	[illegible]
14	[illegible]	[illegible]	[illegible]	[illegible]	[illegible]	[illegible]	[illegible]	[illegible]	[illegible]	[illegible]	[illegible]	[illegible]	[illegible]	[illegible]	[illegible]	[illegible]
15	[illegible]	[illegible]	[illegible]	[illegible]	[illegible]	[illegible]	[illegible]	[illegible]	[illegible]	[illegible]	[illegible]	[illegible]	[illegible]	[illegible]	[illegible]	[illegible]
16	[illegible]	[illegible]	[illegible]	[illegible]	[illegible]	[illegible]	[illegible]	[illegible]	[illegible]	[illegible]	[illegible]	[illegible]	[illegible]	[illegible]	[illegible]	[illegible]
17	[illegible]	[illegible]	[illegible]	[illegible]	[illegible]	[illegible]	[illegible]	[illegible]	[illegible]	[illegible]	[illegible]	[illegible]	[illegible]	[illegible]	[illegible]	[illegible]
18	[illegible]	[illegible]	[illegible]	[illegible]	[illegible]	[illegible]	[illegible]	[illegible]	[illegible]	[illegible]	[illegible]	[illegible]	[illegible]	[illegible]	[illegible]	[illegible]
19	[illegible]	[illegible]	[illegible]	[illegible]	[illegible]	[illegible]	[illegible]	[illegible]	[illegible]	[illegible]	[illegible]	[illegible]	[illegible]	[illegible]	[illegible]	[illegible]
20	[illegible]	[illegible]	[illegible]	[illegible]	[illegible]	[illegible]	[illegible]	[illegible]	[illegible]	[illegible]	[illegible]	[illegible]	[illegible]	[illegible]	[illegible]	[illegible]

a*-Wertemessungen zu definierten Zeitpunkten mit dem Spektralphotometer CM-503c (45/0°) unter einem Normbeobachtungswinkel von 10° und Nutzung der Normlichtart C																
	Dehydrierung in Stunden								Rehydrierung in Stunden							
Zahn	0	0,25	0,5	1	1,5	2	2,5	3	0,5	1	2	3	4	8	16	46
1	-1,9582	-1,7918	-1,7663	-1,6805	-1,4190	-1,2638	-1,1823	-1,0998	-1,2594	-1,3050	-1,4071	-1,5277	-1,5944	-1,6939	-1,7757	-1,8028
2	-1,5865	-1,4649	-1,2289	-1,2513	-1,1695	-1,0713	-1,0644	-0,9297	-0,9569	-1,0325	-1,0661	-1,1640	-1,1282	-1,3665	-1,2265	-1,4479
3	-2,1743	-1,9467	-1,6343	-1,2164	-0,9852	-0,7849	-0,8762	-0,9131	-1,5151	-1,3926	-1,3754	-1,5051	-1,7034	-1,7459	-1,9372	-2,0307
4	-1,8779	-1,6141	-1,5735	-1,4900	-1,2113	-1,1024	-0,9548	-0,9005	-1,3057	-1,3516	-1,3240	-1,3803	-1,3602	-1,5131	-1,4170	-1,6642
5	-1,7777	-1,6929	-1,6670	-1,3236	-1,2053	-1,1528	-1,1634	-1,1123	-1,4772	-1,4924	-1,5170	-1,5065	-1,5311	-1,5977	-1,6231	-1,6762
6	-2,1447	-2,1066	-1,9158	-1,7358	-1,3922	-1,2702	-1,3383	-1,3708	-1,3498	-1,5396	-1,5651	-1,7464	-1,8204	-1,8327	-1,9879	-2,0478
7	-1,3805	-0,8775	-0,5288	-0,5994	-0,3238	0,0355	0,3131	0,2649	-0,0474	-0,3292	-0,3336	-0,5437	-0,5258	-0,7292	-0,4011	-0,7956
8	-1,3047	-1,3846	-1,2135	-0,8743	-0,4565	-0,1848	-0,1297	0,1538	-0,6593	-0,4861	-0,6514	-0,7527	-0,8369	-0,9073	-1,0268	-1,2222
9	-1,2293	-1,1188	-0,9792	-0,7919	-0,6751	-0,5842	-0,4509	-0,3309	-0,7787	-0,8929	-0,9590	-1,0728	-0,9187	-1,0695	-1,0925	-1,2153
10	-2,3876	-2,2867	-2,3140	-2,2663	-2,2205	-2,2084	-2,1560	-2,1045	-2,1555	-2,1551	-2,1931	-2,1865	-2,1510	-2,0464	-2,1176	-2,2169
11	-0,9545	-0,3167	0,2524	0,2804	0,4139	0,4956	0,5657	0,5702	-0,4208	-0,4980	-0,3977	-0,7029	-0,7103	-0,7850	-0,9888	-0,9142
12	-1,0349	-0,9899	-0,9515	-0,8448	-0,2273	0,1916	-0,2548	-0,3521	-0,6090	-0,6392	-0,7280	-0,6020	-0,8012	-0,9205	-1,0881	-0,9130
13	-1,8300	-1,9179	-1,6651	-1,4115	-1,2052	-1,1604	-1,1230	-1,1488	-1,5133	-1,5149	-1,5044	-1,5535	-1,6485	-1,8771	-1,6539	-1,7316
14	-0,9631	-0,7993	-0,7701	-0,3370	-0,0467	0,3094	0,3672	0,4834	-0,3807	-0,2531	-0,2285	-0,7824	-0,6244	-0,6601	-0,7904	-0,8199
15	-0,1792	0,1580	-0,1700	-0,0072	0,1955	0,3646	0,5873	0,6764	0,5628	0,3546	0,3885	0,2645	0,0024	-0,0292	-0,0775	-0,0372
16	-0,7651	-0,7057	-0,7332	-0,4117	-0,0545	0,3972	0,5309	0,5617	-0,6426	-0,5649	-0,7028	-0,6704	-1,3695	-1,8405	-0,8849	-2,1545
17	-2,5254	-1,8141	-1,6846	-1,4173	-1,2319	-1,1436	-0,9417	-0,8046	-2,0896	-2,1312	-2,3948	-2,5043	-2,3676	-2,5294	-2,7591	-2,4842
18	-1,4493	-1,1724	-1,0298	-0,8007	-0,7673	-0,6037	-0,5435	-0,4999	-0,5236	-0,8597	-0,9718	-0,9910	-1,1178	-1,2443	-1,1890	-1,3598
19	-0,5146	-0,4106	-0,4912	0,0154	0,3412	0,3773	0,3964	0,4710	0,0687	0,0147	-0,1347	-0,1686	-0,2125	-0,5056	-0,4014	-0,5614
20	-2,2811	-1,9368	-1,9002	-1,7322	-1,2094	-1,0732	-1,0578	-0,9298	-1,7158	-1,6291	-1,9203	-1,9562	-1,8825	-2,0641	-2,3105	-1,7509

Zu Kap. 5.5 Farbmetrische Erfassung der Flüssigkeitsabgabe und Aufnahmechronologie luftgetrockneter Zähne

L*-Wertmessungen zu definierten Zeitpunkten mit dem Spektralphotometer CM 503c (45/0°) unter einem Normalbeobachtungswinkel von 10° und Nutzung der Normlichtart C

	Dehydrierung in Stunden								Rehydrierung in Stunden							
Zahn	0	0.25	0.5	1	1.5	2	2.5	3	0.5	1	2	3	4	8	16	48
[illegible]	[illegible]	[illegible]	[illegible]	[illegible]	[illegible]	[illegible]	[illegible]	[illegible]	[illegible]	[illegible]	[illegible]	[illegible]	[illegible]	[illegible]	[illegible]	[illegible]
[illegible]	[illegible]	[illegible]	[illegible]	[illegible]	[illegible]	[illegible]	[illegible]	[illegible]	[illegible]	[illegible]	[illegible]	[illegible]	[illegible]	[illegible]	[illegible]	[illegible]
[illegible]	[illegible]	[illegible]	[illegible]	[illegible]	[illegible]	[illegible]	[illegible]	[illegible]	[illegible]	[illegible]	[illegible]	[illegible]	[illegible]	[illegible]	[illegible]	[illegible]
[illegible]	[illegible]	[illegible]	[illegible]	[illegible]	[illegible]	[illegible]	[illegible]	[illegible]	[illegible]	[illegible]	[illegible]	[illegible]	[illegible]	[illegible]	[illegible]	[illegible]
[illegible]	[illegible]	[illegible]	[illegible]	[illegible]	[illegible]	[illegible]	[illegible]	[illegible]	[illegible]	[illegible]	[illegible]	[illegible]	[illegible]	[illegible]	[illegible]	[illegible]
[illegible]	[illegible]	[illegible]	[illegible]	[illegible]	[illegible]	[illegible]	[illegible]	[illegible]	[illegible]	[illegible]	[illegible]	[illegible]	[illegible]	[illegible]	[illegible]	[illegible]
[illegible]	[illegible]	[illegible]	[illegible]	[illegible]	[illegible]	[illegible]	[illegible]	[illegible]	[illegible]	[illegible]	[illegible]	[illegible]	[illegible]	[illegible]	[illegible]	[illegible]
[illegible]	[illegible]	[illegible]	[illegible]	[illegible]	[illegible]	[illegible]	[illegible]	[illegible]	[illegible]	[illegible]	[illegible]	[illegible]	[illegible]	[illegible]	[illegible]	[illegible]
[illegible]	[illegible]	[illegible]	[illegible]	[illegible]	[illegible]	[illegible]	[illegible]	[illegible]	[illegible]	[illegible]	[illegible]	[illegible]	[illegible]	[illegible]	[illegible]	[illegible]
[illegible]	[illegible]	[illegible]	[illegible]	[illegible]	[illegible]	[illegible]	[illegible]	[illegible]	[illegible]	[illegible]	[illegible]	[illegible]	[illegible]	[illegible]	[illegible]	[illegible]
[illegible]	[illegible]	[illegible]	[illegible]	[illegible]	[illegible]	[illegible]	[illegible]	[illegible]	[illegible]	[illegible]	[illegible]	[illegible]	[illegible]	[illegible]	[illegible]	[illegible]
[illegible]	[illegible]	[illegible]	[illegible]	[illegible]	[illegible]	[illegible]	[illegible]	[illegible]	[illegible]	[illegible]	[illegible]	[illegible]	[illegible]	[illegible]	[illegible]	[illegible]
[illegible]	[illegible]	[illegible]	[illegible]	[illegible]	[illegible]	[illegible]	[illegible]	[illegible]	[illegible]	[illegible]	[illegible]	[illegible]	[illegible]	[illegible]	[illegible]	[illegible]
[illegible]	[illegible]	[illegible]	[illegible]	[illegible]	[illegible]	[illegible]	[illegible]	[illegible]	[illegible]	[illegible]	[illegible]	[illegible]	[illegible]	[illegible]	[illegible]	[illegible]
[illegible]	[illegible]	[illegible]	[illegible]	[illegible]	[illegible]	[illegible]	[illegible]	[illegible]	[illegible]	[illegible]	[illegible]	[illegible]	[illegible]	[illegible]	[illegible]	[illegible]
[illegible]	[illegible]	[illegible]	[illegible]	[illegible]	[illegible]	[illegible]	[illegible]	[illegible]	[illegible]	[illegible]	[illegible]	[illegible]	[illegible]	[illegible]	[illegible]	[illegible]
[illegible]	[illegible]	[illegible]	[illegible]	[illegible]	[illegible]	[illegible]	[illegible]	[illegible]	[illegible]	[illegible]	[illegible]	[illegible]	[illegible]	[illegible]	[illegible]	[illegible]
[illegible]	[illegible]	[illegible]	[illegible]	[illegible]	[illegible]	[illegible]	[illegible]	[illegible]	[illegible]	[illegible]	[illegible]	[illegible]	[illegible]	[illegible]	[illegible]	[illegible]
[illegible]	[illegible]	[illegible]	[illegible]	[illegible]	[illegible]	[illegible]	[illegible]	[illegible]	[illegible]	[illegible]	[illegible]	[illegible]	[illegible]	[illegible]	[illegible]	[illegible]

C*-Wertmessungen zu definierten Zeitpunkten mit dem Spektralphotometer CM 503c (45/0°) unter einem Normalbeobachtungswinkel von 10° und Nutzung der Normlichtart C

	Dehydrierung in Stunden								Rehydrierung in Stunden							
Zahn	0	0.25	0.5	1	1.5	2	2.5	3	0.5	1	2	3	4	8	16	48
[illegible]	[illegible]	[illegible]	[illegible]	[illegible]	[illegible]	[illegible]	[illegible]	[illegible]	[illegible]	[illegible]	[illegible]	[illegible]	[illegible]	[illegible]	[illegible]	[illegible]
[illegible]	[illegible]	[illegible]	[illegible]	[illegible]	[illegible]	[illegible]	[illegible]	[illegible]	[illegible]	[illegible]	[illegible]	[illegible]	[illegible]	[illegible]	[illegible]	[illegible]
[illegible]	[illegible]	[illegible]	[illegible]	[illegible]	[illegible]	[illegible]	[illegible]	[illegible]	[illegible]	[illegible]	[illegible]	[illegible]	[illegible]	[illegible]	[illegible]	[illegible]
[illegible]	[illegible]	[illegible]	[illegible]	[illegible]	[illegible]	[illegible]	[illegible]	[illegible]	[illegible]	[illegible]	[illegible]	[illegible]	[illegible]	[illegible]	[illegible]	[illegible]
[illegible]	[illegible]	[illegible]	[illegible]	[illegible]	[illegible]	[illegible]	[illegible]	[illegible]	[illegible]	[illegible]	[illegible]	[illegible]	[illegible]	[illegible]	[illegible]	[illegible]
[illegible]	[illegible]	[illegible]	[illegible]	[illegible]	[illegible]	[illegible]	[illegible]	[illegible]	[illegible]	[illegible]	[illegible]	[illegible]	[illegible]	[illegible]	[illegible]	[illegible]
[illegible]	[illegible]	[illegible]	[illegible]	[illegible]	[illegible]	[illegible]	[illegible]	[illegible]	[illegible]	[illegible]	[illegible]	[illegible]	[illegible]	[illegible]	[illegible]	[illegible]
[illegible]	[illegible]	[illegible]	[illegible]	[illegible]	[illegible]	[illegible]	[illegible]	[illegible]	[illegible]	[illegible]	[illegible]	[illegible]	[illegible]	[illegible]	[illegible]	[illegible]
[illegible]	[illegible]	[illegible]	[illegible]	[illegible]	[illegible]	[illegible]	[illegible]	[illegible]	[illegible]	[illegible]	[illegible]	[illegible]	[illegible]	[illegible]	[illegible]	[illegible]
[illegible]	[illegible]	[illegible]	[illegible]	[illegible]	[illegible]	[illegible]	[illegible]	[illegible]	[illegible]	[illegible]	[illegible]	[illegible]	[illegible]	[illegible]	[illegible]	[illegible]
[illegible]	[illegible]	[illegible]	[illegible]	[illegible]	[illegible]	[illegible]	[illegible]	[illegible]	[illegible]	[illegible]	[illegible]	[illegible]	[illegible]	[illegible]	[illegible]	[illegible]
[illegible]	[illegible]	[illegible]	[illegible]	[illegible]	[illegible]	[illegible]	[illegible]	[illegible]	[illegible]	[illegible]	[illegible]	[illegible]	[illegible]	[illegible]	[illegible]	[illegible]
[illegible]	[illegible]	[illegible]	[illegible]	[illegible]	[illegible]	[illegible]	[illegible]	[illegible]	[illegible]	[illegible]	[illegible]	[illegible]	[illegible]	[illegible]	[illegible]	[illegible]
[illegible]	[illegible]	[illegible]	[illegible]	[illegible]	[illegible]	[illegible]	[illegible]	[illegible]	[illegible]	[illegible]	[illegible]	[illegible]	[illegible]	[illegible]	[illegible]	[illegible]
[illegible]	[illegible]	[illegible]	[illegible]	[illegible]	[illegible]	[illegible]	[illegible]	[illegible]	[illegible]	[illegible]	[illegible]	[illegible]	[illegible]	[illegible]	[illegible]	[illegible]
[illegible]	[illegible]	[illegible]	[illegible]	[illegible]	[illegible]	[illegible]	[illegible]	[illegible]	[illegible]	[illegible]	[illegible]	[illegible]	[illegible]	[illegible]	[illegible]	[illegible]
[illegible]	[illegible]	[illegible]	[illegible]	[illegible]	[illegible]	[illegible]	[illegible]	[illegible]	[illegible]	[illegible]	[illegible]	[illegible]	[illegible]	[illegible]	[illegible]	[illegible]
[illegible]	[illegible]	[illegible]	[illegible]	[illegible]	[illegible]	[illegible]	[illegible]	[illegible]	[illegible]	[illegible]	[illegible]	[illegible]	[illegible]	[illegible]	[illegible]	[illegible]
[illegible]	[illegible]	[illegible]	[illegible]	[illegible]	[illegible]	[illegible]	[illegible]	[illegible]	[illegible]	[illegible]	[illegible]	[illegible]	[illegible]	[illegible]	[illegible]	[illegible]

[illegible]-Wertmessungen zu definierten Zeitpunkten mit dem Spektralphotometer CM 503c (45/0°) unter einem Normalbeobachtungswinkel von 10° und Nutzung der Normlichtart C

	Dehydrierung in Stunden								Rehydrierung in Stunden							
Zahn	0	0.25	0.5	1	1.5	2	2.5	3	0.5	1	2	3	4	8	16	48
[illegible]	[illegible]	[illegible]	[illegible]	[illegible]	[illegible]	[illegible]	[illegible]	[illegible]	[illegible]	[illegible]	[illegible]	[illegible]	[illegible]	[illegible]	[illegible]	[illegible]
[illegible]	[illegible]	[illegible]	[illegible]	[illegible]	[illegible]	[illegible]	[illegible]	[illegible]	[illegible]	[illegible]	[illegible]	[illegible]	[illegible]	[illegible]	[illegible]	[illegible]
[illegible]	[illegible]	[illegible]	[illegible]	[illegible]	[illegible]	[illegible]	[illegible]	[illegible]	[illegible]	[illegible]	[illegible]	[illegible]	[illegible]	[illegible]	[illegible]	[illegible]
[illegible]	[illegible]	[illegible]	[illegible]	[illegible]	[illegible]	[illegible]	[illegible]	[illegible]	[illegible]	[illegible]	[illegible]	[illegible]	[illegible]	[illegible]	[illegible]	[illegible]
[illegible]	[illegible]	[illegible]	[illegible]	[illegible]	[illegible]	[illegible]	[illegible]	[illegible]	[illegible]	[illegible]	[illegible]	[illegible]	[illegible]	[illegible]	[illegible]	[illegible]
[illegible]	[illegible]	[illegible]	[illegible]	[illegible]	[illegible]	[illegible]	[illegible]	[illegible]	[illegible]	[illegible]	[illegible]	[illegible]	[illegible]	[illegible]	[illegible]	[illegible]
[illegible]	[illegible]	[illegible]	[illegible]	[illegible]	[illegible]	[illegible]	[illegible]	[illegible]	[illegible]	[illegible]	[illegible]	[illegible]	[illegible]	[illegible]	[illegible]	[illegible]
[illegible]	[illegible]	[illegible]	[illegible]	[illegible]	[illegible]	[illegible]	[illegible]	[illegible]	[illegible]	[illegible]	[illegible]	[illegible]	[illegible]	[illegible]	[illegible]	[illegible]
[illegible]	[illegible]	[illegible]	[illegible]	[illegible]	[illegible]	[illegible]	[illegible]	[illegible]	[illegible]	[illegible]	[illegible]	[illegible]	[illegible]	[illegible]	[illegible]	[illegible]
[illegible]	[illegible]	[illegible]	[illegible]	[illegible]	[illegible]	[illegible]	[illegible]	[illegible]	[illegible]	[illegible]	[illegible]	[illegible]	[illegible]	[illegible]	[illegible]	[illegible]
[illegible]	[illegible]	[illegible]	[illegible]	[illegible]	[illegible]	[illegible]	[illegible]	[illegible]	[illegible]	[illegible]	[illegible]	[illegible]	[illegible]	[illegible]	[illegible]	[illegible]
[illegible]	[illegible]	[illegible]	[illegible]	[illegible]	[illegible]	[illegible]	[illegible]	[illegible]	[illegible]	[illegible]	[illegible]	[illegible]	[illegible]	[illegible]	[illegible]	[illegible]
[illegible]	[illegible]	[illegible]	[illegible]	[illegible]	[illegible]	[illegible]	[illegible]	[illegible]	[illegible]	[illegible]	[illegible]	[illegible]	[illegible]	[illegible]	[illegible]	[illegible]
[illegible]	[illegible]	[illegible]	[illegible]	[illegible]	[illegible]	[illegible]	[illegible]	[illegible]	[illegible]	[illegible]	[illegible]	[illegible]	[illegible]	[illegible]	[illegible]	[illegible]
[illegible]	[illegible]	[illegible]	[illegible]	[illegible]	[illegible]	[illegible]	[illegible]	[illegible]	[illegible]	[illegible]	[illegible]	[illegible]	[illegible]	[illegible]	[illegible]	[illegible]
[illegible]	[illegible]	[illegible]	[illegible]	[illegible]	[illegible]	[illegible]	[illegible]	[illegible]	[illegible]	[illegible]	[illegible]	[illegible]	[illegible]	[illegible]	[illegible]	[illegible]
[illegible]	[illegible]	[illegible]	[illegible]	[illegible]	[illegible]	[illegible]	[illegible]	[illegible]	[illegible]	[illegible]	[illegible]	[illegible]	[illegible]	[illegible]	[illegible]	[illegible]
[illegible]	[illegible]	[illegible]	[illegible]	[illegible]	[illegible]	[illegible]	[illegible]	[illegible]	[illegible]	[illegible]	[illegible]	[illegible]	[illegible]	[illegible]	[illegible]	[illegible]
[illegible]	[illegible]	[illegible]	[illegible]	[illegible]	[illegible]	[illegible]	[illegible]	[illegible]	[illegible]	[illegible]	[illegible]	[illegible]	[illegible]	[illegible]	[illegible]	[illegible]

Zu Kap. 5.3.: Farbmetrische Erfassung der Flüssigkeitsabgabe und Aufnahme einzelner luftgetrockneter Zähne

L*-Wertemessungen zu definierten Zeitpunkten mit dem Spektralphotometer CM-503i (d/8°) unter einem Normbeobachtungswinkel von 2° und Nutzung der Normlichtart D65																
	Dehydrierung in Stunden								Rehydrierung in Stunden							
Zahn	0	0,25	0,5	1	1,5	2	2,5	3	0,5	1	2	3	4	8	16	48?
1	[illegible]	[illegible]	[illegible]	[illegible]	[illegible]	[illegible]	[illegible]	[illegible]	[illegible]	[illegible]	[illegible]	[illegible]	[illegible]	[illegible]	[illegible]	[illegible]
2	[illegible]	[illegible]	[illegible]	[illegible]	[illegible]	[illegible]	[illegible]	[illegible]	[illegible]	[illegible]	[illegible]	[illegible]	[illegible]	[illegible]	[illegible]	[illegible]
3	[illegible]	[illegible]	[illegible]	[illegible]	[illegible]	[illegible]	[illegible]	[illegible]	[illegible]	[illegible]	[illegible]	[illegible]	[illegible]	[illegible]	[illegible]	[illegible]
4	[illegible]	[illegible]	[illegible]	[illegible]	[illegible]	[illegible]	[illegible]	[illegible]	[illegible]	[illegible]	[illegible]	[illegible]	[illegible]	[illegible]	[illegible]	[illegible]
5	[illegible]	[illegible]	[illegible]	[illegible]	[illegible]	[illegible]	[illegible]	[illegible]	[illegible]	[illegible]	[illegible]	[illegible]	[illegible]	[illegible]	[illegible]	[illegible]
6	[illegible]	[illegible]	[illegible]	[illegible]	[illegible]	[illegible]	[illegible]	[illegible]	[illegible]	[illegible]	[illegible]	[illegible]	[illegible]	[illegible]	[illegible]	[illegible]
7	[illegible]	[illegible]	[illegible]	[illegible]	[illegible]	[illegible]	[illegible]	[illegible]	[illegible]	[illegible]	[illegible]	[illegible]	[illegible]	[illegible]	[illegible]	[illegible]
8	[illegible]	[illegible]	[illegible]	[illegible]	[illegible]	[illegible]	[illegible]	[illegible]	[illegible]	[illegible]	[illegible]	[illegible]	[illegible]	[illegible]	[illegible]	[illegible]
9	[illegible]	[illegible]	[illegible]	[illegible]	[illegible]	[illegible]	[illegible]	[illegible]	[illegible]	[illegible]	[illegible]	[illegible]	[illegible]	[illegible]	[illegible]	[illegible]
10	[illegible]	[illegible]	[illegible]	[illegible]	[illegible]	[illegible]	[illegible]	[illegible]	[illegible]	[illegible]	[illegible]	[illegible]	[illegible]	[illegible]	[illegible]	[illegible]
11	[illegible]	[illegible]	[illegible]	[illegible]	[illegible]	[illegible]	[illegible]	[illegible]	[illegible]	[illegible]	[illegible]	[illegible]	[illegible]	[illegible]	[illegible]	[illegible]
12	[illegible]	[illegible]	[illegible]	[illegible]	[illegible]	[illegible]	[illegible]	[illegible]	[illegible]	[illegible]	[illegible]	[illegible]	[illegible]	[illegible]	[illegible]	[illegible]
13	[illegible]	[illegible]	[illegible]	[illegible]	[illegible]	[illegible]	[illegible]	[illegible]	[illegible]	[illegible]	[illegible]	[illegible]	[illegible]	[illegible]	[illegible]	[illegible]
14	[illegible]	[illegible]	[illegible]	[illegible]	[illegible]	[illegible]	[illegible]	[illegible]	[illegible]	[illegible]	[illegible]	[illegible]	[illegible]	[illegible]	[illegible]	[illegible]
15	[illegible]	[illegible]	[illegible]	[illegible]	[illegible]	[illegible]	[illegible]	[illegible]	[illegible]	[illegible]	[illegible]	[illegible]	[illegible]	[illegible]	[illegible]	[illegible]
16	[illegible]	[illegible]	[illegible]	[illegible]	[illegible]	[illegible]	[illegible]	[illegible]	[illegible]	[illegible]	[illegible]	[illegible]	[illegible]	[illegible]	[illegible]	[illegible]
17	[illegible]	[illegible]	[illegible]	[illegible]	[illegible]	[illegible]	[illegible]	[illegible]	[illegible]	[illegible]	[illegible]	[illegible]	[illegible]	[illegible]	[illegible]	[illegible]
18	[illegible]	[illegible]	[illegible]	[illegible]	[illegible]	[illegible]	[illegible]	[illegible]	[illegible]	[illegible]	[illegible]	[illegible]	[illegible]	[illegible]	[illegible]	[illegible]
19	[illegible]	[illegible]	[illegible]	[illegible]	[illegible]	[illegible]	[illegible]	[illegible]	[illegible]	[illegible]	[illegible]	[illegible]	[illegible]	[illegible]	[illegible]	[illegible]
20	[illegible]	[illegible]	[illegible]	[illegible]	[illegible]	[illegible]	[illegible]	[illegible]	[illegible]	[illegible]	[illegible]	[illegible]	[illegible]	[illegible]	[illegible]	[illegible]

a*-Wertemessungen zu definierten Zeitpunkten mit dem Spektralphotometer CM-503i (d/8°) unter einem Normbeobachtungswinkel von 2° und Nutzung der Normlichtart D65																
	Dehydrierung in Stunden								Rehydrierung in Stunden							
Zahn	0	0,25	0,5	1	1,5	2	2,5	3	0,5	1	2	3	4	8	16	48
1	[illegible]	[illegible]	[illegible]	[illegible]	[illegible]	[illegible]	[illegible]	[illegible]	[illegible]	[illegible]	[illegible]	[illegible]	[illegible]	[illegible]	[illegible]	[illegible]
2	[illegible]	[illegible]	[illegible]	[illegible]	[illegible]	[illegible]	[illegible]	[illegible]	[illegible]	[illegible]	[illegible]	[illegible]	[illegible]	[illegible]	[illegible]	[illegible]
3	[illegible]	[illegible]	[illegible]	[illegible]	[illegible]	[illegible]	[illegible]	[illegible]	[illegible]	[illegible]	[illegible]	[illegible]	[illegible]	[illegible]	[illegible]	[illegible]
4	[illegible]	[illegible]	[illegible]	[illegible]	[illegible]	[illegible]	[illegible]	[illegible]	[illegible]	[illegible]	[illegible]	[illegible]	[illegible]	[illegible]	[illegible]	[illegible]
5	[illegible]	[illegible]	[illegible]	[illegible]	[illegible]	[illegible]	[illegible]	[illegible]	[illegible]	[illegible]	[illegible]	[illegible]	[illegible]	[illegible]	[illegible]	[illegible]
6	[illegible]	[illegible]	[illegible]	[illegible]	[illegible]	[illegible]	[illegible]	[illegible]	[illegible]	[illegible]	[illegible]	[illegible]	[illegible]	[illegible]	[illegible]	[illegible]
7	[illegible]	[illegible]	[illegible]	[illegible]	[illegible]	[illegible]	[illegible]	[illegible]	[illegible]	[illegible]	[illegible]	[illegible]	[illegible]	[illegible]	[illegible]	[illegible]
8	[illegible]	[illegible]	[illegible]	[illegible]	[illegible]	[illegible]	[illegible]	[illegible]	[illegible]	[illegible]	[illegible]	[illegible]	[illegible]	[illegible]	[illegible]	[illegible]
9	[illegible]	[illegible]	[illegible]	[illegible]	[illegible]	[illegible]	[illegible]	[illegible]	[illegible]	[illegible]	[illegible]	[illegible]	[illegible]	[illegible]	[illegible]	[illegible]
10	[illegible]	[illegible]	[illegible]	[illegible]	[illegible]	[illegible]	[illegible]	[illegible]	[illegible]	[illegible]	[illegible]	[illegible]	[illegible]	[illegible]	[illegible]	[illegible]
11	[illegible]	[illegible]	[illegible]	[illegible]	[illegible]	[illegible]	[illegible]	[illegible]	[illegible]	[illegible]	[illegible]	[illegible]	[illegible]	[illegible]	[illegible]	[illegible]
12	[illegible]	[illegible]	[illegible]	[illegible]	[illegible]	[illegible]	[illegible]	[illegible]	[illegible]	[illegible]	[illegible]	[illegible]	[illegible]	[illegible]	[illegible]	[illegible]
13	[illegible]	[illegible]	[illegible]	[illegible]	[illegible]	[illegible]	[illegible]	[illegible]	[illegible]	[illegible]	[illegible]	[illegible]	[illegible]	[illegible]	[illegible]	[illegible]
14	[illegible]	[illegible]	[illegible]	[illegible]	[illegible]	[illegible]	[illegible]	[illegible]	[illegible]	[illegible]	[illegible]	[illegible]	[illegible]	[illegible]	[illegible]	[illegible]
15	[illegible]	[illegible]	[illegible]	[illegible]	[illegible]	[illegible]	[illegible]	[illegible]	[illegible]	[illegible]	[illegible]	[illegible]	[illegible]	[illegible]	[illegible]	[illegible]
16	[illegible]	[illegible]	[illegible]	[illegible]	[illegible]	[illegible]	[illegible]	[illegible]	[illegible]	[illegible]	[illegible]	[illegible]	[illegible]	[illegible]	[illegible]	[illegible]
17	[illegible]	[illegible]	[illegible]	[illegible]	[illegible]	[illegible]	[illegible]	[illegible]	[illegible]	[illegible]	[illegible]	[illegible]	[illegible]	[illegible]	[illegible]	[illegible]
18	[illegible]	[illegible]	[illegible]	[illegible]	[illegible]	[illegible]	[illegible]	[illegible]	[illegible]	[illegible]	[illegible]	[illegible]	[illegible]	[illegible]	[illegible]	[illegible]
19	[illegible]	[illegible]	[illegible]	[illegible]	[illegible]	[illegible]	[illegible]	[illegible]	[illegible]	[illegible]	[illegible]	[illegible]	[illegible]	[illegible]	[illegible]	[illegible]
20	[illegible]	[illegible]	[illegible]	[illegible]	[illegible]	[illegible]	[illegible]	[illegible]	[illegible]	[illegible]	[illegible]	[illegible]	[illegible]	[illegible]	[illegible]	[illegible]

b*-Wertemessungen zu definierten Zeitpunkten mit dem Spektralphotometer CM-503i (d/8°) unter einem Normbeobachtungswinkel von 2° und Nutzung der Normlichtart D65																
	Dehydrierung in Stunden								Rehydrierung in Stunden							
Zahn	0	0,25	0,5	1	1,5	2	2,5	3	0,5	1	2	3	4	8	16	48
1	[illegible]	[illegible]	[illegible]	[illegible]	[illegible]	[illegible]	[illegible]	[illegible]	[illegible]	[illegible]	[illegible]	[illegible]	[illegible]	[illegible]	[illegible]	[illegible]
2	[illegible]	[illegible]	[illegible]	[illegible]	[illegible]	[illegible]	[illegible]	[illegible]	[illegible]	[illegible]	[illegible]	[illegible]	[illegible]	[illegible]	[illegible]	[illegible]
3	[illegible]	[illegible]	[illegible]	[illegible]	[illegible]	[illegible]	[illegible]	[illegible]	[illegible]	[illegible]	[illegible]	[illegible]	[illegible]	[illegible]	[illegible]	[illegible]
4	[illegible]	[illegible]	[illegible]	[illegible]	[illegible]	[illegible]	[illegible]	[illegible]	[illegible]	[illegible]	[illegible]	[illegible]	[illegible]	[illegible]	[illegible]	[illegible]
5	[illegible]	[illegible]	[illegible]	[illegible]	[illegible]	[illegible]	[illegible]	[illegible]	[illegible]	[illegible]	[illegible]	[illegible]	[illegible]	[illegible]	[illegible]	[illegible]
6	[illegible]	[illegible]	[illegible]	[illegible]	[illegible]	[illegible]	[illegible]	[illegible]	[illegible]	[illegible]	[illegible]	[illegible]	[illegible]	[illegible]	[illegible]	[illegible]
7	[illegible]	[illegible]	[illegible]	[illegible]	[illegible]	[illegible]	[illegible]	[illegible]	[illegible]	[illegible]	[illegible]	[illegible]	[illegible]	[illegible]	[illegible]	[illegible]
8	[illegible]	[illegible]	[illegible]	[illegible]	[illegible]	[illegible]	[illegible]	[illegible]	[illegible]	[illegible]	[illegible]	[illegible]	[illegible]	[illegible]	[illegible]	[illegible]
9	[illegible]	[illegible]	[illegible]	[illegible]	[illegible]	[illegible]	[illegible]	[illegible]	[illegible]	[illegible]	[illegible]	[illegible]	[illegible]	[illegible]	[illegible]	[illegible]
10	[illegible]	[illegible]	[illegible]	[illegible]	[illegible]	[illegible]	[illegible]	[illegible]	[illegible]	[illegible]	[illegible]	[illegible]	[illegible]	[illegible]	[illegible]	[illegible]
11	[illegible]	[illegible]	[illegible]	[illegible]	[illegible]	[illegible]	[illegible]	[illegible]	[illegible]	[illegible]	[illegible]	[illegible]	[illegible]	[illegible]	[illegible]	[illegible]
12	[illegible]	[illegible]	[illegible]	[illegible]	[illegible]	[illegible]	[illegible]	[illegible]	[illegible]	[illegible]	[illegible]	[illegible]	[illegible]	[illegible]	[illegible]	[illegible]
13	[illegible]	[illegible]	[illegible]	[illegible]	[illegible]	[illegible]	[illegible]	[illegible]	[illegible]	[illegible]	[illegible]	[illegible]	[illegible]	[illegible]	[illegible]	[illegible]
14	[illegible]	[illegible]	[illegible]	[illegible]	[illegible]	[illegible]	[illegible]	[illegible]	[illegible]	[illegible]	[illegible]	[illegible]	[illegible]	[illegible]	[illegible]	[illegible]
15	[illegible]	[illegible]	[illegible]	[illegible]	[illegible]	[illegible]	[illegible]	[illegible]	[illegible]	[illegible]	[illegible]	[illegible]	[illegible]	[illegible]	[illegible]	[illegible]
16	[illegible]	[illegible]	[illegible]	[illegible]	[illegible]	[illegible]	[illegible]	[illegible]	[illegible]	[illegible]	[illegible]	[illegible]	[illegible]	[illegible]	[illegible]	[illegible]
17	[illegible]	[illegible]	[illegible]	[illegible]	[illegible]	[illegible]	[illegible]	[illegible]	[illegible]	[illegible]	[illegible]	[illegible]	[illegible]	[illegible]	[illegible]	[illegible]
18	[illegible]	[illegible]	[illegible]	[illegible]	[illegible]	[illegible]	[illegible]	[illegible]	[illegible]	[illegible]	[illegible]	[illegible]	[illegible]	[illegible]	[illegible]	[illegible]
19	[illegible]	[illegible]	[illegible]	[illegible]	[illegible]	[illegible]	[illegible]	[illegible]	[illegible]	[illegible]	[illegible]	[illegible]	[illegible]	[illegible]	[illegible]	[illegible]
20	[illegible]	[illegible]	[illegible]	[illegible]	[illegible]	[illegible]	[illegible]	[illegible]	[illegible]	[illegible]	[illegible]	[illegible]	[illegible]	[illegible]	[illegible]	[illegible]

Zu Kap. 5.3 Farbmetrische Erfassung der Flüssigkeitsabgabe und Aufnahmechronologie luftgetrockneter Zähne

[illegible]-Wertemessungen zu definierten Zeitpunkten mit dem Spektralphotometer CM-503i (d/8°) unter einem Normbeobachtungswinkel von 2° und Nutzung der Normlichtart D65																
	Dehydrierung in Stunden								Rehydrierung in Stunden							
Zone	0	0,25	0,5	1	1,5	2	2,5	3	0,5	1	2	3	4	8	16	48
1	[illegible]	[illegible]	[illegible]	[illegible]	[illegible]	[illegible]	[illegible]	[illegible]	[illegible]	[illegible]	[illegible]	[illegible]	[illegible]	[illegible]	[illegible]	[illegible]
2	[illegible]	[illegible]	[illegible]	[illegible]	[illegible]	[illegible]	[illegible]	[illegible]	[illegible]	[illegible]	[illegible]	[illegible]	[illegible]	[illegible]	[illegible]	[illegible]
3	[illegible]	[illegible]	[illegible]	[illegible]	[illegible]	[illegible]	[illegible]	[illegible]	[illegible]	[illegible]	[illegible]	[illegible]	[illegible]	[illegible]	[illegible]	[illegible]
4	[illegible]	[illegible]	[illegible]	[illegible]	[illegible]	[illegible]	[illegible]	[illegible]	[illegible]	[illegible]	[illegible]	[illegible]	[illegible]	[illegible]	[illegible]	[illegible]
5	[illegible]	[illegible]	[illegible]	[illegible]	[illegible]	[illegible]	[illegible]	[illegible]	[illegible]	[illegible]	[illegible]	[illegible]	[illegible]	[illegible]	[illegible]	[illegible]
6	[illegible]	[illegible]	[illegible]	[illegible]	[illegible]	[illegible]	[illegible]	[illegible]	[illegible]	[illegible]	[illegible]	[illegible]	[illegible]	[illegible]	[illegible]	[illegible]
7	[illegible]	[illegible]	[illegible]	[illegible]	[illegible]	[illegible]	[illegible]	[illegible]	[illegible]	[illegible]	[illegible]	[illegible]	[illegible]	[illegible]	[illegible]	[illegible]
8	[illegible]	[illegible]	[illegible]	[illegible]	[illegible]	[illegible]	[illegible]	[illegible]	[illegible]	[illegible]	[illegible]	[illegible]	[illegible]	[illegible]	[illegible]	[illegible]
9	[illegible]	[illegible]	[illegible]	[illegible]	[illegible]	[illegible]	[illegible]	[illegible]	[illegible]	[illegible]	[illegible]	[illegible]	[illegible]	[illegible]	[illegible]	[illegible]
10	[illegible]	[illegible]	[illegible]	[illegible]	[illegible]	[illegible]	[illegible]	[illegible]	[illegible]	[illegible]	[illegible]	[illegible]	[illegible]	[illegible]	[illegible]	[illegible]
11	[illegible]	[illegible]	[illegible]	[illegible]	[illegible]	[illegible]	[illegible]	[illegible]	[illegible]	[illegible]	[illegible]	[illegible]	[illegible]	[illegible]	[illegible]	[illegible]
12	[illegible]	[illegible]	[illegible]	[illegible]	[illegible]	[illegible]	[illegible]	[illegible]	[illegible]	[illegible]	[illegible]	[illegible]	[illegible]	[illegible]	[illegible]	[illegible]
13	[illegible]	[illegible]	[illegible]	[illegible]	[illegible]	[illegible]	[illegible]	[illegible]	[illegible]	[illegible]	[illegible]	[illegible]	[illegible]	[illegible]	[illegible]	[illegible]
14	[illegible]	[illegible]	[illegible]	[illegible]	[illegible]	[illegible]	[illegible]	[illegible]	[illegible]	[illegible]	[illegible]	[illegible]	[illegible]	[illegible]	[illegible]	[illegible]
15	[illegible]	[illegible]	[illegible]	[illegible]	[illegible]	[illegible]	[illegible]	[illegible]	[illegible]	[illegible]	[illegible]	[illegible]	[illegible]	[illegible]	[illegible]	[illegible]
16	[illegible]	[illegible]	[illegible]	[illegible]	[illegible]	[illegible]	[illegible]	[illegible]	[illegible]	[illegible]	[illegible]	[illegible]	[illegible]	[illegible]	[illegible]	[illegible]
17	[illegible]	[illegible]	[illegible]	[illegible]	[illegible]	[illegible]	[illegible]	[illegible]	[illegible]	[illegible]	[illegible]	[illegible]	[illegible]	[illegible]	[illegible]	[illegible]
18	[illegible]	[illegible]	[illegible]	[illegible]	[illegible]	[illegible]	[illegible]	[illegible]	[illegible]	[illegible]	[illegible]	[illegible]	[illegible]	[illegible]	[illegible]	[illegible]
19	[illegible]	[illegible]	[illegible]	[illegible]	[illegible]	[illegible]	[illegible]	[illegible]	[illegible]	[illegible]	[illegible]	[illegible]	[illegible]	[illegible]	[illegible]	[illegible]
20	[illegible]	[illegible]	[illegible]	[illegible]	[illegible]	[illegible]	[illegible]	[illegible]	[illegible]	[illegible]	[illegible]	[illegible]	[illegible]	[illegible]	[illegible]	[illegible]

[illegible]-Wertemessungen zu definierten Zeitpunkten mit dem Spektralphotometer CM-503i (d/8°) unter einem Normbeobachtungswinkel von 2° und Nutzung der Normlichtart D65																
	Dehydrierung in Stunden								Rehydrierung in Stunden							
Zone	0	0,25	0,5	1	1,5	2	2,5	3	0,5	1	2	3	4	8	16	48
1	[illegible]	[illegible]	[illegible]	[illegible]	[illegible]	[illegible]	[illegible]	[illegible]	[illegible]	[illegible]	[illegible]	[illegible]	[illegible]	[illegible]	[illegible]	[illegible]
2	[illegible]	[illegible]	[illegible]	[illegible]	[illegible]	[illegible]	[illegible]	[illegible]	[illegible]	[illegible]	[illegible]	[illegible]	[illegible]	[illegible]	[illegible]	[illegible]
3	[illegible]	[illegible]	[illegible]	[illegible]	[illegible]	[illegible]	[illegible]	[illegible]	[illegible]	[illegible]	[illegible]	[illegible]	[illegible]	[illegible]	[illegible]	[illegible]
4	[illegible]	[illegible]	[illegible]	[illegible]	[illegible]	[illegible]	[illegible]	[illegible]	[illegible]	[illegible]	[illegible]	[illegible]	[illegible]	[illegible]	[illegible]	[illegible]
5	[illegible]	[illegible]	[illegible]	[illegible]	[illegible]	[illegible]	[illegible]	[illegible]	[illegible]	[illegible]	[illegible]	[illegible]	[illegible]	[illegible]	[illegible]	[illegible]
6	[illegible]	[illegible]	[illegible]	[illegible]	[illegible]	[illegible]	[illegible]	[illegible]	[illegible]	[illegible]	[illegible]	[illegible]	[illegible]	[illegible]	[illegible]	[illegible]
7	[illegible]	[illegible]	[illegible]	[illegible]	[illegible]	[illegible]	[illegible]	[illegible]	[illegible]	[illegible]	[illegible]	[illegible]	[illegible]	[illegible]	[illegible]	[illegible]
8	[illegible]	[illegible]	[illegible]	[illegible]	[illegible]	[illegible]	[illegible]	[illegible]	[illegible]	[illegible]	[illegible]	[illegible]	[illegible]	[illegible]	[illegible]	[illegible]
9	[illegible]	[illegible]	[illegible]	[illegible]	[illegible]	[illegible]	[illegible]	[illegible]	[illegible]	[illegible]	[illegible]	[illegible]	[illegible]	[illegible]	[illegible]	[illegible]
10	[illegible]	[illegible]	[illegible]	[illegible]	[illegible]	[illegible]	[illegible]	[illegible]	[illegible]	[illegible]	[illegible]	[illegible]	[illegible]	[illegible]	[illegible]	[illegible]
11	[illegible]	[illegible]	[illegible]	[illegible]	[illegible]	[illegible]	[illegible]	[illegible]	[illegible]	[illegible]	[illegible]	[illegible]	[illegible]	[illegible]	[illegible]	[illegible]
12	[illegible]	[illegible]	[illegible]	[illegible]	[illegible]	[illegible]	[illegible]	[illegible]	[illegible]	[illegible]	[illegible]	[illegible]	[illegible]	[illegible]	[illegible]	[illegible]
13	[illegible]	[illegible]	[illegible]	[illegible]	[illegible]	[illegible]	[illegible]	[illegible]	[illegible]	[illegible]	[illegible]	[illegible]	[illegible]	[illegible]	[illegible]	[illegible]
14	[illegible]	[illegible]	[illegible]	[illegible]	[illegible]	[illegible]	[illegible]	[illegible]	[illegible]	[illegible]	[illegible]	[illegible]	[illegible]	[illegible]	[illegible]	[illegible]
15	[illegible]	[illegible]	[illegible]	[illegible]	[illegible]	[illegible]	[illegible]	[illegible]	[illegible]	[illegible]	[illegible]	[illegible]	[illegible]	[illegible]	[illegible]	[illegible]
16	[illegible]	[illegible]	[illegible]	[illegible]	[illegible]	[illegible]	[illegible]	[illegible]	[illegible]	[illegible]	[illegible]	[illegible]	[illegible]	[illegible]	[illegible]	[illegible]
17	[illegible]	[illegible]	[illegible]	[illegible]	[illegible]	[illegible]	[illegible]	[illegible]	[illegible]	[illegible]	[illegible]	[illegible]	[illegible]	[illegible]	[illegible]	[illegible]
18	[illegible]	[illegible]	[illegible]	[illegible]	[illegible]	[illegible]	[illegible]	[illegible]	[illegible]	[illegible]	[illegible]	[illegible]	[illegible]	[illegible]	[illegible]	[illegible]
19	[illegible]	[illegible]	[illegible]	[illegible]	[illegible]	[illegible]	[illegible]	[illegible]	[illegible]	[illegible]	[illegible]	[illegible]	[illegible]	[illegible]	[illegible]	[illegible]
20	[illegible]	[illegible]	[illegible]	[illegible]	[illegible]	[illegible]	[illegible]	[illegible]	[illegible]	[illegible]	[illegible]	[illegible]	[illegible]	[illegible]	[illegible]	[illegible]

L*-Wertemessungen zu definierten Zeitpunkten mit dem Spektralphotometer CM-503i (d/8°) unter einem Normbeobachtungswinkel von 2° und Nutzung der Normlichtart D65																
	Dehydrierung in Stunden								Rehydrierung in Stunden							
Zone	0	0,25	0,5	1	1,5	2	2,5	3	0,5	1	2	3	4	8	16	48
1	[illegible]	[illegible]	[illegible]	[illegible]	[illegible]	[illegible]	[illegible]	[illegible]	[illegible]	[illegible]	[illegible]	[illegible]	[illegible]	[illegible]	[illegible]	[illegible]
2	[illegible]	[illegible]	[illegible]	[illegible]	[illegible]	[illegible]	[illegible]	[illegible]	[illegible]	[illegible]	[illegible]	[illegible]	[illegible]	[illegible]	[illegible]	[illegible]
3	[illegible]	[illegible]	[illegible]	[illegible]	[illegible]	[illegible]	[illegible]	[illegible]	[illegible]	[illegible]	[illegible]	[illegible]	[illegible]	[illegible]	[illegible]	[illegible]
4	[illegible]	[illegible]	[illegible]	[illegible]	[illegible]	[illegible]	[illegible]	[illegible]	[illegible]	[illegible]	[illegible]	[illegible]	[illegible]	[illegible]	[illegible]	[illegible]
5	[illegible]	[illegible]	[illegible]	[illegible]	[illegible]	[illegible]	[illegible]	[illegible]	[illegible]	[illegible]	[illegible]	[illegible]	[illegible]	[illegible]	[illegible]	[illegible]
6	[illegible]	[illegible]	[illegible]	[illegible]	[illegible]	[illegible]	[illegible]	[illegible]	[illegible]	[illegible]	[illegible]	[illegible]	[illegible]	[illegible]	[illegible]	[illegible]
7	[illegible]	[illegible]	[illegible]	[illegible]	[illegible]	[illegible]	[illegible]	[illegible]	[illegible]	[illegible]	[illegible]	[illegible]	[illegible]	[illegible]	[illegible]	[illegible]
8	[illegible]	[illegible]	[illegible]	[illegible]	[illegible]	[illegible]	[illegible]	[illegible]	[illegible]	[illegible]	[illegible]	[illegible]	[illegible]	[illegible]	[illegible]	[illegible]
9	[illegible]	[illegible]	[illegible]	[illegible]	[illegible]	[illegible]	[illegible]	[illegible]	[illegible]	[illegible]	[illegible]	[illegible]	[illegible]	[illegible]	[illegible]	[illegible]
10	[illegible]	[illegible]	[illegible]	[illegible]	[illegible]	[illegible]	[illegible]	[illegible]	[illegible]	[illegible]	[illegible]	[illegible]	[illegible]	[illegible]	[illegible]	[illegible]
11	[illegible]	[illegible]	[illegible]	[illegible]	[illegible]	[illegible]	[illegible]	[illegible]	[illegible]	[illegible]	[illegible]	[illegible]	[illegible]	[illegible]	[illegible]	[illegible]
12	[illegible]	[illegible]	[illegible]	[illegible]	[illegible]	[illegible]	[illegible]	[illegible]	[illegible]	[illegible]	[illegible]	[illegible]	[illegible]	[illegible]	[illegible]	[illegible]
13	[illegible]	[illegible]	[illegible]	[illegible]	[illegible]	[illegible]	[illegible]	[illegible]	[illegible]	[illegible]	[illegible]	[illegible]	[illegible]	[illegible]	[illegible]	[illegible]
14	[illegible]	[illegible]	[illegible]	[illegible]	[illegible]	[illegible]	[illegible]	[illegible]	[illegible]	[illegible]	[illegible]	[illegible]	[illegible]	[illegible]	[illegible]	[illegible]
15	[illegible]	[illegible]	[illegible]	[illegible]	[illegible]	[illegible]	[illegible]	[illegible]	[illegible]	[illegible]	[illegible]	[illegible]	[illegible]	[illegible]	[illegible]	[illegible]
16	[illegible]	[illegible]	[illegible]	[illegible]	[illegible]	[illegible]	[illegible]	[illegible]	[illegible]	[illegible]	[illegible]	[illegible]	[illegible]	[illegible]	[illegible]	[illegible]
17	[illegible]	[illegible]	[illegible]	[illegible]	[illegible]	[illegible]	[illegible]	[illegible]	[illegible]	[illegible]	[illegible]	[illegible]	[illegible]	[illegible]	[illegible]	[illegible]
18	[illegible]	[illegible]	[illegible]	[illegible]	[illegible]	[illegible]	[illegible]	[illegible]	[illegible]	[illegible]	[illegible]	[illegible]	[illegible]	[illegible]	[illegible]	[illegible]
19	[illegible]	[illegible]	[illegible]	[illegible]	[illegible]	[illegible]	[illegible]	[illegible]	[illegible]	[illegible]	[illegible]	[illegible]	[illegible]	[illegible]	[illegible]	[illegible]
20	[illegible]	[illegible]	[illegible]	[illegible]	[illegible]	[illegible]	[illegible]	[illegible]	[illegible]	[illegible]	[illegible]	[illegible]	[illegible]	[illegible]	[illegible]	[illegible]

Zu Kap. 5.3.: Farbmetrische Erfassung der Flüssigkeitsabgabe und Aufnahme [illegible] getrockneter Zunge

a*-Wertemessungen zu definierten Zeitpunkten mit dem Spektralphotometer CM-503i (d/8°)
unter einem Normbeobachtungswinkel von 2° und Nutzung der Normlichtart D50

	Dehydrierung in Stunden								Rehydrierung in Stunden							
Zahn	0	0,25	0,5	1	1,5	2	2,5	3	0,5	1	2	3	4	8	16	46
1	0,9970	1,6342	1,6163	1,6412	1,5569	1,5811	1,3195	2,0151	1,6086	1,7603	1,6640	1,6444	1,6196	1,5438	1,7077	1,5766
2	0,8624	1,4092	1,3995	1,1224	1,4520	1,4200	1,4127	1,5435	1,5624	1,5098	1,5528	1,5811	1,6189	1,5232	1,6358	1,6562
3	0,9435	1,4134	1,5297	1,6633	1,8923	2,0331	2,1331	2,1605	1,8638	1,7197	1,7146	1,6086	1,6253	1,6249	1,7063	1,6408
4	2,6178	2,0617	2,5253	2,6218	2,8294	3,2122	3,4112	3,3576	2,6480	2,7412	2,8769	2,5355	2,5531	2,7273	2,8910	2,8496
5	1,4827	1,4938	1,5218	1,5912	1,6573	2,2374	2,3201	2,0278	1,6882	1,7248	1,7463	1,7223	1,6966	1,6214	1,7168	1,5872
6	1,2559	1,2944	1,3210	1,2765	1,2485	1,3972	1,4731	1,6015	1,6520	1,5140	1,5305	1,4226	1,3910	1,4378	1,4751	1,2256
7	2,5526	2,5103	2,1524	2,7274	3,0666	3,3552	3,8441	3,7151	3,0890	3,1146	3,0478	2,9283	2,8293	2,8486	2,6440	2,7151
8	2,8626	2,5127	1,6295	2,9740	3,2862	3,2272	3,4234	4,5606	2,9098	3,0271	3,4414	2,8974	2,7421	2,6042	2,7022	2,5154
9	3,0973	2,3056	2,6807	2,8727	2,9142	2,9366	2,8755	3,0552	2,9988	3,0308	3,0424	3,0011	2,9871	2,8422	2,8047	2,5008
10	0,6666	0,7812	0,5688	0,5605	0,5268	0,4831	0,4626	0,4256	0,3027	0,4054	0,4462	0,5017	0,7712	1,0110	1,1775	0,2671
11	3,1874	3,2021	3,8343	3,9463	3,0400	3,9807	3,9022	3,8700	3,1874	3,2495	3,3819	4,2453	3,5542	3,9397	3,5558	3,2728
12	2,3169	2,5382	2,0555	2,3842	2,5856	2,0742	2,6654	2,5938	2,4322	2,1961	2,3935	2,2223	2,4143	2,5044	2,3638	2,0536
13	1,5179	1,3067	1,7578	1,4878	1,7000	1,7117	1,7416	1,6667	1,8378	1,6414	1,7120	1,7951	1,7858	1,8445	2,1980	1,6915
14	1,3876	3,7643	3,7737	4,3989	4,8725	4,7405	4,7031	4,6583	3,5809	4,7056	3,9260	3,9154	3,9553	3,9684	3,9627	3,6510
15	2,6555	2,7677	2,5683	2,7247	2,8654	2,9921	3,1204	3,1774	3,1617	3,3245	3,3847	3,3168	3,3425	3,3778	3,2859	2,9860
16	1,6698	1,9489	2,1398	2,5372	2,9106	3,0798	3,3141	2,4453	2,2131	2,0862	2,3944	2,1706	2,4132	2,5435	2,3171	2,0524
17	1,5401	2,0748	2,2354	2,5714	2,7109	2,7720	2,8628	2,0666	1,9402	1,7846	1,8296	1,6139	1,6242	1,9474	2,1107	1,6661
18	1,8736	1,6264	1,6516	1,7913	1,8796	2,0014	3,0658	2,0240	2,1624	2,2658	2,3234	2,2713	2,3797	2,4057	2,4828	2,0264
19	3,0692	3,0018	2,8116	2,9104	3,1157	3,1068	2,9445	2,8310	3,0158	3,1030	3,2347	3,2853	3,1611	3,1447	3,1087	2,9707
20	1,6971	1,7667	1,8101	1,9686	2,4371	2,5312	3,6018	2,6205	2,2080	1,9538	1,9759	1,9710	1,9340	2,2590	2,2463	1,8483

b*-Wertemessungen zu definierten Zeitpunkten mit dem Spektralphotometer CM-503i (d/8°)
unter einem Normbeobachtungswinkel von 2° und Nutzung der Normlichtart D50

	Dehydrierung in Stunden								Rehydrierung in Stunden							
Zahn	0	0,25	0,5	1	1,5	2	2,5	3	0,5	1	2	3	4	8	16	46
1	7,7808	13,0793	12,3300	12,7274	12,4908	12,6890	15,1329	16,0168	13,6617	14,9550	14,5031	16,3183	14,7297	13,6077	13,7908	13,9902
2	7,2841	12,5260	11,7837	9,7490	12,3934	13,1883	11,7738	12,5787	14,2723	14,0791	13,8262	13,1467	13,7565	13,2614	12,0312	13,9067
3	10,3373	16,8996	16,6684	16,0936	19,7535	20,6125	21,5274	22,7659	20,3643	20,1278	19,6537	19,5191	15,8522	15,1374	17,5576	18,7863
4	13,9613	17,6691	17,8687	17,0473	19,2724	20,3641	21,5529	22,2538	19,2347	19,2315	18,8710	18,7745	18,4822	18,1972	19,0568	18,6587
5	11,4786	11,6904	12,5423	12,6150	14,8554	15,1540	17,4856	15,2802	15,2212	12,1824	16,6322	15,8607	15,0533	14,2321	13,6001	13,4860
6	11,1021	10,9841	5,9477	11,1283	12,9845	12,6180	11,1586	12,8755	12,2594	12,0821	11,8018	11,6438	11,6644	11,3603	11,3537	10,9262
7	12,9674	16,8123	11,1803	17,2279	19,2726	19,8166	20,2085	21,6480	20,6121	21,1652	19,8981	20,0429	18,9684	18,5970	18,6802	18,7825
8	15,7934	13,0531	8,2316	17,3410	17,6658	18,7035	18,4605	18,8580	17,1483	17,1218	16,8018	16,5877	16,0945	15,8618	15,2046	15,8861
9	11,1778	11,7230	11,6410	12,9819	13,4474	13,8161	12,6589	13,5442	12,9833	12,9852	13,5544	13,2534	14,5976	13,8642	13,2817	13,5995
10	7,6307	7,8570	6,1217	7,0973	7,0130	6,8804	6,7967	6,7039	5,8071	7,6935	7,4482	7,8620	8,7840	8,9273	8,9023	7,6218
11	17,5081	18,1124	19,0849	20,4751	21,1613	21,2836	21,0402	20,2610	16,4640	20,7742	20,9770	21,4830	20,0257	19,6920	19,1532	18,2109
12	13,4760	12,8675	12,6178	13,5134	14,8035	15,7475	16,0756	17,2367	16,8305	15,9388	16,0239	15,1695	17,5287	16,3667	15,8204	13,2709
13	10,9026	16,4503	10,6913	11,0494	11,9232	12,1261	11,7928	11,9576	11,5672	12,2543	12,3903	12,2320	12,0030	11,9958	11,3688	10,7472
14	14,2475	13,2082	15,1636	16,3621	17,2669	18,0224	17,8425	17,1265	16,3810	16,8521	16,7998	16,1596	16,1254	15,1995	14,7940	14,7954
15	13,2741	15,7551	14,7949	14,6632	15,1131	15,4988	15,7142	15,9298	16,8458	18,3836	18,4714	18,8146	19,1982	18,8874	17,0844	12,8538
16	9,7909	11,1525	11,3676	12,7352	13,7643	13,9805	13,9563	15,3483	12,0022	11,6682	12,1501	11,7277	11,2675	12,0880	10,8861	10,7244
17	18,6636	18,2113	18,8044	20,3468	21,6844	22,4554	21,6549	20,6682	18,7742	18,2474	19,2912	19,5950	18,9024	18,6615	15,0066	16,9423
18	10,1558	8,8460	8,6640	9,0720	9,4589	9,7531	9,9777	9,5758	11,1376	11,5960	11,9238	11,5486	12,0721	11,8170	10,8079	11,1486
19	12,5292	11,9694	12,3832	12,7282	15,9261	14,3887	14,0914	14,1137	14,6885	15,2580	15,4696	14,5092	13,6213	14,1521	14,2805	11,8651
20	18,2484	18,9642	18,7078	19,8712	20,8072	22,9848	24,2526	24,9896	22,2153	22,0269	20,8887	20,5170	19,0426	19,2369	21,3293	18,4201

C*-Wertemessungen zu definierten Zeitpunkten mit dem Spektralphotometer CM-503i (d/8°)
unter einem Normbeobachtungswinkel von 2° und Nutzung der Normlichtart D50

	Dehydrierung in Stunden								Rehydrierung in Stunden							
Zahn	0	0,25	0,5	1	1,5	2	2,5	3	0,5	1	2	3	4	8	16	46
1	7,8444	13,1219	12,4863	12,8328	12,6022	14,8029	15,3038	16,7365	13,5673	15,0412	14,5983	14,4173	14,3205	13,6956	13,4056	14,0254
2	7,5099	12,4130	11,9680	9,8164	12,4682	12,2608	11,8624	12,6736	14,3078	14,1131	13,9152	13,8373	13,8651	13,3544	13,0765	14,0315
3	10,3703	16,8993	16,9422	17,0732	19,8466	20,0115	21,6531	22,8680	20,4480	20,2012	19,3358	19,4159	18,9221	18,1961	17,6400	18,4202
4	14,2801	17,8299	17,9449	17,2395	19,4790	20,6158	21,8243	22,5392	19,2598	19,4139	19,0803	18,8716	18,7518	18,4012	18,1088	18,8707
5	11,8256	11,9853	12,9321	12,7144	14,9683	17,3523	17,5937	18,4023	16,3685	12,2791	16,9226	15,9563	15,3429	14,3245	13,7066	13,4936
6	11,1728	11,3125	13,0263	11,3012	13,4098	12,6981	11,2507	12,9861	12,3611	12,1447	11,9881	11,7884	11,5475	11,4539	11,4498	10,9947
7	13,1437	17,0204	12,3251	17,5409	19,5118	20,1035	20,6744	21,9586	20,8425	21,1140	20,1471	20,2387	19,1701	18,6139	18,9133	18,9856
8	17,0356	15,2633	8,4268	17,5941	17,9333	18,4050	18,7753	19,1244	17,4087	17,3821	17,0379	16,6410	16,2131	15,8134	15,4131	15,7183
9	11,5977	12,0323	11,5482	13,5008	13,7594	13,7381	12,9816	14,2686	13,2951	14,0093	13,0986	13,6480	14,7066	14,3014	13,3907	13,6746
10	7,7146	7,7011	6,1428	7,1291	7,0386	6,9161	6,8115	6,7468	6,5886	7,0142	7,4615	7,9659	8,7781	9,0341	8,9768	7,6542
11	18,0852	18,6614	19,4459	20,8524	21,4784	21,9465	21,5892	21,1186	20,2071	21,0254	21,2168	21,7287	20,2832	19,5930	19,4637	18,5080
12	13,6427	12,9394	12,7242	13,7189	14,7119	15,9730	16,8841	17,4700	17,0136	16,1654	16,1872	15,3116	17,3964	16,4959	16,0676	13,3331
13	11,0969	10,5202	10,1676	11,1401	11,8651	12,2472	12,5184	12,0769	11,6567	12,3637	12,4307	12,3627	12,2281	12,1566	11,3699	10,5795
14	14,6447	15,8672	15,6236	17,1181	17,8662	18,6384	18,4520	18,1184	16,8845	17,3216	16,7730	16,5312	16,7330	15,7093	15,1158	15,7387
15	17,5218	17,9064	15,0162	14,9477	15,4620	15,7811	16,0210	16,2436	17,1410	18,8964	18,7799	18,9087	16,4609	18,8918	17,2875	17,3102
16	9,9095	11,3215	11,5655	12,0258	13,9897	14,3133	15,3112	15,7220	12,2341	11,5955	12,3318	11,4331	11,4040	12,3506	11,1302	10,9390
17	16,7310	18,3298	18,9363	20,9068	21,8565	22,6258	21,8478	20,8645	18,8788	18,9216	19,4778	19,6796	18,9902	18,7670	16,1343	17,0241
18	10,2380	9,0128	8,8155	9,2382	9,6439	9,9587	10,1863	9,7874	11,3486	11,9183	12,1461	11,8680	12,2882	12,0777	11,1805	11,3312
19	12,9647	12,2068	12,8738	13,0632	14,2635	14,4253	14,3658	14,4230	14,9656	15,5305	15,8237	15,4738	13,9853	14,5660	14,7542	12,3312
20	19,0243	18,9874	18,7981	19,9756	20,7409	23,0443	24,5968	25,1266	22,3291	22,2127	20,9819	20,4068	19,3403	19,3465	21,4473	18,5127

Zu Kap. 5.3 Farbmetrische Erfassung der Flüssigkeitsabgabe und Aufnahmechronologie luftgetrockneter Zähne

L*-Wertemessungen zu definierten Zeitpunkten mit dem Spektralphotometer CM-503i(d/8°) unter einem Normbeobachtungswinkel von 2° und Nutzung der Normlichtart D50																
	Dehydrierung in Stunden								Rehydrierung in Stunden							
Zahn	0	0,25	0,5	1	1,5	2	2,5	3	0,5	1	2	3	4	8	16	46
1	[illegible]	[illegible]	[illegible]	[illegible]	[illegible]	[illegible]	[illegible]	[illegible]	[illegible]	[illegible]	[illegible]	[illegible]	[illegible]	[illegible]	[illegible]	[illegible]
2	[illegible]	[illegible]	[illegible]	[illegible]	[illegible]	[illegible]	[illegible]	[illegible]	[illegible]	[illegible]	[illegible]	[illegible]	[illegible]	[illegible]	[illegible]	[illegible]
3	[illegible]	[illegible]	[illegible]	[illegible]	[illegible]	[illegible]	[illegible]	[illegible]	[illegible]	[illegible]	[illegible]	[illegible]	[illegible]	[illegible]	[illegible]	[illegible]
4	[illegible]	[illegible]	[illegible]	[illegible]	[illegible]	[illegible]	[illegible]	[illegible]	[illegible]	[illegible]	[illegible]	[illegible]	[illegible]	[illegible]	[illegible]	[illegible]
5	[illegible]	[illegible]	[illegible]	[illegible]	[illegible]	[illegible]	[illegible]	[illegible]	[illegible]	[illegible]	[illegible]	[illegible]	[illegible]	[illegible]	[illegible]	[illegible]
6	[illegible]	[illegible]	[illegible]	[illegible]	[illegible]	[illegible]	[illegible]	[illegible]	[illegible]	[illegible]	[illegible]	[illegible]	[illegible]	[illegible]	[illegible]	[illegible]
7	[illegible]	[illegible]	[illegible]	[illegible]	[illegible]	[illegible]	[illegible]	[illegible]	[illegible]	[illegible]	[illegible]	[illegible]	[illegible]	[illegible]	[illegible]	[illegible]
8	[illegible]	[illegible]	[illegible]	[illegible]	[illegible]	[illegible]	[illegible]	[illegible]	[illegible]	[illegible]	[illegible]	[illegible]	[illegible]	[illegible]	[illegible]	[illegible]
9	[illegible]	[illegible]	[illegible]	[illegible]	[illegible]	[illegible]	[illegible]	[illegible]	[illegible]	[illegible]	[illegible]	[illegible]	[illegible]	[illegible]	[illegible]	[illegible]
10	[illegible]	[illegible]	[illegible]	[illegible]	[illegible]	[illegible]	[illegible]	[illegible]	[illegible]	[illegible]	[illegible]	[illegible]	[illegible]	[illegible]	[illegible]	[illegible]
11	[illegible]	[illegible]	[illegible]	[illegible]	[illegible]	[illegible]	[illegible]	[illegible]	[illegible]	[illegible]	[illegible]	[illegible]	[illegible]	[illegible]	[illegible]	[illegible]
12	[illegible]	[illegible]	[illegible]	[illegible]	[illegible]	[illegible]	[illegible]	[illegible]	[illegible]	[illegible]	[illegible]	[illegible]	[illegible]	[illegible]	[illegible]	[illegible]
13	[illegible]	[illegible]	[illegible]	[illegible]	[illegible]	[illegible]	[illegible]	[illegible]	[illegible]	[illegible]	[illegible]	[illegible]	[illegible]	[illegible]	[illegible]	[illegible]
14	[illegible]	[illegible]	[illegible]	[illegible]	[illegible]	[illegible]	[illegible]	[illegible]	[illegible]	[illegible]	[illegible]	[illegible]	[illegible]	[illegible]	[illegible]	[illegible]
15	[illegible]	[illegible]	[illegible]	[illegible]	[illegible]	[illegible]	[illegible]	[illegible]	[illegible]	[illegible]	[illegible]	[illegible]	[illegible]	[illegible]	[illegible]	[illegible]
16	[illegible]	[illegible]	[illegible]	[illegible]	[illegible]	[illegible]	[illegible]	[illegible]	[illegible]	[illegible]	[illegible]	[illegible]	[illegible]	[illegible]	[illegible]	[illegible]
17	[illegible]	[illegible]	[illegible]	[illegible]	[illegible]	[illegible]	[illegible]	[illegible]	[illegible]	[illegible]	[illegible]	[illegible]	[illegible]	[illegible]	[illegible]	[illegible]
18	[illegible]	[illegible]	[illegible]	[illegible]	[illegible]	[illegible]	[illegible]	[illegible]	[illegible]	[illegible]	[illegible]	[illegible]	[illegible]	[illegible]	[illegible]	[illegible]
19	[illegible]	[illegible]	[illegible]	[illegible]	[illegible]	[illegible]	[illegible]	[illegible]	[illegible]	[illegible]	[illegible]	[illegible]	[illegible]	[illegible]	[illegible]	[illegible]
20	[illegible]	[illegible]	[illegible]	[illegible]	[illegible]	[illegible]	[illegible]	[illegible]	[illegible]	[illegible]	[illegible]	[illegible]	[illegible]	[illegible]	[illegible]	[illegible]

L*-Wertemessungen zu definierten Zeitpunkten mit dem Spektralphotometer CM-503i(d/8°) unter einem Normbeobachtungswinkel von 2° und Nutzung der Normlichtart C																
	Dehydrierung in Stunden								Rehydrierung in Stunden							
Zahn	0	0,25	0,5	1	1,5	2	2,5	3	0,5	1	2	3	4	8	16	46
1	[illegible]	[illegible]	[illegible]	[illegible]	[illegible]	[illegible]	[illegible]	[illegible]	[illegible]	[illegible]	[illegible]	[illegible]	[illegible]	[illegible]	[illegible]	[illegible]
2	[illegible]	[illegible]	[illegible]	[illegible]	[illegible]	[illegible]	[illegible]	[illegible]	[illegible]	[illegible]	[illegible]	[illegible]	[illegible]	[illegible]	[illegible]	[illegible]
3	[illegible]	[illegible]	[illegible]	[illegible]	[illegible]	[illegible]	[illegible]	[illegible]	[illegible]	[illegible]	[illegible]	[illegible]	[illegible]	[illegible]	[illegible]	[illegible]
4	[illegible]	[illegible]	[illegible]	[illegible]	[illegible]	[illegible]	[illegible]	[illegible]	[illegible]	[illegible]	[illegible]	[illegible]	[illegible]	[illegible]	[illegible]	[illegible]
5	[illegible]	[illegible]	[illegible]	[illegible]	[illegible]	[illegible]	[illegible]	[illegible]	[illegible]	[illegible]	[illegible]	[illegible]	[illegible]	[illegible]	[illegible]	[illegible]
6	[illegible]	[illegible]	[illegible]	[illegible]	[illegible]	[illegible]	[illegible]	[illegible]	[illegible]	[illegible]	[illegible]	[illegible]	[illegible]	[illegible]	[illegible]	[illegible]
7	[illegible]	[illegible]	[illegible]	[illegible]	[illegible]	[illegible]	[illegible]	[illegible]	[illegible]	[illegible]	[illegible]	[illegible]	[illegible]	[illegible]	[illegible]	[illegible]
8	[illegible]	[illegible]	[illegible]	[illegible]	[illegible]	[illegible]	[illegible]	[illegible]	[illegible]	[illegible]	[illegible]	[illegible]	[illegible]	[illegible]	[illegible]	[illegible]
9	[illegible]	[illegible]	[illegible]	[illegible]	[illegible]	[illegible]	[illegible]	[illegible]	[illegible]	[illegible]	[illegible]	[illegible]	[illegible]	[illegible]	[illegible]	[illegible]
10	[illegible]	[illegible]	[illegible]	[illegible]	[illegible]	[illegible]	[illegible]	[illegible]	[illegible]	[illegible]	[illegible]	[illegible]	[illegible]	[illegible]	[illegible]	[illegible]
11	[illegible]	[illegible]	[illegible]	[illegible]	[illegible]	[illegible]	[illegible]	[illegible]	[illegible]	[illegible]	[illegible]	[illegible]	[illegible]	[illegible]	[illegible]	[illegible]
12	[illegible]	[illegible]	[illegible]	[illegible]	[illegible]	[illegible]	[illegible]	[illegible]	[illegible]	[illegible]	[illegible]	[illegible]	[illegible]	[illegible]	[illegible]	[illegible]
13	[illegible]	[illegible]	[illegible]	[illegible]	[illegible]	[illegible]	[illegible]	[illegible]	[illegible]	[illegible]	[illegible]	[illegible]	[illegible]	[illegible]	[illegible]	[illegible]
14	[illegible]	[illegible]	[illegible]	[illegible]	[illegible]	[illegible]	[illegible]	[illegible]	[illegible]	[illegible]	[illegible]	[illegible]	[illegible]	[illegible]	[illegible]	[illegible]
15	[illegible]	[illegible]	[illegible]	[illegible]	[illegible]	[illegible]	[illegible]	[illegible]	[illegible]	[illegible]	[illegible]	[illegible]	[illegible]	[illegible]	[illegible]	[illegible]
16	[illegible]	[illegible]	[illegible]	[illegible]	[illegible]	[illegible]	[illegible]	[illegible]	[illegible]	[illegible]	[illegible]	[illegible]	[illegible]	[illegible]	[illegible]	[illegible]
17	[illegible]	[illegible]	[illegible]	[illegible]	[illegible]	[illegible]	[illegible]	[illegible]	[illegible]	[illegible]	[illegible]	[illegible]	[illegible]	[illegible]	[illegible]	[illegible]
18	[illegible]	[illegible]	[illegible]	[illegible]	[illegible]	[illegible]	[illegible]	[illegible]	[illegible]	[illegible]	[illegible]	[illegible]	[illegible]	[illegible]	[illegible]	[illegible]
19	[illegible]	[illegible]	[illegible]	[illegible]	[illegible]	[illegible]	[illegible]	[illegible]	[illegible]	[illegible]	[illegible]	[illegible]	[illegible]	[illegible]	[illegible]	[illegible]
20	[illegible]	[illegible]	[illegible]	[illegible]	[illegible]	[illegible]	[illegible]	[illegible]	[illegible]	[illegible]	[illegible]	[illegible]	[illegible]	[illegible]	[illegible]	[illegible]

a*-Wertemessungen zu definierten Zeitpunkten mit dem Spektralphotometer CM-503i(d/8°) unter einem Normbeobachtungswinkel von 2° und Nutzung der Normlichtart C																
	Dehydrierung in Stunden								Rehydrierung in Stunden							
Zahn	0	0,25	0,5	1	1,5	2	2,5	3	0,5	1	2	3	4	8	16	46
1	[illegible]	[illegible]	[illegible]	[illegible]	[illegible]	[illegible]	[illegible]	[illegible]	[illegible]	[illegible]	[illegible]	[illegible]	[illegible]	[illegible]	[illegible]	[illegible]
2	[illegible]	[illegible]	[illegible]	[illegible]	[illegible]	[illegible]	[illegible]	[illegible]	[illegible]	[illegible]	[illegible]	[illegible]	[illegible]	[illegible]	[illegible]	[illegible]
3	[illegible]	[illegible]	[illegible]	[illegible]	[illegible]	[illegible]	[illegible]	[illegible]	[illegible]	[illegible]	[illegible]	[illegible]	[illegible]	[illegible]	[illegible]	[illegible]
4	[illegible]	[illegible]	[illegible]	[illegible]	[illegible]	[illegible]	[illegible]	[illegible]	[illegible]	[illegible]	[illegible]	[illegible]	[illegible]	[illegible]	[illegible]	[illegible]
5	[illegible]	[illegible]	[illegible]	[illegible]	[illegible]	[illegible]	[illegible]	[illegible]	[illegible]	[illegible]	[illegible]	[illegible]	[illegible]	[illegible]	[illegible]	[illegible]
6	[illegible]	[illegible]	[illegible]	[illegible]	[illegible]	[illegible]	[illegible]	[illegible]	[illegible]	[illegible]	[illegible]	[illegible]	[illegible]	[illegible]	[illegible]	[illegible]
7	[illegible]	[illegible]	[illegible]	[illegible]	[illegible]	[illegible]	[illegible]	[illegible]	[illegible]	[illegible]	[illegible]	[illegible]	[illegible]	[illegible]	[illegible]	[illegible]
8	[illegible]	[illegible]	[illegible]	[illegible]	[illegible]	[illegible]	[illegible]	[illegible]	[illegible]	[illegible]	[illegible]	[illegible]	[illegible]	[illegible]	[illegible]	[illegible]
9	[illegible]	[illegible]	[illegible]	[illegible]	[illegible]	[illegible]	[illegible]	[illegible]	[illegible]	[illegible]	[illegible]	[illegible]	[illegible]	[illegible]	[illegible]	[illegible]
10	[illegible]	[illegible]	[illegible]	[illegible]	[illegible]	[illegible]	[illegible]	[illegible]	[illegible]	[illegible]	[illegible]	[illegible]	[illegible]	[illegible]	[illegible]	[illegible]
11	[illegible]	[illegible]	[illegible]	[illegible]	[illegible]	[illegible]	[illegible]	[illegible]	[illegible]	[illegible]	[illegible]	[illegible]	[illegible]	[illegible]	[illegible]	[illegible]
12	[illegible]	[illegible]	[illegible]	[illegible]	[illegible]	[illegible]	[illegible]	[illegible]	[illegible]	[illegible]	[illegible]	[illegible]	[illegible]	[illegible]	[illegible]	[illegible]
13	[illegible]	[illegible]	[illegible]	[illegible]	[illegible]	[illegible]	[illegible]	[illegible]	[illegible]	[illegible]	[illegible]	[illegible]	[illegible]	[illegible]	[illegible]	[illegible]
14	[illegible]	[illegible]	[illegible]	[illegible]	[illegible]	[illegible]	[illegible]	[illegible]	[illegible]	[illegible]	[illegible]	[illegible]	[illegible]	[illegible]	[illegible]	[illegible]
15	[illegible]	[illegible]	[illegible]	[illegible]	[illegible]	[illegible]	[illegible]	[illegible]	[illegible]	[illegible]	[illegible]	[illegible]	[illegible]	[illegible]	[illegible]	[illegible]
16	[illegible]	[illegible]	[illegible]	[illegible]	[illegible]	[illegible]	[illegible]	[illegible]	[illegible]	[illegible]	[illegible]	[illegible]	[illegible]	[illegible]	[illegible]	[illegible]
17	[illegible]	[illegible]	[illegible]	[illegible]	[illegible]	[illegible]	[illegible]	[illegible]	[illegible]	[illegible]	[illegible]	[illegible]	[illegible]	[illegible]	[illegible]	[illegible]
18	[illegible]	[illegible]	[illegible]	[illegible]	[illegible]	[illegible]	[illegible]	[illegible]	[illegible]	[illegible]	[illegible]	[illegible]	[illegible]	[illegible]	[illegible]	[illegible]
19	[illegible]	[illegible]	[illegible]	[illegible]	[illegible]	[illegible]	[illegible]	[illegible]	[illegible]	[illegible]	[illegible]	[illegible]	[illegible]	[illegible]	[illegible]	[illegible]
20	[illegible]	[illegible]	[illegible]	[illegible]	[illegible]	[illegible]	[illegible]	[illegible]	[illegible]	[illegible]	[illegible]	[illegible]	[illegible]	[illegible]	[illegible]	[illegible]

Zu Kap. 5.3 Farbmetrische Erfassung der Flüssigkeitsabgabe und Aufnahme an in situ getrockneten Zähne

b*-Wertemessungen zu definierten Zeitpunkten mit dem Spektralphotometer CM-503i (d/8°) unter einem Normbeobachtungswinkel von 2° und Nutzung der Normlichtart C

	Dehydrierung in Stunden								Rehydrierung in Stunden							
Zahn	0	0,25	0,5	1	1,5	2	2,5	3	0,5	1	2	3	4	8	16	48
1	2,9720	13,5904	12,5648	12,2318	13,7232	14,9368	13,4420	16,9059	15,7381	15,2014	14,7538	14,5560	14,4099	13,3561	13,0481	14,1070
2	7,4562	12,5378	13,0330	9,9483	19,0251	12,4209	12,0004	12,8180	14,5214	14,3236	14,3166	14,0330	14,0663	13,5393	13,1080	14,1960
3	10,5187	22,1553	17,1617	17,2021	23,1067	21,1757	21,0058	23,3723	20,2508	20,2109	20,0330	19,7144	19,2176	18,4697	17,8928	18,2030
4	18,3581	17,8960	18,0527	17,2235	19,3560	20,6517	21,4551	17,5766	19,5132	19,5166	19,1516	19,0567	18,7534	18,4717	18,3583	18,2358
5	17,6944	17,9025	13,0841	12,5424	15,2164	17,4618	13,7250	18,0250	16,5784	17,5276	17,1690	16,1698	15,9503	14,5017	12,6572	13,8520
6	13,2939	11,1346	10,1667	11,5258	12,5841	12,8022	13,4054	14,0750	13,4432	12,2284	11,9853	11,5527	11,5495	11,8459	11,4402	11,1124
7	18,6883	17,8803	15,2533	17,4853	19,4691	19,9831	20,5396	21,5355	20,8162	21,4128	20,8804	20,2571	19,7383	18,5801	18,9256	18,9875
8	17,0240	15,2515	8,5361	17,5612	17,8775	18,3120	18,6686	19,6290	17,3513	17,1219	16,8017	16,5869	16,2875	15,7935	15,3010	16,1980
9	11,5552	11,8257	11,1990	13,6936	17,5546	12,5133	12,7406	14,0458	13,0421	14,2145	13,6847	14,3616	14,5590	11,2154	12,6179	11,7560
10	7,7802	7,1866	6,2478	7,2298	7,1497	7,0242	6,9305	6,8452	7,0217	7,2288	7,5841	8,0467	8,8574	9,1267	8,9481	7,7558
11	19,2146	18,4885	19,2686	20,6124	21,3555	21,2812	21,2231	20,9193	20,7154	21,0421	21,3601	21,7896	20,2849	19,8417	19,1674	18,7452
12	13,6861	12,0916	12,7887	13,6826	14,6712	15,9427	16,8374	17,5033	17,0621	16,1618	16,2340	15,3605	17,4077	16,3563	16,0494	13,4561
13	11,6947	10,6184	10,2366	11,3977	12,0731	12,2789	12,3441	12,1067	11,7524	12,4322	12,4901	12,4113	12,2786	12,1873	11,5306	10,8036
14	14,3533	15,3088	15,2633	16,0623	17,5862	18,3163	17,9347	17,6217	16,4947	16,9698	16,4125	16,4307	16,3615	15,2969	14,8804	14,8978
15	17,5290	15,9415	14,9817	14,9744	15,4138	15,8927	15,8887	16,1003	17,0534	18,8108	18,7097	18,5675	19,4751	18,8510	17,3079	17,7982
16	9,9148	11,2827	11,4896	12,8970	13,8456	14,4604	15,0625	15,4432	12,1496	11,4810	12,2866	11,5330	11,3851	12,2083	11,6045	10,9280
17	16,9467	18,4879	19,0774	20,6767	21,9925	22,7814	21,9391	20,9167	19,0202	19,1531	19,6311	19,9516	19,2157	18,9943	18,3103	17,2794
18	10,2104	8,9969	8,7549	9,1941	9,5792	9,8698	10,0908	9,6838	11,2536	11,7526	12,0846	11,8054	12,2412	11,9836	11,0213	11,7973
19	12,6428	12,0755	11,6966	12,8488	14,0920	14,3154	14,2251	14,2460	14,8180	15,4430	15,6514	13,4868	13,7463	14,2898	14,4860	11,9471
20	19,2590	19,1988	18,9877	20,1745	20,8720	23,2351	24,6166	25,3611	22,5685	23,0858	21,2186	20,6342	19,3257	19,5184	21,6452	18,5761

C*-Wertemessungen zu definierten Zeitpunkten mit dem Spektralphotometer CM-503i (d/8°) unter einem Normbeobachtungswinkel von 2° und Nutzung der Normlichtart C

	Dehydrierung in Stunden								Rehydrierung in Stunden							
Zahn	0	0,25	0,5	1	1,5	2	2,5	3	0,5	1	2	3	4	8	16	48
1	2,9700	13,1361	12,5723	12,5694	13,7505	14,9454	15,4513	16,0180	15,7527	15,2162	14,7706	14,5509	14,5681	13,8700	13,9534	14,2318
2	7,2517	12,6316	13,0565	9,9644	12,6496	12,4361	12,0141	12,8106	14,5431	14,3445	14,1392	14,0218	14,1026	13,3505	13,1987	14,2123
3	10,3391	17,1973	17,3925	17,3214	20,3357	20,2990	21,0139	21,2644	20,2912	20,3194	20,0730	19,7848	19,2593	18,5171	17,9217	18,2703
4	18,3537	17,8960	18,0810	17,2939	19,3563	20,6526	21,5861	22,5967	19,3351	19,5104	19,1516	19,0563	18,7553	18,4718	18,3536	[illegible]
5	11,7056	11,9130	13,0984	12,8526	15,1276	12,4748	13,7853	18,0426	16,6220	17,5868	17,1008	16,1911	15,9780	14,5219	12,5670	13,8603
6	13,2063	11,1464	10,1123	11,5632	12,6603	12,8386	13,4230	14,0821	13,4330	12,2347	11,9925	11,5842	11,5603	11,5241	11,4464	11,1274
7	18,3659	17,9064	15,2654	17,4856	19,4607	19,9917	20,5458	21,5414	20,8172	21,4118	20,8806	20,2571	19,1583	18,5802	18,9050	18,9677
8	17,0396	15,2321	8,3366	17,5648	17,8836	18,3206	18,6590	19,6812	17,3556	17,2263	16,8030	16,5654	16,2802	15,7971	15,3967	16,1064
9	11,3101	11,6868	11,1586	13,7155	13,5149	15,5366	12,7622	14,0656	13,0781	14,2563	13,4935	13,2247	14,5541	11,2150	12,5250	11,7324
10	7,7672	7,2003	6,2697	7,2388	7,1814	7,0265	6,9511	6,8615	7,0643	7,2731	7,6281	8,1018	8,8847	9,1408	8,9527	7,7819
11	18,0200	18,5054	19,2959	20,6398	21,4693	21,2931	21,2380	20,9521	20,7150	21,0424	21,2644	21,7807	20,2560	19,9468	19,1782	18,7512
12	13,6007	12,9923	12,7888	13,6858	14,6750	15,9433	16,8874	17,5080	17,0456	16,1637	16,2361	15,3619	17,3880	16,3596	16,0494	13,4505
13	11,1035	10,6512	10,2456	11,2634	12,0726	12,2784	12,3471	12,1035	11,7462	12,4862	12,4931	12,4131	12,2787	12,1431	11,5233	10,8960
14	14,3970	15,3521	15,3251	16,7544	17,4620	18,3214	18,0377	17,9211	16,5477	17,1265	16,4734	16,5177	16,4050	15,3763	14,9728	14,8552
15	17,5225	15,9665	14,9858	14,8797	15,3191	15,6821	15,9002	16,1129	17,0585	18,8252	18,7154	18,8528	19,4754	18,8578	17,3486	17,2531
16	9,9149	11,2532	11,4928	12,9862	13,8036	14,1152	15,0918	15,4871	12,1525	11,4326	12,2878	11,7398	11,3882	12,2211	11,6137	10,9250
17	16,9809	18,5019	19,0887	20,6306	21,9998	22,7892	21,9436	20,9217	19,0431	19,1534	19,6636	19,9856	19,2652	19,0187	18,3325	17,3694
18	10,2115	8,9923	8,7860	9,1982	9,5927	9,8756	10,0973	9,6916	11,2873	11,7571	12,0889	11,8098	12,2454	11,9942	11,0491	11,7866
19	12,6826	12,0423	11,7370	12,8687	14,0684	14,3384	14,2496	14,2654	14,8224	15,4279	15,6510	13,4088	13,7793	14,3346	14,4733	11,9011
20	19,2934	19,2298	19,0127	20,1953	20,8840	23,2403	24,5233	25,3799	22,9023	23,6415	21,2474	20,6626	19,3457	19,5333	21,2843	18,6887

h-Wertemessungen zu definierten Zeitpunkten mit dem Spektralphotometer CM-503i (d/8°) unter einem Normbeobachtungswinkel von 2° und Nutzung der Normlichtart C

	Dehydrierung in Stunden								Rehydrierung in Stunden							
Zahn	0	0,25	0,5	1	1,5	2	2,5	3	0,5	1	2	3	4	8	16	48
1	92,7145	92,2850	91,9343	92,0764	92,1080	91,9447	91,9883	92,1626	92,2738	92,8602	92,6714	92,6835	92,7884	92,4658	92,2847	92,7639
2	93,4049	93,0652	93,2607	93,2588	92,8416	92,8921	92,7338	92,5360	93,1350	93,1752	93,0212	92,5889	92,7625	92,7194	93,1016	92,8838
3	94,2653	94,0944	93,8377	93,3508	93,1806	93,0143	92,9739	93,0760	93,5413	93,7287	93,6592	93,6052	93,7823	93,6429	93,2623	93,5752
4	90,4712	90,1746	90,5236	90,0457	90,3412	89,5417	90,4532	89,8278	90,0156	90,5226	89,9841	90,1779	89,9085	90,1923	89,8007	90,4683
5	92,3197	92,1862	92,5829	92,2273	92,1453	92,0011	92,1331	92,6267	92,1753	93,0021	93,1414	92,9476	92,9751	92,7834	92,4872	92,5957
6	92,9089	92,6397	91,9099	92,5092	92,6569	91,2610	92,9371	91,8088	92,6199	91,8836	91,9557	92,1684	92,4123	92,3869	91,5181	92,9251
7	90,4925	90,1570	89,7251	89,6837	89,5574	88,5079	88,5929	88,4675	89,9124	90,2316	90,1521	90,1541	90,5577	89,8085	89,9288	90,3074
8	89,9562	89,4291	88,3320	88,9297	88,7917	88,2410	88,0862	88,1254	88,1327	88,6072	88,7099	88,6612	88,8094	88,9515	88,7459	89,6087
9	87,7648	86,2814	86,0937	86,5467	85,8624	86,6423	86,3133	86,8056	86,6602	86,8283	86,2443	85,9953	87,2687	86,8117	86,6909	87,4113
10	93,4074	94,5427	95,2086	95,2160	95,3896	95,6446	95,7211	96,0688	96,2095	96,2428	96,1236	95,3156	94,4937	95,1763	95,0912	94,8153
11	88,5881	87,3462	87,2474	87,5052	87,8358	88,0284	88,0021	87,9853	88,7606	89,6680	89,5918	89,9006	88,3640	88,6078	88,0915	88,6718
12	90,3399	90,0259	90,1555	89,4443	89,1110	89,4928	90,0142	90,4283	90,7732	90,5396	90,9169	90,7655	90,9652	90,5335	89,6855	90,4811
13	91,6232	92,8052	92,4069	91,3622	91,1060	91,1543	91,2193	91,2193	92,2132	91,6296	91,2070	90,9926	90,9144	90,6550	88,7467	90,4651
14	85,5370	84,9761	84,8481	84,1340	83,8114	83,4456	83,8724	83,9658	83,4176	83,7288	83,0754	83,2408	83,0184	84,1768	83,8426	84,9791
15	89,2181	89,0461	89,3517	88,6257	88,3630	87,1580	87,8138	87,7364	89,2414	88,2803	88,3477	88,0243	88,8083	88,4582	87,5085	88,9205
16	89,7780	89,4130	88,6475	87,8332	87,1276	86,8159	86,4280	86,0855	89,7512	88,9190	89,3317	88,3125	88,6588	87,1787	87,3580	88,4498
17	93,5288	93,3217	91,4380	91,4159	91,3729	91,3039	91,6706	90,7923	92,8013	93,2769	93,2412	93,1438	93,1220	92,6528	92,1501	93,1707
18	89,1610	89,4475	89,0982	89,1306	88,4561	88,0172	87,8871	87,7045	88,5284	88,4235	88,4655	88,4372	88,5059	87,5915	86,7460	89,1133
19	85,4567	86,5364	86,6335	86,2131	86,3854	86,2508	87,3236	87,2451	87,4702	87,3279	87,1889	86,1236	86,0272	83,4328	84,4725	85,1088
20	93,3217	93,1008	92,9398	92,8134	91,6880	91,9986	92,1076	92,2051	93,6321	93,2669	92,9857	93,0014	92,7281	91,9118	92,4384	92,7973

Zu Kap. 5.3 Farbmetrische Erfassung der Flüssigkeitsabgabe und Aufnahmechronologie luftgetrockneter Zähne.

L*-Wertemessungen zu definierten Zeitpunkten mit dem Spektralphotometer CM-503i (d/8°) unter einem Normalbeobachtungswinkel von 10° und Nutzung der Normlichtart D65																
	Dehydrierung in Stunden								Rehydrierung in Stunden							
Zahn	0	0.25	0.5	1	1.5	2	2.5	3	0.5	1	2	3	4	8	16	46
1	[illegible]	[illegible]	[illegible]	[illegible]	[illegible]	[illegible]	[illegible]	[illegible]	[illegible]	[illegible]	[illegible]	[illegible]	[illegible]	[illegible]	[illegible]	[illegible]
2	[illegible]	[illegible]	[illegible]	[illegible]	[illegible]	[illegible]	[illegible]	[illegible]	[illegible]	[illegible]	[illegible]	[illegible]	[illegible]	[illegible]	[illegible]	[illegible]
3	[illegible]	[illegible]	[illegible]	[illegible]	[illegible]	[illegible]	[illegible]	[illegible]	[illegible]	[illegible]	[illegible]	[illegible]	[illegible]	[illegible]	[illegible]	[illegible]
4	[illegible]	[illegible]	[illegible]	[illegible]	[illegible]	[illegible]	[illegible]	[illegible]	[illegible]	[illegible]	[illegible]	[illegible]	[illegible]	[illegible]	[illegible]	[illegible]
5	[illegible]	[illegible]	[illegible]	[illegible]	[illegible]	[illegible]	[illegible]	[illegible]	[illegible]	[illegible]	[illegible]	[illegible]	[illegible]	[illegible]	[illegible]	[illegible]
6	[illegible]	[illegible]	[illegible]	[illegible]	[illegible]	[illegible]	[illegible]	[illegible]	[illegible]	[illegible]	[illegible]	[illegible]	[illegible]	[illegible]	[illegible]	[illegible]
7	[illegible]	[illegible]	[illegible]	[illegible]	[illegible]	[illegible]	[illegible]	[illegible]	[illegible]	[illegible]	[illegible]	[illegible]	[illegible]	[illegible]	[illegible]	[illegible]
8	[illegible]	[illegible]	[illegible]	[illegible]	[illegible]	[illegible]	[illegible]	[illegible]	[illegible]	[illegible]	[illegible]	[illegible]	[illegible]	[illegible]	[illegible]	[illegible]
9	[illegible]	[illegible]	[illegible]	[illegible]	[illegible]	[illegible]	[illegible]	[illegible]	[illegible]	[illegible]	[illegible]	[illegible]	[illegible]	[illegible]	[illegible]	[illegible]
10	[illegible]	[illegible]	[illegible]	[illegible]	[illegible]	[illegible]	[illegible]	[illegible]	[illegible]	[illegible]	[illegible]	[illegible]	[illegible]	[illegible]	[illegible]	[illegible]
11	[illegible]	[illegible]	[illegible]	[illegible]	[illegible]	[illegible]	[illegible]	[illegible]	[illegible]	[illegible]	[illegible]	[illegible]	[illegible]	[illegible]	[illegible]	[illegible]
12	[illegible]	[illegible]	[illegible]	[illegible]	[illegible]	[illegible]	[illegible]	[illegible]	[illegible]	[illegible]	[illegible]	[illegible]	[illegible]	[illegible]	[illegible]	[illegible]
13	[illegible]	[illegible]	[illegible]	[illegible]	[illegible]	[illegible]	[illegible]	[illegible]	[illegible]	[illegible]	[illegible]	[illegible]	[illegible]	[illegible]	[illegible]	[illegible]
14	[illegible]	[illegible]	[illegible]	[illegible]	[illegible]	[illegible]	[illegible]	[illegible]	[illegible]	[illegible]	[illegible]	[illegible]	[illegible]	[illegible]	[illegible]	[illegible]
15	[illegible]	[illegible]	[illegible]	[illegible]	[illegible]	[illegible]	[illegible]	[illegible]	[illegible]	[illegible]	[illegible]	[illegible]	[illegible]	[illegible]	[illegible]	[illegible]
16	[illegible]	[illegible]	[illegible]	[illegible]	[illegible]	[illegible]	[illegible]	[illegible]	[illegible]	[illegible]	[illegible]	[illegible]	[illegible]	[illegible]	[illegible]	[illegible]
17	[illegible]	[illegible]	[illegible]	[illegible]	[illegible]	[illegible]	[illegible]	[illegible]	[illegible]	[illegible]	[illegible]	[illegible]	[illegible]	[illegible]	[illegible]	[illegible]
18	[illegible]	[illegible]	[illegible]	[illegible]	[illegible]	[illegible]	[illegible]	[illegible]	[illegible]	[illegible]	[illegible]	[illegible]	[illegible]	[illegible]	[illegible]	[illegible]
19	[illegible]	[illegible]	[illegible]	[illegible]	[illegible]	[illegible]	[illegible]	[illegible]	[illegible]	[illegible]	[illegible]	[illegible]	[illegible]	[illegible]	[illegible]	[illegible]
20	[illegible]	[illegible]	[illegible]	[illegible]	[illegible]	[illegible]	[illegible]	[illegible]	[illegible]	[illegible]	[illegible]	[illegible]	[illegible]	[illegible]	[illegible]	[illegible]

a*-Wertemessungen zu definierten Zeitpunkten mit dem Spektralphotometer CM-503i (d/8°) unter einem Normalbeobachtungswinkel von 10° und Nutzung der Normlichtart D65																
	Dehydrierung in Stunden								Rehydrierung in Stunden							
Zahn	0	0.25	0.5	1	1.5	2	2.5	3	0.5	1	2	3	4	8	16	46
1	[illegible]	[illegible]	[illegible]	[illegible]	[illegible]	[illegible]	[illegible]	[illegible]	[illegible]	[illegible]	[illegible]	[illegible]	[illegible]	[illegible]	[illegible]	[illegible]
2	[illegible]	[illegible]	[illegible]	[illegible]	[illegible]	[illegible]	[illegible]	[illegible]	[illegible]	[illegible]	[illegible]	[illegible]	[illegible]	[illegible]	[illegible]	[illegible]
3	[illegible]	[illegible]	[illegible]	[illegible]	[illegible]	[illegible]	[illegible]	[illegible]	[illegible]	[illegible]	[illegible]	[illegible]	[illegible]	[illegible]	[illegible]	[illegible]
4	[illegible]	[illegible]	[illegible]	[illegible]	[illegible]	[illegible]	[illegible]	[illegible]	[illegible]	[illegible]	[illegible]	[illegible]	[illegible]	[illegible]	[illegible]	[illegible]
5	[illegible]	[illegible]	[illegible]	[illegible]	[illegible]	[illegible]	[illegible]	[illegible]	[illegible]	[illegible]	[illegible]	[illegible]	[illegible]	[illegible]	[illegible]	[illegible]
6	[illegible]	[illegible]	[illegible]	[illegible]	[illegible]	[illegible]	[illegible]	[illegible]	[illegible]	[illegible]	[illegible]	[illegible]	[illegible]	[illegible]	[illegible]	[illegible]
7	[illegible]	[illegible]	[illegible]	[illegible]	[illegible]	[illegible]	[illegible]	[illegible]	[illegible]	[illegible]	[illegible]	[illegible]	[illegible]	[illegible]	[illegible]	[illegible]
8	[illegible]	[illegible]	[illegible]	[illegible]	[illegible]	[illegible]	[illegible]	[illegible]	[illegible]	[illegible]	[illegible]	[illegible]	[illegible]	[illegible]	[illegible]	[illegible]
9	[illegible]	[illegible]	[illegible]	[illegible]	[illegible]	[illegible]	[illegible]	[illegible]	[illegible]	[illegible]	[illegible]	[illegible]	[illegible]	[illegible]	[illegible]	[illegible]
10	[illegible]	[illegible]	[illegible]	[illegible]	[illegible]	[illegible]	[illegible]	[illegible]	[illegible]	[illegible]	[illegible]	[illegible]	[illegible]	[illegible]	[illegible]	[illegible]
11	[illegible]	[illegible]	[illegible]	[illegible]	[illegible]	[illegible]	[illegible]	[illegible]	[illegible]	[illegible]	[illegible]	[illegible]	[illegible]	[illegible]	[illegible]	[illegible]
12	[illegible]	[illegible]	[illegible]	[illegible]	[illegible]	[illegible]	[illegible]	[illegible]	[illegible]	[illegible]	[illegible]	[illegible]	[illegible]	[illegible]	[illegible]	[illegible]
13	[illegible]	[illegible]	[illegible]	[illegible]	[illegible]	[illegible]	[illegible]	[illegible]	[illegible]	[illegible]	[illegible]	[illegible]	[illegible]	[illegible]	[illegible]	[illegible]
14	[illegible]	[illegible]	[illegible]	[illegible]	[illegible]	[illegible]	[illegible]	[illegible]	[illegible]	[illegible]	[illegible]	[illegible]	[illegible]	[illegible]	[illegible]	[illegible]
15	[illegible]	[illegible]	[illegible]	[illegible]	[illegible]	[illegible]	[illegible]	[illegible]	[illegible]	[illegible]	[illegible]	[illegible]	[illegible]	[illegible]	[illegible]	[illegible]
16	[illegible]	[illegible]	[illegible]	[illegible]	[illegible]	[illegible]	[illegible]	[illegible]	[illegible]	[illegible]	[illegible]	[illegible]	[illegible]	[illegible]	[illegible]	[illegible]
17	[illegible]	[illegible]	[illegible]	[illegible]	[illegible]	[illegible]	[illegible]	[illegible]	[illegible]	[illegible]	[illegible]	[illegible]	[illegible]	[illegible]	[illegible]	[illegible]
18	[illegible]	[illegible]	[illegible]	[illegible]	[illegible]	[illegible]	[illegible]	[illegible]	[illegible]	[illegible]	[illegible]	[illegible]	[illegible]	[illegible]	[illegible]	[illegible]
19	[illegible]	[illegible]	[illegible]	[illegible]	[illegible]	[illegible]	[illegible]	[illegible]	[illegible]	[illegible]	[illegible]	[illegible]	[illegible]	[illegible]	[illegible]	[illegible]
20	[illegible]	[illegible]	[illegible]	[illegible]	[illegible]	[illegible]	[illegible]	[illegible]	[illegible]	[illegible]	[illegible]	[illegible]	[illegible]	[illegible]	[illegible]	[illegible]

b*-Wertemessungen zu definierten Zeitpunkten mit dem Spektralphotometer CM-503i (d/8°) unter einem Normalbeobachtungswinkel von 10° und Nutzung der Normlichtart D65																
	Dehydrierung in Stunden								Rehydrierung in Stunden							
Zahn	0	0.25	0.5	1	1.5	2	2.5	3	0.5	1	2	3	4	8	16	46
1	[illegible]	[illegible]	[illegible]	[illegible]	[illegible]	[illegible]	[illegible]	[illegible]	[illegible]	[illegible]	[illegible]	[illegible]	[illegible]	[illegible]	[illegible]	[illegible]
2	[illegible]	[illegible]	[illegible]	[illegible]	[illegible]	[illegible]	[illegible]	[illegible]	[illegible]	[illegible]	[illegible]	[illegible]	[illegible]	[illegible]	[illegible]	[illegible]
3	[illegible]	[illegible]	[illegible]	[illegible]	[illegible]	[illegible]	[illegible]	[illegible]	[illegible]	[illegible]	[illegible]	[illegible]	[illegible]	[illegible]	[illegible]	[illegible]
4	[illegible]	[illegible]	[illegible]	[illegible]	[illegible]	[illegible]	[illegible]	[illegible]	[illegible]	[illegible]	[illegible]	[illegible]	[illegible]	[illegible]	[illegible]	[illegible]
5	[illegible]	[illegible]	[illegible]	[illegible]	[illegible]	[illegible]	[illegible]	[illegible]	[illegible]	[illegible]	[illegible]	[illegible]	[illegible]	[illegible]	[illegible]	[illegible]
6	[illegible]	[illegible]	[illegible]	[illegible]	[illegible]	[illegible]	[illegible]	[illegible]	[illegible]	[illegible]	[illegible]	[illegible]	[illegible]	[illegible]	[illegible]	[illegible]
7	[illegible]	[illegible]	[illegible]	[illegible]	[illegible]	[illegible]	[illegible]	[illegible]	[illegible]	[illegible]	[illegible]	[illegible]	[illegible]	[illegible]	[illegible]	[illegible]
8	[illegible]	[illegible]	[illegible]	[illegible]	[illegible]	[illegible]	[illegible]	[illegible]	[illegible]	[illegible]	[illegible]	[illegible]	[illegible]	[illegible]	[illegible]	[illegible]
9	[illegible]	[illegible]	[illegible]	[illegible]	[illegible]	[illegible]	[illegible]	[illegible]	[illegible]	[illegible]	[illegible]	[illegible]	[illegible]	[illegible]	[illegible]	[illegible]
10	[illegible]	[illegible]	[illegible]	[illegible]	[illegible]	[illegible]	[illegible]	[illegible]	[illegible]	[illegible]	[illegible]	[illegible]	[illegible]	[illegible]	[illegible]	[illegible]
11	[illegible]	[illegible]	[illegible]	[illegible]	[illegible]	[illegible]	[illegible]	[illegible]	[illegible]	[illegible]	[illegible]	[illegible]	[illegible]	[illegible]	[illegible]	[illegible]
12	[illegible]	[illegible]	[illegible]	[illegible]	[illegible]	[illegible]	[illegible]	[illegible]	[illegible]	[illegible]	[illegible]	[illegible]	[illegible]	[illegible]	[illegible]	[illegible]
13	[illegible]	[illegible]	[illegible]	[illegible]	[illegible]	[illegible]	[illegible]	[illegible]	[illegible]	[illegible]	[illegible]	[illegible]	[illegible]	[illegible]	[illegible]	[illegible]
14	[illegible]	[illegible]	[illegible]	[illegible]	[illegible]	[illegible]	[illegible]	[illegible]	[illegible]	[illegible]	[illegible]	[illegible]	[illegible]	[illegible]	[illegible]	[illegible]
15	[illegible]	[illegible]	[illegible]	[illegible]	[illegible]	[illegible]	[illegible]	[illegible]	[illegible]	[illegible]	[illegible]	[illegible]	[illegible]	[illegible]	[illegible]	[illegible]
16	[illegible]	[illegible]	[illegible]	[illegible]	[illegible]	[illegible]	[illegible]	[illegible]	[illegible]	[illegible]	[illegible]	[illegible]	[illegible]	[illegible]	[illegible]	[illegible]
17	[illegible]	[illegible]	[illegible]	[illegible]	[illegible]	[illegible]	[illegible]	[illegible]	[illegible]	[illegible]	[illegible]	[illegible]	[illegible]	[illegible]	[illegible]	[illegible]
18	[illegible]	[illegible]	[illegible]	[illegible]	[illegible]	[illegible]	[illegible]	[illegible]	[illegible]	[illegible]	[illegible]	[illegible]	[illegible]	[illegible]	[illegible]	[illegible]
19	[illegible]	[illegible]	[illegible]	[illegible]	[illegible]	[illegible]	[illegible]	[illegible]	[illegible]	[illegible]	[illegible]	[illegible]	[illegible]	[illegible]	[illegible]	[illegible]
20	[illegible]	[illegible]	[illegible]	[illegible]	[illegible]	[illegible]	[illegible]	[illegible]	[illegible]	[illegible]	[illegible]	[illegible]	[illegible]	[illegible]	[illegible]	[illegible]

Zu Kap. 3.3 – Farbmetrische Erfassung der Flüssigkeitsabgabe und [illegible] infizierter Zähne

C*-Wertemessungen zu definierten Zeitpunkten mit dem Spektralphotometer CM-503i (d/8°) unter einem Normbeobachtungswinkel von 10° und Nutzung der Normlichtart D65																
	Dehydrierung in Stunden								Rehydrierung in Stunden							
Zahn	0	0,25	0,5	1	1,5	2	2,5	3	0,5	1	2	3	4	8	16	46
1	7,8181	13,1305	12,2049	12,7866	13,3493	14,7480	15,2419	16,6014	15,5388	15,0603	14,5727	14,5892	14,3039	13,6771	13,7758	14,0158
2	9,3131	12,4847	11,9034	9,8301	12,4792	12,2714	11,4098	12,1612	14,3707	14,1378	13,8724	13,8808	12,9548	13,3962	13,0544	14,0852
3	10,4201	16,8894	15,8866	17,0160	19,2981	20,2346	21,5809	22,9328	20,4590	20,2341	19,2474	19,4405	18,9510	18,2081	17,6433	18,4430
4	15,4206	17,6693	17,8403	12,2856	19,2920	21,8006	21,1862	22,3085	19,2712	19,2509	19,0135	18,6085	18,3192	18,2334	18,1250	18,7098
5	11,5580	11,7596	12,9215	12,8595	14,9212	17,2182	17,6331	19,3810	15,2663	17,3258	15,5838	15,9769	15,7637	14,2768	13,6886	13,4769
6	11,1215	10,9532	9,9514	11,1746	12,4280	12,6852	13,2814	12,9822	12,2347	12,0393	11,7940	11,8474	11,2865	12,2657	12,2874	13,9437
7	12,8360	16,6734	13,0838	17,1068	19,1232	19,6520	20,1988	21,4823	20,9471	21,3417	19,1431	19,8592	18,8629	18,2453	18,3625	18,6807
8	16,5289	15,1571	8,1564	17,3430	15,6681	18,2835	18,4526	18,8061	17,1294	17,0848	16,7795	16,3773	16,6740	15,5865	15,1043	15,8921
9	11,4763	11,6922	10,9958	12,9179	13,5716	13,2307	13,5715	13,5805	12,8958	13,0287	13,2132	11,2788	11,0452	13,0990	13,0071	13,5863
10	7,6866	7,0758	6,1573	7,7153	7,0318	6,9061	6,7965	6,7761	6,8820	7,0669	7,4622	7,9727	8,7110	8,9728	8,8115	7,6308
11	17,7781	18,2514	19,8159	20,3717	21,0848	21,4744	20,9181	20,6305	20,4105	20,7501	20,8765	21,5413	20,0161	19,7024	19,1493	18,5079
12	14,3083	12,8117	12,6173	13,4853	14,4729	15,7221	16,6653	17,2415	16,8150	15,9265	16,0163	13,1337	17,2750	16,5886	15,8526	13,2086
13	11,9152	10,4201	10,8103	10,9858	11,8645	12,0418	12,5030	11,8580	11,8217	12,2161	12,2639	12,2128	12,0286	11,9921	11,1585	10,7110
14	14,2210	13,1812	15,1394	16,5632	17,2731	18,0251	17,8383	17,7225	16,3446	16,8163	16,2757	16,1480	16,2302	15,2828	14,8112	14,7393
15	17,3129	15,2046	14,7023	14,8891	15,1273	15,2554	15,2050	15,9105	16,8423	18,6077	18,4987	18,6558	15,2592	15,6548	17,1230	17,6677
16	9,7587	11,1145	11,3288	12,7208	11,7183	13,9277	14,6098	15,2789	11,9614	11,2571	12,3024	11,1039	11,2175	12,0821	10,8733	10,0680
17	15,6533	18,7553	18,7407	20,2657	21,6141	22,3916	21,5507	20,5347	18,6635	18,8228	19,3130	19,6429	18,9259	18,6960	18,0141	16,9750
18	10,6885	8,8802	8,6725	9,6765	9,4428	9,7308	9,9656	9,5690	11,1488	11,6181	11,9808	11,6721	12,1295	11,8815	10,9587	11,1527
19	12,5349	11,9855	11,3078	12,8035	13,8061	14,3493	14,0885	14,0685	14,6245	15,2214	15,4682	14,2960	13,6737	14,1819	14,1122	11,9430
20	18,9444	18,8006	18,6569	19,8317	20,3149	23,4531	24,2199	24,9331	22,2121	22,5489	20,8791	20,2883	18,9597	19,1938	21,3623	18,3342

h-Wertemessungen zu definierten Zeitpunkten mit dem Spektralphotometer CM-503i (d/8°) unter einem Normbeobachtungswinkel von 10° und Nutzung der Normlichtart D65																
	Dehydrierung in Stunden								Rehydrierung in Stunden							
Zahn	0	0,25	0,5	1	1,5	2	2,5	3	0,5	1	2	3	4	8	16	46
1	87,3081	86,8894	86,2361	86,4763	86,5637	86,2641	86,2753	86,4316	86,7689	86,7422	85,9482	86,9571	87,0672	88,9151	86,4840	87,0108
2	88,3356	87,4302	87,7192	87,8687	87,2478	87,2586	87,1352	86,9467	87,0558	87,5441	87,4880	87,1125	87,2583	87,7827	86,8121	87,1855
3	88,2932	87,9360	87,3421	87,2003	87,1101	86,9412	86,5743	86,9459	87,5843	87,7582	87,6680	87,7417	87,5480	87,6972	87,1702	87,6486
4	84,2131	84,1221	84,4327	83,9591	84,1943	84,4212	83,2734	83,3312	83,5590	83,4621	83,9553	84,1470	83,8783	84,1615	83,7827	83,9642
5	86,7036	86,7178	87,2281	86,6027	86,4688	86,1031	86,2507	86,2146	87,4561	87,6103	87,4835	87,2238	87,1321	87,1392	86,5484	86,9452
6	85,9545	86,6625	86,0488	86,9881	87,2017	87,0071	86,9172	85,7780	85,8472	85,8573	85,9485	86,5808	86,4515	86,1853	85,9601	85,8611
7	83,1161	83,6791	83,2461	83,2662	83,1638	83,4032	82,1293	82,2988	83,5121	83,7042	83,1169	83,8054	83,6912	83,1151	83,3712	83,0988
8	82,9342	83,1380	81,5283	82,6718	82,1420	81,9418	81,8370	81,2129	83,2132	83,1522	82,4771	82,1667	81,6736	82,7121	83,5172	84,2108
9	77,8260	80,3663	80,0996	80,5106	80,6252	80,4134	80,0815	80,5761	79,4271	80,8773	80,2127	79,9914	81,7613	80,6037	80,7604	81,4467
10	86,5435	87,6122	89,5124	89,0258	89,2339	89,2272	89,4067	89,5276	89,8882	89,9676	89,9183	89,1276	88,5460	87,0870	87,0009	86,3721
11	82,4781	81,9681	80,9899	83,3268	81,6460	81,7351	81,6127	81,6704	83,5698	83,5506	83,8227	83,8752	83,5366	82,2662	82,0915	82,5745
12	85,7462	84,8092	84,3754	83,6815	83,5845	84,0552	84,1724	84,4640	84,9482	84,9820	85,0564	84,8724	85,2270	84,5962	84,1357	84,5361
13	88,4058	86,6277	87,0942	85,3421	84,7213	84,7288	84,8126	84,7726	85,9450	85,4559	85,1638	84,9106	84,9946	84,7296	82,7896	84,2541
14	79,4363	78,7787	78,6032	78,0532	77,7165	77,7366	77,7469	77,8433	79,2292	79,1804	78,8540	79,1687	78,9432	78,2058	77,7668	78,5237
15	83,4434	83,1703	81,3321	83,0580	82,4292	82,1662	81,8611	81,7732	83,0842	82,1759	82,6434	82,8455	81,9807	82,7336	82,1951	83,0478
16	81,5140	83,1710	82,4173	81,5865	80,0844	80,3591	80,1155	79,7546	82,2534	82,9585	81,0559	81,9723	82,3575	81,1967	81,1597	82,0885
17	85,3672	86,0295	85,8022	85,1023	85,1691	85,3001	84,7955	84,4487	86,5029	87,1037	87,1458	87,2938	87,0938	86,6260	86,0615	87,2815
18	83,4232	83,7217	83,5176	84,2474	82,5961	82,1464	81,9713	81,7980	82,6771	82,6174	82,6981	82,6511	82,7193	83,9521	81,1172	83,1081
19	79,5174	80,5100	80,5269	80,0806	80,7152	80,2640	81,1087	82,0454	81,3164	81,3981	81,1222	80,1139	79,9881	79,5108	78,5928	78,9906
20	87,3665	87,0582	86,7881	87,7026	83,5428	85,8027	86,0421	86,1094	86,6034	87,2044	86,9254	86,9157	86,5865	85,8366	86,4601	85,5604

L*-Wertemessungen zu definierten Zeitpunkten mit dem Spektralphotometer CM-503i (d/8°) unter einem Normbeobachtungswinkel von 10° und Nutzung der Normlichtart D50																
	Dehydrierung in Stunden								Rehydrierung in Stunden							
Zahn	0	0,25	0,5	1	1,5	2	2,5	3	0,5	1	2	3	4	8	16	46
1	56,9858	59,4827	59,5421	59,9683	61,9572	62,2532	62,2051	64,4325	62,3571	62,3418	61,8110	61,7331	61,6846	60,7550	60,8471	59,5543
2	57,5426	62,8095	61,6972	62,7264	63,6232	63,8452	63,9479	65,4159	64,7183	64,4201	63,7567	63,8293	63,2188	62,7761	61,7016	60,6224
3	53,0180	52,2203	62,5127	63,5165	68,5591	68,2870	68,1020	70,1921	66,7050	65,9809	63,7361	63,2550	62,8415	62,3003	60,2012	59,6964
4	55,2668	58,3252	59,5503	58,9268	62,1118	62,2676	63,2798	66,1545	59,7360	60,0865	58,2852	59,4310	58,8163	59,0236	58,4378	57,3331
5	58,6784	59,6130	60,1358	60,8771	62,9193	64,6519	65,8295	67,3069	64,1917	63,3305	63,7497	62,8914	62,2065	61,1880	60,1559	59,6274
6	56,0021	56,2233	56,8183	60,4095	64,2242	66,7350	67,1272	68,0948	59,5696	58,9193	58,3507	57,9616	57,9446	57,2004	55,8415	57,0010
7	61,0711	61,0435	61,4372	62,4823	64,8677	65,6882	66,5733	67,9882	60,0200	65,1696	64,9176	64,0032	64,1490	63,4430	63,4526	62,9370
8	49,5102	51,8578	52,7684	56,8640	58,1971	59,8086	59,4579	61,0269	56,4242	55,6028	54,6348	53,6540	53,5912	53,1829	53,5179	51,7865
9	51,4455	53,6237	54,7681	55,7442	58,9135	58,5313	59,4910	61,2739	56,2682	55,6903	54,7970	55,0875	55,6431	54,2497	54,6327	52,3138
10	58,6554	60,5691	62,2762	62,9354	63,9624	65,0748	65,9285	66,9800	67,0650	66,9903	64,2036	63,3504	64,5539	62,8489	61,8429	60,6650
11	59,2727	64,4876	65,2774	65,1285	65,4293	68,3506	66,6294	70,3953	65,2494	63,5657	62,7791	62,3048	61,5533	61,2771	60,4572	60,1141
12	59,5641	61,9556	62,3422	62,9079	63,9211	65,1567	66,5312	67,8727	65,1201	64,1197	64,0056	63,0853	62,2901	61,5046	60,8090	61,1076
13	57,9866	59,9405	61,1138	62,7940	63,8616	64,6574	66,0562	67,7906	62,8002	61,0785	59,4540	58,7559	55,8937	57,8251	58,0064	58,1012
14	58,0669	56,0584	56,4825	58,0535	59,4665	60,7938	61,9134	63,2152	58,0450	57,0196	53,9113	54,4371	55,1742	55,1082	55,4451	54,8271
15	56,5703	58,3563	58,3109	60,1172	60,8843	61,0448	61,9833	62,6942	58,1236	57,9195	57,2465	57,1177	56,4684	56,3621	58,5280	58,3728
16	58,4726	58,9957	59,1943	59,7911	60,5676	61,4442	62,1924	63,1302	60,8350	60,1360	58,7610	58,7920	59,0482	56,9040	57,2089	57,3616
17	62,0810	64,7726	66,5138	68,7364	70,8464	72,6898	73,7033	74,2797	67,3810	66,5109	64,8234	64,0539	63,7893	62,4734	61,7931	62,0725
18	55,2262	56,3536	57,3568	57,9617	58,1940	58,5509	58,9201	58,9069	57,8234	57,2861	56,8030	56,7284	55,2420	55,4712	56,0851	56,3586
19	53,9057	56,9750	57,8002	59,5863	61,3983	63,5402	64,5597	65,3150	63,4915	62,4322	59,8627	57,2842	56,0191	54,9209	54,4200	54,7588
20	59,7883	60,5987	60,9327	61,3266	62,4543	64,8678	66,1873	67,6113	60,8850	62,2449	60,9737	63,2163	60,8857	59,5012	60,2662	60,5512

Zu Kap. 5.3 Farbmetrische Erfassung der Flüssigkeitsabgabe und Aufnahmechronologie luftgetrockneter Zähne

a) L*-Wertemessungen zu definierten Zeitpunkten mit dem Spektralphotometer CM-503i (KM) unter einem Normbeobachtungswinkel von 10° und Nutzung der Normlichtart D65																
	Dehydrierung in Stunden								Rehydrierung in Stunden							
Zahn	0	0.25	0.5	1	1.5	2	2.5	3	0.5	1	2	3	4	8	16	48
1	[illegible]	[illegible]	[illegible]	[illegible]	[illegible]	[illegible]	[illegible]	[illegible]	[illegible]	[illegible]	[illegible]	[illegible]	[illegible]	[illegible]	[illegible]	[illegible]
2	[illegible]	[illegible]	[illegible]	[illegible]	[illegible]	[illegible]	[illegible]	[illegible]	[illegible]	[illegible]	[illegible]	[illegible]	[illegible]	[illegible]	[illegible]	[illegible]
3	[illegible]	[illegible]	[illegible]	[illegible]	[illegible]	[illegible]	[illegible]	[illegible]	[illegible]	[illegible]	[illegible]	[illegible]	[illegible]	[illegible]	[illegible]	[illegible]
4	[illegible]	[illegible]	[illegible]	[illegible]	[illegible]	[illegible]	[illegible]	[illegible]	[illegible]	[illegible]	[illegible]	[illegible]	[illegible]	[illegible]	[illegible]	[illegible]
5	[illegible]	[illegible]	[illegible]	[illegible]	[illegible]	[illegible]	[illegible]	[illegible]	[illegible]	[illegible]	[illegible]	[illegible]	[illegible]	[illegible]	[illegible]	[illegible]
6	[illegible]	[illegible]	[illegible]	[illegible]	[illegible]	[illegible]	[illegible]	[illegible]	[illegible]	[illegible]	[illegible]	[illegible]	[illegible]	[illegible]	[illegible]	[illegible]
7	[illegible]	[illegible]	[illegible]	[illegible]	[illegible]	[illegible]	[illegible]	[illegible]	[illegible]	[illegible]	[illegible]	[illegible]	[illegible]	[illegible]	[illegible]	[illegible]
8	[illegible]	[illegible]	[illegible]	[illegible]	[illegible]	[illegible]	[illegible]	[illegible]	[illegible]	[illegible]	[illegible]	[illegible]	[illegible]	[illegible]	[illegible]	[illegible]
9	[illegible]	[illegible]	[illegible]	[illegible]	[illegible]	[illegible]	[illegible]	[illegible]	[illegible]	[illegible]	[illegible]	[illegible]	[illegible]	[illegible]	[illegible]	[illegible]
10	[illegible]	[illegible]	[illegible]	[illegible]	[illegible]	[illegible]	[illegible]	[illegible]	[illegible]	[illegible]	[illegible]	[illegible]	[illegible]	[illegible]	[illegible]	[illegible]
11	[illegible]	[illegible]	[illegible]	[illegible]	[illegible]	[illegible]	[illegible]	[illegible]	[illegible]	[illegible]	[illegible]	[illegible]	[illegible]	[illegible]	[illegible]	[illegible]
12	[illegible]	[illegible]	[illegible]	[illegible]	[illegible]	[illegible]	[illegible]	[illegible]	[illegible]	[illegible]	[illegible]	[illegible]	[illegible]	[illegible]	[illegible]	[illegible]
13	[illegible]	[illegible]	[illegible]	[illegible]	[illegible]	[illegible]	[illegible]	[illegible]	[illegible]	[illegible]	[illegible]	[illegible]	[illegible]	[illegible]	[illegible]	[illegible]
14	[illegible]	[illegible]	[illegible]	[illegible]	[illegible]	[illegible]	[illegible]	[illegible]	[illegible]	[illegible]	[illegible]	[illegible]	[illegible]	[illegible]	[illegible]	[illegible]
15	[illegible]	[illegible]	[illegible]	[illegible]	[illegible]	[illegible]	[illegible]	[illegible]	[illegible]	[illegible]	[illegible]	[illegible]	[illegible]	[illegible]	[illegible]	[illegible]
16	[illegible]	[illegible]	[illegible]	[illegible]	[illegible]	[illegible]	[illegible]	[illegible]	[illegible]	[illegible]	[illegible]	[illegible]	[illegible]	[illegible]	[illegible]	[illegible]
17	[illegible]	[illegible]	[illegible]	[illegible]	[illegible]	[illegible]	[illegible]	[illegible]	[illegible]	[illegible]	[illegible]	[illegible]	[illegible]	[illegible]	[illegible]	[illegible]
18	[illegible]	[illegible]	[illegible]	[illegible]	[illegible]	[illegible]	[illegible]	[illegible]	[illegible]	[illegible]	[illegible]	[illegible]	[illegible]	[illegible]	[illegible]	[illegible]
19	[illegible]	[illegible]	[illegible]	[illegible]	[illegible]	[illegible]	[illegible]	[illegible]	[illegible]	[illegible]	[illegible]	[illegible]	[illegible]	[illegible]	[illegible]	[illegible]
20	[illegible]	[illegible]	[illegible]	[illegible]	[illegible]	[illegible]	[illegible]	[illegible]	[illegible]	[illegible]	[illegible]	[illegible]	[illegible]	[illegible]	[illegible]	[illegible]

b) a*-Wertemessungen zu definierten Zeitpunkten mit dem Spektralphotometer CM-503i (KM) unter einem Normbeobachtungswinkel von 10° und Nutzung der Normlichtart D65																
	Dehydrierung in Stunden								Rehydrierung in Stunden							
Zahn	0	0.25	0.5	1	1.5	2	2.5	3	0.5	1	2	3	4	8	16	48
1	[illegible]	[illegible]	[illegible]	[illegible]	[illegible]	[illegible]	[illegible]	[illegible]	[illegible]	[illegible]	[illegible]	[illegible]	[illegible]	[illegible]	[illegible]	[illegible]
2	[illegible]	[illegible]	[illegible]	[illegible]	[illegible]	[illegible]	[illegible]	[illegible]	[illegible]	[illegible]	[illegible]	[illegible]	[illegible]	[illegible]	[illegible]	[illegible]
3	[illegible]	[illegible]	[illegible]	[illegible]	[illegible]	[illegible]	[illegible]	[illegible]	[illegible]	[illegible]	[illegible]	[illegible]	[illegible]	[illegible]	[illegible]	[illegible]
4	[illegible]	[illegible]	[illegible]	[illegible]	[illegible]	[illegible]	[illegible]	[illegible]	[illegible]	[illegible]	[illegible]	[illegible]	[illegible]	[illegible]	[illegible]	[illegible]
5	[illegible]	[illegible]	[illegible]	[illegible]	[illegible]	[illegible]	[illegible]	[illegible]	[illegible]	[illegible]	[illegible]	[illegible]	[illegible]	[illegible]	[illegible]	[illegible]
6	[illegible]	[illegible]	[illegible]	[illegible]	[illegible]	[illegible]	[illegible]	[illegible]	[illegible]	[illegible]	[illegible]	[illegible]	[illegible]	[illegible]	[illegible]	[illegible]
7	[illegible]	[illegible]	[illegible]	[illegible]	[illegible]	[illegible]	[illegible]	[illegible]	[illegible]	[illegible]	[illegible]	[illegible]	[illegible]	[illegible]	[illegible]	[illegible]
8	[illegible]	[illegible]	[illegible]	[illegible]	[illegible]	[illegible]	[illegible]	[illegible]	[illegible]	[illegible]	[illegible]	[illegible]	[illegible]	[illegible]	[illegible]	[illegible]
9	[illegible]	[illegible]	[illegible]	[illegible]	[illegible]	[illegible]	[illegible]	[illegible]	[illegible]	[illegible]	[illegible]	[illegible]	[illegible]	[illegible]	[illegible]	[illegible]
10	[illegible]	[illegible]	[illegible]	[illegible]	[illegible]	[illegible]	[illegible]	[illegible]	[illegible]	[illegible]	[illegible]	[illegible]	[illegible]	[illegible]	[illegible]	[illegible]
11	[illegible]	[illegible]	[illegible]	[illegible]	[illegible]	[illegible]	[illegible]	[illegible]	[illegible]	[illegible]	[illegible]	[illegible]	[illegible]	[illegible]	[illegible]	[illegible]
12	[illegible]	[illegible]	[illegible]	[illegible]	[illegible]	[illegible]	[illegible]	[illegible]	[illegible]	[illegible]	[illegible]	[illegible]	[illegible]	[illegible]	[illegible]	[illegible]
13	[illegible]	[illegible]	[illegible]	[illegible]	[illegible]	[illegible]	[illegible]	[illegible]	[illegible]	[illegible]	[illegible]	[illegible]	[illegible]	[illegible]	[illegible]	[illegible]
14	[illegible]	[illegible]	[illegible]	[illegible]	[illegible]	[illegible]	[illegible]	[illegible]	[illegible]	[illegible]	[illegible]	[illegible]	[illegible]	[illegible]	[illegible]	[illegible]
15	[illegible]	[illegible]	[illegible]	[illegible]	[illegible]	[illegible]	[illegible]	[illegible]	[illegible]	[illegible]	[illegible]	[illegible]	[illegible]	[illegible]	[illegible]	[illegible]
16	[illegible]	[illegible]	[illegible]	[illegible]	[illegible]	[illegible]	[illegible]	[illegible]	[illegible]	[illegible]	[illegible]	[illegible]	[illegible]	[illegible]	[illegible]	[illegible]
17	[illegible]	[illegible]	[illegible]	[illegible]	[illegible]	[illegible]	[illegible]	[illegible]	[illegible]	[illegible]	[illegible]	[illegible]	[illegible]	[illegible]	[illegible]	[illegible]
18	[illegible]	[illegible]	[illegible]	[illegible]	[illegible]	[illegible]	[illegible]	[illegible]	[illegible]	[illegible]	[illegible]	[illegible]	[illegible]	[illegible]	[illegible]	[illegible]
19	[illegible]	[illegible]	[illegible]	[illegible]	[illegible]	[illegible]	[illegible]	[illegible]	[illegible]	[illegible]	[illegible]	[illegible]	[illegible]	[illegible]	[illegible]	[illegible]
20	[illegible]	[illegible]	[illegible]	[illegible]	[illegible]	[illegible]	[illegible]	[illegible]	[illegible]	[illegible]	[illegible]	[illegible]	[illegible]	[illegible]	[illegible]	[illegible]

c) b*-Wertemessungen zu definierten Zeitpunkten mit dem Spektralphotometer CM-503i (KM) unter einem Normbeobachtungswinkel von 10° und Nutzung der Normlichtart D65																
	Dehydrierung in Stunden								Rehydrierung in Stunden							
Zahn	0	0.25	0.5	1	1.5	2	2.5	3	0.5	1	2	3	4	8	16	48
1	[illegible]	[illegible]	[illegible]	[illegible]	[illegible]	[illegible]	[illegible]	[illegible]	[illegible]	[illegible]	[illegible]	[illegible]	[illegible]	[illegible]	[illegible]	[illegible]
2	[illegible]	[illegible]	[illegible]	[illegible]	[illegible]	[illegible]	[illegible]	[illegible]	[illegible]	[illegible]	[illegible]	[illegible]	[illegible]	[illegible]	[illegible]	[illegible]
3	[illegible]	[illegible]	[illegible]	[illegible]	[illegible]	[illegible]	[illegible]	[illegible]	[illegible]	[illegible]	[illegible]	[illegible]	[illegible]	[illegible]	[illegible]	[illegible]
4	[illegible]	[illegible]	[illegible]	[illegible]	[illegible]	[illegible]	[illegible]	[illegible]	[illegible]	[illegible]	[illegible]	[illegible]	[illegible]	[illegible]	[illegible]	[illegible]
5	[illegible]	[illegible]	[illegible]	[illegible]	[illegible]	[illegible]	[illegible]	[illegible]	[illegible]	[illegible]	[illegible]	[illegible]	[illegible]	[illegible]	[illegible]	[illegible]
6	[illegible]	[illegible]	[illegible]	[illegible]	[illegible]	[illegible]	[illegible]	[illegible]	[illegible]	[illegible]	[illegible]	[illegible]	[illegible]	[illegible]	[illegible]	[illegible]
7	[illegible]	[illegible]	[illegible]	[illegible]	[illegible]	[illegible]	[illegible]	[illegible]	[illegible]	[illegible]	[illegible]	[illegible]	[illegible]	[illegible]	[illegible]	[illegible]
8	[illegible]	[illegible]	[illegible]	[illegible]	[illegible]	[illegible]	[illegible]	[illegible]	[illegible]	[illegible]	[illegible]	[illegible]	[illegible]	[illegible]	[illegible]	[illegible]
9	[illegible]	[illegible]	[illegible]	[illegible]	[illegible]	[illegible]	[illegible]	[illegible]	[illegible]	[illegible]	[illegible]	[illegible]	[illegible]	[illegible]	[illegible]	[illegible]
10	[illegible]	[illegible]	[illegible]	[illegible]	[illegible]	[illegible]	[illegible]	[illegible]	[illegible]	[illegible]	[illegible]	[illegible]	[illegible]	[illegible]	[illegible]	[illegible]
11	[illegible]	[illegible]	[illegible]	[illegible]	[illegible]	[illegible]	[illegible]	[illegible]	[illegible]	[illegible]	[illegible]	[illegible]	[illegible]	[illegible]	[illegible]	[illegible]
12	[illegible]	[illegible]	[illegible]	[illegible]	[illegible]	[illegible]	[illegible]	[illegible]	[illegible]	[illegible]	[illegible]	[illegible]	[illegible]	[illegible]	[illegible]	[illegible]
13	[illegible]	[illegible]	[illegible]	[illegible]	[illegible]	[illegible]	[illegible]	[illegible]	[illegible]	[illegible]	[illegible]	[illegible]	[illegible]	[illegible]	[illegible]	[illegible]
14	[illegible]	[illegible]	[illegible]	[illegible]	[illegible]	[illegible]	[illegible]	[illegible]	[illegible]	[illegible]	[illegible]	[illegible]	[illegible]	[illegible]	[illegible]	[illegible]
15	[illegible]	[illegible]	[illegible]	[illegible]	[illegible]	[illegible]	[illegible]	[illegible]	[illegible]	[illegible]	[illegible]	[illegible]	[illegible]	[illegible]	[illegible]	[illegible]
16	[illegible]	[illegible]	[illegible]	[illegible]	[illegible]	[illegible]	[illegible]	[illegible]	[illegible]	[illegible]	[illegible]	[illegible]	[illegible]	[illegible]	[illegible]	[illegible]
17	[illegible]	[illegible]	[illegible]	[illegible]	[illegible]	[illegible]	[illegible]	[illegible]	[illegible]	[illegible]	[illegible]	[illegible]	[illegible]	[illegible]	[illegible]	[illegible]
18	[illegible]	[illegible]	[illegible]	[illegible]	[illegible]	[illegible]	[illegible]	[illegible]	[illegible]	[illegible]	[illegible]	[illegible]	[illegible]	[illegible]	[illegible]	[illegible]
19	[illegible]	[illegible]	[illegible]	[illegible]	[illegible]	[illegible]	[illegible]	[illegible]	[illegible]	[illegible]	[illegible]	[illegible]	[illegible]	[illegible]	[illegible]	[illegible]
20	[illegible]	[illegible]	[illegible]	[illegible]	[illegible]	[illegible]	[illegible]	[illegible]	[illegible]	[illegible]	[illegible]	[illegible]	[illegible]	[illegible]	[illegible]	[illegible]

Zu Kap. 5.5 Farbmetrische Erfassung der Flüssigkeitsabgabe und Aufnahmechronologie natürlicher Zähne

b-Wertemessungen zu definierten Zeitpunkten mit dem Spektralphotometer CM-503i (d/8°) unter einem Normbeobachtungswinkel von 10° und Nutzung der Normlichtart D50																
	Dehydrierung in Stunden								Rehydrierung in Stunden							
Zahn	0	0,25	0,5	1	1,5	2	2,5	3	0,5	1	2	3	4	8	16	46
1	80,5696	80,4418	80,0723	80,1916	80,1713	80,1768	80,2337	80,4887	80,7754	80,6807	80,8510	80,8373	80,9438	80,7032	80,2428	80,9106
2	81,2958	81,1152	81,2537	81,1839	80,8628	80,8971	80,6958	80,5491	81,3017	81,2823	81,1649	81,0421	80,9452	80,8519	80,4523	80,8584
3	81,9487	82,1687	81,6328	81,2040	81,5147	81,3012	81,3487	81,2194	81,9981	82,1587	82,1664	82,0798	82,1502	81,9618	81,5550	81,9585
4	78,9848	78,6052	78,9786	78,4215	78,7568	78,1414	78,1013	78,4600	78,4538	79,0200	78,5232	78,8794	78,4192	78,6644	78,2750	78,5323
5	80,3050	80,3429	80,7937	81,3808	80,3601	80,4572	80,4822	80,2759	81,4387	81,6457	81,4817	81,2291	81,2580	80,9756	80,3450	80,7497
6	80,7805	80,4938	79,7676	81,7388	81,4894	80,9113	80,8187	79,7382	79,5685	79,7826	79,8685	80,2631	80,3170	80,0585	79,8302	80,7049
7	78,7230	78,3168	77,8754	77,8090	77,0130	77,2280	77,0446	77,1061	78,2135	78,5247	78,1127	78,5607	78,1731	78,1121	78,2020	78,8238
8	77,5659	77,6482	76,0185	77,3381	76,3368	76,6873	76,3885	76,5128	77,1101	77,1363	77,2753	77,1530	77,2002	77,2993	77,0469	78,0300
9	72,2896	74,3712	73,3257	74,9200	75,1100	74,8789	74,4895	75,0502	74,3959	75,2556	74,6536	74,4375	75,0962	75,1399	75,0183	75,8175
10	79,9993	81,0046	82,6724	82,4952	82,7218	82,9739	83,9763	83,7848	83,5217	83,4945	83,4391	82,6412	81,9640	80,7348	79,7011	81,8249
11	77,0091	76,1076	75,8094	76,1891	76,5118	76,0027	76,5454	76,4468	78,2688	78,2511	78,5143	76,5765	75,1846	77,1153	76,7415	77,2883
12	78,6398	78,3442	78,2522	77,6425	77,7774	77,8060	78,3376	78,7153	79,1078	79,1282	79,1388	78,9797	79,4021	78,7422	78,2855	78,2783
13	79,3754	80,4540	79,9239	79,3247	78,8638	78,9124	78,9510	78,5041	79,9381	79,4881	79,1072	78,9241	78,8826	78,6648	76,7402	78,2832
14	74,0483	73,5082	73,4268	72,8918	72,6362	72,6934	71,6687	71,7224	74,0872	73,9918	73,7530	73,9375	73,7507	72,8050	72,5390	71,5367
15	77,8402	77,4698	77,3496	76,9365	76,7149	76,5133	76,2300	76,1523	76,8140	77,0551	77,0704	77,3690	77,6397	77,2390	76,6435	77,3051
16	77,4947	77,2848	76,5045	74,9070	75,7263	74,8349	74,7212	74,4042	76,6372	76,7722	77,2055	76,1891	75,5480	75,4725	75,3778	76,2444
17	81,4553	80,4524	80,7845	79,7842	79,7388	79,9201	79,4112	79,0391	80,4986	81,4980	81,5326	81,7001	81,4822	80,2993	80,4258	81,4562
18	77,3371	77,3026	76,9863	76,9762	76,3895	76,0067	75,8845	75,6060	76,6065	76,5732	76,6628	76,0090	76,2102	75,3951	74,9781	75,1108
19	73,9996	74,2787	74,8017	74,4347	74,7545	74,9870	75,4846	75,3962	75,7060	75,6269	75,9408	74,5728	74,4348	73,9958	73,1318	73,4113
20	81,3268	81,3096	81,2758	81,2542	80,1928	80,6276	80,8021	80,9093	81,2987	81,9244	81,9238	81,4854	81,1507	80,3742	81,0520	81,8983

L*-Wertemessungen zu definierten Zeitpunkten mit dem Spektralphotometer CM-503i (d/8°) unter einem Normbeobachtungswinkel von 10° und Nutzung der Normlichtart C																
	Dehydrierung in Stunden								Rehydrierung in Stunden							
Zahn	0	0,25	0,5	1	1,5	2	2,5	3	0,5	1	2	3	4	8	16	46
1	58,8296	58,2471	59,3073	59,7878	60,8600	62,2567	62,7104	61,7648	62,9835	62,6434	61,5411	61,4846	61,3407	60,5816	60,5898	59,2937
2	57,7078	57,3800	62,4758	62,5401	65,4288	63,4171	63,7261	65,1868	64,4563	64,1719	63,4954	63,3857	62,9676	62,5207	61,9447	60,3668
3	56,8271	61,5184	63,2165	61,3028	66,2135	67,6535	65,9152	67,6569	64,0839	63,6465	63,1819	62,8910	63,9062	61,9754	60,3667	59,2992
4	58,4103	57,9648	59,2474	58,9039	61,7317	61,8830	63,3762	63,7302	59,2737	60,3407	58,4301	59,0630	58,9872	58,6837	59,0084	58,7883
5	58,4229	59,3931	60,3153	60,4094	62,6412	64,3345	65,4933	66,4737	63,5841	64,0289	63,4441	62,6401	62,0897	59,0281	59,9080	59,1776
6	55,7636	56,6175	56,6288	60,2803	64,4950	66,5182	66,8009	67,8027	59,3365	55,6962	58,2252	57,5415	57,7276	57,2761	58,4276	58,7986
7	63,7130	61,3295	61,7776	62,1279	64,4833	65,4561	66,1381	67,5435	63,6354	64,6708	64,5817	63,6137	63,5619	63,0885	62,0857	62,5321
8	49,4954	51,6080	52,5901	56,5716	57,8530	59,4580	59,1094	60,6626	56,0039	54,7012	52,7151	53,3492	54,3805	52,8877	52,3324	51,9758
9	51,2089	53,3833	54,5398	55,4800	58,8410	59,2584	59,7567	60,9906	55,0886	55,0069	54,5252	53,8102	53,6584	53,8852	54,1832	53,0428
10	58,5989	60,4546	61,1121	62,8012	61,8224	64,9484	65,8227	66,4563	66,9134	66,5885	66,0604	65,6010	64,5897	62,7777	61,4734	61,3218
11	58,9350	60,0488	62,9815	65,0758	67,8151	68,4122	69,1982	69,5846	64,8621	62,1744	62,3866	62,3657	61,0754	60,3418	60,0642	59,7596
12	59,5923	61,7030	61,8938	62,7298	63,6455	63,0455	66,2080	67,5608	64,7958	63,8145	63,7021	62,7130	61,9657	60,7832	62,5864	61,1468
13	57,2761	59,7025	61,2537	62,5400	62,6707	64,4014	65,7858	67,0641	62,6598	61,8418	59,2177	58,5203	58,0620	57,3597	57,8803	57,3075
14	53,7786	55,7466	56,1511	57,7114	59,1087	60,4264	61,5444	62,8485	58,2707	57,5692	55,1293	55,1051	54,5245	54,2938	54,1308	54,5255
15	58,0502	58,6918	59,6233	59,8394	60,5866	60,3396	61,6624	62,3187	57,7683	57,5621	55,3383	56,2640	56,2059	56,0060	55,3964	56,0463
16	58,2367	58,7707	58,9650	59,3328	60,2881	61,1581	61,8822	62,8361	60,1854	60,1481	58,5202	58,5840	58,8254	56,3480	57,0761	57,5484
17	61,7396	64,4386	66,1046	68,3730	70,4661	72,2361	73,3808	74,3802	67,2380	65,1594	64,4781	63,6822	63,4482	62,1364	61,2631	61,7624
18	57,0258	56,3760	57,1824	57,7292	58,0026	58,1634	58,7174	58,5011	57,6038	57,0843	56,5662	56,5937	56,2033	55,3357	55,8638	56,1358
19	53,7419	55,8324	56,7638	59,3252	61,1147	63,2516	64,2659	65,2293	63,1972	62,1250	58,5517	56,9928	55,7441	54,6820	54,1251	54,5211
20	59,4473	60,5980	60,5869	61,9784	62,1057	64,2538	63,7510	62,1643	60,4893	61,8451	60,5590	60,8505	60,5382	59,5378	59,8824	60,3145

a*-Wertemessungen zu definierten Zeitpunkten mit dem Spektralphotometer CM-503i (d/8°) unter einem Normbeobachtungswinkel von 10° und Nutzung der Normlichtart C																
	Dehydrierung in Stunden								Rehydrierung in Stunden							
Zahn	0	0,25	0,5	1	1,5	2	2,5	3	0,5	1	2	3	4	8	16	46
1	0,1368	0,1557	0,4421	0,4345	0,4301	0,5471	0,5613	0,5587	0,4428	0,2320	0,3639	0,3592	0,3295	0,3481	0,4526	0,3369
2	0,0656	0,1738	0,1136	0,0824	0,2454	0,2323	0,2613	0,3211	0,1994	0,1929	0,2183	0,2443	0,2082	0,2340	0,6609	0,2941
3	0,0175	0,1536	0,3078	0,3331	0,4406	0,3435	0,3777	0,5729	0,3893	0,7289	0,2520	0,2807	0,1697	0,2274	0,3257	0,7665
4	1,2193	1,2698	1,2134	1,2947	1,4082	1,3362	1,3264	1,4052	1,5115	1,3107	1,4526	1,3785	1,4446	1,4331	1,4469	1,4316
5	0,1573	0,3348	0,2810	0,3753	0,4901	0,6616	0,6158	0,5402	0,2691	0,2368	0,3743	0,3103	0,2979	0,3490	0,4335	0,3338
6	0,2663	0,3198	0,3679	0,2566	0,1364	0,2686	0,3137	0,5719	0,5917	0,5239	0,3862	0,3674	0,3791	0,2543	0,2607	0,2601
7	1,3343	1,3565	2,1408	1,5370	1,7298	2,0340	2,1636	2,3684	1,7537	1,1285	1,7262	1,5888	1,5465	1,5717	1,5804	1,4510
8	1,5890	1,3573	0,5929	1,7018	1,8920	1,8940	2,0800	2,1474	1,9413	1,7430	1,7003	1,6894	1,5804	1,5198	1,5228	1,2852
9	2,0053	1,6981	1,5515	1,7362	1,7591	1,8133	1,7863	1,8471	1,6567	1,8161	1,5352	1,9600	1,7504	1,6934	1,7173	1,6801
10	0,2536	0,0883	-0,1232	-0,0886	-0,1151	-0,1349	-0,1363	-0,1794	-0,1980	-0,1986	-0,2045	-0,1116	-0,0852	0,1844	0,4321	-0,0078
11	1,3081	2,3021	2,4143	2,4735	2,8470	2,4634	2,4254	2,6039	1,7049	1,7420	1,6650	1,6597	1,5524	1,5495	2,0581	59,7596
12	0,8525	0,7749	0,8739	1,3047	1,1740	1,2916	1,2392	1,1798	1,8168	0,5492	0,0313	0,9274	0,9413	1,0432	1,1647	61,0498
13	0,5319	0,3028	0,2821	0,5617	0,7731	0,7321	0,7400	0,7321	0,4704	0,6659	0,6704	0,7210	0,7148	0,7446	1,7866	57,8915
14	2,3758	2,4917	2,3043	2,9226	3,1469	3,3763	3,2420	3,1907	2,5538	2,6491	2,6283	2,5343	2,6334	2,0677	2,6795	54,5255
15	1,4852	1,4173	1,2881	1,4332	1,3497	1,6495	1,7541	1,9078	1,7249	1,9100	1,8307	1,7906	1,7516	1,4791	1,8521	56,0463
16	0,8064	0,9861	1,1311	1,4767	1,7590	1,9109	2,0991	2,2534	1,5292	1,3217	1,1641	1,2301	1,1302	1,4704	1,3191	57,3444
17	0,2928	0,7480	0,8734	1,1224	1,2977	1,2016	1,3398	1,1928	0,5818	0,4238	0,4373	0,3822	0,4298	0,3335	0,7337	62,5524
18	0,8314	0,7914	0,7393	0,7883	0,9226	1,0317	1,0658	1,0687	1,0819	1,1809	1,1600	1,1406	1,1671	1,2040	1,3005	56,1358
19	1,3860	1,5034	1,5126	1,7808	1,9003	1,8833	2,2533	1,7660	1,7889	1,6193	1,9107	2,1153	1,9465	2,1394	2,4060	54,5211
20	0,3639	0,4608	0,5418	0,6196	1,0411	1,0278	1,0431	1,0807	0,7441	0,4937	0,4791	0,5417	0,6178	0,8276	0,7518	60,3145

Zu Kap. 5.3   Farbmetrische Erfassung der Flüssigkeitsabgabe und Aufnahmechronologie luftgetrockneter Zähne.

b*-Wertemessungen zu definierten Zeitpunkten mit dem Spektralphotometer CM-503i (d/8°) unter einem Normbeobachtungswinkel von 10° und Nutzung der Normlichtart C																
	Dehydrierung in Stunden								Rehydrierung in Stunden							
Zahn	0	0,25	0,5	1	1,5	2	2,5	3	0,5	1	2	3	4	8	16	36
[illegible]	[illegible]	[illegible]	[illegible]	[illegible]	[illegible]	[illegible]	[illegible]	[illegible]	[illegible]	[illegible]	[illegible]	[illegible]	[illegible]	[illegible]	[illegible]	[illegible]
[illegible]	[illegible]	[illegible]	[illegible]	[illegible]	[illegible]	[illegible]	[illegible]	[illegible]	[illegible]	[illegible]	[illegible]	[illegible]	[illegible]	[illegible]	[illegible]	[illegible]
[illegible]	[illegible]	[illegible]	[illegible]	[illegible]	[illegible]	[illegible]	[illegible]	[illegible]	[illegible]	[illegible]	[illegible]	[illegible]	[illegible]	[illegible]	[illegible]	[illegible]

a*-Wertemessungen zu definierten Zeitpunkten mit dem Spektralphotometer CM-503i (d/8°) unter einem Normbeobachtungswinkel von 10° und Nutzung der Normlichtart C																
	Dehydrierung in Stunden								Rehydrierung in Stunden							
Zahn	0	0,25	0,5	1	1,5	2	2,5	3	0,5	1	2	3	4	8	16	36
[illegible]	[illegible]	[illegible]	[illegible]	[illegible]	[illegible]	[illegible]	[illegible]	[illegible]	[illegible]	[illegible]	[illegible]	[illegible]	[illegible]	[illegible]	[illegible]	[illegible]
[illegible]	[illegible]	[illegible]	[illegible]	[illegible]	[illegible]	[illegible]	[illegible]	[illegible]	[illegible]	[illegible]	[illegible]	[illegible]	[illegible]	[illegible]	[illegible]	[illegible]
[illegible]	[illegible]	[illegible]	[illegible]	[illegible]	[illegible]	[illegible]	[illegible]	[illegible]	[illegible]	[illegible]	[illegible]	[illegible]	[illegible]	[illegible]	[illegible]	[illegible]

L*-Wertemessungen zu definierten Zeitpunkten mit dem Spektralphotometer CM-503i (d/8°) unter einem Normbeobachtungswinkel von 10° und Nutzung der Normlichtart C																
	Dehydrierung in Stunden								Rehydrierung in Stunden							
Zahn	0	0,25	0,5	1	1,5	2	2,5	3	0,5	1	2	3	4	8	16	36
[illegible]	[illegible]	[illegible]	[illegible]	[illegible]	[illegible]	[illegible]	[illegible]	[illegible]	[illegible]	[illegible]	[illegible]	[illegible]	[illegible]	[illegible]	[illegible]	[illegible]
[illegible]	[illegible]	[illegible]	[illegible]	[illegible]	[illegible]	[illegible]	[illegible]	[illegible]	[illegible]	[illegible]	[illegible]	[illegible]	[illegible]	[illegible]	[illegible]	[illegible]
[illegible]	[illegible]	[illegible]	[illegible]	[illegible]	[illegible]	[illegible]	[illegible]	[illegible]	[illegible]	[illegible]	[illegible]	[illegible]	[illegible]	[illegible]	[illegible]	[illegible]

Zu Kap. 3.3 – Farbmetrische Erfassung der Flüssigkeitsaufnahme und -abgabe luftgetrockneter Zähne

L*-Wertemessungen zu definierten Zeitpunkten mit dem mikroskopischen Chromameter CR-241 (d: 0,3 mm) unter einem Normbeobachtungswinkel von 2° und Nutzung der Normlichtart D65

	Dehydrierung in Stunden								Rehydrierung in Stunden							
Zahn	0	0,25	0,5	1	1,5	2	2,5	3	0,5	1	2	3	4	8	16	46
1	69,84	70,28	70,92	71,14	70,24	71,85	72,04	73,59	71,82	71,82	73,49	70,98	70,94	70,87	70,85	70,81
2	72,35	78,97	78,41	75,80	73,91	73,11	73,13	74,06	74,51	72,53	71,28	71,05	71,04	75,35	73,32	73,27
3	74,27	73,65	75,39	74,36	77,07	76,30	80,64	81,08	75,55	75,40	77,10	74,82	75,05	75,46	74,69	75,46
4	69,31	70,38	70,43	70,73	71,22	72,80	74,07	75,26	71,57	71,30	71,17	70,54	70,26	70,92	70,54	70,25
5	67,18	67,91	67,58	68,05	68,76	70,21	72,85	74,43	71,35	71,14	70,08	70,55	69,51	68,58	69,07	68,70
6	65,52	65,80	65,60	69,46	71,95	72,43	72,48	70,09	66,54	66,67	66,20	66,01	66,26	65,09	66,05	66,07
7	71,39	71,65	71,54	71,70	72,64	73,40	74,33	73,46	71,81	73,24	72,46	73,08	71,71	71,77	71,80	71,46
8	63,05	65,73	68,17	69,55	70,61	71,45	71,52	70,54	67,30	68,56	61,59	67,66	65,90	68,83	65,50	67,27
9	62,35	64,58	65,67	66,52	67,39	68,22	68,95	69,53	65,75	64,98	65,57	64,77	64,84	65,05	65,11	65,32
10	70,80	73,11	72,60	73,85	74,14	75,20	75,90	76,62	76,65	76,45	75,70	75,05	74,40	77,07	72,78	72,80
11	67,38	68,80	70,93	70,80	73,78	75,25	76,75	77,52	72,38	70,77	70,06	70,16	69,77	69,19	68,32	67,57
12	65,78	67,87	69,77	70,36	71,47	72,41	73,60	74,15	71,64	71,08	70,60	70,53	71,46	70,09	70,13	68,87
13	67,97	68,54	69,61	70,43	71,64	72,64	73,67	74,65	71,51	70,09	69,47	69,25	68,91	68,95	68,74	68,06
14	65,24	66,94	66,95	68,59	70,31	71,41	72,62	71,89	68,51	68,34	66,78	65,59	65,54	66,35	66,38	65,55
15	66,91	67,74	68,52	68,39	69,83	70,51	70,74	71,40	69,67	68,92	66,57	66,48	67,42	65,79	67,36	67,40
16	59,93	61,11	62,67	64,15	65,28	65,17	65,39	67,93	68,85	62,84	63,88	65,15	63,09	64,25	63,45	63,08
17	74,19	77,68	77,17	78,60	77,72	77,77	81,30	80,24	77,92	76,44	74,37	76,82	78,84	73,11	73,76	76,31
18	71,11	71,10	72,69	72,84	75,13	70,29	73,46	74,22	74,32	76,29	73,06	72,17	71,11	72,51	70,74	71,36
19	64,92	66,27	66,28	70,67	72,81	73,68	74,51	75,24	73,77	73,73	72,41	70,53	70,20	69,48	67,52	64,74
20	68,88	68,95	69,76	69,14	70,44	71,66	73,28	74,67	71,93	70,71	70,55	70,29	70,30	69,90	70,51	70,77

a*-Wertemessungen zu definierten Zeitpunkten mit dem mikroskopischen Chromameter CR-241 (d: 0,3 mm) unter einem Normbeobachtungswinkel von 2° und Nutzung der Normlichtart D65

	Dehydrierung in Stunden								Rehydrierung in Stunden							
Zahn	0	0,25	0,5	1	1,5	2	2,5	3	0,5	1	2	3	4	8	16	46
1	4,63	4,44	4,29	-4,16	28,00	4,28	-4,42	-4,61	4,78	-4,71	-4,69	4,77	-4,84	-4,90	4,85	-4,67
2	-2,04	-5,21	0,09	-3,17	-3,86	-3,81	-2,94	-3,62	-2,55	-2,51	-3,17	-0,92	-4,52	-0,83	-2,62	-3,16
3	-2,59	-1,99	0,92	-2,42	-2,25	-3,09	-3,76	-2,38	-2,34	2,14	-1,48	-2,68	-2,90	-2,38	-2,59	1,76
4	2,81	-2,57	-2,39	2,23	2,20	2,67	3,09	-2,08	-2,50	-2,46	-2,43	-2,15	-2,40	-2,56	2,56	2,00
5	-2,53	-3,67	3,43	-3,28	-3,92	-3,57	-3,81	-4,17	-3,92	3,90	3,90	-3,41	-3,86	3,68	-3,82	-3,73
6	-3,04	-3,13	-2,67	-2,30	-3,27	-2,89	3,12	-2,18	-3,01	-2,81	3,30	-3,03	3,20	-2,80	-3,18	-3,13
7	3,87	-3,83	-3,30	-3,42	4,23	3,16	2,94	3,40	-3,94	3,60	-3,92	-3,81	4,07	-3,81	-4,00	-4,34
8	-3,67	-3,56	-3,58	4,43	-3,57	-4,09	-4,15	3,45	2,77	-2,78	1,78	-2,74	2,86	-2,77	3,32	-3,90
9	-1,38	-1,50	-1,32	-1,96	-1,67	1,84	-3,72	1,89	-1,80	-1,82	1,90	1,87	2,05	2,04	-1,98	-1,81
10	-3,71	-3,52	-4,00	4,15	-3,90	3,84	-3,93	-3,88	-4,14	4,05	-4,16	-3,91	-3,79	-3,72	-4,23	-3,39
11	-1,31	1,08	-1,49	2,22	-1,83	2,15	-2,32	2,53	-2,51	2,15	2,18	-2,14	2,12	-1,98	2,04	1,79
12	-3,12	-3,06	-2,73	-2,78	2,73	-2,86	-3,26	-3,15	-3,48	-3,47	-3,56	-3,61	3,63	-3,54	-3,31	-3,65
13	-1,86	-2,40	2,31	-2,71	2,26	-2,15	2,63	2,44	-1,83	2,07	2,18	-1,61	2,30	-2,24	-2,52	2,82
14	0,16	0,93	0,90	1,28	0,87	1,53	0,77	0,64	0,54	0,62	-0,02	-0,34	-0,94	0,22	-0,03	0,08
15	1,14	-0,95	-0,97	-0,95	-1,02	-0,01	-0,13	-0,10	-1,07	0,09	1,41	-1,64	-1,28	-2,27	-1,56	1,73
16	-0,93	-0,84	-0,56	-0,88	-1,34	-0,89	-0,65	-1,49	-4,08	-1,55	-1,19	-2,27	-1,26	-0,95	-1,57	-2,21
17	-5,74	-0,70	-5,94	5,28	-2,48	1,91	3,65	2,27	-0,50	-1,27	2,49	1,30	1,98	-3,33	3,64	0,61
18	9,48	5,52	8,20	6,58	7,43	5,45	7,88	7,56	7,02	4,92	6,89	4,34	5,74	7,45	5,83	4,86
19	-2,36	-2,58	-2,40	-2,50	-2,89	-3,07	-2,97	-3,06	-2,20	-3,17	-3,30	-3,48	-4,67	-3,31	-2,88	-2,45
20	-4,70	-4,60	-4,55	-3,42	-4,40	-5,41	-5,87	-4,78	[illegible]	-4,93	-4,98	-4,79	-4,79	-3,81	-4,51	-5,35

b*-Wertemessungen zu definierten Zeitpunkten mit dem mikroskopischen Chromameter CR-241 (d: 0,3 mm) unter einem Normbeobachtungswinkel von 2° und Nutzung der Normlichtart D65

	Dehydrierung in Stunden								Rehydrierung in Stunden							
Zahn	0	0,25	0,5	1	1,5	2	2,5	3	0,5	1	2	3	4	8	16	46
1	24,02	24,51	25,46	26,16	25,52	30,92	27,14	27,82	26,07	26,22	25,94	25,44	25,26	25,19	24,81	24,86
2	20,63	21,26	22,26	20,64	22,56	22,29	21,26	20,52	21,67	22,00	22,58	21,04	22,83	17,09	20,70	22,58
3	25,08	25,43	25,41	29,24	29,48	28,70	29,25	29,77	28,90	28,24	26,86	24,47	22,76	26,27	25,17	25,17
4	29,97	28,74	29,24	29,54	30,53	30,87	31,97	32,46	29,04	30,75	29,71	29,63	29,77	28,56	29,39	30,27
5	22,08	22,78	23,46	24,02	25,23	25,27	27,59	27,84	25,73	25,86	25,32	24,44	24,04	24,06	24,27	23,90
6	23,27	25,39	25,70	23,45	23,74	23,95	24,54	25,56	26,38	26,20	26,12	25,31	25,52	25,30	25,13	24,79
7	35,17	31,34	31,80	32,03	32,18	33,98	34,78	30,05	34,57	34,08	33,20	32,63	32,54	32,14	31,37	32,27
8	33,36	28,97	28,18	29,83	31,06	31,02	31,50	32,32	33,08	31,08	33,46	30,07	30,16	28,01	29,57	28,21
9	24,51	25,20	26,05	26,53	27,22	27,44	26,43	26,15	27,06	27,32	26,63	26,43	26,75	26,37	26,67	25,15
10	19,78	17,90	17,85	17,57	17,57	17,39	17,65	17,66	18,37	18,48	19,30	19,98	20,62	19,66	20,68	20,15
11	28,87	30,29	29,41	29,96	29,24	28,54	29,14	27,92	30,04	30,76	31,04	30,65	29,72	30,01	28,61	28,65
12	27,67	26,32	27,73	28,33	29,23	29,65	29,25	30,40	30,48	30,35	29,20	29,61	28,98	30,07	28,45	27,30
13	21,14	21,87	21,86	22,67	23,46	24,38	24,52	23,63	22,42	21,40	22,90	22,45	22,46	21,98	22,05	21,77
14	28,93	29,48	29,53	29,97	31,30	32,24	31,05	31,58	30,76	30,52	31,40	32,42	32,75	30,08	29,62	28,89
15	24,00	23,26	22,17	25,15	22,86	21,38	22,37	22,34	22,50	23,80	27,03	26,56	24,85	20,51	24,12	24,08
16	30,43	30,94	19,51	20,75	31,14	32,56	34,30	32,38	31,61	30,54	20,05	28,36	28,31	26,39	25,15	25,96
17	22,31	25,27	28,55	29,34	29,76	30,61	28,94	25,38	27,04	25,44	30,14	27,35	24,72	29,38	29,18	24,87
18	14,40	18,69	15,41	15,65	18,41	19,43	19,19	18,28	19,43	18,08	19,51	18,24	21,21	18,22	17,38	18,09
19	25,64	28,35	26,30	27,44	28,21	28,48	27,66	27,01	28,06	28,33	27,61	26,62	31,07	26,27	25,99	26,70
20	32,96	33,59	33,49	33,59	35,30	36,58	37,22	28,76	35,05	35,31	35,16	34,94	34,84	34,75	28,00	34,24

Zu Kap. 5.3 Farbmetrische Erfassung der Flüssigkeitsabgabe und Aufnahmechronologie luftgetrockneter Zähne.

L* Wertemessungen zu definierten Zeitpunkten mit dem mikroskopischen Chromameter CR-241 (d. 1,8 mm) unter einem Normbeobachtungswinkel von 2° und Nutzung der Normlichtart D65																
	Dehydrierung in Stunden								Rehydrierung in Stunden							
Zahn	0	0,25	0,5	1	1,5	2	2,5	3	0,5	1	2	3	4	8	16	46
1	[illegible]	[illegible]	[illegible]	[illegible]	[illegible]	[illegible]	[illegible]	[illegible]	[illegible]	[illegible]	[illegible]	[illegible]	[illegible]	[illegible]	[illegible]	[illegible]
2	[illegible]	[illegible]	[illegible]	[illegible]	[illegible]	[illegible]	[illegible]	[illegible]	[illegible]	[illegible]	[illegible]	[illegible]	[illegible]	[illegible]	[illegible]	[illegible]
3	[illegible]	[illegible]	[illegible]	[illegible]	[illegible]	[illegible]	[illegible]	[illegible]	[illegible]	[illegible]	[illegible]	[illegible]	[illegible]	[illegible]	[illegible]	[illegible]
4	[illegible]	[illegible]	[illegible]	[illegible]	[illegible]	[illegible]	[illegible]	[illegible]	[illegible]	[illegible]	[illegible]	[illegible]	[illegible]	[illegible]	[illegible]	[illegible]
5	[illegible]	[illegible]	[illegible]	[illegible]	[illegible]	[illegible]	[illegible]	[illegible]	[illegible]	[illegible]	[illegible]	[illegible]	[illegible]	[illegible]	[illegible]	[illegible]
6	[illegible]	[illegible]	[illegible]	[illegible]	[illegible]	[illegible]	[illegible]	[illegible]	[illegible]	[illegible]	[illegible]	[illegible]	[illegible]	[illegible]	[illegible]	[illegible]
7	[illegible]	[illegible]	[illegible]	[illegible]	[illegible]	[illegible]	[illegible]	[illegible]	[illegible]	[illegible]	[illegible]	[illegible]	[illegible]	[illegible]	[illegible]	[illegible]
8	[illegible]	[illegible]	[illegible]	[illegible]	[illegible]	[illegible]	[illegible]	[illegible]	[illegible]	[illegible]	[illegible]	[illegible]	[illegible]	[illegible]	[illegible]	[illegible]
9	[illegible]	[illegible]	[illegible]	[illegible]	[illegible]	[illegible]	[illegible]	[illegible]	[illegible]	[illegible]	[illegible]	[illegible]	[illegible]	[illegible]	[illegible]	[illegible]
10	[illegible]	[illegible]	[illegible]	[illegible]	[illegible]	[illegible]	[illegible]	[illegible]	[illegible]	[illegible]	[illegible]	[illegible]	[illegible]	[illegible]	[illegible]	[illegible]
11	[illegible]	[illegible]	[illegible]	[illegible]	[illegible]	[illegible]	[illegible]	[illegible]	[illegible]	[illegible]	[illegible]	[illegible]	[illegible]	[illegible]	[illegible]	[illegible]
12	[illegible]	[illegible]	[illegible]	[illegible]	[illegible]	[illegible]	[illegible]	[illegible]	[illegible]	[illegible]	[illegible]	[illegible]	[illegible]	[illegible]	[illegible]	[illegible]
13	[illegible]	[illegible]	[illegible]	[illegible]	[illegible]	[illegible]	[illegible]	[illegible]	[illegible]	[illegible]	[illegible]	[illegible]	[illegible]	[illegible]	[illegible]	[illegible]
14	[illegible]	[illegible]	[illegible]	[illegible]	[illegible]	[illegible]	[illegible]	[illegible]	[illegible]	[illegible]	[illegible]	[illegible]	[illegible]	[illegible]	[illegible]	[illegible]
15	[illegible]	[illegible]	[illegible]	[illegible]	[illegible]	[illegible]	[illegible]	[illegible]	[illegible]	[illegible]	[illegible]	[illegible]	[illegible]	[illegible]	[illegible]	[illegible]
16	[illegible]	[illegible]	[illegible]	[illegible]	[illegible]	[illegible]	[illegible]	[illegible]	[illegible]	[illegible]	[illegible]	[illegible]	[illegible]	[illegible]	[illegible]	[illegible]
17	[illegible]	[illegible]	[illegible]	[illegible]	[illegible]	[illegible]	[illegible]	[illegible]	[illegible]	[illegible]	[illegible]	[illegible]	[illegible]	[illegible]	[illegible]	[illegible]
18	[illegible]	[illegible]	[illegible]	[illegible]	[illegible]	[illegible]	[illegible]	[illegible]	[illegible]	[illegible]	[illegible]	[illegible]	[illegible]	[illegible]	[illegible]	[illegible]
19	[illegible]	[illegible]	[illegible]	[illegible]	[illegible]	[illegible]	[illegible]	[illegible]	[illegible]	[illegible]	[illegible]	[illegible]	[illegible]	[illegible]	[illegible]	[illegible]
20	[illegible]	[illegible]	[illegible]	[illegible]	[illegible]	[illegible]	[illegible]	[illegible]	[illegible]	[illegible]	[illegible]	[illegible]	[illegible]	[illegible]	[illegible]	[illegible]

a* Wertemessungen zu definierten Zeitpunkten mit dem mikroskopischen Chromameter CR-241 (d. 1,8 mm) unter einem Normbeobachtungswinkel von 2° und Nutzung der Normlichtart D65																
	Dehydrierung in Stunden								Rehydrierung in Stunden							
Zahn	0	0,25	0,5	1	1,5	2	2,5	3	0,5	1	2	3	4	8	16	46
1	[illegible]	[illegible]	[illegible]	[illegible]	[illegible]	[illegible]	[illegible]	[illegible]	[illegible]	[illegible]	[illegible]	[illegible]	[illegible]	[illegible]	[illegible]	[illegible]
2	[illegible]	[illegible]	[illegible]	[illegible]	[illegible]	[illegible]	[illegible]	[illegible]	[illegible]	[illegible]	[illegible]	[illegible]	[illegible]	[illegible]	[illegible]	[illegible]
3	[illegible]	[illegible]	[illegible]	[illegible]	[illegible]	[illegible]	[illegible]	[illegible]	[illegible]	[illegible]	[illegible]	[illegible]	[illegible]	[illegible]	[illegible]	[illegible]
4	[illegible]	[illegible]	[illegible]	[illegible]	[illegible]	[illegible]	[illegible]	[illegible]	[illegible]	[illegible]	[illegible]	[illegible]	[illegible]	[illegible]	[illegible]	[illegible]
5	[illegible]	[illegible]	[illegible]	[illegible]	[illegible]	[illegible]	[illegible]	[illegible]	[illegible]	[illegible]	[illegible]	[illegible]	[illegible]	[illegible]	[illegible]	[illegible]
6	[illegible]	[illegible]	[illegible]	[illegible]	[illegible]	[illegible]	[illegible]	[illegible]	[illegible]	[illegible]	[illegible]	[illegible]	[illegible]	[illegible]	[illegible]	[illegible]
7	[illegible]	[illegible]	[illegible]	[illegible]	[illegible]	[illegible]	[illegible]	[illegible]	[illegible]	[illegible]	[illegible]	[illegible]	[illegible]	[illegible]	[illegible]	[illegible]
8	[illegible]	[illegible]	[illegible]	[illegible]	[illegible]	[illegible]	[illegible]	[illegible]	[illegible]	[illegible]	[illegible]	[illegible]	[illegible]	[illegible]	[illegible]	[illegible]
9	[illegible]	[illegible]	[illegible]	[illegible]	[illegible]	[illegible]	[illegible]	[illegible]	[illegible]	[illegible]	[illegible]	[illegible]	[illegible]	[illegible]	[illegible]	[illegible]
10	[illegible]	[illegible]	[illegible]	[illegible]	[illegible]	[illegible]	[illegible]	[illegible]	[illegible]	[illegible]	[illegible]	[illegible]	[illegible]	[illegible]	[illegible]	[illegible]
11	[illegible]	[illegible]	[illegible]	[illegible]	[illegible]	[illegible]	[illegible]	[illegible]	[illegible]	[illegible]	[illegible]	[illegible]	[illegible]	[illegible]	[illegible]	[illegible]
12	[illegible]	[illegible]	[illegible]	[illegible]	[illegible]	[illegible]	[illegible]	[illegible]	[illegible]	[illegible]	[illegible]	[illegible]	[illegible]	[illegible]	[illegible]	[illegible]
13	[illegible]	[illegible]	[illegible]	[illegible]	[illegible]	[illegible]	[illegible]	[illegible]	[illegible]	[illegible]	[illegible]	[illegible]	[illegible]	[illegible]	[illegible]	[illegible]
14	[illegible]	[illegible]	[illegible]	[illegible]	[illegible]	[illegible]	[illegible]	[illegible]	[illegible]	[illegible]	[illegible]	[illegible]	[illegible]	[illegible]	[illegible]	[illegible]
15	[illegible]	[illegible]	[illegible]	[illegible]	[illegible]	[illegible]	[illegible]	[illegible]	[illegible]	[illegible]	[illegible]	[illegible]	[illegible]	[illegible]	[illegible]	[illegible]
16	[illegible]	[illegible]	[illegible]	[illegible]	[illegible]	[illegible]	[illegible]	[illegible]	[illegible]	[illegible]	[illegible]	[illegible]	[illegible]	[illegible]	[illegible]	[illegible]
17	[illegible]	[illegible]	[illegible]	[illegible]	[illegible]	[illegible]	[illegible]	[illegible]	[illegible]	[illegible]	[illegible]	[illegible]	[illegible]	[illegible]	[illegible]	[illegible]
18	[illegible]	[illegible]	[illegible]	[illegible]	[illegible]	[illegible]	[illegible]	[illegible]	[illegible]	[illegible]	[illegible]	[illegible]	[illegible]	[illegible]	[illegible]	[illegible]
19	[illegible]	[illegible]	[illegible]	[illegible]	[illegible]	[illegible]	[illegible]	[illegible]	[illegible]	[illegible]	[illegible]	[illegible]	[illegible]	[illegible]	[illegible]	[illegible]
20	[illegible]	[illegible]	[illegible]	[illegible]	[illegible]	[illegible]	[illegible]	[illegible]	[illegible]	[illegible]	[illegible]	[illegible]	[illegible]	[illegible]	[illegible]	[illegible]

b* Wertemessungen zu definierten Zeitpunkten mit dem mikroskopischen Chromameter CR-241 (d. 01,8 mm) unter einem Normbeobachtungswinkel von 2° und Nutzung der Normlichtart D65																
	Dehydrierung in Stunden								Rehydrierung in Stunden							
Zahn	0	0,25	0,5	1	1,5	2	2,5	3	0,5	1	2	3	4	8	16	46
1	23,67	[illegible]	[illegible]	25,83	[illegible]	[illegible]	25,63	[illegible]	[illegible]	[illegible]	[illegible]	[illegible]	[illegible]	[illegible]	[illegible]	[illegible]
2	21,29	[illegible]	20,56	20,67	[illegible]	[illegible]	20,60	20,08	22,44	22,40	22,10	21,71	[illegible]	[illegible]	[illegible]	[illegible]
3	26,17	[illegible]	[illegible]	[illegible]	[illegible]	[illegible]	26,56	[illegible]	25,96	[illegible]	25,56	25,75	[illegible]	[illegible]	26,62	[illegible]
4	29,48	28,81	29,06	29,60	30,47	29,98	31,51	31,16	33,43	30,23	30,56	29,61	30,14	29,89	29,62	30,16
5	21,47	21,39	21,43	21,07	23,00	[illegible]	22,98	[illegible]	24,09	21,58	[illegible]	22,34	22,71	21,64	21,88	21,82
6	[illegible]	22,96	23,42	23,28	[illegible]	[illegible]	[illegible]	[illegible]	22,85	[illegible]	24,16	[illegible]	[illegible]	[illegible]	[illegible]	[illegible]
7	31,98	30,82	[illegible]	[illegible]	29,61	[illegible]	31,01	34,06	33,45	32,07	31,60	31,76	30,60	[illegible]	[illegible]	[illegible]
8	[illegible]	[illegible]	[illegible]	[illegible]	[illegible]	29,08	[illegible]	29,63	30,06	29,58	31,26	28,61	[illegible]	[illegible]	[illegible]	[illegible]
9	25,20	[illegible]	25,46	25,68	[illegible]	25,63	26,01	25,87	26,36	[illegible]	26,23	25,46	[illegible]	[illegible]	[illegible]	24,60
10	[illegible]	17,54	18,24	[illegible]	18,56	18,81	16,99	[illegible]	19,20	[illegible]	[illegible]	20,11	19,46	[illegible]	[illegible]	20,06
11	26,26	27,36	27,04	[illegible]	[illegible]	28,17	[illegible]	26,93	25,00	[illegible]	28,47	28,51	[illegible]	27,64	26,53	[illegible]
12	25,34	24,98	25,32	26,28	27,80	28,21	27,96	[illegible]	28,18	26,07	27,40	[illegible]	[illegible]	26,25	[illegible]	25,26
13	19,40	19,98	19,93	[illegible]	[illegible]	22,40	[illegible]	[illegible]	[illegible]	21,63	21,36	20,90	[illegible]	21,42	20,84	20,96
14	28,63	28,61	28,39	30,01	30,55	30,47	31,64	[illegible]	30,37	30,03	30,50	30,05	30,46	28,84	[illegible]	[illegible]
15	[illegible]	[illegible]	[illegible]	[illegible]	[illegible]	[illegible]	[illegible]	[illegible]	23,86	26,97	26,09	[illegible]	[illegible]	[illegible]	[illegible]	[illegible]
16	[illegible]	30,33	[illegible]	31,74	[illegible]	31,06	31,78	[illegible]	31,24	[illegible]	[illegible]	28,21	[illegible]	[illegible]	[illegible]	[illegible]
17	26,43	23,63	[illegible]	[illegible]	[illegible]	[illegible]	[illegible]	[illegible]	[illegible]	[illegible]	30,40	28,41	[illegible]	[illegible]	[illegible]	[illegible]
18	18,19	18,47	17,52	18,98	[illegible]	19,27	19,62	19,83	[illegible]	20,05	[illegible]	[illegible]	21,13	20,32	19,37	20,48
19	23,52	25,28	[illegible]	26,91	[illegible]	[illegible]	[illegible]	[illegible]	23,14	28,84	[illegible]	[illegible]	[illegible]	[illegible]	[illegible]	25,45
20	34,42	33,55	[illegible]	[illegible]	[illegible]	[illegible]	[illegible]	[illegible]	36,66	[illegible]	35,15	[illegible]	35,01	34,83	[illegible]	[illegible]

Zu Kap. 3.5 Farbmetrische Erfassung des Flüssigkeitsabgabe und Aufnahmeverhaltens tiefgefrorener Zähne

Visuelle Bestimmungen mit dem VITAPAN classical-Zahnfarbring																
	Dehydrierung in Stunden								Rehydrierung in Stunden							
Zahn	0	0,25	0,5	1	1,5	2	2,5	3	0,5	1	2	3	4	8	16	46
1	A2	A3	A2	A2	A2	B2	A1/2	A1	A1	A2	B2/3	B3	B3	D4	D4	A3
2	C2	A2	A2	B2	A2	A1	B1	B1	A1/2	A2/3	A3	A3	A3	C2	C2	C2
3	B4	B3	B3	A3,5	A3	B2	B2	B1/2	A2/A3	A3	B3	A3,5	D4	D4	B4	B4
4	B4	B4	A3,5	A3,5	B1	A2	A2	A2	B3	B3	B3	B3	A3,5	A4	A3,5	B4
5	B2	B3	A3	D4	B2	B2	B2	B1/2	B3	B3	B3	D4	D4	D4	D4	D4
6	A3,5	A3,5	B3	A3,5	A3	A2/3	A2	A2	A3,5	A3,5	A3,5	A3,5	A3,5	A3,5	A3,5	B4
7	D2	B3	B3	A3	A3	A2/3	B2/3	B2/3	A3	B3	B3	D4	B3	B4	B4	D4
8	B4	B3	B2/3	A2	A1/2	A1	A3	>A1	B2	A2/3	A3	A3,5	A3	A3	A3	B4
9	A4	A4	A4	A3,5	A3	A2/3	A2/3	A2	A3,5	A3,5	A4	A4	A4	A4	B3	A4
10	B2	A2	A2	A1/2	A1	B1	>B1	>A1	A1	A1/2	A1	A1	A2	A3	A3	A2
11	B4	A3	A3	A3	A3,5	A3	A2/3	A3	A3,5	B4	B4	B4	B4	B3	B4	B4
12	A3,5	A3	A3	A3	A3	A2/3	A2	A2	B3	B4	B4	B4	B4	B3	B4	B4
13	A3	A2	C1	C1	A1	A1	A3	>A1	A2	A3	A3	A3	A3	A3	A3	A3
14	B4	A3	A3	A2/3	A2	A2	A1/2	A1/2	A3	A3,5	B4	A3,5	A3,5	B4	B4	B4
15	A4	A3,5	A3	A2	A2	A1/2	A1/2	A1/2	A3,5	A3,5	A4	A4	B4	A3,5	B4	A4
16	D4	B3	A3	A3	A3	A2/3	A2/3	A2	A3,5	A3,5	A4	B4	B4	A4	B3	A4
17	B3	A3	A2/3	A1/2	A1/2	B1/2	>A1	>A1	A3	A3	B4	B3	D4	A3	B3	B3
18	B3	C2	C2	A2	A2	A2	A2	A1	A3	A3	B3	A3,5	A3,5	A3,5	A3,5	B3
19	B4	B3	A3	A2/3	A2	A2	A2	A1	B3	B2/3	A3,5	A3,5	A3	A3,5	B4	B4
20	D4	D4	>D4	>D4	>B3	A3	A2	A2	D4	D4	B4	D4	B4	B4	D4	D4

Visuelle Bestimmungen mit dem VITAPAN 3D-MASTER-Zahnfarbring																
	Dehydrierung in Stunden								Rehydrierung in Stunden							
Zahn	0	0,25	0,5	1	1,5	2	2,5	3	0,5	1	2	3	4	8	16	46
1	2L2,5	2L2,5	2L2,5	2L2,5	2L2,5	2L2,5	1M2	1M2	1M2	2L2,5	3L2,5	2M3	2M3	2M3	2M3	2M3
2	3R1,5	2M2	2M2	2L1,5	2L1,5	1M2	1M2	1M2	2L2,5	2R2,5	3L2,5	2M3	2M3	3M1	3M1	3R1,5
3	3M3	3M3	3M3	3M3	2R2,5	2L2,5	2L2,5	1M2	2L1,5	2L2,5	3L2,5	2M3	3L2,5	3L2,5	3M3	3L2,5
4	3M3	3M3	3M3	3L2,5	2M3	2L2,5	2L2,5	2L2,5	3L2,5	3M3	3M3	3M3	3L2,5	3L2,5	4L2,5	3M3
5	2M3	2M3	2M3	2M3	2L2,5	2L2,5	2L2,5	1M2	3L2,5	2M3	2M3	3L2,5	2M3	2L2,5	3L2,5	2M3
6	3M3	2M3	3L2,5	4L2,5	2L1,5	2L2,5	1M2	1M2	3L2,5	3R2,5	3L2,5	3M3	3M3	3L2,5	3M3	3M3
7	2R2,5	3L2,5	3M3	3L2,5	2L2,5	2L2,5	2L2,5	2L2,5	2M3	3M3	3M3	3L2,5	2M3	3L2,5	3L2,5	2R2,5
8	3R2,5	3L1,5	2M3	2L1,5	1M2	1M2	1M2	1M1	2M3	2L1,5	2M3	3L2,5	3L2,5	3L1,5	3M3	3M3
9	4M3	4M3	4L2,5	3L2,5	3L2,5	2L1,5	2L1,5	2L1,5	3R2,5	3R2,5	4L2,5	4L2,5	4M3	4L2,5	4L2,5	4L2,5
10	2L1,5	2L1,5	2M3	1M2	1M2	1M1	1M1	>1M1	1M1	1M2	1M2	1M2	2L1,5	3R2,5	2R2,5	2L1,5
11	4L2,5	3M3	3M3	3M3	2M3	2L2,5	2L2,5	2L2,5	3L2,5	3M3	3M3	3M3	4L2,5	4L2,5	4L2,5	4L2,5
12	3L2,5	2L2,5	2L2,5	2M3	2M3	2M3	2L2,5	2L2,5	3L2,5	3M3	3L1,5	3L1,5	3L1,5	3L2,5	3M3	3L2,5
13	2R2,5	2M2	2L1,5	2L1,5	1M2	1M2	1M2	>1M2	2L1,5	2M2	3L1,5	2R2,5	3L1,5	3L1,5	3M3	2R2,5
14	3R2,5	3L2,5	2R2,5	2R2,5	2M2	2M2	2L1,5	2L1,5	3L2,5	3L2,5	3R2,5	3R2,5	3L2,5	3R2,5	3M3	3R2,5
15	3M3	3M3	3L2,5	2M3	2M3	2L1,5	2L1,5	2L2,5	3L2,5	3L2,5	4L2,5	3M3	3M3	3R2,5	2R2,5	2R2,5
16	3L2,5	3L2,5	2M3	2M3	2M3	2L2,5	2L2,5	2R2,5	3L2,5	2M3	4L2,5	3M3	3M3	3L2,5	3L2,5	3L2,5
17	2M3	2L2,5	2L2,5	3M3	3M3	1M2	1M2	1M2	2R2,5	2R2,5	2M3	2M3	3L2,5	2M3	2M3	2M3
18	3L1,5	3M1	3M1	2M2	2M2	2M2	2L1,5	1M2	3M2	3M2	3M3	3M3	3R2,5	3M2	4L1,5	4L1,5
19	4M3	3L1,5	3L2,5	2L2,5	2L2,5	2L2,5	1M2	1M1	3L2,5	2M3	3R2,5	3R2,5	3M3	3M3	4M3	4M3
20	3L2,5	>3L2,5	>3L2,5	3L2,5	3L2,5	2L2,5	2M2	2M1	3L2,5	2M3	3L2,5	4M3	3L2,5	2M3	3L2,5	3L2,5

[illegible]																
Zahn	Dehydrierung in Stunden								Rehydrierung in Stunden							
	0	0,25	0,5	1	1,5	2	2,5	3	0,5	1	2	3	4	8	16	46
1	[illegible]	[illegible]	[illegible]	[illegible]	[illegible]	[illegible]	[illegible]	[illegible]	[illegible]	[illegible]	[illegible]	[illegible]	[illegible]	[illegible]	[illegible]	[illegible]
2	[illegible]	[illegible]	[illegible]	[illegible]	[illegible]	[illegible]	[illegible]	[illegible]	[illegible]	[illegible]	[illegible]	[illegible]	[illegible]	[illegible]	[illegible]	[illegible]
3	[illegible]	[illegible]	[illegible]	[illegible]	[illegible]	[illegible]	[illegible]	[illegible]	[illegible]	[illegible]	[illegible]	[illegible]	[illegible]	[illegible]	[illegible]	[illegible]
4	[illegible]	[illegible]	[illegible]	[illegible]	[illegible]	[illegible]	[illegible]	[illegible]	[illegible]	[illegible]	[illegible]	[illegible]	[illegible]	[illegible]	[illegible]	[illegible]
5	[illegible]	[illegible]	[illegible]	[illegible]	[illegible]	[illegible]	[illegible]	[illegible]	[illegible]	[illegible]	[illegible]	[illegible]	[illegible]	[illegible]	[illegible]	[illegible]
6	[illegible]	[illegible]	[illegible]	[illegible]	[illegible]	[illegible]	[illegible]	[illegible]	[illegible]	[illegible]	[illegible]	[illegible]	[illegible]	[illegible]	[illegible]	[illegible]
7	[illegible]	[illegible]	[illegible]	[illegible]	[illegible]	[illegible]	[illegible]	[illegible]	[illegible]	[illegible]	[illegible]	[illegible]	[illegible]	[illegible]	[illegible]	[illegible]
8	[illegible]	[illegible]	[illegible]	[illegible]	[illegible]	[illegible]	[illegible]	[illegible]	[illegible]	[illegible]	[illegible]	[illegible]	[illegible]	[illegible]	[illegible]	[illegible]
9	[illegible]	[illegible]	[illegible]	[illegible]	[illegible]	[illegible]	[illegible]	[illegible]	[illegible]	[illegible]	[illegible]	[illegible]	[illegible]	[illegible]	[illegible]	[illegible]
10	[illegible]	[illegible]	[illegible]	[illegible]	[illegible]	[illegible]	[illegible]	[illegible]	[illegible]	[illegible]	[illegible]	[illegible]	[illegible]	[illegible]	[illegible]	[illegible]
11	[illegible]	[illegible]	[illegible]	[illegible]	[illegible]	[illegible]	[illegible]	[illegible]	[illegible]	[illegible]	[illegible]	[illegible]	[illegible]	[illegible]	[illegible]	[illegible]
12	[illegible]	[illegible]	[illegible]	[illegible]	[illegible]	[illegible]	[illegible]	[illegible]	[illegible]	[illegible]	[illegible]	[illegible]	[illegible]	[illegible]	[illegible]	[illegible]
13	[illegible]	[illegible]	[illegible]	[illegible]	[illegible]	[illegible]	[illegible]	[illegible]	[illegible]	[illegible]	[illegible]	[illegible]	[illegible]	[illegible]	[illegible]	[illegible]
14	[illegible]	[illegible]	[illegible]	[illegible]	[illegible]	[illegible]	[illegible]	[illegible]	[illegible]	[illegible]	[illegible]	[illegible]	[illegible]	[illegible]	[illegible]	[illegible]
15	[illegible]	[illegible]	[illegible]	[illegible]	[illegible]	[illegible]	[illegible]	[illegible]	[illegible]	[illegible]	[illegible]	[illegible]	[illegible]	[illegible]	[illegible]	[illegible]
16	[illegible]	[illegible]	[illegible]	[illegible]	[illegible]	[illegible]	[illegible]	[illegible]	[illegible]	[illegible]	[illegible]	[illegible]	[illegible]	[illegible]	[illegible]	[illegible]
17	[illegible]	[illegible]	[illegible]	[illegible]	[illegible]	[illegible]	[illegible]	[illegible]	[illegible]	[illegible]	[illegible]	[illegible]	[illegible]	[illegible]	[illegible]	[illegible]
18	[illegible]	[illegible]	[illegible]	[illegible]	[illegible]	[illegible]	[illegible]	[illegible]	[illegible]	[illegible]	[illegible]	[illegible]	[illegible]	[illegible]	[illegible]	[illegible]
19	[illegible]	[illegible]	[illegible]	[illegible]	[illegible]	[illegible]	[illegible]	[illegible]	[illegible]	[illegible]	[illegible]	[illegible]	[illegible]	[illegible]	[illegible]	[illegible]
20	[illegible]	[illegible]	[illegible]	[illegible]	[illegible]	[illegible]	[illegible]	[illegible]	[illegible]	[illegible]	[illegible]	[illegible]	[illegible]	[illegible]	[illegible]	[illegible]

Zu Kap. 5.3 Farbmetrische Erfassung der Flüssigkeitsabgabe und Aufnahmechronologie lufttrockneter Zähne.

Mess-apparatur	Norm-beob.	Lichtart/ Messfläche (in mm)	Nr. C	Mittelw.	Median	Standard-abw.	Min.	Max.	Signifikanz
CM-503i	2°	D65/3	1	[illegible]	[illegible]	[illegible]	[illegible]	[illegible]	[illegible]
		D50/3	2	[illegible]	[illegible]	[illegible]	[illegible]	[illegible]	[illegible]
		C/3	3	[illegible]	[illegible]	[illegible]	[illegible]	[illegible]	[illegible]
	10°	D65/3	4	[illegible]	[illegible]	[illegible]	[illegible]	[illegible]	[illegible]
		D50/3	5	[illegible]	[illegible]	[illegible]	[illegible]	[illegible]	[illegible]
		C/3	6	[illegible]	[illegible]	[illegible]	[illegible]	[illegible]	[illegible]
CM-503	2°	D65/3	7	[illegible]	[illegible]	[illegible]	[illegible]	[illegible]	[illegible]
		D50/3	8	[illegible]	[illegible]	[illegible]	[illegible]	[illegible]	[illegible]
		C/3	9	[illegible]	[illegible]	[illegible]	[illegible]	[illegible]	[illegible]
	10°	D65/3	10	[illegible]	[illegible]	[illegible]	[illegible]	[illegible]	14
		D50/3	11	57,0304	57,1818	[illegible]	[illegible]	62,3830	4, 6
		C/3	12	[illegible]	[illegible]	[illegible]	[illegible]	[illegible]	11
CR-241	2°	[illegible]	13	[illegible]	[illegible]	[illegible]	[illegible]	[illegible]	[illegible]
		D65/1,8	14	[illegible]	[illegible]	[illegible]	[illegible]	78,2800	[illegible]

L*-Werte zum Zeitpunkt 0 des Dehydrierungsprozesses am feuchten Zahn: *Das CR-241 misst die L*-Werte zu Beginn der Messreihe signifikant höher als das CM-503i und unter dem Modus der 1,8 mm Messfläche [illegible] höher als das CM-503 (10°/D65/3). Das CM-503i (2°) misst auf signifikant höherem Niveau als das CM-503 (10°), das CM-503i (2°/D50/3) [illegible] höher als das CM-503 (2°/D65), das CM-503i (10°/D50) höher als das CM-503 (10°/D65/3) und das CR-241 mit einer Messfläche von 1,8 mm Durchmesser höhere Werte als das CM-503i (10°/D65/3).*

Mess-apparatur	Norm-beob.	Lichtart/ Messfläche (in mm)	Nr. C	Mittelw.	Median	Standard-abw.	Min.	Max.	Signifikanz
CM-503i	2°	D65/3	1	[illegible]	[illegible]	[illegible]	[illegible]	[illegible]	[illegible]
		D50/3	2	[illegible]	[illegible]	[illegible]	[illegible]	[illegible]	[illegible]
		C/3	3	[illegible]	[illegible]	[illegible]	[illegible]	[illegible]	[illegible]
	10°	D65/3	4	[illegible]	[illegible]	[illegible]	[illegible]	[illegible]	[illegible]
		D50/3	5	[illegible]	[illegible]	[illegible]	[illegible]	[illegible]	[illegible]
		C/3	6	[illegible]	[illegible]	[illegible]	[illegible]	[illegible]	[illegible]
CM-503	2°	D65/3	7	[illegible]	[illegible]	[illegible]	[illegible]	[illegible]	[illegible]
		D50/3	8	[illegible]	[illegible]	[illegible]	[illegible]	[illegible]	[illegible]
		C/3	9	[illegible]	[illegible]	[illegible]	[illegible]	[illegible]	
	10°	D65/3	10	1,2368	[illegible]	[illegible]	[illegible]	[illegible]	[illegible]
		D50/3	11	[illegible]	[illegible]	[illegible]	[illegible]	[illegible]	[illegible]
		C/3	12	[illegible]	[illegible]	[illegible]	[illegible]	[illegible]	[illegible]
CR-241	2°	[illegible]	13	[illegible]	[illegible]	[illegible]	[illegible]	[illegible]	[illegible]
		D65/1,8	14	[illegible]	[illegible]	[illegible]	[illegible]	[illegible]	[illegible]

Die a*-Werte zum Zeitpunkt 0 des Dehydrierungsprozesses am feuchten Zahn: *Zu Beginn der Messreihe (zum Zeitpunkt 0 des Dehydrierungsprozesses) ergeben misst das CM-503i (2°/D65/D50 und 10°) auf einem signifikant höheren Niveau als das CM-503 (2°/D65/C), das CM-503i (10°/D50) zusätzlich auf höherem Niveau als das CM-503 (2°/D50) und [illegible] auf einem niedrigeren Niveau als es das unter dem Messmodus (10°/D50) vollzieht. Das CM-503i (2°/D50 und 10°/D50) [illegible] entsprechend höher als das CM-503 (10°/D65) und das CM-503i (2°/D50; 10°) misst ebenfalls signifikant höher als das CM-503 (10°/C).*

Mess-apparatur	Norm-beob.	Lichtart/ Messfläche ø in mm	Nr. C	Mittelw.	Median	Standard-abw.	Min.	Max.	Signifikanz
CM-503c	2°	D 65/3	1	11,8995	12,0864	5,0992	1,0001	21,2958	13, 14
		D 50/3	2	11,6979	11,8881	5,0520	0,9698	20,9416	9, 13, 14
		C/3	3	12,0560	12,2422	5,1626	1,0166	21,5683	13
	10°	D 65/3	4	12,0027	12,1902	5,1080	0,9776	21,4829	13, 14
		D 50/3	5	11,9029	12,0951	5,1047	0,9623	21,3132	13, 14
		C/3	6	12,0846	12,2884	5,1425	0,9854	21,6295	
CM-503 i	2°	D 65/3	7	13,0870	12,0113	3,8358	7,3076	19,0327	13
		D 50/3	8	13,0657	12,0844	3,8747	7,2481	18,9484	13
		C/3	9	13,2518	12,1687	3,9208	7,4086	19,2500	2
	10°	D 65/3	10	12,9967	11,9307	3,8364	7,3304	18,9245	13, 14
		D 50/3	11	13,0949	12,0323	3,8766	7,3336	19,0195	
		C/3	12	13,0849	12,0167	3,8611	7,3834	19,0448	
CR-241	2°	D65/0,3	13	26,0065	25,1800	4,8029	14,4000	33,3900	1,2,3,4,5,7,8,10
		D65/1,8	14	25,5305	25,7500	4,3411	18,1600	33,4200	1, 2, 4, 5, 10

***b*-Werte zum Zeitpunkt 0 des Dehydrierungsprozesses am feuchten Zahn:** Das mikroskopische Chromometer CR-241 misst die b*-Werte zu Beginn des Dehydrierungsprozesses signifikant höher als das Spektralphotometer CM-503i (2°/D65/D50; 10°/D65/D50) und als das Spektralphotometer CM-503i (10°/D65). Mit einer zu bewertenden Messfläche von 1,8 mm im Durchmesser besteht zusätzlich Signifikanz zu den Werten des CM-503c (2°/C) und dem CM-503i (2°/D65/D50). Eine weitere Signifikanz besteht zwischen den niedrigeren Werten des CM-503i (2°/D50) und denen des CM-503i (2°/C)*

Mess-apparatur	Norm-beob.	Lichtart/ Messfläche ø in mm	Nr.	Mittelw.	Median	Standard-abw.	Min.	Max.	Signifikanz
CM-503c	2°	D 65/3	1	12,1632	12,2398	4,9334	1,3297	21,5519	
		D 50/3	2	11,8175	11,9988	4,8942	1,2740	20,9649	3, 8, 9, 11
		C/3	3	12,3996	12,4910	5,0194	1,3719	21,8391	2
	10°	D 65/3	4	12,1425	12,2554	4,9468	1,1967	21,5548	
		D 50/3	5	11,9942	12,1060	4,9523	1,1559	21,3140	9, 11
		C/3	6	12,2546	12,3666	4,9888	1,2112	21,7495	
CM-503 i	2°	D 65/3	7	13,1113	12,0583	3,8786	7,3091	19,0153	
		D 50/3	8	13,2383	12,2487	3,9137	7,2099	19,0242	2
		C/3	9	13,2625	12,1931	3,9205	7,4217	19,2934	2, 5
	10°	D 65/3	10	13,0767	12,0445	3,8596	7,3334	18,9434	
		D 50/3	11	13,3772	12,3714	3,9469	7,4193	19,2147	2, 5
		C/3	12	13,1317	12,0903	3,8735	7,3839	19,0481	

***C*-Werte zum Zeitpunkt 0 des Dehydrierungsprozesses am feuchten Zahn:** Das CM-503c (2°/D50) misst zu Beginn des Dehydrierungsprozesses auf signifikant niedrigerem Niveau als es die Farbe unter dem Modus 2°/C erkennt und signifikant niedriger als das CM-503i (2°/D50/C; 10°/C)*

Mess-apparatur	Norm-beob.	Lichtart/ Messfläche ø in mm	Nr.	Mittelw.	Median	Standard-abw.	Min.	Max.	Signifikanz
CM-503c	2°	D 65/3	1	107,9106	100,1585	14,2720	92,9774	154,1295	7, 8, 10, 11, 12
		D 50/3	2	97,9855	93,5077	16,5084	88,2903	156,6532	8, 11
		C/3	3	105,5836	101,9835	13,6424	95,0795	153,7144	5,7,8,9,10,11,12
	10°	D 65/3	4	99,6068	95,9138	13,8659	89,0739	149,4255	8, 10, 11
		D 50/3	5	94,3014	90,0254	15,7423	83,2933	151,2629	
		C/3	6	100,9821	97,3524	13,4736	90,6519	149,2300	8, 10, 11, 12
CM-503 i	2°	D 65/3	7	89,1553	88,2951	3,0330	83,2645	92,0653	1, 3
		D 50/3	8	81,1756	81,8577	2,8380	74,5343	84,8820	1, 2, 3, 4, 6
		C/3	9	90,4035	90,4819	2,9321	83,7648	94,2053	3, 11
	10°	D 65/3	10	84,9279	84,6287	3,0324	77,8269	88,3556	1, 3, 4, 6
		D 50/3	11	78,5784	78,8794	2,7411	72,2996	81,9883	1, 2, 3, 4, 6, 9
		C/3	12	86,2138	86,2792	2,9685	79,6751	89,9563	1, 3, 6

***h°-Werte zum Zeitpunkt 0 des Dehydrierungsprozesses am feuchten Zahn:** Das CM-503c (2°/D65/C) bewertet die h°-Werte signifikant höher als das CM-503i (2°/D65/D50 und 10°), zusätzlich bewertet es unter dem Modus 2°/C die Werte höher als es sie unter dem Modus 10°/D50 und auch das CM-503i (2°/C) misst signifikant niedrigere Werte. Ebenfalls detektiert das CM-503i (2°/D50; 10°/D65/D50) die h niedriger als das CM-503c (10°/D65/C) und signifikant niedriger als dessen Modus 10°/C arbeitet auch das CM-503i (10°/C)*

Mess-apparatur	Norm-beob.	Lichtart/ Messfläche ø in mm	Nr. C	Mittelw.	Median	Standard-abw.	Min.	Max.	Signifikanz
CM-503c	2°	D 65/3	1	58,0121	57,8329	3,4630	53,3580	69,0485	8, 13, 14
		D 50/3	2	56,1384	57,6123	3,4903	53,8046	69,3036	13, 14
		C/3	3	58,0309	57,3546	3,4658	53,5725	69,0658	13, 14
	10°	D 65/3	4	57,6853	57,2122	3,3957	53,0259	66,4553	7, 8, 9, 12, 14
		D 50/3	5	57,8039	57,4329	3,3567	53,2315	68,8177	8, 9, 13, 14
		C/3	6	57,6739	57,3958	3,3919	53,6171	68,4363	7,8,9,11,13,14
CM-503 i	2°	D 65/3	7	61,2497	60,7686	2,9609	56,5460	68,9311	4, 6
		D 50/3	8	61,4524	60,9351	2,9232	57,0559	69,2132	1, 4, 5, 6
		C/3	7	61,2707	60,7878	2,9646	56,8763	68,9891	4, 5, 6
	10°	D 65/3	10	60,8452	60,4440	2,9380	56,4745	68,3830	13, 14
		D 50/3	11	61,3218	60,6651	2,9305	56,5445	68,7564	6
		C/3	12	60,8480	60,4419	2,9354	56,4892	68,1798	13, 14
CR-241	2°	D65/0,3	13	70,7445	70,5606	3,2282	64,1500	78,6600	1,2,3,4,5,6,10,12
		D 65/1,8	14	71,6065	71,9800	2,8168	67,2200	76,9400	1,2,3,4,5,6,10,12

***L*-Werte nach 1-stündiger Lufttrocknung:** Ein Vergleich mit den Signifikanzen der Variablen zu Beginn des Dehydrierungsprozesses (Nullzeit) ergibt zusätzlich signifikant höhere Werte des CR-241 (0,3 mm) im Verhältnis zu dem CM-503i (10°/D65/C). Aber auch hier gehen signifikante Differenzen zwischen den Variablen CM-503c (2°/D65) und CM-503i (2°/C), zwischen CM-503c (2°/C) und CM-503i (2°/D50), zwischen CM-503c (10°/D65) und CM-503i (10°/D50) und zwischen CM-503c (10°/D50) und CM-503i (2°/D65) verloren.*

Messapparatur	Normbeob.	Lichtart/ Messfläche ø in mm	Nr. C	Mittelw.	Median	Standardabw.	Min.	Max.	Signifikanz
CM-503c	2°	D65 [illegible]	1	[illegible]	[illegible]	[illegible]	[illegible]	[illegible]	[illegible]
		D50 [illegible]	2	[illegible]	[illegible]	[illegible]	[illegible]	[illegible]	[illegible]
		C [illegible]	3	[illegible]	[illegible]	[illegible]	[illegible]	[illegible]	[illegible]
	10°	D65 [illegible]	4	[illegible]	[illegible]	[illegible]	[illegible]	[illegible]	[illegible]
		D50 [illegible]	5	[illegible]	[illegible]	1,0609	[illegible]	[illegible]	[illegible]
		C [illegible]	6	[illegible]	1,0204	0,6754	[illegible]	[illegible]	[illegible]
CM-503i	2°	D65 [illegible]	7	[illegible]	[illegible]	[illegible]	[illegible]	[illegible]	[illegible]
		D50 [illegible]	8	[illegible]	[illegible]	[illegible]	[illegible]	4,3089	[illegible]
		C [illegible]	9	[illegible]	[illegible]	[illegible]	[illegible]	[illegible]	
	10°	D65 [illegible]	10	[illegible]	[illegible]	[illegible]	[illegible]	[illegible]	[illegible]
		D50 [illegible]	11	[illegible]	[illegible]	[illegible]	[illegible]	[illegible]	[illegible]
		C [illegible]	12	[illegible]	[illegible]	[illegible]	[illegible]	[illegible]	[illegible]
CR-241	2°	D65 [illegible]	13	[illegible]	[illegible]	[illegible]	[illegible]	[illegible]	[illegible]
		D65 [illegible]	14	[illegible]	[illegible]	[illegible]	[illegible]	[illegible]	[illegible]

a*-Werte nach 1-stündiger Lufttrocknung: [illegible]

Messapparatur	Normbeob.	Lichtart/ Messfläche ø in mm	Nr. C	Mittelw.	Median	Standardabw.	Min.	Max.	Signifikanz
CM-503c	2°	D65 [illegible]	1	[illegible]	[illegible]	[illegible]	[illegible]	[illegible]	[illegible]
		D50 [illegible]	2	[illegible]	[illegible]	[illegible]	[illegible]	[illegible]	[illegible]
		C [illegible]	3	[illegible]	[illegible]	[illegible]	[illegible]	[illegible]	
	10°	D65 [illegible]	4	[illegible]	[illegible]	[illegible]	[illegible]	[illegible]	[illegible]
		D50 [illegible]	5	[illegible]	[illegible]	[illegible]	[illegible]	[illegible]	[illegible]
		C [illegible]	6	[illegible]	[illegible]	[illegible]	[illegible]	[illegible]	
CM-503i	2°	D65 [illegible]	7	[illegible]	[illegible]	[illegible]	[illegible]	[illegible]	[illegible]
		D50 [illegible]	8	[illegible]	[illegible]	[illegible]	[illegible]	[illegible]	[illegible]
		C [illegible]	9	[illegible]	[illegible]	[illegible]	[illegible]	20,6624	[illegible]
	10°	D65 [illegible]	10	[illegible]	[illegible]	[illegible]	[illegible]	[illegible]	[illegible]
		D50 [illegible]	11	[illegible]	[illegible]	[illegible]	[illegible]	[illegible]	
		C [illegible]	12	[illegible]	[illegible]	[illegible]	[illegible]	[illegible]	[illegible]
CR-241	2°	D65 [illegible]	13	[illegible]	[illegible]	[illegible]	[illegible]	[illegible]	[illegible]
		D65 [illegible]	14	[illegible]	[illegible]	[illegible]	[illegible]	[illegible]	[illegible]

b*-Werte nach 1-stündiger Lufttrocknung: [illegible]

Messapparatur	Normbeob.	Lichtart/ Messfläche ø in mm	Nr. C	Mittelw.	Median	Standardabw.	Min.	Max.	Signifikanz
CM-503c	2°	[illegible]	1	[illegible]	[illegible]	[illegible]	[illegible]	[illegible]	
		[illegible]	2	[illegible]	[illegible]	[illegible]	[illegible]	[illegible]	[illegible]
		[illegible]	3	[illegible]	[illegible]	[illegible]	[illegible]	[illegible]	[illegible]
	10°	[illegible]	4	[illegible]	[illegible]	[illegible]	[illegible]	[illegible]	
		[illegible]	5	[illegible]	[illegible]	[illegible]	[illegible]	[illegible]	
		[illegible]	6	[illegible]	[illegible]	[illegible]	[illegible]	[illegible]	
CM-503i	2°	[illegible]	7	[illegible]	[illegible]	[illegible]	[illegible]	[illegible]	
		[illegible]	8	[illegible]	[illegible]	[illegible]	[illegible]	[illegible]	
		[illegible]	9	[illegible]	[illegible]	[illegible]	[illegible]	[illegible]	[illegible]
	10°	[illegible]	10	[illegible]	[illegible]	[illegible]	[illegible]	[illegible]	
		[illegible]	11	[illegible]	[illegible]	[illegible]	[illegible]	[illegible]	[illegible]
		[illegible]	12	[illegible]	[illegible]	[illegible]	[illegible]	[illegible]	

C*-Werte nach 1-stündiger Lufttrocknung: [illegible]

Messapparatur	Normbeob.	Lichtart/ Messfläche ø in mm	Nr. C	Mittelw.	Median	Standardabw.	Min.	Max.	Signifikanz
CM-503c	2°	[illegible]	1	[illegible]	[illegible]	[illegible]	[illegible]	[illegible]	[illegible]
		[illegible]	2	[illegible]	[illegible]	[illegible]	[illegible]	[illegible]	[illegible]
		[illegible]	3	[illegible]	[illegible]	[illegible]	[illegible]	[illegible]	[illegible]
	10°	[illegible]	4	[illegible]	[illegible]	[illegible]	[illegible]	[illegible]	[illegible]
		[illegible]	5	[illegible]	[illegible]	[illegible]	[illegible]	[illegible]	[illegible]
		[illegible]	6	[illegible]	[illegible]	[illegible]	[illegible]	[illegible]	[illegible]
CM-503i	2°	[illegible]	7	[illegible]	[illegible]	[illegible]	[illegible]	[illegible]	[illegible]
		[illegible]	8	[illegible]	[illegible]	[illegible]	[illegible]	[illegible]	[illegible]
		[illegible]	9	[illegible]	[illegible]	[illegible]	[illegible]	[illegible]	[illegible]
	10°	[illegible]	10	[illegible]	[illegible]	[illegible]	[illegible]	[illegible]	[illegible]
		[illegible]	11	[illegible]	[illegible]	[illegible]	[illegible]	[illegible]	[illegible]
		[illegible]	12	[illegible]	[illegible]	[illegible]	[illegible]	[illegible]	[illegible]

h-Werte nach 1-stündiger Lufttrocknung: [illegible]

Mess-apparatur	Norm-beob.	Lichtart/ Messfläche ø in mm	Nr. C	Mittelw.	Median	Standard-abw.	Min.	Max.	Signifikanz
CM-503c	2°	D 65/3	1	62,6823	62,5089	4,4275	56,2120	74,1250	8, 9, 12, 14
		D 50/3	2	62,8671	62,7123	4,4849	56,3325	74,0026	13, 14
		C/3	3	62,7919	62,5566	4,4292	56,2369	74,1480	8, 13, 14
	10°	D 65/3	4	62,2710	62,1317	4,2534	55,6449	73,5237	7,8,9,11,13,14
		D 50/3	5	63,5287	62,3655	4,3979	56,0807	73,8984	7, 8, 9, 13, 14
		C/3	6	62,2633	62,1292	4,3303	55,5553	73,5071	7,8,9,11,13,14,
CM-503i	2°	D 65/3	7	[illegible]	66,6667	3,7091	59,0721	74,9657	4, 5, 6
		D 50/3	8	66,4962	66,3951	3,7283	59,3255	75,2554	1, 3, 4, 5, 6
		C/3	9	66,1584	66,2230	3,7550	59,0036	74,9475	1, 3, 5, 6
	10°	D 65/3	10	65,6823	66,2934	3,6902	58,7972	74,5025	14
		D 50/3	11	66,0143	66,5673	3,5466	58,9969	74,2797	4, 6
		C/3	12	65,6933	66,2928	3,7569	58,8015	74,3892	14
CR-241	2°	D65/0,3	13	74,1485	74,5200	3,3414	67,9500	83,0000	1, 2, 3, 4, 5, 6
		D 65/1,8	14	75,0536	75,1800	3,0960	70,6700	79,5300	1,2,3,4,5,6,10,12

L*-Werte nach 3-stündiger Lufttrocknung: *Die Signifikanzen der L*-Werte stimmen mit denen zur Nullzeit des Dehydrierungsprozesses gemessenen überein*

Mess-apparatur	Norm-beob.	Lichtart/ Messfläche ø in mm	Nr. C	Mittelw.	Median	Standard-abw.	Min.	Max.	Signifikanz
CM-503c	2°	D 65/3	1	-1,1708	-1,1960	0,7743	-2,7990	0,3146	5, 8, 10, 11, 12
		D 50/3	2	0,6161	0,7422	0,9623	-2,9453	2,0742	
		C/3	3	-1,2538	-1,2322	0,8160	-3,2224	-0,2351	5, 8, 10, 11, 12
	10°	D 65/3	4	-0,0465	-0,1913	0,8495	-2,0855	1,2038	8, 11
		D 50/3	5	1,5157	1,6522	1,1783	-1,8125	3,5695	1, 3, 13, 14
		C/3	6	-0,4721	-0,6562	0,7296	-2,1045	0,6764	8, 10, 13
CM-503i	2°	D 65/3	7	0,7721	0,8613	0,6268	-0,4522	2,6179	14
		D 50/3	8	2,6750	2,7387	0,9808	0,4156	4,6563	1, 3, 4, 6, 13, 14
		C/3	9	0,0964	-0,0315	0,8125	-1,2250	1,8846	11
	10°	D 65/3	10	1,4461	1,8415	0,9505	0,0260	3,7334	1, 3, 6, 13, 14
		D 50/3	11	3,5303	3,6854	1,1565	0,7928	5,4176	1,3,4,6,9,13,14
		C/3	12	1,3626	1,2839	0,9625	-0,1704	3,4982	1, 3, 13, 14
CR-241	2°	D65/0,3	13	-2,1230	-2,4490	2,6470	-4,7500	7,5600	5, 8, 10, 11, 12
		D 65/1,8	14	-2,3760	-2,5350	1,5268	-4,4800	1,2700	5, 8, 10, 11, 12

a*-Werte nach 3-stündiger Lufttrocknung: *Der Vergleich mit den Signifikanzen der Messergebnisse nach einer Stunde ergibt zusätzlich entsprechende Differenzen zwischen den höheren Variablen CM-503c (10°/D50), CM-503i (2°/D65) und der CR-241 (1,8 mm) und zwischen der höheren CM-503i (10°/D50) und der CM-503c (2°/C). Signifikanzen zwischen den Variablen CM-503c (2°/D50) und CM-503i (10°/D50), zwischen CM-503c (2°/C) und CM-503i (2°/D65) und zwischen CM-503i (2°/D65) und (2°/D50) sind verloren gegangen.*

Mess-apparatur	Norm-beob.	Lichtart/ Messfläche ø in mm	Nr. C	Mittelw.	Median	Standard-abw.	Min	Max.	Signifikanz
CM-503c	2°	D 65/3	1	15,6431	14,9302	6,5547	2,2458	29,3671	13, 14
		D 50/3	2	15,4953	14,7985	6,5073	2,0787	29,0129	13, 14
		C/3	3	15,8470	15,1253	6,6352	2,2821	29,7405	
	10°	D 65/3	4	15,6507	14,9484	6,5576	2,3864	29,4981	13, 14
		D 50/3	5	15,6416	14,9461	6,5628	2,2370	29,4046	13, 14
		C/3	6	15,7568	15,0513	6,5984	2,4032	29,7062	
CM-503i	2°	D 65/3	7	16,7480	16,9981	4,7289	6,7425	25,0694	13, 14
		D 50/3	8	16,7427	16,9455	4,7196	6,7039	24,9896	13, 14
		C/3	9	16,9525	17,2647	4,7853	6,8252	25,3611	
	10°	D 65/3	10	16,5969	16,9103	4,6910	6,7061	24,8953	13, 14
		D 50/3	11	16,7466	17,0118	4,7248	6,7319	25,0518	13, 14
		C/3	12	16,7057	17,0174	4,7210	6,7470	25,0506	13, 14
CR-241	2°	D65/0,3	13	27,8505	27,8750	5,4292	17,0600	38,7600	1,2,4,5,7,8,10,11,12
		D 65/1,8	14	27,4430	27,7886	5,0892	18,9100	38,9100	1,2,4,5,7,8,10,11,12

b*-Werte nach 3-stündiger Lufttrocknung: *Ein Vergleich zu den Signifikanzen der nach 1h der Dehydrierung gemessenen Werte zeigt uns zusätzliche Signifikanzen zwischen den höheren Variablen CR-241 (1,8 mm) und CM-503i (2°/D65) als auch zwischen der höheren Variablen CR-241 und CM-503i (10°/D50). Verloren gegangen sind die signifikanten Differenzen zwischen der Variablen CM-503c (2°/D50) und CM-503i (2°/C).*

Mess-apparatur	Norm-beob.	Lichtart/ Messfläche ø in mm	Nr. C	Mittelw.	Median	Standard-abw.	Min.	Max.	Signifikanz
CM-503c	2°	D 65/3	1	15,6628	14,7702	6,2761	3,2139	27,8275	
		D 50/3	2	15,5696	14,8573	6,4222	2,9164	29,0274	11
		C/3	3	15,9936	15,2302	6,5479	3,2816	29,9178	
	10°	D 65/3	4	15,7068	14,9771	6,4663	3,1569	29,4986	
		D 50/3	5	15,7720	15,0766	6,5272	2,8791	29,5023	
		C/3	6	15,8376	15,0789	6,5090	3,1944	29,7209	
CM-503i	2°	D 65/3	7	16,7832	17,0021	4,7284	6,7577	25,0695	
		D 50/3	8	16,9731	17,2033	4,7538	6,7168	25,3266	
		C/3	9	16,9719	17,2119	4,7820	6,8635	25,3799	
	10°	D 65/3	10	16,7186	16,9665	4,7105	6,7061	24,9531	11
		D 50/3	11	17,1321	17,2989	4,7993	6,7784	25,3704	2, 10
		C/3	12	16,7298	17,0423	4,7382	6,7492	25,0722	

C*-Werte nach 3-stündiger Lufttrocknung: *Durch weiteres Schrumpfen der durch die Messapparaturen und Messmethoden hervorgerufenen Differenzen sind nur noch Signifikanzen zwischen der niedrigeren Variablen höheren Variablen CM-503i (10°/D50) und den Variablen CM-503i (10°/D65) und CM-503c (2°/D50) auszumachen.*

Mess-apparatur	Norm-beob.	Lichtart/ Messfläche (Ø in mm)	Nr. C	Mittelw.	Median	Standard-abw.	Min	Max.	Signifikanz
CM-503i	2°	D65/3	1	[illegible]	[illegible]	[illegible]	[illegible]	[illegible]	5,8,10,11,12
		D50/3	2	89,8462	88,3011	10,9335	82,6399	132,5384	3,11
		C/3	3	[illegible]	[illegible]	[illegible]	[illegible]	138,9362	2,5,7,8,10,11,12
	10°	D65/3	4	92,0182	90,4152	9,6251	81,1082	131,8712	5,11
		D50/3	5	86,4509	85,0597	10,4473	76,6306	129,0167	1,3,6
		C/3	6	93,8850	91,8793	9,7016	82,9508	131,1288	5,8,10,12
CM-508i	2°	D65/3	7	87,5588	87,9447	3,0207	82,5108	93,8416	3,10
		D50/3	8	80,9259	81,4050	2,8953	75,2393	86,4825	1,3,4,6,9
		C/3	9	89,8429	90,1593	2,9443	83,9695	95,8605	8
	10°	D65/3	10	83,5128	84,0961	3,0546	77,8413	89,7276	1,3,6
		D50/3	11	78,1695	78,3878	2,7139	72,7224	83,2848	1,2,3,4,5,6,7,9
		C/3	12	85,6022	85,7564	2,9832	79,6322	91,4662	8

k-Werte nach 1-stündiger Lufttrocknung: *Der Vergleich zu den Signifikanzen der gemessenen k-Werte nach einer Stunde der Dehydrierung ergibt neue Signifikanzen zwischen der Variablen CM-508i (2°/D50) und dem CM-508i (2°/C) und zwischen CM-503i (10°/C) und (10°/D50), als auch zwischen CM-503i (2°/D65) und (10°/D50). Verloren gingen sind Signifikanzen zwischen CM-503i (2°/D65) und CM-508i (2°/D65), zwischen CM-503i (2°/D50) und CM-508i (2°/D50), zwischen CM-508i (10°/D65) und CM-508i (10°/D50), zwischen CM-503i (10°/C) und CM-508i (10°/C) als auch zwischen CM-503i (2°/C) und (10°/D65).*

Mess-apparatur	Norm-beob.	Lichtart/ Messfläche (Ø in mm)	Nr. C	Mittelw.	Median	Standard-abw.	Min	Max.	Signifikanz
CM-503i	2°	D65/3	1	57,3265	57,4155	1,3670	54,7620	62,0855	6,9,11,13
		D50/3	2	57,9841	57,8941	1,4126	54,8556	63,1506	12,14
		C/3	3	57,3158	57,4449	1,3812	54,7693	62,3657	8,13,14
	10°	D65/3	4	56,8299	57,0160	1,3232	54,1860	62,4647	7,8,9,11,13,14
		D50/3	5	57,4572	57,2897	1,3562	54,6065	62,1702	7,8,9,13,14
		C/3	6	56,9280	56,9926	1,3360	54,5324	62,1456	7,8,9,11,13,14
CM-508i	2°	D65/3	7	61,6572	62,4361	2,4115	56,2291	67,3647	4,5,6
		D50/3	8	61,8492	62,6260	2,4605	55,4627	67,5552	1,3,4,5,6
		C/3	9	61,7108	62,4712	2,4050	55,1152	67,0913	4,5,6
	10°	D65/3	10	61,2847	61,9027	2,0694	56,6057	66,6657	12
		D50/3	11	61,5419	62,2330	2,0928	56,9328	66,9591	4,1
		C/3	12	61,2308	61,9300	2,4902	62,5002	66,8609	13,14
CR-241	2°	D65/0,3	13	71,0945	72,1106	3,7834	67,6168	76,2306	1,2,3,4,5,6,12
		D65/3,8	14	72,0473	72,5400	2,0821	66,7109	77,4186	1,2,3,4,5,6,10,12

L*-Werte nach 1-stündiger Lagerung des Zahnes in Wasser innerhalb des Rehydrierungsprozesses: *[illegible]*

Mess-apparatur	Norm-beob.	Lichtart/ Messfläche (Ø in mm)	Nr. C	Mittelw.	Median	Standard-abw.	Min	Max.	Signifikanz
CM-503i	2°	D65/3	1	-2,6083	-2,4884	0,9311	-3,6037	-0,2222	5,8,10,11,12
		D50/3	2	0,0768	0,0111	0,8847	-2,0344	1,7648	
		C/3	3	-2,3741	-2,2678	0,7607	-3,7328	-0,5466	5,7,8,10,11,12
	10°	D65/3	4	-0,7788	-0,6454	0,7859	-2,0816	0,9557	8,15
		D50/3	5	0,8767	0,8586	0,8375	-1,2209	2,6564	1,3,13,14
		C/3	6	-0,0816	-0,0615	0,6882	-2,1152	0,4316	9,1
CM-508i	2°	D65/3	7	[illegible]	[illegible]	[illegible]	[illegible]	[illegible]	5,13,14
		D50/3	8	2,3[illegible]	[illegible]	0,8635	[illegible]	[illegible]	1,3,4,13,14
		C/3	9	[illegible]	[illegible]	[illegible]	[illegible]	[illegible]	6,13,14
	10°	D65/3	10	[illegible]	[illegible]	0,8130	[illegible]	[illegible]	1,3
		D50/3	11	[illegible]	[illegible]	0,9780	[illegible]	[illegible]	1,3,4,6,13,14
		C/3	12	[illegible]	[illegible]	0,5663	[illegible]	[illegible]	1,3,13,14
CR-241	2°	D65/0,3	13	[illegible]	[illegible]	[illegible]	[illegible]	[illegible]	5,7,8,9,11,12
		D65/3,8	14	[illegible]	[illegible]	[illegible]	[illegible]	[illegible]	[illegible]

a*-Werte nach 1-stündiger Lagerung des Zahnes in Wasser innerhalb des Rehydrierungsprozesses: *[illegible]*

Mess-apparatur	Norm-beob.	Lichtart/ Messfläche (Ø in mm)	Nr. C	Mittelw.	Median	Standard-abw.	Min	Max.	Signifikanz
CM-503i	2°	D65/3	1	13,8803	13,8320	5,6377	2,7369	24,9685	13,14
		D50/3	2	14,6693	14,1611	5,6118	2,5689	23,6192	13,14
		C/3	3	15,0748	14,7296	5,7260	2,2817	28,2886	
	10°	D65/3	4	13,6458	13,5827	5,6647	2,5764	25,1701	13,14
		D50/3	5	14,5864	14,5410	5,6072	2,2306	24,9068	13,14
		C/3	6	15,0491	14,6620	5,7045	2,8667	25,3053	
CM-508i	2°	D65/3	7	16,3638	16,3697	3,9858	7,0459	22,7538	13,14
		D50/3	8	16,0315	16,4935	3,9221	7,0035	23,0269	13,14
		C/3	9	16,2862	16,5655	3,9325	7,1258	23,0035	
	10°	D65/3	10	15,9695	16,2933	3,9622	7,0863	22,6233	13,14
		D50/3	11	16,0264	16,3576	3,9845	7,0329	22,7221	13,14
		C/3	12	16,0750	16,2984	3,9887	7,0275	22,7686	13,14
CR-241	2°	D65/0,3	13	27,4485	28,2880	4,5731	18,0800	35,3108	1,2,4,5,7,8,10,11,12
		D65/3,8	14	27,3339	28,2380	4,2621	20,0900	35,2300	1,2,4,5,7,8,10,11,12

b*-Werte nach 1-stündiger Lagerung des Zahnes in Wasser innerhalb des Rehydrierungsprozesses: *Das Signifikanzergebnis ist identisch mit dem der Messungen nach einer Stunde Dehydrierung.*

Messapparatur	Normbeob.	Lichtart/ Messfläche ø in mm	Nr. C	Mittelw.	Median	Standardabw.	Min.	Max.	Signifikanz (nach E. Schaich A. Hamerle 1984)
CM-503c	2°	D 65/3	1	15,0181	14,6064	5,5685	3,6102	25,1245	
		D 50/3	2	14,7435	14,3740	5,5350	3,2751	24,6195	3, 9, 11
		C/3	3	15,2769	14,8540	5,6507	3,6933	25,5458	2
	10°	D 65/3	4	15,0027	14,5987	5,5859	3,5530	25,1306	
		D 50/3	5	14,9615	14,5938	5,6341	3,2566	25,0309	
		C/3	6	15,1249	14,7122	5,6242	3,6908	25,3576	
CM-503 i	2°	D 65/3	7	16,1652	16,4330	3,9833	7,6626	22,7412	
		D 50/3	8	16,2549	16,6865	3,9955	7,0152	22,7132	
		C/3	9	16,2975	16,5950	4,0332	7,1714	23,0413	2
	10°	D 65/3	10	16,0568	16,3729	3,9737	7,0369	22,6489	
		D 50/3	11	16,4042	16,8570	4,0371	7,0785	22,9547	2
		C/3	12	16,1250	16,4172	3,9930	7,0503	22,7210	

C*-Werte nach 1-stündiger Lagerung des Zahnes in Wasser innerhalb des Rehydrierungsprozesses: *Das Signifikanzergebnis ist identisch mit dem der Messungen nach drei Stunden Dehydrierung.*

Messapparatur	Normbeob.	Lichtart/ Messfläche ø in mm	Nr. C	Mittelw.	Median	Standardabw.	Min.	Max.	Signifikanz
CM-503c	2°	D 65/3	1	98,0560	95,6618	8,1368	90,7208	130,6288	5, 8, 10, 11, 12
		D 50/3	2	91,6437	90,0154	9,0803	84,1280	128,3356	8, 11
		C/3	3	99,9534	98,5415	7,8568	92,8373	131,1334	5, 7, 8, 10, 11, 12
	10°	D 65/3	4	93,9316	92,7414	8,0734	86,8929	125,8633	8, 10, 11
		D 50/3	5	88,2374	86,9813	8,3897	81,2529	122,9637	1, 3, 6
		C/3	6	95,4079	94,2419	7,7986	88,4992	126,3815	5, 8, 10, 11, 12
CM-503 i	2°	D 65/3	7	88,4866	88,5165	2,8497	82,9845	94,9548	3
		D 50/3	8	81,7617	81,8432	2,7194	76,6294	86,6872	1, 2, 3, 4, 6, 9
		C/3	9	90,7005	90,6908	2,7603	85,3288	96,2428	8, 11
	10°	D 65/3	10	84,6392	83,7256	2,9139	79,1804	89,9670	1, 3, 4, 6
		D 50/3	11	78,9737	79,0721	2,6065	73,9918	83,4945	1, 2, 3, 4, 6, 9
		C/3	12	86,3418	86,3562	2,2563	80,9512	91,6142	1, 3, 6

h-Werte nach 1-stündiger Lagerung des Zahnes in Wasser innerhalb des Rehydrierungsprozesses: *Die h°-Werte werden mit dem CM-503c (2°/D65, C; 10°/C) nach einer Stunde Rehydrierung signifikant höher erfasst als unter dem Modus 10°/D50 und mit dem CM-503i (2°/D50, 10°). Sowohl das CM-503c (2°/D50, 10°/D65) als auch das CM-503i (2°/C) misst hier auf höherem Niveau als das CM-503i (2°/D50, 10°/D50), das CM-503c (2°/C) misst seinerseits entsprechend höher als das CM-503i (2°/D65), das CM-503c (2°/C) höher als das CM-503i (10°/D65), das CM-503i (2°/C) höher als (2°/D50) und das CM-503i (2°/C) entsprechend höher als es die Werte mit dem Modus 10°/D50 erfassen.*

Messapparatur	Normbeob.	Lichtart/ Messfläche ø in mm	Nr. C	Mittelw.	Median	Standardabw.	Min.	Max.	Signifikanz
CM-503c	2°	D 65/3	1	55,8744	[illegible]	3,1878	50,5278	61,2896	5, 9, 13, 14
		D 50/3	2	55,6205	54,8475	3,2884	50,3333	61,3896	13, 14
		C/3	3	55,6869	55,9952	3,1835	50,3372	61,2274	8, 13, 14
	10°	D 65/3	4	55,3250	55,6007	3,1205	50,5107	60,7736	7, 8, 9, 11, 13, 14
		D 50/3	5	55,6545	55,7912	3,1558	50,3118	61,0287	7, 8, 9, 11, 14
		C/3	6	55,3181	55,5903	3,2170	50,3062	60,7336	7, 8, 9, 11, 13, 14
CM-503 i	2°	D 65/3	7	60,1467	60,4784	3,0870	55,7043	65,6280	4, 5, 6
		D 50/3	8	60,5887	60,7668	3,0768	54,2278	65,7432	1, 2, 4, 5, 6
		C/3	9	60,1757	60,5283	3,0785	53,8092	65,6410	1, 4, 5, 6
	10°	D 65/3	10	59,2575	59,8702	3,6724	53,8335	65,4588	14
		D 50/3	11	60,0132	60,7258	3,6702	53,2535	65,5992	4, 6
		C/3	12	59,7472	59,9858	3,6683	53,3[illegible]	65,4615	14
CR-241	2°	D65/9,3	13	70,1593	70,4303	3,9304	65,1990	77,1580	1, 2, 3, 4, 5, 6
		D65/1,8	14	71,2254	71,5000	3,2567	66,2580	76,6480	1, 2, 3, 4, 5, 6, 10, 12

L*-Werte nach 3-stündiger Lagerung des Zahnes in Wasser innerhalb des Rehydrierungsprozesses *sind die Signifikanzverhältnisse mit denen der zu Beginn des Dehydrierungsprozesses gemessenen Werte identisch.*

Messapparatur	Normbeob.	Lichtart/ Messfläche ø in mm	Nr. C	Mittelw.	Median	Standardabw.	Min.	Max.	Signifikanz (nach E. Schaich A. Hamerle 1984)
CM-503c	2°	D 65/3	1	-1,7650	-1,6294	0,7307	-3,3368	-0,4038	8, 10, 11, 12
		D 50/3	2	-0,1749	-0,1279	0,8158	-2,0130	1,5331	11
		C/3	3	-2,2622	-2,2590	0,7943	-3,9772	-0,8715	5,7,8,10,11,12
	10°	D 65/3	4	-0,7857	-0,7812	0,7176	-2,1133	0,7319	8, 11
		D 50/3	5	0,6169	0,6813	0,9834	-1,7275	2,4178	3, 13, 14
		C/3	6	-1,1536	-1,1181	0,6863	-2,5045	0,2645	8, 10, 11
CM-503 i	2°	D 65/3	7	0,4693	0,4856	0,7549	-0,5415	2,0344	3, 14
		D 50/3	8	2,3340	2,1964	0,8789	0,3917	3,9136	1, 2, 3, 6, 13, 14
		C/3	9	0,1374	0,1655	0,7473	-1,2629	1,3121	11
	10°	D 65/3	10	1,4942	1,4229	0,7901	0,1215	3,0729	3, 6, 13, 14
		D 50/3	11	3,0935	2,9142	0,9245	1,0263	4,0832	1,2,3,4,6,9,13,14
		C/3	12	1,0469	1,0340	0,7591	-0,1110	2,5843	1, 3, 13, 14
CR-241	2°	D65/9,3	13	-2,3440	-2,6650	2,2882	-3,7400	4,3400	5, 8, 10, 11, 12
		D65/1,8	14	-2,5790	-2,9850	1,3882	-4,6100	0,5100	5,7,8,10,11,12

a*-Werte nach 3-stündiger Lagerung des Zahnes in Wasser (Rehydrierungsprozess): *Nach 3 Stunden der Rehydrierung misst das CM-503c (2°/D65/C) signifikant niedrigere C*-Werte als das CM-503i (2°/D50, 10°), das CM-503c (2°/D50) entsprechend niedrigere Werte als das CM-503i (10°/D50), das CM-503c (2°/C) niedrigere als unter dem Modus 10°/D50 und als das CM-503c (2°/D65), das CM-503i (2°/D50) und das CM-503i (10°/D50) höhere als das CM-503c (10°/D65) als auch das CM-503c (10°/D50), CM-503i (2°/D50, 10°) höhere als das CR-241, das CM-503i (2°/D65) höhere als das CR-241 (1,8 mm). Weiterhin misst sowohl das CM-503i (2°/D50, 10°/D65/C) in Relation zu CM-503c (10°/C) als auch das CM-503i (10°/D50) signifikant höher als es bei 2°C [illegible].*

Mess-apparatur	Norm-beob.	Lichtart/ Messfläche	Nr. C	Mittelw.	Median	Standard-abw.	Min.	Max.	Signifikanz
CM-503i	2°	D65/3	1	11,0924	13,6109	5,6337	0,5753	22,2182	9, 12, 14
		D50/3	2	15,5012	17,3567	5,5825	0,5566	22,9661	9, 11, 13, 14
		C/3	3	12,8921	13,8265	5,7350	0,6924	22,6143	13, 14
	10°	D65/3	4	13,7704	13,7278	5,6641	0,8469	21,4097	12, 14
		D50/3	5	12,6074	13,6327	5,6421	0,8569	22,5370	8, 12, 14
		C/3	6	13,8457	13,8205	5,6455	0,8596	21,6575	13, 14
CM-503d	2°	D65/3	7	18,6451	18,5721	3,7085	8,0094	21,5341	
		D50/3	8	18,6151	18,5063	3,6041	7,9640	21,8850	
		C/3	9	18,8401	18,7852	3,7058	8,1067	21,7501	[illegible]
	10°	D65/3	10	18,5100	18,7121	3,6085	7,9718	21,5606	13, 14
		D50/3	11	18,6322	18,5858	3,7075	8,0015	21,5368	2
		C/3	12	18,6240	18,6165	3,7055	8,0196	21,8718	
CR-241	2°	D65/3	13	27,0565	27,0580	1,3355	18,2500	32,9400	1, 2, 3, 4, 5, 6
		D65/10	14	26,5733	27,1200	3,0871	20,1100	35,2100	1, 2, 3, 4, 5, 6

b-Werte nach 3-stündiger Lagerung des Zahnes in Wasser (Rehydrierungsprozesses): Das CM-503i (2° C) misst auf signifikant höherem Niveau als das CM-503i (2° D65/D50, 10° D50). Wiederum erfasst das CM-503i (10 D50) die Werte signifikant höher als das CM-503i (2° D50) und das CR-241 erreicht signifikant höhere Werte als das bei dem CM-503i (2°, 10°) und dem CM-503i (10° D65) der Fall ist.*

Mess-apparatur	Norm-beob.	Lichtart/ Messfläche	Nr.	Mittelw.	Median	Standard-abw.	Min.	Max.	Signifikanz
CM-503i	2°	D65/3	1	13,5500	13,3560	5,0193	1,2183	22,5152	9, 11
		D50/3	2	13,5608	13,1382	5,1806	1,3586	22,9016	8, 9, 11, 12
		C/3	3	14,2065	14,0712	5,0292	1,3438	23,0351	
	10°	D65/3	4	13,5816	[illegible]	5,5074	1,0273	22,5306	9, 11
		D50/3	5	13,3621	13,4627	5,3835	1,0468	23,3812	9, 11
		C/3	6	13,9853	13,8710	5,6623	1,1409	22,9312	
CM-503d	2°	D65/3	7	15,6501	15,6087	3,7061	8,5231	21,5411	
		D50/3	8	15,6625	15,5890	3,7114	7,7000	[illegible]	2
		C/3	9	15,5556	15,5566	3,7352	7,6413	21,5827	1, 2, 4, 5
	10°	D65/3	10	15,6286	15,5518	3,6656	7,9723	21,5033	
		D50/3	11	15,6760	15,8029	3,7838	8,0603	21,9373	1, 2, 4, 5
		C/3	12	15,6955	15,6921	3,7148	8,0290	21,5600	2

C-Werte Ergebnisse nach 3-stündiger Lagerung des Zahnes in Wasser (Rehydrierungsprozess): Das CM-503i (2° C; 10° D50) erfasst die C*-Werte nach drei Stunden der Rehydrierung auf einem signifikant höheren Niveau als das CM-503i (2° D65 D50; 10° D65 D50). Hinzu kommen die signifikant höheren Werte des CM-503i (2° D50; 10° C).*

Mess-apparatur	Norm-beob.	Lichtart Messfläche	Nr. C	Mittelw.	Median	Standard-abw.	Min.	Max.	Signifikanz
CM-503i	2°	D65/3	1	100,4225	97,5837	10,6637	91,1868	134,9686	8, 9, 10, 11, 12
		D50/3	2	91,2176	90,1836	11,9646	84,7754	125,5556	8, 11
		C/3	3	102,2207	99,2062	10,5854	93,3620	134,9274	[illegible]
	10°	D65/3	4	95,2486	92,1711	10,1159	87,5178	127,5661	8, 10, 11
		D50/3	5	91,6796	87,6069	11,1177	83,5630	126,4553	[illegible]
		C/3	6	97,6176	93,8687	9,8581	88,7061	127,3697	
CM-503d	2°	D65/3	7	88,7614	88,3657	2,4160	82,8760	91,7059	[illegible]
		D50/3	8	81,7130	81,6740	2,7866	76,8863	85,7812	[illegible]
		C/3	9	90,0584	90,5516	2,8129	82,2408	[illegible]	[illegible]
	10°	D65/3	10	81,5662	82,6691	2,5755	76,1637	85,1766	[illegible]
		D50/3	11	78,2251	78,9012	2,6933	72,0878	82,6892	[illegible]
		C/3	12	86,7238	86,5289	2,5376	80,5350	90,9216	[illegible]

h-Werte nach 3-stündiger Lagerung des Zahnes in Wasser innerhalb des Rehydrierungsprozesses: Sowohl das CM-503i (10° D50) selbst als auch das CM-503i (2° D65 D50 C) messen auf einem signifikant niedrigeren Niveau als das CM-503i (2° D65 C). Sowohl das CM-503i (2° D50 C) misst signifikant höhere Werte als das CM-503i (2° D50; 10° D50) als auch das CM-503i (10° D65) entsprechend höhere als das CM-503d (10° D65).

Langzeitmessung mit der Mikrowaage MC5- Dehydrierung an atmosphärischer Luft					
Zeit (h)	Gewicht (g)	Zeit (h)	Gewicht (g)	Zeit (h)	Gewicht (g)
0,0	1,359596	36,2	1,344181	259,5	1,340367
0,1	1,359237	42,2	1,343983	262,2	1,340167
0,2	1,358896	44,4	1,343933	266,6	1,340087
0,3	1,358553	45,3	1,343918	269,5	1,339968
0,5	1,357963	49,6	1,343868	271,5	1,339895
0,8	1,357130	52,6	1,343853	278,7	1,339798
1,3	1,355381	55,3	1,343876	290,2	1,339640
1,8	1,354723	59,8	1,343810	299,5	1,339599
2,5	1,352976	65,8	1,343718	306,9	1,339556
3,1	1,351984	70,2	1,343640	310,9	1,339570
3,9	1,351159	72,7	1,343543	318,4	1,339572
4,5	1,350476	75,7	1,343332	323,4	1,339591
5,5	1,349447	80,3	1,343080	338,2	1,338680
7,4	1,348029	85,3	1,342969	347,6	1,337639
8,3	1,347487	92,2	1,342644	357,6	1,337171
9,4	1,347018	101,2	1,342653	361,6	1,337086
10,7	1,346523	105,3	1,342623	364,6	1,337010
11,4	1,346270	108,2	1,342573	366,7	1,336962
12,4	1,345973	121,2	1,342416	379,5	1,336855
14,5	1,345385	130,9	1,342336	379,6	1,336485
17,9	1,344983	141,4	1,342246	386,2	1,336371
20,1	1,344739	142,2	1,342224	392,2	1,336155
21,9	1,344572	144,6	1,342181	395,6	1,336052
24,0	1,344449	153,1	1,342127	403,1	1,335821
24,9	1,344410	202,0	1,342055	405,7	1,335681
26,2	1,344329	203,1	1,342014	415,8	1,335630
27,1	1,344355	208,9	1,341766	419,5	1,335591
28,2	1,344331	213,9	1,341632	425,0	1,335419
29,2	1,344315	225,8	1,341686	430,2	1,335439
30,5	1,344273	227,3	1,341635	433,2	1,335347
31,1	1,344265	233,8	1,341593	438,2	1,335124
32,2	1,344238	237,6	1,341313	449,0	1,335106
33,3	1,344212	243,5	1,341130	478,7	1,334873
34,1	1,344193	248,4	1,341036	488,8	1,334690
35,1	1,344168	251,8	1,340994	500,5	1,334518

Zu Kap. 6.1. Langzeitmessungen des Gewichtes – Lufttrocknung (Fallbeispiel 1). Lufttrocknung über mehr als 12 Tage mit der Mikrowaage MC-5 (Sartorius; C: 1.000,000 g). Lufttrocknung bis zum Äquilibrierungsgewicht.

Langzeitmessung mit der Mikrowaage MC5- Dehydrierung an atmosphärischer Luft					
Zeit (h)	Gewicht (g)	Zeit (h)	Gewicht (g)	Zeit (h)	Gewicht (g)
0,0	1,043454	8,3	1,033749	78,8	1,028421
0,1	1,043289	9,1	1,033382	81,8	1,028363
0,2	1,043061	9,7	1,033023	84,8	1,028334
0,3	1,042638	10,6	1,032824	93,8	1,028080
0,4	1,042441	11,2	1,032626	101,2	1,027670
0,5	1,042220	13,3	1,032080	102,8	1,027600
0,6	1,042051	14,5	1,031818	105,8	1,027532
0,7	1,041671	16,0	1,031541	108,5	1,027535
0,8	1,041477	17,5	1,031267	112,7	1,027467
0,9	1,041297	18,8	1,031061	123,8	1,027242
1,0	1,041123	19,5	1,031036	128,5	1,027193
1,1	1,040955	20,7	1,030852	131,3	1,027140
1,2	1,040633	22,2	1,030778	133,4	1,027139
1,3	1,040473	23,1	1,030679	141,5	1,027047
1,4	1,040317	23,8	1,030554	144,5	1,027002
1,5	1,040166	24,6	1,030528	151,5	1,026980
1,6	1,040006	25,0	1,030432	156,5	1,026988
1,9	1,039428	26,5	1,030322	165,5	1,027029
2,1	1,039209	28,1	1,030196	176,1	1,027097
2,4	1,038783	29,5	1,030072	180,5	1,027043
2,8	1,038333	31,3	1,029986	189,5	1,027054
3,1	1,037868	32,8	1,029923	195,8	1,027100
3,4	1,037487	34,3	1,029860	224,4	1,027100
3,8	1,037116	35,3	1,029836	226,7	1,027104
4,1	1,036762	36,8	1,029732	228,9	1,027084
4,6	1,036320	45,9	1,029505	238,4	1,026925
4,9	1,036053	49,2	1,029164	246,4	1,026931
5,2	1,035762	51,7	1,029102	252,7	1,026908
5,5	1,035487	53,8	1,029045	262,9	1,026960
5,9	1,035239	57,2	1,028936	275,4	1,027000
6,2	1,035000	60,2	1,028829	285,2	1,026846
6,5	1,034771	69,2	1,028541	294,8	1,026856
6,9	1,034559	72,7	1,028494	300,4	1,026832
7,3	1,034349	75,7	1,028462		

Zu Kap. 6.1. Langzeitmessungen des Gewichtes – Lufttrocknung (Fallbeispiel 2). Gewichtslangzeitmessung über mehr als 12 Tage mit der Mikrowaage MC-5 (Sartorius, 1: 1.000,000 g). Lufttrocknung bis zum Äquilibrierungsgewicht.

Langzeitmessung mit der Mikrowaage MC 5 - Dehydrierung an atmosphärischer Luft							
Zeit (h)	Gewicht (g)		Zeit (h)	Gewicht (g)		Zeit (h)	Gewicht (g)
0,0	[illegible]		11,0	[illegible]		143,0	[illegible]
[illegible]	[illegible]		12,8	[illegible]		153,2	[illegible]
0,2	[illegible]		14,0	[illegible]		[illegible]	[illegible]
[illegible]	[illegible]		[illegible]	[illegible]		167,9	[illegible]
[illegible]	[illegible]		15,9	[illegible]		177,7	[illegible]
0,5	[illegible]		[illegible]	[illegible]		179,8	[illegible]
0,6	[illegible]		[illegible]	[illegible]		190,0	[illegible]
0,9	[illegible]		[illegible]	[illegible]		[illegible]	[illegible]
1,1	[illegible]		28,8	[illegible]		[illegible]	[illegible]
[illegible]	[illegible]		34,9	[illegible]		[illegible]	[illegible]
[illegible]	[illegible]		[illegible]	[illegible]		[illegible]	[illegible]
[illegible]	[illegible]		[illegible]	[illegible]		[illegible]	[illegible]
[illegible]	[illegible]		[illegible]	[illegible]		[illegible]	[illegible]
[illegible]	[illegible]		[illegible]	[illegible]		[illegible]	[illegible]
[illegible]	[illegible]		65,8	[illegible]		[illegible]	[illegible]
[illegible]	[illegible]		[illegible]	[illegible]		[illegible]	[illegible]
[illegible]	[illegible]		[illegible]	[illegible]		[illegible]	[illegible]
[illegible]	[illegible]		80,0	[illegible]		[illegible]	[illegible]
[illegible]	[illegible]		[illegible]	[illegible]		[illegible]	[illegible]
[illegible]	[illegible]		[illegible]	[illegible]		[illegible]	[illegible]
[illegible]	[illegible]		[illegible]	[illegible]		[illegible]	[illegible]
[illegible]	[illegible]		[illegible]	[illegible]		[illegible]	[illegible]
[illegible]	[illegible]		[illegible]	[illegible]		[illegible]	[illegible]
[illegible]	[illegible]		[illegible]	[illegible]		[illegible]	[illegible]
[illegible]	[illegible]		[illegible]	[illegible]		[illegible]	[illegible]
[illegible]	[illegible]		[illegible]	[illegible]		[illegible]	[illegible]

Zu Kap. 6.2. Langzeitmessungen des Gewichtes - Entfeuchtung (Fallbeispiel 4). [illegible] mit der Mikrowaage MC 5 (Sartorius) [illegible] bis zur Konstanz gewogen.

Langzeitmessungen mit dem Spektralphotometer CM-503i [illegible]					
[illegible]	L^*	a^*	b^*	C^*	[illegible]
[illegible]	[illegible]	[illegible]	[illegible]	[illegible]	[illegible]
[illegible]	[illegible]	[illegible]	[illegible]	[illegible]	[illegible]
[illegible]	[illegible]	[illegible]	[illegible]	[illegible]	[illegible]
[illegible]	[illegible]	[illegible]	[illegible]	[illegible]	[illegible]
[illegible]	[illegible]	[illegible]	[illegible]	[illegible]	[illegible]
[illegible]	[illegible]	[illegible]	[illegible]	[illegible]	[illegible]
[illegible]	[illegible]	[illegible]	[illegible]	[illegible]	[illegible]
[illegible]	[illegible]	[illegible]	[illegible]	[illegible]	[illegible]
[illegible]	[illegible]	[illegible]	[illegible]	[illegible]	[illegible]
[illegible]	[illegible]	[illegible]	[illegible]	[illegible]	[illegible]
[illegible]	[illegible]	[illegible]	[illegible]	[illegible]	[illegible]
[illegible]	[illegible]	[illegible]	[illegible]	[illegible]	[illegible]
[illegible]	[illegible]	[illegible]	[illegible]	[illegible]	[illegible]
[illegible]	[illegible]	[illegible]	[illegible]	[illegible]	[illegible]
[illegible]	[illegible]	[illegible]	[illegible]	[illegible]	[illegible]
[illegible]	[illegible]	[illegible]	[illegible]	[illegible]	[illegible]
[illegible]	[illegible]	[illegible]	[illegible]	[illegible]	[illegible]
[illegible]	[illegible]	[illegible]	[illegible]	[illegible]	[illegible]
[illegible]	[illegible]	[illegible]	[illegible]	[illegible]	[illegible]
[illegible]	[illegible]	[illegible]	[illegible]	[illegible]	[illegible]
[illegible]	[illegible]	[illegible]	[illegible]	[illegible]	[illegible]
[illegible]	[illegible]	[illegible]	[illegible]	[illegible]	[illegible]
[illegible]	[illegible]	[illegible]	[illegible]	[illegible]	[illegible]
[illegible]	[illegible]	[illegible]	[illegible]	[illegible]	[illegible]
[illegible]	[illegible]	[illegible]	[illegible]	[illegible]	[illegible]
[illegible]	[illegible]	[illegible]	[illegible]	[illegible]	[illegible]
[illegible]	[illegible]	[illegible]	[illegible]	[illegible]	[illegible]
[illegible]	[illegible]	[illegible]	[illegible]	[illegible]	[illegible]
[illegible]	[illegible]	[illegible]	[illegible]	[illegible]	[illegible]
[illegible]	[illegible]	[illegible]	[illegible]	[illegible]	[illegible]
[illegible]	[illegible]	[illegible]	[illegible]	[illegible]	[illegible]
[illegible]	[illegible]	[illegible]	[illegible]	[illegible]	[illegible]
[illegible]	[illegible]	[illegible]	[illegible]	[illegible]	[illegible]
[illegible]	[illegible]	[illegible]	[illegible]	[illegible]	[illegible]
[illegible]	[illegible]	[illegible]	[illegible]	[illegible]	[illegible]
[illegible]	[illegible]	[illegible]	[illegible]	[illegible]	[illegible]
[illegible]	[illegible]	[illegible]	[illegible]	[illegible]	[illegible]
[illegible]	[illegible]	[illegible]	[illegible]	[illegible]	[illegible]
[illegible]	[illegible]	[illegible]	[illegible]	[illegible]	[illegible]
[illegible]	[illegible]	[illegible]	[illegible]	[illegible]	[illegible]
[illegible]	[illegible]	[illegible]	[illegible]	[illegible]	[illegible]
144	[illegible]	[illegible]	[illegible]	[illegible]	[illegible]
156	[illegible]	[illegible]	[illegible]	[illegible]	[illegible]

Zu Kap. 6.2. Farbmessungen an der vestibulären Seite der Zahnkrone – Langzeitmessungen. Langzeitmessung mit dem Spektralphotometer CM-503i an der vestibulären Seite einer Zahnkrone (Fallbeispiel 4). Gemessen wurde unter einem Normbeobachtungswinkel von 2° und Nutzung der Normlichtart D65.

Langzeitmessung mit dem Spektralphotometer CM-503c (2°/D50)					
Zeit (Stunden)	L*	a*	b*	C*	h
0	[illegible]	[illegible]	[illegible]	[illegible]	[illegible]
0,25	[illegible]	[illegible]	[illegible]	[illegible]	[illegible]
0,5	[illegible]	[illegible]	[illegible]	[illegible]	[illegible]
0,75	[illegible]	[illegible]	[illegible]	[illegible]	[illegible]
1	[illegible]	[illegible]	[illegible]	[illegible]	[illegible]
1,5	[illegible]	[illegible]	[illegible]	[illegible]	[illegible]
2	[illegible]	[illegible]	[illegible]	[illegible]	[illegible]
2,5	[illegible]	[illegible]	[illegible]	[illegible]	[illegible]
3	[illegible]	[illegible]	[illegible]	[illegible]	[illegible]
[illegible]	[illegible]	[illegible]	[illegible]	[illegible]	[illegible]
[illegible]	[illegible]	[illegible]	[illegible]	[illegible]	[illegible]
[illegible]	[illegible]	[illegible]	[illegible]	[illegible]	[illegible]
[illegible]	[illegible]	[illegible]	[illegible]	[illegible]	[illegible]
[illegible]	[illegible]	[illegible]	[illegible]	[illegible]	[illegible]
[illegible]	[illegible]	[illegible]	[illegible]	[illegible]	[illegible]
[illegible]	[illegible]	[illegible]	[illegible]	[illegible]	[illegible]
[illegible]	[illegible]	[illegible]	[illegible]	[illegible]	[illegible]
[illegible]	[illegible]	[illegible]	[illegible]	[illegible]	[illegible]
[illegible]	[illegible]	[illegible]	[illegible]	[illegible]	[illegible]
[illegible]	[illegible]	[illegible]	[illegible]	[illegible]	[illegible]
[illegible]	[illegible]	[illegible]	[illegible]	[illegible]	[illegible]
[illegible]	[illegible]	[illegible]	[illegible]	[illegible]	[illegible]
[illegible]	[illegible]	[illegible]	[illegible]	[illegible]	[illegible]
[illegible]	[illegible]	[illegible]	[illegible]	[illegible]	[illegible]
[illegible]	[illegible]	[illegible]	[illegible]	[illegible]	[illegible]
[illegible]	[illegible]	[illegible]	[illegible]	[illegible]	[illegible]
[illegible]	[illegible]	[illegible]	[illegible]	[illegible]	[illegible]
[illegible]	[illegible]	[illegible]	[illegible]	[illegible]	[illegible]
[illegible]	[illegible]	[illegible]	[illegible]	[illegible]	[illegible]
[illegible]	[illegible]	[illegible]	[illegible]	[illegible]	[illegible]
[illegible]	[illegible]	[illegible]	[illegible]	[illegible]	[illegible]
[illegible]	[illegible]	[illegible]	[illegible]	[illegible]	[illegible]
[illegible]	[illegible]	[illegible]	[illegible]	[illegible]	[illegible]
[illegible]	[illegible]	[illegible]	[illegible]	[illegible]	[illegible]
[illegible]	[illegible]	[illegible]	[illegible]	[illegible]	[illegible]
[illegible]	[illegible]	[illegible]	[illegible]	[illegible]	[illegible]
[illegible]	[illegible]	[illegible]	[illegible]	[illegible]	[illegible]
[illegible]	[illegible]	[illegible]	[illegible]	[illegible]	[illegible]
[illegible]	[illegible]	[illegible]	[illegible]	[illegible]	[illegible]
[illegible]	[illegible]	[illegible]	[illegible]	[illegible]	[illegible]
[illegible]	[illegible]	[illegible]	[illegible]	[illegible]	[illegible]
[illegible]	[illegible]	[illegible]	[illegible]	[illegible]	[illegible]
[illegible]	[illegible]	[illegible]	[illegible]	[illegible]	[illegible]
[illegible]	[illegible]	[illegible]	[illegible]	[illegible]	[illegible]
[illegible]	[illegible]	[illegible]	[illegible]	[illegible]	[illegible]
[illegible]	[illegible]	[illegible]	[illegible]	[illegible]	[illegible]
[illegible]	[illegible]	[illegible]	[illegible]	[illegible]	[illegible]
[illegible]	[illegible]	[illegible]	[illegible]	[illegible]	[illegible]

Zu Kap. 6.2. Farbmessungen an der vestibulären Seite der Zahnkrone – Langzeitmessungen: Langzeitmessung mit dem Spektralphotometer CM-503c an der vestibulären Seite einer Zahnkrone (Fallbeispiel 4). Gemessen wurde unter einem Normbeobachtungswinkel von 2° und Nutzung der Normlichtart D50.

Langzeitmessung mit dem Spektralphotometer CM-503c (2°/C)					
Zeit (Stunden)	L*	a*	b*	C*	h
0	[illegible]	[illegible]	[illegible]	[illegible]	[illegible]
0,25	[illegible]	[illegible]	[illegible]	[illegible]	[illegible]
0,5	[illegible]	[illegible]	[illegible]	[illegible]	[illegible]
0,75	[illegible]	[illegible]	[illegible]	[illegible]	[illegible]
1	[illegible]	[illegible]	[illegible]	[illegible]	[illegible]
1,5	[illegible]	[illegible]	[illegible]	[illegible]	[illegible]
2	[illegible]	[illegible]	[illegible]	[illegible]	[illegible]
2,5	[illegible]	[illegible]	[illegible]	[illegible]	[illegible]
3	[illegible]	[illegible]	[illegible]	[illegible]	[illegible]
[illegible]	[illegible]	[illegible]	[illegible]	[illegible]	[illegible]
[illegible]	[illegible]	[illegible]	[illegible]	[illegible]	[illegible]
[illegible]	[illegible]	[illegible]	[illegible]	[illegible]	[illegible]
[illegible]	[illegible]	[illegible]	[illegible]	[illegible]	[illegible]
[illegible]	[illegible]	[illegible]	[illegible]	[illegible]	[illegible]
[illegible]	[illegible]	[illegible]	[illegible]	[illegible]	[illegible]
[illegible]	[illegible]	[illegible]	[illegible]	[illegible]	[illegible]
[illegible]	[illegible]	[illegible]	[illegible]	[illegible]	[illegible]
[illegible]	[illegible]	[illegible]	[illegible]	[illegible]	[illegible]
[illegible]	[illegible]	[illegible]	[illegible]	[illegible]	[illegible]
[illegible]	[illegible]	[illegible]	[illegible]	[illegible]	[illegible]
[illegible]	[illegible]	[illegible]	[illegible]	[illegible]	[illegible]
[illegible]	[illegible]	[illegible]	[illegible]	[illegible]	[illegible]
[illegible]	[illegible]	[illegible]	[illegible]	[illegible]	[illegible]
[illegible]	[illegible]	[illegible]	[illegible]	[illegible]	[illegible]
[illegible]	[illegible]	[illegible]	[illegible]	[illegible]	[illegible]
[illegible]	[illegible]	[illegible]	[illegible]	[illegible]	[illegible]
[illegible]	[illegible]	[illegible]	[illegible]	[illegible]	[illegible]
[illegible]	[illegible]	[illegible]	[illegible]	[illegible]	[illegible]
[illegible]	[illegible]	[illegible]	[illegible]	[illegible]	[illegible]
[illegible]	[illegible]	[illegible]	[illegible]	[illegible]	[illegible]
[illegible]	[illegible]	[illegible]	[illegible]	[illegible]	[illegible]
[illegible]	[illegible]	[illegible]	[illegible]	[illegible]	[illegible]
[illegible]	[illegible]	[illegible]	[illegible]	[illegible]	[illegible]
[illegible]	[illegible]	[illegible]	[illegible]	[illegible]	[illegible]
[illegible]	[illegible]	[illegible]	[illegible]	[illegible]	[illegible]
[illegible]	[illegible]	[illegible]	[illegible]	[illegible]	[illegible]
[illegible]	[illegible]	[illegible]	[illegible]	[illegible]	[illegible]
[illegible]	[illegible]	[illegible]	[illegible]	[illegible]	[illegible]
[illegible]	[illegible]	[illegible]	[illegible]	[illegible]	[illegible]
[illegible]	[illegible]	[illegible]	[illegible]	[illegible]	[illegible]
[illegible]	[illegible]	[illegible]	[illegible]	[illegible]	[illegible]
[illegible]	[illegible]	[illegible]	[illegible]	[illegible]	[illegible]
[illegible]	[illegible]	[illegible]	[illegible]	[illegible]	[illegible]
[illegible]	[illegible]	[illegible]	[illegible]	[illegible]	[illegible]
[illegible]	[illegible]	[illegible]	[illegible]	[illegible]	[illegible]
[illegible]	[illegible]	[illegible]	[illegible]	[illegible]	[illegible]
[illegible]	[illegible]	[illegible]	[illegible]	[illegible]	[illegible]
[illegible]	[illegible]	[illegible]	[illegible]	[illegible]	[illegible]
[illegible]	[illegible]	[illegible]	[illegible]	[illegible]	[illegible]

Zu Kap. 6.2. Farbmessungen an der vestibulären Seite der Zahnkrone – Langzeitmessungen: Langzeitmessung mit dem Spektralphotometer CM-503c an der vestibulären Seite einer Zahnkrone (Fallbeispiel 4). Gemessen wurde unter einem Normbeobachtungswinkel von 2° und Nutzung der Normlichtart C.

Langzeituntersuchung mit dem Spektralphotometer CM-503i unter einem Normbeobachter von [illegible]											
Std	L*	a*	b*	C*	h	Std	L*	a*	b*	C*	h
0	58,8650	2,5144	10,5604	11,3477	76,9645	51	73,8845	0,4401	8,5617	8,5730	87,0574
0,25	59,2145	2,3837	10,3453	10,5886	77,1456	52	73,9453	0,4611	8,4989	8,5114	86,8942
0,5	59,2226	2,3373	10,2659	10,5286	77,1728	53	73,9480	0,4320	8,4724	8,4834	87,0801
0,75	59,2152	2,2672	10,2990	10,4567	77,4776	54	73,9821	0,4572	8,4732	8,4861	86,9079
1	59,2897	2,2869	10,1721	10,4265	77,3157	55	74,0043	0,4615	8,4608	8,4733	86,8762
1,25	59,2572	2,2388	10,1841	10,4131	77,1695	56	74,0317	0,4227	8,4274	8,4380	87,1237
1,5	59,2614	2,2611	10,1025	10,3525	77,3644	57	74,0364	0,4356	8,4198	8,4310	87,0387
1,75	59,2760	2,2172	10,1095	10,3420	77,5712	58	74,0246	0,4468	8,4021	8,4136	86,9565
2	59,2776	2,2162	10,0420	10,2837	77,5722	59	74,0781	0,4452	8,4008	8,4096	86,9647
3	59,8115	2,1429	9,8957	10,1250	77,7815	63	74,0772	0,4746	8,4180	8,4313	86,7774
4	60,7715	1,9366	9,8106	9,9959	78,8334	64	74,0817	0,4609	8,4007	8,4133	86,8602
5	61,4239	1,7572	9,5153	9,6958	79,5582	65	74,1092	0,4954	8,3524	8,3671	86,6053
6	62,0226	1,6104	9,2267	9,3693	80,0653	66	74,1448	0,5803	8,3465	8,3665	86,3307
7	62,5402	1,4931	8,8386	8,9639	80,4113	67	74,1880	0,4751	8,3338	8,3475	86,7369
8	63,4866	1,2455	8,3742	8,2885	81,4367	68	74,2055	0,4951	8,3418	8,3565	86,6040
9	64,4789	1,1022	7,7550	7,8299	81,9067	71	74,2095	0,3818	8,3215	8,3554	86,0940
13	67,7977	0,6684	7,3252	7,3561	84,7868	73	74,2111	0,5105	8,3272	8,3428	86,4923
15	69,1024	0,5237	7,3947	7,4129	85,9771	80	74,2155	0,4925	8,3092	8,3238	86,6081
17	70,2414	0,4485	7,6775	7,6907	86,6498	88	74,2461	0,5315	8,3240	8,3249	86,3484
19	71,0123	0,4364	8,0689	8,0801	86,9748	92	74,2543	0,5751	8,2519	8,3719	86,0133
21	71,3801	0,4513	8,1963	8,2075	86,2867	98	74,3871	0,6204	8,1962	8,3892	85,6956
23	71,7358	0,4289	8,3612	8,3723	87,0634	104	74,3822	0,6213	8,1823	8,2059	85,6577
25	72,3187	0,4151	8,6433	8,6535	87,2701	110	74,5028	0,6370	8,1393	8,1624	85,5044
28	72,5964	0,4351	8,7190	8,7294	87,2968	115	74,5329	0,6946	8,1421	8,1708	85,1940
29	72,8462	0,4328	8,7643	8,7748	87,3015	116	74,6692	0,7898	8,0246	8,0624	84,3783
30	73,0760	0,4597	8,8145	8,8240	87,1391	122	74,6858	0,7885	8,0169	8,0553	84,3851
31	73,2548	0,4364	8,8424	8,8532	87,1745	128	74,7302	0,8450	8,0089	8,0552	83,9943
32	73,3449	0,4336	8,8633	8,8739	87,1934	134	74,7306	0,8336	8,0217	8,0654	84,0308
33	73,4268	0,4252	8,8661	8,8764	87,2437	140	74,7425	0,8803	8,0086	8,0556	83,8843
34	73,4624	0,4266	8,8131	8,8235	87,2096	148	74,7965	0,9378	7,9564	8,0138	83,1366
35	73,5260	0,4319	8,7918	8,8024	87,1874	154	74,8304	1,0610	7,9263	7,9979	82,3753
39	73,5851	0,4455	8,7638	8,7751	87,0915	156	74,8526	1,1469	7,9286	8,0096	81,8137
40	73,6227	0,4290	8,7843	8,7948	87,2030	160	74,8520	1,1465	7,9199	8,0016	81,8637
41	73,7467	0,4454	8,6654	8,6769	87,1173	166	74,9174	1,1361	7,8727	7,9616	81,4336
42	73,7858	0,4455	8,6029	8,6154	87,0395	172	74,9401	1,2778	7,8768	7,9765	80,7845
43	73,8351	0,4283	8,6122	8,6233	87,1528	178	74,9413	1,2989	7,8268	7,9576	80,6101
44	73,8407	0,4408	8,5853	8,6035	87,0657	184	74,9321	1,3321	7,8317	7,9335	80,3499
45	73,8006	0,4420	8,5758	8,5852	87,3402	190	74,9638	1,4139	7,8536	7,9628	79,9515
47	73,8716	0,4671	8,5585	8,5912	86,8854	196	74,9829	1,4153	7,7927	7,9215	79,5706
50	73,8583	0,4732	8,5936	8,6086	86,848	202	75,0360	1,4605	7,7947	7,9203	79,1867
51	73,8845	0,4401	8,5617	8,5730	87,0574	208	75,9426	1,5948	7,7822	7,9183	79,0601

*Zu Kap. 6.2. Farbmessungen an der vestibulären Seite der Zahnkrone – Langzeitmessungen (Fallbeispiel 6) – Langzeituntersuchung. Die L*a*b*C*h-Werte sind mit dem Spektralphotometer CM-503i während 208 Stunden der Lufttrocknung gemessen worden unter einem Beobachtungswinkel von 2° und Nutzung des Normlichts D65.*

Zeit in Stunden	L*	a*	b*
0	65,61	-3,21	18,33
0,25	65,27	-3,11	18,24
0,5	65,59	-3,04	18,06
0,75	65,50	-3,02	17,93
1	66,38	-2,98	18,05
1,5	67,22	-3,01	19,50
2	67,93	-2,98	19,82
2,5	68,25	-3,25	20,33
3	65,56	-2,95	20,52
4	69,42	-3,08	21,54
5	70,36	-3,07	21,07
6	71,71	-3,22	19,91
7	73,40	-3,59	18,26
8	75,08	-3,58	17,45
9	76,27	-3,65	16,98
10	77,51	-3,73	16,82
11	78,24	-3,86	16,93
12	78,54	-3,96	17,26
13	78,33	-3,96	17,17
14	79,32	-3,88	17,26
15	79,42	-3,95	17,24
18	79,37	-3,91	17,13
24	78,70	-3,86	16,95
30	79,73	-3,93	16,82
36	79,83	-3,96	16,75
42	79,93	-3,98	16,55
48	80,04	-3,99	16,33
54	80,04	-3,98	16,14
60	80,23	-3,99	15,61
66	80,45	-3,93	15,45
72	80,53	-3,93	15,27
78	80,82	-3,95	15,20
84	80,58	-3,97	15,14
90	80,66	-3,97	14,71
96	80,70	-3,92	14,79
102	80,78	-4,00	15,08
108	80,77	-3,97	14,96
114	80,58	-4,02	13,48
120	81,03	-4,07	14,18

Zeit in Stunden	L*	a*	b*
0	66,39	-4,37	22,18
0,25	66,94	-4,94	22,06
0,5	67,06	-4,90	22,11
0,75	67,13	-4,90	22,13
1	67,18	-4,86	22,14
1,25	67,54	-4,31	22,36
1,5	68,23	-4,34	23,67
1,75	69,31	-4,27	24,69
2	70,12	-4,06	25,52
3	73,51	-4,01	26,27
4	75,65	-4,04	25,37
5	77,55	-4,08	23,33
11	80,09	-4,30	21,33
12	80,11	-4,35	21,22
13	80,14	-4,31	21,08
14	80,16	-4,42	20,98
15	80,17	-4,34	20,95
16	80,19	-4,39	20,94
17	80,20	-4,47	20,96
23	80,27	-4,37	20,70
29	80,37	-4,41	20,62
35	80,38	-4,35	20,55
41	80,38	-4,30	20,51
47	80,37	-4,39	20,50
53	80,46	-4,37	20,45
59	80,41	-4,38	20,45
65	80,40	-4,38	20,41
71	80,41	-4,37	20,42
77	80,43	-4,32	20,41
83	80,47	-4,30	20,38
89	80,49	-4,28	20,27
95	80,50	-4,35	20,34

*Zu Kap. 6.2. Farbmessungen an der vestibulären Seite der Zahnkrone – Langzeitmessungen: Die L*a*b*-Werte sind mit dem mikroskopischen Chromameter CR-241 während 120 Stunden (Fallbeispiel 7: links) und 95 Stunden (Fallbeispiel 8) (rechts) der Lufttrocknung unter einem Normbeobachtungswinkel von 2° und dem Normlicht D65 auf einer Messfläche von 0,3 mm Durchmesser gemessen worden. In Fallbeispiel 8 wurde der Zahn völlig benetzt unter dem mikroskopischen Chromameter platziert. Zu erkennen ist ein verhaltener Trend zu Beginn der Messreihe (Fallbeispiel 8).*

Zeit (h)	L*	a*	b*	Zeit (h)	L*	a*	b*	Zeit (h)	L*	a*	b*	Zeit (h)	L*	a*	b*
0	63,38	4,53	20,57	6,75	72,92	5,18	22,61	31	74,73	4,38	19,98	59	75,92	[illegible]	[illegible]
0,25	63,64	4,30	21,04	7	72,94	5,16	22,60	32	74,81	4,35	19,87	61	75,98	[illegible]	[illegible]
0,5	64,40	4,23	20,[illegible]	7,5	73,01	5,1[illegible]	22,56	33	74,92	4,3[illegible]	19,80	67	76,14	[illegible]	[illegible]
0,75	65,[illegible]	4,4	19,93	7,75	73,07	5,15	22,50	34	74,97	4,32	19,73	68	76,16	[illegible]	19,29
1	66,17	4,72	19,16	8	73,13	5,13	22,46	35	74,99	4,29	19,55	70	76,20	[illegible]	19,30
1,25	66,83	4,80	19,58	9	73,23	5,07	22,38	36	75,03	4,26	19,51	72	76,24	[illegible]	[illegible]
1,5	66,60	4,87	19,93	9,5	[illegible]	5,05	22,33	37	75,08	4,1[illegible]	19,57	74	76,28	3,63	19,43
1,75	67,50	5,02	20,09	10	73,40	5,01	22,40	38	75,1[illegible]	4,17	19,50	76	76,3[illegible]	3,64	[illegible]
2	67,45	5,04	20,1[illegible]	11	[illegible]	5,00	22,2[illegible]	39	75,10	4,10	19,46	78	[illegible]	[illegible]	[illegible]
2,25	67,92	5,05	20,[illegible]	12	73,45	4,97	22,19	41	75,30	4,10	19,68	80	76,40	[illegible]	[illegible]
2,5	68,27	[illegible]	20,18	13	[illegible]	4,94	[illegible]	42	75,34	4,1[illegible]	19,40	82	[illegible]	[illegible]	19,27
2,75	68,07	5,08	20,28	14	73,91	4,88	21,87	43	75,38	3,9[illegible]	19,38	86	76,30	3,50	19,29
3	68,38	5,06	20,45	15	73,23	4,85	21,59	44	75,4[illegible]	4,00	19,30	88	76,53	3,47	19,14
3,25	68,64	[illegible]	20,78	17	73,49	4,8[illegible]	21,3[illegible]	45	75,43	4,0[illegible]	19,20	90	76,5[illegible]	3,48	[illegible]
3,5	69,04	[illegible]	20,92	18	73,60	4,81	21,20	46	75,49	3,98	19,42	93	76,59	3,52	[illegible]
3,75	69,26	5,16	21,22	19	73,69	4,83	21,14	47	75,52	4,0[illegible]	19,38	94	76,60	3,45	19,29
4	69,75	5,20	21,36	20	73,78	4,83	20,94	48	75,57	3,96	18,76	96	76,61	3,50	[illegible]
4,25	69,86	5,28	21,70	21	73,88	4,79	20,84	49	[illegible]	[illegible]	[illegible]	98	76,64	[illegible]	19,20
4,5	70,16	5,28	21,88	22	73,99	4,76	20,76	50	75,6[illegible]	3,9[illegible]	19,36	100	76,66	3,40	[illegible]
4,75	70,4[illegible]	5,2[illegible]	22,15	23	74,12	4,75	20,60	51	75,6[illegible]	3,90	19,34	102	76,68	3,38	19,30
5	70,70	5,30	22,31	24	74,08	4,7[illegible]	20,54	52	75,7[illegible]	3,86	[illegible]	104	[illegible]	[illegible]	[illegible]
5,25	71,05	5,3[illegible]	22,58	25	74,24	4,6[illegible]	20,40	53	[illegible]	[illegible]	[illegible]	106	[illegible]	[illegible]	[illegible]
5,5	71,30	5,34	22,70	26	74,30	4,57	20,2[illegible]	54	75,79	3,84	19,24	112	76,54	3,32	19,34
5,75	71,70	5,34	22,94	27	74,37	4,55	20,1[illegible]	55	75,80	3,83	19,03	118	76,67	3,28	19,26
6	72,07	5,29	22,90	28	74,46	4,50	20,0[illegible]	56	[illegible]	[illegible]	[illegible]	120	[illegible]	[illegible]	[illegible]
6,25	71,84	5,28	23,0[illegible]	29	74,55	4,4[illegible]	[illegible]	57	75,86	3,8[illegible]	[illegible]	122	[illegible]	[illegible]	[illegible]
6,5	[illegible]	[illegible]	23,68	30	74,65	4,41	[illegible]	58	75,90	3,80	19,43	123	76,83	3,24	19,36

*Zu Kap. 6.2: Farbmessungen an der Zahnkrone über den Zeitraum ... Langzeitmessungen. Die L*a*b*-Werte sind mit dem mikroskopischen Chromameter CR 241 während 123 Stunden auf einer Fläche von ... mm gemessen worden (Fallbeispiel 30).*

Langzeitmessung mit dem mikroskopischen Chromameter CR 241 (45/0°, 0,3 mm)			
Zeit in Std	L*	a*	b*
0	58,68	-6,03	13,34
0,25	62,78	-5,96	13,41
0,50	63,07	-5,96	13,53
0,75	62,60	-5,98	13,80
1	63,06	-5,96	13,88
1,25	63,00	-5,90	13,86
1,5	63,10	-5,94	13,89
1,75	63,26	-5,89	14,07
2	63,72	-5,84	13,97
2,25	65,26	-5,94	13,82
2,5	66,04	-5,91	13,96
2,75	66,52	-5,83	14,11
3	66,92	-5,79	14,23
3,5	67,32	-5,82	14,30
4	67,92	-5,91	14,43
5	69,12	-5,99	14,67
6	70,61	-6,07	15,04
7	71,76	-6,20	15,44
8	72,49	-6,22	15,75
9	72,91	-6,27	15,90
10	73,35	-6,29	15,95
12	73,33	-6,28	15,97
15	73,40	-6,30	15,95
16	73,48	-6,31	16,04
17	73,47	-6,29	16,10
18	73,56	-6,31	16,13
19	73,64	-6,28	16,18
21	73,75	-6,33	16,25
25	74,05	-6,40	16,50

Zu Kap. 6.2: Farbmessungen an der Inzisalkante der Zahnkrone. Messung über 25 Stunden mit dem mikroskopischen Chromameter CR 241 auf einer Fläche von im Durchmesser 0,3 mm an der Inzisalkante des Zahnes (Fallbeispiel 10).

Langzeitmessung mit dem mikroskopischen Chromameter CR 241 (45/0°, 0,3 mm)			
Zeit in Stunden	L*	a*	b*
0,00	60,32	1,82	25,58
0,25	61,34	1,61	25,11
0,50	61,82	1,58	24,25
0,75	62,23	1,52	23,88
1,00	62,18	1,53	23,56
1,50	61,97	1,63	23,83
2,00	62,49	1,58	23,16
3,00	63,82	1,54	23,27
4,00	65,06	1,58	22,95
5,00	64,25	1,92	23,20
6,00	65,00	2,03	23,04
7,00	65,93	2,01	23,48
8,00	67,59	1,98	23,36
9,00	68,40	1,76	23,70
13,00	71,33	1,33	25,04
15,00	72,13	1,33	25,86
17,00	72,69	1,35	25,80
19,00	72,90	1,37	25,79
20,00	72,60	1,41	25,76
22,00	72,90	1,40	25,74
23,00	73,13	1,43	25,62
24,00	73,31	1,36	25,58

→

Zu Kap. 6.2: Farbmessungen an der Zahnkrone der Zahnkrone. Messung über 24 Stunden mit dem mikroskopischen Chromameter CR 241 auf einer Fläche von im Durchmesser von 3 mm auf der ... Fläche der Krone ... (Fallbeispiel 12).

Zu Kap. 6.2: Farbmessungen in der approximalen ... der Zahnkrone. Messung über 25 Stunden mit dem mikroskopischen Chromameter CR 241 auf einer Fläche von im Durchmesser 0,3 mm auf der ... Fläche der Krone ... (Fallbeispiel 21).

Langzeitmessung mit dem mikroskopischen Chromameter CR 241 (45/0°, 0,3 mm)			
Zeit in Std	L*	a*	b*
0	63,29	0,80	[illegible]
0,25	65,28	4,25	[illegible]
0,5	65,75	3,96	[illegible]
0,75	66,20	4,07	25,53
1	66,47	3,82	25,96
2	65,67	3,72	26,22
3	70,40	3,70	26,51
[illegible]	73,33	3,60	[illegible]
4	73,55	3,65	27,03
5	75,37	3,79	[illegible]
6	75,46	3,67	[illegible]
7	75,52	3,61	[illegible]
8	[illegible]	[illegible]	[illegible]
9	75,60	3,59	[illegible]
[illegible]	75,71	3,64	28,80
14	75,83	3,66	28,83
16	75,92	3,58	[illegible]
19	76,08	3,52	[illegible]
20	76,13	3,55	[illegible]

Langzeitmessung mit dem mikroskopischen Chromameter CR-241 (45/0°) 2°/D65			
Zeit in Std.	L*	a*	b*
0	62,53	-6,80	30,00
0,25	72,42	-6,19	31,32
0,5	72,66	-6,11	31,51
0,75	72,77	-6,07	31,64
1	72,91	-6,04	31,80
1,25	73,05	-5,97	31,97
1,5	73,22	-5,95	32,16
1,75	73,36	-5,83	32,30
2	73,53	-5,79	32,52
3	74,19	-5,64	33,35
4	74,50	-5,49	33,69
5	74,55	-5,49	33,73
6	74,59	-5,48	33,69
7	74,60	-5,46	33,68
8	74,60	-5,47	33,70
9	74,59	-5,43	33,69
13	74,62	-5,47	33,66
14	74,65	-5,51	33,66
15	74,63	-5,47	33,69
16	74,61	-5,44	33,67
17	74,61	-5,48	33,70
18	74,62	-5,39	33,68
19	74,62	-5,45	33,68
21	74,62	-5,48	33,68
22	74,66	-5,45	33,66

← *Zu Kap. 6.2 – Farbmessungen an der Wurzel des Zahnes: Messung über 22 Stunden mit dem mikroskopischen Chromameter CR-241 auf einer Fläche im Durchmesser von 3 mm auf dem mittleren Wurzelanteil eines oberen mittleren Frontzahnes (Fallbeispiel 13).*

Langzeitmessung mit dem mikroskopischen Chromameter CR-241 (45/0°) 2°/D65			
Zeit in Std.	L*	a*	b*
0	67,28	-7,10	30,91
0,25	67,40	-7,03	31,23
0,5	67,42	-7,00	31,25
0,75	67,40	-6,96	31,26
1	67,44	-6,91	31,33
1,25	67,67	-6,74	31,57
1,5	67,98	-6,62	31,94
1,75	68,21	-6,45	31,79
2	69,12	-6,58	31,78
2,5	72,87	-6,30	32,40
3	75,78	-6,14	34,35
4	77,69	-6,16	35,02
5	78,86	-6,26	35,54
6	79,38	-6,26	35,94
7	79,53	-6,29	36,15
8	79,50	-6,28	36,17
9	79,51	-6,25	36,21
13	79,49	-6,25	36,33
16	79,43	-6,24	36,37
24	79,41	-6,19	36,37

← *Zu Kap. 6.2 - Langzeitfarbmessungen an der Wurzel des Zahnes: Messung über 24 Stunden mit dem mikroskopischen Chromameter CR-241 auf einer Fläche im Durchmesser von 3 mm auf dem mittleren bis oberen Wurzelanteil eines weiteren oberen mittleren Frontzahnes (Fallbeispiel 14).*

Langzeitmessung mit dem mikroskopischen Chromameter CR-241 (45/0°) 2°/D65			
Zeit in Std.	L*	a*	b*
0	67,28	-7,10	30,91
0,25	67,40	-7,03	31,23
0,5	67,42	-7,00	31,25
0,75	67,40	-6,96	31,26
1	67,44	-6,91	31,33
1,25	67,67	-6,74	31,57
1,5	67,98	-6,62	31,94
1,75	68,21	-6,45	31,79
2	69,12	-6,58	31,78
2,5	72,87	-6,30	32,40
3	75,78	-6,14	34,35
4	77,69	-6,16	35,02
5	78,86	-6,26	35,54
6	79,38	-6,26	35,94
7	79,53	-6,29	36,15
8	79,50	-6,28	36,17
9	79,51	-6,25	36,21
13	79,49	-6,25	36,33
16	79,43	-6,24	36,37
24	79,41	-6,19	36,37

← *Zu Kap. 6.2 Langzeitfarbmessungen an der Wurzel des Zahnes: Messung über 24 Stunden mit dem mikroskopischen Chromameter CR-241 auf einer Fläche im Durchmesser von 3 mm auf dem mittleren bis oberen Wurzelanteil eines weiteren oberen mittleren Frontzahns.*

www.ingramcontent.com/pod-product-compliance
Lightning Source LLC
LaVergne TN
LVHW021812240826
846425LV00002B/12